国家出版基金项目
NATIONAL PUBLICATION FOUNDATION

「十三五」国家重点图书出版规划项目

中医古籍名家点评丛书

总主编 ◎ 吴少祯

张登本 孙理军 ◎ 点评

马 赟 杨忠瑶 史鹏云 王梓安 ◎ 整理

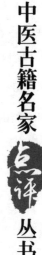
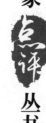

黄帝内经素问

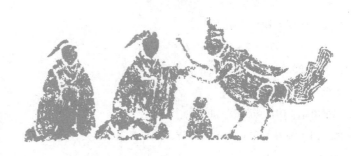

中国健康传媒集团
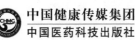
中国医药科技出版社

U0297623

图书在版编目（CIP）数据

黄帝内经素问／张登本，孙理军点评 . —北京：中国医药科技出版社，2020. 6

（中医古籍名家点评丛书）

ISBN 978 - 7 - 5214 - 1718 - 0

Ⅰ. ①黄…　Ⅱ. ①张… ②孙…　Ⅲ. ①《素问》- 注释　Ⅳ. ①R221. 1

中国版本图书馆 CIP 数据核字（2020）第 059160 号

美术编辑　陈君杞

版式设计　南博文化

出版　**中国健康传媒集团** | 中国医药科技出版社

地址　北京市海淀区文慧园北路甲 22 号

邮编　100082

电话　发行：010 - 62227427　邮购：010 - 62236938

网址　www. cmstp. com

规格　710 × 1000mm $^1/_{16}$

印张　48

字数　663 千字

版次　2020 年 6 月第 1 版

印次　2020 年 6 月第 1 次印刷

印刷　三河市万龙印装有限公司

经销　全国各地新华书店

书号　ISBN 978 - 7 - 5214 - 1718 - 0

定价　**125. 00 元**

获取新书信息、投稿、为图书纠错，请扫码联系我们。

《中医古籍名家点评丛书》
编委会

出版者的话

中医药是中国优秀传统文化的重要组成部分之一。中医药古籍中蕴藏着历代名家的思维智慧与实践经验。温故而知新，熟读精研中医古籍是当代中医继承、创新的基石。新中国成立以来，中医界对古籍整理工作十分重视，因此在经典、重点中医古籍的校勘注释，常用、实用中医古籍的遴选、整理等方面，成果斐然。这些工作在帮助读者精选版本、校准文字、读懂原文方面发挥了良好的作用。

习总书记指示，要"切实把中医药这一祖先留给我们的宝贵财富继承好、发展好、利用好"，从而对弘扬中医药学、更进一步继承利用好中医药古籍提出了更高的要求。为此我们策划组织了《中医古籍名家点评丛书》，试图在前人整理工作的基础上，通过名家点评的方式，更进一步凸显中医古代要籍的学术精华，为现代中医药的发展提供借鉴。

本丛书遴选历代名医名著百余种，分批出版。所收医药书多为传世、实用，且在校勘整理方面已比较成熟的中医古籍。其中包括常用经典著作、历代各科名著，以及古今临证、案头常备的中医读物。本丛书致力于将现有相关的最新研究成果集于一体，使之具备版本精良、校勘细致、内容实用、点评精深的特点。

参与点评的学者，多为对所点评古籍研究有素的专家。他们学验俱丰，或精于临床，或文献功底深厚，均熟谙该古籍所涉学术领域的整体状况，又对其书内容精要揣摩日久，多有心得。本丛书的"点评"，并非单一的内容提要、词语注释、串讲阐发，而是抓住书中的主旨精论、蕴含深义、疑惑谬误之处，予以点拨评议，或考证比勘，溯源寻流。由于点评学者各有专擅，因此点评的形式风格也或有不同。但其共同之点是有益于读者掌握、鉴识所论医籍或名家的学术精华，领会临床运用关键点，解疑破惑，举一反三，启迪后人，不断创新。

　　我们对中医药古籍点评工作还在不断探索之中，本丛书可能会有诸多不足之处，亟盼中医各科专家及广大读者给予批评指正。

中国医药科技出版社

2017年8月

作为毕生研读整理、编纂古今中医临床文献的一员，前不久，我有幸看到张同君编审和全国诸多相关教授专家们合作编撰《中医古籍名家点评丛书》的部分样稿。感到他们在总体设计、精选医籍、订正校注，特别是名家点评等方面卓有建树，并能将这些名著和近现代相关研究成果予以提示说明，使古籍的整理探索深研，呈现了崭新的面貌。我认为这部丛书不但能让读者系统、全面地传承优秀文化，而且有利于加强对丛书所选名著学验主旨的认识。

在我国优秀、靓丽的文化中，岐黄医学的软实力十分强劲。特别是名著中的学术经验，是体现"医道"最关键的文字表述。

《礼记·中庸》说："道也者，不可须臾离也。"清代徽州名儒程瑶田说："文存则道存，道存则教存。"这部丛书在很大程度上，使医道和医教获得较为集中的"文存"。丛书的多位编集者在精选名著的基础上，着重"点评"，让读者认识到中医药学是我国优秀传统文化中的瑰宝，有利于读者在系统、全面的传承中，予以创新、发展。

清代名医程芝田在《医约》中曾说："百艺之中，惟医最难。"特别是在一万多种古籍中选取精品，有一定难度。但清代造诣精深的名医尤在泾在《医学读书记》中告诫读者说："盖未有不师古而有济于今者，亦未有言之无文而能行之远者。"这套丛书的"师古济今"十分昭著。中国医药科技出版社重视此编的刊行，使读者如获宝璐，今将上述感言以为序。

中国中医科学院

余瀛鳌

2017年8月

目录 | Contents

　　《黄帝内经》（简称《内经》），是我国现存最早的一部医学经典著作，也是迄今为止地位最高的中医理论经典巨著。关于《内经》的成书时代，千百年来医家、学者争论不已，分歧较大，有黄帝时代（约5000年前）说、春秋战国说、秦汉之际说、西汉说、两汉之间说等。目前较为公认的看法是，将《内经》的成书分为文献创作和汇编成册两个问题看待。就文献的创作时代而言，据《内经》各篇所反映的社会背景、学术思想、医理精粗、诊疗技术的运用以及文章笔法、文字气象、纪时纪年方法、引用文献等，均有较明显的时代特征，说明《内经》是将汉代以前流传的各种医学著作，经过汇编整理而形成的类似于现代的论文集，其中还有汉代以后所补充的内容。就其汇编成册的时代，从史书记载推断，大致汇编成书于西汉中晚期，确切地说，是在《史记》成书（公元前91年）之后至《七略》成书（公元前26年）之前的时段。既然《内经》的著作时代跨越春秋战国至汉代，所以《内经》的作者自然非一时一人，而是众多医家智慧的结晶。

　　《黄帝内经素问》（简称《素问》）是《内经》的重要组成部分。《素问》之名，最早见于东汉张仲景的《伤寒杂病论·序》，此名之后从未变更，但其内容乃至文字排序有较大变化。西晋皇甫谧撰著《针灸甲乙经》时始见其原文，齐梁间全元起首次对其训解时已佚一卷，隋唐时期《素问》《针经》各有多种版本流传。唐初杨上善则以全元起本为据，首次以原文分类（19类）方式予以研究而著成《黄帝内经太素》，成为研读的重要著作。中唐王冰依据《素问》世本对篇卷以及原文做了较大调整和文字的校注增删，并补入了以五运六气为主要内容的七篇大论，重新编次注释，勒为24卷，与前期传本有较大的差别，于唐宝应元年（762）撰成《次注黄帝素问》。北宋林亿等人在此基础上，据全元起《素问训解》和杨上善《黄帝内经太素》等传本予以勘校，正误6000余字，增注2000余项，书名题为《重广补注黄帝内经素问》，基本成为今本《黄帝内经素问》之定型版本。后经明代吴崑、马莳、张介宾（分为12类予以研究），以及清代张志聪、高世栻等研究，即成为现存的明代顾从德本（人民卫生出版社1956年影印）《黄帝内经素问》。本此点评以此本为底本，参照人民卫生出版社1963年校勘简体字横排本（世称"梅花本"），对各篇原文予以逐字核对，力保准确无误。

一、成书背景

《内经》的成书，要从其成编的时代背景、成书的文化背景、社会背景、医学背景等多维度予以审视。

其一，时代背景。《黄帝内经》书名首见于《汉书·艺文志》，《汉书·艺文志》是东汉班固据《七略》"删其要，以备篇籍"而成。《七略》则是西汉末刘向、刘歆父子奉诏校书时撰写的我国第一部图书分类目录，其中具体校方技书者是李柱国，史载李柱国校勘医书的时间是公元前26年（西汉河平三年）。《内经》的大部分内容是春秋战国时代医学经验的纪实和总结，也有一部分内容是成书以后补充了东汉后期的医学研究成就。

其二，文化背景。《内经》理论与先秦诸子之学几乎是相伴发生的，《内经》的形成受到先秦诸子思想的深刻影响，《内经》之中国古代传统文化结晶之轮廓清晰可见。如，道家思想中的道气论、辩证思维；儒家的治国方略、以和为贵、过犹不及、等级观念等；法家以"法"治事及灵活处事原则；墨家"三表法"观点；名家论证"合异同""离坚白"所用的取象类比思维；阴阳家的阴阳观、五行观；杂家兼收并蓄、反对迷信，以及用药如用兵思想，对其生命科学知识体系的形成均有深刻的影响。所以有"《黄帝内经》一书，闻气坚削，如先秦诸子，而言理该（赅）博，绝似管、荀，造词质奥，又类鬼谷"（祝文彦《庞府堂华》）的评价。

其三，社会背景。西汉早期在政策上采取了道家"黄老之术""无为而治"的理念，经过文、景、武帝的励精图治、奋力经营。奉行了于民休养生息的"重民"治国方略，发展生产，使农业、手工业、商业、人文艺术以及自然科学都得到了长足的发展。因而，这一时期国家强大、统一，政治上基本是稳定的。盛世修书是一条亘古不变的规律。在这种政治背景之下孕育并产生了《淮南子》《春秋繁露》《史记》等文化巨著，同样也为《内经》这部以生命科学为主体的百科全书的发生，提供了充沛的养分和丰厚的沃土。西汉稳定的政治经济环境必然促进繁荣的文化发展。繁荣的文化是其成书必不可少的沃土和养分，创造了十分有利的文化背景。在这以"黄老之学"为社会价值观的时代大背景下，就不难理解以"黄帝"命名该书的理由了。

其四，医学背景。《内经》所引的古文献有 50 余种，主要分为两类：一是既有书名而内容又基本保留者，如，《逆顺五体》《禁服》《脉度》《本脏》《外揣》《五色》《玉机》《九针之论》《热论》《诊经》《终始》《经脉》《天元纪》《气交变》《天元正纪》《针经》等 16 种；二是仅保存零星佚文者，如《刺法》《本病》《明堂》《上经》《下经》《大要》《脉法》《脉要》《揆度》《奇恒》《奇恒之势》《比类》《金匮》《从容》《五中》《六十首》《脉变》《经脉上下篇》《上下篇》《针论》《阴阳》《阴阳传》《阴阳之论》《阴阳十二官相使》《太始天元册》《天元册》等 26 种。可见，《内经》的成书是对我国上古医学的第一次总结，是仅存的西汉以前医学的集大成之作。

二、主要学术思想及贡献

《素问》主要论述了人与自然、阴阳五行、藏象、经络、病因病机、诊法、治疗、预防、养生，以及运气理论等内容，从而构建了中医理论体系的基本框架，确立了中医学理论的原则，奠定了中医学理论的基础，是中医理论发展及中医学科分化的母体。

1. 天人合一观

"天人合一"这一中华民族自古有之的理念，以"天人同源""天人同道""天人同构""天人同化""天人同象"为基本意涵，并将其贯穿于所建构生命科学知识体系的各个层面，从而形成了中医药学的整体观念的学术特征，如"人与天地相参"（《咳论》），"五脏应四时，各有收受"（《金匮真言论》），即是对此观念的具体表达和应用。

2. "天人同构"之源的精气说

《内经》在"天地合气，命之曰人""人以天地之气生"（《宝命全形论》）等精气生命观的思想指引下，全面地应用精气理论解释人类存在并与天地万物关系、人体结构、生命活动、病理变化，广泛地运用精气理论指导疾病的防治，使这一哲学理论成为中医理论体系的基础和核心。精气学说（"气一元论"），是研究精气的内涵、运动规律，以及解释宇宙万物形成与变化规律的哲学理论。这种哲学思想产生于先秦，成熟、运用于秦汉，此时也正是医学理论的形成阶段，因而成书于此时的《内经》必然全面接受这一哲学思想，所载的全部医药学知识，处处散发着浓郁的精气理论气息。《内经》将气概念引入到医学领域之后，构建了一个以医学理论为主体的庞大的气论体系，应用于医学科学的各个层面，其内涵得到了很大的拓展，其内容得到了极大的丰富。

《内经》中气的概念，一指人们生活常识中对极细小的、不断运动的物质微粒之"气"的称谓，这是哲学概念的"气"发生的原型。《内经》的相关理论中不时地对其有所应用，如"五气入鼻，藏于心肺"（《六节藏象论》），"地气上为云，天气下为雨"（《阴阳应象大论》）等原文所说的"气"。二仍保留了哲学理论中的"气"概念。哲学理论中的"气"概念，即"宇宙万物形成的物质本原"，如"气合而有形，因变以正名"（《六节藏象论》）的"气"即是如此，相当于现代哲学中"物质"概念。三引申指构成人的形体，维持人体正常生命活动的、充满活力的精细物质，如宗气、营气、卫气、真气、脏腑之气、经络之气等。四指人们可感知的状态，如就药物或食物而言，"阳为气，阴为味""气归精""精食气"的"气"，是指人们能感知的药物或食物在人体内产生的效应，即后世所称的寒、热、温、凉的"性质"，还有如诊法中"神气""气色"之"气"。

从哲学背景审视精气概念的发生，先有宇宙万物的形成本原是"气"的观点。《管子·水地》在液态"水"能生万物的启示下，将医学中男女两性媾合时性器官中流溢像"水"一样的、能构成胚胎人形之物称为"精",以"精"解气,把精与气联系在一起,后来《春秋繁露》又有了"元者,万物之本"的观点。

3. 阴阳五行思维模式

阴阳与五行是古人为了把握天地万物变化规律所建构的两个既有区别又有密切联系的思维模型,并以此认知物质世界、认知人类生命活动规律,这一思维方法的应用实例几乎体现于全书各篇,反映于所构建生命科学知识体系的各个层面,用以解释人身形体结构(《金匮真言论》),分析经脉阴阳属性及其意义(《阴阳别论》《阴阳离合论》),全面阐释人体生理功能、病理变化、指导临床诊断以及病证机理分析,乃至疾病的治疗用药(《阴阳应象大论》);五行以十月太阳历法一年分五季为其源头,《内经》充分运用五行特性、对事物五行归类的思维模式,以木、火、土、金、水为联系万物的纽带或中介,在"天人合一"观念指导下将人体与自然万物建构为五大模型系统而予以广泛应用(《金匮真言论》《阴阳应象大论》《气交变大论》《五常政大论》等)。所以,此次"点评"必然要应用阴阳五行思维模型去评论相关原文,使其得以升华和凝练。

4. "神"理论的表达

"神"范畴是中华民族传统文化中十分重要的命题,深深地根植于中华民族传统文化沃土之中的《内经》,虽然是以研究和传载人类生命规律及其现象为主旨的医学典籍,但其理论的发生,不但全面地吸纳了这一命题,而且从医学学科的角度使这一命题的内容得到科学、系统地传扬。事实也正是如此,《内经》及其所缔造的医学理论的各个层面,都能觅其踪迹,因此解读《内经》理论不同层面的论神内涵,无疑对人们更准确地把握并运用其中以"神"为核心的相关理论有所裨益。

以阴阳概念表达的客观事物固有规律是"神"本质的合理内核(《阴阳应象大论》《天元纪大论》)。"神"与道、与气、与阴阳、与五行一样,是中华民族传统文化中十分重要的概念和命题,是中国古代哲学的重要范畴,是先哲们在长期的生活、生产、社会实践过程中,通过对所感知的大量事物进行深刻理解的基础上,运用他们当时所掌握的知识,经过认真的分析、归纳、演绎,将世间一切客观事物发生、存在、发展、变化的固有规律抽象为"神"。这是中华民族传统文化中(除社会科学中的宗教文化之外），"神"概念的基本格调，也是《内经》190次论"神"的主旨大义。就《内经》及其所造就的医学理论体系而言，"神"指人类社会的发展规律，指自然界一切事物的变化规律，指人类的生命运动规律，指人类生命活动与外界（社会和自然界）万事万物相通相应的规律等。就人类生命运动规律而言，"神"也指"心"对生命活动的支配，心理活动，以及五脏、六腑、奇恒之府、形体官窍、经络乃至精、气、血、津液等物质参与生命活动过程中的相关规律等。这就是其造就的医学理论体系中所言"神"概念内涵的本质，也是其科学的内核，集中体现在《阴阳应象大论》《八正神明论》以及《灵枢·本神》等篇。

5. 人体功能结构藏象观

《内经》是从空间 – 时间 – 功能层面构建了人体结构模型。其中解剖形态属于空间结构，生命节律属于时间结构，各种生理功能及其有机联系属于功能结构。其中虽然运用解剖技术认识了人体的内脏器官，并由此产生了五脏、六腑、奇恒之府、经络、形体官窍等基本概念，但仅凭解剖知识只能发现并确定其中部分较为简单的表浅层次的生理活动，对于人体十分复杂的更为深刻而精细的生命活动认识，就显得软弱无力和力不从心，于是不得不采用"视其外应，以知其内脏"（《灵枢·本脏》）；"五脏之象，可以类推"（《五脏生成》）的"司外揣内"（《灵枢·外揣》）认识方法，探求十分复杂的生命奥秘及其规律，使其原有独立的解剖学概念演变为以功能为主的结构概念。人体的结构名称大多不再是单纯的解剖形态概念，大多数情况下，这些解剖学概念是侧重于功能的内涵，其原有的解剖知识仅仅从属于功能结构，是人们认识人体相关功能的标志性符号。因而，所论述的五脏六腑、形体官窍，乃至经脉等，无一不是基于形体解剖基础的功能结构模型，而非单纯的解剖状态单元。这应当是学习藏象乃至精气血津液内容的基本思维出发点。

6. 病因病机理论

就病因而言，《内经》中提出了两种分类方法，一是阴阳分类法（《调经论》），二是"三部之气，所伤异类"的三类分法（《灵枢·百病始生》）。就病机而言，是《至真要大论》首先提出的，所谓病机是指疾病发生、发展、演变的机理。书中论证了多种具体病机和分析病机的方法，构建了独具特色的病机理论。病机是病症变化过程中具有关键性主导地位的核心机理。就疾病变化过程而言，又有疾病的发生机理、疾病的阶段性机理、症状发生的机理和疾病转归、传变机理的区别。这些内容体现在书中所有病证的论述之中，如"虚实病机"，既有以邪正盛衰（《通评虚实论》）评价，又有以疾病过程中气血分布状态予以虚实病机评价（《调经论》）两种方法；还有发病机理（《灵枢·百病始生》）、脏腑病机（《玉机真脏论》《调经论》）、经络病机（《灵枢·经脉》）、精气血津液病机（《灵枢·决气》）等。

7. 诊法理论

基于"视其外应，以知其内脏，则知所病矣"（《灵枢·本脏》）的诊病思维方式，提出了"诊法常以平旦""诸诊合参"，脉时关系，"脉以胃气为本"，以及"揆度""奇恒""比类""从容"（《征四失论》《疏五过论》）等诊法原则。在此基础上，有论诊治疾病，必须重视四时的变化及十二经衰竭之脉象者（《诊要经终论》）；有突出四诊合参，讨论面部五色望诊法、尺肤诊法、胸腹触摸按诊法，闻诊和问诊之内容者（《脉要精微论》）；有强调脉以胃气为本，脉息动数变化，以及凭借四时五脏的平脉、病脉、死脉对比分析，作为诊断疾病、推断预后的依据者（《平人气象论》）；有讨论四时五脏平脉、太过不及病脉、真脏脉和五脏传变规律，以及气口诊脉原理，脉以有胃气为本，并据此预测病情之诊法原理者（《玉机真脏论》）；有专论三部九候全身遍诊方法者（《三部九候论》）；有论惊恐、恚劳、劳逸、过用等原因，导致经脉失其常度，五脏功能紊乱而出现喘、汗等病变，寸口诊脉原理和三阴、三阳脉气独至的病变、脉象和治法者（《经脉别论》）；有基于"合人形以法四时五行而治"理念，从天人相应的整体观念出发，以五行生克理论为依据，分别从生理、病理、治法、药食等方面阐述五脏之气与四时五行五味的关系，说明五脏的虚实病证、补泻治法、药食宜忌以及传变预后等都与四时有着密切的联系者（《脏气法时论》）。

8. 丰富的病证理论

《内经》虽然论述了380余种病症词语，主要有热病（含伤寒、温病、暑病、疟疾、阴阳交、劳风、风厥、肾风）、咳病、痛病、风证、痹证、痿证、厥证、癫狂、肿胀、瘅病、痈疽等，诸如此类是丰富的临床知识积累和实践经验的结晶，必然成为此次予以"点评"的重点内容。示后人以规范，启迪医者之智慧。

9. 治则治法

治疗原则与治疗方法是《素问》的重要内容，同属于中医学的治疗思想，但两者之间既有联系、又有区别。治则是从整体上把握治疗疾病的规律，以四诊收集的客观资料为依据，对疾病进行全面地分析与比较、综合与判断，从而针对不同的病情制订出不同的治疗原则。治法则是医生对疾病进行辨证之后，根据辨证结果，在治则的指导下，针对具体的病症拟订的直接而有针对性的治疗方法，是对治则的具体体现和实施。在"治病必求于本"治病思想指导下，确立了扶正祛邪、标本先后、调整阴阳、正治反治、三因制宜、因势利导等治疗原则，以此为据，《至真要大论》列举了 23 种具体诊病方法。

10. 养生理论

《内经》所论养生内容是对全人类健康事业的重要贡献，认为人类性命的长短受诸多因素的影响，其中先天肾气的盛衰（《上古天真论》），人体后天脏腑功能的强弱（《灵枢·天年》），阳气这一生命动力的旺盛与否（《生气通天论》）等，都会对直接影响到人类性命的长短寿夭，顺应四时节律是维护健康的必要条件（《四气调神大论》），人类生存的环境也是生存状态不可忽视的因素（《阴阳应象大论》），而持之以恒的养生也是健康长寿不可缺少的因素（《上古天真论》）。这些学术观点都成为后世中医养生理论发生的源头。《内经》提出人类性命的长短与肾气、脏腑、阳气的盛衰，以及与人类生存环境等因素相关的学术立场，完全是基于古人长期对生命活动的观察和切身体验所总结的。

11. 运气学说

运气学说是基于天人相应认识和阴阳五行理论，探讨自然变化的周期性规律及其对人体健康和疾病影响的一门学问，是中医学在古代探讨气象运动与人体健康关系的知识体系，以整体观念为指导思想，以阴阳五行为理论框架，以天干地支为演绎符号，探讨了气象、气候、天文、地理变化与疾病发生及防治的关系。运气学说不是古人臆测的，是古代劳动人民在长期的实践中，通过对天体的运行、时间的推移以及与此相应的气候变化进行长期、反复、仔细地观察和研究，认识到自然界的气候随着时间的推移而表现出有规律的循环变更，以及包括人体在内的各种生物也会随之表现出相应的物化特征。运气学说发生于秦汉时期，以其中的"七篇大论"和两个"遗篇"计9篇为其标志。学说认为宇宙万物都客观地呈现周期性的循环，并在《吕氏春秋·圜道》中论述这一命题，认为天球二十八宿的运转、日月运行、一年四季的寒暑变迁、月亮的朔望、日夜晨昏、云雨的形成、气候物候的变化、草木的生长收藏等，均是基于气象物候是循环运动的认识，这才是构建运气学说的基本学术立场。同时，强调天人一体，万物一气，认为疾病的发生都是自然变化的产物。"气"是中华民族传统文化最重要的哲学范畴和文化基因，是中国人的世界观和方法论。《内经》将"气"理论引入到医学领域以后，就成为构建自己理论的重要思维方法。无论是"五运"或"六气"，都是自然界客观存在的"气"运动变化的结果。《素问》的运气九篇结合古代的天文、历法、气象、物候等自然科学知识，阐述了人体的生理病理变化及其与自然的联系。具体运用时，以干支为演绎工具，总结和推求各年气候的变化，及其对生物尤其是人体的影响，并以此为据确立相应的治疗法则和临床用药规律。

三、学习要点

1. 明确该书的学术影响

《内经》是我国现存最早的一部医学经典著作，它的问世标志着中医学理论体系的建立。《内经》的成编，确立了中医学理论体系的基本范式，建立了中医学的基本思维方法，汇集着中医临床实践经验的结晶，规范着中医学术发展的方向，也是中医学术发展的源头活水。其博大精深的内容，逾越时空的价值，使历代医家受益无穷，成就了历代杰出医学家的成长，为中医学数千年来的发展奠定了坚实的基础，被历代医家奉为圭臬。因此说，一部雄伟壮阔的中国医学史，无处不体现着《内经》的烙印；异彩纷呈的众多医学流派，无一不是以《内经》为其理论的渊薮；古今无数具有卓越贡献的大医学家，或者在理论上独树一帜，或者在防治疾病方面取效如神，究其成功之路，莫不以《内经》的学术思想为其本源。《内经》所确立的医学理论体系数千年来一直指导着中医临床实践，推动着中医学术的发展。即使历史发展到 21 世纪，《内经》仍有其不可替代的指导和借鉴价值。

2. 理解该书的国学价值

习近平同志指出："中医药学凝聚着深邃的哲学智慧和中华民族几千年的健康养生理念及其实践经验，是中国古代科学的瑰宝，也是打开中华文明宝库的钥匙。"中医药学以生命科学的知识为基础，传载着中华民族传统文化的全部基因和精髓，而《内经》既是中医药学发生发展的源头、基础和集中体现，也是掌握和运用这把"打开中华文明宝库的钥匙"的起点和关键。其一，《内经》是一部以生命科学为主体，汇集了汉代以前中国古代文化和科学知识研究成就的，具有集成性质的巨著。其中运用了汉代以前的天文学、地理学、生物学、气象学、心理学、体质学、历法等多方面的理论成就与方法来揭示生命奥秘，探索生命规律，基本反映了此前的科学成就，并且赋予了西汉以前哲学以医学内涵。所传载的知识将汉代以前人文科学与生命科学知识进行了有机的结合，形成了具有东方文化特色的医学知识体系。尤其是赋予了此前形成的精气、阴阳、五行、神论、天人合一等哲学思想以鲜活的生命科学知识内涵，并使之趋于系统。因此但凡谈论汉代以前的古代哲学时，不读是书是有缺陷的。其二，《内经》保存了汉以前语言文字的表述特点。语言文字是知识的载体并加以传承，自然科学知识的语言文字表达与人文社科知识的语言文字表达虽然不能截然区分，但却有着显著的差异。自然科学，尤其是医学学科知识的语言文字表达，必须以写实为主，同时又不能脱离中国传统文化中人文社科知识的大背景，所以其中的语言文字（包括语法知识），既有古代汉语言文化的共性特征，又有其医学内容的个性特质，《内经》在这方面是最为显著、最为独特、最具个性的。研究古代语言文字的人如果不研究是书，那将是有缺失的。其三，《内经》的生命科学知识体系蕴涵了丰富的先秦诸子思想。先秦诸子百家之学奠定了中华民族传统文化的基础，也是《内经》理论发生的重要文化背景。因此说，《内经》虽然是一部以生命科学为主体的健康医学奠基之作，但其在传承中华民族传统文化方面却有着其他任何一部古代著作都无法替代的、十分重要的作用。中华民族的本原文化由 7000 年前的仰韶文化时期延续至今，《内经》具有极其丰富的历史遗存，如

"河图""洛书""十月太阳历法""北斗历法"即是。所以，但凡谈论中华民族本原文化的时候，本书应当是不可或缺的参阅文献。《内经》是中华民族传统文化皇冠上的明珠，其缔造的中医药学萃取了中华民族传统文化中的精华。研究国学就必须对中华民族本原文化有所认知，中医药学乃至《内经》是很好的切入点。

3. 了解该书的特点

《内经》的《素问》和《灵枢》各81篇，共162篇，其内容是托黄帝及六位属臣之名，以问答方式讨论生命科学的相关内容，具有以下特点：其一，各家学说的汇集。《内经》非一时一人之作，是将汉代以前流传的各种医学著作，经过汇编整理而形成的，类似于现代的论文集，其中还有汉代以后所补充的内容。对同一中心议题，不同的篇章从不同的角度加以阐述，故有必要将不同篇章的相关内容加以综合归纳，以系统全面地认识《内经》理论体系。其二，各篇自成体系。《内经》每篇均冠有篇名，多围绕相关问题进行系统讨论，形成一篇较完整的内容，但整体缺乏系统性，如阴阳、五行、藏象等某一方面的内容，散在于多篇之中，要全面了解其学术思想，就需从多篇内容进行归纳分析。其三，内容广泛。《内经》的作者在总结我国秦汉以前医疗经验的同时，汲取和融汇了当时先进的哲学、自然科学成就及其特有的思维方法，使《内经》成为一部以医学为主体，融入哲学、天文、历法、气象、地理、心理等多学科知识的著作。因此，学习、理解《内经》就需要了解多学科的知识。其四，语言现象复杂。《内经》中一字多义、古今语义不同、一义多词现象多，所用修辞手法也形式多样，要读懂原文，除必须具备一定的古代汉语知识外，还应熟悉《内经》文字的特点，善于借用工具书以及古代与《内经》有关的校勘、训诂学著作。其五，历代注释阐发者众多。《内经》因其成书久远，文辞古奥，义理艰深，加之传本纷乱，错简衍文，鲁鱼之误，在所难免。因此，自《内经》成书后，对其进行整理、重编、校勘、注释、阐发者代有其人。《内经》的注家及其注本，是古代医家研究《内经》的经验结晶，也是对《内经》学术思想的发展，在历代注家中不乏对《内经》研究有真知灼见者，这些可以作为后世学习研究《内经》的重要借鉴。

4. 去粗取精，去伪存真

《内经》毕竟是两千多年前的产物，历史的局限避免不了精华和糟粕并存的现实。同时，时代在发展，自然环境和社会环境、人的体质、生活习惯和生活方式、疾病谱、疾病发作的情况、医疗条件和医疗水平等发生了巨大的变化，不能苛求古人对于人生理病理的描述和认识都能解说21世纪的所有医学现状，不能解释而强做解释，这是对古人的亵渎。所以，今天我们学习经典，要有主见，不能经云亦云，既要继承古人的理论精华，并结合现代临床发扬光大，又要能识别糟粕，去粗取精，去伪存真。

张登本　孙理军
2019 年 2 月

本书是《黄帝内经素问》的提高读本，故在保留原貌体系的前提下，集标点、校勘、注释、点评于一体。力求详注精评，畅明其要言大意，以尊重原旨，简明易解为特点。

一、底本、校本

1. 《黄帝内经素问》所据底本为明顾从德本（人民卫生出版社1956年影印本）；其中《素问》遗篇《刺法论》与《本病论》所据底本为郭霭春先生校注的《黄帝内经素问校注》。

2. 参校本为人民卫生出版社1963年校勘《黄帝内经素问》横排本（世称"梅花本"）。

二、体例

（一）原文

1. 内容编排　其一，以《黄帝内经素问》篇目为序，以原著的篇目为单元。每单元的结构依次为原文、注释（置于当页书末）、点评。唐·王冰之序和北宋林亿、高保衡之序，照录不删，并予注释点评，以期给读者一个完整的版本。其二，《素问》遗篇《刺法论》与《本病论》，旧多附于《素问》之末。鉴于其在"运气七篇大论"中与其他各篇理论相承、浑然一体，故依其篇序列在《六元正纪大论篇第七十一》和《至真要大论篇第七十四》之间，以全其体系。

2. 用字　照录原著文字，采用简体字，异体字、俗字径改为简体字，古今字、通假字保留。

3. 分段　　其一，依问答分段：凡见"黄帝问曰"或"黄帝曰""帝曰""岐伯曰""雷公问于黄帝曰""雷公曰""鬼臾区曰"等，即起行分段。问语无论长短，即自为一段；答语如果较短，即自为一段；如果较长，则依内容层次分段。其二，以内容层次分段：原文中无问答者，即以内容层次分段。

4. 点校　　①为准确反映原文意义，本书在前人点校的基础上对原文重新做了标点；②凡自古以来的错讹字，照录不改，出注；③原文中属古汉语某一意义上或完全意义上的通用字，照录，一般不注；④原文中的古今字、通假字，照录，出注；⑤原文中的衍文、错简等，照录，出注；⑥为排版和阅读之便，根据原文用字的惯例，对原文中本不一致的极少数字进行了统一。如："于"与"於"，统一为"于"；"眦"与"眥"，统一为"眦"；"痹"与"痹"，统一为"痹"等。

（二）注释

1. 题解　　①解释各篇命名的由来及其内涵，以便读者开宗明义；②概括介绍各篇的主要学术成就，以便读者总体把握；③视需要援引历代名家之注作为依据。

2. 注释对象　　为生僻字、古字、通假字、名词术语、疑难词语、典范的语法现象与修辞现象的词语等。凡是只要读者通过前后文意的联系就能明了其意者，一律不予注释。

3. 注释原则　　①生僻字先注音，后释义，凡难字、生僻字，以及容易误读的字词均加注音，一律在字或词后加汉语拼音并标同音字；②古字的注释：某，同"某"。如：藏，同"脏"；③通假字的注释：某，通"某"。如：宝，通"保"；随，通"堕"；④词语的注释一般为先总叙其义，然后分注其中的疑难字词及词组。另外，视需要援引历代名家之注为证，或直接援引古注为注；⑤典范的语法现象与修辞现象的注释均酌情为注，以使读者能据以明义为准；⑥凡字词语句需做考证者，均简予考证；⑦某些字词语句有不同说法时，一般采用一说或自成一说；如果不同说法具有代表意义，则在采用一说以后，罗列他说，以备参考；对诸种说法一般都注明来源，即冠以注家姓名及其时代，或书名及其卷篇；自成之说或对诸说进行取舍时，一般均加"按"字予以标示；⑧为免于读者翻检之劳，除五脏、五行、六腑、六经等少量常识性词语在前边的篇中注释之后，后边的篇中不再作注；一般较难的字词语句在各篇则重复作注，以使各篇之注具有相对的独立性。

（三）点评

1. 《黄帝内经素问》（简称《素问》）81 篇，编撰时每篇为 1 个单元，计 81 个单元，每篇原文之后予以"点评"。

2. 点评内容包括该篇经文的解析、评价、学术观点、学术创见，以及理论意义和临床指导价值等。其内容涉及《素问》所建构的中医理论建构方法，天人合一、天人同构、阴阳五行思维模型，"神"理论的发生及其意义，人体功能结构观的藏象学表达，以及病因病机、诊法理论、病证理论、治则治法、养生理论、五运六气理论等。

《重广补注黄帝内经素问》序 | ◉

臣闻安不忘危、存不忘亡者，往圣之先务；求民之瘼①、恤民之隐②者，上主③之深仁。

【点评】盛世修书是一条亘古不变之理，故在宋神宗时期，社会安定，国家富庶，于是由掌禹锡、高保衡、孙兆等人校订《素问》《难经》《伤寒论》《金匮要略》《脉经》《诸病源候论》《备急千金要方》《千金翼方》《外台秘要方》等医书，使其得以流传。缘于《灵枢》严重残缺，故而未列入整理目录。

在昔黄帝之御极也。以理身绪余治天下，坐于明堂之上，临观八极④，考建五常⑤。以谓人之生也，负阴而抱阳⑥，食味而被色⑦，外有寒暑之相荡⑧，内有喜怒之交侵，夭昏札瘥⑨，国家代有。将欲敛时五

---

① 瘼(mò 莫)：病，疾苦。
② 隐：即民间的疾苦
③ 上主：指北宋第四代皇帝仁宗赵祯。
④ 八极：指八方之极远。
⑤ 五常：指五运之气的变化规律，也指五行理论。
⑥ 负阴而抱阳：《老子》："万物负阴而抱阳，冲气以为和。"此指人和其他万物一样，存在着阴阳对立统一变化规律。
⑦ 食味而被色：指吃饭和穿衣。被，通"披"。色，指华丽的衣服。
⑧ 相荡：谓(六淫邪气)交替侵袭。《易·系辞上》"八卦相荡"韩康伯注："荡，相推也。言运化之推移。"
⑨ 夭昏札瘥：因疾病而早死。《左传·昭公四年》"疠疾不降，民不夭札"杜预注："短折为夭，夭死曰札。"

福①，以敷锡厥庶民②，乃与岐伯上穷天纪，下极地理，远取诸物，近取诸身③，更相问难④，垂法以福万世。于是雷公之伦，授业传之，而《内经》作矣。历代宝之，未有失坠。

【点评】自黄帝时代始，均将"重民"理念作为治国理政的价值观念，这也是黄帝与岐伯、雷公等六位臣属共同讨论服务于民生的生命科学知识并著书立说的理由。

苍周之兴，秦和述六气之论⑤。具明于左史。厥⑥后越人得其一二，演而述《难经》。西汉仓公⑦传其旧学，东汉仲景撰其遗论。晋·皇甫谧刺而为《甲乙》，及隋·杨上善纂而为《太素》。时则有全元起⑧者，始为之训解，阙第七一通卷。

【点评】缘于《内经》内容的意义重大，故而自其成书以降，代有研究。虽然先秦医家医和、医缓，越人之著《难经》，乃至淳于意之26个诊疗案例及其所创"诊籍"，其学术源流未必源自《内经》，但是其医学、文化之渊源则百脉一宗，都是中华民族医药文化的重要组成部分和精华所在。至于张仲景、皇甫谧则是以其临床智慧丰富、发展、创新了《内经》内容。全元起之《素问训解》首开经文疏注的研究方法，杨上善之《黄帝内经太素》创新原文的分类研究。

---

① 五福：《尚书·洪范》："五福：一曰寿，二曰福，三曰康宁，四曰攸好德，五曰考终命。"

② 敷锡厥庶民：犹言造福于民众。锡，音义同"赐"。敷，布也。厥，有发布之意。

③ 远取诸物，近取诸身：这是古人认识人体、认识自然的思维方法。谓运用自然之象的变化规律，探求人体生理、病理的认识方法。

④ 更相问难：指黄帝与其近臣岐伯等人互相就医学中相关的疑难问题进行询问和解答。

⑤ 秦和述六气之论：指《左传》所载先秦名医"和"论述六气致病理论。六气，指阴、阳、风、雨、晦、明六种致病因素。

⑥ 厥：句首助词。

⑦ 仓公：指西汉初期的名医淳于意，号仓公。《史记》有载。

⑧ 全元起：六世纪梁至隋的名医，里籍不详。《南史》记述他曾任太医侍郎，较早注解《素问》，原书已佚，部分内容保存在《重广补注黄帝内经素问》的注文中，今人据相关资料而辑录有他的《素问训解》一书。

迄唐宝应中，太仆王冰笃好之，得先师所藏之卷，大为次注，犹是三皇遗文①，烂然可观。惜乎唐令列之医学，付之执技之流，而荐绅先生罕言之。去圣已远，其术晻昧②，是以文注纷错，义理混淆。

【点评】王冰对《素问》的研究最为深刻，贡献最大，影响深远，对中唐时期已经错简散乱、难以识读的版本进行了编次和训解，为千古医经的流传不至湮灭做出了不朽功绩。智者千虑必有所失，加之中唐至宋的动荡时局对经典传承的影响，时至嘉祐年间校正医书局留存的《素问》内容已是"文注纷错，义理混淆"，这就是高保衡、林亿以1141条文重新校注的缘由。

殊不知三坟之余，帝王之高致，圣贤之能事，唐尧之授四时，虞舜之齐七政，神禹修六府以兴帝功，文王推六子以叙卦气，伊尹调五味以致君，箕子陈五行以佐世，其致一也。奈何以至精至微之道，传之以至下至浅之人，其不废绝，为已幸矣！

顷在嘉祐③中，仁宗念圣祖之遗事④，将坠于地，乃诏通知其学者，俾之是正。臣等承乏典校，伏念旬岁。遂乃搜访中外，裒⑤集众本，浸寻其义，正其讹舛，十得其三四，余不能具。窃谓未足以称明诏，副⑥圣意，而又采汉唐书录古医经之存于世者，得数十家，叙而考正焉。贯穿错综，磅礴会通，或端本以寻支⑦，或溯流而讨源⑧，定其可知，次以旧目，正缪误者六千余字，增注义者二千余条，一言去取，必有稽考；舛文疑义，于是详明。以之治身，可以消患于未兆；施于有政，可以广

① 三皇遗文：此指《素问》。
② 晻昧(yǎn mèi 眼妹)：犹言淹湮。
③ 嘉祐：北宋仁宗赵祯年号(1056—1063)。
④ 圣祖之遗事：指历代流传下来的宝贵文献资料，此处仅指《黄帝内经素问》。
⑤ 裒(póu 抔)：聚集，汇集。
⑥ 副：符合。
⑦ 端本以寻支：犹言正本(源)清流之义。端，详审。本，本源。
⑧ 溯流而讨源：即溯本求源。

生于无穷。恭惟皇帝抚①大同之运，拥无疆之休②，述先志以奉成，兴微学而永正，则和气可召，灾害不生，陶③一世之民，同跻于寿域矣。

【点评】一部雄伟壮阔的中国医学史，无处不体现着《内经》的烙印；异彩纷呈的众多医学流派，无一不是以《内经》为其理论的渊源；古今无数具有卓越贡献的大医学家，或者在理论上独树一帜，或者防治疾病取效如神，究其成功之路，莫不以《内经》的学术思想为其本源。

《内经》是一部以生命科学为主体，汇集了汉代以前中国古代文化、科学知识研究成就的集成性质的巨著。其中运用了当时的哲学、天文学、地理学、生物学、气象学、心理学、体质学、社会学、历法等多方面的理论成就与方法来揭示和探索生命规律。将汉代以前人文科学与生命科学知识进行了有机的结合，运用了当时的哲学、社会学、历法等多方面的理论成就与方法来揭示和探索生命规律，形成了具有东方文化特色的医学体系。尤其是赋予了此前形成的精气、阴阳、五行、神论、天人合一等哲学思想以鲜活的生命科学内涵，并且使之趋于系统。因而，但凡谈论汉代以前的古哲学时，不读《内经》是有缺陷的。奠定中华民族传统文化的先秦诸子百家之学，是《内经》理论发生的文化背景，其中道家思想中的道气论、辩证思维；儒家的治国方略、"以和为贵""过犹不及"、等级观念等；法家以"法"治事及灵活处事原则；墨家"三表法"观点；名家论证"合异同""离坚白"所用的取象类比思维；阴阳家的阴阳观、五行观，杂家反对迷信以及用药如用兵思想，在《内经》理论构建时产生了深刻的影响。《内经》虽然成编于《淮南子》《史记》之后的西汉中晚期，但其理论与先秦诸子之学几乎是相伴发生的，其学术思想乃至遣字用词都深受诸子之学的影响，正如祝文彦《庞府堂

---

① 抚：握持，掌管。《广雅·释诂》："抚，持也。"
② 休：美好，吉庆，福禄。《尔雅·释诂下》："休，美也。"
③ 陶：养育。《广雅·释诂》："陶，养也。"

华》所言，"《内经》一书，闻气坚削，如先秦诸子，而言理该（赅）博，绝似管、荀，造词质奥，又类鬼谷。"

因此说，《内经》缔造的中医药学知识萃取了优秀中华民族传统文化中的精华，是国学的重要组成部分，应当努力发掘加以提高。

国子博士臣高保衡　　等谨上
光禄卿直秘阁臣林亿

《重广补注黄帝内经素问》序 | ⊛

启玄子王冰撰

夫释缚脱艰①，全真导气②，拯黎元于仁寿，济羸劣以获安者，非三圣③道则不能致之矣。孔安国④序⑤《尚书》曰："伏羲、神农、黄帝之书，谓之三坟⑥，言大道也。"班固《汉书·艺文志》曰："《黄帝内经》十八卷。"《素问》即其经之九卷也，兼《灵枢》九卷，乃其数焉。虽复年移代革，而授学犹存，惧非其人，而时有所隐⑦，故第七一卷，师氏⑧藏之，今之奉行，惟八卷尔。然而其文简，其意博，其理奥，其趣深；天地之象分，阴阳之候⑨列，变化之由表⑩，死生之兆彰⑪；不谋而遐迩自同⑫，

---

① 释缚脱艰：解除疾病的缠绕和造成的痛苦。艰，此指疾病造成的痛苦。

② 全真导气：保全真精，通导元气。

③ 三圣：指下文所说的伏羲、神农、黄帝三位先圣，即常说的"三皇"。

④ 孔安国：西汉经学家，孔子后裔。

⑤ 序：为意动用法，给……作序。

⑥ 三坟：传说中我国最古的三部典籍。早佚，后世常用以泛指远古的典籍。有说为三皇之书，有说指天地人三礼或天地人三气，并见唐·孔颖达《左传正义》引。王冰意为《易经》《神农本草经》《黄帝内经》，目的在于把《内经》归于三圣之道，以抬高其地位。

⑦ 隐：隐匿，谓秘而不传。

⑧ 师氏：指主管教育的人。又，即师傅，指传授《内经》的前代师傅。

⑨ 候：节候，即节气。

⑩ 表：（被）揭示。

⑪ 彰：（被）阐明。

⑫ 不谋而遐迩自同：谓并没有与天地人身商讨，可是所讲远到天地、近到人身的道理却自然同一。不谋，没有商讨、商定。遐迩，远近，指远到天地、近到人身的阴阳之理。

勿约而幽明斯契①，稽其言有征，验之事不忒②，诚可谓至道之宗、奉生之始矣。

【点评】《内经》是我国现存最早、也是迄今为止一直都是地位最高的中医理论经典巨著，是我们的祖先对全人类健康事业所做出的巨大贡献。其传承的医学主旨，是以人类的健康为前提，无论是未病之先，已病之中，还是疾病之后，研究的核心内容是机体的和谐与康宁，因而将其称为人类的"健康医学"。自其问世之日起，就被尊为"至道之宗，奉生之始"。

假若天机③迅发④，妙识玄通⑤。蒇谋⑥虽属乎生知⑦，标格⑧亦资于诂训，未尝有行不由径、出不由户者也。然刻意研精，探微索隐，或识契真要⑨，则目牛无全，故动⑩则有成，犹鬼神幽赞⑪，而命世⑫奇杰，时时间⑬出焉。则周有秦公⑭，汉有淳于公，魏有张公、华公⑮，皆得斯妙道者也。咸日新其用，大济蒸人⑯，华叶递荣⑰，声实相副。盖教之著矣，亦天之假⑱也。

---

① 勿约而幽明斯契：谓没有与万物约议，可是所论无形与有形的事理却能完全一致。约，约议，约定。幽明，指无形与有形的事理。

② 忒(tè 特)：差错。

③ 天机：天资，天赋的聪明智慧。

④ 迅发：敏捷。

⑤ 妙识玄通：通晓玄妙(的道理)。

⑥ 蒇(chǎn 产)谋：(对事物)完备而周密的见识。蒇，完备，周密。谋，认识。

⑦ 生知：为"生而知之者"之省。谓生来就懂得事理的人。

⑧ 标格：风范。引申为标准、准则。

⑨ 识契真要：认识并领会精华要旨。

⑩ 动：常常。

⑪ 幽赞：暗中帮助。

⑫ 命世：即"名世"，闻名于世。

⑬ 间(jiàn 见)：不断。

⑭ 秦公：指秦越人，即扁鹊，春秋战国时的大医。

⑮ 张公、华公：分别指张机(仲景)、华佗。

⑯ 蒸人：众人。蒸，通"熏"，众多。

⑰ 递荣：相继繁荣，相继展现光彩。喻相继做出独到的贡献，使医学不断得到发展。

⑱ 假：助，谓成全。

【点评】《内经》虽然是一部以生命科学为主体的健康医学奠基之作，但其在传承中华民族传统文化方面却有着任何其他一部古代著作都无法替代的、十分重要的作用。之所以被历代医家奉为经典，是因为其运用了古代多学科知识分析和论证了生命规律，建立了以人类健康为中心的中医学理论体系，使中医学成为一门具有以健康为中心的特殊科学内涵和思维方法的分支科学，独立于世界医学之林；是中国现存最早的一部医学经典巨著，是中医学理论与防病、治病技术的源头，其中主要记录了春秋战国时代对生命科学研究的成果，汇编成册并以《黄帝内经》的名谓呈现则是在西汉中晚期。据班固编纂的《汉书·艺文志》所载，当时还有《黄帝外经》《扁鹊内经》《扁鹊外经》《白氏内经》《白氏外经》《白氏旁篇》等7部医学典籍，史称"医经七家"，其他6部均已失传，唯有《内经》一书传世，足见其珍贵。自其问世的两千多年以来，历代医学家(包括张仲景、皇甫谧、华佗等)都是以其为源头，运用其中所创造的哲医结合的理论体系，在运用中国传统系统思维构建的医学原理及发明创造的各种诊疗技术基础上，通过不断地实践、探索、创新，促使中医学不断地向前发展。

冰弱龄慕道，夙好养生，幸遇真经，式①为龟镜②。而世本纰缪，篇目重叠，前后不伦，文义悬隔，施行不易，披会亦难，岁月既淹③，袭以成弊。或一篇重出，而别立二名；或两论并吞，而都为一目；或问答未已，别树篇题；或脱简不书，而云世阙。重《经合》而冠《针服》④，并《方宜》而为《咳篇》⑤；隔《虚实》而为《逆从》⑥，合《经络》而为《论要》；节《皮部》为《经络》，退《至教》以先《针》。诸如此流，

---

① 式：恭敬。

② 龟镜：多作"龟鉴"，比喻借鉴。龟，龟甲，用以占卜，其结果足资为鉴。

③ 淹：久。

④ 重《经合》而冠《针服》：在重复出现的《经合》篇前标上了《针服》的名称。

⑤ 并《方宜》而为《咳篇》：把《方宜》篇合并到了《咳篇》。并，合并。《方宜》，指《异法方宜论》。《咳篇》，指《咳论》。

⑥ 隔《虚实》而为《逆从》：分割出《四时刺逆从论》中论述"虚实"之理的一部分而作为《逆从》篇。隔，谓分出，割取。《虚实》，指《四时刺逆从论》(即本句的《逆从》)中论述三阴三阳虚实有余不足问题的那部分。

不可胜数。

【点评】《素问》内容缘于辗转传抄，到了中唐时期已经处于不整理就无法阅读的混乱状态，这是王冰为何要对其进行整理、校勘、注释的理由，"编次"就成为其工作的首务，注释只能继后。编次时迁移的相关原文有3类85条：其一为分编类计5条，即将全氏本某篇原文划出一段独立成篇并重新命名，如《血气形志》篇；将全氏本的《皮部论》一分为二，前半部分仍旧而后半部分别立《经络论》；将全氏本《刺禁》离为《宝命全形论》和《刺禁论》；将全氏本《刺齐论》一分为三，分别为《刺齐论》《刺要论》并将末段移入《骨空论》等，此所谓"两论吞并，而都为一目"之意。其二为"合并类"计14篇，有全文合并2篇、全文与部分内容合并10篇、部分内容合并2篇。王氏耗费很大精力和一定风险进行编次有其重要的医学意义，编次后的81篇，蕴涵了中医药学理论的养生、阴阳五行、藏象、诊法、病能(tài)、经络腧穴、论治、运气、医事管理基本架构，这一框架为《内经知要》《素问经注节解》所效法，也体现了王氏重视养生，防重于治的医学理念。

且将升岱岳①，非径奚为②?! 欲诣③扶桑，无舟莫适。乃精勤博访，而并有其人。历十二年，方臻理要④。询谋得失，深遂夙心⑤。时于先生郭子斋堂，受得先师张公⑥秘本，文字昭晰，义理环周，一以参详，群疑冰释⑦。恐散于末学⑧，绝彼师资⑨，因而撰注，用传不朽。兼旧藏之

---

① 岱岳：即泰山。岱，泰山的别称。
② 非径奚为：没有路怎么上去。奚，怎么。为，这里是"登上"的意思。
③ 诣(yì 义)：到，去；到……去。
④ 方臻(zhēn 真)理要：才达到了廓清条理、掌握要领(的目的)。臻，达到。
⑤ 深遂夙心：深感实现了夙愿。遂，实现。夙心，很早就有的心愿，即夙愿。
⑥ 张公：疑指唐中期御医张文仲。待考。
⑦ 冰释：像冰块消融一样地最终都解决了。
⑧ 末学：谦称，或指后学。此指后学(之人)。
⑨ 师资：原指能传授知识、讲论事理的人，这里指授学的依据。

卷①，合八十一篇二十四卷，勒②成一部。冀乎究尾明首，寻注会经③，开发童蒙④，宣扬至理而已。

【点评】王氏12载的次注工作历经艰辛，8年的"安史之乱"也未影响其事，并在《灵兰秘典论》"主不明则十二官危"段下用了138字隐约地抨击当时腐败的朝政，体现其政治理念。

王氏参照"先师张公秘本"对世传版本予以"补"充，方"合八十一篇"之数，这就是后人认为专讲五运六气知识的"七篇大论"为其补入的依据，因为南北朝全元起所注《素问训解》和唐初杨上善之《黄帝内经太素》中所缺失的"第七一卷"，世人自此才有了学习该知识的源头。

其中简脱文断、义不相接者，搜求经论所有，迁移以补其处。篇目坠缺、指事⑤不明者，量其意趣，加字以昭其义。篇论吞并、义不相涉、阙漏名目者，区分事类，别目⑥以冠篇首。君臣请问、礼仪乖失者，考校尊卑，增益以光其意。错简碎文、前后重叠者，详其指趣，削去繁杂，以存其要。辞理秘密⑦、难粗论述者，别撰《玄珠》⑧，以陈其道。

【点评】王冰为了注解"运气七篇"，将其工作的案头笔记整理为《玄珠密语》《天元玉册》《昭明隐旨》及《元和纪用经》等书，都是研究五运六气理论不可或缺的重要文献。原著已佚，世传者为五代之后的托名之作。

---

① 旧藏之卷：指当时《素问》流行本中因被"师氏藏之"而佚失的"第七卷"。为今传《素问》中从《天元纪大论》到《至真要大论》的七篇大论。

② 勒：刻，刻写，刻印。

③ 寻注会经：依循注解，领会经义。

④ 童蒙：指初学之人。

⑤ 指事：谓论述的事理。

⑥ 别目：另外拟一个篇名。目，用作动词，拟一个篇名。

⑦ 秘密：深奥难懂。

⑧ 《玄珠》：指《玄珠密语》，唐朝王冰所著，已佚。

凡所加字。皆朱书其文，使今古必分，字不杂糅。庶厥①昭彰圣旨②。敷畅③玄言④，有如列宿高悬，奎张⑤不乱；深泉净滢，鳞介⑥咸分。君臣无夭枉⑦之期⑧，夷夏⑨有延龄之望。俾⑩工徒⑪勿误，学者惟明，至道流行，徽音⑫累属⑬，千载之后，方知大圣之慈惠无穷。

【点评】王冰是全面研究《素问》的第一人，考察次注全书内容以及其4479条校注文字之后不难发现，其主要功绩概之为编次整理，使内容更加系统合理；训诂解惑，宣扬奥旨大义；发明经文，弘扬拓展医理；博征旁引，汇存文献古籍；传承运气，丰富医学内容五个方面，于此窥其历时12载的艰辛努力和对中医药学传承的贡献。

时大唐宝应元年⑭岁次壬寅序
将仕郎守殿中丞孙兆重改误
朝奉郎守国子博士同校正医书上骑都尉赐绯鱼袋高保衡
朝奉郎守尚书屯田郎中同校正医书骑都尉赐绯鱼袋孙奇
朝散大夫守光禄卿直秘阁判登闻检院上护军林亿

---

① 庶厥：庶，副词，表希望，可译为"希望"；厥，它，指整理校注而成的《黄帝内经素问注》。
② 圣旨：圣人的旨意。圣，指黄帝、岐伯等圣人。
③ 敷畅：阐明，阐发出。
④ 玄言：玄妙的道理。指《素问》中高深的道理。
⑤ 奎张：均为星宿名。奎宿为二十八宿中白虎七宿的第一宿，俗作"魁"；张宿为二十八宿中朱雀七宿的第五宿。
⑥ 鳞介：指鱼类、有甲壳类的水生动物。
⑦ 夭枉：夭折与横遭不测。
⑧ 期：期限。此处有可能、担忧、忧虑之意。
⑨ 夷夏：四夷和华夏的人。夷，指四夷之人，主要指今汉族所说的外族人。
⑩ 俾(bǐ 比)：使。
⑪ 工徒：谓医生们。工，指医生。徒，类；徒众。
⑫ 徽音：德音，福音，美好的消息。
⑬ 累属(zhǔ 主)：累，不断，接连；属，接续。
⑭ 宝应元年：即762年。宝应，唐代宗李豫的年号之一。

上古天真论^①篇第一

昔在黄帝^②，生而神灵，弱^③而能言，幼而徇齐^④，长而敦敏，成而登天^⑤。乃问于天师曰^⑥：余闻上古之人，春秋皆度百岁，而动作不衰；今时之人，年半百而动作皆衰者，时世异耶？人将失之耶？

岐伯对曰：上古之人，其知道^⑦者，法于阴阳，和于术数^⑧，食饮有节，起居有常，不妄作劳，故能形与神俱，而尽终其天年，度百岁乃去。今时之人不然也，以酒为浆，以妄为常，醉以入房，以欲竭其精，以耗散其真，不知持满^⑨，不时^⑩御神，务快其心，逆于生乐，起居无节，故半百而衰也。

【点评】所谓术数，即是方法、策略、手段。是中华古代神秘文化的主干内容。术数的特征是以数行方术；基础是阴阳五行、天干地支、河图洛书、太玄甲子数等。"术"，指方术；"数"，指气数、数理，即阴阳五行生克制化的数理。体现了阴阳五行生克制化运动规律，是中华传统文化的重要组成部分。是指运用"河图""洛书"之数理所表达的天文历法、四时气候、阴阳五行等自然法则以及其

---

① 上古天真论：上古，指人类生活的远古时代。真，即真气，李东垣说："真气又名元气，乃先身生之精气也。"天，天年、天寿、天数的简称。本篇认为远古时代的人，通过养生，以保养真气，就能达到预防疾病、延年益寿、尽终其天年之目的，故名"上古天真论"。

② 黄帝：我国远古帝王之一。少典氏之子，复姓公孙；曾居姬水之畔，又姓姬。生于轩辕之丘，故号轩辕氏（一说即名轩辕）；国于有熊，又号有熊氏。因功德卓绝，被诸侯推为天子。以土德之瑞，被尊称为黄帝。一生当中，建立了极多永垂不朽的丰功伟绩，使得华夏诸族在将近5000年前就进入了文明时代，故被奉为"人文初祖"。

③ 弱：指不会走路前的婴儿时期。

④ 徇(xùn 迅)齐：疾迅，引申指敏慧。

⑤ 登天：指登上天子之位。一说指黄帝于在位百年、功德圆满之际，乘龙而升天之事。

⑥ 天师：指岐伯。黄帝之臣，主管医事，兼为黄帝的医学师傅。因功高爵重，通达天人玄机，被尊称为天师。

⑦ 道：自然的法则。适合于自然之法则的养生之道。

⑧ 术数：指时令的变化规律。旧注多谓指调摄精神、锻炼身体的养生方法，如导引、按跷等。术数一词，在古代多指天文、历法、占算等。故应指时令的变化规律。

⑨ 持满：保持体内精气的充盈。

⑩ 时：用作状语，按时，有节制地。

相关知识的方法。

《汉书·艺文志·术数》包括有天文、历法、五行、蓍龟、杂占、形法六类知识。1……9、10、12、25、30、36、45、49、50、55、60、64、100 数的特殊内涵。"法于阴阳，和于术数"就是指掌握养生原理和方法，并善于养生的人，一定是严格遵循了"河图""洛书"之数理所表达的天文历法、四时气候、阴阳五行等自然法则的相关知识进行养生，才能获得理想的养生效果。

夫上古圣人①之教下也，皆谓之虚邪贼风②，避之有时，恬惔虚无，真气③从之，精神内守④，病安从来。是以志闲而少欲，心安而不惧，形劳而不倦，气从以顺⑤，各从其欲，皆得所愿。故美⑥其食，任其服，乐其俗，高下不相慕，其民故曰朴。是以嗜欲不能劳其目⑦，淫邪不能惑其心，愚智贤不肖⑧不惧于物⑨，故合于道。所以能年皆度百岁而动作不衰者，以其德全不危⑩也。

【点评】本段原文论述了养生的重要性和方法。

1. 论养生的重要性。人们知道，随着社会的不断发展，生活条件的改善以及医疗卫生工作水平的提高，人类的寿命也相应地延长。如 1929 年我国科学家在北京周口店发现北京直立人的化石，根据分析，猿人死于 14 岁以下占 37.5%，30 岁左右约占 7%，40～45 岁约占 7.9%，50～60 岁约占 26%，其余 43% 尚不易做出判断。人类的生命在 4000 年前平均寿命仅仅 18 岁，公元前的平均

---

① 圣人：此指道德修养、才学能力和养生水平都达到了至高无上境地的圣王。
② 虚邪贼风：泛指一切乘虚伤人致病的外来邪气。
③ 真气：体内的正气，与致病的邪气相对。
④ 内守：安守在体内而不散失。
⑤ 气从以顺：真气调达而和顺。
⑥ 美：意动用法，以……为美。下句"乐"字，用法同此，意为"以……为乐"。
⑦ 嗜欲不能劳其目：言嗜好欲望不能劳其视听。
⑧ 愚智贤不肖：愚笨、聪明、有才能、无才能的人。
⑨ 不惧于物：郭霭春注，"惧"应作"攫"，意为"取"，寻求。"不攫于物，似说不寻求酒色之事"（郭注），当是。
⑩ 德全不危：德，即修道有德于心。不危，言修道全面而没有偏差。

寿命仅20岁，古代延长到25岁，到了18世纪末延长到40岁，20世纪80年代达到62岁，一些发达国家平均寿命已超过70岁。新中国成立前平均寿命为35岁，2015年我国人均寿命已达男性74岁，女性77岁。然本文则指出，上古之时，懂得养生之道、重视并坚持养生的人，可以尽终其天年、长命百岁；"今时之人"，由于忽视养生，不善于养生，反半百而衰。如此，通过反差极大之比较，强调了养生的重要意义。

2. 论养生方法

(1) 适应自然，外避邪气："阴阳者，天地之道也"。一年四季春温、夏热、秋凉、冬寒的变化都是阴阳二气相互消长转化运动的结果。人与自然息息相通，阴阳运动，不仅影响着自然界，同时还通过自然界的变化影响着人体。随着一年四季的规律性变化，人体生理功能也发生相应的规律性变化，这就是人与自然相通。当气候发生异常变化、人体不能适应时，就可能导致疾病的发生。为此就要从各方面进行养生来调节人体的功能，使之符合阴阳变化之道，增加对外界变化的适应能力；同时还要注意避免四时不正之气的侵袭。正如本篇所指出的"法于阴阳，和于术数""虚邪贼风，避之有时"。这就不是消极的被动的适应自然，而是具有积极主动的预防思想。

(2) 调摄精神，保养正气："恬惔虚无，真气从之，精神内守，病安从来"，是养生中最突出的问题，也是本篇论述养生方法之重点。真气，在此为维持人体生命活动的精微物质的泛称，是抗御外邪、营养机体的基本物质。如《灵枢·刺节真邪》："真气者，所受于天，与谷气并而充身者也。""恬惔虚无"讲的是精神、情志要保持安静，是情志调摄的具体措施。情志的产生，是以人体内脏及内脏所化生的精微物质为基础的，《素问·阴阳应象大论》认为："人有五脏化五气，以生喜怒悲忧恐"。真气虽作为情志产生的物质基础，但情志又可反作用于真气，真气在体内的正常运行与人的精神因素有密切的关系。如果情志恬淡，真气不受外来刺激因素的干扰，其运行就能正常。反之，如果为外界事物所诱惑、所刺激（如嗜欲劳其目，淫邪惑其心），就要影响真气的正常运行。若真气的正常运行紊乱，就为外邪的入侵造成了可乘之机，从而导致疾病的发生。所以就这个意义来说，"恬憺虚无"具有一定的积极作用。因此原文以"精神内守，病安从来"予以补充，这是健康的重要因素，可见调摄精神、保养正气是重要的养生方法之一。

（3）节制饮食，固护脾胃：养生就要"食饮有节"，不能"以酒为浆"，体现了节制饮食的养生方法。精气血津液是人体赖以生存的营养物质，来源于饮食，其化生要靠脾胃的作用。若食饮无节，暴饮暴食，损伤了脾胃，则后天之本不固，气血来源乏竭，正气虚损，成为导致疾病的重要原因之一。这不但是直接的发病原因，还会成为其他疾病的诱因，诚如李杲所言："内伤脾胃，百病由生。"故如能"节满意之食，省爽口之味，常不至于饱甚，即顿顿必无伤，物物皆为益，糟粕变化，早晚溲便按时，精华和凝，上下津液含蓄，神藏内守，荣卫外固，邪毒不能犯，痰疾无由作矣"（罗天益《卫生宝鉴》）。

（4）劳逸结合，不妄作劳：养生要做到"起居有常，不妄作劳"。如果违逆此道，同样不符合养生法则，故原文将"起居无节"也归之于"半百而衰"的原因之中。"不妄作劳"并不是说不让活动，而是以"形劳而不倦"为标准。要求人们要有劳有逸，过度劳作，有损健康；过度安逸，同样也违背养生之道。如《素问·宣明五气》有"久坐伤肉，久卧伤气"之说。《三国志·华佗传》："人体欲得劳动，但不当使极耳。动摇则谷气得消，血脉流通，病不得生。譬如户枢不朽是也。"

（5）慎房事，以维先天：原文认为肾精是人体的精华，是人体各种功能活动的动力，是人体生命活动正常进行的保障，决定人体生、长、壮、老、已的整个过程。因此，在养生中要特别注意强调调节情欲，保肾精。否则，房事过度，耗散肾精，伐伤肾气，就从根本上削弱了人体的正气。故有"以妄为常，醉以入房，以欲竭其精，以耗散其真，不知持满，不时御神……故半百而衰"之论。

上述养生方法，各有其特点及侧重，实际应用必须全面掌握，不可重此轻彼，有所偏颇，如此方能"形与神俱，尽终其天年"，亦即原文中谓"所以能年皆度百岁而动作不衰者，以其德全不危也"。

帝曰：人年老而无子者，材力①尽邪？将天数②然也？

岐伯曰：女子七岁，肾气③盛，齿更发长。二七④而天癸至⑤，任脉⑥通，太冲脉⑦盛，月事以时下，故有子。三七，肾气平均⑧，故真牙生而长极。四七，筋骨坚，发长极，身体盛壮，五七，阳明脉⑨衰，面始焦⑩，发始堕。六七，三阳脉⑪衰于上，面皆焦，发始白。七七，任脉虚，太冲脉衰少，天癸竭，地道不通⑫，故形坏而无子也。

丈夫八岁，肾气实，发长齿更。二八，肾气盛，天癸至，精气溢泻，阴阳和，故能有子。三八，肾气平均，筋骨劲强，故真牙生而长极。四八，筋骨隆盛，肌肉满壮。五八，肾气衰，发堕齿槁。六八，阳气衰竭于上，面焦，发鬓颁白。七八，肝气衰，筋不能动，天癸竭，精少，肾脏衰，形体皆极。八八，则齿发去。

【点评】本段论述了肾与人体生长发育生殖的关系。

1. 关于男女年龄段的划分。这里除了主要基于对人类生长发育过程长期观察的实践知识积累和切身体验外，还借用了"河图""洛书"数理模型的推演。"洛书"模型中，"八"应立春，自然界阳气始旺；"七"应秋分，自然界阴气始盛（《灵枢·九宫八风》），故男子取

---

① 材力：决定于肾气的精力或肾精。

② 天数：身体生长变化规律中的定数。

③ 肾气：肾精化生之气。先天而源于父母的精气，后天而不断得到自身的充养，具有主宰生长、发育与性功能等作用。

④ 二七：以二与七相乘的年龄数，即十四岁。下文"三七"至"七七"，"二八"至"八八"，与此理同。

⑤ 天癸至：天癸，指促进人体生长发育与维持生殖功能的一种物质。源于人与生俱来的肾精，受后天水谷精微的滋养而逐渐充盈。"天癸至"的标志，在男为精液泄出，在女为月经来潮。

⑥ 任脉：奇经八脉之一。循行路线与发生病变的表现，详见《素问·骨空论》。

⑦ 太冲脉：即冲脉，奇经八脉之一。起于气冲穴部位（脐下五寸旁开二寸处），与足少阴肾经相并，挟脐旁上行，到胸中后分散。本经发病，主要表现为气上冲心、月经不调、崩漏、不孕等。

⑧ 平均：充满，充盛。

⑨ 阳明脉：指十二经脉中的手阳明、足阳明经脉。详见《灵枢·经脉》和《灵枢·经别》。

⑩ 焦：通"憔"，即憔悴。

⑪ 三阳脉：指十二经脉中的手足太阳、手足阳明、手足少阳这六条经脉。详见《灵枢·经脉》与《灵枢·经别》。

⑫ 地道不通：月经停闭，不再来潮。

"八"，女子取"七"。

男子"八八"（64＝55＋9）："55"是"河图"之"数"的和（1＋2＋3……＋9＋10），"9"是"河图""洛书"之"数"中的最大阳数，称"老阳之数""阳主进"，故"＋9"。

女子"七七"（49＝55－6）："6"是"洛书"之数中"5"（五行属性为"土"）以上最大的"阴数"，称"老阴之数"。在"数"的阴阳属性中，"阳道奇，阴道偶"，阳数为正数，偶数为负数，负6大于负8，所以6为"老阴之数"，8为"少阴之数"。"阴主退"，女为阴，故"－6"（借鉴李今庸《读古医书随笔》）。

2. 生长发育生殖规律及其与肾中精气的关系。本篇认为人体生长发育生殖规律在女性以七岁为年龄段，在男性以八岁为年龄段，大致可划分为三期：一是生长发育期，女性七至二七，男性八至二八，此时肾气盛实，齿更发长，天癸至，月事以时下，精气溢泻，阴阳调和，始有生殖能力；二是壮盛生育期，女性为三七至四七，男性为三八至四八，此期肾中精气充满，真牙生，筋骨坚，体壮盛，发长极；三是逐渐衰退期，女性为五七至七七，男性为五八至八八，此期肾中精气逐渐虚衰，面憔发白，天癸竭，丧失生育能力。由此可见，人的生长发育和生殖功能，是以肾中精气的盛衰为根本的，肾在整个生命活动过程中占有十分重要的地位，故后世亦将肾称之为先天之本。另外，由于齿、骨、发的发育状况和生殖能力的变化均伴随着肾中精气的盛衰而变化，所以，它们也常被作为判断肾中精气盛衰的标志。

3. 冲任二脉在生殖中的作用。本篇原文中有关肾、冲任、天癸、月经等关系的论述，描绘了中医理论体系中女性生殖生理的概况，它在脏腑经络学说的基础上，较完整、较系统地提出了女性一生生殖生理的活动功能及其演变过程，其中主管生殖生理全过程的是肾，起辅助作用的是其他脏腑，起具体反应作用的是胞宫，联系调节脏腑与胞宫的通道是冲、任二脉，发挥生殖功能重要作用的是天癸。

文中提出的冲、任二脉与月经生殖的关系，对后世中医妇科学的发展有着重要的指导意义。冲、任之血旺盛，才能月事以时下；

妊娠期间，月经停止，冲、任之血则供养胎儿；哺乳期间，冲、任之血供乳汁所需，所以仍无月经来潮。因此，冲任理论已成为中医妇科生理、病理的重要理论之一，后世医家把调理冲、任二脉作为治疗妇科疾病的重要原则，即是这一理论的具体应用。

肾者主水①，受五脏六腑②之精而藏之，故五脏盛，乃能泻。今五脏皆衰，筋骨解堕③，天癸尽矣。故发鬓白，身体重，行步不正，而无子耳。

【点评】"肾者主水，受五脏六腑之精而藏之，故五脏盛，乃能泻"，概括了肾主藏精的机制，可以示意如下：

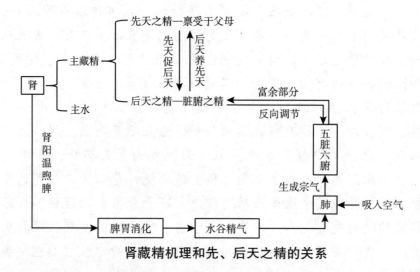

肾藏精机理和先、后天之精的关系

帝曰：有其年已老而有子者何也？

岐伯曰：此其天寿过度④，气脉常通，而肾气有余也。此虽有子，男不过尽八八，女不过尽七七，而天地之精气皆竭矣。

【点评】基于肾气盛衰决定人寿命长短的认识，讨论了保养肾气在养生中重要意义。肾气盛衰决定着人类寿命长短的认识是《内经》

---

① 肾者主水：此指肾主藏精的功能。

② 五脏六腑：五脏，肝、心、脾、肺、肾；六腑，胆、胃、大肠、小肠、三焦、膀胱。

③ 解(xiè 谢)堕：同"懈惰"。指因功能衰退而懒散无力。

④ 天寿过度：天寿，天赋的精力，先天的禀赋。过度，超过常规，超过常人的限度。

的基本立场。肾气渐盛→肾气盛→肾气平均→肾气始衰→肾气衰的变化过程决定着人类不同年龄阶段的功能状态，以"年已老而有子"为例，论证了肾气盛衰与寿命长短的密切关系，从而确立了"肾气盛衰寿夭观"的学术立场。

帝曰：夫道者①年皆百数，能有子乎？

岐伯曰：夫道者能却老而全形②，身年虽寿，能生子也。

黄帝曰：余闻上古有真人③者，提挈天地④，把握阴阳，呼吸精气，独立守神⑤，肌肉若一⑥，故能寿敝天地⑦，无有终时，此其道生⑧。

【点评】原文通过对男女生长发育及生殖规律的阐述，讨论了生育能力与年龄的关系。指出女子"七七任脉虚，太冲脉衰少，天癸竭，地道不通，故形坏无子也"，男子"七八天癸竭，精少，肾藏衰……而无子耳"，说明一般情况下，年老丧失生育能力是"天数"即自然规律所决定的。年老仍具有生育能力，则有两种情况，一是先天禀赋强壮，气脉尚通，肾中精气有余者，但此种人之生育能力也不会超过"七七""八八"太多，所谓"此虽有子，男不过尽八八，女不过尽七七，而天地之精气皆竭矣"；二是善于养生的人，"能却老而全形，身年虽寿，能生子也"。这里指出了人的生育能力尽管与遗传因素有关，但更重视坚持养生，以保养肾精，从生殖功能的角度再次强调了养生的重要性。

中古之时，有至人⑨者，淳德全道，和于阴阳，调于四时，去世离

---

① 道者：指得道者，此为懂得养生之道的人，能够按照养生之道去做的人。

② 全形：保全形体，使之不衰。

③ 真人：即修真得道之人，养生家谓懂得并按照养生之道去做而长生不死的人。

④ 提挈天地：即把握天地运化之道。

⑤ 独立守神：独立，超然独处，不受世俗干扰。守神，自我调控精神，使之内守而不外驰。

⑥ 肌肉若一：谓肌肤始终不变、永不衰老。

⑦ 寿敝天地：意为与天地同寿。敝，当为"敌"字，形近而讹。意为"比、等同"。一般注为"尽"，未妥。

⑧ 道生：因行为合乎养生之道而长生。

⑨ 至人：在养生上的道行仅次于"真人"，但也能够长生不死的人。

俗，积精全神，游行天地之间，视听八达之外①，此盖益其寿命而强者
也，亦归于真人。

其次有圣人②者，处天地之和，从八风③之理，适嗜欲于世俗之间，
无恚嗔④之心，行不欲离于世，被服章⑤，举不欲观于俗，外不劳形于
事，内无思想之患，以恬愉为务⑥，以自得为功⑦，形体不敝，精神不
散，亦可以百数。

其次有贤人者，法则天地⑧，象似日月⑨，辩列星辰⑩，逆从⑪阴阳，
分别四时，将从上古合同于道，亦可使益寿而有极时。

【点评】论养生方法与境界。人生境界是指人们对人生价值的理
解、体会并通过自身的修养和实践所达到的某种精神状态。本文所
言真人、至人、圣人、贤人的养生方法及结果，即可看作通过不同
修炼方法，而形成了四种不同境界。其主要特征，可总括为两个方
面：其一，崇尚自然。主张走向自然，回归自然，达到人与自然、
人与天地的和谐统一，原文所言"提挈天地，把握阴阳""和于阴阳，
调于四时""处天地之和，从八风之理""法则天地，象似日月"等，
即反映了这一思想。其二，崇尚自由。强调打破时空、主客、物
我、天人之界限，超越世俗观念的束缚，摆脱外力的阻隔和压迫，
以实现精神的绝对自由，即"独立守神""游行天地之间，视听八达
之外""举不欲观于俗"。此有如《庄子·天下》篇说："若夫乘天地
之正，而御六气之辩，以游无穷者，彼且恶乎待哉！故曰：至人无
己，神人无功，圣人无名。""无功""无名"是"无己"的内容和条件，

---

① 视听八达之外：精神驰骋于广阔之宇空，耳目远通于八荒之外。
② 圣人：在养生上的道行仅次于"至人"而能够活到数百岁的人。
③ 八风：四方(东、南、西、北)和四隅(东南、西南、西北、东北)之风。
④ 恚嗔(huì chēn 会琛)：愤怒，怨恨。
⑤ 被服章：穿着华美的衣服。
⑥ 恬愉为务：把恬淡愉悦作为自己的追求。
⑦ 以自得为功：把自感适意作为事业有成的标志。
⑧ 法则天地：效法天地阴阳变化之道。
⑨ 象似日月：仿效日月盈亏隐现。
⑩ 辩列星辰：辩，通"辨"。列，位次。即辨别星辰位次转移而顺应之。
⑪ 逆从：偏义复词，偏"从"义，顺从，适应。

"无己"即突破智巧物欲所局限的小我，而通向宇宙的大我，如此就能"与天地精神往来，而不敖倪于万物……上与造物者游，而下与外死生、无终始者为友"，达到与道融合为一。

真人、至人、圣人、贤人的养生方法，也涉及气功练功的基本方法，即调神、调息、调身。"独立守神"，即超然独处，脱离世俗干扰，使神内守而不外驰；而"游行天地之间，视听八达之外"，则有如"守外景"之法，将注意力集中于外环境中，此均属于调神的范畴。"呼吸精气"，一般认为属于调息之法。"肌肉若一"，即通过锻炼，使全身肌肉筋骨达到高度的协调，此属调身之法。

本篇的养生思想，明显受到道家的影响。如《老子》八十章说之"甘其食，美其服，安其居，乐其俗"句直接被引用而作为养生的内容。庄子首次从于民休养生息的立场出发提出了"养生"概念，直至战国末期的《吕氏春秋》才从生命科学知识的角度对养生概念予以诠释以及相关内容的阐发，不但提出了"流水不腐，户枢不蠹"的运动养生理念，还对帝王、诸侯、黎民百姓各类不同层级的人们都要养生的角度，隐含了"全民养生"的立场（张登本.《吕氏春秋》有关生命科学知识述评［J］. 山西中医学院学报，2014，15（5）：1－12.）。尽管后来的《淮南子》《春秋繁露》都对养生知识有所阐发，但中医养生理论体系的真正建立则是《内经》的贡献，而本篇为其核心。

四气调神大论①篇第二

春三月，此谓发陈②，天地俱生，万物以荣，夜卧早起，广步于

---

① 四气调神大论：四气，即春、夏、秋、冬四时气候。调，调摄之意。神，指精神意志。本篇论述了春温、夏热、秋凉、冬寒四时气候变化的特点及自然界相应的征象，从"天人合一"的角度，阐述了人与四时阴阳消长变化相适应的养生方法，并强调了顺应四时养生的重要性，提出了"春夏养阳，秋冬养阴"的养生原则，突出了预防为主的"治未病"思想。由于人体脏气活动与外在的四时气候变化协调才能健康，而神是人体内在脏气活动的主宰，故名。

② 发陈：发，草木发芽。陈，敷陈，草木枝叶舒展。

庭①，被②发缓形，以使志生③，生而勿杀，予而勿夺，赏而勿罚④，此春气之应，养生⑤之道也。逆之则伤肝，夏为寒变⑥，奉长者少⑦。

【点评】论春季养生调神及意义。

1. 春季的气象及物象特征。"春三月，此谓发陈。天地俱生，万物以荣"，是对冬去春来、万象更新的春三月气象及物象特点做了全面概括。春三月，谓正、二、三月。春从立春日始，《素问·脉要精微论》："是故冬至四十五日，阳气微上，阴气微下。"所以，春季的气候特点是阳气生发渐旺，气温转暖，天地间的万物，皆禀此阳气而萌生，呈现一派欣欣向荣之景象，故曰："天地俱生，万物以荣。"于是，原文用"发陈"表示春季万物生发的景象。故《素问·玉机真脏论》有，春，"东方木也，万物之所以始生也。"

2. 春季养生调神方法。春季是阳气升发、万物俱生的节令，养生调神就要顺应这一自然特征。在生活起居方面，要"夜卧早起，广步于庭，被发缓形"。正如吴崑所说："欲阳气升发同于春气也。"精神的调摄，要"以使志生"。在此季节，心情要舒畅，精神要愉快，不能扼杀生机，尽量使精神放松。至于"生而勿杀，予而勿夺，赏而勿罚"，是要求对春季赏赐给予人体的春阳生气，绝不能扼杀折逆。不论是采取调节形体活动，或者调摄精神，都应按这一要求去做，才是适应春天养生的正确方法。因此张志聪说："勿杀，勿夺，勿罚，皆所以养生发之德也。"

3. 逆春季养生调神的危害性。如果违背了上述养生要求，就会损伤人体正气而发病。此处讲了两种逆时养生的病害：一则"逆之则伤肝"。人与自然界密切相关，体内各脏腑由于各自功能特征不

---

① 广步于庭：广步，缓步。庭，《玉篇·广部》："庭，堂前阶也。"
② 被：同"披"，披散，散开，解开。
③ 以使志生：言使人的情志宣发舒畅。
④ 生而勿杀，予而勿夺，赏而勿罚：生、予、赏，指精神、行为活动顺应春阳生发之气；杀、夺、罚，指精神、行为活动违逆春阳生发之气。全句强调人须顺应天地生发长养之道。
⑤ 养生：养护（春天的）生机。
⑥ 寒变：阳气虚损的寒性病变。
⑦ 奉长者少：供给夏季的茂长之气减少。

同的原因，各脏都有其相通应的节令。《素问·金匮真言论》说："五脏应四时，各有收受。"各脏都有其"收受"自然之气的节令。而肝脏则应于春季，《素问·六节藏象论》明确指出：肝，"通于春气。"如果违反了春季养生规律，就会损伤肝脏，或使肝气内郁，或使肝气升发太过。所以张介宾注云："肝属木，王于春，春失所养，故伤肝。"二则"夏为寒变，奉长者少"。指春季养生方法不当，并未立即发病。这是古人对季节性多发病的看法之一，与此内容相仿者还有《素问·生气通天论》之"春伤于风，邪气留连，乃为洞泄"之论；《素问·阴阳应象大论》也有"春伤于风，夏生飧泄"之说。虽然所论述的前提有所区别，但春季受邪，至夏季发病则无二致。"寒变"属于何病？注家作寒性病证言。何以在盛夏能发生寒性病证？因违逆春阳生发之气的养生规律，致使维持夏季盛长的阳气减少，所以虽到盛夏，仍有寒性病变发生。正如张志聪用五行相生规律所解的那样："木伤而不能生火，故于夏月火令之时，反变而为寒病。"

夏三月，此谓蕃秀①，天地气交②，万物华实③，夜卧早起，无厌于日，使志无怒，使华英成秀④，使气得泄，若所爱在外，此夏气之应，养长之道也。逆之则伤心，秋为痎疟⑤，奉收者少，冬至重病⑥。

【点评】论夏季养生调神及意义。

1. 夏季的气象及物象特征。原文对春去夏来，万物繁荣茂盛、植物开花结果自然景象予以概括。夏三月，谓四、五、六月。夏季从立夏日始。由于盛夏季节，阳气旺盛，天地阴阳之气相交，有利于植物的生长、开花、结果。万物呈现着繁荣秀丽的"蕃秀"景象。故《素问·玉机真脏论》有，夏，"南方火也，万物之所以盛长也"

① 蕃秀：万物(主要是草木)茂盛壮美。蕃，茂也，盛也。秀，华也，美也。
② 天地气交：明·张介宾注："岁气阴阳盛衰，其交在夏，故曰天地气交。"
③ 华实：均用作动词，意为开花结实。华，同"花"。
④ 华英成秀：华英指草木的花叶。这里用以比喻人的容色、神气。秀，草木开花，这里比喻人因气机旺盛而容光焕发的样子。
⑤ 痎(jiē 接)疟：疟疾的总称。
⑥ 冬至重(chóng 虫)病：至，到，来临。重病，别的病。

之论。

2. 夏季养生调神方法。夏是万物盛长，繁荣秀丽的季节。人必须顺应这一自然特征而养生调神。在形体活动、生活起居方面，要"夜卧早起，无厌于日"。昼长夜短、烈日炎炎是夏季的气候特征，有利于万物的生长，因此就不要厌恶昼长天热。不宜多睡，要多活动，以利于盛长阳气之宣畅。姚止庵认为"夏宜宣畅，不可多睡以伤神"，即是此义。"使志无怒"是对夏季阳气呈现盛长宣泄之势的调神要求，过怒则使阳气宣泄升发太过。但也不能抑郁，抑郁则使阳气内滞而不得宣畅发泄。正如高士宗所说：要保持"心志和平"的状态，做到无郁无怒，如此调神，能使神气如同万物"华英成秀"那样充满旺盛的生机。"夜卧早起，无厌于日"，加强户外活动的形体调摄，与"使志无怒"的调神方法，二者相辅相成，方能使体内的阳气，如同其"所爱在外"一般，随时得以发泄，以利于机体的生长。现实生活也是如此，酷热的炎夏，腠理开通，汗液排出畅利，便于体内阳热之气的发散，调节了体温，汗后也倍觉清爽舒服。如果不能汗出，会使热郁于内，或生暑病，或生它病。总之，以阳热之气向外发散为顺。故曰："此夏气之应，养长之道也。"

3. 逆夏季养生调神的危害。原文指出违背上述养生要求，就会有三种病害：一是"逆之则伤心"。心属火脏，与炎夏通应，禀受夏时阳热之气而长养之，违此规律而养生，体内阳热之气越发宣散不利，违背阳气"所爱在外"之性，就会使阳气内郁而病热，病热则易生热痛疮疡之疾，病机十九条说："诸痛痒疮，皆属于心。"故此为"伤心"的病证之一。若阳气宣泄太过，"腠理开""汗大泄，故气泄"（《素问·举痛论》），心气耗散，故下文有"心气内洞"之证。二是"秋为痎疟，奉收者少"。指逆夏时养生之法的又一病理。《素问·生气通天论》说："夏伤于暑，秋为痎疟。"《素问·阴阳应象大论》也有类似记载。《素问·疟论》对这一发病机制作了阐发，指出："夏伤于大暑，其汗大出，腠理开发，因遇夏气凄沧之水寒，藏于腠理皮肤之中，秋伤于风，则病成矣。"由于逆夏时阳气盛长之规律，阳热之气不得发散，若又感暑邪，一并藏于腠理皮肤之中，又因损伤了秋季收敛之气，此即"奉收者少"，延至于秋，又重受外邪，故痎疟之病成矣。三是"冬至重病"。此为逆夏时养生之法的又一病理。夏失调养，盛长之阳受损，阴偏盛，故延至冬令，时逢严寒之气，更伤阳气，使之更虚，因此夏时之阳虚阴盛，病可重见。正如张志聪所注："夫阳气发源于下焦阴脏，春生于上，夏长于外，秋收于内，冬藏于下。今夏逆于上，秋无以收，收机有碍，则冬无所藏，阳不归源，是根气已损，至冬时寒水当令，无阳热温配，故冬时为病，甚危险也。"

秋三月，此谓容平①，天气以急，地气以明，早卧早起，与鸡俱兴，使志安宁，以缓秋刑②，收敛神气，使秋气平，无外其志，使肺气清③，此秋气之应，养收之道也，逆之则伤肺，冬为飧泄④，奉藏者少。

【点评】论秋季养生调神及意义。

1. 秋季的气象及物象特征。原文揭示了夏去秋来，草木自然成熟的自然景象。在此季节，秋风劲急，盛长之炎夏已经过去，气温转凉，在这秋时肃杀作用下，植物即将凋落，大地为之色变，一扫盛夏那种繁荣昌盛的长养之象。秋三月，谓七、八、九月，按节令推算，秋当从立秋日始。故《素问·脉要精微论》有"夏至四十五日，阳气微下，阴气微上"之阴阳消长规律之揭示。所以立秋之后，阳气渐收，阴气渐盛，正如高士宗所言："天气以急，肃杀将至也。地气以明，草木将凋也。"万物都处于内收的状态。故《素问·玉机真脏论》曰：秋，"西方金也，万物之所以收成也。"

2. 秋季养生调神方法。秋季是阴气渐盛，阳气内敛，万物处于渐收的节令，故人类必须顺应这一规律养生。在形体活动、生活起居方面，要"早卧早起，与鸡俱兴。"姚止庵认为，"秋夜露寒宜早卧，秋清气爽宜早起"。在于养秋收之气。精神调摄要"收敛神气"，使意志安逸宁静，而不随意妄动情感。这样养生的目的在于缓解秋令肃杀之气对人体的不利影响，从而使与之相通应的肺脏能保持清

① 容平：盛满。形容秋季万物果实饱满、已经成熟的景况。
② 秋刑：深秋（霜降后）的肃杀之气。
③ 收敛神气，使秋气平，无外其志，使肺气清：收敛神气而不外露，从而使肺气清肃。
④ 飧(sūn 孙)泄：水谷杂下，完谷不化的泄泻。

肃之性，故曰："此秋气之应，养收之道也。"

3. 逆秋季养生调神的危害。原文认为违背秋令养生规律，就有两种病害：一是"逆之则伤肺"。肺属金，其性清肃，与秋季相适应，禀受此时自然界阴盛阳收之气而养之，所以违此规律而养生，就会损伤肺。肺既被伤，易受秋令之邪而病肺。如秋令燥邪致病，病位在肺，不论温燥、凉燥所伤，都与秋时养生失当有关。肺脏既伤，失其清肃之性，会有气机郁滞，呼吸障碍之疾发生。当然，不局限于燥邪所伤，如《素问·生气通天论》"秋伤于湿，上逆而咳"可证。二是"冬为飧泄，奉藏者少"。飧泄，张介宾注释说："水谷不化而寒泄也。"逆秋季养生规律，冬时为何有此寒泄之证？因为夏去秋来，阳气收敛，渐入于阴而至冬令而藏之，逆秋季收敛规律而养生，阳气就无法正常地收敛内入而损伤，至冬就无有充足的阳气以藏之，故曰："奉藏者少。"冬令本寒，所藏阳气又不足，失其蒸化之职，水谷不消，故有寒泄之证。如张志聪言："肺伤至冬为飧泄之病，因奉藏者少故也。盖秋收而后冬藏，阳藏于阴，而为中焦釜底之燃，以腐化水谷，秋失其收，则奉藏者少，至冬寒水用事，阳气下虚，则水谷不化而为飧泄矣。"

冬三月，此谓闭藏①，水冰地坼②，无扰乎阳，早卧晚起，必待日光，使志若伏若匿，若有私意，若已有得③，去寒就温，无泄皮肤，使气亟夺，此冬气之应，养藏之道也。逆之则伤肾，春为痿厥④，奉生者少。

【点评】论冬季养生调神及意义。

1. 冬季的气象及物象特征。冬三月，谓十、十一、十二月。按节令推算，冬季从立冬日始，冬至日以后才有"阳气微上，阴气微下"的气象，所以入冬以后，自然界的阳气入藏于内，阴寒之气最

---

① 闭藏：生机潜伏，阳气内藏。明·马莳："阳气已伏，万物潜藏，故气象谓之闭藏也。"
② 坼(chè 彻)：裂开。
③ 使志若伏若匿，若有私意，若已有得：使神志内藏，就像军队之埋伏、人有隐私，心有所获等一样。
④ 痿厥：四肢痿弱逆冷之病。

盛，气温低寒，水寒而冰，地冻而裂，万物潜伏闭藏，皆为保养其阳气，以备来春之萌生。可见，闭藏是保养阳气，"无扰乎阳"的本能反应，故《素问·玉机真脏论》有，冬，"北方水也，万物之所以合藏也。"可见寒冷是其气候特征，万物闭藏是其物象表现。故王冰对此注解说：冬三月，"草木凋，蛰虫去，地户闭塞，阳气伏藏。阳气下沉，水冰地坼，故宜周密"。马莳说："阳气已伏，万物潜藏，故气象谓之闭藏也。"

2. 冬季养生调神方法。冬季是阳气伏、万物藏的季节，养生调神必须顺应这一规律，"无扰乎阳"就是对养生所提出的要求。若遵于此，就必须应时调整生活规律，"早卧"以避入夜的阴寒之气，"晚起，必待日光"，是日出寒气消散，既能避其寒气，又可就其温热，这也是下文"去（避也）寒就温"之意，以利阳气之内藏。还要采取相应的调摄精神之法，"使志若伏若匿，若有私意，若已有得"者是。即使精神意志像有私意又像有所得似的如伏似藏而不外露之状，以使"神气内藏"（张志聪）。上述养生调神的目的，都在于顺应冬令"无扰乎阳"的养生规律，其目的在于"去寒就温"，以得闭藏之阳，不能随意使皮肤开泄而致汗出，以使阳气外泄。能遵此种规律养生，就能保养内藏的阳气，所以说："此冬气之应，养藏之道也。"

3. 逆冬季养生调神的危害。原文认为违背冬令养生规律，就有两种病害：一则"逆之则伤肾"。肾属水，封闭蛰藏是其生理特征，若逆冬令闭藏规律，就会损伤肾脏。在冬令养生方法中有"无扰乎阳"和"去寒就温"之要求，故"逆之则伤肾"多指损伤肾阳，据《素问·生气通天论》之"阳密乃固"。今肾阳被伤，其封藏之职失常，此即下文"逆冬气则少阴不藏，肾气独沉"之意。肾虽为水脏，水中有火。其性为阴，阴中有阳。因此，逆之伤肾，阳虚之证虽居多，但阴虚之证也时有之。二则"春为痿厥，奉生者少"。痿病、厥病在《素问》中都有专论。痿病虽与五脏都有关系，但本篇专从肾论。《素问·上古天真论》：肾"受五脏六腑之精而藏之，五脏盛乃能泻。"指出肾脏既能藏五脏之精，也能随时调节补充五脏精气，今逆冬季养生规律，肾精被伤，至来春肝旺之时，迎奉其滋生之气减少，肝不养筋，故可有痿，此从阴精受损，阐述"逆之则伤肾"的阴虚一面。马蒔："逆冬气则伤肾水，肾水不能生肝木，而至春之时，有痿厥之病。正以肝主筋，筋之不能举者为痿。"至于《素问·至真要大论》所讲的"诸痿喘呕，皆属于上"，及《素问·痿论》"五脏因肺热叶焦，发为痿"，则是从"肺者藏之长，心之盖"，具有布散津液于全身的角度论述，与此病机有别，当辨。

天气清净光明者也，藏德不止①，故不下②也。天明③则日月不明，邪害空④窍，阳气⑤者闭塞，地气者冒明⑥，云雾不精⑦，则上应白露⑧不下。交通不表⑨，万物命故不施⑩，不施则名⑪木多死。恶气⑫不发，风雨不节，白露不下，则菀槁⑬不荣。贼风数至，暴雨数起，天地四时不相保，与道相失，则未央⑭绝灭。唯圣人从之，故身无奇病⑮，万物不失，生气不竭。

【点评】论从四时阴阳，生气不竭。本篇在论述四时调神养生方法及意义之后，以天地交通来比喻四时阴阳协调的重要性。反复论述四时阴阳与人体内脏的关系，进一步突出人的生命活动与自然环境密切相关的学术思想，此处又做了更深一步的剖析。

---

① 藏德不止：上天化生万物之道藏而不露并健运不息。德，推动自然万物生化的作用和力量。

② 下：衰减。

③ 天明：指天上阴霾笼罩、晦暗不清（从郭霭春说）。明，通"萌"，而"萌"又通"蒙"。

④ 空：通"孔"，指孔穴、孔窍。

⑤ 阳气：指天上之气，与下文"地气"相对。

⑥ 冒明：不能萌发上升。冒，不，无。明，通"萌"，萌生。

⑦ 精：通"晴"。

⑧ 白露：指甘露。白，《太素》作"甘"。

⑨ 交通不表：天之气与地之气的交感，亦即阴阳的交感不会发生。依《易经》之义，阴阳交感则吉，否则凶。

⑩ 施(yì 易)：延续。

⑪ 名：高大，巨大。

⑫ 恶气：指有害于万物生长的恶劣气候。

⑬ 菀槁(yù gǎo 遇搞)：枯槁，枯萎。菀，枯萎。槁，通"槁"。

⑭ 未央：不到一半。央，中。即"（万物生命的）半数"之意。

⑮ 奇病：清·胡澍："奇，当为'苛'字，形相似而误，苛，亦病也。古人自有复语耳。"

原文用比喻的手法，假设一个天地阴阳升降混乱而致的恶劣自然环境，来阐述人体阴阳协调的重要性，说明人体的阳气和天地之气一样，即不能停滞，又不能发泄太过，否则功能受到损害，一切疾病从而蜂起。

从自然界来说，如果风调雨顺，植物便会生长茂盛；反之，如果连续不断刮风下雨，超过了正常限度，自然界四时的气候不能保持正常，从而破坏了自然界生长收藏的规律，万物就不能正常生长发育，往往中途便夭折了。这是以天道失常为例，说明不懂得养生之道的人就会因此而得病，甚至未尽其天寿而亡。但是，懂得养生，通达协调阴阳之理的人，能够适应这种气候变化，就不会有什么大病，这是由于他们没有违反万物的自然发展规律，所以其生机不会断绝。原文说："贼风数至，暴雨数起，天地四时不相保，与道相失，则未央绝灭。唯圣人从之，故身无奇病，万物不失，生气不竭。"就从四时气候变化，人体养生，以及自然界万物的"相失"与"不失"等方面，突出了阴阳协调的重要性。

逆春气，则少阳①不生，肝气内变②；逆夏气，则太阳③不长，心气内洞；逆秋气，则太阴④不收，肺气焦满；逆冬气，则少阴不藏，肾气独⑤沉。

【点评】论逆四时阴阳，危害五脏。由于"夫四时阴阳者，万物之根本也"，因此，对于四时阴阳的协调规律，只能顺从，而不可违逆。违逆四时阴阳的变化规律，就会破坏体内阴阳平衡，损伤五脏。

1. 逆春气伤肝。少阳，是言春时开始升生之阳气，自然界如此，人体亦然。如果违逆春季少阳生发之令，那么人体始生之阳便

---

① 少阳：应于春之肝的"生"气（生发之气）。
② 肝气内变：肝气内郁发生病变。变，即变动，病变。
③ 太阳：应于夏之心的"长"气（滋长、长养之气）。
④ 太阴：当为"少阴"。少阴，指应于秋之肺的"收"气（收敛之气）。下句中的"少阴"，当为"太阴"。太阴，指应于冬之肾的"藏"气（闭藏之气）。
⑤ 独：通"浊"，乱，指功能失常。

不能顺利地发生，故谓"少阳不生"。肝者木也，主疏泄，主升发，故与春之少阳升发之令相通。所以，违逆春季少阳升发的规律，就会影响与之相应的肝，致肝气内郁而病。

2. 逆夏气伤心。太阳，是言夏时盛长充足的阳气，人与自然皆同。若违逆夏季盛长的太阳之令，就会影响体内阳气的长养，故谓"太阳不长"。心为火脏，五脏之中，心之阳气最盛，如《素问·金匮真言论》之"阳中之阳，心也"即是其例，故吴崑云：逆夏长之气，就会引起"心气内虚，而无火之症生矣。"

3. 逆秋气伤肺。太阴（当为"少阴"），是言秋季阳气内敛收伏，阴气渐盛的节令特征。这时人体阴阳二气的消长规律也同于此。如果违逆秋季阳收阴长的太（少）阴之令，就会发生阴气不长，阳气不能敛收的病理，故谓"太阴（当为"少阴"）不收"。肺者，金也，其性清肃。因此，逆秋季阴盛阳收的规律，就会引起阴气既不能顺利的增盛，阳气也不得收敛，就会发生阳盛生热，灼伤肺金之"肺气焦满"病证。焦，火伤之意。肺脏为火热之邪所伤，使其失去清肃之性，于是有咳喘满闷之症。

4. 逆冬气伤肾。少阴（当为"太阴"），谓冬季阴盛、阳气蛰伏闭藏于内的节令特征。若违逆冬季少阴（当为"太阴"）之令，就会损伤肾气而病。肾者水也，闭藏是其生理特征，如《素问·六节藏象论》之"肾者，主蛰，封藏之本"即是此意。若逆冬季阳气由闭藏蛰伏而转萌生之规律，就会使肾失闭藏之职而有"独沉"之患。

夫四时阴阳者，万物之根本也[①]，所以圣人春夏养阳，秋冬养阴，以从其根，故与万物沉浮于生长之门。逆其根，则伐其本，坏其真[②]矣。故阴阳四时者，万物之终始也，死生之本也，逆之则灾害生，从之则苛疾不起，是谓得道。道者，圣人行之，愚者佩之。从阴阳则生，逆之则死，从之则治，逆之则乱。反顺为逆，是谓内格[③]。

---

① 夫四时阴阳者，万物之根本也：唐·王冰："时序运行，阴阳变化，天地合气，生育万物，故万物之根悉归于此。"四时阴阳，泛指四季之气的转换变化。

② 真：当为"身"。

③ 内格：指违背四季阴阳所致的在体内发生的一切病变。依上下文，指肝心肺肾的病变。

【点评】原文在论述四时阴阳保持协调平衡的重要性，以及违递四时阴阳变化规律对人体的危害性之后，进一步强调人与自然界四时阴阳变化规律保持协调关系的重要性。其意在于说明人与万物均生存于自然界之中，自然界有春生夏长秋收冬藏的变化，人能适应这一变化规律即为"春夏养阳，秋冬养阴"。

怎样养阳？怎样养阴？在春夏季节要使机体阳气发泄，以适应生长季节的规律，就叫"春夏养阳"。具体方法是多活动，少休息，多出汗。出汗是阳气旺盛的标志，所以叫养阳。秋冬之时要使机体阴精充足，阳气内敛，以适应收敛季节的气候特征，就叫"秋冬养阴"。具体方法是多休息，少活动，少出汗。因为汗为津液所化，津液是阴精的一部分。少出汗，既不损伤阳气，阴精也能得以保全，所以叫"养阴"。王冰则以饮食调养之法释之，曰："春食凉，夏食寒，以养于阳；秋食温，冬食热，以养于阴。"此文与原文精神似乎相反，其实不然，因为本篇精神在于顺应自然，若春夏再服食热饮食，就会使阳气发泄太过，就达不到养阳之目的。反之，养阴是通过保全阳气实现的，秋冬季节阳气衰微，为了养阴则要防止阳气外泄，但若过食寒凉反会伤阳，这也符合原文"去寒就温""勿泄皮肤"的养生思想。故"秋食温，冬食热"也是顺应自然以养阴。王冰之论是通过阳和阴的调养，达到阴阳的互制平衡，用药食寒热温凉之性，以制四时阴阳之盛，通过互制，达到互养，使阴阳无所偏颇，以保健康。所以王冰又说："阳气根于阴，阴气根于阳。无阴则阳无以生，无阳则阴无以化。全阴则阳气不极，全阳则阴气不穷。"显然王冰之论是以阴阳互制为出发点的。《类经·摄生类》认为春夏养阳是为了养秋冬之阴，秋冬养阴是为了养春夏之阳，善治病者当顺时令、养天和，防患于未然。指出："今人有春夏不能养阳者，每因风凉生冷，伤此阳气，以致秋冬多患疟泻，此阴胜之为病也；有秋冬不能养阴者，每因纵欲过热，伤此阳气，以致春夏多患火证，此阳胜之为病也。"因此，又说："春夏则养阳，以为秋冬之地；秋冬则养阴，以为春夏之地，皆所以从其根也。"如今之冬病夏治、春病冬治之类，即是在此精神指导下的应用范例。李时珍则从四时用药规律，强调了顺时之治的原则，实乃本篇精神之发展。他在《本草纲目》卷一四时用药例中说："春月宜加辛温之药，薄荷、荆芥之类，以顺春升之气；夏月宜加辛热之药，香薷、生姜之类，以顺夏浮之气；长夏宜加甘苦辛温之药，人参、白术、苍术、黄柏之类，以顺化成之气；秋月宜加酸温之药，芍药、乌梅之类，以顺秋降之气；冬月宜加苦寒之药，黄芩、知母之类，以顺冬沉之气。所谓顺时气而养天和也。"

是故圣人不治已病治未病①，不治已乱治未乱，此之谓也。夫病已成而后药之，乱已成而后治之，譬犹渴而穿井，斗而铸锥②，不亦晚乎！

【点评】养生对预防疾病的发生和发展有重要的作用，《内经》特别重视这一问题，本篇是这一思想体现较集中的篇章。原文所说的"圣人不治已病治未病，不治已乱治未乱。夫病已成而后药之，乱已成而后治之，譬犹渴而穿井，斗而铸锥，不亦晚乎？!"并以此结束全文，是本篇画龙点睛之笔，所以全章内容可概之为"治未病"三字。何谓"治未病"？就本篇言，重点突出了未病先防。其具体措施是多方面的，包括了精神调摄，如本篇四时调神之法即是，还有生活起居有规律，有饮食有节，有劳逸适度，有节制房事，有运动锻炼，有药物预防等。

秦越人发展了本篇"治未病"精神。《难经·七十七难》："经言上工治未病，中工治已病者，何谓也？然：所谓治未病者，见肝之病，则知肝当传之与脾，故先实其脾气，无令得受肝之邪，故曰治未病焉。"《内经》这一治未病思想对后世有很大的启迪作用，尤其对中医治疗学的影响更为深远。如葛洪说："是以圣人消未起之患，治未病之疾，医之于无事之前，不追于既逝之后。"朱丹溪也说："与其救疗有疾之后，不若摄养于无疾之先。"可见，后世所说的"治未病"当包括未病先防和既病防变两方面。

《内经》所论之"治未病"含义有三：一是本篇所说的"未病先

---

① 不治已病治未病：不是在生病之后才去治疗，而是在还没有生病的时候就进行预防。
② 锥：指兵器，武器。《太素》中作"兵"。

防"（即养生）；二是既病防变（《素问·刺热》）；三是准确把握疾病过程中邪正盛衰时机，采取有效方法予以治疗（《灵枢·逆顺》）。

生气通天①论篇第三

黄帝曰：夫自古通天者，生之本，本于阴阳。天地之间，六合②之内，其气九州③、九窍④、五脏、十二节⑤，皆通乎天气。其生五⑥，其气三⑦，数犯此者，则邪气伤人，此寿命之本也。

【点评】本篇内容涉及面很广，其中最重要的是：①人与自然息息相关的理论（即生气通天论）；②阳气在维持正常生命活动中的重要作用；③阴阳之间的相互关系及阴阳失调引起的病理变化等。故本篇先从阴阳与生命的关系开始，深刻地论述了人是自然界的一员，人与自然界的阴阳变化是相通的观点。即"生气通天"观。

论"生之本，本于阴阳"的生命衍生观。此节开宗明义，提出"夫自古通天者，生之本，本于阴阳"。所谓"通天"，即人的一切生命活动，都离不开自然，人与自然界息息相通。"天"，指自然界。人是自然界的一分子，不可能脱离自然界而独立存在，人从自然界诞生后又回归自然，自然环境孕育人，人也改造自然以求更好地生存，这就是中医的"天人相应""相通"观。"生之本，本于阴阳"一句中的"本"有"根""根基""根本"之意，全句的意思是生命的根本在于阴阳的变化。

"天地之间，六合之内，其气九州、九窍、五脏、十二节，皆通乎天气。其生五，其气三，数犯此者，则邪气伤人，此寿命之本

---

① 生气通天：生气，即构成和维持人体生命活动的阴阳二气。通，有相应、统一、贯通之意。天，即自然界。由于本篇阐释了人体的阴阳二气与自然界息息相通之理，故名。唐·王冰在《六节藏象论》的注中所谓"故奉生之气，通系于天，禀于阴阳而为根本也。"
② 六合：东南西北上下这六个方位之间的范围。
③ 九州：清·俞樾《内经辨言》谓"九州即九窍……古谓窍为州"。"九州"与"九窍"重复而衍。
④ 九窍：指人的双目、双耳、双鼻孔、口与前阴、后阴。
⑤ 十二节：指人体左右两侧的肩、肘、腕、髋、膝、踝十二个大关节。
⑥ 其生五：指天之阴阳二气衍生的木、火、土、金、水五行。
⑦ 其气三：指阴阳二气各分为三，即三阴三阳之气。

也"。这一段中的"六合",《淮南子·时则训》释为:"孟春与孟秋为合;仲春与仲秋为合;季春与季秋为合;孟夏与孟冬为合;仲夏与仲冬为合;季夏与季冬为合"。意即在一年的时间内,同时也寓有阴阳生长化收之意。若与"天地之间"结合在一起理解,则一指时间概念,一指空间概念。"九州",即古代冀、兖、青、徐、扬、荆、梁、雍、豫九州,意即全国范围以内。"九窍",即上五官共七窍,下二阴共两窍,是人体与外界相通的九个孔窍。"十二节",即人体四肢共十二大关节。"其生五,其气三",即阴阳派生出五行及三阴三阳。以上从时间、空间、地域等大的概念到人体的九窍、十二节、五行、六经等小的概念,均受人与自然界之气贯通,受其根本规律所制约。若邪气触犯三阴三阳之生气,就会患病。所以说,此为"寿命之本也"。气,无论是在古代哲学中还是中医学里,都是一个物质的概念,世界是由物质组成的,在中医学中这种物质之一就是气,这与马克思唯物论精神是一致的。本篇认为世界的本原是气,生命的本原也是气,气构成了人体,来源于自然,并与自然界之气息息相通,这就是"生气通天"的主要观点。今人王玉川教授说:"由于它是二千多年前的作品,受历史的科学发展水平局限,因而运用'生气通天'这一观点对于医学上一系列问题所进行的论证,从今天的要求来看,似乎不免失于过于简朴,但是仍然在字里行间可以看到唯物主义的光辉"[《陕西中医》,1981,(3):38]。

苍天之气清净,则志意治①,顺之则阳气固,虽有贼邪,弗能害也,此因时之序②。故圣人传精神③,服天气④,而通神明⑤。失之则内闭九窍,外壅肌肉,卫气⑥散解,此谓自伤,气之削也。

【点评】论顺应自然,是"寿命之本"。自"苍天之气"至"此为自

---

① 志意治:人的精神活动正常。"治"与"乱"对言。
② 此因时之序:根据四时变化之序。
③ 传精神:即精神专一。传,清·俞樾:"传,读为抟,聚也。"
④ 服天气:顺应自然界阴阳之气的变化。
⑤ 通神明:即通晓阴阳变化的规律。
⑥ 卫气:此指阳气。

伤，气之削也"段，强调了人要顺应自然，学会养生。"苍天之气清净"指上天之和气，是清而不浊，静而不乱的。"志意治"的"志意"指人的精神状态及自我调控能力。"治"与"乱"相对，即正常不乱之意。"传精神，服天气，而通神明"中的"传"，据俞樾注释，应为"抟"(tuán)，即抟聚精神之意。"服天气"的"服"，应理解为"遵循"，"神明"指宇宙阴阳变化之规律。其意思是上天之和气静而不乱，清而不浊，人的精神状态及自我调控能力正常。顺应这个规律，则阳气固密，即使有非时邪气，也不能伤害人。这就要求顺应自然界一年四季或一日四时的阴阳消长变化规律，抟聚精神不使耗散，适应自然气候之变化，这就是懂得自然阴阳规律的人。如果违背这个规律，就会邪气内闭九窍，外使肌肉壅塞，卫气耗散懈怠，这是因为自己不晓"生气通天"的理论，不会养生而造成的结果。故曰"此为自伤"。人与自然关系非常密切，顺应自然学会养生，对人预防疾病有很重要的意义，故前文说此为"寿命之本"。

阳气①者若天与日，失其所②则折寿而不彰③，故天运④当以日光明。是故阳因⑤而上，卫外者也。

【点评】原文将太阳作为取象类比思维的原型，一方面昭告人身之阳气也具有像太阳一样是生命的动力源泉，具有赋予热量的温煦功能，也具有年度四季节律和昼夜节律的特性。另一方面通过"天运当以日光明"类比人体阳气是生命功能的动力源泉，通过"失其所则折寿而不彰"彰显了《内经》的"阳气盛衰寿夭观念"。后人之所以有"为医者，要知保扶阳气为本……亦可保百余年寿矣"（北宋窦材辑《扁鹊心书》)的观点，以及周之干"人身以阳气为主"(《慎斋医书》)的认识。张介宾则进一步提出了"阳强则寿，阳衰则夭"(《景

---

① 阳气：与阴气相对。人体阳性无形精气，与阴气互根、互生、互制，具有清明、神灵、柔和、运化、卫外等功能，是人体生命的根本之一。

② 所：处所。

③ 彰：彰著，明显。

④ 天运：天体的运行。

⑤ 因：凭借，依靠。

岳全书·传忠录》)的论点，认为"欲知所以生死者，须察乎阳，亲阳者，察其衰与不衰；欲知所以存亡者，须察乎阴，察阴者，察其坏与不坏，此保生之本法也"。并提出"尝见多寿之人，无不慎节生冷，所以得全阳气""故凡欲保重生命者，尤当爱惜阳气"(《类经附翼·大宝论》)的养生立场。后世重视阳气的养生理念，今人认为"阴为体，阳为用，阳气在生理情况下是生命的动力，在病理情况下又是抗病的主力"之论等，莫不遵循着西汉以及《内经》的"重阳"思想。这也是有人认为四逆汤是老年人最理想的养生常用方药的认识基础。

因于寒，欲如运枢①，起居如惊②，神气乃浮③。因于暑，汗，烦则喘喝④，静则多言⑤，体若燔炭，汗出而散。因于湿，首如裹⑥，湿热不攘⑦，大筋缦短，小筋弛长⑧，缦短为拘，弛长为痿。因于气⑨，为肿，四维相代⑩，阳气乃竭。

【点评】论阳气损伤，就会百病丛生。寒邪、风邪、湿邪、暑邪等六淫之邪，以及情志异常、饮食不节、劳逸失度等原因，均为常见的致病因素，在一定条件下，均可损伤人体阳气，形成多种病证，出现阳气不能固护于外，阻遏气机，饮食积聚，功能虚弱或偏亢等各种病变。从而从病理方面反证了阳气的重要性，也指出了病久难治的不良后果。

---

① 运枢：门轴转动。

② 起居如惊：起居，泛指生活作息。惊，卒暴之意。此言生活作息没有正常的规律。

③ 神气乃浮：神气，即阳气，此句接上文言因生活作息失常，致使阳气开合失常而浮散损伤。

④ 烦则喘喝：指暑热内盛导致烦躁、喘声喝喝。

⑤ 静则多言：指暑热伤及心神，导致的神昏、谵语。

⑥ 首如裹：湿邪侵袭人体，因其黏滞之性，表现为身体如裹的症状，多指头部沉重不爽，如有物包裹。

⑦ 攘(rǎng 壤)：消除，去除。

⑧ 大筋缦(ruǎn 软)短，小筋弛长：此两句为互文，意为大筋、小筋，或者收缩变短，或者松弛变长。缦，收缩。弛，同"弛"，松弛，弛缓。

⑨ 气：指风气。

⑩ 四维相代：指风、寒、暑、湿四种邪气更替伤人。

　　寒、暑、湿、风伤阳。寒邪伤阳："因于寒，欲如运枢，起居如惊，神气乃浮""体若燔炭，汗出而散""阳因而上，卫外者也"。这三段原文，从阳气（按马莳注云，"所谓阳气者，卫气也。"）的作用，继而论述了寒邪侵入人体后，由于寒主收引，阳气为寒邪所束闭，无法像运枢那样灵敏，起居不安，出现恶寒发热，甚或高热等症状。当此之时，当以辛温发散为法，使寒从汗解，方如麻黄汤、大青龙汤之类。从原文分析可知，此处的寒，应为表寒。体若燔炭，汗出而热退，显然是寒郁而化热，仍属表证，而非气分之热。

　　"开合不得，寒气从之，乃生大偻"中的"大偻"，吴崑认为是"开合失宜，为寒所袭，则不能柔养乎筋，而筋拘急，形容偻俯矣"。似由于卫阳之开合失司，寒邪乘虚而入，侵犯筋脉致其拘急而产生的短期的弯腰弓背的病证。此与后文"柔则养筋"的生理功能相对应。但"大偻"为寒邪伤阳致筋脉收引，拘急不伸的短时期表现，若能寒去筋柔，自然会痊愈，而不能理解为小儿营养不良，长期缺钙所致的"佝偻"病。

　　"陷脉为瘘，留连肉腠，腧气化薄，传为善畏，及为惊骇；营气不从，逆于肉理，乃生痈肿。"这一段中所列疾病，均与寒邪侵袭为害有关。所谓"瘘"，泛指经常漏下脓水，久不收口的瘘管。多由于寒邪深陷血脉之中，"积寒留舍，经脉稽凝，久瘀内攻，结于肉理，故发为疮瘘（王冰注）。"肉腠"，指肌肉组织的间隙。"腧"，指腧穴："气"指寒邪；"化"，邪气传化之意；"薄"通"迫"。"腧气化薄"就是寒邪从俞穴处侵入，传化而内迫五脏，损伤或影响神志，引起恐惧或惊骇等一些精神症状。"传为善畏，及为惊骇"就是讲的这种病理。至于"腧穴"的解释，有释为"井、荥、俞、经、合"五输穴的，也有释为"背俞穴"，但从引起的病证看，多为五脏及神志的变化，宜从王冰注"若邪中于背俞之气，变化深入而薄（迫）于脏腑者，则善为恐畏及发为惊骇也"为宜。背为阳，为足太阳膀胱经所分布处，五脏六腑皆在背部有相应的俞穴。寒邪若从俞穴而入，内迫脏腑，即可产生一些神志失常的病证，治疗相应的俞穴，使邪外解，常可取得较理想的效果。

　　"营气不从，逆于肉理，乃生痈肿"，是阐明寒邪入侵，遏阻卫气，使营气迟滞，营卫失调，营气不能循经脉正常运行（营气不从），瘀滞于肌肉经脉之中，瘀久化热，就会产生痈肿一类病证。以上举例说明寒邪侵入人体后，由于寒性凝滞，寒主收引，会导致诸如"大偻""起居如惊""痿""善畏""惊骇""痈肿"等各种各样的病证。为防止寒邪引起的病证，就要注意保护阳气，否则会"折寿而不彰"。

湿邪伤阳为病："因于湿，首如裹，湿热不攘，大筋绠短，小筋弛长。绠短为拘，弛长为痿"。此段论述了湿邪伤阳致病的病理及病证。湿为阴邪，其性重浊有形，易困遏清阳，阻滞气机。故如头部受湿，阻遏清阳，就会出现头重如裹的症状。验之临床，的确如此，头重者，多从湿伤上论治。张志聪曰："阴湿之邪，上干阳气而冒明，故首如裹也。"此义甚明。

若湿热之邪不除（即"不攘"），湿性收缩，热性弛缓，也可因湿热熏蒸，经气不利，表现为收缩为主的"拘"（收缩不伸）或弛缓性的"痿"（痿软无力）。并且不论大筋小筋均可发生。《简明中医辞典》解释说："指肢体筋脉弛缓，软弱无力，严重的手不能握物，足不能任身，肘、腕、膝、踝等关节知觉脱失，渐至肌肉萎缩，而不能随意运动的一种病证。"西医学的肌无力症或神经根炎的某些体征有类似于此的表现。

风邪所致的风疟："魄汗未尽，形弱而气烁，穴俞以闭，发为风疟。"关于"魄汗"，姚止庵说："汗何以言魄，魄藏于肺，汗出于玄府。玄府者，皮毛也；皮毛者，肺之合也，故言魄汗""未尽者，汗出不已，病之自汗也。"意即自汗不止。"风疟"者，《素问·刺疟》说："风疟发，则汗出恶风"。可见是由于素体气虚，卫表不固，经常汗出不止，汗多则伤阴，阴伤及阳，卫表更虚，导致风邪从俞穴处乘虚而入，使形体虚弱，阳气耗散，正虚邪陷，不能外达，至秋而发，这就是"风疟"。

"劳汗当风，寒薄为皶，郁乃痤"一句，其病机是由于过劳汗出，正虚不固，又感受风寒之邪，郁于肌腠，所以"寒薄（搏）为皶（粉刺）"，寒郁则为痤疮。

暑邪为病的症状："因于暑、汗，烦则喘喝，静则多言"一段，阐述了暑邪致病的机理和症状，暑为阳邪，本质为火，其性酷热，暑也可兼寒、兼湿，若暑兼寒，则易郁闭卫阳而无汗，或汗出不畅；若暑热蒸腾，迫津外泄则易致津液外泄而大汗，汗出本伤阴，但阳气也随之外泄，故易导致气津两伤。《素问·举痛论》说："炅则腠理开，营卫通，汗大泄，故气泄矣。"气津两伤，肺气欲脱，神气失养，或暑热太胜，内迫心神，就可见"烦则喘喝"（气津两伤，肺气欲脱），或"静则多言"（心神失养）。

以上列举了寒、湿、风、暑四种邪气，均可伤及阳气，产生疾病。虽然性质不同，但都对阳气有损害作用。其中尤其以寒邪为最。因为寒为阴邪，易伤阳气。反过来讲，为了防止疾病发生，就必须处处注意保护阳气，防止因各种原因使阳气耗散。

阳气者，烦劳则张①，精绝，辟积②于夏，使人煎厥③。目盲不可以视，耳闭不可以听，溃溃乎若坏都④，汩汩乎⑤不可止。

【点评】论烦劳过度伤阳气。此节主要阐述了烦劳过度引起的病证及症状表现。烦劳，指过度劳累疲倦，动伤神气，耗竭天真；张者，阳气独亢于上而外浮；精绝，系阳气偏亢，耗伤真阴；煎厥，因平素阴精亏损，阳热亢盛，复感暑热，症见耳鸣、耳聋、目盲、甚则突然昏仆等的一种证候（《内经词典·煎厥》）。因此可知，由于烦劳伤阳，或素体肾亏，使阴虚阳亢于上，加之夏季气候炎热，使体内阳愈偏亢，更伤阴精，阴不制阳，两阳煎熬，发生的突然昏倒，耳鸣耳聋，视力障碍等为主要表现的"煎厥"。其耳聋、目盲，皆因肾精亏虚，肝血不足所致，加之夏季炎暑蒸迫煎熬成病。故其病势急迫，就像洪水决堤一样快速和凶险。其病本虚标实，下虚上实。煎厥和薄厥都是突然昏厥的病证，但其病机不同。

---

① 烦劳则张：烦劳，即过劳。张，亢盛。
② 辟积：衣服上的褶子，引申为重复。辟，通"襞（bì 避）"，衣服上的褶子。
③ 煎厥：古病名。指阳气亢盛，煎熬阴精，阴虚阳亢，逢夏季之盛阳，亢阳无制所致阳气上逆的病证。症见耳鸣、耳聋、目盲，甚则突然昏厥。
④ 溃溃乎若坏都："溃溃"，形容河堤决口的样子。"都"，水泽所聚，此指河堤。
⑤ 汩汩（gǔ 古）乎：水势急流的样子。

阳气者，大怒则形气绝①，而血菀②于上，使人薄厥③。有伤于筋，纵，其若不容④。

【点评】论情志过激伤阳气。情志的剧烈变化，容易导致多种疾病，是内伤杂病的主因之一，而且也可以影响阳气的正常敷布和运行，产生"薄厥"的病证。"薄厥"之"薄"，通"暴"，谓发病急骤之厥证。其病形成的原因是"大怒"，大怒则阳气逆乱，为肝之病，大怒气机逆上，血气随之上涌，就可发生突然的四肢厥冷。厥者气机逆而不相顺接。主要表现为因怒而头痛，眩晕，一时性的昏厥，不省人事，四肢冰凉，脉伏等。由于肝主筋，暴怒气血上逆于脑，筋脉失于濡养和阳气的温煦，使筋伤而弛缓不收。张志聪说："筋伤而弛纵，则四肢有若不容我所用也。"此乃紧接上文，似指薄厥以后四肢乏力、弛缓不收的症状。此段举大怒的情志剧烈变化引起薄厥为例，说明七情过激会使阳气逆乱而生病，其他情志变化虽未明言，但也可举一反三。

汗出偏沮⑤，使人偏枯⑥。汗出见湿，乃生痤痱⑦。高粱之变⑧，足生大丁⑨，受如持虚⑩。劳汗当风，寒薄为皶⑪，郁乃痤。

【点评】论饮食不节伤阳。"高粱之变，足生大丁，受如持虚"，是讲倘若平素恣食肥甘厚味（姚止庵说："膏粱者，肥甘物也，久食

---

① 形气绝：明·马莳注："形气经络，阻绝不通。"

② 菀（yù 玉）：通"郁"，郁结。

③ 薄厥：古病名。薄，通"暴"，突然。厥，因气逆而造成的昏厥。指因大怒气血上逆，脏腑经脉之气阻绝不通而导致的昏厥病证。

④ 其若不容：指肢体不能随意运动。若，乃。容，通"用"。

⑤ 汗出偏沮：应汗出而半身无汗，或不当出汗而半身有汗。沮，阻止。

⑥ 偏枯：半身不遂，即偏瘫。

⑦ 痤痱（cuò fèi 错费）：痤，疖子。痱，即汗疹，俗名痱子。

⑧ 高粱之变：高，通"膏"，指肥腻之物。粱，通"粱"，指精细的食物。

⑨ 足生大丁：足，足以，能够。丁，通"疔"。

⑩ 受如持虚：招致疾病就像拿着空无一物的器皿受纳东西一样非常容易。受，有招致（疾病）之意。虚，指虚空之器。

⑪ 皶（zhā 渣）：粉刺。

肥甘，后必生变，其为变也，多生丁毒，丁者，火也。大丁毒热也，毒热伤人，无处不到，岂必在足。注言丁生于足，误矣。足生，谓足以生丁毒也。"）或恣食精米白面，不但对健康无益，久食反而发生疔毒一类疮疡。其产生的原因，因膏粱厚味，多指肥肉油腻煎酢鱼蟹之类，最易生湿生热生痰，生热则使人阳气偏旺，阳胜则热；生湿生痰则易困滞脾胃，阻遏阳气的正常运行，湿、痰郁久化热，与阳胜之热熏而成毒，毒热浸淫血脉肉腠，久之而火毒凝聚而成疔疮。《灵枢·痈疽》所说："大热不止，热盛则肉腐，肉腐则为脓，故名曰痈。"虽然讲的是痈，但与疔疮的病因相同。这就是"高粱之变，足生大丁"的道理。至于"受如持虚"一句，注家有两种认识，均可参考。其一，是认为恣食肥甘之人极易得火毒疔疮，就像手持空器受物一样容易。如张介宾所注："热伤阳分，感发最易，如持空虚之器以受物。"其二，刘河间说："内结而发诸外，未知从何道而出，皆是从虚而出。假令太阳经虚，从巅而出；阳明经虚，从髭而出；督脉经虚，从脑而出。"近人郭霭春也赞同此说，认为"受如持虚"，应作"受持如虚"，并解释说"多食肥肉精米厚味的害处，是能够生大疽，人的哪条经脉虚，大疽就从哪条经脉发生"。这第二种解释，与第一种解释在病机上并无不同，异在对疔疮易发部位上，认为在恣食膏粱厚味的前提下，虚处易生大疔。验之临床，细菌感染除与肥甘之人有关外，也与局部血运不良与不洁有关。

阳气者，精则养神，柔则养筋①。开阖不得②，寒气从之，乃生大偻③。

【点评】论阳气的生理功能。结合前文，阳气具有以下功能：

一是卫外固护功能："阳因而上，卫外者也""阳者卫外而为固也"两条原文均从生理上说明人体的阳气具有轻清上浮（阳因而上），司开合，固护卫表，抗御外邪侵袭等重要作用。《灵枢·本脏》进一步指出"卫气者，所以温分肉，充皮肤，肥腠理，司开合者也""卫

---

① 精则养神，柔则养筋：即"养神则精，养筋则柔"，说明阳气具有温养的作用。
② 开阖（hé 和）不得：肤腠汗孔开合失常。
③ 大偻（lǚ 吕）：腰背和下肢弯曲而不能直起之病。

气和则分肉解利，皮肤调柔，腠理致密矣"。此处卫气，就是阳气分布于体表的部分。以上原文充分说明，由于阳气固护于卫表，腠理闭而密固，能发挥抗邪防病的正常功能，纵然有剧烈的或厉害的、细小的毒邪都不易侵袭于人而发病。后文所说："清静，则肉腠闭拒，虽有大风苛毒，弗之能害。"

本篇还从发病学和病理学角度，反证了阳气的卫外功能。如"开阖不得，寒气从之，乃生大偻"，"穴俞以闭，发为风疟"（一种汗出恶风所致的疟疾）。意即如果阳气失去温养肌肤，司汗孔开合，卫外抗邪等重要功能的话，就会导致邪气入侵，如寒邪侵袭的"大偻"，风邪入侵的"风疟"等疾病。告诫人们要保持"清静"的自然正常状态，遵循自然规律，学会养生，不要耗散阳气。

二是温养气化功能：此节以精神活动和筋骨屈伸为例，说明了阳气具有温养气化功能，告诫人们要非常重视阳气所具有的重要作用。原文中的"精"与"柔"，王冰注曰："此又明阳气之运养也，然阳气者，内化精微，养于神气，外为柔软以固于筋"。说明阳气中精微的部分可温养神气，柔润筋脉，温养筋脉。人的高级精神思维活动，必须有阳气温养气化，才能精力充沛，保持正常的功能活动，而肌体之一部分的筋，也必须得到阳气的温养才能使肢体筋脉柔和而屈伸自如。反过来说，阳气养神则精，养筋则柔。阳气之所以具有养神、柔筋的作用，与阳气的气化功能密切相关。上面王冰所注之"内化精微"的"化"，就提示了这种作用。

陷脉为瘘①，留连肉腠。俞气化薄②，传为善畏，及为惊骇③。营气不从，逆于肉理，乃生痈肿④。魄汗未尽，形弱而气烁⑤，穴俞以闭，发

---

① 陷脉为瘘（lòu 漏）：寒气深入经脉，就会导致瘘疮。瘘，指生于颈部、历久不愈且流出脓水之疮。

② 俞（shù 树）气化薄：寒气从腧穴侵入体内、内迫脏腑。俞，通"腧"，腧穴。薄，通"迫"，逼迫，袭伤。

③ 传为善畏，及为惊骇：发展为易恐及惊骇的病证。

④ 营气不从，逆于肉理，乃生痈肿：楼英云："此十二字，应移在寒气从之句后。夫阳气因失卫而寒气从之为瘘，然后营气逆而为痈肿。痈肿失治，然后陷脉为瘘，而留连肉腠焉。"营气，为饮食水谷所化的精气，运行于经脉之中，有化生血液、营养周身并收舍神志的功用。

⑤ 烁：通"铄"，此有严重损伤之意。

为风疟①。

故风者，百病之始也②，清静则肉腠闭拒，虽有大风苛毒③，弗之能害，此因时之序也。

故病久则传化，上下不并④，良医弗为。故阳畜⑤积病死，而阳气当隔，隔者当泻⑥，不亟正治，粗⑦乃败之。

【点评】本段围绕阳气讨论了以下几个问题。

1. 论风为百病之始。"故风者，百病之始也"是对风邪致病特点的精要概括。张介宾说："凡邪伤卫气，如上文寒暑湿气风者，莫不缘风气以入，故风为百病之始。"高士宗说："六淫之气，风居其首，故风者，百病之始也。"《素问·风论》："风者善行而数变……故风者，百病之长也，至其变化，乃为它病也，无常方，然致有风气也。"从这些论述可以看出，作为六淫之一的"风邪"，是引起许多疾病的首要原因。它具有阳性的性质，善行(善于流动)数变(变化多而快)，容易和其他邪气合而袭人，常形成风寒、风热、风湿、风毒、风痰等多种致病原因。另外，风性开泄，容易使腠理洞开，从而为其他邪气进入作先导。所以说"风为百病之始""风为百病之长"。中医学中风的病因说，固然来自对自然界风的观察和认识，它的一些致病特点显然与自然界风的特点相似，但它作为六淫之一的病因说以后，又赋予了新的内容。从西医学的观点看，风邪似指各种致病性病原微生物(如感冒、流感病毒，各种细菌等)及得病后具有发病快、变化快、易抽搐等表现者。

2. 论阳气病变的预后、治法。原文"故病久则传化，上下不并，良医弗为"一句，指明了久病伤阳的不良预后。"病久"指阳气损伤

---

① 风疟：疟疾的一种，由风邪所致，故称。症见先寒后热、寒少热多、头痛烦躁、汗出等。

② 故风者，百病之始也：明·张介宾："凡邪伤卫气，如上文寒、暑、湿、气、风者，莫不缘风气以入，故风为百病之始。"

③ 大风苛毒：泛指外来而剧烈的致病邪气。苛，大，强，厉害。

④ 上下不并：谓阴阳之气发生壅塞阻隔而不能互相交通。上下，指阴阳。并，指气的互相交通。

⑤ 畜：同"蓄"，蓄积，积聚。

⑥ 泻：指用泻法治疗。

⑦ 粗：粗心大意。一说：指粗工，即技术浅薄的医生。

之类的病日久不去，"传化"指久病后病情逐渐向深向严重方面转化。"上下不并"，指阳气上下阻塞失于交通联系。整句是说明如果久病阳气受损而未及时正确地治疗，就可能向严重传变或转化，再加之上下阳气阻塞不相交通，则即使良医也没有好办法（良医弗为）。强调了阳虚日久的不良后果。

3. 论"阳气当隔，隔者当泻"。阳蓄积不通的危重之证的预后不良。"阳蓄积"是什么病呢？文中虽未说，但据古人"阳盛则热""气有余便是火"的论述及预后的严重性来分析，当属各种原因引起的高热。治疗方法"当隔，隔者当泻"，可见应迅速使蓄积的阳气尽快消散，具体办法是泻法，可用针刺泻热或用白虎汤之类清热泻火。

4. 论阳气与情志发病。"清静则肉腠闭拒……是故暮而收拒，无扰筋骨，无见雾露，反此三时，形乃困薄"之"清静"指人具有的安闲无欲的精神状态。王冰说："夫嗜欲不能劳其目，淫邪不能惑其心，不妄作劳，是谓清静。"此段首先指出人的精神状态清静无欲，则肌腠卫外功能强盛，即使有强烈或细小的邪气，也不能伤害于人。这是说明要根据季节、时日的变化，合理安排生活起居，调节情志，保持正常的精神状态，阳气就能发挥其卫外御邪的功能。同时要学会养生，"暮而收拒（日落而阳气内敛），无扰筋骨，无见雾露"，若违背这些规律，就会"形乃困薄"（形体失去阳气温养而乏力消瘦）。

故阳气者，一日而主外，平旦①人气②生，日中而阳气隆，日西而阳气已虚，气门③乃闭。是故暮而收拒④，无扰筋骨，无见雾露，反此三时，形乃困薄⑤。

【点评】论阳气的昼夜消长规律及其在养生中的意义。人是自然界的一分子，人与自然界息息相通，人是一个有机的整体，这就是中医学中整体观念的主要观点。因此，自然界的昼夜更替，也必然

① 平旦：太阳出来的时候。
② 人气：此指阳气。
③ 气门：汗孔。
④ 收拒：将阳气收回，藏守于内以抵御外邪。
⑤ 困薄：困顿虚弱，虚损憔悴。

影响到人。此节原文就明确论述了昼夜阳气消长之规律。阳气在白天趋向于肌表，从早上到中午，阳气逐渐从产生到隆盛，温煦和推动了各种功能活动。在自然中，早上阳气初生，中午阳气最盛，下午则阳气消减，夜晚则阳气内藏；人体也随着自然的阳气增减变化而变化。白天阳气旺盛，人的功能相对增强，以进行各种劳作；夜晚阳气内敛，人们就便于休息和睡眠。这种人与自然息息相关的理论，与本篇"生气通天"的理论密切相关，是"生气通天论"的具体应用。在《灵枢·顺气一日分为四时》中，进一步详细地说明了天人相通，人与四时相应的观点："夫百病者，多以旦慧昼安，夕加夜甚，何也……朝则人气始生，病气衰，故旦慧；日中人气长，长则胜邪，故安；夕则人气始衰，邪气始生，故加；夜半人气入脏，邪气独居于身，故甚也。"此中的"人气"可理解为阳气或正气，说明在病理上，人的病情变化也有与自然变化而轻重不同的变化。结合临床实践看，不少疾病确实有"旦慧昼安，夕加夜甚"的特点。据现代生物钟理论和人体 24 小时内激素分泌水平的变化来看，这种认识是非常符合实际的，说明古人早已认识到了这种现象，并把它归结于阳气的盛衰。由于阳气有昼夜出入消长的规律，在生理与病理方面都有显著影响，因此告诫人们要顺应自然界的阴阳消长变化来养生治病，安排起居活动，保持阳气的充沛及正常的出入消长。否则就会生病，使形体憔悴损坏。原文所说"是故暮而收拒，无扰筋骨，无见雾露，反此三时，形乃困薄"，就明确地指出要顺应自然养生的道理。

岐伯曰：阴者，藏精而起亟①也；阳者，卫外而为固也。阴不胜其阳，则脉流薄疾②，并③乃狂。阳不胜其阴，则五脏气争，九窍不通。是以圣人陈④阴阳，筋脉和同，骨髓坚固，气血皆从。如是则内外调和，邪不能害，耳目聪明，气立如故⑤。

---

① 起亟(qì 气)：阴精不断地起而与阳气相应，应阳气所需，说明阴为阳之基。亟，频数。

② 薄疾：紧促急速，急迫。薄，通"迫"。

③ 并：明·张介宾："阳邪入于阳分，谓重阳也。"有加重之意。

④ 陈：协调、调适。

⑤ 气立如故：指脏腑经络之气运行如常。

【点评】论阴阳的关系及阴阳平衡的重要性和作用。"阴者，藏精而起亟也，阳者卫外而为固也"强调了阴阳的生理关系。亟(qì，气)，屡次之义。即阴精不断地化气与表相应，从而使阳气起到固护卫表的作用；阳气固表卫外，使邪气不可以进入体内，保证了阴精的正常化生。这种阴阳的相互为用、相互制约、相互消长转化的关系，与《素问·阴阳应象大论》阴阳的相互关系的观点是一致的，可以互相联系和印证。本篇还从病理上的相互影响所产生的某些病理现象，反证了阴阳之间这种互相制约消长关系。所谓"阴不胜其阳，则脉流薄疾(脉象数而急促)，并乃狂(阴并于阳则神志狂乱)；阳不胜其阴，则五脏气争(阳虚阴凝，九窍闭阻)，九窍不通"。其病理主要为阴虚生内热，则脉象疾数；阳虚阴气凝滞，九窍乏阳之温通则不通。这是对阴阳失衡病证的举例说明。而会养生的人，则善调和阴阳，使之平衡，即"圣人陈阴阳"。这种人筋脉柔和，骨髓坚固，血气流畅，内外调和，邪气不能伤害，则耳目聪明，气机升降出入正常。

风客淫气①，精乃亡，邪伤肝也。因而饱食，筋脉横解②，肠澼③为④痔。因而大饮⑤，则气逆。因而强力⑥，肾气乃伤，高骨⑦乃坏。

【点评】此节是对临床饮酒过度所致病证机理的经验总结。认为：①酒性剽悍滑疾，善行走窜。这也是运用酒剂治疗风湿疾病的道理所在；②酒性温热，适用于治疗寒湿性疾病。过量饮用可以引发内热；③酒性剽悍，容易扰动心神，而致神乱；④酒性剽悍，容易导致人体的气机逆乱。如"大饮，则气逆"即是其例。

何处"气逆"？一是肺气上逆，则为气喘、呼吸急促；二是肝气

---

① 风客淫气：风邪自外侵入人体，逐渐伤害元气。客，用作动词，自外侵入。淫，浸淫，逐渐侵害。
② 筋脉横解：谓筋脉因人饱食后肠胃横满而弛纵不收。横，放纵也。解，通"懈"，松弛也。
③ 肠澼(pì 僻)：便下脓血的病证。可见于痔漏，亦可见于痢疾。
④ 为：犹"与"也。
⑤ 大饮：饮酒过度。
⑥ 强力：过度或勉强用力，包括劳力和房劳太过。
⑦ 高骨：腰间的脊骨。

上逆，则有头晕头痛，甚则突然晕倒；三是胃气上逆，可有恶心、呕吐之症；四是心气逆乱，可有心慌、心悸、多言妄语、神识昏迷等症，故曰"大饮，则气逆"。

凡阴阳之要，阳密乃固①，两者不和，若春无秋，若冬无夏，因而和之，是谓圣度②。故阳强不能密，阴气乃绝；阴平阳秘③，精神乃治；阴阳离决，精气乃绝。

【点评】本篇论述重阳气的理论及对后世的影响。原文"凡阴阳之要，阳密乃固""阳气者，若天与日，失其所，则折寿而不彰"，强调阳气在阴阳平衡中的主导作用。虽然也强调阴气的作用及保持阴阳平衡的重要作用，但更重要的是强调阳气的功能。姚止庵对此也有明论："本篇专重阳气，至阳气者卫外为固，阴者藏精起亟一段，始平论阴阳，及至阴阳之要，阳密乃固一段，则仍归重于阳矣。"明代著名医家张介宾在《类经附翼·大宝论》中也强调了这一观点，他说："可见天之大宝，只此一丸红日；人之大宝，只此一息真阳。""凡阳气不充，则生意不广……故阳惟畏其衰，阴惟畏其盛，非阴能自盛也，阳衰则阴盛矣。凡万物之生由乎阳，万物之死亦由乎阳，非阳能死物也，阳来则生，阳去则死矣。"以上这些论述，均强调阳气在人身中的重要作用，对于指导治疗一些阳虚的疾病，很有参考价值。后世有关补脾阳、补心阳、壮肾阳的理论，均在此基础上发展而来。作者认为这种重阳理论，来源于对自然界太阳、太阴(月亮)功能的观察，亦受夫权、男子中心论的影响。虽有其偏颇的一面，但也有积极的意义。在养生中的春夏养阳论，医学理论中的命门论，如李中梓的"气血俱要，而补气在补血之先；阴阳并需，而养阳在滋阴之上"(《医宗必读·水火阴阳论》)。方剂中的当归补血汤，右归丸、右归饮等，均体现了这种思想。

---

① 阳密乃固：意为阳气致密于外，阴精才能固守于内。
② 圣度：清·张志聪："谓圣人调养之法度。"
③ 阴平阳秘：即"阴阳平秘"。秘，通"密"，致密。

因于露风，乃生寒热。是以春伤于风，邪气留连，乃为洞泄①。夏伤于暑，秋为痎疟。秋伤于湿，上逆而咳，发为痿厥。冬伤于寒，春必温病②。四时之气，更伤五脏。

【点评】论伏邪及其意义。关于伏邪，《内经》中凡见两处。其一即本篇"冬伤于寒，春必温病"一段；另一处见于《素问·阴阳应象大论》，内容大同小异。所谓"伏而后发"，即指过时而发的伏邪。有关伏邪的问题分歧很大，其源就在本篇。争论最多的是"冬伤于寒，春必温病"句。首先引申其义的是晋代王叔和，他在《伤寒论》中首先提出："冬时严寒……中而即病者，名曰伤寒，不即病者，寒毒藏于肌肤，至春变为温病，至夏变为暑病。"其后人多依此说，遂成为伏邪理论的依据。明代王安道在《伤寒总病论》中又有进一步发挥："伏气为病，谓非时有暴寒中人，伏毒气于少阴经，始虽不病，旬月乃发。"不过他认为邪气是伏于少阴，与王叔和所论邪气伏于肌肤不同。明代吴又可《温疫论·行邪伏邪辨》又说："所谓温疫之邪，伏于膜原，如鸟栖巢，如兽藏穴……至其发也，邪毒渐张，内侵于府，外淫于经，营卫受伤，诸证渐显，然后可得而治之。"至清代温病大家叶天士有《三时伏气外感篇》，讨论春温等伏邪的专著。综上所述伏邪理论源于《内经》，砥定于王叔和，发展于吴又可，成熟于叶天士。它的产生，乃是从患病后所产生的症状，对病机的反推而形成的。即感寒而即发病者，名曰新感，如冬之伤寒。而有些疾病，一发病就表现于口苦尿赤，甚则高热、神昏、抽风、谵语等里热偏盛症状，无表证期，或有表证而很短暂，于是人们推理是冬受于寒，当时不发病，寒邪藏于少阴，至春天郁久而暴发，故出现上述症状。这就是温病学说的春温。结合西医学来分析，颇类似于春天的暴发性流感、流行性脑脊髓膜炎等疾病。这种病发生快，变化快，初起表证极短暂，实事求是地讲，仍属于新感病，只不过阴伤症状很突出。虽然如此，伏邪理论在临床上仍然有积极的指导意义。对于辨证分型，指导用药都有参考价值。另外，伏邪是

---

① 洞泄：病名。指完谷不化，下利无度的重度泄泻。
② 温病：温热病，为外感急性热病的总称。

一个特定的病机理论概念，不能等同于西医的潜伏期。

阴之所生，本在五味①，阴之五宫②，伤在五味。是故味过于酸，肝气以津③，脾气乃绝。味过于咸，大骨④气劳⑤，短肌⑥，心气抑。味过于甘⑦，心气喘满⑧，色黑，肾气不衡。味过于苦，脾气不濡⑨，胃气乃厚⑩。味过于辛，筋脉沮弛⑪，精神乃央⑫。是故谨和五味，骨正筋柔，气血以流，腠理⑬以密，如是则骨气以精⑭，谨道如法，长有天命。

【点评】论"谨和五味"的临床意义及其对养生的作用。原文"阴之所生，本在五味，阴之五宫，伤在五味"，明确地论述了人体阴精靠饮食五味以化生，五味偏嗜，可以引起许多病证。并从五行生克乘侮方面，阐述了这些病证的机理。在《素问·宣明五气》提出了五味分入五脏的观点："五味所入，酸入肝，辛入肺，苦入心，咸入肾，甘入脾。"《灵枢·五味》又提出五味各走其所喜的观点："五味各走其所喜，谷味酸，先走肝；谷味苦，先走心；谷味甘，先走脾；谷味辛，先走肺；谷味咸，先走肾。"在《素问·阴阳应象大论》中又提出五味相胜的理论："辛胜酸""咸胜苦""苦胜辛""甘胜咸""酸胜甘"。《素问·宣明五气》又提出五味所禁的理论："五味所禁，辛走气，气病无多食辛；咸走血，血病无多食咸；苦走骨，骨病无多食苦；甘走肉，肉病无多食甘；酸走筋，筋病无多食酸，是

---

① 五味：酸、苦、甘、辛、咸。此泛指饮食物。
② 五宫：指五脏。
③ 肝气以津：以，犹乃也。津，溢也，有过盛的意思。
④ 大骨：指肾所主的全身骨骼，也有指腰间的脊骨。
⑤ 劳：病也。
⑥ 短肌：指肌肉短缩。
⑦ 甘：据唐·杨上善《太素》当作"苦"。下文"味过于苦"中的"苦"，当作"甘"。
⑧ 心气喘满：心跳急促，胸部烦闷不舒。满，通"懑"，烦闷。
⑨ 不濡：唐·杨上善《太素》无"不"字，从之。濡，湿滞。
⑩ 厚：谓胀满。一说：反训为"薄"，指胃气不足。亦通。
⑪ 沮弛：衰败。
⑫ 央：通"殃"，损伤。
⑬ 腠理：肌肤的纹理与汗孔。
⑭ 骨气以精：骨、筋、气、血、腠理等均得五味滋养而强盛。

为五禁，无令多食。"综上所述，正常饮食五味是人体所必需的营养成分，所谓"味归形"，五味入五脏各走所喜之脏，五味可以相互胜负，五味偏嗜可致多种病证，临床上治疗应遵循五味所禁理论。这些就是五味理论的主要观点。

五味入五脏的理论在药味功效分类及临床方面用途甚广。五味入五脏归某经，对张元素、李东垣等药物归经理论影响很大，如酸入肝，凡有酸味的药物多归足厥阴肝经；辛入肺，肺经病可选择辛味药来发散和宣肺；咸入肾，多食盐易损肾，肾病宜少盐食物；五味偏嗜可引起一些病证，如儿童多嗜甘，可损齿、肥胖，导致其他维生素缺乏或缺钙等。这些理论还有效地指导临床及用药。

可见，饮食偏嗜作为致病因素，是指特别喜食某种性味的食物而导致某些疾病的发生。由于饮食五味的偏嗜，既可以引起人体的营养失衡，阴阳失调；也可以引起五脏之间的生克制化有序状态的破坏，这是五味偏嗜致病机理的关键所在。

金匮真言论①篇第四

黄帝问曰：天有八风，经有五风②，何谓？

岐伯对曰：八风发邪③，以为经风④，触五脏，邪气发病。所谓得四时之胜⑤者，春胜长夏，长夏胜冬，冬胜夏，夏胜秋，秋胜春，所谓四时之胜也。

【点评】论外邪致病的成因及侵犯途径。篇首指出："八风发邪，

---

① 金匮真言论：匮，同"柜"，藏物之器。金匮，以金为匮，是古代帝王收藏珍贵书籍的器具。真言，是至真不易之言。故明·吴崑说："金匮，帝王藏书者也，范金为之。真言，至真之言，见道之论也。"本篇论述了四时气候与五脏的关系以及四时气候所致的病变，阐明了人之五脏上应五行，配合五方、五音、五味等五脏与四时各有收受的理论。此乃"至真不易"之言，须将其藏之金匮，以示珍重，故名。

② 五风：指"八风"侵袭人体经脉之后所致的五脏风证，即肝风、心风、脾风、肺风、肾风。

③ 八风发邪：清·张志聪："谓八方不正之邪风，发而为五经之风，触人五脏，则邪气在内而发病也。"

④ 经风：五脏经脉的风证。

⑤ 胜：五行相克关系。

以为经风，触五脏，邪气发病。"明确提示自然界四时不正常的气候变化，在一定的条件下可以成为外感病的致病因素。外邪侵犯内脏的途径是：八风发邪（即致病因素）首先侵犯体表而影响经脉，因为经脉外络肢节，内连脏腑，进而循经而入，触犯内脏，引起疾病。八风能否成为致病因素，在于四时之气的所胜和所不胜。如张志聪说："所谓得四时之胜者，如春时之西南风，长夏之北风，冬之南风，夏之西风，秋之东风，此得四时所胜之气，而不为风所触。盖五脏因时而旺，能胜其所不胜也。上节言八风发邪者，发所胜之风，而克贼所不胜之时也。此言得四时之胜者，得四时所胜之气，而能胜所不胜之邪风也。"由此说明外邪侵犯内脏，既有一定的途径，又有一定的规律。了解这些内容，对临床实践有一定的指导价值。

东风生于春①，病在肝②，俞③在颈项；南风生于夏，病在心，俞在胸胁；西风生于秋，病在肺，俞在肩背；北风生于冬，病在肾，俞在腰股；中央为土，病在脾，俞在脊。

故春气④者病在头，夏气者病在脏，秋气者病在肩背，冬气者病在四支。

故春善病鼽衄⑤，仲夏善病胸胁，长夏善病洞泄寒中⑥，秋善病风疟⑦，冬善病痹厥⑧。

故冬不按跷⑨，春不鼽衄，春不病颈项，仲夏不病胸胁，长夏不病洞泄寒中，秋不病风疟，冬不病痹厥、飧泄而汗出也。

---

① 东风生于春：明·马莳："春主甲乙木，其位东，故东风生于春。"下文"南风生于夏"等，依此类推。

② 病在肝：明·马莳："《阴阳应象大论》谓：'在天为风，在脏为肝。'故（东风生于春时）人之受病，当在于肝。"下文"病在心"等，依此类推。

③ 俞：通"腧"，指针刺治疗时应取的腧穴。

④ 气：清·张志聪："言四时五脏之气。"

⑤ 鼽衄（qiú nǜ 求恧）：鼽，因受寒而鼻塞不通的病。衄，鼻中出血的病证。

⑥ 寒中：中寒，指里寒证。

⑦ 风疟：由风邪所致的疟病，故名。症见先寒后热、寒多热少、头痛烦躁、汗出等。

⑧ 痹厥：四肢麻木逆冷的病。

⑨ 按跷（qiāo 敲）：指按摩、导引之类的活动，此指扰动筋骨。

【点评】此节对不同季节中五脏病变的规律进行了阐发。首先指出五时气候变化使各随其相应的五脏发病，如春时病在肝，夏时病在心等，而其受邪的部位则春在头部（颈项），夏在胸胁。这不仅说明了"各随其脏气之所应"的发病规律，而且指出各脏受邪的部位。同时，以春气者病在头，秋气者病在肩背等，进一步阐明五时五脏的病变部位，并指出了其常见的病证，如春善病鼽衄，长夏善病洞泄寒中等季节多发病。

夫精者①，身之本也。故藏于精者，春不病温。夏暑汗不出者，秋成风疟。此平人脉法也②。

【点评】"夫精者，身之本也。故藏于精者，春不病温。"强调了精在人体的重要性。继而指出摄生保精，可以增强正气，防御外邪侵袭，预防五时多发病的发生。至于保精的方法，虽仅提出"冬不按跷"，然其寓意却深。张介宾说："人身之精，真阴也，为元气之本。精耗则阴虚，阴虚则阳邪易犯，故善病温。此正谓冬不按，则精气伏藏，阳不妄升，则春无温病，又何虑乎鼽衄颈项等病?"后世有人将本句与"冬不藏精，春必病温"联系起来，作为伏气温病的理论根据。但有否定伏气温病者，则认为藏于精者，不仅春不病温，而且也不发生四时季节性疾病。如果冬不藏精，不仅会引起春季的病温，同样也会引起四时季节性疾病，所以上文才说："夫精者，身之本也。"亦有人认为本文中所说的病温，是概指感受外感六淫之病而言，与后世的所谓"温病"的概念不同，且文中只谈到冬季的藏精与不藏精的问题，毫无邪气潜伏的含义，以此作为伏气温病的理论根据，似属牵强。

故曰，阴中有阴，阳中有阳③。平旦至日中，天之阳，阳中之阳也；日中至黄昏，天之阳，阳中之阴也；合夜至鸡鸣④，天之阴，阴中之阴

---

① 精：此指人体中来自父母而经后天不断培育的、具有生殖作用的精华物质。
② 此平人脉法也：北宋林亿等的校注，谓此六字"义不与上相接"，当是衍文或错简。
③ 阴中有阴，阳中有阳：即阴阳之中有阴阳。
④ 合夜至鸡鸣：指天黑到午夜过后这一时段。鸡鸣，时段名，即丑时，为今凌晨 1～3 时。

也；鸡鸣至平旦，天之阴，阴中之阳也。故人亦应之。

【点评】经文以昼夜为例论述了阴阳消长运动规律，由此揭示两个问题，其一，说明阴阳之中又可分阴阳，事物的阴阳两方是相对的，而不是绝对；其二，阐明了自然界阴阳消长变化对人体的影响，人体一昼夜阴阳之气消长运动，与自然界一昼夜阴阳的消长运动必然相应。故文中指出"人亦应之"。

昼夜阴阳消长变化规律是：平旦至日中，阳气由渐生到隆盛，称阳中之阳；日中至黄昏，阳气由盛极而渐衰，阴气始生，谓阳中之阴；合夜至鸡鸣，阳气已衰，阴气由始生到盛极，称阴中之阴；鸡鸣至平旦，阴气由盛极而渐衰，阳气始生，谓阴中之阳。

昼夜阴阳消长规律，在《内经》中多处论及到，如《素问·生气通天论》《灵枢·顺气一日分为四时》等篇，可参照学习。

夫言人之阴阳，则外为阳，内为阴①；言人身之阴阳，则背为阳，腹为阴；言人身之脏腑中阴阳，则脏者为阴，腑者为阳。肝、心、脾、肺、肾五脏皆为阴，胆、胃、大肠、小肠、膀胱、三焦②六腑皆为阳。所以欲知阴中之阴、阳中之阳者何也？为冬病在阴③，夏病在阳④，春病在阴⑤，秋病在阳⑥，皆视其所在，为施针石⑦也。故背为阳，阳中之阳，心也；背为阳，阳中之阴，肺也⑧；腹为阴，阴中之阴，肾也；腹为阴，阴中之阳，肝也；腹为阴，阴中之至阴，脾也⑨。此皆阴阳、表

---

① 外为阳，内为阴：外指皮毛肌肉，内指筋骨脏腑。

② 三焦：又称孤腑，为六腑之一，是脏腑外围最大的腑。属阳，经脉是手少阳经。有主持诸气、通调水道的功能。

③ 阴：指肾。肾在五脏中属阴，又与四季之冬相应，所以说"冬病在阴(肾)"。

④ 阳：指心。心在五脏中属阳，又与四季之夏相应，所以说"夏病在阳(心)"。

⑤ 阴：指肝。肝在五脏中属阴，又与四季之春相应，所以说"春病在阴(肝)"。

⑥ 阳：指肺。肺在五脏中属阳，又与四季之秋相应，所以说"秋病在阳(肺)"。

⑦ 针石：针，刺。石，砭石。

⑧ 背为阳，阳中之阳，心也；背为阳，阳中之阴，肺也：明·张介宾："心、肺居于膈上，连近于背，故为背之二阳脏。"

⑨ 腹为阴，阴中之阴，肾也；腹为阴，阴中之阳，肝也；腹为阴，阴中之至阴，脾也：明·张介宾："肝、脾、肾居于膈下，藏载于腹，故为腹之三阴脏。"

里、内外、雌雄相输应也，故以应天之阴阳也①。

【点评】本段以人体为例论述了阴阳的可分性及其意义。

1. 论阴阳可分性在划分人体组织结构上的运用。

阴阳是万物之纲纪，所以人体组织结构、上下内外部位均可以阴阳加以区分说明。

人体阴阳：外(体表)为阳，内为阴；背为阳，腹为阴。而内脏又可以再划分阴阳。

$$
内脏(阴)
\begin{cases}
六腑(阳)——胆、胃、大肠、小肠、三焦、膀胱 \\
五脏(阴)
\begin{cases}
心(牡脏)阳——阳中之阳 \\
肺(牝脏)阴——阳中之阴 \\
肝(牡脏)阳——阴中之阳 \\
肾(牝脏)阴——阴中之阴 \\
脾(牝脏)阴——阴中之至阴
\end{cases}
\end{cases}
$$

2. 论人体各组织结构紧密相连并与自然界息息相关。

人体各组织结构及五脏六腑，虽然部位及功能可用阴阳属性加以区分，但是各组织结构及各脏腑之间又是紧密联系、互为影响的，由此组成了人体的有机整体。同时，人之阴阳和自然界的阴阳息息相应，进一步阐明了中医的整体观念。正如经文所说："此皆阴阳、表里、内外、雌雄相应也，故以应天之阴阳也。"张志聪注云："盖脏腑之经脉，互相连络，表里外内，循环无端，与天之昼夜四时，出入相应，故以应天之阴阳。"

帝曰：五脏应四时，各有收受②乎？

【点评】关于"五脏应四时，各有收受"。"收受"，张介宾注云："收受者，言同气相求，各有所归也。""收受"可作通应理解，即人

---

① 应天之阴阳也：唐·杨上善："五脏六腑，即表里阴阳也；皮肤筋骨，即内外阴阳也；肝肺所主，即左右阴阳也；牝脏牡脏，即雌雄阴阳也；腰上腰下，即上下阴阳也。此五阴阳气相辅会，故曰合于天也。"

② 五脏应四时，各有收受：五脏四时相通应，分别具有一定的对应关系。

之五脏在天通应季节、气候，在地通应五音、五味、五色等。从本句原文所处段落来看，主要讨论了以五脏为中心，按自然事物的五行归类，阐明了人体五脏系统外应五方、五时、五味等五脏与五时各有收受的理论，是五行学说具体应用于医学的一个范例，所以本观点也在于重点阐发"四时五脏阴阳"理论的重要内容。

"四时五脏阴阳"理论，属于《内经》"天人相应"观的基本内容，故近年来有的学者提出以"四时五脏阴阳"作为《内经》理论体系核心内容的观点。有学者认为，《内经》"天人相应"观的基本思想是说明人体不是一个密封的内环境，其生理变化、病理转归是与千变万化的自然外界紧密相连的，两者运动变化的协调和统一是生命健康生存的基本条件。近年来不少的学者，对《内经》"天人相应"观做了大量的文献研究，同时也开展了一些有益的实验研究，都为古老的理论增添了新的内容。对"天人相应"观的现代实验研究，主要是汲取时间生物学和气象医学的研究成果来进行分析和探讨。对此，郭霞珍医家做了总结，兹录有关内容，以供参考：

"天人相应"观与气象医学：气象医学，是以研究天时气候对人体健康影响的新兴学科，其研究方向与"天人相应"观所强调的天人一体观具有一致性。如《灵枢·五癃津液别》篇说："天暑衣厚则腠理开，故汗出……天寒则腠理闭，气湿不行，水下流于膀胱，则为溺与气。"气象医学研究证明，在高温环境中，人体为了加强散热，周围血管扩张，85%～90%水分经汗腺排泄，排尿量减少；冬季寒冷，为了防止体温散失，周围血管收缩，汗液排泄减少，60%～80%水分由肾排出，这样就变成少汗多尿。说明古人对气温变化与人体出汗关系的观察是十分细致和正确的。又如对正常青年人四季脉象的测定，结果是夏季较洪大、冬季较沉细、春秋两季分别处于冬夏之间的过渡阶段，此与《内经》所论的四时五脏脉正相一致。此外，像人体钙磷代谢、血浆胆固醇含量都有明显的季节性差异。男性胆固醇代谢则有冬增夏降的变化倾向，而尿中17-酮酮类排泄表现为秋冬高春夏低的特点。有的学者还报道了白细胞和天气关系有两种类型，一是在暖锋时增多，一是在冷锋时增多。有的实验证明，坏天气时毛细血管的渗透性增高。一位美国学者观察到，他的学生在满月的时候，血管比平时更容易流血，在满月到新月之间，心脏病病人发病增多，疼痛加剧，并且他还寻找了月亮对人类行为影响的其他迹象。这些实验结果说明了《灵枢·岁露》篇所说"月满则海水西盛，人血气积……至其月郭空，则海水东盛，人气血虚……"的科学含义。有的学者在试验天气对自主神经张力的影响中，得到的结果：当冷空气入侵时，血压反应大；当暖空气入侵时，反应则小。近年来临床研究还说明不仅是生理变化，就是许多疾病的演变也都受到气象因素的影响。如在2115例精神分裂症病人病情的复发及波动情况的调查研究中，提示有春季易发病，病情波动及复发的规律。有的医生在临床治疗中发现肺脑综合征病人的发病有一定的季节分布。在冬至日和夏至日，某些病的病死率明显提高。可见"天人相应"观强调"必先岁气，无伐天和"的治疗原则，是有科学道理的。临床药理实验则见到氯丙嗪的药效冬夏两季有区别；东莨菪碱夏天应用易使人中暑等报道也是有力的证据。因此有的学者提出，临证中应重视季节气候因素。可见气象因素对人体生理病理的影响是不可忽视的。《内经》原著运用大量气象与人体关系的观察材料来论证"天人相应"的观点，越来越受到国内外学者的注目。

"天人相应"观与时间医学："天人相应"观另一个重要方面是根据昼夜交替、四季更换的恒动性，认为人体阳气的消长、气机的升降存在着与这种恒动变化一致的周期性振荡和节律性变化。比如《内经》认为皮肤腠理的开合、脉象的变化、十二经气血的运行和经穴的启闭，与一年二十四节气和一日十二时辰的交替变更有同步性节律。近代生物学把这种周期性变化称谓"生物钟"，专门研究生物钟的学科谓"时间生物学"。时间医学是其分支，以人体的生命节律为研究对象。

时间生物学的发展，用实验证明不仅是植物的生长有周期节律，人体多种生理指标亦具有节律性可循，有些生理功能的变化与《内经》的论述有一致性。如《内经》认为自然界阴阳变化、明暗交替，人体阳气随之有升降的变化，其周日消长规律与西医学 cAMP

和 cGMP 的周日升降节律相吻合。在对激素分泌的昼夜节律测定中，学者们发现与人体应激抗病能力相关的肾上腺皮质激素分泌的周日高峰节律，正好与《内经》所论疾病旦慧、昼安、夕加、夜甚的节律相符。从有些死亡病例的分析中，亦发现一日中死亡的高峰在午夜。很多学者在对《内经》原文整理研究中提出：《内经》对人体生命节律的认识，不仅有周日节律，还有旬节律、月节律、年节律和超年节律，有的学者提出可以总结为十四种节律。

总之，从《内经》记载的丰富内容来说，古代医家已经看到人体生命运动存在节律。但对其形成机制的理解是笼统的，然而它的基本思想原则对我们深入开展生命科学的研究有着不可估量的作用。《内经》"天人相应"观，不仅认为天象和天气变化对人体的血液、经络、腠理、汗液、尿液及脏腑功能的变化发生影响，同时还看到这些变化随着时间的延伸，昼夜的交替，具有一定节律性周期。人体的这种特点已受到国际社会的重视，并已制定对"医学－生物学－太阳地球物理学－气象学"进行同步观察的全面科研规划。国内学者在研究《内经》原著的基础上，开始整理历代有名医家对《内经》"天人相应"理论进行的实践和发挥，随着现代科学的发展，对中医理论认识的深化，我们相信用中医观察出来的原始理论或推演，开展实验研究是完全可以做到的，这将为揭开中医理论的奥秘，发挥中医理论的特长，发展祖国医学打开科学的通道。

岐伯曰：有。东方青色①，入通于肝，开窍于目，藏精于肝。其病发惊骇，其味酸②，其类草木③，其畜鸡④，其谷麦⑤。其应四时，上为

---

① 东方青色："东"在五行应木，在五脏应肝，在五色应青，故云。下文"南方赤色"等，依此类推。

② 其味酸：东方青色之气所生之味在五味中为酸。下文"其味苦"等，依此类推。

③ 其类草木：东方青色之气的性质类别在五行中属木。下文"其类火"等，依此类推。

④ 其畜鸡：五畜中与东方青色之气相应的是鸡。下文"其畜羊"等，依此类推。

⑤ 其谷麦：五谷中与东方青色之气相应的是麦。下文"其谷黍"等，依此类推。

岁星①，是以春气在头也。其音角②，其数八③，是以知病之在筋④也，其臭⑤臊。

南方赤色，入通于心，开窍于耳，藏精于心，故病在五脏。其味苦，其类火，其畜羊，其谷黍。其应四时，上为荧惑星⑥，是以知病之在脉也。其音徵⑦，其数七，其臭焦。

【点评】历代医家多认为心"开窍于耳"为"心开窍于舌"之误，研读其他篇论相关原文后就会发现，除舌为心之"窍"的论述外，心之"窍"还有"耳"及"目"。《内经》为何将"舌、目、耳"皆视为心之"窍"呢？只要仔细、认真地考察其中有关心的论述后就不难发现，心之窍分别为"舌"、为"耳"、为"目"，完全是以心藏神这一重要功能为其背景和出发点的。只有将心之窍目、耳、舌与心藏神主"任物""处物"（《灵枢·本神》）功用加以联系，其理、其义豁然。

中央黄色，入通于脾，开窍于口，藏精于脾，故病在舌本。其味

---

① 岁星：木星。

② 其音角：五音（宫、商、角、徵、羽）中与东方青色之气相应的是角。下文"其音徵"等，依此类推。角，五音之一，相当于今之简谱中的3(mi)。其声波振荡特点顺应木气而展放，故应于肝脏。

③ 其数八：在五行学说中，一二三四五，依次是代表水火木金土的生数；六七八九十，则依次是代表水火木金土的成数。其中的奇数为天数，属阳；偶数为地数，属阴。一、二、三、四、五中的天数为孤阳，地数为孤阴，都不起生化的作用。要起生化的作用并取得相成的正果，须有六七八九十之成数中属阴的地数和属阳的天数依次配合相辅才行。具体情况"河图"所说的"天一生水于北，地二生火于南，天三生木于东，地四生金于西，天五生土于中。阳无耦，阴无配，未得相成。地六成水于北，与天一并；天七成火于南，与地二并；地八成木于东，与天三并；天九成金于西，与地四并；地十成土于中，与天五并也"（《易·系辞》东汉郑玄注）。这实际上是以数学形式来表述体现在五行中的阴阳相辅相成之理的说法。下文"其数七"等，均出于此说。

④ 病之在筋：肝主筋，故云。下文"病之在脉"等，依此类推。

⑤ 臭(xiù 秀)：气味。

⑥ 荧惑星：即火星。

⑦ 徵(zhǐ 纸)：五音之一，相当于今之简谱中的5(sol)。其声波振荡特点顺应火气而高远，故应于心脏。

甘，其类土，其畜牛，其谷稷①。其应四时，上为镇星②，是以知病之在肉也。其音宫③，其数五，其臭香。

西方白色，入通于肺，开窍于鼻，藏精于肺，故病在背。其味辛，其类金，其畜马，其谷稻。其应四时，上为太白星④，是以知病之在皮毛也。其音商⑤，其数九，其臭腥。

北方黑色，入通于肾，开窍于二阴，藏精于肾，故病在谿⑥。其味咸，其类水，其畜彘⑦，其谷豆。其应四时，上为辰星⑧，是以知病之在骨也。其音羽⑨，其数六，其臭腐。

【点评】此处四节内容可以归纳为如下表，也是后世谈论事物五行属性归类的依据。

天地人五行结构表

自然界								五行	人体		
五音	五色	五味	五气	五畜	五谷	五星	生成数		五脏	五官	五病
角	青	酸	臊	鸡	麦	岁星	八	木	肝	目	筋
徵	赤	苦	焦	羊	黍	荧惑星	七	火	心	耳	五脏 脉
宫	黄	甘	香	牛	稷	镇星	五	土	脾	口	舌本 肉
商	白	辛	腥	马	稻	太白星	九	金	肺	鼻	背 皮毛
羽	黑	咸	腐	彘	豆	辰星	六	水	肾	二阴	谿 骨

① 稷（jì 计）：谷子。

② 镇星：即土星。

③ 宫：五音之一，相当于今之简谱中的1（do）。其声波振荡特点顺应土气而平稳，故应于脾脏。

④ 太白星：即金星。

⑤ 商：五音之一，相当于今之简谱中的2（re）。其声波振荡特点顺应金气而内收，故应于肺脏。

⑥ 谿（xī 西）：指四肢上肘、腋、膝、胯等处的大关节。

⑦ 彘（zhì 志）：猪。

⑧ 辰星：即水星。

⑨ 羽：五音之一，相当于今之简谱中的6（la）。其声波振荡特点顺应水气而下降，故应于肾脏。

故善为脉者，谨察五脏六腑，一逆一从，阴阳、表里、雌雄之纪，藏之心意①，合心于精。非其人②勿教，非其真③勿授，是谓得道④。

【点评】本篇应用五行归类的方法将五脏与五方、五季、五行、"河图"中的五行生成数进行了归类，其中的"数"，即"天一生水，地六成之；地二生火，天七成之；天三生木，地八成之；地四生金，天九成之；天五生土，地十成之"，这既是五生成数，也是"河图"的结构模型。在与五脏配属时，除了脾取"土"的生数"五"以外，其他四脏均取"成数"。这是《内经》在建构生命科学知识体系时应用"河图"建构模型的典型范例。

阴阳应象大论⑤篇第五

黄帝曰：阴阳者，天地之道⑥也，万物之纲纪⑦，变化之父母⑧，生杀之本始⑨，神明之府⑩也，治病必求于本⑪。

【点评】原文开篇就昭告《内经》为何要运用阴阳学说构建自己理论的主旨：因为阴阳乃宇宙万物变化的总规律；阴阳理论是人们认识宇宙万物最基本的世界观和方法论；阴阳理论是开启人们步入探

---

① 心意：指心中。意，通"臆"，胸中。
② 其人：合适的人选。
③ 真：指有志于医学且持之以恒的人。
④ 得道：指具有高深的医学技术。
⑤ 阴阳应象大论：阴阳，是古代哲学家对自然界相互关联的某些事物和现象对立双方属性的理论概括，即包含有对立统一的概念。应，对应、相应；象，形象、现象、表象。应象，指阴阳虽为抽象概念，但在自然界有象可应。大论，言内容广博而重要。本篇重点论述了阴阳的基本含义，阴阳的性质、作用、转化及在人体生理、病理、诊法、治则、归纳药物功能及养生等方面的应用，是有关阴阳理论方面最为广泛而重要的内容，故名。
⑥ 天地之道：天地，泛指自然界。道，本源。一说为法则、规律。
⑦ 纲纪：总纲，纲领。
⑧ 父母：比喻本源、起源、源头。
⑨ 生杀(shài 晒)之本始：生，生长。杀，衰败、衰弱。本始，即本原。
⑩ 神明之府：神明，指自然万物运动变化的内在规律。府，本也。
⑪ 本：此指阴阳。

索生命奥秘殿堂大门的钥匙，故有"明于阴阳，如惑之解，如醉之醒"（《灵枢·病传》）之论；阴阳理论可以全面地解释人类的生命活动过程，诸如人体组织结构、生理功能、体质类型、病机变化、致病因素、病证性质、指导诊断、疾病辨证、确立治法、针刺医药等。

何谓阴阳？"阴阳者，一分为二也"（《类经·阴阳类》）。这是对阴阳含义的高度概括，揭示了阴阳是"天地之道也，万物之纲纪，变化之父母，生杀之本始，神明之府也"。这是对自然界相互关联的某些事物、现象属性对立双方的概括，是对物质世界最一般运动变化规律的抽象，既可以表示同一事物内部存在的对立两个方面，更多地则是揭示自然界相反相成的两种（或两类）物质及其现象的属性。

就两种不同事物而言，"天地者，万物之上下也；阴阳者，血气之男女也；水火者，阴阳之征兆也"（《素问·阴阳应象大论》）"天为阳，地为阴；日为阳，月为阴"（《素问·六节藏象论》）。就同一事物内部对立两个方面而言，如药物的气味就有"阳为气，阴为味"的阴阳属性划分。

故积阳为天①，积阴为地②。阴静阳躁③，阳生阴长，阳杀阴藏④。阳化气，阴成形⑤。寒极生热，热极生寒⑥。寒气生浊⑦，热气生清⑧。清气

---

① 积阳为天：蓝天是由清阳之气聚积而后形成的。阳，指清阳之气。

② 积阴为地：大地是由浊阴之气聚积而后形成的。阴，指浊阴之气。

③ 阴静阳躁：阴气的特点是静而不动，阳气的特点是动而不静。

④ 阳生阴长，阳杀阴藏：阳气主宰万物的生发，阴气主宰万物的长养；阳气主宰万物的肃杀，阴气主宰万物的闭藏。亦可将阴、阳视作"互词"，即阴阳能促使万物发生和成长，阴阳也可使万物杀和藏。

⑤ 阳化气，阴成形：阳主化生无形之气，阴主生成有形万物。

⑥ 寒极生热，热极生寒：明·张介宾："阴寒阳热，乃阴阳之正气。寒极生热，阴变为阳也；热极生寒，阳变为阴也……如人伤于寒则病为热，本寒而变热也；内热已极而反寒，本热而变寒也。故阴阳之理，极则必变。"

⑦ 浊：指大自然中与人身中的浊阴之气。下文"浊气"同此。

⑧ 寒气生浊，热气生清：明·张介宾："寒气凝滞，故生浊阴；热气升散，故生清阳。"

在下，则生飧泄；浊气在上，则生䐜胀①。此阴阳反作②，病之逆从也。

【点评】本段论述阴阳的特性、作用与升降运动规律及转化关系。

1. 阴阳二气运动变化是天地万物衍生的根本原因。秦汉时代的《内经》也论述这个问题，其观点是："积阳为天，积阴为地"。积者，聚也。天地之生成，是阴阳二气长期积聚的结果。阳气轻清上浮而为天，故天为阳；阴气重浊而下降为地，故地为阴。宇宙一切事物皆由阴阳聚结而成，天地之特性，即阴阳之特性，人乃天地中的一员，概由阴阳所化生。所以，第二段首先从天地生成的原理切入，讨论世界一切事物所具有的作用、性质、转化关系。

2. 以事物的"静""躁（动）"运动状态概括阴阳的性质。"阴静阳躁"，阴的属性为静止不动，阳的属性为运动，这是阴阳的最基本的属性，用此属性可以区分万事万物的阴阳属性，与《素问·阴阳别论》的"静者为阴，动者为阳"意同。

3. 阴阳二气于天地万物所发挥的作用。"阳生阴长，阳杀阴藏，阳化气，阴成形"，是对阴阳作用的理论概括。"阳生阴长"是说明阴阳相互为用，在一定的条件下，阴阳可以使物体生长，待其发展到一定阶段，在阴阳的作用下，又可以促使其杀藏（衰亡）。此处之阴阳是互文，不能孤立地看待阳何以会生，阴何以会长，阴阳皆以对方的存在为自己存在的前提，离开了任何一方，另一方就不能单独存在而发挥作用。明代张介宾对此段原文阐释尤为深刻："阳生阴长，言阳中之阳阴也；阳杀阴藏，言阴中之阴阳也。盖阳不独立，必得阴而后成……阴不自专，必因阳而后行……此于对待之中而复有互藏之道，所谓独阳不生，独阴不成也。""阳化气，阴成形"是说明阳主化气，气者属阳；阴主成形，形者属阴。李中梓释曰："阳无形，故化气；阴有质，故成形。"此句说明事物的生、长、杀、藏等，都是阴阳作用的具体表现。

---

① 䐜（chēn 琛）胀：指胸膈胀满的病证。

② 反作：反常运行，失常。清气与浊气的正常运行情况为清气向上而浊气向下。与此相违，即为"反作"。

4. 以气候寒热转换为例论证阴阳的转化特性。"寒极生热，热极生寒"，是阴阳转化的根本规律。极，极点之意，此句论述了阴阳双方在一定的条件下可以互相转化。如自然界的四季转换：夏季炎热到极点时可以转化为冬日之严寒；冬季严寒到极点时可以转化为夏天之炎热。在临床上多指寒热的假象，如姚止庵所说："阴盛之极，格阳于外，虚火浮动，躁扰如狂，阴证似阳之类，非真热也，寒之极也；阳盛于内，火闭不通，四肢厥冷，甚或战，阳证似阴之类，非真寒也，热之极也，所以者何？物极则变，病似乎异而理则不易，此从治之法所由起也。"所以"寒极生热，热极生寒"这种转化是有条件的，并非所有寒极均要生热，热极均要生寒。

5. 以飧泄、䐜胀为例，论证阴阳二气的运动特征及运动趋向。

故清阳①为天，浊阴②为地；地气上为云，天气下为雨③；雨出地气，云出天气④。故清阳出上窍⑤，浊阴出下窍⑥；清阳发腠理⑦，浊阴走五脏⑧；清阳实四支⑨，浊阴归六腑⑩。

【点评】论阴阳的升降。"寒气生浊，热气生清"，是阴阳的发生、升降、演化规律之一。张介宾认为："寒气凝滞故生浊，热气升散故生清。"自然界的一般规律是：寒主收引、凝滞，其气下沉而生浊阴；热主升散、流动，其气上升而生清阳。故寒性的、重浊的

---

① 清阳：指大自然中的轻清阳气。下文"清阳出上窍"中的"清阳"，则指饮食水谷所化的轻清阳气。

② 浊阴：大自然中的浊阴之气，即浊重的物质。下文"浊阴出下窍"中的"浊阴"，指饮食水谷所化的浊阴之气，包括有形的、能充养人身的有形物质及最后排出的代谢产物。

③ 地气上为云，天气下为雨：地为阴，受天阳之气蒸腾，上升而为云；天为阳，受地气之寒凝，下降而为雨。

④ 雨出地气，云出天气：天上所降之雨，源于被蒸发上升的地气；地气上升之后凝结而成的云，源于天上热气对地气的蒸发。

⑤ 清阳出上窍：清阳，指维持上窍功能的精微物质。上窍，即耳、目、口、鼻等头面七窍。

⑥ 浊阴出下窍：浊阴，指二便。下窍，指前后二阴。

⑦ 清阳发腠理：清阳，指卫气。腠理，即皮肤、肌肉的纹理与间隙。

⑧ 浊阴走五脏：浊阴，指精血津液。走，充养、归藏之意。

⑨ 清阳实四支：清阳，指水谷精气。实，充实。支，同"肢"。

⑩ 浊阴归六腑：浊阴，指饮食物及其变化的糟粕。归，传化、滋养之意。

属阴；热性的、轻清的属阳。

"阴阳反作，病之逆从"是阴阳的异常规律之一。自然界的正常规律是阳升阴降。如果因某些原因破坏了正常的升降规律，阳应升而反下降，阴应降而反上升，这就是"阴阳反作"。这种异常规律在病证方面的表现如：清气应升而反降者，则生飧泄；浊气应降而反升者，则生胀。这就是"病之逆从"。清气具体指脾之清阳之气，在正常情况下，脾气主升以敷布于全身，其性温煦，可使水谷腐熟而蒸腾上升。飧泄，完谷不化的泄泻。王冰曰："飧泄者，食不化而泄出也。"由于脾之清阳之气不足，不能腐熟水谷之气而上行，反而下注大肠，就会形成虚寒性的飧泄。选药宜用炙黄芪、人参、葛根、破故纸等，如补中益气汤加干姜、破故纸可用。李东垣说："气属于阳，性本上升，胃气注迫，辄尔下降，升、柴、羌、葛之类，鼓舞胃气上腾，则注下自止。"也可作为用药参考。"浊气在上"之浊气似指阴寒凝滞之气；胀，胀满。张介宾："胀，胸膈满也。"由于阴凝之气闭阻胸阳，阳气不能宣通则气滞而为胀。药如瓜蒌、薤白、檀香、枳壳等可选，方如瓜蒌薤白白酒汤之类可用。

水为①阴，火为阳，阳为气②，阴为味③。味归形，形归气④，气归精，精归化⑤，精食气，形食味⑥，化生精，气生形⑦。味伤形，气伤精⑧，精化为气，气伤于味⑨。

---

① 为：属于。下句"火为阳"之"为"，同此。又下句"阳为气""阴为味"之"为"，意为"是"。

② 气：指药物饮食之气味。

③ 味：指药物饮食之五味。

④ 味归形，形归气：药物饮食五味滋养人的形体，而形体的长养又依赖气化的作用。"归"，前者为滋养之意，后者为依赖之意。"形"指形体，包括脏腑精血等有形物质。

⑤ 气归精，精归化："气"，指药物饮食之气。此句言药物饮食之气生成人体的阴精，人体的阴精又依赖气化而产生。

⑥ 精食气，形食味：与上文"气归精""味归形"同义。食，指饲养。

⑦ 化生精，气生形：与上文"精归化""形归气"同义。

⑧ 味伤形，气伤精：明·马莳："夫味归形而形食味，则凡物之味，固所以养形也，然味或太过，适所以伤此形耳……气归精而精食气，则凡物之气，固所以养精也，然气或太过，适所以伤此精耳。"

⑨ 精化为气，气伤于味：药物气味，通过气化作用可以养"精""形"，也可以影响人体气化功能。

【点评】此节原文论述了药食气味在人体内的转化，以及药食气味对人体的双向作用：既能养人，又可伤人致病。其机理可表达于下：

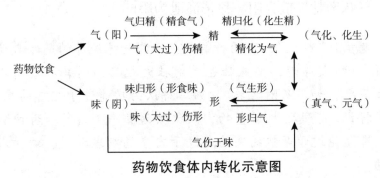

药物饮食体内转化示意图

阴味出下窍，阳气出上窍①。味厚者为阴，薄为阴之阳②。气厚者为阳，薄为阳之阴③。味厚则泄，薄则通④。气薄则发泄，厚则发热⑤。

【点评】本节是对药性理论的重要论述，即用药性的气味厚薄进行阴阳分类，并指导临床用药。"厚""薄"非指药物形态，而是药物味道浓浊、纯厚或轻清、浅淡之意。清·吴仪洛《本草从新·药性总论》说："凡寒热温凉，气也。酸苦甘辛咸淡，味也。气为阳，味为阴，气无形而升，故为阳，味有质而降，故为阴。气厚者为纯阳，薄为阳中之阴。味厚者为纯阴，薄为阴中之阳。气薄则发泄，厚则发热。阳气上行，故气薄者能泄于表，厚者能发热。味厚则泄，薄则通。阴味下行，故味厚者能泄于下，薄者能通利。"对气味厚薄的性质和作用有了比较明确的论述。《中华本草·中药药性》中说："阳为气，阴为味，性气无形，为治疗作用、性质的概括；药味属阴，有形质，是药物治疗疾病的精微物质基础，可以感知或直

---

① 阴味出下窍，阳气出上窍：凡药物饮食的味属阴，多沉降而走下窍；凡药物饮食的气属阳，多升散而达上窍。

② 味厚者为阴，薄为阴之阳：味为阴，味厚者为阴中之阴（纯阴），味薄者为阴中之阳。

③ 气厚者为阳，薄为阳之阴：气为阳，气厚者为阳中之阳（纯阳），气薄者为阳中之阴。

④ 味厚则泄，薄则通：味厚者为阴中之阴，有泻下作用，如大黄之属；味薄者为阴中之阳，有通利小便作用，如木通之属。

⑤ 气薄则发泄，厚则发热：气薄为阳中之阴，有发汗解表作用，如麻黄之属；气厚为阳中之阳，有助阳发热作用，如附子之属。

接认证。"

壮火之气衰，少火之气壮①。壮火食气，气食少火②。壮火散气，少火生气。气味辛甘发散为阳，酸苦涌泄为阴。

【点评】"壮火"，有两种解释：一指气味纯厚的药物或食物，马莳说"气味太厚者，火之壮也，用壮火之品，则吾人之气不能当之而反衰也，如用乌附之类"。第二种认为功能过于亢盛的病理之火。李中梓说"亢烈之火则害物，故火太过则气反衰"。两种解释均可从，即无论过于辛热的药物或过于亢盛的病理之火，均对人体是有害的。

"少火"可以认为是生理之火，即人体正常的阳气，是生命活动的原动力，也指药食气味温和者。李中梓说："火者，阳气也，天非此火，不能发育万物；人非此火，不能生养命根。是以物生必本于阳，但阳和之火则生物，亢烈之火则害物。故火太过则气反衰，火和平则气乃壮。"

结合原文精神，无论是"壮火"还是"少火"，应当以马莳之解贴切，后一种观点是为后人的阐发和引申。

阴胜则阳病③，阳胜则阴病④。阳胜则热，阴胜则寒⑤。重寒则热，重热则寒⑥。寒伤形，热伤气⑦。气伤痛，形伤肿⑧。故先痛而后肿者，

---

① 壮火之气衰，少火之气壮：药物饮食气厚，作用纯阳，可使人体正气衰减；药物饮食气薄，作用温和，可使人体正气壮盛。"壮火""少火"指药物饮食气味纯阳者及温和者。"气"指人体正气。

② 壮火食气，气食少火：药物饮食气味纯阳者消耗耗散人体的正气，人体正气依靠药物饮食气味温和者之资助。食，前者指消耗。

③ 阴胜则阳病：阴胜，指酸苦涌泄太过。阳病，指机体阳气损伤。

④ 阳胜则阴病：阳胜，指辛甘发散太过。阴病，指机体阴精耗损。

⑤ 阳胜则热，阴胜则寒：用辛甘太过，就产生热病；用酸苦太过，就产生寒病。

⑥ 重寒则热，重热则寒："重"者，重复、重叠。酸化木，苦作火，久服酸苦之阴，易从木火热化。辛化金，甘化土，久服辛甘之味，易从凉湿寒化。

⑦ 寒伤形，热伤气：指寒邪伤人形体，热邪伤人气分。

⑧ 气伤痛，形伤肿：指热邪伤气，气机逆乱，营血壅阻而为疼痛；寒邪伤形，血瘀气滞水停而为肿胀。

气伤形也①；先肿而后痛者，形伤气也②。

【点评】论阴阳偏盛及其转化。"阴胜则阳病，阳胜则阴病"，是说明阴阳对立双方，在一定条件下，可以向相反的方向转化。这里的"阴胜""阳胜"均指病理状态。"阴胜"系机体阴寒偏胜后所表现出的证候，如形寒肢冷，恶寒蜷卧，脉微欲绝等，由于阴寒过胜，必然阻遏或消耗人体的阳气，就会造成"阳病"。相反，如果阳热偏胜，如高热烦渴，神昏痉抽，大汗便结等，就会消耗阴津，这就是"阳胜则阴病"。"阴胜则寒，阳胜则热"，是对"阴胜则阳病，阳胜则阴病"证候表现属性的进一步说明。

"重寒则热，重热则寒"，则是说明阴阳双方到了极点可以向相反方面转化的现象，是量变基础上的质变。《素问·天元纪大论》说："物生谓之化，物极谓之变。"《灵枢·论疾诊尺》也说："四时之变，寒暑之胜，重阴必阳，重阳必阴。故阴主寒，阳主热。故寒甚则热，热甚则寒。故曰寒生热，热生寒，此阴阳之变也。"此处的"重寒则热，重热则寒"与"寒极生热，热极生寒"意思相同。但"重"与"极"是必备的转化条件，寒在"重"和"极"的条件下才有可能向热的方向转化，热性亦然。在这里条件是主要的，没有一定的条件便不能转化。另据前人论述，结合临床实践来看，此处的"寒"与"热"有时是假寒假热，不是真寒真热。如姚止庵云："重寒之热非真热，可用桂附以引火归原；重热之寒非真寒，发散其火则寒自去。"似类似于《伤寒论》中之"阴盛格阳证"或"热厥证"。

风胜则动③，热胜则肿，燥胜则干，寒胜则浮④，湿胜则濡泻⑤。

【点评】本节简述了风、热、燥、寒、湿五种邪气太过引起的主

---

① 气伤形：谓气分先伤以后又进而伤及形体。
② 形伤气：谓身体被伤以后又进而伤及气分。
③ 动：使人体痉挛摇晃。
④ 寒胜则浮：浮，浮肿。寒为阴邪，易伤阳气，阳气不行，聚水成为浮肿。
⑤ 湿胜则濡泻：濡泻，又称湿泻。脾被湿困，不能运化水谷，故泄下稀溏。

要病证。此五者分别是春、夏、秋、冬、长夏四季的不正之气。"胜"者，"太过""亢盛"之意。春季温暖多风，风邪太过就会引起抽动（抽风）的病证；夏季炎热，热邪过亢就会肿胀或热毒盛而得痈肿；燥为秋季主气，过胜则津伤而出现口鼻干燥、干咳等症状；冬季寒冷，寒邪太过则上逆而吐；长夏多湿，湿盛下迫则多泄泻之证。

天有四时五行，以生长收藏①，以生寒暑燥湿风；人有五脏化五气②，以生喜怒悲忧恐。故喜怒伤气，寒暑伤形③；暴怒伤阴，暴喜伤阳④。厥气上行，满脉去形⑤。喜怒不节，寒暑过度，生乃不固。

【点评】人的精神情志活动，与心肝脾肺肾五脏密切相关，但主要归属于心主神明的功能。在生理上，心在志为喜，喜属良性刺激，有益于心主血脉和心藏神功能；怒为肝志，属不良刺激，可使肝阳亢逆，气血上涌；忧（悲）为肺志，属不良刺激，易耗肺气；思为脾志，与心主神明也密切相关，正常状态下对机体无不良影响，但若过度，会有"思则气结"而致病；恐为肾志，是不良性刺激，与心也有关系，"恐则气下"，影响人体气机。此节讲述了情志的产生与五脏的生理关系，故以"怒"和"喜"为例，论述其过度的突然的情志刺激，可以造成人体内的阴阳受损，从而产生相应的病证。"厥气上行，满脉去形"及"生乃不固"，显然是继续说明情志所伤引起的气逆上行、神气浮越等阴阳失衡而紊乱的病证。

---

① 生长收藏：生发（萌生）、长养、敛收、闭藏，此为四季之气对万物所具的天然的性质作用。
② 五气：指五脏之气。
③ 喜怒伤气，寒暑伤形：喜怒概指七情，寒暑概指六淫。七情太过，损伤脏腑气机，六淫伤人，先犯形体肌表。
④ 暴怒伤阴，暴喜伤阳：暴怒则肝气逆乱，故伤阴。暴喜则心气涣散而神逸，故伤阳。阴，指肝。阳，指心。
⑤ 厥气上行，满脉去形：逆行之气上行，满于经脉，神气耗散。厥气，逆行之气。满脉，邪气亢盛，充斥脉体。去形，神气浮越，去离形骸。

故重阴必阳，重阳必阴①。故曰，冬伤于寒，春必温病②；春伤于风，夏生飧泄；夏伤于暑，秋必痎疟；秋伤于湿，冬生咳嗽。

【点评】"重阴必阳，重阳必阴"的"重"字作"重迭"解，如阴时（秋冬）感受阴邪（寒湿），即为"重阴"。阳时（春夏）感受阳邪（热暑），即为"重阳"。"冬伤于寒，春必病温；春伤于风，夏生飧泄；夏伤于暑，秋必痎疟；秋伤于湿，冬生咳嗽"一段，是对"重阴必阳，重阳必阴"的举例说明。冬属阴，又伤寒邪也属阴，则到春季产生温病（属阳）；春属于阳，所伤风邪也属阳，到了夏天就会产生飧泄（完谷不化的泄泻属阴证）。说明阴证阳证到了极端，可以向相反的方面转化。这也是后世温病学说中有关"伏邪"问题的最早论述。

帝曰：余闻上古圣人，论理人形③，列别④脏腑，端络经脉⑤，会通六合⑥，各从其经⑦；气穴所发⑧，各有处名；谿谷属骨⑨，皆有所起；分部逆从⑩，各有条理；四时阴阳，尽有经纪⑪；外内之应，皆有表里，其信然⑫乎？

【点评】人体是一个整体，内有脏腑，由经络相互联系，其十二

---

① 重阴必阳，重阳必阴：阴极而阳生，阳极而阴生，阴阳在一定的条件下相互转化。"重"，极，重叠、屡次。

② 冬伤于寒，春必温病：冬季感受寒邪，不即时发病，至来年春季阳气发越，产生温热性疾病。

③ 论理人形：论理，讨论，推量。人形，即人之脏腑形体。

④ 列别：分别，区分，分辨。

⑤ 端络经脉：审察经脉的相互联系。

⑥ 会通六合：会通，融会贯通，完全弄清。六合，十二经脉表里配合关系。

⑦ 各从其经：各依循经脉及其所属脏腑的联系。

⑧ 气穴所发：经气流注出入的腧穴。气穴，指经气流注的孔穴。发，出入之意。

⑨ 谿谷属（zhǔ 主）骨：人体肌肉之间相互接触的缝隙或凹陷部位。其中大的称"谷"或"大谷"，小的称"谿"或"小谿"。泛指肌肉。属骨：指骨与骨相连之处，即关节处。

⑩ 分部逆从：清·张志聪："分部者，皮之分部也。皮部中之浮络，分三阴三阳，有顺有逆，各有条理也。"

⑪ 经纪：规律。

⑫ 信然：真实的样子；真的。

经脉之间的阴阳配合，经气由穴位发生，各有部位和名称；肌肉之大会与小会，皆与骨骼相联系；分属部位顺递，各有条理；四时阴阳变化，皆有一定规律；内外相互对应联系，均有表里之不同。这一切，就是讨论人体结构之间关系的大致情况。此即"论理人形"。

岐伯对曰：东方生风[①]，风生木[②]，木生酸[③]，酸生肝[④]，肝生筋，筋生心[⑤]，肝主目。其在天为玄[⑥]，在人为道，在地为化。化生五味，道生智，玄生神[⑦]。神在天为风，在地为木，在体为筋，在脏为肝，在色为苍[⑧]，在音为角，在声为呼[⑨]，在变动为握[⑩]，在窍为目，在味为酸，在志为怒。怒伤肝，悲胜怒[⑪]；风伤筋，燥胜风；酸伤筋，辛胜酸。

---

① 东方生风：与下文"南方生热""中央生湿""西方生燥""北方生寒"中的东南中西北，称为五方，也有五时的含义。风热湿燥寒，五时的主气。从天文学的背景考察，我国处在以黄河中游为中心的特殊地理位置，形成了东方和春季温和、南方和夏季炎热，中央和长夏潮湿、西方和秋季干燥、北方和冬季寒冷的气候。

② 风生木：与下文"热生火""湿生土""燥生金""寒生水"中的风热湿燥寒是指在天之五气。木火土金水指在地之五行。在天之五气，化生在地的五行，正如清·张志聪《素问集注》所说："在天为气，在地成形，以气而生形也。"即风动则木荣，热极则生火，湿润则土气旺而万物生，燥则刚劲为金气所生，寒气阴凝其化为水

③ 木生酸：清·张志聪："地之五行，生阴之五味，即水生咸、火生苦、木生酸、金生辛、土生甘。"《尚书·洪范》"木曰曲直""曲直作酸"。唐·孔颖达疏："木生子实，其味多酸。五果之味虽殊，其为酸一也。"

④ 酸生肝：酸味入腹，有滋养肝脏之功，故云。下文"苦生心""甘生脾""辛生肺""咸生肾"诸句，依此类推。

⑤ 筋生心：即"肝生心"，对应于五行，为"木生火"。筋，在此代"肝"。下文"血（代心）生脾""肉（代脾）生肺""皮毛（代肺）生肾""髓（代肾）生肝"诸句，仿此。

⑥ 其在天为玄：玄，幽远微妙。此句言阴阳的变化，在天表现为幽远微妙的变化。

⑦ 玄生神：幽远微妙的天象产生阴阳不测的变化。神，指阴阳不测的变化。《素问·天元纪大论》云："阴阳不测谓之神。"

⑧ 在色为苍：苍，谓薄青色，象木色也。

⑨ 在声为呼：呼即发怒时的呼叫声。

⑩ 在变动为握：（肝）在病变上的表现是抽筋。变动，指病变。握，指手足抽搐而不能活动自如之症，抽搐。

⑪ 悲胜怒：明·张介宾："悲状为肺金之志，故胜肝木之怒（金克木也）。悲则不怒，是其征也。"胜，制也。下文"燥胜风""辛胜酸"等，义仿此。

南方生热，热生火，火生苦①，苦生心，心生血，血生脾，心主舌。其在天为热，在地为火，在体为脉，在脏为心，在色为赤，在音为徵，在声为笑，在变动为忧②，在窍为舌，在味为苦，在志为喜。喜伤心，恐胜喜；热伤气，寒胜热；苦伤气，咸胜苦。

中央生湿，湿生土，土生甘③，甘生脾，脾生肉，肉生肺，脾主口。其在天为湿，在地为土，在体为肉，在脏为脾，在色为黄，在音为宫，在声为歌④，在变动为哕⑤，在窍为口，在味为甘，在志为思。思伤脾，怒胜思；湿伤肉，风胜湿；甘伤肉，酸胜甘。

西方生燥，燥生金，金生辛，辛生肺，肺生皮毛，皮毛生肾，肺主鼻。其在天为燥，在地为金，在体为皮毛，在脏为肺，在色为白，在音为商，在声为哭，在变动为咳，在窍为鼻，在味为辛，在志为忧。忧伤肺，喜胜忧；热伤皮毛⑥，寒胜热；辛伤皮毛，苦胜辛。

北方生寒，寒生水，水生咸⑦，咸生肾，肾生骨髓，髓生肝，肾主耳。其在天为寒，在地为水，在体为骨，在脏为肾，在色为黑，在音为羽，在声为呻⑧，在变动为栗⑨，在窍为耳，在味为咸，在志为恐。恐伤肾，思胜恐；寒伤血，燥胜寒⑩；咸伤血，甘胜咸。

【点评】本篇的事物五行属性归类与《素问·金匮真言论》的内容有别，展示如下表。

---

① 火生苦：《尚书·洪范》"火曰炎上""炎上作苦"。唐·孔颖达疏："火性炎上，焚然则焦。焦是苦气。"

② 忧：通"嚘"（yōu 优），气逆。清·于鬯："此'忧'字盖当读为'嚘'。"又："嚘训气逆，则与脾之变动为哕、肺之变动为咳义正相类。"

③ 土生甘：《尚书·洪范》"土爰稼穑""稼穑作甘"。唐·孔颖达疏："甘味生于百谷。谷是土之所生，故甘为土之味也。"

④ 在声为歌：清·张志聪："脾志思，思而得之，则发声为歌。"

⑤ 哕（yuě 月）：呃逆。

⑥ 热伤皮毛：明·张介宾："热胜则津液耗而伤皮毛，火克金也。"

⑦ 水生咸：《尚书·洪范》"水曰润下""润下作咸"。唐·孔颖达疏："水性本甘，久浸其地，变而为卤，卤味乃咸。"

⑧ 呻：呻吟。

⑨ 栗：战栗。此指寒颤（战）。

⑩ 燥胜寒：清·姚止庵："燥为热化，寒从水生。水本胜火，燥何以胜寒？然寒多则气不温而血之病，必用辛温之味以昃爨沉寒，于是阴凝之气化为阳和矣。"

人体内外相应的系统结构表

阴阳五行物象类别		神（阴阳莫测的变化）				
		阳（天、上、气、火）		阴（地、下、血、水）		
		木	火	土	金	水
天	方位	东	南	中	西	北
	气候	风	热	湿	燥	寒
地	品味	木	火	土	金	水
	五味	酸	苦	甘	辛	咸
	五色	青	赤	黄	白	黑
	五音	角	徵	宫	商	羽
人	五脏	肝	心	脾	肺	肾
	官窍	目	舌	口	鼻	耳
	五体	筋	脉	肉	皮毛	骨
	五声	呼	笑	歌	哭	呻
	五志	怒	喜	思	忧	恐
	变动	握	忧（噫）	哕	咳	栗

故曰：天地者，万物之上下[①]也；阴阳者，血气之男女也[②]；左右者，阴阳之道路[③]也；水火者，阴阳之征兆也；阴阳者，万物之能始[④]也。故曰：阴在内，阳之守也；阳在外，阴之使也[⑤]。

【点评】本节核心观点论述了阴阳的互根关系以及阴阳的相对性。"天地者，万物之上下也"一段是说明阴阳是两个比较抽象的概念，而天地、男女、水火等是容易被人们理解的概念，故用来解释阴阳的抽象概念。上下、男女等均是借这些易明的概念来形容阴阳的相对意义。"血气之男女也"中的"血气""男女"，都是论述阴阳的相对意义。

"阴阳者，万物之能始也"强调阴阳二气是宇宙生成变化的原始

---

① 上下：此有覆载者之意，覆以保护，载以养育。

② 阴阳者，血气之男女也：（阴阳）在人就是有血有气的男男女女。

③ 左右者，阴阳之道路：左右，古人面南，太阳左升右降，故称左右为阴阳之道路。

④ 能始：能，通"胎"。能始，即元始，本始。

⑤ 阴在内，阳之守也；阳在外，阴之使也：阴静，故为阳之镇守；阳动，故为阴之役使。守，根基、镇守。

物质。"阴在内，阳之守也；阳在外，阴之使也"是阴阳互根互用关系的重要论述，认为在内的阴是在外的阳的物质基础，在外的阳又能守护内在的阴。二者相互为用，互以对方为存在的条件。张介宾明确的解释为："阴性静，故为阳之守；阳性动，故为阴之使。守者，守于中，使者运于外。以法家言，则地守于中，天运于外。以人伦言，则妻守于中，夫运于外。以气血言，则营守于中，卫运于外。"

帝曰：法①阴阳奈何？

岐伯曰：阳胜则身热，腠理闭，喘粗为之俯仰②，汗不出而热，齿干以烦冤③腹满死，能④冬不能夏。阴胜则身寒，汗出，身常清⑤，数栗而寒，寒则厥，厥则腹满，死，能夏不能冬。此阴阳更胜⑥之变，病之形能⑦也。

【点评】论阴阳偏胜的病证表现。"法阴阳奈何"中的"法"有"取法，效法，模仿"的意思，就是紧接上段有关阴阳五行的理论后，论述怎样效法阴阳的理论和法则，来养生防病。从"阳胜则热"到"病之形能也"讲述的是阴阳互为胜负的病证表现。人体阴阳保持动态平衡则健康无病，若阳的一方偏胜，就会出现阳气亢盛而发热，肌表腠理闭塞（阳无所泄则热），气息粗壮而喘，不能平卧（俯仰，本指面向天地的方向，此处引申为不能平卧），门齿干燥而烦乱郁闷（齿为肾之余，齿干为热胜伤阴之证），腹部胀满不可忍受，能耐受冬天之寒凉而不能耐受夏天之火热（意即阳胜之人喜冬而恶夏）。

阴的一方偏胜，则表现为身体寒冷，汗出，身体常是清冷的，甚则频频战栗恶寒（阴胜阳虚失去温煦之故），阳衰则四肢厥冷（阳

---

① 法：用作动词，取法。

② 喘粗为之俯仰：喘急气粗，呼吸困难而前俯后仰。

③ 烦冤：冤，通"悗"，闷之意。

④ 能：通"耐"，耐受。

⑤ 清：通"凊"，寒冷。

⑥ 更（gēng 耕）胜：明·张介宾："迭为胜负也，即阴胜阳病、阳胜阴病之义。"更，交替。胜，盛。

⑦ 形能：指表现出来的症状。能，通"态"。

衰不能达于四末），内外皆寒，阴寒内胜则腹满而病危。这种阴胜体质的人"耐夏不耐冬"，因夏天自然界阳气旺盛，可以补益阴胜阳虚之不足，冬日天气寒冷，阴胜之人阳气更虚，故耐夏不耐冬。以上两种情况，就是阴阳互为偏胜的病变后病人的主要症状表现。

帝曰：调此二者奈何？

岐伯曰：能知七损八益①，则二者可调，不知用此，则早衰之节②也。年四十，而阴气③自半也，起居衰矣；年五十，体重，耳目不聪明矣；年六十，阴痿④，气大衰，九窍不利，下虚上实⑤，涕泣俱出矣。故曰：知之则强，不知则老，故同出而异名⑥耳。智者察同，愚者察异⑦，愚者不足，智者有余，有余则耳目聪明，身体轻强，老者复壮，壮者益治。是以圣人为无为之事⑧，乐恬憺之能⑨，从欲快志于虚无之守⑩，故寿命无穷，与天地终，此圣人之治身也。

【点评】本段论述怎样用阴阳理论指导养生。

1. 论"七损八益"。自从唐初杨上善依据该段"阳胜""阴胜"病机的临床表现解释"七损八益"之后，历代医家对此有近十种不同的看法。在1973年长沙马王堆出土的《天下至道谈》文献中分别有"七损"和"八益"的性保健知识公之于众，至今，人们便以此作为标准解释，甚至研究生使用《内经》教材莫不遵循于此。"七损八益"是"洛书"文化在《内经》中的运用。就"时间"而言，五个"奇数"分布

---

① 七损八益：指古代房中养生术中七种有害的情况和八种有益的方法。
② 节：谓征验。
③ 阴气：此指肾气。
④ 阴痿：指性欲衰退、精少、阳痿等。
⑤ 下虚上实：谓精竭于下，水泛于上。
⑥ 同出而异名：清·于鬯："'出'作'生'解（同出即同生）。同生者，若云并生于世。上文云：'知之则强，不知则老。'是并生于世，而有强、老之异名耳。"
⑦ 智者察同，愚者察异：清·高世栻："察同者，于同年未衰之时而省察之，智者之事也。察异者，于强老各异之日而省察之，愚者之事也。"
⑧ 为无为之事：顺应万物之自然，遵从事物发展的必然趋势。做的是顺应自然的事。前"为"，做。无为，顺应自然而为。
⑨ 恬憺之能：意为清静淡泊的状态。能，通"态"，状态。
⑩ 守：清·胡澍："当作'宇'。"意为境地。

在"五正"，四个"偶数"分布在"四维"。"奇数"为阳，自冬而春而夏而长夏而秋，其运行过程是1→3→9→5→7，就用数值的大小客观地表达了一年阳气由渐盛（1→3→9）到渐衰（9→5→7）的消长过程。四个"偶数"为阴，其布阵表达了一年阴气自立春→立夏→立秋→立冬是由盛而衰（8→4→2），再由衰而渐盛（2→6→8）的消长过程。上半年阳长阴消，故为"阳"；下半年阳消阴长，故为"阴"。这是阴阳概念及其理论发生的天文历法背景。

结合"洛书"在《灵枢·九宫八风》中的应用，就能清晰地表达"七损八益"是指自然界一年四时阴阳消长规律的科学内涵。"七"表达西方仓果宫兑卦位，时当秋分。"七损"正好表达此时阳气渐衰，阴气渐盛的规律。"八"表达的是东北方的天留宫艮卦位，时当立春。"八益"表达立春时节阳气渐盛，阴气渐衰的规律。"七""八"是指不同时空区位的阴阳消长状态。若以"性保健"知识解释"七损八益"存在着的严重缺陷。显然，此前对此的种种解释皆未及根本。既不能指导耄耋老人养生，更不能指导青少年养生；《内经》全书无正面讲述"性活动"的原文，更无所谓"性文化"的文字记载；《内经》但凡涉及与"性活动"有关者，均将其列入导致人体罹病的致病因素；以一年四时阴阳消长规律为解，既与本篇专论阴阳理论的精神相符，也与《素问·四气调神大论》全篇的养生原则一致。

2. 论人体生长发育规律及天人相应观。人体生长发育的一般规律，《素问·上古天真论》中有详细论述，故此处仅简单地讲"年四十，而阴气自半也，起居衰矣；年五十，体重，耳目不聪明矣；年六十，阴痿，气大衰，九窍不利，下虚上实，涕泣俱出矣。"为什么此处从40岁以后讲起呢？这是接前句关于"七损八益"句，重点讨论性功能衰退的问题。40岁以前，阴阳二气旺盛，精力充沛，抗邪能力强，不易生病，房室方面一般不存在问题。40岁以后，人的阴气（主要指精气）开始衰减，精力开始减退；50岁左右，身体滞重，肝肾亏虚，耳目的视听功能减退；60岁时，阴阳之气均大衰，故九窍不利，涕泣俱出。这与《素问·上古天真论》中所说"五八，肾气衰，发堕齿槁；六八，阳气衰竭于上，面焦，发鬓颁白；七八，肝气衰，筋不能动；八八，天癸竭，精少，肾脏衰，形体皆极，则齿发去"这一段内容是一致的。了解和掌握这个规律，就要学会养生，因势利导，有针对性地进行调理，如远房事以保阴精，使自己的保养方法符合阴阳之道，这就是"智者"所具备的养生之道，反之则属于不会养生的"愚者"。

"圣人为无为之事，乐恬憺之能，从欲快志于虚无之守，故寿命无穷，与天地终，此圣人之治身也"一句，突出地论述了懂得养生之道的"圣人"（即通晓自然规律，会养生保健的人），怎样主动地通过调摄情志，控制欲望，顺应自然，淡泊名利，不求在物欲上有所作为，这种"圣人"就会"寿命无穷，与天地终"（终享天年）。关于"无为"的观点，有人认为是"无所作为"，我们认为是不全面的，杨上善注云："忘物丧我，任物之动，即为无为之事"，显然是不追求物质欲，忘我之存在，淡泊名利之意，这是古人养生的重要经验。与"恬憺虚无"观含义相似。

天不足西北，故西北方阴也，而人右耳目不如左明也；地不满东南，故东南方阳也，而人左手足不如右强也。

帝曰：何以然？

岐伯曰：东方阳也，阳者其精并①于上，并于上则上明②而下虚，故使耳目聪明而手足不便也；西方阴也，阴者其精并于下，并于下则下盛而上虚，故其耳目不聪明而手足便也。故俱感于邪，其在上则右甚，在下则左甚，此天地阴阳所不能全③也，故邪居④之。

故天有精⑤，地有形，天有八纪⑥，地有五里⑦，故能为万物之父母。清阳上天，浊阴归地，是故天地之动静，神明⑧为之纲纪，故能以生长收

---

① 并：会聚，聚集。下文"并于下"的"并"，同此。

② 明：盛之意。

③ 天地阴阳所不能全：指自然界的阴阳不可能绝对平衡。

④ 居：留居。这里是"乘虚滞留"的意思。

⑤ 精：气之精粹的部分。这里特指作为万物，尤其是生命动力的精气。

⑥ 八纪：指二十四节气中的"四立"（立春、立夏、立秋、立冬）和"二分"（春分、秋分）、"二至"（夏至、冬至）这八大节气（见《灵枢·九宫八风》）。

⑦ 五里：即东、南、西、北、中五方五行之分布。

⑧ 神明：用阴阳所表达的客观事物固有规律。

藏，终而复始。惟贤人上配天以养头，下象地以养足，中傍①人事②以养五脏。天气通于肺③，地气通于嗌④，风气通于肝，雷气⑤通于心，谷气通于脾，雨气通于肾。六经为川⑥，肠胃为海⑦，九窍为水注之气⑧。以天地为之阴阳，阳⑨之汗，以天地之雨名之；阳之气，以天地之疾风名之。暴气⑩象雷，逆气象阳⑪。故治不法天之纪，不用地之理，则灾害至矣。

【点评】论天人相应观。人与天地相应，人是自然界的一员，这是《内经》中的主要观点。以养生的角度来调摄阴阳，就要懂得人体阴阳与自然界阴阳相互通连、相互联系配属的道理。天地有缺陷，人体也有不足的方面，"天不足西北，故西北方阴也，而人右耳目不如左明也"就是天人相应关系的一种说法。虽然不免牵强，但它的主要目的是解释人的一些生理病理现象。"贤人上配天以养头，下象地以养足，中傍人事以养五脏"，这种养生观，把人作为自然界的一分子来综合论述，有积极意义。结合现代自然环境与许多疾病的关系，更有探讨之必要。尤其所论"天气通于肺，地气通于嗌，风气通于肝"的观点，在临床上颇有指导意义。它指出了自然界的天气、地气、风气与人体某些脏腑和部位的配属关系，其后在其理论启发下，产生了新的思路，如叶天士的"温邪上受，首先犯肺"与"天气通于肺"是一脉相承的，"风气通于肝"也对中风的理论有很

---

① 傍：与上文的"配""象"互文对举，有比照、取法之意。

② 人事：人的饮食之道。

③ 天气通于肺：唐·杨上善："肺为四脏(肝心脾肾)之盖，是人之天，故天气通肺。"

④ 地气通于嗌：唐·杨上善："咽中入食，以生五脏六腑，故地气通咽。"嗌，咽。

⑤ 雷气：火气。

⑥ 六经为川：为太阳经、阳明经、少阳经和太阴经、少阴经、厥阴经的合称，都是人体气血循行的通路。依其循行路线，凡分手足三阳三阴共十二条经脉。详见《灵枢》之《经脉》《经别》等篇。川，河流。

⑦ 肠胃为海：肠胃容纳水谷，故为人体水谷之海。

⑧ 九窍为水注之气：明·张介宾："水注之气，言水气之注也，如目之泪，鼻之涕，口之津，二阴之尿秽皆是也。虽耳若无水，而耳中津气湿而成垢，是即水气所致。气至水必至，故言水注之气。"

⑨ 阳：郭霭春认为："阳"，当作"人"。指人之汗与人之气。

⑩ 暴气：人的忿怒暴躁之气。

⑪ 逆气象阳：比喻人体上逆之气，如自然气候之久晴不降雨。"阳"通"旸"，久晴不雨。

大影响。因此此段后特别强调指出："治不法天之纪，不用地之理，则灾害至矣。"意即在治疗疾病时，如不遵循天人相应的理论，就会造成"灾害"。

故邪风之至，疾如风雨，故善治者治皮毛，其次治肌肤，其次治筋脉，其次治六腑，其次治五脏。治五脏者，半死半生也。

故天之邪气，感则害人五脏；水谷之寒热，感则害于六腑；地之湿气，感则害皮肉筋脉。

【点评】论病邪侵犯人一般规律。病邪由外而至者，先从皮毛开始，逐步深入。一般的顺序是邪风→皮毛→肌肤→筋脉→六腑→五脏，故其治疗应："善治者治皮毛，其次治肌肤，其次治筋脉，其次治六腑，其次治五脏。"这种见微知著、防微杜渐的理论，在临床上有很重要的指导意义。它告诉医者：一要掌握疾病的发生发展规律；二要防重于治，"不治已病治未病"；三要有病早治，否则会越来越重。

故善用针者，从阴引阳，从阳引阴，以右治左，以左治右①，以我知彼②，以表知里，以观过与不及之理，见微得过③，用之不殆。

善诊者，察色按脉，先别阴阳；审清浊，而知部分④；视喘息，听音声，而知所苦；观权衡规矩⑤，而知病所主⑥。按尺寸⑦，观浮沉滑涩⑧，而知病所生；以治无过，以诊则不失矣。

【点评】论应用阴阳理论指导诊断与治疗。其一，指导针刺治

---

① 从阴引阳，从阳引阴，以右治左，以左治右：清·张志聪："夫阴阳气血，外内左右，交相贯通，故善用针者，从阴而引(引出、驱除)阳分之邪，从阳而引阴分之气。病在右，取之左；病在左，取之右，即缪刺之法也。"

② 以我知彼：以医者的正常情况，测度病者之异常变化。

③ 见微得过：微，指病之初起征兆。过，指病之发展变化。

④ 审清浊，而知部分：清浊，指病人五色(青赤黄白黑)之气的明润与晦暗。部分：指面部病色的部位。

⑤ 权衡规矩：喻指春、夏、冬、秋各有不同的应时标准脉象。

⑥ 所主：指发病的脏腑经脉。所，此指上文所述的脏腑经脉。主，发生，主要表现。

⑦ 尺寸：尺指尺肤，寸指寸口脉。

⑧ 浮沉滑涩：均为脉象。

病。在针刺治疗中，要用阴阳相关的理论来指导治疗。"从阴引阳，从阳引阴"，按张介宾的解释为："从阴引阳者，病在阳而治其阴也；从阳引阴者，病在阴而治其阳也。""以右治左，以左治右"，张志聪注云"病在右，取之左；病在左，取在右，即缪刺之法也。"阴阳、左右，以及下文的微著、表里，皆阴阳相对相联的两方，由于人是一个有机的整体，在针刺治病时，扶弱抑强、阳病治阴、阴病治阳、见左治右、见我知彼、见微知著等，都是强调整体调理，防微杜渐，而决不可头痛医头，脚痛医脚。

　　其二，指导临床诊断。在诊断疾病时，要"察色按脉，先别阴阳"这是八纲辨证首要的两纲，也是临床诊断疾病必须遵循的原则，是非常重要的诊断名言。就是说医者在观察病人的气色，按察病人脉象时，首先要看其是阳证还是阴证。如果满面红，苔色黄，脉洪大有力者，即属阳证；反之面色萎白，舌质淡，苔白，脉沉迟细弱，就属阴证。这对于确定治疗方法具有方向性指导意义，故必须首先辨别。其次，审查鼻涕、带下、小便的清白或混浊，观察病人的声音，呼吸喘息状态，结合四时脉象等情况，进行综合分析，就可判断疾病的部位、虚实、病因，这样做出诊断就会"诊则不失"。

故曰，病之始起也，可刺而已①；其盛，可待衰而已。故因其轻而扬之②，因其重而减之③，因其衰而彰之④。形不足者，温之以气；精不足者，补之以味⑤。其高者，因而越之⑥；其下者，引而竭之⑦；中满者，泻之于内⑧；其有邪者，渍形以为汗⑨；其在皮者，汗而发之；其慓悍者，

---

① 已：痊愈。

② 因其轻而扬之：疾病初起，病邪轻浅，可采用轻扬宣散之法驱邪外出。

③ 因其重而减之：病情重着，难以速去，可采用逐渐衰减之法。

④ 因其衰而彰之：邪去正衰，用补益法使正气复彰。

⑤ 形不足者，温之以气；精不足者，补之以味：明·张介宾："以形精言，则形为阳，精为阴；以气味言，则气为阳，味为阴……故形不足者，阳之衰也，非气不足以达表而温之；精不足者，阴之衰也，非味不足以实中而补之。"

⑥ 其高者，因而越之：病在膈上的，要用吐法治疗，使病邪随涌吐而出。

⑦ 其下者，引而竭之：病在下的要用疏导泻利的方法治疗。引，疏导。

⑧ 中满者，泻之于内：中焦痞满，用辛开苦降之法，以通畅气机，消散病邪。

⑨ 其有邪者，渍形以为汗：病邪留滞体表的病人，可用药液浸泡其身，用来发汗为治。

按而收之①；其实者，散而泻之②。审其阴阳，以别柔刚③，阳病治阴，阴病治阳④，定其血气，各守其乡⑤，血实宜决之⑥，气虚宜掣引⑦之。

【点评】篇末集中论述调治疾病如何遵循阴阳法则，呼应了篇首提出的"治病必求于本"。具体言之：要想遵照阴阳法则调治疾病，就要掌握病邪侵犯人的次序，要掌握应用阴阳理论指导诊断和在阴阳理论指导下确立的相应治疗疾病的原则和具体方法，无论是"阳病治阴，阴病治阳"，还是"形不足者，温之以气；精不足者，补之以味"，都是在阴阳理论指导下制定的具体治病方法，如此才符合"治病必求于本"的总原则。

具体治法归纳如下：

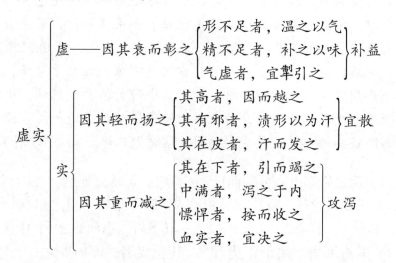

阴阳，是我国古代哲学家对宇宙万事万物变化规律认识的科学

---

① 其慓悍者，按而收之：邪气急猛者，要抑制、制伏邪气。按，抑制。收，收敛，制伏。

② 其实者，散而泻之：实即实证。表实宜散，里实宜泻。

③ 柔刚：指柔剂、刚剂。

④ 阳病治阴，阴病治阳：指阴阳的病变因其对方异常所致，要从其相对一方施治，以治病求本。

⑤ 定其血气，各守其乡：明·张介宾："病之或在血分，或在气分，当各察其处而不可乱也。"乡，部位、范围。

⑥ 血实宜决之：谓血分邪气盛实，应该用放血的方法治疗。实，指邪盛。一说指瘀血。亦通。

⑦ 掣引：指升提补气之法。掣，同"挚"。《太素》《甲乙经》作"掣"。

抽象，也是对自然界相互关联的事物对立双方的概括，并用阴阳来解释宇宙、自然界、人体的生理病理现象，指导疾病的诊断和治疗。应，有对应、匹配、应答之意；象，指形象、征象、表象。应象，指各种物象之间相互对应的联系，意即事物内部阴阳双方的运动变化有其相应的表象与之相应。

《内经》以及此前文献中，唯有本篇以生命科学知识为材料，论述阴阳理论最为深刻、最为系统的篇论，具体言之，回答了何谓阴阳，概括了阴阳的特性（广泛性、相对性、相关性、差异性、严格规定性等），表述了阴阳之间的互藏、依存、交感、对立、互根、互用、消长、转化关系，并在"治病必求于本"的思想引领下，全面的应用阴阳理论中的上述观点，用于说明生理、解释病理、指导临床诊断、指导治疗原则和治疗方法的确立，乃至于养生防病等。所谓"阴阳应象"，指大到自然界的天地日月，万事万物，小到人体生命活动规律及五脏六腑气血精形的活动规律，均与自然界四时五行阴阳的消长变化规律相通相应。由于本篇内容是取法于自然界阴阳之气变化的道理来讨论人体阴阳脏腑之气的运动变化，故以为名。此即张志聪在《素问集注》卷二所解释："此篇言天地水火，四时五行，寒热气味，合人之脏腑身形，清浊气血，表里上下，成象成形者，莫不合于阴阳之道。之于诊脉察色，治疗针砭，亦皆配法于阴阳，故曰'阴阳应象大论'。"《内经》有九篇冠以"大论"，是因为这些篇论的内容广博精深而且十分重要，故而名之。

阴阳离合论①篇第六

黄帝问曰：余闻天为阳，地为阴，日为阳，月为阴，大小月三百六十日成一岁，人亦应之。今三阴三阳不应阴阳②，其故何也？

---

① 阴阳离合论：阴阳，指三阴经、三阳经。离，谓经脉循行部位、路线、功能各不相同。合，谓合而统称为经脉。本篇分别论述了三阴经、三阳经各有不同的经脉循行部位及功能，此为"离"；指出它们之间的密切联系，属于一个经脉系统，此为"合"，其自身又有一定的表里配合关系，循行路线与作用等各不相同，故名。

② 三阴三阳不应阴阳：三阴，指手足太阴、厥阴、少阴。三阳，指手足太阳、阳明、少阳。不应阴阳，指三阴三阳经脉与一阴一阳的道理不相合。

【点评】《内经》运用了6种历法知识构建其生命科学理论体系，以"洛书"为背景形成的十月太阳历，有多次应用，如"大小月三百六十日成一岁"即是其例，因为该历法取一个太阳回归年360日整数分为十个月，一年分为五季(亦称五行)，每月36日，每季两个月(72日)，所余的5～6日为过年节日。《内经》建构的生命科学知识体系中的阴阳、五行理论，其发生也与此历法有着十分密切的关系。

岐伯对曰：阴阳者，数之可十，推①之可百，数之可千，推之可万，万之大不可胜数，然其要一②也。

天覆③地载④，万物方生，未出地者，命曰阴处⑤，名曰阴中之阴；则⑥出地者，命曰阴中之阳。阳予之正，阴为之主⑦。故生因春⑧，长因夏，收因秋，藏因冬，失常则天地四塞⑨。阴阳之变，其在人者，亦数之可数。

帝曰：愿闻三阴三阳之离合也。

岐伯曰：圣人南面而立，前曰广明⑩，后曰太冲⑪。太冲之地，名曰少阴⑫。少阴之上，名曰太阳⑬，太阳根起于至阴⑭，结于命门⑮，名曰阴中之阳。中身而上，名曰广明，广明之下，名曰太阴⑯。太阴之前，

---

① 推：推算、推论。

② 一：指阴阳对立统一这一运动规律。

③ 覆：盖。"天覆"之功在于保护万物。

④ 载：承载。"地载"之功在于养育万物。

⑤ 阴处：谓处在属阴的地下。

⑥ 则：清·俞樾："则当为才。"按"才"即"才""刚刚"。

⑦ 阳予之正，阴为之主：阳气所赋予万物的是生机，阴气所赋予万物的是形体。

⑧ 生因春：万物的萌生(生发)，要靠春天的温暖之气。下文"长因夏""收因秋""藏因冬"等句，依此类推。因，凭借，依靠。

⑨ 四塞：指天地四时的阴阳之气阻塞不通。

⑩ 广明：人体属阳的部位或部分。若以前后对言，指人体的前面。

⑪ 太冲：清·张志聪："背北为阴，故曰太冲。"

⑫ 少阴：少阴经。为太阴、少阴、厥阴经之枢，与太阳经为表里。

⑬ 太阳：足太阳膀胱经。

⑭ 至阴：穴名。位于足小趾末节外侧，距趾甲根角0.1寸处。

⑮ 命门：指睛明穴，位于眼内角上方0.1寸处。

⑯ 太阴：因与属阳的、特指上半身的"广明"对言，故指属阴的下半身。

名曰阳明，阳明根起于厉兑①，名曰阴中之阳。厥阴之表，名曰少阳，少阳根起于窍阴②，名曰阴中之少阳。是故三阳之离合也，太阳为开，阳明为阖，少阳为枢③。三经者，不得相失也，抟而勿浮④，命曰一阳⑤。

【点评】关于开、阖、枢的问题是由于校勘而出现的争议。本篇与《灵枢·根结》及今本《甲乙经·根结》均作"开、合、枢"。但校之《太素·阴阳合》及同书的《经脉根结》以及《甲乙经》，却均作"关、阖、枢"。历代注家大多数是将其作"开、阖、枢"解释。关，《正韵》："门牡也"，即门闩；阖，双扇门曰阖。关、阖、枢，就是将三阴经、三阳经的作用比作门闩、门及门枢的作用，这三者分之则为三，合之则为一的道理。"开、阖、枢"与"关、阖、枢"两解可以并存，是从不同角度观察经脉的作用的两种说法，本质是相同的。

帝曰：愿闻三阴。

岐伯曰：外者为阳，内者为阴，然则中为阴⑥，其冲在下⑦，名曰太阴。太阴根起于隐白⑧，名曰阴中之阴。太阴之后，名曰少阴。少阴根起于涌泉⑨，名曰阴中之少阴。少阴之前，名曰厥阴。厥阴根起于大敦⑩，阴之绝阳⑪，名曰阴之绝阴⑫。是故三阴之离合也，太阴为开，厥

---

① 厉兑：唐·王冰："穴名，在足大趾侧次趾之端。"

② 窍阴：唐·王冰："穴名，在足小次趾之端。"

③ 太阳为开，阳明为阖(hé 合)，少阳为枢：明·张介宾："太阳为开，谓阳气发于外，为三阳之表也；阳明为阖，谓阳气蓄于内，为三阳之里也；少阳为枢，谓阳气在表里之间，可出可入，如枢机也。"

④ 抟(tuán 团)而勿浮：谓三阳脉紧密相连在一起而不浮越散乱。抟，聚，聚合。

⑤ 一阳：太阳、阳明、少阳这三阳经协调一致的状况。

⑥ 中为阴：在内的就是三阴经。阴，指太阴、厥阴、少阴这三阴经。

⑦ 其冲在下：太冲的下部。冲，指太冲。在下，指在下的部位。

⑧ 隐白：穴名。位在足大趾末端内侧、距趾甲根角0.1寸处。

⑨ 涌泉：穴名。位于足心当第二跖骨间隙的中点凹陷处。

⑩ 大敦：穴名。位于足大趾末端外侧、距趾甲根角如韭叶宽处。

⑪ 绝阳：阴经中纯阴无阳。

⑫ 绝阴：阴经中阴气至极。

阴为阖，少阴为枢①。三经者，不得相失也，搏而勿沉②，名曰一阴。阴阳��③，积传为一周④，气里形表而为相成也⑤。

【点评】本篇专论阴阳一分为三的命题，原文以门轴、门扇，以及门扇的开阖运动状态，类比阴阳一分为三中三者的关系，进而用以类比人体三阴三阳经脉的区别和联系。就全篇内容而言，讲述了三阴三阳之数与天地阴阳的联系，讲述了三阴三阳经脉的分布及离（区分）合（联系）关系，总结出三阴经、三阳经相互协调，不得相失的整体联系。由于论述了三阴经、三阳经各有不同的经脉循行部位及功能，此为"离"；指出了它们之间的密切联系，属于一个经脉系统，此为"合"，故名"阴阳离合论"。正如张介宾给予的评价那样，"分而言之谓之离，阴阳各有其经也；并而言之谓之合，表里同归一气也"。

阴阳别论⑥篇第七

黄帝问曰：人有四经十二从⑦，何谓？

岐伯对曰：四经应四时，十二从应十二月⑧，十二月应十二脉。

脉有阴阳，知阳者知阴，知阴者知阳。凡阳有五⑨，五五二十五

---

① 太阴为开，厥阴为阖，少阴为枢：太阴经为三阴经之表，厥阴经为三阴经之里，少阴经为三阴经之半表半里，是太阴经与厥阴经表里出入的枢机。

② 搏而勿沉：谓三阴经紧密相连在一起而不沉下虚衰。

③ ��（zhōng 中）：往来不息的样子。

④ 积传为一周：唐·杨上善："营卫行三阴三阳之气，相注不已。传行周旋，一日一夜五十周也。"

⑤ 气里形表而相成者也：唐·杨上善："五脏之气在里，内营形也；六腑之气在表，外成形者也。"

⑥ 阴阳别论：本篇运用阴阳学说理论，着重讨论脉象的分类、主病和三阴经、三阳经的不同病证及预后等有关问题。因其论述的内容是从临床鉴别诊断的角度阐述的，故名。

⑦ 四经十二从：四经，指四季的正常脉象，依次为：春脉弦、夏脉洪、秋脉浮、冬脉沉。十二从，指十二经脉与十二月相应。

⑧ 十二月：唐·王冰："谓春建寅、卯、辰，夏建巳、午、未，秋建申、酉、戌，冬建亥、子、丑之月也。"

⑨ 阳有五：阳脉有五种。阳，指阳脉，即有胃气之脉。五，指五时的五种阳脉，为春时微弦、夏时微钩、长夏微缓、秋时微毛、冬时微石。

阳①。所谓阴者，真脏也②，见则为败，败必死也。所谓阳者，胃脘之阳也③。别于阳者，知病处也；别于阴者，知死生之期④。三阳在头⑤，三阴在手⑥，所谓一也⑦。别于阳者，知病忌时；别于阴者，知死生之期。谨熟阴阳，无与众谋⑧。

所谓阴阳者，去⑨者为阴，至⑩者为阳；静者为阴，动者为阳；迟⑪者为阴，数⑫者为阳。

凡持真脉之脏脉者⑬，肝至悬绝急⑭，十八日死；心至悬绝，九日死；肺至悬绝，十二日死；肾至悬绝，七日死；脾至悬绝，四日死。

【点评】本节介绍了脉分阴阳的具体方法，认为人体的经脉与脉象要与四时、十二月自然变化相应，然后进一步用"脉有阴阳"之分

---

① 五五二十五阳：五脏在五时各有正常脉象。

② 所谓阴者，真脏也：唐·杨上善："于五时中，五脏脉见，各无胃气，惟有真脏独见，此为'阴'也。"阴，即真脏脉。

③ 胃脘之阳：胃所生的阳气，即胃气。

④ 别于阳者，知病处也；别于阴者，知死生之期：唐·杨上善："阳，胃气也。足阳明脉通于胃，是以妙别阳明胃气，则诸脏受病所在并知之。"

⑤ 三阳在头：要想知道人体三阳经脉的虚实，就必须诊察位于颈部的人迎的脉搏。三阳，此指人体的三阳经脉，即太阳、阳明、少阳三经。头，指位于颈部的人迎脉。

⑥ 三阴在手：要想知道人体三阴经脉的虚实，就须诊察位于手腕的寸口脉搏。三阴，此指人体的三阴经脉，即太阴、厥阴与少阴三经。手，指位于手腕、上接入手鱼际的寸口脉。今诊脉俱在于此。

⑦ 所谓一也：人体在正常情况下，人迎与寸口的脉搏是一致的。

⑧ 无与众谋：不必与众人商讨。意谓对问题有明确的认识，不会疑惑不定而需要与众人经过商讨才会拿定主意。

⑨ 去：脉搏下落。

⑩ 至：脉搏跳起。

⑪ 迟：脉来迟缓。医生以呼吸为度而诊脉的时候，凡一呼一吸之下，病人的脉跳不足四次的，即为"迟"，称作迟脉。

⑫ 数（shuò 朔）：指脉来频数。医生一呼一吸之下，病人的脉跳在五次（含五次）以上的，即为"数"，称作数脉。

⑬ 凡持真脉之脏脉者：持，谓诊察到。真脉之脏脉，郭霭春按："真脉"之"脉"字，涉下衍，"之脏"二字误倒。当是。

⑭ 肝至悬绝急：肝脉到来的时候，犹如一线悬牵而未绝将绝，或者已很急促坚劲。至，指脉至。悬绝，指脉气将绝。

的理论观点对脉象进行分类：①按以胃气的有无分阴阳：《内经》中十分重视脉象有无胃气，即有胃气者为阳脉，无胃气者属阴脉，即真脏脉。②按脉象的形态分阴阳：凡脉搏涌起而至为阳，脉搏平伏而去者为阴，即"至者为阳，去者为阴"。③据脉象的强度分阴阳：脉来躁动数急有力者为阳，平静缓和无力者为阴，即"动者为阳，静者为阴"。④凭脉象的速率分阴阳：即篇中指出的"迟者为阴，数者为阳"。这种运用阴阳学说，依据胃气的有无，脉象的形态、强度、速率等几方面来区分归纳脉象的方法，在诊断学上有提纲挈领、执简驭繁的作用，并对诊察疾病判断预后有着重要的意义。

曰：二阳之病发心脾①，有不得隐曲②，女子不月；其传为风消③，其传为息贲④者，死不治。

曰：三阳⑤为病，发寒热，下为痈肿⑥，及为痿厥腨㾓⑦；其传为索泽⑧，其传为㿉疝⑨。

曰：一阳⑩发病，少气，善咳，善泄⑪；其传为心掣⑫，其传为隔⑬。

---

① 二阳之病发心脾：二阳，指阳明经脉，包括手阳明大肠经与足阳明胃经。这里指胃肠，重点指胃。心脾，《太素》作"心痹"。

② 隐曲：指大小便。

③ 风消：症见肌肉消瘦的病。

④ 息贲(bēn 奔)：病名。症见气急上奔、右胁下有块如覆杯之状、发热恶寒、胸闷呕逆、咳吐脓血等。

⑤ 三阳：指太阳经脉，包括手太阳小肠经与足太阳膀胱经。后文"三阳三阴发病"的"三阳"，同此。

⑥ 痈肿：指浮肿。痈，通"壅"，肿。

⑦ 痿厥腨㾓(shuàn yuān 涮渊)：明·张介宾："足膝无力曰痿，逆冷曰厥。腨，音篆；㾓，音渊。足肚(腿肚)逸痛曰腨㾓。"腨，腿肚。㾓，酸痛。

⑧ 索泽：因精血津液枯竭而皮肤燥涩、失去光泽。

⑨ 㿉疝：症见阴囊肿痛的病。㿉，通"癫"。

⑩ 一阳：少阳经脉，包括足少阳胆经与手少阳三焦经。

⑪ 少气，善咳，善泄：泄，通"泻"，即泄泻。明·张介宾："胆属风木，三焦属相火，其为病也，壮火则食气伤肺，故少气而咳；木强则侮土，故善泄。"

⑫ 心掣(chè 彻)：即心悸。

⑬ 隔：指胸脘阻塞不利、饮食不入、大便不通的病证。

二阳一阴①发病，主惊骇，背痛，善噫②，善欠，名曰风厥③。

二阴④一阳发病，善胀，心满善气⑤。

三阳三阴⑥发病，为偏枯痿易⑦，四支不举。

鼓一阳曰钩⑧，鼓一阴曰毛⑨，鼓阳胜急曰弦⑩，鼓阳至而绝曰石⑪，阴阳相过曰溜⑫。

阴争于内，阳扰于外，魄汗未藏，四逆而起，起则熏肺，使人喘鸣⑬。

阴之所生，和本曰和⑭。是故刚与刚，阳气破散，阴气乃消亡。淖则刚柔不和⑮，经气乃绝。

---

① 一阴：厥阴经脉，包括足厥阴肝经与手厥阴心包经。

② 噫：明·张介宾："噫者，饱食之息，即嗳气也。"

③ 风厥：此指肝、胃发病以后，出现惊骇、背痛、多嗳气、多呵欠等症的疾病。

④ 二阴：少阴经脉，包括手少阴心经与足少阴肾经。

⑤ 心满善气：心下满闷，常常太息。

⑥ 三阴：此指太阴经脉，包括足太阴脾经与手太阴肺经。

⑦ 偏枯痿易：偏枯，伤于风邪与营卫内虚而致的半身不遂，或兼有肌肉疼痛、痿弱的病证。痿易，肢体筋骨懈怠、痿弱无力的病。易，通"佁"，指肢体懈怠无力。

⑧ 鼓一阳曰钩：指脉搏跳动。一阳，此指脉象来时稍显有力而去时却显无力的情况。按：这一"阳"字与下句中"一阴"的"阴"字，乃是就脉搏跳动的表现状态而言的，凡脉跳有力者为阳，无力者为阴，故"一阳"之解如上；相应的，下句中的"一阴"，即指脉象来时稍显无力而去时显得飘浮的情况。钩，钩脉，其象来时有力而去时无力。

⑨ 毛：指毛脉。其象轻虚而浮，状如毛羽。

⑩ 鼓阳胜急曰弦：脉象有力而紧直。弦，即弦脉，其象端直而长、指下挺然，如按琴弦。

⑪ 鼓阳至而绝曰石：谓搏动沉实有力、轻按不得、重按才有（的脉象）。阳，指脉有力。绝，指脉搏轻按不得、重按才有的情况。石，指沉实之脉，其象如石之沉水，故云。

⑫ 阴阳相过曰溜：这句话是就长夏时的阴阳之气及其相应的脉象而言的。其时阴阳之气正自互相转换，阳气有所降而阴气有所升，也就是阴阳之气都既不偏盛，也不偏弱，既不力过，亦非无力，正处于平和顺畅的状态，故为"溜"脉。

⑬ 起则熏肺，使人喘鸣：明·张介宾："魄汗未藏者，表不固也；四逆而起者，阳内竭也，甚至正不胜邪，则上熏及肺，令人气喘声鸣。此以营卫下竭、孤阳上浮，其不能免矣。"熏，有"伤"之意。

⑭ 阴之所生，和本曰和：清·张志聪："阴之所生之阳脉，与所本之阴脉相合，而始名曰和。"前一"和"指和调，后一"和"指阴阳平衡。

⑮ 淖（nào 闹）则刚柔不和：明·吴崑："此言偏阴之害。淖，谓阴气太过而潦淖（乱）也。"

死阴①之属，不过三日而死；生阳②之属，不过四日而死③。所谓生阳、死阴者，肝之心④，谓之生阳；心之肺，谓之死阴；肺之肾，谓之重阴⑤；肾之脾，谓之辟阴，死不治。

【点评】《内经》不仅用五行生克乘侮规律解释人体的生理、病理，也用于对疾病预后的分析。此节生阳、生阴、重阴、辟阴即属于此。所谓生阳者即相生而传，死阴者即相克而传，重阴者为从阴传阴，辟阴者当属反克。这种以五行学说推断预后的方法，应当临床实践具体分析，不可拘泥。

结阳⑥者，肿四支；结阴⑦者，便血一升，再结二升，三结三升。阴阳结斜⑧，多阴少阳曰石水⑨，少腹肿。二阳结谓之消⑩，三阳结谓之隔，三阴结谓之水⑪，一阴一阳结谓之喉痹⑫。

【点评】关于结阳与结阴的概念及证候，马蒔认为"结者，气血不畅也"，若三阳经气结于表，气血不畅达四肢则可见四肢肿。若三阴经气内结而不畅则血亦留聚而下泄。若气血为邪所扰，纠结于阴阳之间，血不利则为水，可为石水。若阳明气结则水谷之津液不生以致为消。若气结于表而不贯膈通于内则可见饮食膈塞不下，故三阳结谓之膈。三阴结则脾肺气结而津液不行为水矣。厥阴、少阳

---

① 死阴：五脏之病按相克的次序传变，毫无生机。

② 生阳：五脏之病按相生的次序传变，还有生机。

③ 死：据《新校正》，当作"已"，意为"病愈"。

④ 肝之心：谓肝脏的病邪传到（转移到）心脏。下文中"心之肺""肺之肾""肾之脾"等，依此类推。之，动词，到，此谓传到、转移到。

⑤ 重阴：唐·王冰："（肺、肾）似俱为阴气，故曰重阴。"

⑥ 结阳：人的阳经受邪而气血郁结不畅。

⑦ 结阴：清·张璐："阴结便血者，厥阴肝血内结，不得阳气统运，渗入肠间而下，非谓阴结内塞。"

⑧ 斜：通"邪"，指邪气，病邪。

⑨ 石水：水肿病的一种，由阴盛阳虚、水气内聚所致。症见少腹肿大而坚硬如石、胁下胀痛、腹满不喘、脉沉等。

⑩ 消：消渴病。症见多饮、多食、多尿等。

⑪ 水：水肿病。

⑫ 喉痹：以咽喉肿痛、吞咽困难等为主症的病。

为风火之化，风火气结，则肺金伤而见喉痹。

阴搏阳别①，谓之有子。阴阳虚，肠澼②死，阳加于阴谓之汗③，阴虚阳搏谓之崩④。

三阴俱搏⑤，二十日夜半死；二阴俱搏，十三日夕时死；一阴俱搏，十日死；三阳俱搏且鼓⑥，三日死；三阴三阳俱搏，心腹满，发尽不得隐曲，五日死；二阳俱搏，其病温，死不治，不过十日死。

【点评】本篇围绕着脉象这个主题讨论三个主要问题：即脉象分阴阳的理论和划分方法；三阴三阳经脉及其相关脏腑的病变；四时常脉的辨别并通过举例论证寸口诊脉的意义，这是学习本篇要掌握的内容。

灵兰秘典论⑦篇第八

黄帝问曰：愿闻十二脏⑧之相使⑨，贵贱⑩何如？

【点评】①"十二脏之相使贵贱……凡此十二官者，不得相失也"。（《素问·灵兰秘典论》），从此处内容中可以看出，各脏腑之间必须相互为用，密切配合。在完成整体生命活动中，相互合作，从而

---

① 阴搏阳别：谓寸口尺阴之脉搏动有力，与寸阳之脉明显有别。

② 阴阳虚，肠澼(pì 僻)：阴阳虚，明·马莳："阴阳虚，尺寸俱虚也。"肠澼，痢疾。

③ 阳加于阴谓之汗：明·马莳："阳加于阴者，亦指尺寸而言也。寸主动，尺主静，尺部而见阳脉，乃阳加于阴，则阴虚火盛，其汗自泄。"

④ 阴虚阳搏谓之崩：谓尺阴之脉虚而寸阳之脉搏指有力，为妇人血崩之脉。崩，指妇人血崩。其血下时多而又速，如山之崩，故称崩。

⑤ 俱搏：清·张志聪："俱搏击应手而无阳和之气也。"

⑥ 鼓：指脉动太过。

⑦ 灵兰秘典论：灵兰，为"灵台兰室"的简称，相传是黄帝藏书之所。秘典，密室存藏的珍贵典籍。明·吴崑："灵兰兰室，黄帝藏书之所；秘典，秘密典籍也。"本篇以古代官制喻十二脏，讨论了十二脏的生理功能，强调了心的主宰作用及十二脏的协调关系，因其所论内容至为重要，故名篇。

⑧ 十二脏：指五脏、六腑和膻中(此指心包)共十二个脏器。

⑨ 相使：互相配合发挥作用的情况。

⑩ 贵贱：指主次、主从。

保障了复杂生命活动的有序进行。②各个脏腑的在完成整体生命活动中所担任的角色不同、完成的功能各异，但都是在心主神的支配下进行着有序的活动。③在整体生命观的理念下，分别介绍了12个脏腑的主要生理功能（理解各脏腑生理功能时，务必要站在整体生命观的角度）。④反复强调脏腑整体配合重要性，以及在养生中的意义。⑤突出心主神对十二官功能的主宰和调控作用及其意义。

岐伯对曰：悉乎哉问也①！请遂②言之。
心者，君主之官③也，神明④出焉；

【点评】此处重点强调心藏神的功能。"心藏脉，脉舍神"（《灵枢·本神》），藏神是心的主要功能。心所藏的神，一是指人的精神，意识，思维，情感等，即所谓狭义之神。二是指心对整体生命活动的主宰（或支配）作用，故有"心者，君主之官，神明出焉……主明则下安""主不明则十二官危"（《素问·灵兰秘典论》），《灵枢·邪客》篇也有类似的论述。都明确地指出了心是通过其所藏之神的主宰作用，支配着五脏六腑的活动，影响着整体的生命运动。"心者，生之本，神之变也"（《素问·六节藏象论》）。在神的活动方面，心居于尊贵为主的地位，这也就是《灵枢·邪客》所说的"心者，五脏六腑之大主也，精神之所舍也。"

肺者，相傅⑤之官，治节⑥出焉；

【点评】肺为"相傅之官"的相，即宰相；傅，傅佐。相傅，指辅佐君主的宰相。肺的功能，好比辅佐君王的宰相一样，故称"相傅"。
肺何以称之为相傅之官？张介宾说："肺与心皆居膈上，位高近君，犹之宰辅，故称相傅之官。"可见位高近君是称为相傅的一个

---

① 悉乎哉问也：倒装句，即"问悉乎哉"。悉，详尽。
② 遂：逐一地，一个接着一个地。疑通"逐"。一说：尽，详细。亦通。
③ 官：比喻人体的器官。后文的"官"，多指官员，或指器官，需依上下文而定。
④ 神明：指精神、意识、思维活动等。
⑤ 相傅：与后世所谓"丞相"义同。
⑥ 治节：节制、调节。

重要原因。另一方面，应从肺主治节的功能去理解。张氏又说："肺主气，气调则营卫脏腑无所不治，故曰治节出焉。"这说明治节功能是通过肺主气来实现的，因为肺主气，心主血，气为血帅，血为气母，气血相依，相互为用，共同管理、治节人体阴阳平衡，保持气血流通。这就是肺主治节的本义和称为相傅之官的原因。

肺怎样主治节呢？治，调理；节，节制。治节出于肺可从两方面理解：一方面肺主气，司呼吸，主管全身之气的输布。另一方面气的输布又依赖肺的宣发肃降。宣降之间，既有协调，又有节制，既保证气机通畅，又维持水、气之间的平衡，从而使体内外环境协调统一。

肝者，将军之官，谋虑出焉；

【点评】论"肝者，将军之官"的含义及与谋虑的关系。所谓肝为"将军之官"是因为肝为刚脏，属风木，性动而急，与将军的决断勇猛相似，故以将军来比喻肝的功能。

肝何以为将军之官？其一，将军性刚直且能谋虑。肝为刚脏，喜条达而恶抑郁，其气易亢与将军的刚直、勇猛、威严相似。其二，《灵枢·师传》："肝者，主为将，使之候外。"是说肝有深谋远虑、筹划策略、防御外侮的功能，所以为将军之官。

谋虑怎样出于肝？是一个比较难理解的问题，综合前人论述，可以从三方面理解：其一，谋虑是神的活动之一。《灵枢·本神》："肝藏血，血舍魂。"说明肝也协同心参与神的活动。其二，从五行归类看，张介宾认为："木主发生，故为谋虑所出。"即是说，肝应春木，主升发之气，蕴藏着无穷生机，而人的思想谋虑亦无穷尽，所以谋虑出于肝。其三，从病理反证生理。恽铁樵《群经见智录》中说："肝主怒，拟其似者，故曰将军。怒则不复有谋虑，是肝病也，从病之失职，以测不病时之本能，故谋虑归于肝。"

胆者，中正之官①，决断出焉；

---

① 中正之官：此喻指胆对人在谋划、做事时的主决断的功用。

【点评】论胆为"中正之官"。理由有二：其一，可从胆的性能理解。王冰："刚正果决，故官为中正；直而不疑，故决断出焉。"其二，可从肝胆互为表里的关系理解。张介宾说："胆附于肝，相为表里。肝气虽强，非胆不断，肝胆相济，勇敢乃成。"

决断何以出于胆？决断仍为神的表现之一。胆虽为六腑之一，但又列入奇恒之腑中，说明与六腑又有不同，它与肝相表里，协同心参与精神活动。故《素问·奇病论》说："肝者，中之将也，取决于胆。"又说："此人数谋虑而不决，故胆气上逆而为之口苦。"从生理、病理两方面说明肝胆相济，肝主谋虑，胆为中正。从整个脏腑来看，胆主决断，不仅对于肝，而且对整个脏腑，机体的气血、阴阳的升降，皆有决断作用，故《素问·六节藏象论》说："凡十一脏皆取决于胆也。"说明《内经》中把决断的功能，归类于胆的功能中来认识。

膻中①者，臣使之官②，喜乐出焉；

【点评】论膻中何以为臣使之官。理由有二：一是位置临近于心，是心的外围。心包络与心最近，是心的外围。保护心脏，代心行令。故李中梓《内经知要》说："贴近君主，故称臣使。"二是病理代心受邪。《灵枢·邪客》："故诸邪在之于心者，皆在于心之包络。"清代叶天士提出："温邪上受，首先犯肺，逆传心包。"这一理论就是据此而来。说明心包不仅代君行令，且代君受邪，这是臣使的职责，故称臣使之官。

喜乐怎样出于膻中呢？心在志为喜，喜伤心，故喜的正常和过度，均是心的功能，而膻中（心包）是心的外围具有代君行令的作用，故心之喜乐由膻中传出。薛雪说："凡心之所乐，必自膻中传出。"即明确地指出了膻中是传出喜乐的一个器官。因此必须指出：膻中是为君行令而传出喜乐，喜乐并非膻中本身所产生。另外，喜乐不能看成单一的喜。心虽主喜，但由于心主神，其他情志活动皆

---

① 膻中：指心包络。
② 臣使之官：喻指能直接反映心脏精神情感活动的心包络（膻中）的功用。

统属于心，故喜乐应看作总的情志活动中的一种与心密切相关的一种代表。

脾胃者，仓廪①之官，五味出焉；

【点评】论脾胃何以能出"五味"。脾胃为"仓廪之官"的含义："谷藏曰仓，米藏曰廪"（《荀子·富国篇》扬注）。仓廪之官，即管理粮食仓库的官吏。此指脾胃受纳，运化水谷的功能。

脾胃何以为仓廪之官？从脏腑功能看，因胃受纳水谷，犹如仓库，谓仓廪之官是恰当的，但为什么把脾也作仓廪之官呢？这是因为脾与胃同居中焦，脾主运化，为胃行其津液，共同完成水谷消化、输布等功能，胃纳脾运，二者功能虽有分工，但密不可分，故一并讨论。

五味怎样出于脾胃？饮食五谷，进入人体，首先由胃受纳，由脾胃运化产生精微物质，按其气味所属，分别输送于五脏六腑，营养四肢百骸。故张介宾说："五味入胃，由脾而散，故曰五味出焉。"另外，五味归于脾胃还有各走其所喜的特点，即五味归于五脏，如《灵枢·五味》云："胃者，五脏六腑之海也，水谷皆入于胃，五脏六腑皆禀气于胃。五味各走其所喜，谷味酸，先走肝；谷味苦，先走心；谷味甘，先走脾；谷味辛，先走肺；谷味咸，先走肾。"

大肠者，传道②之官，变化出焉；

【点评】论大肠为"传道之官"。"道"，通"导"，为传送导下之意。王冰注曰："传道，谓传不洁之道。""不洁"，指食物的糟粕。高士宗："糟粕所出，犹之传道之官。"此指大肠具有传送糟粕的功能。

大肠为何是传道之官？马莳："大肠居小肠之下，小肠之受盛者，赖以传导。"说明大肠接受来自小肠的糟粕部分，变化成形排出

---

① 仓廪(lǐn 凛)：喻指脾胃受纳、运化饮食水谷的功用。

② 传道：转运输送。

体外，故称传道之官。但就人体的整个消化过程分析，大肠的传导功能是整个消化系统功能的一部分，传导糟粕是其主要功能，它还有一定的吸收功能。

变化怎样出于大肠？王冰曰："变化谓变化物之形。"大肠接受小肠分清别浊的糟粕，吸收其水分，使糟粕变化成形，排出体外。故高士宗说："食化而变粪，故变化由之而去。"据《灵枢·营卫生会》："故水谷者，常并居于胃中，成糟粕，而俱下于大肠，而成下焦，渗而俱下，济泌别汁，循下焦而渗膀胱焉。"说明糟粕到了大肠，还有一个分清别浊的过程。清者循下焦渗入膀胱，浊者变化成形，排出体外，这种认识与西医学对大肠的认识基本一致。

小肠者，受盛之官，化物①出焉；

【点评】论小肠为"受盛之官"。"盛"，容纳之意。高士宗："盛音成。"受盛，是以器盛物的意思。故张介宾曰："小肠居胃之下，受盛胃中水谷而分清浊。"小肠何以为受盛之官？马莳："小肠居胃之下，脾之运化者，赖以受盛。"张志聪："小肠居胃之下，胃之运化赖以受盛。"把两家之注结合起来，说明小肠盛受来自脾胃初步消化的饮食，进一步消化，分清别浊，故为受盛之官。

关于"化物出焉"中的"化物"，指小肠俱有受盛饮食水谷而分清别浊的消化作用。张介宾曰："小肠居胃之下，受盛胃中水谷而分清浊，水液由此而渗于前，糟粕由此而归后，脾气化而上升，小肠化而下降，故曰化物出焉。"由此可见，小肠的泌别清浊，还与小便的量有关。后世的"利小便以实大便"，就是这个原理在临床的具体应用。

肾者，作强②之官，伎巧③出焉；

---

①　化物：指从饮食水谷中化出的营养人身的精微物质。
②　作强：当为"将作"，建造、建设。"将作之官"，即将作大匠，负责建造、建设的官员。后人注为"强于作用""作用强力"等，都是附会之语。强，通"将"。
③　伎巧：即"技巧"，指技术，巧智与技能。伎，同"技"。

【点评】论何以称肾为"作强之官"。肾藏精而生髓，髓充于骨腔，有滋养骨骼的作用。若肾精充足，精髓盈溢，则骨骼强健，动作矫捷而灵巧，故称"作强(将作)之官，伎巧出焉"。

三焦①者，决渎②之官，水道出焉；

【点评】论为何称三焦为"决渎之官，水道出焉"。关于"决渎之官"的含义，张介宾曰："决，通也。渎，水道也。"决渎，即疏通水道之义。《灵枢·本输》亦曰："三焦者，中渎之府也。"这些前人的论述，说明三焦具有疏通水道的功能。现代有关三焦的讨论甚多，有脏腑三焦、部位三焦、三焦辨证等不同说法。此处是把三焦作为一个腑来论述的，与其他三焦概念不能混淆。

三焦何以为决渎之官？张志聪："三焦主气，气化则水行，故为决渎之官也。"张介宾又从病证反证生理："上焦不治则水泛高原，中焦不治则水留中脘，下焦不治则水乱二便。三焦气治，则脉络通而水道利，故曰决渎之官。"

水道怎样出于三焦？水道，即水液运行的道路，此谓三焦具有通利水道之能主要依靠三焦的气化作用。三焦为人体气机运行的通道，又是人体气化的场所，故有主持诸气，总司全身气机和气化的功能。饮入于胃，中焦脾胃受纳运化，上输至上焦肺，再由肺的宣发肃降作用，使水气下行，至下焦再由肾阳的蒸化升清降浊，清者上升，浊者流入膀胱而排出体外，整个水液代谢过程中，都离不开三焦的气化作用。《中藏经·论三焦虚实寒热生死顺逆脉证之法》曰："总领五脏六腑，营卫经络、内外左右上下之气也；三焦通，则内外左右上下皆通，其余周身灌体，和内调外，荣左养右导上宣下，莫大于此者也。"《素问·经脉别论》也说："饮入于胃，游溢精气，上输于脾，脾气散精，上归于肺，通调水道，下输膀胱，水精四布，五经并行。"

---

①　三焦：此指作为六腑之一的三焦。又称"孤府"(腑)"，是脏腑外围最大的腑，有主持诸气、通调水道的功用。

②　决渎(dú 读)：明·张介宾："决，通也；渎，水道也 。"

膀胱者，州都①之官，津液②藏焉，气化③则能出矣。

【点评】膀胱为"州都之官"。"州都"，即洲渚，原指水中露出的小滩，这里作水液会聚的地方解。膀胱何以为州都之官？主要是因为膀胱藏津液。这里的津液不能单纯理解为尿液，有部分还可以重吸收，在肾阳的作用下清轻上升而成为人体所需的水液，只有浊的部分排出体外而为尿。故张志聪说："膀胱为水腑乃水液都会之处，故为州都之官，水谷入胃，济泌别汁，循下焦而渗入膀胱，故为津液之所藏。"

小便是怎样出入膀胱的？水饮从口入胃，经过脾的转输，肺的宣发肃降，下降于膀胱，通过膀胱的气化，清者上升，浊者排出体外。张介宾云："膀胱有下口无上口。津液入者为水，水之化者为气，有化而入，而后有出，是谓气化则能出矣。《营卫生会篇》曰：'水谷俱下而成下焦，济泌别汁，循下焦而渗入膀胱'，正此谓也。"

关于气化的内涵。"气化"是中华民族传统文化的重要范畴，也是《内经》所论生命科学知识体系中的重要"命题"，先秦诸子们但凡论"气"之时，无不涉及"气化"的内涵。但是作为"气化"词语，则首见于《内经》，"气化"自此就成为中医药学的重要理论而广受关注和研究。要解读"气化"的含义，务必在熟悉《内经》所论"气"的含义之后，也要对其论述"化"的原文内涵有所认识。如此才能够全面而深刻理解其中所论"气化"意义。《内经》所言"气化"可从两个维度解释：其一，宏观维度的气化，是指天地间阴阳之气相互作用所导致的一切变化。包括天地阴阳之气对一切事物的新生、成长、消亡所带来的影响，运气理论所言12次"气化"即是此意。其二，时间维度的气化，指天地阴阳之气变化与人的生命融为一体，主要体现在自然气化所表现的时间节律与人体生命现象以及人体结构之间的关系，以及无不对人体的生理功能、病理变化，以及对治疗措施产生的影响，见之于《素问·六微旨大论》；三是微观维度的

---

① 州都：这里比喻人体水液（主要指尿）汇聚的地方。
② 津液：此指人体正常的水液。
③ 气化：谓阳气对津液的运化。

气化，是在自然之气的参与下，人体所发生的各种生化活动，本篇即是言此，但又涵盖：①饮食化生为精、气、血、津、液等维持生命活动的基本物质，并在此过程中产生各种生理功能活动；②人体脏腑将精微物质经过代谢转化为汗、尿、粪渣等作用；③人体生命过程（生、长、壮、老、已）的演化作用；④在各种致病因素影响下，人体自身的调整、防御、修复作用；⑤机体在病理状态下对药物的、针刺的、艾灸的治疗所发挥的相应效应等。上述所说的"气化"内涵，能够准确地表达人体这一复杂的物质和能量的代谢过程。

凡此十二官者，不得相失①也。故主明则下安，以此养生则寿，殁世不殆②，以为天下则大昌。主不明则十二官危，使道③闭塞而不通，形乃大伤，以此养生则殃，以为天下者，其宗④大危，戒之戒之！

至道⑤在微，变化无穷，孰知其原！窘⑥乎哉，消者瞿瞿⑦，孰知其要！闵闵之当，孰者为良⑧！恍惚之数⑨，生于毫氂⑩，毫氂之数，起于度量⑪，千之万之，可以益大，推之大之，其形乃制⑫。

黄帝曰：善哉！余闻精光之道⑬，大圣之业，而宣明大道，非斋戒择吉日，不敢受也。

---

① 相失：谓失去彼此协调的作用。
② 殁（mò 末）世不殆：指终生没有危害。殁世，即终身，终生。殆，危险，此指疾患，疾苦。
③ 使道：指十二脏之气互相联系的通道。
④ 宗：指社稷，国家。
⑤ 至道：最高明的道。此指医道，医学。
⑥ 窘（jiǒng 炯）：困难。
⑦ 消者瞿瞿：消，通"肖"，学习。瞿瞿，惊顾的样子。此处引申为因感高深而惊叹畏难的样子。
⑧ 闵闵之当，孰者为良：虽然为百姓的病感到忧虑并希望给他们解除疾苦，可是什么是最为恰当的方法呢？
⑨ 恍惚之数：指冥冥之中让人深感渺茫难知的、无穷尽的事物。恍惚，隐约不清而又难以捉摸。
⑩ 毫氂（lí 离）：比喻极其微小精细的变化。氂，通"厘"，长度单位。
⑪ 起于度量：达到一定的程度和数量，就可以用规律法度去衡量认识了。
⑫ 其形乃制：谓万事万物完整的体系就建立起来了。形，形体，此指事物完整的体系。制，建立。
⑬ 精光之道：指精深而充满智慧之光的大道理。

黄帝乃择吉日良兆，而藏灵兰之室，以传保①焉。

【点评】本篇以简洁、生动、形象的比喻，概述了十二官的名称、功能，建立了心为主宰的藏象学说，为后世脏腑辨证打下了基础。十二官是一个比喻，既形象易懂，又恰如其分。藏象学说是中医学的理论体系的核心，本篇是中医学中关于藏象学说最精粹的部分，因为中医学的主要特点，就是以五脏为中心的整体观。这种整体观体现在：其一，脏与脏腑是不可分割的整体；其二，五脏与形体官窍联结成一个整体；其三，五脏的生理活动与精神情志密切相关；其四，五脏生理功能之间平衡协调，是维持机体内在环境相对恒定的重要环节；其五，五脏中以心为中心论。本篇内容对这些特点有简明深刻的论述，故十分重要，要作为典籍而藏之灵兰之室，并且要求医者要认真保存而流传后世。

此处是从人体是有机整体的角度言及脏腑功能的，因而既不是各脏腑唯一也不是其核心功能，如心有"主血脉"和"藏神"重要功能，但此处则言其为"君主之官，神明出焉"；肺"主气，司呼吸，朝百脉"为其核心功能，此处则言其为"相傅之官，治节出焉"等，所以学习篇中脏腑功能时务必要把握"整体联系"的视角。

六节藏象论②篇第九

黄帝问曰：余闻天以六六之节③，以成一岁，人以九九制会④，计人

---

① 传保：清·高世栻："以传后世而保守弗失焉。"

② 六节藏象论：节，度也。古人以甲子纪天度，甲子一周之数六十，是谓一节，每年三百六十日，故称为六节。本篇先论天度，而天地阴阳之气与人体五脏相通应，故继论藏象，因此以"六节藏象"名篇。

③ 六六之节：指合而成为一年的六个甲子周日。古代用干支相配之法纪日的时候，以十天干和十二地支两两相配形成的周期为一个甲子，可记六十日，是为一个甲子周日，即一节。六个包括了六十日的"节"，合计三百六十日，为一年。谓三百六十日为一年的说法，举其概要而已。

④ 以九九制会：地与人分别以九州、九野和九窍、九脏等体系与天的"六六之节"应合。人，应指地和人。后文"九分为九野，九野为九藏……合为九藏以应之也"可参。

亦有三百六十五节①，以为天地，久矣。不知其所谓也？

岐伯对曰：昭②乎哉问也，请遂③言之。夫六六之节，九九制会者，所以正天之度④，气之数⑤也。天度者，所以制日月之行也；气数者，所以纪⑥化生之用也。天为阳，地为阴；日为阳，月为阴；行有分纪⑦，周有道理⑧，日行一度，月行十三度而有奇⑨焉，故大小月三百六十五日而成岁，积气余而盈闰⑩矣。立端于始⑪，表⑫正于中，推余于终⑬，而天度毕⑭矣。

【点评】地球绕太阳公转一周（360度）而365日，平均每天运行近似一度（古人认为地不动而日行，故曰"日行一度"）。月亮绕地球运转一周约27.32天（恒星月），平均每天运行为360度÷27.32＝13.18度。故曰"日行一度，月行十三度而有奇焉"。

帝曰：余已闻天度矣，愿闻气数何以合之？

岐伯曰：天以六六为节，地以九九制会，天有十日⑮，日六竟而

---

① 节：指腧穴。

② 昭：详明。

③ 遂：逐一。

④ 正天之度：正，确定。度，度数，指一周天的度数，共三百六十五度，是用以确定日月运行的行程与迟速的标准。

⑤ 气之数：一年二十四节气更替的常数。

⑥ 纪：通"记"，标记。

⑦ 分纪：天体上一定的区域和度数。

⑧ 周有道理：日月的周行有一定的轨道和规律。道理，指轨道、规律。

⑨ 有奇（jī 机）：有余。奇，余数。

⑩ 积气余而盈闰：二十四个节气所历的时间相加，要长于一年十二个朔望月的时间。这长出的时间累积到满约一个月时，就产生了闰月。气，指二十四节气。盈，满，指满一个月。

⑪ 立端于始：确定冬至这天的时间为每年阳气始生之日。端，指每年的冬至之日。始，首先。

⑫ 表：圭表，古代的天文学仪器，用来测量日影照射的角度，以确定日月运行的进度和校正时令节气。

⑬ 推余于终：最后再推算二十四个节气比十二个月长出的时间。余，长出（的时间）。终，最后。

⑭ 毕：尽，尽知。

⑮ 十日：十天干。依次为：甲、乙、丙、丁、戊、己、庚、辛、壬、癸。

周甲①，甲六复而终岁，三百六十日法也。

【点评】十月太阳历也是一种古老的历法，在《诗经》《夏小正》《管子》都有其遗痕，此处"三百六十日法"就是《内经》在构建生命科学知识体系的过程中应用该历法的例证。一年360日、分十月（每月36日）、分五季（称"行"，每季（行）72日）等为该历法的最大特点，《内经》中但凡涉及五季、360数、72日等内容时，就应当想到是该历法应用的实例。

本篇还运用了十二月太阳历法知识，如"大小月三百六十五日而成岁"即是，而"积气余而盈闰"，既指太阳历法的1/4日的累积"盈润"，也有"阴阳合历"的三年一闰、五年再闰、十九年七闰的累积"盈闰"，还有五运六气历法、北斗历法（《灵枢·九宫八风》）。于此可见，历法知识在《内经》生命科学知识建构中的作用。

"地以九九制会"，地，在此指月亮。天，指太阳。所以原文说："天为阳，地为阴，日为阳，月为阴""天以六六之节，以成一岁"，是按太阳历计算的，要把二十四节气配给阴历，就要"制会"。"制会"实际上就是通过置闰，以使阴历与阳历的二十四节气相符（"会"）。因为阴历是以月相的变化（即朔望月）特征为依据所制订的历法，354天为一年，与太阳历的365.25天有很大差异，每年约差11天，三年内就相差一个月的时间。如果单凭月亮位置计算年月，而不顾每年太阳的位置，那么每年的节令会因相差11天而逐年增大，对生产和生活都有很大的影响。因此就要用"积气余而盈闰"的方法，以"正（校正）天之度、气之数"，使阴历每年和太阳与地球的相对位置紧密联系。所以原文说："日行一度，月行十三度有奇焉，故大小月三百六十五日而成岁，积气余而盈闰矣。"这段文字就是讲阴历为何要置闰的理由。但在何时置闰以调整阴历，使之符合阳历的二十四节气的时间？则每在九个九十天后，即每隔大约"九九"八百一十天，就置闰月一次。通过置闰以达到"正天之度，

---

① 日六竟而周甲：用干支相配方法纪日的时候，等到十天干用过六轮之后，与十二地支（子、丑、寅、卯、辰、巳、午、未、申、酉、戌、亥）两两相配循环完毕，共六十对，可纪（记）六十日，叫作一周甲。竟，完。周甲，指干支两两相配循环完毕之后形成的一个甲子周期。由于干一为甲，支一为子，所以应称"甲子"，省称"周甲"。

气之数"的目的。当然"九九"和"六六"之数一样，是个约数，与实际置闰的时间稍有出入。但这就是"地以九九制会"的原意。

夫自古通天①者，生之本，本于阴阳。其气九州九窍，皆通乎天气。故其生五②，其气三③，三而成天，三而成地，三而成人，三而三之，合则为九，九分为九野，九野为九脏④，故形脏⑤四，神脏⑥五，合为九脏，以应之也。

帝曰：余已闻六六九九之会也，夫子言积气盈闰，愿闻何谓气？请夫子发蒙解惑焉。

岐伯曰：此上帝所秘，先师传之也。

帝曰：请遂闻之。

岐伯曰：五日谓之候⑦，三候谓之气⑧，六气谓之时⑨，四时谓之岁，而各从其主治⑩焉。五运相袭⑪，而皆治之，终期之日⑫，周而复始，时立气布⑬，如环无端，候亦同法。

【点评】"五日谓之候"中的"候"是气候变化的最小时间计量单位，即五天为一个物候变化单位。物候学与气候学相似，都是以观察各个地方、各个区域的春、夏、秋、冬四季变化的科学。《内经》把物候学知识与人体生理、病理变化密切结合，从而将其理论运用

---

① 通天：懂得（精通）天道的运行。

② 五：指五行，木、火、土、金、水五类物质及其运行。

③ 其气三：阴阳之气内涵有三。三，即指下文所说的天地人之气，或谓清阳之气、浊阴之气、阴阳合气。

④ 九野为九脏："九野为"三字，当涉上文"九分为九野"而衍。

⑤ 形脏：藏纳有形之物的脏器，为胃、大肠、小肠、膀胱四者。

⑥ 神脏：藏守无形之"神"的脏器，即五脏。心藏神、肝藏魂、脾藏意、肺藏魄、肾藏志。

⑦ 候：日行五度之物候规律。

⑧ 气：一个节气。

⑨ 时：季节。

⑩ 从其主治：要适应"候""气""时""岁"各自的主气及其主宰的时令变化而进行养生和治疗疾病。主，所主，指主宰的时令变化。治，含"治身"（养生）与"治病"二义。一说：主治，是"当旺"的意思。如木旺于春，火旺于夏，土旺于长夏，金旺于秋，水旺于冬。亦通。

⑪ 五运相袭：此木、火、土、金、水五行之气在天地间的运行变化承袭规律。

⑫ 终期(jī 机)之日：一整年的最后一天。期，一整年。

⑬ 时立气布：四季（因五行相袭而）区别，二十四节气（因五行相袭而）确定。

于指导疾病的防治，形成了早期的医学生物学，为中医学奠定了科学基础。中医学从其发生之始就把人作为自然界的一分子看待，四时气候的变化无不对人体产生一定的影响，因而要求从医者务必要掌握气候变化规律，并用以推断疾病的发生及预后，要在治疗中应顺应气候变化进行辨治，处方用药，施针灸刺。

故曰：不知年之所加①，气之盛衰，虚实之所起，不可以为工矣。

【点评】"不知年之所加，气之盛衰，虚实之所起，不可以为工矣"（即"三不知"）是《内经》为业医者所设立的门槛，也是从业者必备的知识。所谓"年之所加"，是指天文历法的推演如太阳历法对每年所余 1/4 日的置闰，每 4 年有一个闰年（称为大年），366 天等；也指五运六气理论中的气运太过不及，以及客主加临等情况；还指《灵枢·阴阳二十五人》中的"忌年"。"气之盛衰"，是指各年份及其不同季节气候变化的太过与不及。"虚实之所起"，是指不同时季节气候变化给人体造成的虚实病理改变。如在"运气七篇"中反复强调要"先立其年，以明其气"，依据气运变化的具体情况实施治病用药的处方原则等也属此例。就针刺方法而言，根据全年季节气候变化施针有《素问·四时刺逆从论》，依据月相的盈亏而施针补泻者如《素问·八正神明论》《素问·缪刺论》等。可见，诸如此类的原文知识，不懂得天文历法是难以得到合理的理解和认识。这就是《灵枢·官针》所要求的"三不知""不可以为工"的理由。

帝曰：五运之始，如环无端，其太过不及何如？
岐伯曰：五气更立②，各有所胜，盛虚之变，此其常也。
帝曰：平气③何如？
岐伯曰：无过④者也。

---

① 加：加临。为随着年份而迁移变化的客气，叠加于固定不变的主气之上。不同属性的主客之气相互叠加，则产生相应的气候。
② 五气更立：五运（五行的运行）之气更替主宰春、夏、长夏、秋、冬五时。立，主宰。
③ 平气：指五运中运行平和、无偏盛乘侮之气，即气候平和。
④ 过：单词复用，意为"太过与不及"。

帝曰：太过不及奈何？

岐伯曰：在《经》①有也。

帝曰：何谓所胜？

岐伯曰：春胜长夏，长夏胜冬，冬胜夏，夏胜秋，秋胜春，所谓得五行时之胜②，各以气命其脏③。

帝曰：何以知其胜？

岐伯曰：求其至也，皆归始春，未至而至，此谓太过，则薄所不胜④，而乘⑤所胜也，命曰气淫⑥。不分邪僻内生，工不能禁⑦。至而不至，此谓不及，则所胜妄行，而所生受病，所不胜薄之也，命曰气迫⑧。所谓求其至者，气至之时也。谨候⑨其时，气可与期⑩，失时反候⑪，五治⑫不分，邪僻内生，工不能禁⑬也。

帝曰：有不袭乎？

---

① 《经》：指《内经》中有关专述运气的篇章，为《素问》部分之"运气七篇大论"。

② 得五行时之胜：五时（春、夏、长夏、秋、冬）获得了五行按着时令的规律运行所具有正常健旺之气。胜，指正常健旺之气。

③ 各以气命其脏：五时各以其正常健旺之气赋予相应的五脏而使之发挥不同的作用。具体为：春予肝以肝木之气，夏予心以心火之气，长夏予脾以脾土之气，秋予肺以肺金之气，冬予肾以肾水之气。命，有"赋予生机"或"使……获得生机"之意。

④ 薄所不胜：侵凌被制约的某一行之气。薄，通"迫"，侵凌。所不胜，与上文中的"所胜"相对，指五行之气循环相克的关系中制约的某一方（某一行）。

⑤ 乘：欺凌，以强凌弱。

⑥ 气淫：时令未到就已出现该时令的气候、以致其相应的脏器之气过盛、混乱而且反欺对之有制约作用的脏器所造成的病。

⑦ 不分邪僻内生，工不能禁：自唐·王冰以来，包括王冰的各家一致认为这十个字乃本段下文"五治不分，邪僻内生、工不能禁"的误重，系错简所致。从之。

⑧ 气迫：指时令已到可是还未出现相应的气候、以致该时令中制约的与被制约的脏腑之气妄行而交迫所造成的病。

⑨ 候：观察。

⑩ 气可与期：五时之气的太过与不及，人均与之相应产生变化。气，指五时之气。期，约期，相应。

⑪ 失时反候：违背四季的时令变化。失、反，同义词，违背。时、候，四季、节候，泛指四季的时令。

⑫ 五治：根据五脏与五行、五时相应的道理而采用的相应的养生方法，即与五行五时相应的养生方法。治，此指养生。

⑬ 禁：此指治疗。

岐伯曰：苍天之气，不得无常也。气之不袭，是谓非常①，非常则变矣。

帝曰：非常而变奈何？

岐伯曰：变至则病，所胜则微，所不胜则甚②，因而重感于邪则死矣。故非其时则微，当其时则甚也③。

【点评】此处以"太过""不及""平气"三种气运变化对人体的影响为例，简要论述了不同季节气候变化对人体的影响，指出医生临床工作必须具备的运气知识。

所谓"太过"则"气淫"，是指气候先于时令而至，太过之气会侵犯所不胜之气，而克制所胜之气，如木气太过，就会侮金，乘土，人体也会相应地出现肝气旺，侮肺乘脾的病证；"不及"则"气迫"，是指气候晚于时令而至，即"至而不至"，同样是属气候变化与时令更迭不同步，就会有反侮发生，所生之气得不到资助也会受病，这种病理过程称为"气迫"；既无"太过"又无"不及"，气候随时令到来而按时来到之"平气"时分，气候变化虽然平和，但人体依然会发病，不过受气候变化影响较小而已。

帝曰：善。余闻气合而有形，因变以正名④。天地之运，阴阳之化⑤，其于万物，孰少孰多，可得闻乎？

【点评】其一，论"气合而有形，因变以正名"。这是从唯物主义自然观出发，阐明气不但是一个物质性的实体，而且是化生万物的基础。自然界的万物都是由阴阳二气的相互运动变化形成。自然界

---

① 非常：不循常规，即反常。

② 所胜则微，所不胜则甚：清·姚止庵："譬如木直之年，人感不正之气，病在于肺，金能平木，虽病亦微；若病在脾胃，土本畏木，木旺土虚，其病必甚。"

③ 故非其时则微，当其时则甚也：谓某一年及某一季中与五行相应的某脏器患病以后，如果该年该季不是与该脏器相应的某一行当令，则该脏器的病情就较轻、反之则重。其时，指五行中与患病的脏器相应的一行当令之时。

④ 气合而有形，因变以正名：气，指阴阳之气。形，指有形之万物。变，此言阴阳多少之变化。正，正定，确定，因强调名称的确立，须做到得义之正者，以便言顺，事成，故曰"正"。全句言有形之物皆由阴阳二气交会化合而成，各因其阴阳之气的多少而确定了不同的名称。

⑤ 天地之运，阴阳之化：互文句，参互见义，即天地阴阳之运化。

上有天，下有地，天属阳，地属阴。天地阴阳间的相互作用，产生了万物，万物各因自己的特征而命名。人是自然界万物之一员，故人也是阴阳二气交合后产生的，"气合而有形"就是讲的这个道理。如《灵枢·本神》之"天之在我者德也，地之在我者气也，德流气薄而生者也"。自然界的一切事物（包括人类）都是在阴阳二气的作用下，孳生着、存在着、发展着的。

"形"指事物的形态表征；"正名"指对事物的命名。事物的名称是由其内在本质以及表现于外的表象决定的，不同事物的本质和表象是互有区别的，但起决定作用的则是构成该事物的"气"之运动状态和结构变化，故曰"因变以正名"。

其二，论万物禀受天地阴阳之气之多少。文中提出"天地之运，阴阳之化，其于万物，孰多孰少，可得闻乎"的发问，本文虽未直接回答，但从所举草木的例子中，肯定了万物禀受阴阳之气的不同有多有少。尽管万物皆由阴阳二气所生，条件相同，但禀受的阴阳二气是有差别的，这就表现为世界万物千差万别的复杂性。原文以草之五味变化"不可胜极"，五色变化"不可胜视"，以此说明万物的复杂内涵。当然，万物变化的千差万别，不仅与禀受阴阳的多少有关，还与万物本身的物种有关，与土壤气候等条件有关，对此不能简单化。另外，人作为自然的一员，也有禀受阴阳之气多少的问题，所以本段最终目的是要从自然到人，再到五脏六腑的差别逐步深入。

岐伯曰：悉哉问也，天至广不可度，地至大不可量，大神灵①问，请陈其方。草生五色②，五色之变，不可胜视；草生五味，五味之美，不可胜极。嗜欲不同，各有所通③。

【点评】论"嗜欲不同，各有所通"。由于万物禀受阴阳之气的多寡有区别，因而各种事物就有了自身的本质、自己的特点和运动变

---

① 大神灵：对黄帝的尊称。清·孙鼎宜："大神，赞帝之称。"灵，谓高明、深奥。

② 五色：青、赤、黄、白、黑。属于可以概括一切颜色的类型性颜色。下文"五色修明"的"五色"，指人的气色、面色。

③ 嗜欲不同，各有所通：此言万物对自然界物质的客观需求不同，各有一定的选择性。嗜欲，即嗜好，需求。通，应也。

化的不同规律，这就决定了自然界事物呈现出千差万别复杂性的缘由，如以草木为例，其禀受阴阳之气多少的差异，就决定其内在的本质不同，故草之五味变化"不可胜极"，其五色变化"不可胜视"，并以此为喻人体之内脏，有脏与腑、阴脏阳脏的区别等。人体与自然界相通相应，由于内脏间有着本质的差异，因而五脏分别与外界事物所通不一，如"五气入鼻，藏于心肺""五味入口，藏于肠胃"即是其例。《素问·至真要大论》也有"五味入口，各归所喜，故酸先入肝，苦先入心，甘先入脾，辛先入肺，咸先入肾"之论，此正说明了五脏各自的本质不同，对五色、五味的嗜欲而"各有所通"。这就提示了如何从本质上识别事物的认知方法。

天食人以五气，地食人以五味①。五气入鼻，藏于心肺，上使五色修明②，音声能彰。五味入口，藏于肠胃，味有所藏，以养五气③，气和而生，津液相成，神乃自生④。

【点评】"天食人以五气，地食人以五味。"五味、五气是指维持人体生命活动最基本物质的泛称，气虽通于肺，但心肺中的气血交会才能收藏为用；肠胃受纳水谷，经消化吸收，把营养物质输布全身，气味相合，产生机体所需要的营养物质，供给脏腑才能发挥正常功能，从而表现出正常的生命活动，即"神乃自生"。"心荣面色，肺主音声"（王冰注），血能荣养于色，"上使五色修明"，气出则为声，故"音声能彰"。可见，人的生命活动状态是可以通过面色、声息等表征予以诊察、分析和判断的。这就是中医临床认知疾病的基本思路。

帝曰：藏象⑤何如？

---

① 天食人以五气，地食人以五味：食，同"饲"。五气，即风、寒、暑、燥、湿，此泛指自然界之清气，亦即供人呼吸之气。五味，指酸、苦、甘、辛、咸，此泛指饮食物。

② 修明：修，修饰也。明，明亮润泽。

③ 五气：五脏之气。

④ 津液相成，神乃自生：后天水谷之精气充足，则人体生命活动正常。津液，指后天所生成的精气，为神活动的物质基础。神，指整个人体的生命活动现象。

⑤ 藏象：明·张介宾："象，形象也。藏居于内，形见于外，故曰藏象。"

岐伯曰：心者，生之本①，神之变②也，其华③在面，其充④在血脉，为阳中之太阳⑤，通于夏气。肺者，气之本，魄⑥之处也，其华在毛，其充在皮，为阳中之太阴⑦，通于秋气。肾者，主蛰⑧，封藏之本，精之处也，其华在发，其充在骨，为阴中之少阴，通于冬气。肝者，罢极之本⑨，魂⑩之居也，其华在爪，其充在筋，以生血气，其味酸，其色苍⑪，此为阳中之少阳⑫，通于春气。脾、胃、大肠、小肠、三焦、膀胱者，仓廪⑬之本，营⑭之居也，名曰器⑮，能化糟粕，转味而入出者也，其华在唇四白⑯，其充在肌，其味甘，其色黄，此至阴之类，通于土气⑰。

【点评】论藏象。"藏象"一词，非常精辟地表达了五脏之本及与外象间的辩证关系。此节明确提出了"五脏为本"的观点："心者，生之本""肺者，气之本"……明确指出精、气、血、津液、神的主要

---

① 生之本：即生命的根本。

② 变：《太素》中作"处"，当是。

③ 华：精华，光华，荣华，为表现于外的精华之象。

④ 充：充养的器官或组织，充养的对象。

⑤ 阳中之太阳：前"阳"字指部位，后"阳"字指功能特性及所通应的季节阴阳之气的多少。

⑥ 魄：指神的部分功能表现，言人出生后的本能活动及一些感知活动。

⑦ 阳中之太阴：肺居胸中阳位，但其性主收敛、肃降，应于秋气，秋为少阴之气，故当为"阳中之少阴"。《甲乙经》《太素》均作此说。

⑧ 蛰：昆虫伏藏谓蛰。此指肾脏藏精的功能，有生机内藏之意。

⑨ 罢极之本：罢极，历代注家见解不一。罢，免除，停止。极，劳困。肝藏血主筋，能耐劳作而消除疲劳，故为罢极之本。

⑩ 魂：指神的部分功能表现。言人的感性、知性、悟性。

⑪ 其味酸，其色苍：据北宋林亿等的《新校正》，这二句六字与下文的"其味甘、其色黄"六字，应为衍文。

⑫ 阳中之少阳：肝居下焦阴位，通于春季，具有少阳生发之性，故当为"阴中之少阳"。

⑬ 仓廪：比喻脾胃对饮食水谷的受纳运化功能。

⑭ 营：营气。为饮食水谷化生的精气，运行于脉中，有化生血液、营养周身和收舍神志的功用。

⑮ 器：容器。比喻胃肠、三焦、膀胱等器官的作用。

⑯ 唇四白：口唇四周。

⑰ 至阴之类，通于土气：至，到达，往复。脾居中焦，其气转枢，交通上下，使周身气机得以升降、往复；脾主长夏，长夏居于春夏与秋冬阴阳之交，属土。故称脾为"阴中之至阴"。脾主运化水谷，与六腑关系密切，故云脾、胃、大肠、小肠、三焦、膀胱诸腑为至阴之类，通于土气，与水谷代谢密切相关。

藏处是五脏，是生命活动的根本，也与"血脉营气精神者，此五脏之所藏也……是故五脏主藏精者也，不可伤，伤则失守而阴虚，阴虚则无气，无气则死矣"（《灵枢·本神》）的论述相呼应，突出了人体以五脏为中心，联系了人体的各个器官，构成一个以五脏为中心的五大生理系统，从而成为有机的统一体，强调五脏在人体的重要性。

"心者，神之变也""肺者，魄之处也"……是古人通过长期的生活实践和临床观察认识到人的精神思维活动分五种形式，由心统管，分属五脏，这和西医学精神活动归属于脑一个器官有很大的不同。因五脏参与精神活动，故将五脏称之为"五神脏"，而"五神"活动的物质基础依赖于五脏所藏的精气。

本节论述了五脏与组织（体、华、窍）结构的关系、五脏与四时的关系等内容，都是藏象理论的基础。

"藏象"二字，最早见于本篇，"藏"之义有三：一为脏，指人体的内脏，具有一定形态的组织器官，如五脏六腑；二指内藏，躯壳在外，人体内脏藏于躯壳之内；三指包纳收藏，言内脏藏精、气、血、脉、神。"象"之义亦有三：一指现象，内脏活动表现于外的现象，如心脏活动正常则可见面色红润光泽，脉搏和缓有力。肺脏功能正常，则呼吸均匀，皮肤润泽等；二指形象，即任何内脏都有一定的形态；三指内脏与自然界相关联事物之间的联系，如四时、五味、五化、五方、五音等即是。

"藏象"之义亦可纳之为三：

其一，通过内脏活动表现于外的现象来研究内脏活动的规律。"有诸内必形诸外"，内有脏腑活动，其外必有象可察。张介宾说："脏居于内，形现于外，故曰藏象。"王冰说："脏者，藏也，言腹中之所藏也。象谓所现于外可阅者。"藏象二字突出地说明了中医研究内脏活动规律的方法，主要是通过外象（包括生理病理之象）来研究了解内脏的活动规律的，并不完全依赖于形态解剖。中医的脏腑理论是长期的大量的实践经验的产物，经过这种生动的实验得出的中医理论是有科学根据的。近有所谓"黑箱理论"，即不打开黑箱，而判断黑箱内情况，以此说明藏象理论的科学性，可以参考。

其二，藏象指内脏的形象而言。说明中医学对内脏的认识依一定的解剖理论为依据，如《难经·四十二难》所说之"心重十二两，中有七孔三毛，盛精汁三合"者是。"三毛"可能指心脏的脉络组织，七孔可能指心脏瓣膜的开口，精汁指心脏内的血液，这种认识是符合心脏解剖特征的。《医学入门》对心脏形体的描述更加逼真："有血肉之心，形如未开之莲花，居肺下膈上是也。"就明确地说明了心脏的解剖位置及形态特征。中医学对解剖的记载是很早的，如《灵枢·经水》之"若夫八尺之士，皮肉在此，外可度量切循而得之，其死可解剖而视之。"由于社会条件的限制，解剖学虽然诞生很早，但却没有得到相应的发展，因而对脏腑组织器官的认识并不完全依赖解剖学的成就。

其三，藏象指内脏活动有自然界的物象与之相应，如本文提出的心为"阳中之太阳，通于夏气"。就是将心与自然界四季中的夏季相对应，说明心为火脏，以阳气为主，具有温煦全身的特性。张志聪说："论脏腑之形象，以应天地阴阳也。"心脏的生理之象和病理之象可通过所连属的体华窍等组织器官表现于外。如心的功能正常，脉搏有力，神采奕奕，思维敏锐。

关于藏象这段原文，是中医学关于脏腑方面最重要的篇段，它奠定了脏腑学说基础，在后世生理、病理、诊断、辨证诸方面都有广泛的意义。自本篇提出"藏象"二字后，后世医家进行了发挥和补充，丰富了藏象学说的内容，并把有关脏腑的理论编在一起，理论化系统化后形成了中医独特的藏象学说。如滑伯仁《续素问钞》，张介宾《类经》，李中梓《内经知要》等都以藏象为篇名，主要研究脏腑的生理功能、病理变化及其相互关系。

藏象学说在发展过程中形成自己的特点：其一，本质和现象的关系。藏居于内为本质，象现于外为现象，本质不同于现象，但本质与现象相联系，透过现象求本质。其二，生理和病理的关系。二者相互印证，论述生理以病理为反证，论述病理以生理为依据。其三，局部和整体的关系，突出重点，强调整体，整体由局部组成，局部是整体的一部分，又隶属于整体，局部可体现整体，在生理上形成了以五脏为中心的五大系统，五脏之中以心为主。其四，脏腑是生理病理的概念，是功能单位，不单纯指解剖概念。因此，中医和西医皆谈脏腑，但有质的区别，不能相提并论，更不能对号入座，生搬硬套。

凡十一脏，取决于胆也①。

【点评】关于十一脏取决于胆的问题，历代解释不一，王冰认为"胆者，中正刚断无私偏，故十一脏取决于胆也。"李东垣则从胆主少阳春生之气立说，指出："胆者，少阳春生之气，春气升则万化安，故胆气春升，则余脏安之，所以取决于胆也。"张介宾则指出："惟胆以中虚，故属于腑，然藏而不泻，又类乎脏。故属少阳为半表半里之经，亦曰中正之官，又曰奇恒之腑，所以能通达阴阳，而十一脏皆取乎此也。"纵观各家之说，均从胆的功能方面加以阐释，然与上文义实属牵强，因文中"凡"以上所述脏腑只有十个，若言"十一脏"则包括胆本身，这就很难自圆其说，殊不知此"十一脏"当为"土脏"之误。古代书刊多是竖排，在传抄过程中有误将两字合为一者，亦有将一字误为二字者，此即将"土"字误抄成"十一"。从医理言，《灵枢·本输》云："肝合胆，胆者中精之府。"赵献可《医贯》曰："饮食入胃，犹水谷在釜中，非火不熟，脾能化食，全赖少阳相火之无形者。"张锡纯亦指出："为其寄生相火也，可借火以生土，脾胃之饮食更赖其腐熟。"说明在生理上，脾胃对饮食水谷的消化、吸收、排泄依赖于肝胆疏泄及胆汁的正常分泌，反之，肝胆疏泄失职，则将导致脾胃功能失常，所以说原文应是"土脏取决于胆"。又有人认为"取决"为"阙"的切音，即指上文十一个内脏(即五脏五、六腑六，共十一脏)阙胆的内容。故云此七字为注文窜入。此说也有可取之处。当然，以上这些分析是否完全准确还待进一步探讨。

故人迎②一盛③，病在少阳④；二盛，病在太阳；三盛，病在阳明；

---

① 凡十一脏，取决于胆也：众说不一，以"十一"乃"土"字之误的观点较妥。

② 人迎：切脉的部位，在结喉两侧的颈动脉搏动处。

③ 一盛：大一倍。下文"二盛""三盛""四盛"即大二倍、大三倍、大四倍。盛，指脉大。

④ 少阳：指少阳经脉。下文中的"太阳""阳明""厥阴""少阴""太阴"，都是就经脉而言的。

四盛已上，为格阳①。寸口②一盛，病在厥阴；二盛，病在少阴；三盛，病在太阴；四盛已上，为关阴③。人迎与寸口俱盛四倍已上，为关格④，关格之脉赢⑤，不能极⑥于天地之精气，则死矣。

【点评】此节专论人迎寸口二部合参诊脉方法，而《内经》中的诊脉方法较多，除三部九候诊法(《素问·三部九候论》)、独取寸口诊法、虚里诊法外，还有人迎寸口二部诊脉方法。原文有"气口候阴，人迎候阳"之论(《灵枢·四时气》)之论，就是这种二部合参诊法的运用依据。张介宾注释说："气口在手，手太阴肺脉也，气口独为五脏主，故以候阴；人迎在颈，阳明胃脉也，胃为六腑之大源，故以候阳。"张氏之解，淋漓尽致。此种诊脉方法在《内经》中广泛地运用于经脉病证的诊察，如《灵枢·经脉》中，凡阳经之实证，人迎脉皆大于气口脉，而虚证则皆反小于气口。反之，诸阴经之实证，气口脉皆大于人迎脉，而虚证则皆反小于人迎。其他篇也有运用这一诊脉方法的记载。可见，这一诊法在《内经》时代的运用是很普遍的。

五脏生成⑦篇第十

心之合⑧脉也，其荣⑨色也，其主⑩肾也；肺之合皮也，其荣毛也，其主心也；肝之合筋也，其荣爪也，其主肺也。脾之合肉也，其荣唇

---

① 格阳：因阳气盛极，损伤阴气而致的阴阳失和。

② 寸口：切脉的部位，在手腕的桡动脉处。

③ 关阴：因阴气太盛而损伤阳气所致的阴阳失和、隔绝不通的病，多见小便不通。

④ 关格：阴阳盛极的实证。阴气盛极为关，阳气盛极曰格，阴阳俱盛、两不相协为关格。

⑤ 赢：《新校正》："详'赢'当作'赢'。脉盛四倍以上，非赢也，乃盛极也，古文"赢"与"盈"通用。"赢，音义同"盈"，有余之意。

⑥ 极：通。

⑦ 五脏生成：五脏即心、肝、脾、肺、肾。生，相生；成，相成。本篇从生理、病理以及诊断等方面论述了五脏之间及五脏与五体、五色、五味、五脉之间的相生、相克、相反、相成关系。吴崑说："五脏未病有相生成之理；五脏已病，亦有相生相成之理。"故名曰"五脏生成"。

⑧ 合：配合。人体内有肝、心、脾、肺、肾五脏，外有相应的筋、脉、肉、皮、骨与之外内表里配合，叫作"合"。

⑨ 荣：荣华、精华。

⑩ 主：制约者。明·张介宾："心属火，受水之制，故以肾为主。"

也，其主肝也；肾之合骨也，其荣发也，其主脾也；是故多食咸，则脉凝泣①而变色；多食苦，则皮槁而毛拔；多食辛，则筋急而爪枯；多食酸，则肉胝䐢而唇揭②；多食甘，则骨痛而发落。此五味之所伤也。故心欲苦，肺欲辛，肝欲酸，脾欲甘，肾欲咸，此五味之所合③也。

【点评】本节从"所荣""所合"两个方面论证了五脏与体表组织的关系："合"，有配合、连属之意，此指五脏与五体间的联系。"荣"，有显现、荣华之意，指五脏之精气荣养并显现于特定的体表组织。如血液在人体内正常运行，"流行不止，环周不休"（《素问·举痛论》），在心与脉共同作用下，才能维持正常功能。因人之"十二经脉，三百六十五络，其血气皆上于面"（《灵枢·邪气脏腑病形》），心之血脉功能正常，面部得到气血荣养则红润而有光泽，故曰"心之合脉也，其荣色也"，此处的色主要指面色。临床医生就是通过观察面部色泽，用以判断心主血脉功能状态，是中医临床察病的机理模式。依据长期生活的体验和实践观察知识的积累，诸如"下有渐洳，上生苇蒲，此所以知形气之多少也"（《灵枢·刺节真邪》），是通过观察苇蒲的生长状况来判断地下土质的肥瘠，这是该体验的真实写照。古人就是在这样大量认知经验积累的前提下，形成了"司外揣内，司内揣外"的诊法思维背景，将人体内在脏腑组织的功能活动状况与外在表现之间类比为"日与月焉，水与镜焉，鼓与响焉"的关系。因为"夫日月之明，不失其影；水镜之察，不失其形；鼓响之应，不后其声。动摇则应和，尽得其情"，所以就能取得"合而察之，切而验之，见而得之，若清水明镜之不失其形也"的推理效果。如若见有"五音不彰，五色不明"的现象，就可能反映病人在内"五藏波荡"的病理改变。这也是此处论述五脏之"所合""所荣"的实践价值。

原文认为，心，"其主肾也"；肺，"其主心也"等，指出了五脏之间的制约关系，即后世说的五脏相克关系。这种相互制约的关

---

① 泣：通"涩"，血凝于脉而不畅。
② 肉胝䐢（zhī zhòu 支皱）而唇揭：谓皮肉厚而皱缩，嘴唇高而翻出。胝，皮肉厚。䐢，揭，掀起，翻起。
③ 合：相宜，适宜。

系，维持着脏腑间平衡协调的生理活动，正如《素问·六微旨大论》"亢则害，承乃制，制则生化"理论在藏象理论中的应用。如心"其主在肾"，说明心必须受肾的制约，才能发挥正常功能，心属火，肾属水，肾水上济心火，心火才不会过亢伤阴。同时肾之所以能发挥对心的有效制约作用，又是赖脾的制约，因为肾"其主脾"。余脏类推。五脏之间的制约关系一旦异常，就会造成五脏病理上的相互影响。如一脏制约作用太过，最易损伤被己所制之脏，同时也有害于制己之脏；若制约不及，除了容易被制己之脏伤害外，还可受到己所制之脏的伤害。

五脏之气①，故色见青如草兹②者死，黄如枳实③者死，黑如炲④者死，赤如衃血⑤者死，白如枯骨者死，此五色之见死也。青如翠羽⑥者生，赤如鸡冠者生，黄如蟹腹者生，白如豕膏⑦者生，黑如乌羽者生，此五色之见生也。生于心，如以缟裹朱⑧；生于肺，如以缟裹红⑨；生于肝，如以缟裹绀⑩；生于脾，如以缟裹栝楼实⑪；生于肾，如以缟裹紫⑫。此五脏所生之外荣也。

【点评】在长期临床实践中，《内经》作者观察到体内五脏的变化，可以在面部反映出相应的色泽，并总结了一套比较系统的色脏相关理论和以五色察五脏的诊断方法，本篇重点介绍了五脏死、病、常三方面的色泽。其中有生机之色"如翠羽""如豚膏"等，即为常色，也谓"生色"；而无生机之色"如枯骨""如衃血"皆为死色，

---

① 气：色气，色泽。
② 草兹：草席。《尔雅·释器》："蓐，谓之兹。"清·高世栻："死草之色，青兼白也。"
③ 枳实：药名，颜色青黄不泽。
④ 炲（tái 台）：烟煤的灰。
⑤ 衃（pēi 胚）血：唐·王冰："谓败恶凝聚之血，色赤黑也。"
⑥ 翠羽：翠鸟的羽毛，其色青而光泽。
⑦ 豕（shǐ 史）膏：猪的脂肪。
⑧ 以缟（gǎo 音搞）裹朱：言隐然红润光泽之色。缟，纯白色的精细生绢。朱，朱砂，朱色，正红色。
⑨ 红：粉红色。
⑩ 绀（gàn 干）：深青透红之色。
⑪ 栝楼实：药名，其色黄。
⑫ 紫：紫红色。

是内脏精气衰竭的征兆，即为"死色"；"如以缟裹朱""如以缟裹紫"等润泽含蓄之色皆为常色。总之，但凡正常的色泽，当明润光泽，隐而不露，含蓄有神，如有"缟裹"，具有含蓄、隐而不露的特点；凡色有光泽，则病易治，预后较好，如肝病色见"青如翠羽"，称"见生"色，亦即善色；凡本脏色兼见制己之脏色或色失光泽者，预后不良，即谓死色，如肝之死色为"青如草兹"，即是青中兼白之色；肺之死色为"白如枯骨"，即是白无光泽。这些内容既是《内经》时代的临床经验结晶，也是后世乃至今日临床望色诊病的理论源泉。

色味当①五脏：白当肺，辛；赤当心，苦；青当肝，酸；黄当脾，甘；黑当肾，咸。故白当皮，赤当脉，青当筋，黄当肉，黑当骨。

【点评】此处从五脏的生理方面论及与五味的关系，也就是五脏对不同的药食之味有一定亲和性，与《五脏生成》"心欲苦，肺欲辛，肝欲酸，脾欲甘，肾欲咸，此五味之所合也"论述相一致。

诸脉者皆属②于目，诸髓者皆属于脑，诸筋者皆属于节，诸血者皆属于心，诸气者皆属于肺，此四支八谿③之朝夕④也。

【点评】此处原文专论了脉、髓、筋、血、气与脏腑组织器官的连属关系，并概以"此四肢八溪之朝夕也"，指出了脉髓筋血气均与四肢肘、腋、髀、膝等部位密切关联，须臾不可分离。从经脉的维度言之，"八溪"是其循行的必经之处，也必然是气血灌注之地，故《灵枢·邪客》有"八虚者，皆机关之室，真气之所过，血络之所游"之论；从骨节的维度言之，"八溪"为人身之大关节，既是筋、肉、骨骼聚集之处，也是骨髓溢泽部位。显然，此处是以五脏与脉、髓、筋、血、气的关系推论出五脏与筋肉关节的联系，进一步突出"五脏为本"的理念。

---

① 当：合，合于，与……相合。
② 属：联属，统属。
③ 八谿(xī 西)：指两臂的肩、肘和两腿的髋、膝八大关节。
④ 朝夕：同"潮汐"。明·张介宾："朝夕，即'潮汐'之义。言人身气血往来，如海潮之消长。"

故人卧血归于肝，肝受血而能视，足受血而能步，掌受血而能握，指受血而能摄。卧出而风吹之，血凝于肤者为痹，凝于脉者为泣，凝于足者为厥，此三者，血行而不得反其空①，故为痹厥也。

【点评】在论述脉、髓、筋、血、气与五脏关系之后，原文以血的循行状态受肝脏调节为例，论述其生理以及循行失常所致的相关病证。其中"人卧血归于肝……指受血而能摄"，突出了血行状态受肝脏调节的观点，说明"肝藏血"（《灵枢·本神》）含有动态调节的作用，此正如张介宾所注那样，"人寤则动，动则血随气行于阳分而运行诸经；卧则静，静则血随气行于阴分而归于肝"。

同时，原文从生理、病理两个方面阐述了血是维持人体功能活动的物质基础的看法。就生理功能而言，列举眼、足、指等组织器官必须在血气的滋养下，才能发挥正常的视、走、握、摄功能之例，强调了血液的濡养作用；在病理方面，列举了不良因素导致血行阻滞，便可产生疾病，如"卧出而风吹之，血凝于肤者为痹，凝于脉者为泣，凝于足者为厥"，其共同的病理基础就是"血行不得反其空"，即血气凝滞，局部经络受阻。可见，血气在经脉中之常态为"流行不止，环周不休"，一旦循行瘀阻，便是病态。

人有大谷十二分，小谿三百五十四名②，少十二俞③，此皆卫气④之所留止，邪气之所客也，针石缘⑤而去之。

【点评】此处"十二分""十二俞"以应天文中十二辰、历法中十二月太阳历法、太阴历法之一年十二个月，"三百五十四名"之数，应合太阴历法中小年354天。所以《内经》反复强调学习经文务必要

---

①　反其空：谓（血行）流注到关节孔窍。反，同"返"，这里反训为"到"，指（血）流到。空，指人体的关节、孔窍。

②　大谷十二分，小谿三百五十四名：唐·杨上善："小曰谿，大曰谷，谿谷皆流水处也。故十二经脉名为大谷，三百六十五络名曰小谿。"

③　十二俞：指十二个脏腑的背俞穴。

④　卫气：源于饮食水谷、化生于脾胃而行于脉外的气。其性刚悍属阳，运行迅速流利，有温养内外、护卫肌表、抗御外邪、滋养腠理、启闭汗孔等功能。

⑤　缘：因，据。

"上知天文"(《素问·著至教论》)的理由。

诊病之始①，五决②为纪，欲知其始，先建其母③。所谓五决者，五脉④也。是以头痛巅疾⑤，下虚上实⑥，过⑦在足少阴、巨阳⑧，甚则入肾；徇蒙招尤⑨，目冥耳聋，下实上虚，过在足少阳、厥阴，甚则入肝；腹满膜胀⑩，支鬲胠胁⑪，下厥上冒⑫，过在足太阴、阳明；咳嗽上气，厥⑬在胸中，过在手阳明、太阴；心烦头痛，病在鬲中⑭，过在手巨阳、少阴。

【点评】"诊病之始，五决为纪，欲知其始，先建其母"中的"五决"，即"谓以五脏之脉，为决生死之纲纪也"（王冰注）。"先建其母"即先确立胃气有无。原文突出了脏腑经脉在诊病中的作用，只有明确了疾病所在何经、在何脏，以及其原因、性质，才能有效地治疗用药。

原文在指出疾病的定位诊断重要性的同时，着眼于经脉的表里关系，列举头痛等十多种病候的辨证。《内经》中疾病证候的辨证方法多种多样，如有从脏腑辨证的，有从经络辨证的，有从六气辨证的，也有从表里、阴阳辨证的。只要融会贯通，灵活应用，各种方

---

① 始：单词复用，义为"始终""自始至终"。下文"知其始"的"始"，指疾病的起始。
② 五决：以五脏应时之脉来判断疾病。决，辨也，判断。
③ 母：指应时脉象中的胃气。明·吴崑："母，应时胃气也。如春脉微弦，夏脉微钩，长夏脉微软，秋脉微毛，冬脉微石，谓之中和而有胃气。"
④ 五脉：五脏的应时脉象。
⑤ 巅疾：指头部病证。巅，山顶，此喻人的头部。
⑥ 下虚上实：明·李中梓："下虚，少阴肾虚也；上实，巨阳膀胱实也。肾虚不能摄巨阳之气，故虚邪上行而为头痛。"
⑦ 过：疾病。
⑧ 巨阳：太阳，指太阳经脉，包括手太阳小肠经和足太阳膀胱经。此指足太阳膀胱经。
⑨ 徇蒙招尤：指头晕目眩，摇动不已。徇，通"眴"，目眩。蒙，同"矇"，目视不明。招尤，即"招摇"，指头摇。尤，通"摇"。
⑩ 膜(chēn 琛)胀：胀满，腹膈胀满。
⑪ 支鬲胠(qū 驱)胁：谓胸膈胁肋部就像有物支撑着一样。支，撑。鬲，通"膈"，腋下胁上的部位。
⑫ 下厥上冒：指下部气逆，而致头目昏眩。冒，通"瞀"，目昏眩。
⑬ 厥：指气逆。
⑭ 心烦头痛，病在鬲中：《甲乙经》中作"胸中痛，支满，腰背相引而痛"。似是。

法无不具有临床意义。

夫脉之小大滑涩浮沉，可以指别；五脏之象，可以类推；五脏相音①，可以意识；五色微诊，可以目察。能合脉色，可以万全。

赤脉之至也，喘②而坚，诊曰有积气在中，时害于食，名曰心痹③，得之外疾，思虑而心虚，故邪从之；白脉之至也，喘而浮，上虚下实，惊，有积气在胸中，喘而虚，名曰肺痹，寒热，得之醉而使内④也；青脉之至也，长而左右弹⑤，有积气在心下支肤，名曰肝痹，得之寒湿，与疝同法，腰痛足清头痛；黄脉之至也，大而虚，有积气在腹中，有厥气，名曰厥疝⑥，女子同法⑦，得之疾使四支汗出当风；黑脉之至也，上坚而大，有积气在小腹与阴⑧，名曰肾痹，得之沐浴清水⑨而卧。

凡相五色之奇脉⑩，面黄目青，面黄目赤，面黄目白，面黄目黑者，皆不死也；面青目赤，面赤目白，面青目黑，面黑目白，面赤目青，皆死也。

【点评】原文以五脏痹的形成和辨识为例，从病因、病机、证候、诊断等方面对五脏异常色脉所主病证作了较系统的记载，旨在突出察色按脉在诊断方面的重要性，如"赤脉之至也，喘而坚，诊曰有积气在胸中，时害于食，名曰心痹，得之外疾，思虑而心虚，故邪从之"。认为面色赤，脉象急数而坚硬者，病机为气结胸中，说明本病的形成，一是因为思虑太过，"怵惕思虑则伤神"（《灵枢·本神》），神伤则心虚；二是外邪乘虚入侵，心脉痹阻不通，故

---

① 相音：明·张介宾："相是形相(形貌)，如阴阳二十五人形；音是五音，如肝音角、心音徵、脾音宫、肺音商、肾音羽。"

② 喘：比喻脉来急迫、急促。

③ 心痹：清·张志聪："积气痹闭于心下也。"

④ 使内：指行房事。

⑤ 长而左右弹：明·张介宾："言两手俱长而弦强也。弹，搏击之义。"

⑥ 厥疝：明·张介宾："脾虚则木乘其弱，水无所畏，而肝肾之气上逆，是为厥气；且脾、肝、肾三经皆结于阴器，故名曰厥疝。"

⑦ 女子同法：清·高世栻："女子无疝，肝木乘脾之法则同也。"

⑧ 阴：此指前阴部。

⑨ 清水：凉水。清，同"凊"，凉也。

⑩ 之奇脉：因本段仅言色诊，未言脉诊，《甲乙经》所引无此三字。当是。

病名叫作心痹。

原文"凡相五色……面黄目青，面黄目赤，面黄目白，面黄目黑者，皆不死也"，说明观察面目色泽，可以帮助判断疾病的预后。从原文记载的内容来看，其意义有两点：凡面见黄色者，预后较好；反之无黄色兼见，预后不良。因为黄色为脾胃所主，面有黄色说明胃气尚存，有胃气则生，故虽病"皆不死"；而无黄色则表明胃气已败，无胃气则死，故病不得愈而曰"皆死也"。此论有待于临床进一步观察。

五脏别论①篇第十一

黄帝问曰：余闻方士②，或以脑髓为脏，或以肠胃为脏，或以为腑，敢问更相反，皆自谓是，不知其道，愿闻其说。

岐伯对曰：脑、髓③、骨、脉、胆、女子胞④，此六者，地气之所生⑤也，皆藏于阴而象于地⑥，故藏而不泻⑦，名曰奇恒之府⑧。夫胃、大肠、小肠、三焦、膀胱，此五者，天气之所生也，其气象天⑨，故泻

---

① 五脏别论：本篇为《内经》论述藏象学说的重要篇章之一。首先论述了五脏、六腑、奇恒之腑的功能特点及其区别和关系，说明了脏腑分类的基本依据。继而讨论了五脏病变上察鼻窍，下察魄门，中察气口的原理及意义，补充了五脏之象的内容。并进一步论述了心理因素在治疗中的作用，提倡医学科学，反对迷信鬼神。可见本篇一则对内脏进行了区别，二则强调五脏之象的甄别，三则有别于其他论述脏腑的篇章。

② 方士：指求仙、炼丹、自言能长生不死之人。后泛称医、卜、星、相之流为方士。此指懂得医理的人，或医生。

③ 髓：此指脊柱，以与脑、骨相区别。

④ 女子胞：即子宫。

⑤ 地气之所生：地气，即阴气。地气之所生，即禀受于阴，其性属阴之意。

⑥ 藏于阴而象于地：谓脑、髓等六者的作用是藏纳阴精，就像大地藏纳万物一样。于，助词，协调音节。无义。阴，指阴精。

⑦ 泻：这里是"转输与排泻"或"接纳、转输与排泻"的意思。

⑧ 奇恒之府：唐·王冰："出纳之用有异于六腑，故言藏则不泻，名曰奇恒之府。"清·高世栻："奇，异也；恒，常也。言异于常府也。"府，同"腑"。

⑨ 其气象天：胃、大肠、小肠、膀胱、三焦等五者的共同功能是运化水谷，传化不已，像天阳之气运转不息，故以"天"喻之。

而不藏，此受五脏浊气①，名曰传化之府②，此不能久留输泻③者也。魄门亦为五脏使④，水谷不得久藏。

所谓五脏者，藏精气而不泻也⑤，故满而不能实⑥；六腑者，传化物而不藏，故实而不能满也。所以然者，水谷入口，则胃实而肠虚；食下，则肠实而胃虚。故曰实而不满，满而不实也。

【点评】论内脏分类。从原文可以看出，当时人们对脏腑的归类比较混乱，即使一些颇懂医理的方士，有的将脑髓称为脏，有的将肠胃称为脏，有的看法完全相反。《素问》中有些篇章也有这种情况，如《素问·灵兰秘典论》就有"十二脏之相使"，《素问·六节藏象论》也有"凡十一脏取决于胆"，有把五脏六腑称之为"脏"的。以上说明当时命名为脏、为腑、为奇恒之腑的标准、依据均存在分歧。因此，对脏腑的分类，确定一个比较准确的客观标准，以便医者有所遵循，就显得很重要，这就是本篇立论主旨。究竟脏与腑有何区别呢？本篇从生理功能和生理特征上予以鉴别，即所谓"藏"与"泻"，"满"与"实"。

帝曰：气口⑦何以独为五脏主？
岐伯曰：胃者，水谷之海，六腑之大源也。五味⑧入口，藏于胃以

---

① 此受五脏浊气：受，接受、受纳。浊气，代谢产物。此句言传化之腑接受五脏的糟粕浊气输泻于体外。

② 传化之府：唐·王冰："言水谷入已，糟粕变化而泻出，不能久留住于中，但当化已输泻令去而已，传化诸物，故曰传化之府。"传化，传输转化。

③ 输泻：谓输精华于五脏，泻糟粕于体外。泻，这里即"排泻"的意思。

④ 魄门亦为五脏使："魄"，通"粕"。魄门指排泄糟粕之门，即肛门。使，役也。此句言魄门也为五脏主使和所用，与五脏有着密切的关系。

⑤ 泻：通"泄"，使动用法，"使……散失"的意思。

⑥ 满而不能实……实而不能满：满，前者作"充满"解，后者同"懑"，有闭塞不通之义。实，有充实、旺盛之义。"满而不能实，"言五脏属阴，主藏精气，精气宜充满，静而内藏，至贵难实。"实而不能满"，言六腑属阳，主纳泻水谷，虽局部充实但动而运转不息，不能闭塞不通。

⑦ 气口：诊脉部位，在手腕上桡骨内侧的桡动脉上。

⑧ 五味：这里泛指各种味道的饮食。

养五脏气，气口亦太阴①也。是以五脏六腑之气味，皆出于胃，变见②于气口。故五气③入鼻，藏于心肺，心肺有病，而鼻为之不利也。

【点评】论寸口诊法原理。本节论述了脏腑与气的关系，也成为诊脉独取寸口的主要理论。气口，也叫"脉口""寸口"，属手太阴肺经。张介宾说："气口之义，其名有三：手太阴，肺经脉也，肺主气，气之盛衰见于此，故曰气口；肺朝百脉，脉之大会聚于此，故曰脉口；脉出太渊，其长一寸九分，故曰寸口。是名虽三，其实则一也。"解释了为何叫"寸口""脉口""气口"。所谓"气口亦太阴也"，是指"气口本属太阴，而曰亦太阴者何也？盖气口属肺，手太阴也。布行胃气，则在于脾，足太阴也。按《营卫生会》篇曰'谷入于胃，以传于肺，五脏六腑皆受气。'《厥论》曰：'脾主为胃行其津液者也。'《经脉别论》曰：'饮入于胃，游溢精气，上输于脾，脾气散精，上归于肺'。然则胃气必归于脾，脾气必归于肺，而后行于脏腑营卫。所以气口虽为手太阴，而实即足太阴之所归，故曰气口亦太阴也"（张介宾注）。因此"气口亦太阴也"实指足太阴脾，说明气口虽为手太阴之脉，但却汇聚了五脏六腑之水谷精华，故而说明了五脏与气口的密切关系，是诊寸口脉以候五脏病证的理论依据。

凡治病必察其下④，适⑤其脉，观其志意，与其病⑥也。

【点评】论全面诊察。此节原文，强调了凡是诊察疾病，必须全身上下细致全面，还要切其脉，观察神志精神状态，这样才能准确地诊治其病。在上文论述了诊脉时为何要独取寸口及诊察内脏的疾病，进而此处要求从全身上下、脉搏、神志等方面全面诊察，就寓有四诊合参之意，"察""观"方法中就有问诊内容。这种既重视脉

---

① 太阴：指太阴经脉，包括足太阴脾经和手太阴肺经。
② 变见：即变化表现。见，同"现"，表现。
③ 五气：指五时之气。
④ 察其下：《太素》作"必察其上下"，从之，即上察鼻窍，下察魄门。
⑤ 适：观察、审视。
⑥ 与其病：有谓此三字因语急而省略一"问"字，加上为"与（问）其病"。"病"指病史，亦通。录以备考。

诊，又强调观察神色精神，还要必察上下全身的综合诊病方法，是中医学的一贯思想，是十分宝贵的，我们必须继承和发扬光大。

拘于鬼神者，不可与言至德①。恶②于针石者，不可与言至巧③。病不许治者，病必不治，治之无功矣。

【点评】原文以倡科学、反迷信的学术立场，提出了"三不治"的临床应诊原则，即"拘于鬼神""恶于针石""病不许治"三者就不必为其医治，勉强为之，则不可能收功见效。此处既有提倡科学，反对迷信的学术立场；也要求医生要认真了解病人的就诊心理，这对于能否治愈疾病也是很重要的，不了解病人的心理需求和相关的就诊心态，非但与治病无益，反而会贻误病情，或者恶化医患间的关系。这些都是医生临床应诊时要关注的问题。

异法方宜论④篇第十二

黄帝问曰：医之治病也，一病而治各不同，皆愈，何也？

岐伯对曰：地势使然也。

故东方之域，天地之所始生⑤也，鱼盐之地，海滨傍水，其民食鱼而嗜咸，皆安其处，美其食。鱼者使人热中⑥，盐者胜⑦血，故其民皆黑色疏理⑧，其病皆为痈疡，其治宜砭石。故砭石者，亦从东方来。

【点评】论东方民病，砭石治外。由于东方气候温和，盛产鱼类和盐，当地居民以食鱼类和盐为主。鱼类性热，多食则酿热滞留肠

---

① 至德：最高明的道德，此指高明的医理。
② 恶(wù 务)：不信任。
③ 至巧：指最巧妙的针刺技术。
④ 异法方宜论：异法，指不同的治疗方法。方宜，谓地方环境各有所宜。本篇讨论了由于居住地区不同，人们受自然环境及生活条件的影响，形成了体质上的差异，因而产生的疾病有一定区别，在治疗疾病时必须采取不同的方法而因地制宜的道理。故名"异法方宜"。
⑤ 始生：开始生发。指东方为春气生发的地域。
⑥ 热中：谓热积体内。
⑦ 胜：伤。
⑧ 疏理：皮肉腠理疏松。

胃；过咸的食品，多食而伤血。由于受温和潮湿气候的影响，加之饮食习惯，故当地居民的皮肤色黑，腠理粗疏。加之肠胃之内热久酿，就多发生痈肿之类疾病。痈肿部位在肌肤表浅部位，适合用砭石刺治，此即《素问·汤液醪醴论》之"镵石针艾治其外"。

西方者，金玉之域，沙石之处，天地之所收引也。其民陵①居而多风，水土刚强，其民不衣而褐荐②，其民华食而脂肥③，故邪不能伤其形体。其病生于内④，其治宜毒药⑤。故毒药者，亦从西方来。

【点评】论西方民病，药物内治。西方地处内陆，水土性质刚强，多风沙，当地居民衣被温厚，加之在饮食上又进鲜美之品，腠理致密肥胖，外邪不易侵犯，但由于饮食情志等因素的影响，病多发于内脏。此即《素问·调经论》之"其生于阴者，得之饮食居处，阴阳喜怒。"所以在治疗上就要用药物攻其内。

北方者，天地所闭藏之域也。其地高陵居，风寒冰冽，其民乐野处而乳食⑥。脏寒生满病⑦，其治宜灸焫⑧。故灸焫者，亦从北方来。

【点评】论北方民病，灸焫治之。北方之地高寒，加之人们又过着游牧生活，内脏容易受寒，寒则气滞，所以生活在这一地区的人们最易生胀满病证。"寒者温之"，所以民病多先用灸法以散其寒。

南方者，天地所长养⑨，阳之所盛处也。其地下，水土弱，雾露之

---

① 陵：用作状语，依山陵，靠近山陵。此指居处地势较高。

② 不衣而褐（hè 赫）荐：其民不用丝绵，而用毛布之褐，细草之席。褐，指粗毛或粗麻做成的衣服。荐，细草编成的席。

③ 华食而脂肥：吃鲜美的酥酪、肉类食物，而致形体肥胖。

④ 病生于内：因饮食不节，肠胃失调而病起于内。

⑤ 毒药：泛指药物，或指性用峻猛的药物。

⑥ 乐野处而乳食：喜欢迁徙，以乳为食。按：此句所述为游牧生活之状。

⑦ 脏寒生满病：明·张介宾："地气寒，乳性亦寒，故令人脏寒。脏寒多滞，故生胀满等病。"

⑧ 灸焫（ruò 若）：用艾炷灸治。

⑨ 长养：南方阳光充足，故宜万物生长养育。

所聚也。其民嗜酸而食胕①，故其民皆致理②而赤色。其病挛痹③，其治宜微针。故九针④者，亦从南方来。

【点评】论南方民病，九针刺治。南方阳盛，气温较高，地势低凹，湿度较大，为雾露所聚之地。加之当地居民喜食酸类和发酵的食品，因而人们的身体多是皮肤致密而带赤色。自然界的气温高、湿度大，机体内部又因腠理致密而易积热，食酸腐易生内湿，内外湿热交阻，故易病"挛痹"。《素问·生气通天论》之"湿热不攘，大筋缑短，小筋弛长，缑短为拘，弛长为痿"病机正应于此。治疗时，就用九针之类进行深刺，以疏通气血，祛除湿热之邪。

中央者，其地平以湿，天地所以生万物也众⑤，其民食杂而不劳⑥，故其病多痿厥寒热，其治宜导引按跷⑦。故导引按跷者，亦从中央出也。

【点评】论中央民病，导引按跷。中央地区，地势平坦，气候温和湿润，土地肥沃，物产丰富，当地居民的食物种类繁多，而不需付出繁重的体力劳动，也不为生活而烦恼，正如张志聪所注，"中土之民，不劳其四体，而气血不能灌溉于四旁，是以多痿厥寒热之疾矣"。所以就要采用导引按摩，活动手足，以通利精气，疏通气血的方法治疗。

故圣人杂合以治，各得其所宜，故治所以异而病皆愈者，得病之情，知治之大体也。

【点评】论"杂合以治"，各得所宜。无论是砭石疗法、药物内治、九针刺治、艾炷灸治，还是导引按跷，都有其各自的适应证，

---

① 胕(fǔ腐)：通"腐"，指腐熟的食物，或指腌制发酵后有臊臭味的食物。
② 致理：皮肉腠理致密。
③ 挛痹：肢体筋脉拘急、麻木不仁。
④ 九针：九种不同规格的针刺用针。详见《灵枢·九针十二原》。
⑤ 天地所以生万物也众：即言中央之地，地处平原，气候温和，物产丰富。
⑥ 食杂而不劳：食杂，谓食物种类多。不劳，言不过分的劳累。
⑦ 导引按跷(qiáo乔)：导引，为养生兼治病的一套方法，以肢体运动、呼吸吐纳与自我按摩相结合为特点，已失传。

有一定的应用范围。高明的医生，在全面了解病情之后，必须要汇集各种方法，针对具体病情，选用恰当的方法予以针对性的治疗，才能做到治得所宜，其效才能如桴鼓之应。

　　本篇论述了五方的地理环境和气候特点，不同地区居民的生活习惯，以及由此所致不同地域的人们的生理状态和好发疾病。由于自然环境的影响，所以居住于不同区域的人们所生的疾病也有区别，故在治疗上就要突出因地、因人、因病制宜，即所谓"一病而治各不同"之意。该思想与西医学有一致之处，由于其源于实践、源于临床知识的积累，因而迄今仍有效地指导着临床用药。如北方治疗风寒外感，习用麻桂之类，且用量较大；而南方有些地方的麻桂用量一般较轻。这体现了因人、因地、因病证制宜的治疗原则，突出了人与自然密切相关的整体思想。

移精变气论①篇第十三

　　黄帝问曰：余闻古之治病，惟其移精变气②，可祝由而已③。今世治病，毒药治其内，针石治其外，或愈或不愈，何也？

　　岐伯对曰：往古人居禽兽之间，动作以避寒，阴居以避暑，内无眷慕④之累，外无伸宦⑤之形，此恬憺之世，邪不能深入也。故毒药不能治

---

　　① 移精变气论：移，移易、转移；精，指精神；变气，改变气的运行。本篇首先论述了用转移精神状态的治疗方法(具体指用祝由的方法)以改变气的运行，从而达到治病的目的，故以此作为篇名；接着阐述了诊病时要"无失色脉"及"数问其情"的道理，强调察色、切脉、问诊要相参为用，这是"治之大则"；其次，强调"神"的得失对判断疾病预后有重要参考价值；最后，指出了病随时代的变化而不同，告诫人们要重视早期防治。清·姚止庵说："篇中专论色脉……治病之要，唯此而已。篇中以移精变气为名者，盖由帝问祝由治病以移精变气，而即以引端之辞为名也。"

　　② 移精变气：谓调适病人的精神状态并改善其气的运行。一说：谓(病人的)精神状态与气的运行出现异常化，乃是就病因而言的，并有希望保持精神淳朴淡泊的寓意。亦通。前说更妥。

　　③ 祝由而已：谓通过符咒、祈祷的方法即可使病痊愈。祝由，用画符诵咒、祈祷神灵来祛邪除疾的方法。已，痊愈，这里是使动用法。

　　④ 眷慕：贪恋、仰慕(名利)。

　　⑤ 伸宦：郭霭春："按'申宦'各本作'申官'亦难解。疑应作'忧患'。古作'忧㥯'……如作'外无忧患之形'，则语义豁然。"

其内，针石不能治其外，故可移精祝由而已。当今之世不然，忧患缘①其内，苦形伤其外，又失四时之从，逆寒暑之宜，贼风数至，虚邪朝夕，内至五脏骨髓，外伤空窍肌肤，所以小病必甚，大病必死，故祝由不能已也。

【点评】其一，论生活状态与疾病关系。原文通过上古时期原始社会与《内经》时代人类不同的生活状态进行对比，说明时代的变迁，环境的改变，人们的生活居住条件，精神情志状态的不同，强调人类疾病流行谱与生活状态有着十分密切的关系，这一学术立场是有其现实意义和临床实用价值的，应当予以关注。其二，论"祝由"。"祝由"是用符咒和语言祈祷除疾驱病的方法。王冰认为"祝说病由，不劳针石，故曰祝由"。其虽然有迷信的成分，但对病人的精神心理状态是有一定影响的，对某些由精神影响而造成的疾病，有一定治疗的效果。对于"祝由"治病机理有种种解释，有认为可能是通过对神灵的祷告；有认为是用五志相胜的原理调摄情志不使偏亢；有认为是导引（气功之类疗法）；有认为通过某些体育锻炼方法使人精神振作，提高机体正气的抗病能力等，无论何种解释，都在于使病人的精神情志得以调摄，气机运行改变以达到治病之目的。这些方法的最主要特点是注重情志精神的调摄，不施针药，其中不乏合理、科学的成分，与现代的心理调适，精神治疗的原理有相通之处。

帝曰：善。余欲临病人，观死生，决嫌疑，欲知其要，如日月光②，可得闻乎？

岐伯曰：色脉者，上帝之所贵也，先师之所传也。上古使僦贷季③，理色脉而通神明④，合之金木水火土四时八风六合⑤，不离其常⑥，变化

---

① 缘：《太素》作"瘃"，当是。与下句"伤"互文对举，同义。

② 如日月光：清·姚止庵："按：日月之光，有目共见。此问治病之要，欲求其显而易见也。"

③ 僦（jiù 就）贷季：人名，相传为上古神农时人。岐伯祖师，医家之祖。

④ 理色脉而通神明：明·吴崑："理色脉，求理于色脉也。通神明，谓色脉之验，符合于神明也。"神明，指神灵。

⑤ 六合：东、南、西、北与上、下这六方之内为"六合"，犹"天地之间"，指天地万物。

⑥ 不离其常：明·张介宾："色脉之应，无往不合，如五行之衰旺，四时之往来，八风之变，六合之广，消长相依，无不有常度也。"

相移，以观其妙，以知其要，欲知其要，则色脉是矣。色以应日，脉以应月①，常求其要②，则其要也。夫色之变化，以应四时之脉，此上帝之所贵，以合于神明也，所以远死而近生。生道以长，命曰圣王③。

中古之治病，至而治之④，汤液⑤十日，以去八风五痹⑥之病，十日不已，治以草苏草荄之枝，本末为助⑦，标本已得⑧，邪气乃服。

暮世⑨之治病也则不然，治不本四时，不知日月⑩，不审逆从，病形已成，乃欲微针治其外，汤液治其内，粗工凶凶⑪，以为可攻，故病未已，新病复起。

帝曰：愿闻要道。

岐伯曰：治之要极，无失色脉，用之不惑，治之大则。逆从到行⑫，标本不得，亡神失国。去故就新，乃得真人⑬。

帝曰：余闻其要于夫子矣，夫子言不离色脉，此余之所知也。

岐伯曰：治之极于一⑭。

---

① 色以应日，脉以应月：明·张介宾："色分五行而明晦是其变，日有十干而阴晴是其变，故'色以应日'；脉有十二经而虚实是其变，月有十二建而盈缩是其变，故'脉以应月'。"

② 常求其要：经常注意探求气色明晦，脉息虚实的差异，此为诊法的要领。

③ 圣王：清·张志聪："圣王者，上古之圣，能修其养生之道，亦归于真人。"

④ 至而治之：明·张介宾："中古之治病，必病至而后治之。"

⑤ 汤液：指用五谷制成，用以调养身体、祛除病邪的精汁。

⑥ 五痹：指筋痹、脉痹、肌痹、皮痹、骨痹五种痹证。

⑦ 治以草苏草荄(gāi 该)之枝，本末为助：明·马莳："苏者，叶也；荄者，根也；枝者，茎也。荄为本，枝、叶为末，即后世之煎剂也。"

⑧ 标本已得：指医者的诊治与病人的病情相符。

⑨ 暮世：后世，近世，中古以后之世。

⑩ 不知日月：清·张志聪："不识阴阳色脉也。"与前"色以应日，脉以应月"相参，"不知日月"即不知色脉。

⑪ 粗工凶凶：明·张介宾："粗工，学不精而庸浅也。凶凶，好自用而孟浪也。"工，指医生。凶凶，鲁莽自用貌。

⑫ 逆从到行：到，通倒。王冰："谓反顺为逆。"

⑬ 去故就新，乃得真人：明·张介宾："去故者，去其旧习之陋；就新者，进其日新之功。新而又新，则圣贤可以学至，而得真人之道矣。"真人，指最为高明的医生。一说指养生得道而长生不老的人。详参《素问·上古天真论》中的专述。

⑭ 治之极于一：明·马莳："此详言治法以色脉为要之极，而其要之一，惟在于得神而已。神者，病者之神气也。"

【点评】论望诊、脉诊、问诊合参是诊病的"要极"。原文从上古时期、中古时期及暮世时期三个不同时期诊治方法的比较中，论述了医者能否将问诊与观色切脉合参，对早期正确的诊断和治疗是十分重要的。强调治之"要极"（极为重要的准则）是"无失色脉"；问诊方面要"数问其情"；判断预后是"得神者昌，失神者亡"；治疗时要早期进行，不要等"病形已成"才治；对医者也反复强调要"本四时，审逆从，无失色脉"等，不要"粗工凶凶"等重要诊法原则的内容做为该篇的结束语，在于强调，任何治病方法的应用、必须以精准的临床诊断为前提。

帝曰：何谓一？

岐伯曰：一者因得之。

帝曰：奈何？

岐伯曰：闭户塞牖①，系之病者②，数问其情③，以从其意，得神者昌，失神者亡④。

帝曰：善。

【点评】论"得神者昌，失神者亡"。正像近代学者郭霭春所说的一样：是"综前色脉而言。善'数问'之后，再观色脉。所谓'得失'者，简言之面色光泽，脉息平和，是谓'得神'；形羸色败，脉逆四时，是谓'失神'。得失之间，生死系焉"。就其原意而言，是从色脉方面辨得神、失神。从临床实践看，得神、失神最主要是观察眼神。因为"五脏六腑之精气皆上注于目而能视"（《灵枢·大惑论》），眼神可反映五脏六腑精气之盛衰，举凡眼球转动灵活，炯炯有神，目光明亮，精彩内含，再加呼吸均匀，形色如常，肌肉不削，面色明润有光泽，神志清醒，应答不乱，动作如常，脉象平和者，即为

---

① 牖（yǒu 有）：窗户。

② 系之病者：与病人进行沟通。系，这里有交谈、沟通的意思。之，于。

③ 数问其情：明·张介宾："从容询其情，委曲顺其意，盖必欲得其欢心，则问者不觉烦，病者不知厌，庶可悉其本末之因而治无误也。"数，多或细致。

④ 得神者昌，失神者亡：郭霭春："所谓'得失'者，简言之，面色光泽，脉息平和，是谓'得神'；形羸色败，脉逆四时，是谓'失神'。得失之间，生死系焉。"

得神。若眼球活动不灵，目无精彩，目光暗淡或呼吸异常，语言不清、动作失常(如循衣摸床)，形羸色败，大肉清削，面色晦暗，脉象散乱、伏匿、微弱等即为无神。有神无神，可以从总体上判断疾病的轻重预后，具有十分重要的诊断价值。尤其是大病沉疴、高热出血、癌瘤外伤、跌打服毒者，判断其眼神之有无非常重要。如今临证查病，将查神拓展至诸多方面，除目之查神外，还查色之神、舌之神、脉之神、语言气息之神、饮食口味之神等。

汤液醪醴论①篇第十四

黄帝问曰：为五谷②汤液及醪醴奈何？

岐伯对曰：必以稻米，炊之稻薪，稻米者完，稻薪者坚③。

帝曰：何以然？

岐伯曰：此得天地之和，高下之宜，故能至完，伐取得时，故能至坚也。

帝曰：上古圣人作汤液醪醴，为而不用何也？

岐伯曰：自古圣人之作汤液醪醴者，以为备耳④，夫上古作汤液，故为而弗服也。中古之世，道德稍衰，邪气时至，服之万全。

帝曰：今之世不必已⑤何也？

岐伯曰：当今之世，必齐毒药⑥攻其中，镵石⑦针艾治其外也。

【点评】原文用上古、中古、今世(《内经》时代)三个不同时期

---

①　汤液醪醴论：汤液，古代一种清酒，醪为稠浊之酒，醴，为甜酒。明·张介宾："汤液醪醴，皆酒之属。"本篇主要内容是叙述了汤液醪醴各种酒的制作方法及治疗作用；精神状态对治疗的影响；医患合作的重要性；水肿病的发病机理及治疗大法等。由于首先从汤液醪醴起论，故名。

②　五谷：指麦、黍、稷、稻、豆。

③　稻米者完，稻薪者坚：稻米的气味完备，稻薪的性质坚实。

④　以为备耳：清·姚止庵："圣人不治已病治未病，故但为备用而不服也。"

⑤　不必已：不一定能够痊愈。已，止也，指病愈。

⑥　齐毒药：齐，清·俞樾："齐当读为'资'(即通'资')。资，用也。"又"齐"通"剂"，配伍也。毒药，指性味峻猛的药物。

⑦　镵(chán 缠)石：尖而锐的石针。镵，锐器也。

汤液醪醴治疗效果的差异，论述了人的精神状态在疾病发生和治疗中的重要影响。由于上古时期生产力比较低下，人们的思想比较单纯，私欲占有欲比较少，故而酒类较少作为药用，且疗效显著，这是缘病情单纯，情志杂念所致内脏病证较少之故；中古时期，社会发展，私欲增多，物欲横流（即"道德稍衰"），病情变得较为复杂，单用酒剂，或可治愈（即"服之万全"）；今世之时，受精神情志影响太大，酒剂的作用和疗效大受影响，故无法单靠汤液醪醴之类酒剂治病，必须"毒药攻其中，镵石针艾治其外"，方能奏效。此处提示：一是不同时代的病证谱是有差异的；二是人的心理状态是影响疾病的重要因素；三是酒剂可治较为单纯的疾病；四是病情复杂、病位深在，必须针药结合，多措并举；五为精神变化是导致病情复杂难治的重要因素，此类疾病可用"移精变气"等祝由的方法治疗，即所谓"心病仍需心药医"；六是原文寓有克服私欲杂念，情志稳定，就会少患病，即或有病也易于治疗的思想。

帝曰：形弊血尽①而功不立②者何？

岐伯曰：神不使③也。

帝曰：何谓神不使？

岐伯曰：针石，道也④。精神不进，志意不治⑤，故病不可愈。今精坏神去，荣卫不可复收。何者？嗜欲无穷，而忧患不止，精气弛坏⑥，荣泣卫除⑦，故神去之而病不愈也。

---

① 形弊血尽：指疾病已发展到形体衰败，血气竭尽的程度。弊，败坏。尽，耗竭。

② 功不立：指治疗时不能见效。

③ 神不使：即机体处于"形弊血尽"和反常的精神意识状态，对各种治疗不能做出反应和调节。"神"，指机体脏腑气血的功能作用以及反应性，也指精神意识活动对机体的调节控制作用。"使"，运用，役使。

④ 针石，道也：针刺、砭石是治疗方法。

⑤ 精神不进，志意不治：不进，谓衰退。治，平顺也。不治，为散乱。《太素》作"精神越，志意散"。

⑥ 弛：衰败。

⑦ 荣泣卫除："荣"，通"营"。"泣"，通"涩"。"除"，通"储"，蓄积也。荣泣卫除，言荣卫运行滞涩不通。

【点评】原文论述精与神在治疗中的作用及医患的标本关系，突出"神"在疾病治疗中的作用。故张介宾说："凡治病之道，攻邪在乎针药，行药在乎神气。故治施于外，则神应于中，使之升则升，使之降则降，是谓神之可使也。若以药剂治其内而脏腑不应，针灸治其外而经气不应，此即神气已去而无可使矣。虽竭力治之，终成虚废已尔，是即所谓不使也。"

人体内的"精"是"神"的物质基础，此"精"既指人的形体，也指人的精气血津液等形体物质。相对言之，"嗜欲无穷，而忧患不止""精气弛坏"等"神不使"的状况，于疾病过程中占主导地位。原文既重视形体，更强调"精神不进，神不使"等内在因素，故有"针石，道也。精神不进，志意不治，故病不可愈"之论。

帝曰：夫病之始生也，极微极精①，必先入结于皮肤。今②良工皆称曰：病成③名曰逆④，则针石不能治，良药不能及也。今良工皆得其法，守其数⑤，亲戚兄弟远近⑥，音声日闻于耳，五色日见于目，而病不愈者，亦何暇⑦不早乎？

岐伯曰：病为本，工为标，标本不得，邪气不服，此之谓也。

【点评】原文在强调医生医术高明（判断病情准确），医德高尚（对待病人如"亲戚兄弟远近"），认真负责（"音声日闻于耳，五色日见于目"）的职业精神基础上，病人的疾病仍然未能治愈的前提下，提出了"病为本，工为标"的医患观，突出了医患关系在疾病治疗中的作用，这也是《素问·移精变气论》所说的"标本不得，亡神失国"之意。

---

① 极微极精：极其隐微不显。
② 今：连词，表示假设关系，相当于"若""假如"。
③ 成：病情深重。
④ 逆：逆证，病情危重而预后不良的病证。
⑤ 守其数：遵守医疗的规律和法则。数，规律、法则。
⑥ 亲戚兄弟远近：指对待病人亲戚兄弟般远近。远近，偏义词，偏近。
⑦ 何暇：《太素》作"可谓"。

帝曰：其有不从毫毛而生，五脏阳以竭①也，津液充郭②，其魄独居③，孤精于内，气耗于外④，形不可与衣相保⑤，此四极急而动中⑥，是气拒于内而形施于外⑦，治之奈何？

【点评】本节专论了内伤水肿病的发病、病机、临床表现、治则治法。此处所论水肿类型属于内伤水肿而非外感（"其有不从毫毛而生"）；究其内伤原因，不外乎精神因素（上文所论）和饮酒太过（今世对待"汤液醪醴"之态度）；基本病机为阳虚不化（"五脏阳以竭""气耗于外"），水湿泛滥（"津液充郭，其魄独居，孤精于内"）；其临证表现为全身高度浮肿（"形不可与衣相保"），四肢肿胀尤甚（"四极急"）。下文讨论了以辨证施治（"平治于权衡"）为治疗总原则，和相关治疗方法。于此可见，这是《内经》中论述水肿病之证治内容较为完整的篇论。

岐伯曰：平治于权衡⑧，去菀陈莝⑨，微动四极，温衣，缪刺⑩其处，以复其形。开鬼门，洁净府，精以时服⑪，五阳已布，疏涤五脏，故精自生，形自盛，骨肉相保，巨气⑫乃平。

帝曰：善。

---

① 五脏阳以竭：五脏脏气被伤，因而功能受到影响，导致气机失调，津液代谢障碍。"新校正"引全元起本及《太素》"阳"皆作"伤"。

② 津液充郭：谓水充满胸腹，为水肿的症状。津液，此指水液。郭，原指郭城，即外城，引申为物体的外壳，此喻人的形体胸腹。

③ 其魄独居：五脏功能障碍，阴津不化，水液凝聚，所以阴精独居于内。魄，指阴精。

④ 孤精于内，气耗于外：精中无气，阴中无阳，在内水邪凝聚，在外表现为阳气虚损。

⑤ 形不可与衣相保：身体浮肿，使原来的衣服显得窄小不合身或穿不上。

⑥ 四极急而动中：四极，即四肢。急，指浮肿胀急。动中，谓影响并损及内脏。

⑦ 是气拒于内而形施于外：气机失调于内，水液代谢障碍，外部形体因浮肿而变易。拒，阻遏。"施"，通"易"，变化，改易。

⑧ 平（pián 骈）治于权衡：指辨识治疗疾病于衡量比较之中。平，通"辨"，辨识、辨别。权衡，衡量、比较、斟酌。

⑨ 去菀陈莝：去除瘀血。

⑩ 缪（miù 谬）刺：病在左而刺右，病在右而刺左的刺络法。

⑪ 精以时服：指按时令服食精美食物。

⑫ 巨气：人体的正气。

【点评】本节制定的水肿病治疗方案有：

其一，内治法：①通便利水——开鬼门；②利尿消肿——洁净府。此正如《医学正传》所说，"治湿不利小便非其治也"，可选肾气丸、防己茯苓汤、真武汤、苓桂术草汤、五苓散之类。③活血化瘀（"去菀陈莝"，《素问·针解》之"菀陈则除之者，出恶血也"）。因为"血不利则为水"（《金匮要略·水气病》），故活血化瘀即可奏利水消肿之效。《医碥·肿胀》也有"气水血三者病常相因，有先病气滞而后血结者，有病血结而后气滞者，有先病水肿而血随败者，有先病血结而水随蓄者"之论

其二，外治法：缪刺——刺络放血。

其三，护理措施：①舒展阳气（"微动四极"四肢为诸阳之本）；②固护阳气（"温衣"保暖，即《类经·疾病类》所注之"欲助肌表之阳，阴凝易散也"）；③饮食调养（"精以时服"："精"，指精美食物，即富含营养食物，如《论语·乡党》"食不厌精，脍不厌细"；"时服"，按不同时令服食某些食物以防病、治病。《素问·病能论》"食入于阴，长气于阳"体现食用精美食物与"五阳已布"的内在联系，与药物攻邪、食物扶正、药食配合的治疗思想完全一致。）

总之，本节原文明确地论述了内伤性水肿的病机、治疗和临床护理。

玉版论要①篇第十五

黄帝问曰：余闻揆度奇恒②，所指不同，用之奈何？

岐伯对曰：揆度者，度病之浅深也；奇恒者，言奇病③也。请言道

---

① 玉版论要：玉版，玉石做成的版，喻其珍贵，主要用于记录重要言论；要，重要之意。本篇以色脉为例，论述了"揆度奇恒"（推测疾病的浅深、轻重、顺逆、分辨常病与奇病的方法）的具体应用，对通过色脉预测病势论述的颇为全面透彻。故名。

② 揆度（kuí duó 葵夺）：均指诊病的方法，即下文所谓"度病之深浅（者）也"。揣度，估量，衡量。奇恒，即下文所谓"言奇病（者）也"。

③ 奇病：异常的疾病。

之至数①。五色脉变，揆度奇恒，道在于一②。神转不回，回则不转，乃失其机③。至数之要，迫近以微④，著之玉版，命曰合《玉机》⑤。

【点评】应用"揆度""奇恒"等多种察辨疾病的方法，分析病人神气与色脉的关系以及有神与否，作为辨识疾病部位浅深、病情轻重、病势顺逆、通常达变和把握病机的重要依据，如若病人神与色脉变化一致（相得），提示病情轻浅，预后较好，是为顺证（"恒"）；如若神与色脉变化不相应，提示病情深重，预后不良，病情变化异常（"奇"）。人在生理状态下气血随四时气候变迁正常运转而不回折（"神转不回"），病理状态下气血运行失常而逆转，就是丧失了生机（"回则不转，乃失其机"）。由于通过观察神色，切脉动静是判断病情的重要理论，所以言其"至数之要，迫近以微，著之玉版"。

容色见上下左右，各在⑥其要。其色见浅者，汤液⑦主治，十日已⑧；其见深者，必齐⑨主治，二十一日已；其见大深者，醪酒主治，百日已；色夭面脱，不治，百日尽已；脉短气绝⑩死，病温虚甚死。

【点评】所谓"容色见（显现）上下左右，各在其要"，说明观察

---

① 道之至数：诊法中至关重要的技术，即下文所述望色、切脉之法。道，即诊法。至数，指望色、切脉之术，因其神妙而可以洞察玄机，故云。数，技术。

② 道在于一：道，即医理。一，指色脉中反映的神气。

③ 神转不回，回则不转，乃失其机：神，指气血。转，运转。回，折回，逆转。机，生机。意指人体的气血应随着四时的变更，永远运行而不回折逆转。如若回折逆转，就失去了生机。

④ 至数之要，迫近以微：清·高世栻："至数之要，迫近而在于色脉，以微而在于神机。"即言诊断疾病，不仅要察看色脉，还要察其神机，这才是微妙的功夫。

⑤ 著之玉版，命曰合《玉机》：意谓上述的道理，由于和《素问·玉机真脏论》一文的旨义相同，所以可以放在一起合参色脉之理；而它们又都极为重要、宝贵，所以可以记载在玉版上面，慎重保存并使之流传下去。玉版，玉制的版。用以形容记在其上的内容重要与宝贵。玉机，《素问》第十九篇的篇名。

⑥ 在：察，察别。

⑦ 汤液：此指用五谷所制的精汁。

⑧ 已：痊愈。下文"百日尽已"的"已"，意为死亡。

⑨ 齐：同"剂"，指药剂，汤药。

⑩ 脉短气绝：脉气短促、阳气衰竭。

显现于面部的色泽（"客色"）要依据性别男女、年龄长幼，以及体质的不同，其肤色是有差异的，如不能掌握查色要领，就难以分辨疾病的轻重吉凶，从而突出了观察面色以辨别病情轻重，推断预后的重要性。

色见上下左右，各在其要。上为逆，下为从①。女子右为逆，左为从；男子左为逆，右为从。易，重阳死，重阴死②。阴阳反他③，治在权衡相夺④，奇恒事也，揆度事也。

【点评】为什么从神（神指血气及其外露的征象）与色脉的变化可以预测病位的浅深，分辨常病与奇病呢？主要的理由就是神与血气关系十分密切。因为血气是神的物质基础，神能在某种程度上反映血气状况。故《素问·八正神明论》之"血气者，人之神，不可不谨养也"，就告诫人们保护补养血气的意义。

搏脉痹躄⑤，寒热之交。脉孤为消气⑥，虚泄为夺血⑦。孤为逆，虚为从⑧。行奇恒之法，以太阴⑨始。行所不胜曰逆⑩，逆则死；行所胜曰

---

① 上为逆，下为从：（面部气血）上行属于逆向，下行属于顺向。"逆"者预后不良，"从"者没有危险。

② 易，重阳死，重阴死：易，改变，变更，颠倒。面色的逆顺出现颠倒。若男子病色现于左，即为重阳；女子病色现于右，即为重阴，皆提示病情深重，预后不良。

③ 阴阳反他：阴阳相反，阴阳颠倒。他，当为"作"。《素问·阴阳应象大论》："此阴阳反作，病之逆从也。"

④ 治在权衡相夺：指衡量病情的轻重，以决定采取相应的治疗原则。权衡，衡量。夺，指用强力改变"阴阳反作"的病情。

⑤ 搏脉痹躄(bì 避)：搏脉，即大而硬、无柔和之象的脉。痹躄，病名。

⑥ 脉孤为消气：清·高世栻："脉者血之先，脉孤则阳气内损，故为消气。孤，谓弦、钩、毛、石，少胃气也。"

⑦ 虚泄为夺血：虚泄，指脉虚而又有泄泻。泄，通"泻"，泄泻。

⑧ 孤为逆，虚为从：清·高世栻："脉孤而无胃气，真元内脱，故为逆；虚泄而少血液，则血可渐生，故为从。"

⑨ 太阴：手太阴肺经上的寸口脉。明·马莳："凡欲行夺恒篇之法，自太阴始，盖气口成寸，以决死生，故当于此部而取之。"

⑩ 行所不胜曰逆：所来之脉是制约者（指与五行相应的或五时、或五脏中的制约者）的脉象，就是逆脉。

从，从则活。八风四时之胜，终而复始①，逆行一过，不复可数②，论要毕矣。

【点评】望神是望诊的重要内容，《内经》多篇论及，并将辨识色脉之神作为重点内容，故本篇以色脉为例，阐述了揆度、奇恒诊法的运用，强调了"五色脉变，揆度奇恒，道在于一"。"一者神也，色脉本神气以运行"（《素问直解》），即通过揆度面色和脉象之奇恒，以辨别病位浅深之常变。

神来源于先天之精和后天饮食水谷精微，如《灵枢·本神》"两精相搏谓之神"；《灵枢·平人绝谷》"神者，水谷之精气也"；《素问·八正神明论》"血气者，人之神，不可不谨养"等，均表明神是以脏腑气血为基础，是人体生命活动的集中反映。人体脏腑经络功能正常，气血运行状态良好，色脉如常，生命活动就充满活力；如果脏腑经络的功能受损，气血运行障碍，诸如有气虚、气滞、失血、血瘀等病理状态发生，色脉也就会随之发生变化，生命活动失常，甚则失去生机而导致死亡。可见，色脉是外在变化，是能够反映内在脏腑经络气血变化的，故衡量色脉变化的常与变，就能判断神气之得失，也可判断病情之轻重，病势之进退，预后之吉凶。

诊要经终论③篇第十六

黄帝问曰：诊要何如？

---

① 八风四时之胜，终而复始：清·高世栻："八方之风主四时，各有所胜（克制、制约）。如东风主春木而胜土，南风主夏火而胜金，西风主秋金而胜木，北风主冬水而胜火，四隅中土而胜八风。四时之胜，各主其时，循环无端，故终而始。"

② 逆行一过，不复可数：如果四时之气失常，导致人的气血、脉象失调逆乱，就不能再用常规的色脉之理来推断病情了。

③ 诊要经终论：明·吴崑："诊要者，诊视之旨要；经终者，六经败绝而终之证也。"本篇根据人与自然息息相关的整体观念，论述了一年十二个月的天地之气和人体五脏之气相应相通的理论，指出在诊治疾病时，必须重视四时的变化，进一步阐明了不同季节针刺部位及刺法亦各有所异的道理；最后又论述了十二经脉之气终绝的临床表现，故名。

岐伯对曰：正月二月，天气始方①，地气始发，人气在肝；三月四月，天气正方②，地气定发③，人气在脾；五月六月，天气盛，地气高，人气在头；七月八月，阴气始杀，人气在肺；九月十月，阴气始冰④，地气始闭，人气在心；十一月十二月，冰复⑤，地气合，人气在肾。

【点评】开篇以人与自然息息相关的整体观念为据，论述人体脏腑经脉之气与自然界阴阳盛衰变化相应的关系，作为论证脏腑经脉之气盛衰变化之纲要。

故春刺散俞⑥，及与分理⑦，血出而止，甚者传气，间者环也⑧；夏刺络俞⑨，见血而止，尽气闭环⑩，痛病必下⑪；秋刺皮肤，循理⑫，上下同法，神变⑬而止；冬刺俞窍⑭于分理，甚者直下⑮，间者散下⑯。春夏秋冬，各有所刺，法其所在。

春刺夏分⑰，脉乱气微，入淫⑱骨髓，病不能愈，令人不嗜食，又且少气；春刺秋分，筋挛，逆气环⑲为咳嗽，病不愈，令人时惊，又且哭；

---

① 方：与下句中的"发"互文对举，也是"发"的意思。具体为"正在生发"。
② 正方：明·吴崑："以时正暄也，生物正升也，岁时正兴也。"
③ 定发：明·张介宾："定发，专于发生也。"
④ 冰："凝"的本字，凝滞，凝结。
⑤ 冰复：清·高世栻："复，犹伏也。水冰气伏，故冰复。"
⑥ 散俞：散布于经络的腧穴。俞，通"腧"。
⑦ 分理：肌肉的会合之处与纹理。此指"分理"间的腧穴。
⑧ 甚者传气，间者环也：明·吴崑："病甚者，久留其针，待其传气，日一周天而止。少差而间去，暂留其针，伺其经气环一周身而止。"
⑨ 络俞：孙络（人身细小而浮于肌肤的脉络）的腧穴。
⑩ 尽气闭环：按闭针孔，使经气得以恢复循环状态。
⑪ 下：谓去除、痊愈。
⑫ 循理：谓要顺着皮肉的纹理而刺。理，指皮肉的纹理。
⑬ 神变：指神色转为正常。
⑭ 俞窍：位深的腧穴。
⑮ 直下：明·吴崑："言病气甚，则直刺而下，不必按而散其卫气也。"
⑯ 散下：明·张介宾："谓或左右上下散布其针而稍宜缓也。"
⑰ 夏分：指在夏天才应刺的部位。分，指应刺的部位、腧穴。
⑱ 入淫：深入而为乱，谓深入并侵害。
⑲ 环：转化。清·高世栻："犹转也。"

春刺冬分，邪气著①脏，令人胀，病不愈，又且欲言语。

夏刺春分，病不愈，令人解㑊②；夏刺秋分，病不愈，令人心中欲无言，惕惕如人将捕之；夏刺冬分，病不愈，令人少气，时欲怒③。

秋刺春分，病不已，令人惕然欲有所为，起而忘之④；秋刺夏分，病不已，令人益嗜卧，又且善梦；秋刺冬分，病不已，令人洒洒⑤时寒。

冬刺春分，病不已，令人欲卧不能眠，眠而有见⑥；冬刺夏分，病不愈，气上，发为诸痹⑦；冬刺秋分，病不已，令人善渴⑧。

【点评】随着四时的更迭，天地之气也有相应的温、热、凉、寒迁移，生活在天地之间的人类之阳气亦有升降浮沉之变化。因此，临证针刺治病，就应根据四时气候的不同，结合人体气之所在部位来确定针刺方法及部位，否则反生他病，引起不良后果。

据此，原文提出了四时不同气、针刺不同法的刺治原则，因而就有刺散腧分理、络腧、皮肤、腧窍分理等不同部位之别和轻重浅深之异，各有所刺，法其所在。

同时还经过临床正反两方面的实践，总结了刺不法四时所致恶果。反面的教训给人留下的印象是深刻的，认为四时刺逆（如"春刺冬分""冬刺秋分"等），非但不能治愈疾病，反会造成不良后果，变生他病。

凡刺胸腹者，必避五脏。中心者环⑨死，中脾者五日死，中肾者七

---

① 著（zhuó 灼）：同"着"，附着，谓侵入，深入。

② 解㑊：谓肢体懈怠。解，同"懈"。㑊，通"惰"。

③ 令人少气，时欲怒：明·张介宾："夏伤其肾，则精虚不能化气，故时少气。水亏则木失所养，而肝气强急，故时欲怒也。"

④ 起而忘之：即善忘。

⑤ 洒洒（xiǎn 显）：寒冷之貌。

⑥ 眠而有见：明·张介宾："肝藏魂。肝气受伤，则神魂散乱，故令人欲卧不能眠，或眠而有见，谓怪异等物也。"

⑦ 气上，发为诸痹：明·吴崑："刺夏分而伤心火，则脾土失其母。脾虚故气上而为浮肿。脾强则制湿，虚则不能制湿，故为痿痹不仁之疾。"

⑧ 令人善渴：清·张志聪："肾藏津液，肺乃水之化源，刺秋分，故善渴也。此言五脏之气，随时而升降浮沉，非五脏经脉之谓也。"

⑨ 环：指经气在体内运行一周。

日死，中肺者五日死，中鬲①者，皆为伤中②，其病虽愈，不过一岁必死。刺避五脏者，知逆从③也。所谓从者，鬲与脾肾之处，不知者反之④。刺胸腹者，必以布憿著⑤之，乃从单布上刺，刺之不愈复刺。刺针必肃⑥，刺肿摇针⑦，经刺勿摇，此刺之道也。

【点评】"凡刺胸腹，必避五脏"，这是临床实践积累的经验总结。"夫胸腹，脏腑之郭也""若匣匮之藏禁器也，各有次舍，名而同处"（《灵枢·胀论》）。而胸腹腔中的脏腑储藏人之精神、血气、魂魄，故凡取胸腹部位腧穴而刺者，务必要谨慎从事，避免刺伤及内脏。否则就可能导致死亡。在临证时应明确人体内脏的准确部位，掌握正确的针刺方法，从而免伤内脏，避免医疗事故的发生。

帝曰：愿闻十二经脉之终奈何？

岐伯曰：太阳之脉，其终也，戴眼⑧、反折⑨、瘈疭⑩，其色白，绝汗⑪乃出，出则死矣。少阳终者，耳聋，百节皆纵，目𥈭绝系⑫，绝系一日半死。其死也，色先青白，乃死矣。阳明终者，口目动作，善惊妄

---

① 鬲：通"膈"，指隔膜。

② 伤中：明·张介宾："心肺居于鬲上，肝肾居于鬲下，脾居在下，近于鬲间。鬲者，所以鬲清浊，分上下而限五脏也。五脏之气，分主四季，若伤其鬲，则脏气阴阳相乱，是为伤中。"

③ 知逆从：明·张介宾："知而避之为从，不知者为逆。"

④ 所谓从者，鬲与脾肾之处，不知者反之：明·张介宾："膈连胸胁四周，脾居于中，肾著于脊。知而避之者为从，不知者为逆，是谓反也。"

⑤ 憿(jiǎo 缴)著：清·于鬯："'憿'，当读为缴（即通'缴'），有'缠'义。'憿著'，谓以布缠着于胸腹也。作'憿'者，借字。"

⑥ 肃：明·张介宾："敬谨毋忽也。"

⑦ 刺肿摇针：明·张介宾："摇大其窍，泻之速也。"

⑧ 戴眼：眼睛上翻不动。

⑨ 反折：角弓反张。

⑩ 瘈疭(chì zòng 赤纵)：手足抽搐，痉挛，抽风。

⑪ 绝汗：病人临死之时所出的汗。其特点是暴出如珠、着身不流；或暴出如油，兼见喘而不休。

⑫ 目𥈭(qióng 穷)绝系：谓双目惊恐地直视前方、目系之气已经衰绝。系，指目系，为目内联系于脑的脉络。绝系，指入属于脑的目系已绝，目失灵动，而直视如惊。

言，色黄，其上下经盛①，不仁，则终矣。少阴终者，面黑齿长②而垢，腹胀闭，上下不通而终矣。太阴终者，腹胀，闭，不得息③，善噫④、善呕，呕则逆，逆则面赤⑤，不逆则上下不通，不通则面黑，皮毛焦而终矣⑥。厥阴终者，中热嗌⑦干，善溺心烦，甚则舌卷卵上缩而终矣。此十二经之所败也。

【点评】十二经脉终绝病证的出现，其意义指阴阳精气的败绝，疾病的预后不良。经脉终绝主要是脏腑精气先行衰竭的结果，脏腑之气竭绝，即可累及经脉。反之，经脉气绝必然影响于脏腑。十二经脉是一个整体，一经终绝，就会累及多经，故任何一经气绝出现相应证候，即表明其病危重，故曰死。十二经脉气终绝的不同证候，相关症状的发生与相关经脉及其络属脏腑的功能有密切联系，这也体现了定位辨证的思路。

脉要精微论⑧篇第十七

黄帝问曰：诊法⑨何如？

【点评】诊病方法是医生运用感官对病人所患病证感性认识的基

---

① 上下经盛：明·张介宾："上下经盛，谓头颈手足阳明之脉，皆躁动而盛，是胃气之败也。"

② 齿长：由于牙龈萎缩而牙齿似乎有所增长或曰变长的情况。

③ 腹胀，闭，不得息：明·张介宾："足太阴脉入腹属脾，故为腹胀，闭；手太阴脉上膈属肺而主呼吸，故为不得息。"闭，大便闭塞不通。息，指呼吸。

④ 噫：嗳气。

⑤ 逆则面赤：明·张介宾："腹胀闭则升降难，不得息则气道滞，故为噫为呕。呕则气逆于上，故为面赤。"

⑥ 不逆则上下不通，不通则面黑，皮毛焦而终矣：明·吴崑："若不逆，痞塞于中，肺气在上而不降，脾气在下而不升，上下不相交通。不通则土气实，肾水受邪，故面黑。手太阴为肺，主皮毛，故令皮毛焦。"

⑦ 嗌：咽喉。

⑧ 脉要精微论：脉，脉诊。要，要领、要点。精微，精深微妙。本篇论述了望、闻、问、切四诊精深微妙的原理、要领及应用，因以论脉为先为主，故名。

⑨ 诊法：此指各种诊病的原则和方法。

础上进行理性分析的过程。分为感知阶段——诊的过程；理性认识过程——即下结论。诊病是治病的前提和依据。《内经》受先秦时期法家治国、治家、治人、治事皆有"法度"理念的影响，较全面地总结了汉代以前医生诊察疾病、认识疾病的实践，为中医诊法奠定了坚实的理论基础和实践基础。

岐伯对曰：诊法常以平旦①，阴气未动，阳气未散②，饮食未进，经脉未盛，络脉调匀，气血未乱③，故乃可诊有过之脉④。

【点评】论诊法常以"平旦"。开篇就提纲挈领地指出，诊察疾病的时间最佳以"平旦"为宜。缘于经过一夜休整，病人机体的内环境还处于相对稳定状态，人体之阴阳气血、脏腑经络尚未受到体外因素的干扰，因而能比较客观地表现疾病的真实情况，所以选择"平旦"诊察疾病是最理想的时间，故有"阴气未动，阳气未散，饮食未进，经脉未盛，络脉调匀，气血未乱，故乃可诊有过之脉"之认识。

切脉动静⑤而视精明⑥，察五色，观五脏有余不足，六腑强弱，形之盛衰，以此参伍⑦，决死生之分⑧。

【点评】论四诊合参及其意义。原文从切脉、望神、察色、观察形体强弱、闻病人所发出的异常声音、问病人二便排泄状况等方面，指出要全面检查、四诊合参、广泛地收集临床资料，才能做出准确的判断。所谓"以此参伍"，就是要合参各种诊察方法所收集的

---

① 常以平旦：常在清晨时进行。平旦，太阳刚升出地平线之时，即清晨，早晨。

② 阴气未动，阳气未散：文互相备的修辞。平旦之时，人刚刚醒寤，尚未进食和劳作，体内阴阳之气未动未散，处于相对平静状态。

③ 气血未乱：体内气血未受到疾病以外因素的干扰，脏腑经脉气血的盛衰状态能够真实地反映出来。

④ 有过之脉：异常之脉。

⑤ 切脉动静：动静言脉象的变化。

⑥ 精明：指瞳神。

⑦ 参伍：错综比验，相参互证。

⑧ 决死生之分：通过四诊参伍，判断疾病的预后吉凶。决，分辨，判断。分，异也，区别。

资料，从而才能做到诊断准确，故能"决死生之分"。此处虽未言问诊和闻诊的内容，但下文有"声如从室中言"等即闻诊。"门户不要""水泉不止"即为二便排泄障碍，乃问诊之所得。

夫脉者，血之府①也，长则气治②，短则气病，数则烦心③，大则病进④，上盛则气高，下盛则气胀⑤，代则气衰⑥，细则气少⑦，涩则心痛⑧，浑浑革至如涌泉⑨，病进而色弊⑩，绵绵其去如弦绝，死⑪。

【点评】论诊脉原理及脉象举例。"脉者，血之府也"，扼要地概括了通过切脉可以诊断疾病的道理，进而列举了长、短、数、大、盛、代、细、涩，以及"浑浑革至如涌泉"之脉和"绵绵其去如弦绝"之脉等10种不同脉象及其主病，印证脉为血之府原理及其意义。脉是人体输送气血和传递各种生命信息的通道，所以对脉搏动静状态的触摸和体悟，是能够获取与生命状态相关的信息，这就是为何将诊脉作为临床察病方法之一的理由。

夫精明五色者，气之华也⑫，赤欲如白裹朱，不欲如赭⑬；白欲如鹅

①　脉者，血之府：脉为血与气的汇聚之处。
②　长则气治：脉为长脉，则气机顺畅。长，指长脉，其脉显现部位长，超过本位。气治，指气血平和无病。
③　数(shuò 朔)则烦心：脉数为热，热则心烦不安。
④　大则病进：脉象满指而大，疾病正在发展。大，指大脉，其象满指而大。进，发展。
⑤　上盛则气高，下盛则气胀：上指寸口脉的近腕部，下指寸口脉的远腕部。
⑥　代则气衰：代指代脉。脉来缓弱而有规则的间歇，主五脏气衰弱。
⑦　细则气少：脉细如丝，主诸虚劳损，血气衰少。
⑧　涩则心痛：脉往来涩滞，主气滞血瘀，故见心痛之症。
⑨　浑浑革至如涌泉：浑浑，同"滚滚"，水流盛大貌。革，急也，谓脉来滚滚而急，如泉水急促上涌，盛于指下。
⑩　病进而色弊：《脉经》《备急千金要方》"色"作"危"，"弊"下并重"弊"字，属下读。宜从。
⑪　绵绵其去如弦绝，死：绵绵，指脉细微欲绝之象。为脏气衰竭，生机已尽，故主死。
⑫　精明五色者，气之华也：清·姚止庵："精明以目言，五色以面言。言目之光彩精明，面之五色各正，乃元气充足，故精华发见于外也。"
⑬　赭(zhě 者)：明·张介宾："代赭也，色赤而紫。"

羽，不欲如盐；青欲如苍璧之泽，不欲如蓝①；黄欲如罗裹雄黄②，不欲如黄土；黑欲如重漆色，不欲如地苍③。五色精微象见矣，其寿不久④也。

【点评】论"夫精明五色者，气之华也"。提示望神色的理论根据。"精明"，指眼目的神色。"五色"，指面色。气，指人体的精气血津液。原文用精明五色为气之华为喻，说明眼神、面色是精气血的集中表现，故而通过眼神、气色的观察，就可测知人体气血阴阳的盛衰变化和预测疾病的顺逆吉凶。其中面部望诊内容中的五"欲"、五"不欲"，说明了色诊的顺逆可以判断疾病的预后吉凶。①五欲之色：赤欲如白裹朱，白欲如鹅羽，青欲如苍璧之泽，黄欲如罗裹雄黄，黑欲如重漆，提示凡色明润不露是气血虽病而不太虚，故预后良好，为顺；②五不欲之色：赭、盐、蓝、黄土、地苍，说明凡色枯暗外露者，是气血已虚而邪气方盛，预后多不良，为逆。

夫精明者，所以视万物，别白黑，审短长。以长为短，以白为黑，如是则精衰矣。

【点评】察目诊病的依据是"五脏六腑之精气皆上注于目而为之睛"（《灵枢·大惑论》）。目的功能正常则能"别白黑，审短长"，提示神清，脏气不衰，为顺。如果目的视角功能失常，则出现"以长为短，以白为黑"之幻觉，提示神识不清，脏气衰竭，为病逆，主凶。

---

① 蓝：草名，色为靛青。
② 罗裹雄黄：为黄中透红之色。罗，丝织物的一种。
③ 地苍：土黑色，为晦暗的黑色。
④ 五色精微象见矣，其寿不久："见"，同"现"。指五脏之真脏色外露，败象显现，故预后不良。

五脏者，中之守也①，中盛脏满②，气胜伤恐者③，声如从室中言，是中气之湿④也。言而微，终日乃复言者，此夺气也。衣被不敛，言语善恶，不避亲疏者，此神明之乱也。仓廪不藏⑤者，是门户不要⑥也。水泉不止⑦者，是膀胱不藏也。得守⑧者生，失守者死。

夫五脏者，身之强⑨也。头者，精明之府⑩，头倾视深⑪，精神将夺矣。背者，胸中之府，背曲肩随，府将坏矣⑫。腰者，肾之府，转摇不能，肾将惫⑬矣。膝者，筋之府，屈伸不能，行则偻附⑭，筋将惫矣。骨者，髓之府，不能久立，行则振掉⑮，骨将惫矣。得强则生，失强则死。

【点评】"五脏者，中之守也""五脏者，身之强也"，作为论述闻诊、望诊和问诊的理论依据。人以五脏为本，五脏把所藏的精气输送到全身各处，以维持机体的正常生命活动。如《灵枢·本神》所说的"故五脏主藏精者也，不可伤，伤则失守而阴虚，阴虚则无气，无气则死矣"即是对这一问题的回答。由于五脏所藏之精气，滋养人体，五脏正常，藏精充足，身体就强壮。可见，身体强壮与否取决于五脏的盛衰，五脏是强身之本，所以"中之守"是从脏藏精、藏神而言；"身之强"是从五脏与机体强弱的关系而论，正因为五脏如

---

① 五脏者，中之守也：五脏在体内藏精藏神，为精与神藏守之处，并各有一定的职守。

② 中盛脏满：中，体内，内脏。盛，邪气炽盛。脏满，内脏之气胀满，即气机壅滞。据后文"脏"指脾脏。

③ 气胜伤恐者：气胜，指上句内脏之气胀满。意指脾脏功能失调而善伤于恐。恐为肾志，取土克水之义。另说"气胜伤恐者为衍文。"

④ 中气之湿：中土壅滞，水湿不运，湿邪内蕴。中气，指脾胃。

⑤ 仓廪不藏：指泄泻、大便失禁等。仓廪，比喻肠胃。

⑥ 门户不要(yāo 腰)：门户，指幽门、阑门、魄门等。要，约束。

⑦ 水泉不止：遗尿、小便失禁。水泉，此喻小便。

⑧ 得守：五脏能够藏守精与神，发挥正常的功能，即忠于职守。

⑨ 强：用作名词，指强健之本。

⑩ 头者，精明之府：头是精气神气会聚之处。府，会聚的地方。

⑪ 头倾视深：头倾，指头低垂不能抬举。视，用作名词，指眼睛。视深，指目陷无光。

⑫ 背曲肩随，府将坏矣：背弯曲不能直，肩随而垂不能举，是脏气精微不能营于肩背，心肺失强之象。随，《说文》："随，从也。"

⑬ 惫：音义同"败"，坏也。

⑭ 偻(lóu 蒌)附：偻，曲也，指背脊弯曲。附，行动不便，必依附于他物而行。

⑮ 振掉：震颤摇摆。

此重要，五脏与机体各种功能有如此密切的联系，所以从机体外形及各种活动的变化，就可判断内脏盛衰。

头为精明之府的意义。"精明之府"可理解为脑，有人论述脑的功能时，认为明代李时珍首创"脑为元神之府"。然本篇所提的"头者，精明之府"，就明确指出脑与精神活动的关系，说明《内经》对脑已有认识。由于其中的理论体系是突出五脏，所以对脑功能的认识只能着眼于五脏，总统主于心，分属五脏，并有五脏藏神，以及"十一脏取决于胆"之说，都是从神的角度论述的。

岐伯曰：反四时者①，有余为精，不足为消②。应太过，不足为精；应不足，有余为消。阴阳不相应，病名曰关格。

【点评】论脉象变化与四时关系。在紧承前文论述四诊内容的基础上，根据人与自然密切相关的理论，论述脉应四时阴阳的变化而提出了应时诊脉的问题。围绕脉应四时动和脉"反四时"动的论题，展开对脉诊理论的讨论。其中列举了五种"反四时"之脉的体象及其主病。

人与自然息息相关，随着一年之中的四时阴阳变化，脉象也随着有相应的变化。这个变化是有一定规律的，如果脉象的变化与四时的变迁规律相一致，就属生理之脉，否则就是病脉。

脉"反四时"为病的5种脉象。①"有余为精"。所谓"有余"是指脉搏呈现有余的体象。俗称脉大。《内经》描述"有余"之时，还用"躁""躁盛""喘"等。从《素问·通评虚实论》"邪气盛则实"的定义出发，脉搏变化呈"有余"之象，病多属实，故称之为"精"。"精"是"甚"之义，如《吕氏春秋·勿躬》注云："精，甚也"。可见，在脉反四时而动时，脉搏变化呈有余之象者为邪盛，主实证。②"不足为消"。所谓"不足"是指脉搏的体象呈弱小无力之状。"消"，即减少之义，指正气耗损。据《素问·通评虚实论》"精气夺则虚"之定义，脉反四时而动的现象中，脉象呈弱小不足之状者，是为正

---

① 反四时：脉象与四季之气相反。

② 有余为精，不足为消：四季之气不足的时候，而脉气旺盛，表明人体是健康的；四季之气过盛的时候，而脉气不足，表明人的血气有亏耗。

气消耗损伤，主虚证。③"应太过，不足为精"。上述两种"反四时"而动的病脉，仍属于常规的病理变化，倘若应该表现出"太过"之脉，今反见弱小不足之象，那是邪气太甚，正气被邪气郁阻之故，临床所见的真实假虚证，甚或出现伏脉即属此例。④"应不足，有余为消"。是指根据病情变化，应当出现不足弱小之脉，若反见"有余"脉象，那是正气虚极，欲有外脱之象，例如真虚假实证的脉象，浮取呈大，但稍用力，则指下全无，或呈散乱无根之象，即属于"应不足，有余为消"的特殊状况。⑤"阴阳不相应，病名曰关格。"结合本篇所论"脉应四时"的命题，"阴阳不相应"，是脉搏的阴阳变化(即阴脉和阳脉)与自然界的四时阴阳变化不相应。自然界阴盛之时，如秋冬，则脉搏相应都呈现阴脉，春夏阳盛时，脉亦相应呈阳脉，此为阴阳相应，若与此相反，则属"阴阳不相应"。若春夏见阴脉，是机体阴邪太甚。秋冬反见阳脉，为人体内阳邪偏亢。《灵枢·脉度》说："阴气太盛，则阳气不能荣也，故曰关。阳气太盛，则阴气弗能荣也，故曰格。阴阳俱盛，不得相荣，故曰关格。"显然此处从脉象变化，测知体内的病理，关格之词如同"精""消"一样，都是病理概念而非具体病证，所以张志聪等人指"关格"为小便不通、吐逆之症，只能认为是原意的一种引申。

帝曰：脉其①四时动奈何？知病之所在奈何？知病之所变奈何？知病乍②在内奈何？知病乍在外奈何？请问此五者，可得闻乎？

岐伯曰：请言其与天运转大也③。万物之外，六合④之内，天地之变，阴阳之应，彼⑤春之暖，为⑥夏之暑，彼秋之忿⑦，为冬之怒⑧，四

---

① 其：据《甲乙经》卷四应为"有"。

② 乍(zuò 作)：同"作"。起，兴起，此指疾病的发生。

③ 其与天运转大也：脉象的变化与天体运转的规律相应，有同样广博精深的道理。其，指脉。

④ 六合：指一年四季。上文"万物之外"言空间，此言时间。《淮南子·时则训》："六合，孟春与孟秋合，仲春与仲秋合，季春与季秋合……季夏与季冬合。"

⑤ 彼：《说文》："彼，往有所加也。"

⑥ 为：变成，成为。

⑦ 忿：指秋气肃杀劲急之势。

⑧ 怒：指冬寒凉冽，北风怒号之势。

变之动，脉与之上下，以春应中①规②，夏应中矩，秋应中衡，冬应中权。

【点评】论"四变之动，脉与之上下"。脉何以能应四时而动？因为人生活在自然界之中，不但依赖自然界所提供的物质而生存，而且"天地之变，阴阳之应，彼春之暖，为夏之暑，彼秋之忿，为冬之怒"等自然界的各种变化，对人体有着直接的影响，如"天暑衣厚则腠理开，故汗出……天寒则腠理闭，气湿不行，水下留于膀胱，则为溺"（《灵枢·五癃津液别》）即是其例。像这样人身受自然界阴阳四时变化影响的例子，比比皆是，脉象变化只是其中一例而已。

是故冬至四十五日，阳气微上，阴气微下；夏至四十五日，阴气微上，阳气微下。阴阳有时，与脉为期③。期而相失，知脉所分，分之有期④，故知死时。微妙在脉，不可不察，察之有纪，从阴阳始，始之有经⑤，从五行生，生之有度⑥，四时为宜，补泻勿失，与天地如一，得一之情⑦，以知死生。是故声合五音，色合五行，脉合阴阳⑧。

【点评】自然界阴阳四时的变化是有一定规律的，由于地球绕太阳的公转和地球自转的影响，太阳和地球之间的相对位置随着时间的推移而改变。由于太阳与地球南北纬的角度约为23°，有节律地一年往复移动一周次，所以地处北半球的黄河流域，就出现"冬至四十五日，阳气微上，阴气微下；夏至四十五日，阴气微上，阳

---

① 中：合也。

② 规：规、矩、权、衡，均为古之衡器和量具，引申为判断事物的准绳。比喻判断四时脉象有一定的标准，但四时脉象有别，故分别以规、矩、权、衡喻之，决不可将四字直言四时脉象。

③ 期：《说文》："期，会也。"清·段玉裁注："会者，合也。期者，邀约之意，所以为会合也。"

④ 分之有期：判断脉象变化有一定的尺度、标准。期，度也。

⑤ 经：法则、义理。

⑥ 度：计算长短的标准和器具。引申为标准。

⑦ 得一之情：掌握了人与天地如一之理。

⑧ 声合五音，色合五行，脉合阴阳：明·张介宾："声合宫商角徵羽，色合金木水火土，脉合四时阴阳。虽三者若乎有分，而理则一次。"

气微下"的阴阳消长，也就产生了春暖、夏热、秋凉、冬寒的气候特点，正因为如此，生活在这一地域环境中的人，其脉搏变化也会随之产生相应的改变，所以说"阴阳有时，与脉为期"。四时变化阴阳变化脉象变化春温（热之渐）冬至四十五日（立春）阳长阴消规，微上春日浮夏热（温之极）阳盛矩，上夏日在肤秋凉（寒之渐）夏至四十五日（立秋）阴长阳消衡，微下秋日下肤冬寒（凉之极）阴盛权，下冬日在骨。

当然，掌握脉应四时的规律，诊脉辨证不要忘记四诊合参，根据面色变化，结合五行配属和生克乘侮规律，进一步帮助我们确定病在何处（见《灵枢·五色》），病性何如（《灵枢·五色》有："青黑为痛，黄赤为热，白为寒"之说），以及五脏病证的相互传变（见《素问·玉机真脏论》）。只有把脉诊和望五色、闻五音等相互"参伍"，才能全面把握病情，所以原文说"是故声合五音，色合五行，脉合阴阳"，只有把声音、五色、脉搏变化都与自然界的阴阳五行变化规律结合起来，才能"以知死生"。

是知①阴盛则梦涉大水恐惧，阳盛则梦大火燔灼，阴阳俱盛则梦相杀毁伤②；上盛则梦飞，下盛则梦堕③；甚饱则梦予，甚饥则梦取；肝气盛则梦怒，肺气盛则梦哭；短虫④多则梦聚众，长虫多则梦相击毁伤。

【点评】论梦诊病。在论述根据四时脉象变化以诊断疾病之后，又从梦幻的产生起论，提出依据病人所产生的不同梦幻，作为对不同病证诊断的方法。梦幻是人体大脑在睡眠时对外界事物刺激的再现，同机体任何功能活动一样，梦也是体内脏腑经络、气血阴阳的盛衰变化所产生的，不同的内在变化，就会有相应不同的功能状态，也会有不同相应的梦幻。

---

① 知：助词，《说文》："知，词也。"

② 阴阳俱盛则梦相杀毁伤：清·高世栻："阴阳俱盛，则水火亢害，故梦相杀毁伤。相杀，争战也。毁伤，俱败也。"

③ 上盛则梦飞，下盛则梦堕：清·高世栻："上盛则气并于上，故梦飞。飞者，肝藏魂而上升也。下盛则气并于下，故梦堕。堕者，肺藏魄而下降也。此水火阴阳，木浮金沉之义。"

④ 短虫：短小的寄生虫。下句"长虫"与此相对。

此处应用了三种归类方法：一是类比方法，如水属阴，故阴盛可梦见大水；火为阳，故阳盛可梦见大火燃烧；阴阳俱盛，互相争斗制约力加强，故梦见互相厮杀之状。二是依据机体病变所在脏腑组织的生理特征予以归类，如肝"在志为怒"，故"肝气盛则梦怒"；肺"在志为悲"，故"肺气盛则梦哭"等。三是结合机体内在阴阳盛衰变化进行归类，如"梦飞""梦堕""梦取""梦予"等。

是故持脉有道，虚静为保①。春日浮，如鱼之游在波②；夏日在肤，泛泛乎万物有余③；秋日下肤，蛰虫将去④；冬日在骨，蛰虫周密，君子居室⑤。故曰：知内者按而纪之⑥，知外者终而始之⑦。此六者⑧，持脉之大法。

【点评】论"持脉有道，虚静为保"。这是对诊脉时的总体要求，呼应开篇的"诊法常以平旦"。选择"平旦"为诊脉最佳时间的基本缘由为："平旦"之时，无论是病人的内外环境，或者是医生，都处于相对"静"的状态，医生"虚静"，就能积精全神，从微妙的脉象变化之中，找出病脉的反应，就能正确地了解病情，集中精力体察脉象变化及其所反映的内在机理，进而悉心遣方用药；对于病者也要保持"虚静"状态，就能排除不必要的干扰，脉搏变化就更接近于

---

① 虚静为保：保，通"宝"。言诊脉清虚宁静至为重要。

② 春日浮，如鱼之游在波：春季之脉虽浮动而未全出，故如鱼之游在水波之中。

③ 夏日在肤，泛泛乎万物有余：形容夏季的脉象浮于肤表，盈满指下而洪大，如万物之有余。泛泛乎，众盛貌。

④ 秋日下肤，蛰虫将去：下肤，指脉象由浮趋沉，在皮肤之下。蛰虫，指藏伏土中越冬的昆虫。

⑤ 冬日在骨，蛰虫周密，君子居室：形容冬日阳气内藏，脉沉在骨。如蛰虫封闭，君子居室不出。周，《太素》作"固"，义长。

⑥ 知内者按而纪之：内，指内脏。纪，丝缕的头绪。本句意为要了解内脏的变化情况，可通过切脉进行诊察，找出头绪。

⑦ 知外者终而始之：外，指经脉，言要了解经脉的变化情况，可据经脉自始至终的循行，终而复始的周期性变化进行诊察。

⑧ 六者：有三说：一谓春夏秋冬内外六种脉法。二谓内外按纪终始六种诊脉之法。三谓诊法常以平旦、四诊合参、脉应四时、虚静为保、脉合阴阳，知内知外六种持脉大法。三说皆通，各据其理，可以互参。

内在环境的真实状况，为医生准确诊断提供了可靠资料；就医环境也要安静，才能减少和避免对医患双方的不必要干扰。正因为"虚静"对诊脉治病有如此重要的作用，所以才以"持脉有道，虚静为保"为基本要求。当然，"虚"在此处还包括医生和病人在诊脉时心境之"静""虚"或"虚无"，就是心理清净，心绪宁静。

"春日浮""冬日在骨"等句，不能仅从脉应四时去理解。这是在论述脉应四时的前提下，提出如何判断四时不同的脉象，用多大的指力，着力的深浅度，是讲诊脉方法，所以原文用"持脉之大法"句作为该段原文的结束语。具体说，"持脉之大法"有春脉浮；夏脉洪；秋脉"下肤"（如"蛰虫将去"）；冬脉在骨，脉位深在，相对处于较静之状；病位深在时，脉位较深，要重按；病在表，脉见部位浅，要通过轻取重按的比较判断等六种诊脉时指力指法的运用技巧。张介宾深谙其中道理而评论，指出"知此四时内外六者之法，则脉之动，病之所在，及病之或内或外，皆可得而知也，故为持脉之大法"。

心脉搏坚而长，当病舌卷不能言①；其软而散者，当消环自己②。肺脉搏坚而长，当病唾血；其软而散者，当病灌汗③，至令不复散发也④。肝脉搏坚而长，色不青，当病坠若搏⑤，因血在胁下，令人喘逆；其软而散色泽⑥者，当病溢饮⑦，溢饮者，渴暴多饮，而易入⑧肌皮肠胃之外

---

① 心脉搏坚而长，当病舌卷不能言：清·尤怡："搏坚而长，太过之脉。心象火而脉萦舌，心火有余，故病舌卷不能言也。"

② 其软而散者，当消环自已：清·尤怡："'软而散'者，不足之脉，心不足则精神为'消'；'环自已'者，言经气以次相传，如环一周，复至其本位，而气自复、病自已也。"已，病愈。

③ 灌汗：汗出淋漓，身如灌洗。郭霭春："楼英说：'灌汗，谓汗出如灌洗之状'。《病能论》：汗出而浴。亦此义。"

④ 至令不复散发也：明·张介宾："汗多亡阳，故不可更为发散也。"

⑤ 坠若搏：谓跌伤或者击伤。若，或者。搏，指击伤，被击伤。

⑥ 色泽：面色润泽有光。清·张志聪："《金匮要略》云：'夫水病人，面目鲜泽。'盖水溢于皮肤，故其色润泽也。"

⑦ 溢饮：病名，症见面色润泽、脉濡弱而散或涩、口渴多饮等，由水液溢滞于皮肤四肢所致，故名。

⑧ 易入：《新校正》引《甲乙经》"易"作"溢"。是。

也。胃脉搏坚而长，其色赤，当病折髀①；其软而散者，当病食痹②。脾脉搏坚而长，其色黄，当病少气③；其软而散色不泽者，当病足胻④肿，若水状也。肾脉搏坚而长，其色黄而赤者，当病折腰；其软而散者，当病少血，至令不复也。

帝曰：诊得心脉而急，此为何病？病形何如？

岐伯曰：病名心疝⑤，少腹当有形也。

帝曰：何以言之？

岐伯曰：心为牡脏⑥，小肠为之使⑦，故曰少腹当有形也。

帝曰：诊得胃脉，病形何如？

岐伯曰：胃脉实则胀，虚则泄。

【点评】论五脏脉象。论述诊脉的要求和方法后，原文接着就讨论了五脏及胃多种脉象特点及其主病，结合色诊，以判断病证及预后，也是对诊脉要求、诊脉大法的具体应用。

帝曰：病成而变⑧何谓？

岐伯曰：风成为寒热，瘅成为消中⑨，厥成为巅疾⑩，久风为飧泄⑪，脉风成为疠⑫，病之变化，不可胜数。

帝曰：诸痈肿筋挛骨痛，此皆安生？

---

① 折髀(bì 必)：股骨疼痛、犹如骨折。髀，股骨。

② 食痹：病名，由胃气上逆所致，症见胸膈闭阻、闷痛、饮食不下等。

③ 少气：正气虚少，阳气虚少。

④ 足胻(héng 恒)：小腿上部近膝的部位。足，小腿。胻，同"胻"。

⑤ 心疝：病名，由寒邪犯心所致，症见腹痛、腹皮隆起、自觉有气从脐上冲心等。

⑥ 心为牡脏：明·张介宾："牡，阳也。心属火而居于鬲上，故曰牡脏。"

⑦ 为之使：被心支配的器官。使，被役使、被支配(的器官)。

⑧ 病成而变：明·张介宾："成言病之本，变言病之标。"

⑨ 瘅(dān 单)成为消中：瘅，热，热邪。消中，即中消病。

⑩ 厥成为巅疾：明·吴崑："巅、癫同，古通用。气逆上而不已，则上实而下虚，故令忽然癫仆，今世所谓'五痫'也。"

⑪ 久风为飧(sūn 孙)泄：清·张志聪："风乃木邪，久则内干脾土而成飧泄矣。"飧泄，完谷不化的泄泻。

⑫ 脉风成为疠：《素问·风论》："风寒客于脉而不去，名曰疠风，或名曰寒热。"疠，通"癞"，麻风。

岐伯曰：此寒气之肿，八风之变也。

帝曰：治之奈何？

岐伯曰：此四时之病，以其胜治之①，愈也。

【点评】原文简要地讨论了外感病（因有"八风之变"为故）的成因、变化及治疗，对疾病的临床表现特征、成因作了扼要叙述。外感病的发生，与季节气候变化有密切关系，就要根据五行相互制胜规律予以治疗。正如吴崑所注："胜者，木胜土，土胜水，水胜火，火胜金，金胜木，各用其气味也。"这种因时用药的原则，迄今仍有意义，故曰"此四时之病，以其胜治之，愈也"。

帝曰：有故病五脏发动②，因伤脉色，各何以知其久暴至之病③乎？

岐伯曰：悉乎哉问也！徵其脉小色不夺者，新病也④；徵其脉不夺其色夺者，此久病也⑤；徵其脉与五色俱夺者，此久病也⑥；徵其脉与五色俱不夺者，新病也。肝与肾脉并至⑦，其色苍赤，当病毁伤⑧，不见血，已见血，湿若中水⑨也。

【点评】论色脉合参。原文依次设问，展开色脉合参，以辨病程的论述。久，指病程长，久病。暴，突然之意，指病程较短，新病。何以别之？文中用色诊、脉诊合参方法，作为判断病程长短、

---

① 以其胜治之：清·张志聪："'以胜治之'者，以五行气味之胜治之而愈也。如寒淫于内，治以甘热；如东方生风，风生木，木生酸，辛胜酸之类。"

② 有故病五脏发动：五脏触感新邪而发生疾患。

③ 久暴至之病：久病还是新病。暴，突然，此指新病。

④ 徵其脉小色不夺者，新病也：徵，检验，验看。夺，失也，引申为不正常。明·马莳："征其脉小，小者虚也。而色则不夺，神气如故，正以其暂时得病，颜面无改，脉则一时之虚，所以谓之新病也。"

⑤ 徵其脉不夺其色夺者，此久病也：清·张琦《素问释义》："色发于脏，故久病色必夺。脉兼经络，故新脉即夺。"

⑥ 徵其脉与五色俱夺者，此久病也：色脉俱夺，为气血俱败，故主久病。

⑦ 肝与肾脉并至：肝脉弦，肾脉沉。此言弦沉之脉象并至。

⑧ 毁伤：跌打损伤，毁伤筋骨。

⑨ 湿若中（zhòng 仲）水：明·张介宾："凡毁伤筋骨者，无不见血。已见血，其血必凝，其经必滞。气血凝滞，形必肿满；或如湿气在经，而同于中水之状也。"若，或者。中水，被水邪所伤。

病之久暂的依据。新病的特征为"脉小色不夺",或"脉与五色俱不夺";久病的特征为"脉不夺其色夺",或"脉与五色俱夺";若肝肾两脏之脉并见,同时见有赤色时,不但肝肾两脏有病,而且波及于心,也可以判断病在血分。这些内容仍属于"持脉大法"的具体应用。

尺内两傍①,则季胁②也,尺外以候肾,尺里以候腹。中附上③,左④外以候肝,内以候膈;右外以候胃,内以候脾。上附上⑤,右外以候肺,内以候胸中;左外以候心,内以候膻中。前以候前,后以候后⑥。上竟上⑦者,胸喉中事也;下竟下⑧者,少腹腰股膝胫足中事也。

【点评】所谓尺肤诊法,是通过观察腕肘间掌侧皮肤的色泽及触摸其温度变化,作为诊病的方法。其将腕肘间掌侧等分为三等份,近肘处的三分之一为"尺里",候腹。"尺里"的外侧(桡侧)候肾,内侧(尺侧)候季胁。尺肤的中三分之一为"中附上",外侧(桡侧)候肝,内侧(尺侧)候膈。近腕的三分之一为"上附上",外侧(桡侧)候心,内侧(尺侧)候膻中。腕横纹以上的大小鱼际为"上竟上",察胸部咽喉病变。肘横纹至上臂端为"下竟下",候腰、股、膝、胫、足的变化。此种触诊尺肤寒、热、滑、涩的诊病方法,目前很少使用,其价值有待进一步研究。见尺肤诊示意图。

---

① 尺内两傍:尺内,即尺肤之内,指前臂内侧自腕至肘(尺泽)的皮肤。两傍,指两臂尺肤部位的尺侧部分。

② 季胁:即季胁,又名软胁,相当于胸第十一、十二肋软骨处。

③ 中附上:将尺肤分为三段,近腕部三分之一为上段,近肘部三分之一为下段,中间三分之一为中段。中附上,为中部附于下部之上,即中段。

④ 左:指左手。后"右",指右手。下同。

⑤ 上附上:指上段,为上部附于中部之上。

⑥ 前以候前,后以候后:日本·丹波元简:"(前)'前'者,臂内阴经之分也;(前)'后'者,臂外阳经之分也。《论疾诊尺》篇云:'肘前独热者,膺前热;肘后独热者,肩背热。'即其义也。"候,诊察。后"前",指胸前(的疾患)。后"后",指肩背的(疾患)。前,谓尺肤部的前面,即臂内阴经之分,前部候察胸腹部的病变;后,谓尺肤部的后面,即臂后阳经之分,后部候察背部的病变。

⑦ 上竟上:竟,尽。指上部尽处再向上的部位,即尺肤近腕部向上直达鱼际部。

⑧ 下竟下:指下部尽处再向下的部位,即尺肤近肘部向内直达肘窝处。

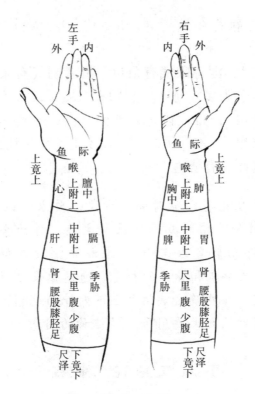

尺肤诊示意图

粗大①者，阴不足阳有余，为热中也。来疾去徐②，上实下虚，为厥巅疾③；来徐去疾，上虚下实，为恶风④也。故中恶风者，阳气受也。有脉俱沉细数者，少阴厥也⑤；沉细数散者，寒热也；浮而散者为眴仆⑥。诸浮不躁者皆在阳，则为热；其有躁者在手⑦。诸细而沉者，皆在阴，

---

① 粗大：洪大。

② 来疾去徐：脉搏起时急迫而落时徐缓。来、去，分别指脉搏的搏起、下落。疾，急迫。

③ 上实下虚，为厥巅疾：清·姚止庵："实者，邪气实也；虚者，正气虚也。邪实于上，故病逆于顶巅。"厥，厥逆。巅疾，指头部病证。

④ 恶风：恶厉之风。

⑤ 有脉俱沉细数者，少阴厥也：清·姚止庵："沉细而缓，肾之平脉也，数则为火。今沉细数者，是阴虚水亏而火上逆，名曰少阴厥。厥，逆而上也，所谓阴虚火动是矣。"少阴，指足少阴经。

⑥ 眴（xuàn 弦）仆：眴，古同"眩"。

⑦ 其有躁者在手：明·张介宾："脉浮为阳，而躁则阳中之阳。若浮而兼躁，乃为阳极，故当在手，谓手三阳经也。"

则为骨痛；其有静者在足①。数动一代②者，病在阳之脉也，泄及便脓血。

诸过者切之③，涩者阳气有余也，滑者阴气有余也。阳气有余为身热无汗，阴气有余为多汗身寒，阴阳有余则无汗而寒。推而外之，内而不外，有心腹积也④。推而内之，外而不内，身有热也。推而上之，上而不下，腰足清也⑤。推而下之，下而不上，头项痛也⑥。按之至骨，脉气少者，腰脊痛而身有痹也。

【点评】在论述诊脉时间、方法、要求，以及合参诊法后，原文进一步讨论了诸种病脉体象及主病，作为全文的收尾。从"粗大者"至"浮而散者为眴仆"，应联系上段理解，似是对"风成为寒热……"段病机和脉象的补充。通过脉象之浮沉分阴阳、脉象之滑涩辨虚实、推指确定病位之上下内外的纲领性论述，进一步突出主题为何将诊法之大要用"脉要"概称的用意。

平人气象论⑦篇第十八

黄帝问曰：平人何如？

岐伯对曰：人一呼脉再动，一吸脉亦再动，呼吸定息⑧脉五动，闰

---

① 其有静者在足：明·张介宾："若沉细而静，乃为阴极，故当在足，谓足三阴经也。"

② 数动一代：脉动过速而有中止。数，频数。代，代脉。此指中止。

③ 诸过者切之：各种疾病可通过切脉而诊察得知。过，指疾病。一说指有过之脉。切，切脉。

④ 推而外之，内而不外，有心腹积也：明·张介宾："凡病若在表，而欲求之于外矣，然脉则沉迟不浮，是在内而非外，故知其心腹之有积也。"

⑤ 推而上之，上而不下，腰足清也：明·张介宾："凡推求于上部，然脉止见于上，而下部则弱，此以有升无降，上实下虚，故腰足为之清冷。"

⑥ 推而下之，下而不上，头项痛也：明·张介宾："凡推求于下部，然脉止见于下，而上部则亏，此以有降无升，清阳不能上达，故为头项痛也。"

⑦ 平人气象论：平人，即气血平和之人，指无病之人。气，指经脉之气。象，是脉体形象。本篇从"平人之常气禀于胃"的理论出发，强调脉以胃气为本，进而对脉息动数变化和四时五脏的平脉、病脉、死脉的脉象予以对比分析，作为诊断疾病、推断预后的依据，故名。

⑧ 呼吸定息：指两次呼吸之间的间歇。

以太息①，命曰平人。平人者，不病也。常以不病调病人②，医不病，故为病人平息以调之为法③。

【点评】知常达变、"以不病调病人"、判断辨别病脉与死脉，是本篇提出的诊脉基本原则。计算脉搏的至数，必须要以一定的时间为标准。安静状态下，健康人的脉率与呼吸的比率基本固定。"呼吸定息脉五动"，以及《难经·十四难》所说的"脉来一呼再至，一吸再至，不大不小曰平"，同目前所说的呼吸与脉搏比率为1：4～5基本一致。掌握了正常人的脉搏变化，就可以知常达变，判断病人的脉象，进而推断病人体内的气血盛衰、病情的轻重以及预后的好坏。

人一呼脉一动，一吸脉一动，曰少气。人一呼脉三动，一吸脉三动而躁，尺④热曰病温，尺不热脉滑曰病风，脉涩曰痹。人一呼脉四动以上曰死⑤，脉绝不至曰死⑥，乍疏乍数⑦曰死。

【点评】本篇虽然主要论述脉，通过脉率来辨别常变及预后，但并不拘泥于诊脉一法，而是把诊脉与诊尺肤结合，全面分析病情。

平人之常气禀于胃，胃者，平人之常气⑧也，人无胃气曰逆，逆者死。

【点评】原文"胃者平人之常气也，人无胃气曰逆，逆者死"强调了脉以胃气为本的观点，并以五脏四时的平脉、病脉和死脉为例，

---

① 闰以太息：一次较长的呼吸。太息，长的呼吸。

② 常以不病调（diào 掉）病人：谓以健康之人的呼吸来诊测病人的脉象。调，计算，测度，诊测。不病，即健康人。

③ 平息以调之为法：平息，调摄呼吸使之平静调匀。调之，衡量病人的脉息至数。即言医生在呼吸均匀平稳时测算病人的脉搏跳动是诊脉的基本法则。

④ 尺：指尺肤。

⑤ 人一呼脉四动以上曰死：一呼四动以上，是常人之倍。主阳极阴竭，精气衰败，难免死亡。《难经》称此脉为"夺精"。

⑥ 脉绝不至曰死：脉气渐绝，是五脏精气竭绝，神气乃去，故曰死。

⑦ 乍疏乍数：指脉搏跳动忽快忽慢，为阴阳败乱无主，后天化源已绝，故为死脉。

⑧ 胃者，平人之常气：谓脉有胃气的表现。即脉来流畅，从容和缓，节律均匀。

突出判断其间之关键在于脉象胃气有无和多少，从而肯定了"脉以胃气为本"的重要意义。

春胃微弦曰平①，弦多胃少曰肝病，但弦无胃曰死，胃而有毛曰秋病②，毛甚曰今病。脏真散于肝，肝藏筋膜之气也③。

夏胃微钩曰平，钩多胃少曰心病，但钩无胃曰死，胃而有石曰冬病，石甚曰今病。脏真通于心，心藏血脉之气也。

长夏胃微软弱曰平，弱多胃少曰脾病，但代无胃④曰死，软弱有石曰冬病，弱甚曰今病。脏真濡于脾，脾藏肌肉之气也。

秋胃微毛曰平，毛多胃少曰肺病，但毛无胃曰死，毛而有弦曰春病，弦甚曰今病。脏真高于肺，以行荣卫阴阳也。

冬胃微石曰平，石多胃少曰肾病，但石无胃曰死，石而有钩曰夏病，钩甚曰今病。脏真下于肾，肾藏骨髓之气也。

【点评】从上述四节原文可以看出，各脏在所主时令的平脉，均以"胃气"为主而兼见本脏应时之脉，如肝之平脉"春胃微弦"，心之平脉"夏胃微钩"等；各脏病脉则以本脏应时之脉为主而少有平和从容之胃气的脉象，如脾之病脉为"弱多胃少"，肺之病脉为"毛多胃少"等；各脏死脉则是毫无胃气之应时之脉，如肾之死脉为"但石无胃"，心之死脉为"但钩无胃"等。至于其发病规律，并非全按五行生克规律进行，这就提示后学不可拘泥于五行生克乘侮关系。

胃之大络，名曰虚里⑤，贯鬲络肺，出于左乳下，其动应衣⑥，脉宗

---

① 春胃微弦曰平：春令木旺，其脉当弦，然有胃气之弦脉，当微弦冲和，无太过和不及才谓之平脉。下文各脏之平脉皆为此义。

② 胃而有毛曰秋病：如果春天脉虽有胃气，但兼有秋毛之脉者，至秋要发病。胃，指脉有胃气。毛，指秋令所主的脉象。

③ 脏真散于肝，肝藏筋膜之气也：因肝旺于春，故春天脏真之气主要布于肝。脏真，即脏之真气。肝主管全身之筋膜，故曰："肝藏筋膜之气也。"下仿此。

④ 但代无胃：指脾脏气衰，脉在搏动过程中，偶有歇止。《素问·脉要精微论》中"代则气衰"即指此而言。

⑤ 虚里：穴位名，位于左乳下心尖搏动之处。人以胃气为本，宗气以胃气为源，故虚里是宗气汇积之处，为十二经脉气之所宗，虚里的搏动情况直接反映胃气和气血源流的变化。

⑥ 其动应衣：《甲乙经》"衣"，作"手"，宜从，方与后文之"其动应衣"显示程度的不同。

气也。盛喘数绝者，则病在中①；结而横，有积矣；绝不至曰死②。乳之下其动应衣，宗气泄也。

【点评】虚里，是足阳明胃经的又一大络，不包括在十五络之内，循行部位是"贯膈络肺，出于左乳下"。大络的命名常以所注的穴位名称而定名，所以虚里就指心尖搏动处。

"脉宗气"即指脉气之宗，就是指全身之脉气皆起于虚里，从虚里的搏动状态就可以了解全身脉气的盛衰，测知内脏的生理和病理。虚里是胃之大络，其搏动状态还可反映胃气的盛衰状态。就原文内容而言，虚里搏动及脉宗气四种变化的临床意义：①虚里搏动"盛喘数绝"，言其搏动急速并且频发间歇，提示胸中之心肺有疾；②虚里搏动"结而横"，谓其搏动较慢而有力，偶有不规则的间歇，提示体内有积聚；③若虚里搏动"绝不至"（搏动突然中断，良久不复），提示病情预后差；④搏动剧烈，"其动应衣"，提示为宗气大泄之证，预后不良。这是《内经》时代的心前区触摸诊法及其临床意义。

欲知寸口太过与不及，寸口之脉中手③短者，曰头痛④。寸口脉中手长者，曰足胫痛⑤。寸口脉中手促上击者，曰肩背痛。寸口脉沉而坚者，曰病在中。寸口脉浮而盛者，曰病在外。寸口脉沉而弱，曰寒热及疝瘕、少腹痛。寸口脉沉而横，曰胁下有积，腹中有横积痛。寸口脉沉而喘⑥，曰寒热。脉盛滑坚者，曰病在外。脉小实而坚者，病在内。脉小弱以涩，谓之久病。脉滑浮而疾者，谓之新病。脉急者，曰疝瘕少腹痛。脉滑曰风，脉涩曰痹，缓而滑曰热中，盛而紧曰胀。

【点评】此节讨论了寸口脉象大、小、短、长、浮、沉、滑、涩的状态，作为辨别不同病位、不同病性以及推断疾病预后吉凶，不

---

① 盛喘数绝者，则病在中：指心尖搏动急速并且频有间歇，反映胸中之心肺有疾。

② 结而横，有积矣；绝不至曰死：指脉来迟中一止，横格于指下，表明气机阻滞，故有积聚之患。绝不至，即虚里搏动中断，绝而不复，乃宗气衰竭，故死。

③ 中手：指脉搏应手显著之义。

④ 头痛：明·张介宾："脉短于下，邪长于上。"

⑤ 足胫痛：清·高世栻："长者气盛，邪盛于下。"

⑥ 脉沉而喘：脉象既沉又数。喘，形容脉搏跳动急促。

同部位、不同性质的病证必然会有不同的脉象表现，不同的疾病有其各自独特的特征反映于体表和寸口，这种通过体表的特征来研究内脏病证的方法，就是中医辨识疾病的基本方法。①辨病位上下内外：如病在头、在足、在内、在外、在背者是；②辨病因之寒热：如风、如热者是；③辨病情之久渐：如"久病""新病"者是；④辨不同性质之病证：如"寒热、疝瘕、少腹痛"，如"积""痹""胀"者是。此处仅仅是诊脉临床意义之举例，临证时当举一反三，灵活对待。

脉从阴阳，病易已；脉逆阴阳，病难已。脉得四时之顺，曰病无他；脉反四时及不间脏①，曰难已。

【点评】原文从两方面辨别脉象顺逆。一是从寸口脉象与所主病证的阴阳属性辨顺逆，"脉从阴阳"为顺证，即阳病见阳脉，阴病见阴脉，预后好；"脉逆阴阳"为逆证，即阳病见阴脉，阴病见阳脉。脉证一致者为顺，主吉，故"病易已"；脉证相矛盾者为逆，主凶，故"病难已"。如"风热脉静""泄而脱血脉实""病在中脉虚""病在外脉涩坚"等，预后差，故曰"病难已"，治疗较难，故"皆难治"。

二是从寸口脉象与所应季节是否相应辨顺逆。如果脉与四时一致者为顺，这就是马莳所说的："春病得弦脉，夏病得钩脉，秋病得毛脉，长夏病得缓脉，冬病得石脉。"顺者预后好，没有什么危险，故"曰病无他"。如果脉反四时者称为逆。脉与四时相逆也有一定的规律，若按五行相克顺序出现者称为逆，如马莳："若脉反四时则春得涩脉，夏得石脉，长夏得弦脉，秋得钩脉，冬得缓脉，是谓反四时者也。"这就是原文所讲的"不间脏曰难已"。张介宾指"不间脏"为"相克而传"即指此。

总之，以寸口脉的变化，不但可以辨别病变部位、病的新久、病变的性质，还可通过脉的顺逆推断预后，此正与"气口成寸，以决死生"的观点一致。

---

① 不间脏：为传其所克之脏。

臂多青脉，曰脱血。尺脉缓涩，谓之解㑊①。安卧脉盛，谓之脱血。尺脉涩滑，谓之多汗。尺寒脉细，谓之后泄。脉尺粗常热者，谓之热中②。

肝见庚辛死，心见壬癸死，脾见甲乙死，肺见丙丁死，肾见戊己死，是谓真脏见皆死③。

颈脉动喘疾咳，曰水。目裹④微肿，如卧蚕起之状，曰水。溺黄赤安卧者，黄疸。已食如饥者，胃疸⑤。面肿曰风。足胫肿曰水。目黄者曰黄疸。

【点评】此处水肿、黄疸病的内容只言证而不言脉，虽然通篇都是根据脉象变化来判断病情的，只要将其与《灵枢·论疾诊尺》相关内容横向联系就不难看出，此为以论病为主，其脉蕴涵其中。

此节将尺肤、寸口合参诊法结合应用予以示范；论及了肝病真脏脉见时的病情预测；重点论及了水肿、黄疸病证的辨识，虽然似乎与本篇精神不符，因通篇都是根据脉象变化来判断病情的，唯独此处只言证而不言脉，只要与《灵枢·论疾诊尺》的内容加以比较就可看出，本篇虽以脉论病，而此段则是通过论病以推断其脉。

此节之甲、乙……壬、癸仍是十月太阳历法的天干纪月的标记，不必按纪日为解。

妇人手少阴脉动甚⑥者，妊子也。

脉有逆从四时，未有脏形⑦，春夏而脉瘦，秋冬而脉浮大，命曰逆四时也。风热而脉静，泄而脱血脉实，病在中脉虚，病在外脉涩坚者，

---

① 解㑊(xiè yì懈亦)：四肢懈惰、倦怠无力的病证。

② 脉尺粗常热者，谓之热中：疑在脉后有脱简，若脉后有一"细"字，即"脉细尺粗常热者"，上下文义较顺。

③ 肝见庚辛死……是谓真脏见皆死：五脏的真脏脉出现时，各在其所不胜之日死。

④ 目裹：眼胞。

⑤ 胃疸：中焦胃有热而消渴。

⑥ 手少阴脉动甚：今多以尺部脉动甚解。动甚，即搏动较为明显，亦有人指滑脉。

⑦ 未有脏形：明·马莳："未有正脏之脉相形，而它脏之脉反见。"

皆难治，命曰反四时也。

【点评】此节从两方面辨别脉之顺逆：一为脉时顺逆，如果脉与四时一致者为顺，预后良，没有危险；如果脉反四时者称为"逆"，即春夏时节脉象应洪大反而"脉瘦"（细小而弱），秋冬脉象应当沉细却反而"浮大"，即为反四时之脉；二为脉证顺逆，①脉象与病性相逆，如风热之证为阳证，反见属阴之"脉静"；泄泻、脱血必然正虚而反见邪盛之"实脉"；②脉与病位相逆，如病位在内而"脉虚"是为正气虚损；病位在外脉反"涩坚"，为里邪盛实。无论脉时相逆还是脉证相逆，预后均凶险，故曰"皆难治"。

人以水谷为本，故人绝水谷则死，脉无胃气亦死。所谓无胃气者，但得真脏脉不得胃气也。所谓脉不得胃气者，肝不弦、肾不石①也。

【点评】此节突出了人的生命活动是依赖水谷之精微而生存，脉象应以胃气为根本。如果没有胃气的脉象，就是真脏脉，也就是各脏的死脉。文中通过人的生命－水谷精气－胃气－脉象之间的关系，进一步突出胃气的有无及多少在脉诊中的意义。

太阳②脉至，洪大以长；少阳脉至，乍数乍疏，乍短乍长；阳明脉至，浮大而短。

夫平心脉来，累累如连珠，如循琅玕③，曰心平，夏以胃气为本。病心脉来，喘喘连属，其中微曲④，曰心病。死心脉来，前曲后居，如

---

① 肝不弦、肾不石：明·马莳："即如肝脉当弦而不弦，肾脉当石而不石之类。"

② 太阳：与下文"少阳""阳明"均表示月份时令。《新校正》："太阳王于五月六月""少阳王于正月二月""阳明王于三月四月"。

③ 累累如连珠，如循琅玕(gān 肝)：指正常的心脏脉象，像一颗颗串连起来的珠子，在指下不断地缓缓滑过，如同触摸在如珠的玉石上那样光滑流利。累累，形容脉象连续不断。循，抚摸，触及。琅玕，如珠的玉石。

④ 喘喘连属，其中微曲：意为心的病脉呈疾数连续，来盛去衰的特征。喘喘连属，脉来急疾而连续不断，即疾数之意。中，脉动应手。微曲，脉象去时衰减较明显。

操带钩①，曰心死。

平肺脉来，厌厌聂聂，如落榆荚②，曰肺平，秋以胃气为本。病肺脉来，不上不下，如循鸡羽③，曰肺病。死肺脉来，如物之浮，如风吹毛④，曰肺死。

平肝脉来，软弱招招，如揭长竿末梢⑤，曰肝平，春以胃气为本。病肝脉来，盈实而滑，如循长竿⑥，曰肝病。死肝脉来，急益劲，如新张弓弦⑦，曰肝死。

平脾脉来，和柔相离，如鸡践地⑧，曰脾平，长夏以胃气为本。病脾脉来，实而盈数，如鸡举足⑨，曰脾病。死脾脉来，锐坚如乌之喙，如鸟之距⑩，如屋之漏，如水之流⑪，曰脾死。

平肾脉来，喘喘累累如钩，按之而坚⑫，曰肾平，冬以胃气为本。

---

① 前曲后居，如操带钩：意为倘若寸脉全显钩象，如摸在带钩上那样坚硬而不柔和，并且尺脉沉伏不易触摸，这是心的死脉。前、后，指寸尺。前曲，指寸脉全显钩象。后居，尺脉沉伏，难以捉摸。

② 厌厌聂聂，如落榆荚：形容肺的平脉，如同榆钱离枝后，似落而翩翩轻飘，似浮却又缓缓而下的轻浮和缓之象。

③ 不上不下，如循鸡羽：上、下，指脉之浮沉，这是形容肺的病脉既不像榆钱的翩翩轻浮，也不像榆钱那样缓缓落下。如同按循在鸡的羽毛上，来去有坚涩之感。

④ 如物之浮，如风吹毛：形容脉象空虚无根，散乱无绪。

⑤ 软弱招招，如揭长竿末梢：形容肝脉来时，和缓弦长而柔软，如高举的长竿末梢那样长而柔和。

⑥ 盈实而滑，如循长竿：指肝病脉来时如摸在长竿上那样弦硬有余，柔和之象不足。

⑦ 急益劲，如新张弓弦：形容脉来弦硬的程度如同新张的弓弦那样又紧又硬，毫无柔和之感。

⑧ 和柔相离，如鸡践地：形容脾平脉来，像鸡徐徐行走那样从容不迫，柔和适宜。

⑨ 实而盈数，如鸡举足：形容脾病脉来，弦硬而数，如同鸡举足疾速行走之势。

⑩ 锐坚如乌之喙，如鸟之距：形容脾脏死脉来时，好像乌鸦的嘴，或鸟类的爪距等角质部分那样细而坚硬、不柔和之象。喙，嘴也。距，指鸟的爪后突出像趾的部分。锐，尖利，此处形容脉细。坚，即硬也。

⑪ 如屋之漏，如水之流：形容脾的死脉来时，好像破屋漏水，良久一滴，快慢不匀，或像流水一样，去而不返。

⑫ 喘喘累累如钩，按之而坚：形容肾的平脉来时连续不断，圆滑流利，像心的正常钩脉，但稍沉有力。喘喘累累，即心脉之累累。钩，指心的平脉。坚，坚牢，引申为沉而有力。

病肾脉来，如引葛，按之益坚①，曰肾病。死肾脉来，发如夺索②，辟辟如弹石③，曰肾死。

【点评】人以水谷为本，脉以胃气为本。原文突出了人的生命活动是依赖水谷之精微而生存，脉象应以胃气为根本。没有胃气的脉象，就是真脏脉，也称为死脉。原文通过人的生命－水谷精气－胃气－脉象之间的联系，并通过五脏四时平、病、死脉的脉体形象反复举例，其目的在于突出胃气的有无及多少在脉诊中的意义。

"胃气"，指脉象之特征。"脉弱以滑，是有胃气"（《素问·玉机真脏论》）；"谷气来也徐而和"（《灵枢·终始》）。"弱"为脉搏和缓之象，"滑"指脉来流利。"谷气"，就是脉之胃气。所以张介宾解释说："大都脉代时，宜无太过，无不及，自有一种雍容和缓之状者，便是有胃气之脉。"故凡脉来和缓均匀，不浮不沉，不大不小，不疾不徐，不长不短，应手柔和有力，来去节律规整之脉，便是有胃气之脉。临证辨识平人之脉，不但要有"胃气"，而且还要具备"有神""有根"特点。脉的胃、神、根特点仍是"脉以胃气为本""有胃则生""无胃则逆，逆则死"的基础上发展起来的。

玉机真脏论④篇第十九

黄帝问曰：春脉如弦，何如而弦？

岐伯对曰：春脉者肝也，东方木也，万物之所以始生也，故其气

---

① 如引葛，按之益坚：形容肾的病脉来时，好像按在牵拉的葛藤上一样。引，牵引，拉动。葛，葛藤。益坚，指脉更沉。

② 发如夺索：形容脉来坚硬，如按在两人争夺着的绳索上一样。

③ 辟辟如弹石：形容脉来坚硬如以指弹石之象。

④ 玉机真脏论：玉机，即璇玑玉衡，本意是指组成北斗七星中的第2、3、5三颗星星，后来古人据此之意作为测量天体坐标的天文仪器的命名。真脏，即五脏无胃气之脉。本篇讨论了四时五脏的平脉，太过不及的病脉，以及真脏脉的脉象；并阐述了五脏发病的传变规律，五脏虚实与死的机转，同时说明了五脏之脉必借胃气始能到达气口的道理。其中尤以脉有无胃气为重点，以无胃气之真脏脉预测病情，好像以玉机窥测天道一样重要，故名。

来，软弱轻虚而滑，端直以长，故曰弦①，反此者病。

帝曰：何如而反？

岐伯曰：其气来实而强，此谓太过，病在外；其气来不实而微，此谓不及，病在中。

帝曰：春脉太过与不及，其病皆何如？

岐伯曰：太过则令人善忘②，忽忽眩冒而巅疾③；其不及则令人胸痛引背，下则两胁胠④满。

帝曰：善。夏脉如钩，何如而钩？

岐伯曰：夏脉者心也，南方火也，万物之所以盛长也，故其气来盛去衰，故曰钩，反此者病。

帝曰：何如而反？

岐伯曰：其气来盛去亦盛，此谓太过，病在外；其气来不盛去反盛，此谓不及，病在中。

帝曰：夏脉太过与不及，其病皆何如？

岐伯曰：太过则令人身热而肤痛，为浸淫⑤；其不及则令人烦心，上见咳唾，下为气泄⑥。

帝曰：善。秋脉如浮，何如而浮？

岐伯曰：秋脉者肺也，西方金也，万物之所以收成也，故其气来，轻虚以浮，来急去散，故曰浮⑦，反此者病。

帝曰：何如而反？

岐伯曰：其气来，毛而中央坚，两傍虚，此谓太过，病在外；其气来，毛而微，此谓不及，病在中。

帝曰：秋脉太过与不及，其病皆何如？

---

① 软弱轻虚而滑，端直以长，故曰弦：明·张介宾："弦者，端直以长，状如弓弦有力也。然软弱轻虚而滑，则弦中自有和意。"

② 善忘：当作"善怒"。《灵枢·本神》："肝气虚则恐，实则怒。"

③ 忽忽眩冒而巅疾：即精神恍惚，若有所失，眩瞀昏晕。冒，即瞀，乱。

④ 胠(qū 区)：腋下胁肋。

⑤ 浸淫：指湿热伤于肌肤，留连日久发为疮疡，流脓淌水，逐渐扩散蔓延，名曰浸淫。

⑥ 气泄：指矢气下泄。

⑦ 来急去散，故曰浮：明·吴崑："阳气在于皮毛，未能沉下，故来急。阴气新升，阳气将散去，故去散也。"

岐伯曰：太过则令人逆气而背痛，愠愠然①；其不及则令人喘，呼吸少气而咳，上气见血，下闻病音②。

帝曰：善。冬脉如营③，何如而营？

岐伯曰：冬脉者肾也，北方水也，万物之所以合藏也，故其气来沉以搏④，故曰营，反此者病。

帝曰：何如而反？

岐伯曰：其气来如弹石者，此谓太过，病在外；其去如数⑤者，此谓不及，病在中。

帝曰：冬脉太过与不及，其病皆何如？

岐伯曰：太过则令人解㑊，脊脉痛而少气不欲言；其不及则令人心悬如病饥⑥，䏚中清⑦，脊中痛，少腹满，小便变⑧。

帝曰：善。

【点评】本段论述了四时五脏常脉及其机理。

1. 论四时五脏常脉。气口是手太阴肺经的动脉，也是全身脉气汇聚之处，因而成为肺系乃至全身功能活动状态的反应敏感点，也是医生临床诊察脏腑功能盛衰变化的特定部位。正常脉象，不仅受脏腑功能状态的影响，也与四时气候阴阳盛衰变化有关。五脏应四时，故而既有四时五脏脉象之常态，也会在五脏功能异常状态下，表现出四时特有的病态脉体形象。

为什么五脏之脉能与四时阴阳盛衰变化而相应？

一是人禀自然界正常之气而生存。"人以天地之气生，四时之法成"（《素问·宝命全形论》）。人的性命禀受于天地精华之气而产生，必然受四时阴阳变化的影响。人生活在自然环境之中，无时无

---

① 愠（yùn 运）愠然：形容气郁而心情不舒畅的样子。愠，小怒也。

② 上气见血，下闻病音：指气上逆而出血，喉间有喘息的声音。

③ 冬脉如营：指冬季脉气营居于内，指沉脉而言。明·吴崑："冬至闭藏，脉来沉石，如营兵之守也。"

④ 搏：《甲乙经》作"濡"，软也。

⑤ 其去如数：指虚数脉。

⑥ 心悬如病饥：形容心中空虚而怯弱，如有饥饿之感。

⑦ 䏚（miǎo 秒）中清：指软肋下有清冷的感觉。䏚，指季肋下空软处。

⑧ 小便变：指小便发生异常改变。

刻不受自然环境气候变化的影响，脉象也会随着天地阴阳变化而变化。二是五脏之气通应于四时气候变化。机体气血随四时气候变化而浮沉引起的脉象变化。缘于以上两种因素，所以脉象的变化随四时而变。在《素问·脉要精微论》中将脉象的变化描述得即生动又形象。

有学者从生物钟与"时脏脉"关系探讨了脉应四时的机理。认为四时阴阳消长是"时脏脉"形成的主要条件，"时脏脉"的形成是以脏腑功能、气血运行和经络活动等四时节律为基础的。

2. 论五脏四时常脉及其产生机理。

(1)肝春脉端直以长，软弱轻虚而滑，春脉内应于肝，属东方木气，万物始生，脉象表现为软弱轻虚而滑，且端直以长。

(2)心夏钩来盛去衰，夏脉内应于心，属南方火气，万物繁茂，脉气表现为来时充盛，去时轻微，如钩。

(3)肺秋浮轻虚以浮，来急去散，秋脉内应于肺，属西方金气，万物收杀，脉象表现为轻虚而浮，来急去散，厌厌聂聂，如落榆荚之状。

(4)肾冬营来沉以搏，冬脉内应于肾，属北方水气，万物处于闭藏休眠之时，脉象表现为沉而搏指，虽沉而内隐生机。

(5)脾应四时，善者不可得见(即正常的脾脉不单独出现)，脾居中央应四时，所以正常的脾脉观察不到，有病时方有体现。

3. 论五脏四时病脉及主病。五脏四时病脉，是指五脏功能异常，同时受四时阴阳变化影响在脉象上的反应。其病脉分为太过、不及两种。其太过多因邪气亢盛，脏腑功能亢进；其不及多因某些因素导致脏腑功能低下，气血阴阳不足。

肝弦——其气来盛去亦盛，肝郁气滞，肝不疏畅，在外善怒，忽忽眩冒而巅疾。

心钩——其气来盛去亦盛，心阳亢盛，在外身热而肤痛，为浸淫。

肺浮——其气来毛而中央坚两傍虚，肺失宣降而致肺气上逆，在外令人逆气，而背痛愠愠然。

肾营——其气来如弹石者，"冬脉太过阴邪盛也，故令人四肢懈怠举不精，是谓解"(张介宾语)，在外令人懈，脊脉痛而少气，不欲言。

脾脉——其脉来如水之流，"脾脉太过，湿气浸淫，流于四末，则令人四肢不举"。

帝曰：四时之序，逆从之变异也，然脾脉独何主？

岐伯曰：脾脉者土也，孤脏以灌四傍①者也。

帝曰：然则脾善恶，可得见之乎？

岐伯曰：善者不可得见，恶者可见。

帝曰：恶者何如可见？

岐伯曰：其来如水之流者，此谓太过，病在外；如乌之喙者，此谓不及，病在中。

帝曰：夫子言脾为孤脏，中央土以灌四傍，其太过与不及，其病皆何如？

岐伯曰：太过则令人四肢不举②；其不及，则令人九窍不通，名曰重强③。

【点评】除四时阴阳变化外，脾胃之气在时脏脉的形成中也占有重要地位。脾胃为后天之本，气血生化之源。四时五脏之气亦赖胃气始能布达手太阴寸口而形成时脏脉。即所谓"胃者，五脏之本也。脏气者，不能自致于手太阴，必因于胃气，乃至于手太阴也"（《素问·玉机真脏论》），有胃气之脉的判断标准是要具备"脉弱以滑"，或"胃气来也徐而和"（《灵枢·终始》）的体象特征，所以当时脏脉表现为浮弦、洪大、微毛、沉石等不同体象，只要具备和缓从容、节律一致、应指有力的特点，就为脉之有胃、有神、有根，即为常脉，即或有病也为轻证。在病变过程中，脉之胃气的存亡直接关系到疾病的转归预后。"人无胃气曰逆，逆者死"（《素问·平人气象论》）。无胃气的时脏脉也称为"真脏脉"，也称为"死脉"，是疾病危重的症象，故曰"所谓无胃气者，但得真脏脉，不得胃气也"。在

---

① 孤脏以灌四傍：脾属土，位居中央，寄旺于四季，主运化水谷精微，外而营养四肢百骸，内而濡润脏腑，故曰以灌四傍。孤脏，心、肝、肺、肾各与四季相配，唯独脾不与四时相配，所以称为孤脏。四傍者，四脏也。

② 四肢不举：指四肢沉重困倦。

③ 重强(zhòng jiàng 众匠)：沉重拘强也。从论述前四脏的原文来看，"重强"疑为衍文。

后世诊断学中，将此处脉之胃气的观念拓展色诊、舌诊，甚至如今在饮食口味的诊察中也引入了辨"胃气"的内容，足见其临床意义之深、之广、之远。

帝瞿然而起，再拜而稽首曰：善。吾得脉之大要，天下至数，五色脉变，揆度奇恒，道在于一。神转不回，回则不转，乃失其机①，至数之要，迫近以微，著之玉版，藏之藏府②，每旦读之，名曰《玉机》。

五脏受气于其所生③，传之于其所胜④，气舍于其所生⑤，死于其所不胜⑥。病之且死，必先传行至其所不胜，病乃死。此言气之逆行也，故死。肝受气于心，传之于脾，气舍于肾，至肺而死。心受气于脾，传之于肺，气舍于肝，至肾而死。脾受气于肺，传之于肾，气舍于心，至肝而死。肺受气于肾，传之于肝，气舍于脾，至心而死。肾受气于肝，传之于心，气舍于肺，至脾而死。此皆逆死也。一日一夜五分之，此所以占死生之早暮也。

【点评】其一，脏病传变规律。子病及母→传之所胜（相乘）→（再）子病及母→（再）传之于所不胜（相侮）。其二，五脏病传举例。心病→肝，为子病及母；肝病→脾，为传之所胜（相乘）；肝病→肾，为子病及母；肝病→肺，为传之于所不胜（相侮）。其他脏类此。其三，掌握病传规律的意义。将一昼夜按五行归类方法分为五个时段，据此可以对五脏病情变化进行预测。

黄帝曰：五脏相通，移皆有次，五脏有病，则各传其所胜。不治，法三月若六月，若三日若六日，传五脏而当死，是顺传所胜之次。故曰：别于阳者，知病从来；别于阴者，知死生之期。言知至其所困而死。

---

① 神转不回，回则不转，乃失其机：神的功用是运转不息，向前不回。若回而不运转，便失掉了它的生机。

② 藏府：重要之处，藏物之府库。

③ 五脏受气于其所生：五脏所受的病气来自所生之脏。即子病犯母。

④ 传之于其所胜：传变到所克的脏。

⑤ 气舍于其所生：病气留在生己之脏。

⑥ 死于其所不胜：疾病传之于克我之脏多死。

【点评】五脏疾病的传变规律是依据五行学说来推理的。一是发病于子脏。即"受气于其所生",任何一脏的疾病都发生于子脏:肝受气于心,心受气于脾,脾受气于肺,肺受气于肾,肾受气于肝。故曰:"五脏受气于其所生。"二是以次相传。其中又包括顺传所胜和逆传所不胜。顺传所胜,即传其所胜。如肝传脾,脾传肾,肾传心,心传肺,肺传肝。逆传所不胜,即传其所不胜之时而病情加重或死亡。如心病死于水时之亥子,脾病死于木时之寅卯,肺病死于火时之巳午,肝病死于金时之申酉,肾病死于土时之辰戌丑未。

疾病是千变万化的,疾病的传变也有不以次相传的,如"其卒发者,不必治于传"和"忧恐悲喜怒,令不得以其次",指出了疾病传变的特殊性。所以既要知其常,又要察其变,只有知常达变,才能把握疾病发展变化的机转、趋向及预后。这一认识为后世有关疾病传变的理论奠定了基础,如张仲景提出的"见肝之病,知肝传脾,当先实脾"的治未病的观点,即是受《内经》疾病传变学术观点的影响。

此节指出五脏病情发生传变基础是五脏之间有经脉联通,五脏之间又有相生相克关系,所以病情发生传变有一定的规律和次第。但都以传之于"所胜"之脏为常见。如若不能及时治疗,就会使病情在或长或短的时间中出现病情加重,乃至死亡的情况发生;能辨别脉象有无"胃气"是进行五脏病情预后判断的主要依据。所以说"别于阳者,知病从来;别于阴者,知死生之期"。此处之"阳",指有胃气之脉;此处之"阴",指无胃气之脉。

是故风者百病之长也。今风寒客于人,使人毫毛毕直,皮肤闭而为热,当是之时,可汗而发也;或痹不仁肿痛,当是之时,可汤熨及火灸刺而去之。弗治,病入舍于肺,名曰肺痹,发咳上气。弗治,肺即传而行之肝,病名曰肝痹,一名曰厥,胁痛出食①,当是之时,可按若刺耳②。弗治,肝传之脾,病名曰脾风,发瘅③,腹中热,烦心出黄④,当

---

① 出食:即呕吐。
② 可按若刺耳:可用按摩或针刺治疗。
③ 发瘅:产生脾瘅病,即脾热之病。
④ 出黄:二便色黄。

此之时，可按可药可浴。弗治，脾传之肾，病名曰疝瘕，少腹冤热①而痛，出白②，一名曰蛊③，当此之时，可按可药。弗治，肾传之心，病筋脉相引而急，病名曰瘈，当此之时，可灸可药。弗治，满十日，法当死。肾因传之心，心即复反传而行之肺，发寒热，法当三岁死，此病之次也。

【点评】此节以外感病为例，阐述病传规律、所致病证以及治疗。因为"气有定舍，因处为名"（《灵枢·百病始生》），所以邪气所传不同而有不同症状，也就有不同治法。

总的传变规律为：风邪外袭→皮毛→肌肤入内脏。

①邪在皮毛：症见"毫毛毕直"、发热。可用汗发方法治疗。

②邪在肌肤：症见"痹不仁肿痛"。可用汤熨、火灸、针刺方法治疗。

③邪入五脏，传变规律是"传其所胜"：伤肺→传肝→传脾→传肾→传心 。

④邪传脏腑不同，所致病证有别：

在肺——肺痹——咳、上气

在肝——肝痹，又叫"厥"——胁痛、出食——按摩针刺

在脾——脾风，发瘅——腹中热，烦心出黄——可按可药可浴

在肾——疝瘕，一名曰蛊——少腹冤热而痛，出白——可按可药

在心——瘈——筋脉相引而急——可灸可药

⑤如果邪气传遍五脏而未愈，心病就会复传于肺。

然其卒发者，不必治于传④，或其传化有不以次，不以次入者，忧恐悲喜怒，令不得以其次，故令人有大病矣。因而喜大虚则肾气乘矣，怒则肝气乘矣，悲则肺气乘矣⑤，恐则脾气乘矣，忧则心气乘矣，此其道也。故病有五，五五二十五变，及其传化。传，乘之名也。

---

① 冤热：郁闷烦热。

② 出白：小便色白而混浊。

③ 蛊：病名。病邪深入，致使病人消瘦，如被蛊虫所侵蚀一样。

④ 然其卒发者，不必治于传：假如猝然暴发的疾病，就不以次传，不必根据这个传变的次序而治。

⑤ 怒则肝气乘矣，悲则肺气乘矣：即言过怒则肝气乘脾，过悲则肺气乘肝。

【点评】本文运用了五行生克乘侮理论、天人相应观点、四时阴阳逆从之理，详细说明了五脏疾病的传变规律及生死预后。"五脏相通，移皆有次"，一脏有病，可以相互影响，相互传变，如"五脏受气于其所生，传之于其所胜，气舍于其所生，死于其所不胜。"《素问·脏气法时论》也有"邪气之客于身也，以胜相加，至其所生而愈，至其所不胜而甚，至于所生而持，自得其位而起"的论述。这是疾病传变的一般总规律，也是普遍规律。但亦应明确，疾病传变速度却有快有慢。慢则3～6月传遍五脏，快则3～6日之间传遍五脏。因此，临证时要"别于阳者，知病从来；别于阴者，知死生之期"。同时还要了解各脏疾病"至其所困而死"的基本规律，并进一步以"一日一夜五分之"来测候死亡时刻的早晚，从而做到诊断明确，心中有数。并且通过认识"病之且死，必先传行，至其所不胜，病乃死"的规律，能根据具体病情，预见其传变，及早主动采取治疗措施，以防止疾病传变恶化。

具体言之，①因七情所致病证，可以不按上述的病传规律进行传变。前面所述的是一般传变规律，此为特殊状态。②情志所伤，直接伤脏。过喜伤肾、过怒伤肝、过悲伤肺、过恐伤脾、过忧伤心。③每一脏的病情都有5种传变形式，五脏共有25种。④相"乘"而传，就是传其所胜之脏。故曰"传，乘之名也"。

大骨枯槁，大肉陷下，胸中气满，喘息不便，其气动形，期六月死，真脏脉见，乃予之期日。大骨枯槁，大肉陷下，胸中气满，喘息不便，内痛引肩项，期一月死，真脏见，乃予之期日。大骨枯槁，大肉陷下，胸中气满，喘息不便，内痛引肩项，身热脱肉破䐃①，真脏见，十月之内死。大骨枯槁，大肉陷下，肩髓内消②，动作益衰，真脏来见，期一岁死，见其真脏，乃予之期日。大骨枯槁，大肉陷下，胸中气满，腹内痛，心中不便，肩项身热，破䐃脱肉，目匡陷，真脏见，目不见人，立死，其见人者，至其所不胜之时则死。急虚③身中卒至，五脏绝

---

① 脱肉破䐃(jiǒng 炯)：肌肉极度消瘦。脱肉，肉离骨也。破䐃，肌肉消瘦也。

② 肩髓内消：即骨髓内消。

③ 急虚：正气暴虚。

闭，脉道不通，气不往来，譬于堕溺，不可为期。其脉绝不来，若人一息五六至①，其形肉不脱，真脏虽不见，犹死也。

【点评】此节论述五脏病情严重，真脏脉出现时的病机、临床表现及其预后。其一，以症状言病机，指出内脏精气严重衰败。"大骨枯槁"——肾气衰败；"大肉陷下"——脾气衰败；"胸中气满，喘息不便"——心肺气衰。其二，从病机的角度，突出"五脏为本"的观点。其三，强调"真脏脉"在临床诊断中的意义。指出只有在真脏脉出现时才可以对病情预后做出判断。其四，因特殊原因所致的病证(如"堕溺")，就不会有上述病传规律，也就无法用上述方法对病变做出预后的判断。

真肝脉至，中外急②，如循刀刃责责然③，如按琴瑟弦，色青白不泽，毛折，乃死。真心脉至，坚而搏，如循薏苡子累累然④，色赤黑不泽，毛折，乃死。真肺脉至，大而虚，如以毛羽中人肤，色白赤不泽，毛折，乃死。真肾脉至，搏而绝⑤，如指弹石辟辟然⑥，色黑黄不泽，毛折，乃死。真脾脉至，弱而乍数乍疏，色黄青不泽，毛折，乃死。诸真脏脉见者，皆死不治也。

【点评】其一，五脏病证"真脏脉"的特点。"真脏脉"即无胃气之脉，只表现应时脉象特点而无"从容和缓，柔和有力"之象。此处以类比方法表述五脏真脏脉体象。其二，与五脏病证"真脏脉"相伴出现的"真脏色"。"真脏色"即无胃气之色，即缺乏隐约微黄，光泽明润特点，表现为"晦暗、枯槁、无光泽"之色。其三，与五脏病证"真脏脉"相伴出现的还有"毛折"症状。"肺者气之本"，其华在毛。故"毛折"即指五脏精气严重衰败。其四，重申"真脏脉"的意

---

① 若人一息五六至：清·张志聪："或有一呼五六至，则一吸亦五六至，是一息有十二至，皆绝魂脉也。"

② 中外急：切脉时无论浮取沉取，脉象俱坚强有力。中外，指脉的浮沉。急，脉来劲急。

③ 责责然：锐利可畏的样子。

④ 累累然：连续不断的样子。形容脉象短而坚实。

⑤ 搏而绝：搏手或转索欲断之脉象。

⑥ 辟辟然：形容脉象沉而坚，如以指弹石之感。

义及其应用。"诸真脏脉见者，皆死不治也"即是其意。

黄帝曰：见真脏曰死，何也？

岐伯曰：五脏者，皆禀气于胃，胃者，五脏之本也，脏气者，不能自致于手太阴，必因于胃气，乃至于手太阴也，故五脏各以其时，自为①而至于手太阴也。故邪气胜者，精气衰也。故病甚者，胃气不能与之俱至于手太阴，故真脏之气独见，独见者病胜脏也，故曰死。

【点评】真脏脉死的原理及临床意义。真脏脉象"死"，是什么道理？因为脏的营养都赖于胃腑水谷之精微，因此胃是五脏的根本。因五脏之脉气，不能自行到达手太阴寸口，必须借胃气的敷布，才能达于手太阴。所以五脏之气能够在其所主之时，出现于手太阴寸口，就是胃气。如果邪气胜，精气衰，病气严重时，胃气就不能与五脏之气一齐到达手太阴，而为某一脏真脏脉象单独出现，真脏脉独见是邪气胜，脏气伤，病情危重，甚至死亡。

所谓真脏脉，是指凡具有举按坚强，搏击有力，毫无和缓之无胃气特征的脉体形象。具有此类特征的脉象，其脏腑精气竭绝而败露，缘其主病预后凶险而称其为死脉。之所以将是否具有此类特征的脉体形象用"胃气"予以表达，是因为胃为水谷之海，水谷入胃，经过腐熟、消化、吸收，其精微之气上注于肺，经肺的宣发、布散，五脏六腑才得以受气。只有胃气充实，五脏之气才能充沛。加之"胃气"又是全身脏腑器官活动信息在脉内传送的载体，所以各脏腑的正常功能状态就可以从容柔和有胃气的脉体形象特征表现于寸口，原文"胃者，五脏之本也，脏气者，不能自致于手太阴，必因于胃气，乃至于手太阴也"就表达了"胃气"的载体功能。反之，如果胃气衰败，一则五脏失养，二则失去对五脏功能状态显现于寸口的传载能力，故而就会出现无"胃气"的真脏脉，此即"所谓无胃气者，但得真脏，不得胃气"之意。

本篇还进一步从邪正斗争的病理角度论述了真脏脉形成的机

① 自为：清·张琦："'为'作'胃'。"义顺。

制，指出："邪气胜者，精气衰也。故病甚者，胃气不能与之俱至于手太阴，故真脏之气独见。"说明真脏脉的形成是由于正气衰败，邪气盛实，胃气消亡，化源竭绝而致。为此，真脉脏现，多为疾病垂危之象，不可不察。

总结本节的内容：①"真脏脉"发生的机理。胃气也是传递人体脏腑组织器官功能活动的载体。当病情严重，邪气盛，精气衰，胃气无力传载生命信息于寸口，于是寸口的脉象变化只反映病理状态下的各脏应时之脉，不表现出"从容和缓，柔和有力"的有胃气脉象特点。②从"真脏脉"的角度提出"胃者，五脏之本"的重要观点。突出脾胃在人体生命活动中的重要意义。③"真脏脉"出是精气衰败，脏气衰微的表现，因此病情凶险，预后较差。

帝曰：善。

黄帝曰：凡治病，察其形气色泽，脉之盛衰，病之新故，乃治之，无后其时。形气相得①，谓之可治；色泽以浮②，谓之易已；脉从四时，谓之可治；脉弱以滑③，是有胃气，命曰易治，取之以时。形气相失，谓之难治；色夭不泽，谓之难已；脉实以坚，谓之益甚；脉逆四时，为不可治。必察四难④，而明告之。

所谓逆四时者，春得肺脉，夏得肾脉，秋得心脉，冬得脾脉，其至皆悬绝沉涩⑤者，命曰逆四时。未有脏形⑥，于春夏而脉沉涩，秋冬而脉浮大，名曰逆四时也。病热脉静，泄而脉大，脱血而脉实，病在中脉实坚，病在外脉不实坚者，皆难治。

【点评】此节在论述病传内容以后，阐述诊法内容。其一，察病内容：有形、气、色、脉；病之新旧。其二，分析诊察资料，做出正确判断："易治"预后良好有 4 种：①"形气相得"——气，指病

---

① 形气相得：形体状况与精神状态相一致。形，形体。气，神气。相得，契合、一致之义。

② 色泽以浮：颜色润泽明朗而不干枯。

③ 脉弱以滑：脉象柔和而滑利。指有胃气之脉。

④ 四难：形气相失、色夭不泽、脉实以坚、脉逆四时的四种难治之证。

⑤ 悬绝沉涩：脉象浮而无根，或涩滞不起之状。

⑥ 未有脏形：未见到真脏脉象。

机，即邪正力量较量。形，即病形，指症状。"形气相得"即病机和临床症状相符——提示病情单纯，预后较好；②"色泽以浮"——面色光泽、明润，且显现部位较浅——病轻易治；③"脉从四时"——脉象变化与季节气候同步——病情单纯；④"脉有胃气"——正气未衰——预后良好。"难治"预后凶险有4种：①"形气相失"——病情复杂，预后凶险；②"色夭不泽"——精气衰败，预后不良；③"脉逆四时"——病情复杂，预后较差。④"脉无胃气"（脉实以坚）——正气已衰，胃气已败——预后凶险。其三，举例说明"脉逆四时"和"形气相失"的临床表现。

黄帝曰：余闻虚实以决死生，愿闻其情。

岐伯曰：五实死，五虚死。

帝曰：愿闻五实、五虚。

岐伯曰：脉盛，皮热，腹胀，前后不通，闷瞀，此谓五实。脉细，皮寒，气少，泄利前后，饮食不入，此谓五虚。

帝曰：其时有生者何也？

岐伯曰：浆粥入胃，泄注止，则虚者活；身汗得后利，则实者活。此其候也。

【点评】本段论述了五虚证、五实证及其预后和好转的思路。

1. 论五虚。

含义：五虚——是指五脏精气不足所致的病证。

表现：在五脏功能的基础上，高度概括了五脏之虚的典型症状，并以这些典型症状概括各脏之虚的病机。具体言之：

脉细——心肝之虚，心主血脉，肝藏血；

皮寒——肺之虚，肺"在体合皮"；

气少——肺脾之虚，"诸气者皆属于肺"，脾胃为生气之源；

泄利前后——肾之虚，肾司二阴；

饮食不入——脾胃之虚，脾胃主司消化。

预后：凶险。

但五实之证并非必死，其可活之转机在于"身汗得后利"为邪有去路；五虚之证亦非必亡，其可生之转机在于"浆粥入胃，泄注止"，为胃气复转，正气恢复有望。这一认识提示临床治疗实证的关键是要邪有出路，使伤害正气的因素得以消除；对虚证的治疗关键是在恢复胃气，使损伤的正气得以复转。

2. 论五实。

含义：五实——是指五脏精气不虚，邪气偏盛所致的病证。

表现：

脉盛——心之实证；

皮热——肺之实证；

腹胀——脾之实证；

前后不通——肾之实证；

闷瞀——肝之实证(瞀，视物不明)。

预后：凶险 。

3. 论五虚、五实好转的解决途径，以及判断依据。

①五虚——好转的解决途径——浆粥入胃，泄注止：一是胃气恢复；二是损伤正气的泄泻等因素消除。

意义——治虚方法——一是扶助胃气；二是杜绝继续损伤的途径。

②五实——身汗得后利：是邪有去路。

其一，邪在肌表之"实证"——"身汗"可愈。提示：治疗表实证，可用汗法。"体若燔碳，汗出而散"亦是此意。

其二，邪在于里之"实证"——"得后利"可愈。提示：治疗里实证，可用通里攻下法。

三部九候论①篇第二十

黄帝问曰：余闻《九针》②于夫子，众多博大，不可胜数。余愿闻要

---

① 三部九候论：三部，指人体上、中、下三个诊脉部位。九候，指每一部位又分为天、地、人三候，三三合为九候。三部九候属一种全身遍诊法，乃古代脉诊法之一。本篇以人与天地相参的观点，论述了三部九候诊脉法的原理及其临床运用，指出三部九候脉必须相应，否则即属病态，并提示了脉证合参的重要性。因通篇以讨论三部九候脉诊为主，故名。

② 《九针》：系古代文献，今已亡佚。

道，以属①子孙，传之后世，著之骨髓，藏之肝肺②，歃血而受，不敢妄泄，令合天道，必有终始，上应天光③星辰历纪④，下副⑤四时五行，贵贱更立⑥，冬阴夏阳，以人应之奈何？愿闻其方。

岐伯对曰：妙乎哉问也！此天地之至数。

【点评】开篇强调了九针的道理，高深广博；认为九针的道理可以传于后世，并铭刻在心里；业医者务要以严肃认真的态度学习九针；一定要在阴阳五行观念指导下学习九针的理论。

帝曰：愿闻天地之至数，合于人形，血气通，决死生，为之奈何？

岐伯曰：天地之至数，始于一，终于九焉⑦。一者天，二者地，三者人，因而三之，三三者九，以应九野。故人有三部，部有三候，以决死生，以处百病，以调虚实，而除邪疾。

【点评】篇首先以"人与天地相参"的观点指出天地之至数合于人形血气。自然界有天、地、人，以应"九野"，故人体亦有上、中、下三部，部有三候，合为九候。同时又指出，通过三部九候来诊察脉的变化，可以达到"以决死生，以处百病，以调虚实，而除邪疾"的目的，从而说明了脉诊的重要性。

《内经》4次提到"始于一，终于九"，何谓也？依据《灵枢·九宫八风》篇的内容可知，此语就是指"洛书"（1、2、3……8、9）及其所表达的天文历法理念，也是构建"九宫八风"的数理模型，其有多维度意涵：有四时八节的时间观念，有天地八方的空间意涵，有一年之中阴阳消长变化规律蕴涵其中，而这一切都可以用"洛书"之数予以量化表达。人体的脉象无论在任何空间、任何时间，必然顺

---

① 属：同"嘱"，嘱咐。

② 著之骨髓，藏之肝肺：意谓深刻铭记。

③ 天光：日月星辰。

④ 星辰历纪：一年之中星辰周历于天体，各有标志。纪，标志。

⑤ 副：符合。

⑥ 贵贱更立：四时五行之气，当令为贵，不当时为贱，交替当令为更立。

⑦ 始于一，终于九焉：即数始于一，而终止于九，九加一则为十，十又是一的开端，所以说始于一，终于九。

应着四时阴阳消长变化而变化，故用此"天地之至数"予以概之。

帝曰：何谓三部？

岐伯曰：有下部，有中部，有上部。部各有三候，三候者，有天有地有人也，必指而导之，乃以为真①。上部天，两额之动脉②；上部地，两颊之动脉③；上部人，耳前之动脉④。中部天，手太阴⑤也；中部地，手阳明⑥也；中部人，手少阴⑦也。下部天，足厥阴⑧也；下部地，足少阴⑨也；下部人，足太阴⑩也。故下部之天以候肝，地以候肾，人以候脾胃之气。

帝曰：中部之候奈何？

岐伯曰：亦有天，亦有地，亦有人。天以候肺，地以候胸中之气，人以候心。

帝曰：上部以何候之？

岐伯曰：亦有天，亦有地，亦有人。天以候头角之气，地以候口齿之气，人以候耳目之气。

三部者，各有天，各有地，各有人。三而成天，三而成地，三而成人。三而三之，合则为九。九分为九野，九野为九脏。故神脏五⑪，形脏四⑫，合为九脏。五脏已败，其色必夭，夭必死矣。

---

① 必指而导之，乃以为真：必须有老师的当面指授，乃得部候真确之处。

② 两额之动脉：明·张介宾："额旁动脉，当额厌之分，足少阳脉气所行也。"

③ 两颊之动脉：巨髎穴入，在鼻两旁，为足阳明胃经脉。

④ 耳前之动脉：耳门穴分，在耳前陷中，为手太阳小肠经脉。

⑤ 手太阴：两手气口，经渠穴分，为手太阴肺经脉。

⑥ 手阳明：大指次指歧骨间动脉，合谷之穴，为手阳明大肠经脉。

⑦ 手少阴：神门之穴，在腕关节小指侧锐骨之端，为手少阴心经脉。

⑧ 足厥阴：男子取五里穴，在大腿内侧上端；女子取太冲穴，在足大趾本节后二寸陷中，均属足厥阴肝经。

⑨ 足少阴：在足内踝后太溪穴处，为足少阴肾经脉。

⑩ 足太阴：大腿内侧上方箕门穴处，为脾经气所过之处。

⑪ 神脏五：藏神、魂、魄、意、志的五脏。即肝藏魂，心藏神，脾藏意，肺藏魄，肾藏志。

⑫ 形脏四：六腑中胃、小肠、大肠和膀胱。清·张志聪："形脏者，胃与大肠、小肠、膀胱，藏有形之物也。"

【点评】脉诊是中医诊法中一项重要内容，《内经》中约20余篇涉及于此，《素问》中的《脉要精微论》《平人气象论》《三部九候论》尤为详细。有关脉诊诊病的原理、切脉的部位、诊脉的要求及方法、脉之胃气、脉象与病证的关系等内容，在其中均做了阐述。

《内经》涉及诊脉的部位有三：一是三部九候诊法：三部九候切脉的部位，上自头面，下及足跗，遍布全身，故又称遍身诊法。这一候病的方法，主要测候其上下左右相失与否，上中下三部相互和调与否。上中下三部脉象互相调和则不病；反之，形气相失，参伍不调，上下左右脉不相应，至数错乱，不可数者则为病甚或死证。

二是人迎寸口二部合参诊法："气口候阴，人迎候阳"（《灵枢·四时气》）是此种诊脉方法辨析脉象的原理。在正常情况下，人迎寸口脉与四时阴阳消长相应，春夏人迎脉微大于寸口，秋冬寸口脉微大于人迎。所以有"寸口主中，人迎主外，两者相应，俱往俱来，若引绳大小齐等。春夏人迎微大，秋冬寸口微大，如是者名曰平人"（《灵枢·禁服》）的应用实例。如果人迎脉与寸口脉相比较有大小不调时，便是病变在脉象上的反映。有关人迎、寸口一盛到四盛病所在部位及病证可参阅《素问·六节藏象论》有关内容。"盛"作"倍"解。一盛、二盛、三盛，谓两相对比大一、二、三倍。人迎寸口对比诊法，不仅察其盛大，而且还候其静躁，以别病之在手经或足经（《灵枢·终始》）。

三是独取寸口法：寸口脉之所以能候全身疾病，《内经》已有较多的论述，到《难经》则又有进一步的发挥。其机理之一与寸口与胃气密切相关。寸口为手太阴肺经的动脉，而手太阴肺经起于中焦，如《素问·五脏别论》说："五脏六腑之气味，皆出于胃，变见于气口"。又《素问·玉机真脏论》指出："五脏者，皆禀气于胃，胃者，五脏之本也，脏气者，不能自致于手太阴，必因于胃气，乃至于手太阴也。"机理之二为肺朝百脉。《素问·五脏别论》之"气口亦太阴也"，以及《素问·经脉别论》之"肺朝百脉""气口成寸，以决死生"，指出手太阴肺经为十二经气流注之始点，且肺朝百脉，主一身之气，是十二经脉，五脏六腑，全身气血的朝会之所，而寸口部位正是肺经的经穴"经渠"和输穴"太渊"之所。"太渊"又为诸脉之会，为气血流注最为显现的浅表部位。因此，全身气血盛衰及运行情况都可以反映到寸口脉象上来，故而独取寸口法就成为切脉诊病的重要部位之一。

诊察寸口脉象，主要是候脉之长、短、滑、疾、浮、沉等，以别其有余不足。其具体内容见《素问·平人气象论》。从寸口脉之太过不及，以识其阴阳之偏胜；从脉之长短促，以知病之在头、在足胫、在肩背；从脉之沉紧浮盛，以分表里外中；从脉之盛滑小实坚，以别病之在内在外；从脉之小弱涩滑浮疾，以辨气血正邪之盛衰，别病之久新（程士德.《内经》理论体系纲要［M］. 北京：人民卫生出版社，1992）。

寸口诊法源于《内经》，而寸口分寸关尺三部则发于《难经》，后经《脉经》倡导，一直沿用至今，这不仅因为"寸口"的特殊生理部位，而且也因为诊察方便易于掌握运用之故。

帝曰：以候奈何？

岐伯曰：必先度其形之肥瘦，以调其气之虚实，实则泻之，虚则补之。必先去其血脉①而后调之，无问其病，以平为期。

帝曰：决死生奈何？

岐伯曰：形盛脉细，少气不足以息者危②。形瘦脉大，胸中多气者死③。形气相得者生。参伍不调④者病。三部九候皆相失者死。上下左右之脉相应如参舂⑤者病甚。上下左右相失不可数者死。中部之候虽独调，与众脏相失者死。中部之候相减者死。目内陷者死⑥。

帝曰：何以知病之所在？

---

① 去其血脉：祛除脉中瘀血。

② 形盛脉细，少气不足以息者危：明·张介宾："形盛脉细，少气不足以息者，外有余而中不足，枝叶茂而根本虚也，故危亡近矣。"

③ 形瘦脉大，胸中多气者死：清·姚止庵："肌肉既脱而脉反浮大，为真原枯竭。胸中多气，为元气脱根。此等脉证，久病之人见之，死不旋踵矣。然则新起之病，独无之乎？曰：有之。脉大气浮，甚则喘促者，则为阴竭阳浮之证，切忌补气，急用敛阴。如或不应，更加桂附，庶使气纳丹田，俗医不知此理，误用利气，速其死矣。"

④ 参伍不调：脉至乍疏乍数，或大或小，或迟或疾，往来出入无常者，错综不调。

⑤ 参舂（chōng 冲）：脉象数大，鼓指如舂杵此上彼下，彼上此下，参差不齐。

⑥ 目内陷者死：指五脏精气俱绝之象，故曰死。

岐伯曰：察九候独小者病，独大者病，独疾者病，独迟者病，独热者病，独寒者病①，独陷下者病。以左手足上，上去踝五寸按之，庶右手足当踝而弹之②，其应过五寸以上，蠕蠕然③者不病；其应疾，中手浑浑然④者病；中手徐徐然⑤者病；其应上不能至五寸，弹之不应者死。是以脱肉身不去⑥者死。中部乍疏乍数者死。其脉代而钩者，病在络脉。九候之相应也，上下若一，不得相失。一候后则病，二候后则病甚，三候后则病危。所谓后者，应不俱⑦也。察其腑脏，以知死生之期，必先知经脉，然后知病脉，真脏脉见者胜死。足太阳气绝者，其足不可屈伸，死必戴眼。

【点评】三部九候脉象对疾病的诊断、辨证、推测预后方面有重要价值。但是要达到决死生、处百病的境界，单凭脉象的判断是不够的，同时应结合七诊、四诊合参以及脉与证的关系等方面，以诊察疾病的轻重和推断疾病的预后。辨别疾病死生的要点有：

1. 三部九候相失者死：三部九候是一个不可分割的整体，因此临床上必须从三部九候脉象之间是否相互协调来诊察全身脏腑气血活动的状态，也是三部九候切脉法的一个原则。故有"九候之相应也，上下若一，不得相失"之论。九候脉象相应，提示内在脏腑气血的功能活动彼此协调，是健康无病的标志。反之，若九候脉象相失，即为病态，甚者可发生死亡，如"上下左右之脉相应如参舂"；"上下左右相失不可数者"；"中部之候虽独调，与众脏相失者"；"中部之候相减者"；以及"一候后""二候后""三候后""乍疏乍数"等即是其例。

2. 形气相失者死："凡治病，察其形气色泽……形气相得，谓

---

① 独热者病，独寒者病：指脉独滑、独紧者皆主病脉。

② 以左手足上，上去踝五寸按之，庶右手足当踝而弹之：《甲乙经》作"以左手于左足上，去踝五寸按之；以右手当踝而弹之。"可参。

③ 蠕蠕然：其脉软滑而匀和。蠕，虫行貌。

④ 浑浑然：脉势急促，混乱不清。

⑤ 徐徐然：脉势迟滞。

⑥ 身不去：体弱不能行动。

⑦ 应不俱：脉动不一致。

之可治……形气相失，谓之难治"（《素问·玉机真脏论》）。如"形盛脉细，少气不足以息者"；"形瘦脉大，胸中多气者"，都属于形气相失。前者为形盛气虚，后者为气盛形衰。经文是以脉细、脉大作为衡量精气盛衰的标准。

3. 目内陷者死：五脏六腑之精气皆上注于目（《灵枢·大惑论》），目内陷提示内脏精气衰竭，故预后不良。

4. 脱肉身不去者死：大肉消削，筋骨疲惫，所以身体不能行动。脾主肌肉，肝主筋，肾主骨，"脱肉身不去"，说明脾胃衰竭，肝肾败坏，自然预后不良。即便脉象反应不够明显，也应该引起医生的高度重视。故又有"形肉已脱，九候虽调犹死"的补充。脉证合参的意义更为明显。

5. 弹之不应者死：弹，是古代的叩诊法。全元起和杨上善都认为是弹足内踝之上，即三阴交的部位。因为三阴交"系于肾，肾为命门，是以取之，以明吉凶"（全元起注）。王冰、马莳、张介宾则认为手足皆取之。王冰说："手踝之上，手太阴脉；足踝之上，足太阴脉。足太阴脉主肉，应于下部；手太阴主气，应于中部"。而张志聪则认为是弹足外踝，观察足太阳经脉的振动情况，因为足太阳为诸阳之气，弹之不应，说明生气绝于下。诸家所释，俱不十分贴切。联系上下文，此处是专指弹足内踝之上，观察足太阴脉的振动情况。《灵枢·经脉》云："经脉十二者，伏行分肉之间，深而不见，其常见者，足太阴于外（当作"内"）踝之上，无所隐故也。"所以此诊法应是弹足内踝，不是弹足外踝。当是察足太阴脉，而不是察足太阳脉。盖足太阴脾为后天之本，弹此可以观察脾气的盛衰。若弹其他的部位，因经脉较深，何以能觉察"蠕蠕然者""浑浑然者""徐徐然者""弹之不应者"呢？（张登本.《黄帝内经》通解[M].西安：世界图书出版公司西安分公司，2000：531－533）

帝曰：冬阴夏阳奈何？

岐伯曰：九候之脉，皆沉细悬绝者为阴，主冬，故以夜半死①。盛

---

① 夜半死：夜半死、日中死、平旦死、日夕死、日乘四季死，均为根据一天阴阳消长之变化，结合病变阴阳属性，来推断死期。

躁喘数者为阳，主夏，故以日中死。是故寒热病者，以平旦死。热中及热病者，以日中死。病风者，以日夕死。病水者，以夜半死。其脉乍疏乍数，乍迟乍疾者，日乘四季死①。形肉已脱，九候虽调，犹死。七诊②虽见，九候皆从者不死。所言不死者，风气之病及经月之病③，似七诊之病而非也，故言不死。若有七诊之病，其脉候亦败者死矣，必发哕噫。

必审问其所始病，与今之所方病，而后各切循其脉，视其经络浮沉，以上下逆从循之，其脉疾者不病，其脉迟者病，脉不往来者死，皮肤著④者死。

【点评】原文的基本精神是强调四诊合参、脉证合参、三部九候合参，提示后学临证时应该广泛搜集与疾病有关的一切诊断资料，全面地进行分析，以判断疾病的性质，推测疾病的预后，切勿单凭三部九候的脉象去"处百病，决死生"，故而再次强调"必审问其所始病，与今之所方病，而后各切循其脉"。

又以"天人相应"的观点论述了疾病的死亡时刻，其一般规律是：阳病死于阳盛之时，阴病死于阴盛之时，阴阳交争之病死于阴阳出入之时，说明人之死亡与自然变化有一定关系。现代"生物钟"学说亦认为人体生命活动规律与自然界变化有同步节律，证明了中医学中人与自然相应观点的合理性。

何谓"七诊"？大致有三种看法：杨上善、张志聪认为，七诊谓沉细悬绝、盛躁喘数、寒热、热中、病风、病水、土绝于四季，但与本篇文义不合。熊宗立认为，"七诊者，诊宜平旦一也；阴气未动二也；阳气未散其三也；饮食未进四也；经脉未盛五也；络脉调匀六也；气血未乱七也"。亦不足取。张介宾对此有所批判，认为"焉得皆谓之诊，总之一平旦诊法耳。后世遂尔谬传，竟致失其本原矣"。王冰、张介宾认为，七诊即前文所说的：独小者病；独大者病；独疾者病；独迟者病；独热者病；独寒者病；独陷下者病。

① 日乘四季死：脾脏居中，属土，寄旺于四季，日乘四季，指辰、戌、丑、未之时。
② 七诊：指独小、独大、独疾、独迟、独热、独寒、独陷下7种病候。
③ 经月之病：有二说，一指妇女月经病，二指经年累月之病。
④ 皮肤著：皮肤干枯着骨。

此解与原文精神基本吻合，如若脉形体象出现独小、独大、独疾、独迟、独滑、独紧、独沉 7 种变化时，只要九候脉象协调，疾病就仍有转机，故不死。

帝曰：其可治者奈何？

岐伯曰：经病者治其经，孙络病者治其孙络血，血病身有痛者治其经络。其病者在奇邪①，奇邪之脉则缪刺之。留瘦不移②，节而刺之。上实下虚，切而从之，索其结络脉③，刺出其血，以见通之④。瞳子高⑤者太阳不足，戴眼者太阳已绝，此决死生之要，不可不察也。手指及手外踝上五指留针⑥。

经脉别论⑦篇第二十一

黄帝问曰：人之居处动静勇怯⑧，脉⑨亦为之变乎？

岐伯对曰：凡人之惊恐恚劳⑩动静，皆为变也。是以夜行则喘出于肾⑪，淫气⑫病肺。有所堕恐⑬，喘出于肝，淫气害脾。有所惊恐，喘出于肺，淫气伤心。度水跌仆，喘出于肾与骨。

---

① 奇邪：留于大络之邪，其行无常处。

② 留瘦不移：病邪久留而不移。

③ 索其结络脉：指探索其脉络郁结的部位。

④ 以见通之：明·张介宾："刺其出血，结滞去而通达见矣。"

⑤ 瞳子高：两目微有上视，但不若戴眼之定直不动。

⑥ 手指及手外踝上五指留针：唐·王冰认为此为错简。

⑦ 经脉别论：本篇首先讨论了惊恐、恚劳、劳逸、过用等原因，导致经脉失其常度，五脏功能紊乱而出现喘、汗等病变；继而以饮食入胃后，在人体输布过程为例，阐明经脉的作用及诊寸口"以决死生"的机理；并简要论述三阴、三阳脉气独至的病变、脉象和治法。因本篇论述的内容都与经脉有关，但又不专论经脉循行等，专论各经病证的鉴别诊断，故名。

⑧ 居处动静勇怯：居处，即生活环境。动静，指劳逸。勇怯，指体质强弱。

⑨ 脉：指经脉中的气血。

⑩ 恚(huì 会)劳：泛指精神情志活动。恚，气怒。劳，即劳心。

⑪ 夜行则喘出于肾：一说认为夜行扰肾，肾失封藏，摄纳失司，致肺失清肃而作喘，故喘出于肾。又清·孙鼎宜"作'惴'，形误"。义为"恐惧"。下同。

⑫ 淫气：指过盛而为害之气。

⑬ 恐：郭霭春疑为"'恐'字误，似应作'坠'。《灵枢·邪气脏腑病形》：'有所堕坠则伤肝。'"

【点评】"喘出于肾""喘出于肝""喘出于肺"等"喘"之意，历代医家多以"气喘"为解。通观全文及《内经》中"喘"字的使用，除有指呼吸急迫气喘之义外，又有指脉跳疾速之意。此处旨在讨论经脉的作用及病理变化，此处之"喘"是指"脉动状态"。理由一，篇名《经脉别论》，以讨论经脉为主要内容；理由二，此处提出的问题是人的居处、动静、勇怯是否会引起脉的变动？回答是"皆为变也"。人体在夜行、堕恐、渡水、跌仆等情况下，出现心跳加快，脉象数疾如喘状，正说明经脉的变动。理由三，居处、动静、勇怯导致脉为之变，说明当时在健康无病的条件下，而气喘的症状在《内经》中一般都是出现在疾病中。故这里的喘，不应指气喘。理由四，因惊恐、夜行、跌仆而使脉疾如喘，与因饮食、惊恐、持重、远行、疾走、劳苦而导致汗出，都是人们生活中常见的生理现象，可以自行恢复。所以虽然脉"皆为变也"，也不属于病理。当然在某些人，特别是"怯者"及"过用"的情况下，也可以着而为病。

当是之时，勇者气行则已，怯者则着而为病也①。故曰：诊病之道，观人勇怯骨肉皮肤，能知其情②，以为诊法也。

【点评】勇，指人体质健壮，正气充足；怯者则与此相反。若勇、怯这两种体质的人，感受同样的致病因素，勇者则不病，或病轻，或恢复快；而怯者则发病，或病重，难以恢复。此处强调体质与发病的原理。发病与不发病，关键在于人之正气，而人之正气则和锻炼、营养、精神的调摄以及卫生保健等关系很大，因此要注意摄生、保养正气。

故饮食饱甚，汗出于胃③。惊而夺精，汗出于心④。持重远行，汗出

---

① 勇者气行而已，怯者则着而为病也：堕坠、惊恐等致病因素，作用于体质壮实之人，只会产生一过性的功能失调，故不为病；而体质虚弱者，其功能失调状态持续下去便演变为疾病。

② 其情：病因。

③ 饮食饱甚，汗出于胃：明·马莳："饮食入胃，太过于饱，食气蒸迫，故汗出于胃。"

④ 惊而夺精，汗出于心：夺，使……丧失，使……受到损伤。精，指精神，神志。指因惊恐心气散乱，使心无所倚，神无所归，神气浮越，不能收摄，心液外泄而为汗。

于肾①。疾走恐惧，汗出于肝②。摇体劳苦，汗出于脾③。

【点评】"汗出溱溱是谓津"（《灵枢·决气》），明确了汗是津液出于皮肤的部分。"阳加于阴谓之汗"（《素问·阴阳别论》）则指了阳气蒸发津液出于皮肤是人体出汗的机理。津液外泄之出汗与"饮食饱甚""持重远行""疾走""摇体劳苦"等机体活动剧烈、阳气亢盛有关。至于文中"汗出于胃""汗出于脾""汗出于肝""汗出于肾"等，是在整体思想指导下，不同的因素作用于不同的脏腑，都可发生阳气迫津外泄而有汗出的表现。当然，人有生理性的出汗（如天热、情绪激动、运动等），也有病理性的出汗（如发热、气脱、虚阳外越、气虚表卫不固、阴虚盗汗等），此处言"汗"多为生理性出汗。

故春秋冬夏，四时阴阳，生病起于过用④，此为常也。

【点评】"生病起于过用"是《内经》发病学的重要思想，指疾病的产生是由于外界各种因素发生异常变化，超过了人体适应限度，损伤脏腑气血所导致的。就《内经》而言，有如下几种因素可使脏腑气血"过用"而致病。

1. 有情志失常而过用致病，既有情志过激致病者，如"大怒伤肝""过悲伤肺""久思伤脾"等，又有情志抑郁而致病者，如肝气郁结致病。

2. 有饮食失节过用而致病，如饥饱无度，寒温失调，恣食肥甘，偏嗜五味，皆可伤及脏腑而生病。饮食摄入不足，气血生化之源乏竭，则脏气虚衰。

3. 有过劳过逸而致病，包括形体过劳，"劳则气耗"；形体过逸，"久卧伤气"；过于劳心，暗耗阴血，心神失养；房劳过度，纵欲伤肾耗精等。

---

① 持重远行，汗出于肾：持重则伤骨，远行则阳气内动，故汗出于肾。

② 疾走恐惧，汗出于肝：明·吴崑："肝主筋而藏魂，疾走则伤筋，恐惧则伤魂，肝受其伤，故汗出于肝。"

③ 摇体劳苦，汗出于脾：明·张介宾："摇体劳苦，则肌肉四肢皆动，脾所主也，故汗出于脾。"

④ 过用：使用过度，指七情、劳逸、饮食等超出常度，就成为致病因素。

4. 气候异变致病，如"非时之气"，但有太过、不及之分，如"未至而至，此谓太过"；"至而不至，此谓不及"（《素问·六节藏象论》）。气候发生太过、不及的变化，违背了四时阴阳正常消长变化规律，破坏人体"阴平阳秘"生理状态，使阴阳偏盛偏衰，脏腑功能失调，疾病随之而生。

5. 医生的临床治疗过度，包括用药过度（如剂量多大、组方的药味过多、用药时间过长、过用温燥或寒凉药物、过用攻逐却邪伤正之品或过用扶正补益药物等）、手术中切除病灶时对正常组织损伤太过等，也属于"过用"之列，也可能引起变证丛生。

总之，"生病起于过用"提示疾病的产生，是由于人体内在或外界各种因素，发生太过、超越了正常限度所引起的。《内经》虽然强调人体正气在发病中的主导作用，但亦不忽视外界因素的致病性，是《内经》发病学思想之一。

食气入胃，散精于肝，淫气于筋①。食气入胃，浊气②归心，淫精于脉③。脉气流经，经气归于肺④，肺朝百脉⑤，输精于皮毛⑥。毛脉合精⑦，行气于府⑧。府精神明⑨，留于四脏⑩，气归于权衡⑪。权衡以平，气口成寸，以决死生。

---

① 淫气于筋：淫，浸淫。此指滋养濡润。意为谷食之精气充盈于肝而濡养于筋。

② 浊气：指水谷精微中稠厚的部分。

③ 淫精于脉：水谷精微中稠厚部分渗入脉内，化生为营血，沿经脉运行全身。

④ 脉气流经，经气归于肺：意为经脉之气沿经脉输布运行，首先到肺。因肺经为十二经之始，起于中焦，下络大肠，还循胃口。

⑤ 肺朝百脉：朝，朝会、会聚。经气由肺通向全身的经脉，其运行按十二经脉次序灌注于各脉。

⑥ 输精于皮毛：皮毛，此指代全身。肺由经脉输布精气，内至脏腑，外达皮毛全身。

⑦ 毛脉合精：清·张志聪："夫皮肤主气，经脉主血，毛脉合精者，血气相合也。"

⑧ 府：指经脉。

⑨ 府精神明：经脉中气血充盈，则人神精明。

⑩ 留于四脏：留，通流。四脏，指心、肝、肺、脾。

⑪ 权衡：指肺之动脉气口。诸经气血必经气口，故气口之脉能集中反映诸脉之变化，医生可据以测知人体诸病。如此，气口之脉就如称量轻重之"权"（即秤锤）与"衡"（即秤杆），故云。

【点评】论"权衡"。《内经》"权衡"之词，凡5见，加上"权衡规矩"（1见）及"中权""中衡"共7处。权和衡是中国古代测定物体重量的量具。检索《内经》中所用的"权衡"，以及"中权""中衡"的语境，其内涵有以下五点：

其一，指秤。《素问·至真要大论》之"气之相守司也，如权衡之不得相失也"。王冰："权衡，秤也。"

其二，以衡器的权与衡的协调，比喻事物在运动中维持平衡的状态。

其三，从"标准"引申指季节的标准脉象。如《素问·阴阳应象大论》之"善诊者，察色按脉，先别阴阳……观权衡规矩，而知病所主"中的"权衡"与"规矩"均为此意。

其四，"权衡"，即衡量、比较、斟酌之意。《素问·汤液醪醴论》在论述水肿病的治疗法则时指出，要"平治于权衡"即是此意。

其五，"权衡"特指肺脏。"权衡"特指肺，这是《内经》中特有的词用方法。为了更清楚地理解其意，先看其相应的语言环境。本节之"气归于权衡。权衡以平，气口成寸，以决死生"句之"权衡"，就是在衡具——秤的基础上，引申并特指肺脏。因为肺的宣发、肃降作用，调气机功能，主治节、主水液代谢等作用，就犹如秤的权与衡一样，"高者抑之，下者举之"，对人体气、血、津液有着重要的调节作用。如此之解，方可使文通理顺。有人以"气口"释"权衡"，乍读似通，但是将之带入句中，就有3个"气口"连续出现，读起来十分别扭。

为何将"肺"表述为"权衡"？原文主要论述水谷精气入心，通过经脉，朝会于肺，由肺输布于全身的血液循环过程。重点突出肺在血液循环中的协调作用，以及肺手太阴之脉在诊断上具有"气口成寸，以决死生"的临床意义。因为，①原文强调肺在血液循环及肺对水谷精气的输布过程中的作用，突出了气口（肺的动脉）在诊断学中的重要意义。②原文突出肺之"气口"决死生的机理，仍以肺为关键。气口脉是肺的动脉，是肺及其手太阴经脉功能反应的敏感点。全身经脉气血的盛衰及功能状态，都可以从肺脉的寸口之脉象予以表达。③以肺释"权衡"，与肺的功能相合。因为肺主气，司呼吸；能朝百脉，通调水道；能调节全身诸多的功能，故概括为"肺者……治节出焉"。

如何体现肺调节全身，维持机体动态平衡功能的呢？①肺宣发肃降，治理和调节着人的呼吸运动，完成体内外清浊之气的交换，使呼吸节律平衡。②肺宣发肃降，促进整体的气机升降运动，使人体的气机升降出入运动平衡协调。③肺宣发肃降，疏通调节水液代谢，维持水液代谢的平衡，故曰"肺为水之上源"。这也是紧承此段下文所说的肺"通调水道，下输膀胱"之义。④协助心脏完成血液循环，维持血液循行的平衡协调。

以肺释权衡，于权衡的本义亦合。肺的基本功能是宣发肃降。所谓宣发，是指肺气有向上升宣和向外周的布散作用；所谓肃降，就是肺气有向内向下运动并清除呼吸道异物的作用。

饮入于胃，游溢精气①，上输于脾。脾气散精，上归于肺②，通调水道，下输膀胱③。水精四布，五经并行④，合于四时五脏阴阳，揆度以为常也⑤。

【点评】其一，此处指出了饮食经肠胃消化之后，其水谷精微和水液通过三个通道输送至全身：一是经肝至全身，二是经心至全身，三是经肺至全身。其二，论述了水液的吸收、输布、代谢的全过程，如下图所示。其三，简要论述了寸口诊脉原理。

---

① 游溢精气：游溢，浮游盈溢。津液从胃中溢出的状态。
② 上输于脾。脾气散精，上归于肺：水饮入胃，肠胃吸收并转化为津液，经脾的升清，上输于肺，由肺布散全身。
③ 通调水道，下输膀胱：肺主宣肃，既可将脾上输之水液宣散全身，又可将浊液借三焦水道下输肾与膀胱。
④ 水精四布，五经并行：清·张志聪："水精四布者，气化则水行，故四布于皮毛。五经并行者，通灌于五脏之经脉也。"五经，指五脏之经脉。
⑤ 合于四时五脏阴阳，揆度(kuí duó 葵夺)以为常也：言饮食精微的生成与输布，气血津液的生化和运行，可以从测度脉象变化得知，并要结合四季阴阳和人体五脏阴阳变化综合分析。揆度，揣度、诊察之义。

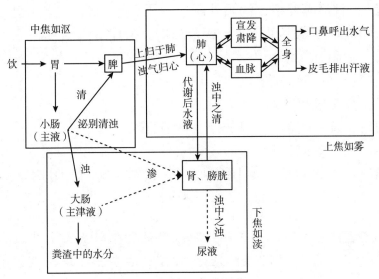

津液输布代谢示意图

太阳脏独至①，厥喘虚气逆，是阴不足阳有余也，表里②当俱泻，取之下俞③。阳明脏独至，是阳气重并④也，当泻阳补阴，取之下俞⑤。少阳脏独至，是厥气⑥也。跷前卒大⑦，取之下俞⑧。少阳独至者，一阳之过也。太阴脏搏⑨者，用心省真⑩，五脉气少，胃气不平，三阴⑪也，宜治其下俞，补阳泻阴⑫。一阳独啸，少阳厥也⑬，阳并于上，四脉争张，

---

① 太阳脏独至：太阳经脉独盛。

② 表里：表里经，此处指足太阳膀胱经与足少阴肾经。

③ 下俞：肢体下部的输穴，此指足太阳之束骨和足少阴之太溪穴。

④ 阳气重并：阳明经感受外邪而阳热偏胜。

⑤ 下俞：指足阳明之输穴陷谷和足太阴之输穴太白。

⑥ 厥气：明·张介宾："胆经之病连于肝，其气善逆，故少阳独至，是厥气也。"

⑦ 跷前卒(cù 猝)大：跷，指阳跷脉，其前乃足少阳经所行。卒大，突然肿大。

⑧ 下俞：明·马莳："当泻胆经之腧穴临泣。"

⑨ 搏：坚强搏指。

⑩ 省真：省，察也。真，真脏脉。用心诊察，是否为真脏脉。

⑪ 三阴：指太阴经脉。

⑫ 补阳泻阴：明·张介宾："补足阳明之陷谷，泻足太阴之太白。"

⑬ 一阳独啸，少阳厥也：《新校正》、明·张介宾均认为"一阳"当是"二阴"之误。此句当为"二阴独啸，少阴厥也"。二阴，指少阴经。独啸，独盛。

气归于肾①，宜治其经络，泻阳补阴。一阴②至，厥阴之治③也，真虚痟心④，厥气留薄⑤，发为白汗⑥，调食和药，治在下俞。

帝曰：太阳脏何象？

岐伯曰：象三阳而浮⑦也。

帝曰：少阳脏何象？

岐伯曰：象一阳也，一阳脏者，滑而不实也。

帝曰：阳明脏何象？

岐伯曰：象大浮也。太阴脏搏，言伏鼓⑧也。二阴搏至，肾沉不浮也。

【点评】原文以三阴三阳经脉偏胜的脉象特点、主病及其相互鉴别而收官，既呼应了"经脉别论"之名，也突出了理论服务于实践的主旨大义。至于一阳、二阳、三阳、一阴、二阴、三阴的次序由来，是根据阴阳盛衰的程度而命名的，与阴阳分太少的意义相同，但和六经传变顺序相比，则是两个不同的概念。

脏气法时论⑨篇第二十二

黄帝问曰：合人形以法四时五行而治，何如而从？何如而逆？得失之意，愿闻其事。

---

① 阳并于上，四脉争张，气归于肾：少阴肾经之相火并于上，以致肺、心、肝、脾四脉不和，失其协调柔和之常态。

② 一阴：厥阴经脉。

③ 治：主宰，此指太过。

④ 真虚痟(yuān 渊)心：谓真气虚弱，心中酸痛不适。

⑤ 厥气留薄：厥逆之气留滞并侵害经脉。薄，通迫，侵害之义。

⑥ 白汗：自汗。

⑦ 象三阳而浮：明·张介宾："太阳之象三阳者，阳行于表，阳之极也，故脉浮于外。"

⑧ 伏鼓：脉沉伏而鼓指有力。

⑨ 脏气法时论：脏气，指人体五脏之气。法时，效法四时。本篇从天人相应的整体观念出发，以五行生克理论为依据，分别从生理、病理、治法、药食等方面阐述了五脏之气与四时五行、五味的关系，说明五脏的虚实病证、补泻治法、药食宜忌以及传变预后等都与四时有着密切的联系。"合人形以法四时五行而治"，是本篇的中心论点，意即人身五脏之气皆象法于四时五行，医生临床应充分考虑这一联系而施以合适的治法，故名。

【点评】全篇围绕着"合人形以法四时五行而治"这一核心论点展开讨论，其含义是指要结合人体脏腑之气，而按照四时、五行的变化规律辨识疾病、确定治疗疾病的法则。

岐伯对曰：五行者，金木水火土也，更贵更贱①，以知死生，以决成败，而定五脏之气②，间甚③之时，死生之期也。

帝曰：愿卒闻之。

岐伯曰：肝主春④，足厥阴、少阳主治⑤，其日甲乙⑥。肝苦急⑦，急食甘以缓之。心主夏，手少阴、太阳主治，其日丙丁。心苦缓，急食酸以收之。脾主长夏，足太阴、阳明主治，其日戊己。脾苦湿，急食苦以燥之⑧。肺主秋，手太阴、阳明主治，其日庚辛。肺苦气上逆，急食苦以泄之。肾主冬，足少阴、太阳主治，其日壬癸。肾苦燥，急食辛以润之，开腠理，致津液，通气也⑨。

病在肝，愈于夏⑩，夏不愈，甚于秋⑪，秋不死，持⑫于冬，起⑬于春，禁当风⑭。肝病者愈在丙丁，丙丁不愈，加于庚辛，庚辛不死，持

---

① 更贵更贱：更，更替。明·吴崑："五行之道，当其王时则贵，非其王时则贱。"

② 定五脏之气：判断五脏脏气的虚实常变。

③ 间甚：疾病的转轻（愈）与转重。

④ 肝主春：肝脏与春相应，在四季中亦当旺于春。主，关联；与……相应；当旺。

⑤ 主治：主宰。

⑥ 其日甲乙：指肝的望日在甲、乙月。其余诸经及其脏腑的望日类推。

⑦ 苦急：不能耐受过急之气。清·张志聪："苦于太过之急。"苦，患。这里是"不能耐受"之意。

⑧ 急食苦以燥之：日本·丹波元简："五脏中宜食苦者有二，而无一宜食咸者，且末段列五脏色味，正与此段相反，而有'脾色黄、宜食咸'句，然则此'苦'字，为'咸'字之误明矣。"

⑨ 开腠理，致津液，通气也：元·滑寿："此一句九字，疑原是注文。"

⑩ 病在肝，愈于夏：明·马莳："病在肝者，以肝性属木，其病从春始也。至夏属火，则火能克金，而金不能克木，故肝病当愈于夏。"其余类推。

⑪ 夏不愈，甚于秋：肝属木，秋属金。依五行相克的关系，金克木。到了秋天，金气旺盛，故属木之肝的病情就会加重。其余类推。

⑫ 持：病情平稳，不增不减。

⑬ 起：指疾病减轻。另一说指病情复发。

⑭ 禁当风：禁忌或曰避免受风。

于壬癸，起于甲乙。肝病者，平旦慧①，下晡②甚，夜半静。肝欲散，急食辛以散之，用辛补之，酸泻③之。

病在心，愈在长夏，长夏不愈，甚于冬，冬不死，持于春，起于夏，禁温食热衣④。心病者，愈在戊己，戊己不愈，加于壬癸，壬癸不死，持于甲乙，起于丙丁。心病者，日中慧，夜半甚，平旦静。心欲耎⑤，急食咸以耎之，用咸补之，甘泻之。

病在脾，愈在秋，秋不愈，甚于春，春不死，持于夏，起于长夏，禁温食饱食湿地濡衣。脾病者，愈在庚辛，庚辛不愈，加于甲乙，甲乙不死，持于丙丁，起于戊己。脾病者，日昳⑥慧，日出甚，下晡静。脾欲缓，急食甘以缓之，用苦泻之，甘补之。

病在肺，愈在冬，冬不愈，甚于夏，夏不死，持于长夏，起于秋，禁寒饮食寒衣。肺病者，愈在壬癸，壬癸不愈，加于丙丁，丙丁不死，持于戊己，起于庚辛。肺病者，下晡慧，日中甚，夜半静。肺欲收，急食酸以收之，用酸补之，辛泻之。

病在肾，愈在春，春不愈，甚于长夏，长夏不死，持于秋，起于冬，禁犯焠㶼⑦热食温炙衣⑧。肾病者，愈在甲乙，甲乙不愈，甚于戊己，戊己不死，持于庚辛，起于壬癸。肾病者，夜半慧，四季⑨甚，下晡静。肾欲坚，急食苦以坚之，用苦补之，咸泻之。

【点评】本节甲、乙……壬、癸十干是十月太阳历法中的甲、乙……壬、癸月，分别标记着春、夏、长夏、秋、冬五季，绝非是纪日。故清代孙鼎宜之"按所云十干，皆统一时言，非仅谓值其日也"的解释颇有见地，显然他在斟酌了用日干解释此处的甲乙丙

---

① 平旦慧：天亮的时候病情减轻。慧，清爽。

② 下晡(bū 逋)：下午申时之末，即将近黄昏之时。晡，申时，相当于今之15~17时。

③ 泻：指用收涩法治疗。

④ 禁温食热衣：心病当禁燥热食品、温热衣着，因心恶热。

⑤ 耎：同"软"。

⑥ 日昳(dié 迭)：未时正中左右，即下午2点左右。

⑦ 焠㶼(cuì āi 翠哀)：烧烤煎爆的食物。

⑧ 温炙衣：用火烘烤的衣服。

⑨ 四季：此指一日中的辰、戌、丑、未四个时辰，依次为7~9时、19~21时、1~3时、13~15时，为一日中土旺之时，土克水，故其时肾病加重。

丁……十干于理难通之后，才指出以"时"（季节）诠释的合理性。唐代尹之章注《管子·四时》"是故春……甲乙之日"为"甲乙统春之三时也"可佐证，亦可从《素问·阴阳类论》之"春甲乙青，中主肝，治七十二日，是脉之主时"得以本证。但凡一年分为五季的原文，皆是十月太阳历法知识的遗痕。

夫邪气之客于身也，以胜相加①，至其所生而愈②，至其所不胜而甚，至于所生而持，自得其位③而起，必先定五脏之脉，乃可言间甚之时，死生之期也④。

【点评】此节原文运用五行生克乘侮的关系，分析四季气候、天日时辰对五脏疾病的影响。原文"夫邪气之客于身也，以胜相加，至其所生而愈，至其所不胜而甚，至于所生而持，自得其位而起"，是对这种影响基本规律的总结。也就是说，邪气侵犯人体，都是因胜以克伐而得病，如木横克土则脾病，火胜克金则肺病等。待到它所生的季节就痊愈，如木生火，所以肝病愈于夏季、愈于火之旺日丙、丁月；火生土，故心病愈于长夏土之旺日戊、己月等。到了被克的季节则病情加重，甚至恶化；如金克木，因此肝病甚于秋季，加重于金之旺日庚、辛月；火克金，故肺病甚于夏季，加重于火之旺日丙、丁月等。到了生己的季节，得母气之助而病情稳定，呈相持状态；如水生木，所以肝病持于冬季水之旺日壬、癸月。到了本脏当旺的季节，疾病可以好转而有起色；如肝气旺于春季，故肝病者起于春季木之旺日的甲、乙月。其余诸脏病情变化皆可依此类

---

① 以胜相加：（"邪气之客于身"）是由于五行中某一行之气过盛而侵凌其所制约的某一行相应的脏器（而造成的）。如，风胜则脾病（木克土），火胜则肺病（火克金），湿胜则肾病（土克水），寒胜则心病（水克火），燥胜则肝病（金克木）。胜，指五行相克的关系中起制约作用的某一行之气。加，侵凌。

② 至其所生而愈：五脏之病，到了其所生之脏当旺之时，就容易痊愈。如，肝属木，木生火，心属火，旺于夏季丙、丁之月，所以肝病在夏季丙、丁之月就容易痊愈。其余类推。

③ 自得其位：五脏到了各自当旺之时。如，肝脏当旺之时为春季的甲、乙月。其余类推。

④ 必先定五脏之脉，乃可言间甚之时，死生之期也：明·张介宾："欲知时气逆顺，必须先察脏气；欲察脏气，必须先定五脏所病之脉，如肝主弦、心主钩、肺主毛、肾主石、脾主代。脉来独至，全无胃气，则其间甚、死生之期，皆可得而知之。"

推。原文运用五行生克理论，分析探讨五脏疾病的变化规律，说明疾病的发生发展，关键取决于邪正双方的所胜与所不胜关系；揭示正邪双方力量的对比以及正邪斗争的结果，决定了疾病的转归趋向。因此，要求医生在临证之前，要了解四时五行之"更贵更贱""先定五脏之脉"，才可以"知死生，决成败""言间甚之时，死生之期也"。

肝病者，两胁下痛引少腹，令人善怒，虚则目䀮䀮①无所见，耳无所闻，善恐，如人将捕之。取其经②，厥阴与少阳，气逆，则头痛，耳聋不聪颊肿，取血者。

心病者，胸中痛，胁支满③，胁下痛，膺背肩甲④间痛，两臂内痛；虚则胸腹大，胁下与腰相引而痛。取其经，少阴太阳，舌下血者。其变病，刺郄⑤中血者。

脾病者，身重善肌⑥肉痿、足不收，行善瘛，脚下痛，虚则腹满肠鸣，飧泄食不化。取其经，太阴阳明少阴血者。

肺病者，喘咳逆气，肩背痛，汗出，尻⑦阴股⑧膝，髀腨⑨胻⑩足皆痛；虚则少气不能报息⑪，耳聋嗌干，取其经，太阴足太阳之外厥阴内血者⑫。

肾病者，腹大胫肿，喘咳身重，寝汗出，憎风⑬，虚则胸中痛，大

---

① 䀮䀮(huāng 荒)：两目昏花、视物不清的样子。

② 取其经：选择所属经脉之穴。

③ 支满：支撑胀满。

④ 甲：通"胛"。

⑤ 郄(xì 戏)中：穴名，指阴郄穴。

⑥ 善肌：容易饥饿。肌，当作"饥"。

⑦ 尻(kāo 考)：脊骨的末端。

⑧ 阴股：大腿内侧。

⑨ 腨(shuàn 涮)：腿肚子。

⑩ 胻(héng 恒)：脚胫。

⑪ 不能报息：明·张介宾："报，复也。不能报息，谓呼吸气短、难于接续也。"

⑫ 足太阳之外厥阴内血者：郭霭春："《脉经》卷六第七、《甲乙》卷六第九、《千金》卷十七'厥阴内'下并有'少阴'二字。按下注'视左右足脉少阴部分有血满异于常者'，是王所据本原有'少阴'二字，与《脉经》合，应据补。"

⑬ 憎风：恶风。明·张介宾："凡汗多者表必虚，表虚阳必衰，故恶风。"

腹小腹痛，清厥①意不乐。取其经，少阴太阳血者。

【点评】其一，原文以脏腑功能以及所属经脉为依据，运用脏腑和经脉辨证方法，归纳五脏疾病的虚实证候。如肝位居胁下，主藏血及疏泄，性喜条达而恶抑郁，五志为怒，为将军之官，开窍于目。足厥阴肝经循阴股、绕阴器、抵少腹，属肝络胆，贯膈入胸布胁，上连目系，交于巅顶；与少阳胆经互为表里，胆经布耳前后而入耳中。邪盛肝实，经气不疏，则见两胁下疼痛，并牵引到少腹；肝气郁而化火，故烦躁易怒；肝经气火上逆，故见头痛、耳聋、颊肿等，这些皆属肝实的病证。血亏肝虚，失于濡养，则见两目昏花，视物不清，听力减退，神怯易恐惧等，此为肝虚病证。其他四脏病证皆可类此分析。

其二，五脏疾病的针刺治疗，遵循本经取穴腧和表里经取穴两大原则。本经取穴，即选取病变所属脏腑经络的腧穴；表里经取穴，是选取与病变脏腑经脉相表里经络的穴位。诸如肝脏有病时，取足厥阴肝经和足少阳胆经的穴位；肾脏病时，针刺取足少阴肾经和足太阳膀胱经的穴位等。

某些复杂的疾病，往往涉及多个脏腑经脉，或与其他经脉脏腑有联系，也可针刺多经的穴位。例如脾病时，除针刺足太阴脾经、足阳明胃经穴之外，尚可取足少阴肾经；盖少阴肾藏命门之火，火可暖土，助脾以运化。

针对某些邪气壅实的急重病证，还可采取刺穴放血疗法，以泄邪气。例如肝病气火上逆而头痛、耳聋、面颊红肿者，则针足厥阴、足少阳经的穴位，并放出其血；心病者，除刺手少阴、手太阳经穴外，同时针刺舌下廉泉穴，并放出血。如果病情有变化者，还可以随证施治。例如心病有变证时，就刺其阴郄穴等。

肝色青，宜食甘，粳米、牛肉、枣、葵②皆甘。心色赤，宜食酸，小豆、犬肉、李、韭皆酸。肺色白，宜食苦，麦、羊肉、杏、薤③皆苦。

---

① 清厥：清冷厥逆，即四肢厥冷。
② 葵：菜名，指冬葵。
③ 薤(xiè 谢)：野菜名。鳞茎名薤白，味苦。俗称"小蒜"。

脾色黄，宜食咸，大豆、豕肉、栗、藿①皆咸。肾色黑，宜食辛，黄黍②、鸡肉、桃、葱皆辛。辛散，酸收，甘缓，苦坚，咸㤞。

【点评】五脏与四时、五行、五位相应，五脏各有适宜药食之气（寒、热、温、凉性质）、药食之味（酸、苦、甘、辛、咸之味）及相应的生理特征，五脏罹病后，医生可以根据这些特点选取相应的药食气味予以补泻调理。例如肝属春令风木之脏，性喜疏畅条达而恶抑郁。若疏泄太过，五志过激而恼怒伤肝，则应急用甘味的药食来缓和肝气；若疏泄不及，肝郁不舒，又当选用辛味的药食来疏散肝气。"顺其性为补，反其性为泻"（吴崑注）。肝木喜辛散而恶酸收，所以辛味疏散之品顺应肝气的疏泄之性，故在肝为补；而酸涩收敛之品违逆肝气之性，故在肝为泻。其余四脏病证的五味药食补泻规律，仿此类推。

毒药攻邪，五谷③为养，五果④为助，五畜⑤为益，五菜⑥为充，气味⑦合而服之，以补精益气。此五者，有辛酸甘苦咸，各有所利，或散或收，或缓或急⑧，或坚或㤞，四时五脏，病随五味所宜也⑨。

【点评】五脏与四时、五行、五味相应，药物以及五谷、五畜、五果、五菜等食物皆有五味之异，药物的五味用以祛邪治病，饮食五味则是人体营养的重要源泉。故有"毒药攻邪，五谷为养，五果为助，五畜为益，五菜为充"之论。五谷粮食是人类营养的主要来源；五果作为饮食之辅助；五畜之肉是血肉有情之品，常被用来补

---

① 藿：豆叶。

② 黄黍（shǔ 鼠）：明·张介宾："即糯小米。北方谓之黄米，又曰黍子。"

③ 五谷：指粳米、小豆、麦、大豆、黄黍五种谷物。按：王冰所注五谷，乃五谷中的精品。一般所谓五谷，为稻、黍、稷（小米）、麦、菽（豆类）。

④ 五果：唐·王冰："谓桃、李、杏、栗、枣也。"

⑤ 五畜：唐·王冰："谓牛、羊、豕、犬、鸡也。"

⑥ 五菜：唐·王冰："谓葵、藿、薤、葱、韭也。"

⑦ 气味：性味，指不同性味的五谷、五果等。

⑧ 或急：为衍文。

⑨ 四时五脏，病随五味所宜也：谓四时五脏的不同病证，要分别选用与四时五脏相宜的药食之味治疗和调养。

益人体；各种蔬菜之味是营养的必要补充。总之，饮食物的五味都能充养助益人体，只有使饮食五味调和，无偏颇之弊，才能使五脏的精气旺盛充盈，从而保证正常的生命活动。此即"气味合而服之，以补精益气"之意。临证时务要了解五脏与四时、五行、五味的关系，掌握五味的功效特点，根据五味所宜，结合四时五脏，以调摄药食，养生治病。

宣明五气篇①第二十三

五味所入：酸入肝，辛入肺，苦入心，咸入肾，甘入脾，是谓五入。

【点评】论"五味所入"。五味，泛指具有各种味道的药物饮食；所入，言其所归的脏腑。由于人身五脏的生理功能和性质特点不同，因此对药食五味也具有不同的选择性；也就是说，五味进入人体后，其趋向亲和的侧重点各有不同。胃主受纳、脾主运化，共为水谷之海，后天气血化生之源。五脏六腑皆禀气于胃。药食五味入口进入胃中，经过胃纳脾运，化生精微后，再根据五味与五脏的亲和关系而将其输送到诸脏，以充养五脏的正气，所以说五味各有所入。五味入五脏的基本规律是，先入五味所属的本脏，后入其他脏腑。正如《素问·至真要大论》所说："夫五味入胃，各归所喜攻，酸先入肝，苦先入心，甘先入脾，辛先入肺，咸先入肾。"

"五味所入"理论的基本原理，是根据五味配五行，从其本性则化、化则入的理论提出来的。例如《素问·阴阳应象大论》说："木生酸，酸生肝"；"火生苦，苦生心"；"土生甘，甘生脾"；"金生辛，辛生肺"；"水生咸，咸生肾"。所以酸味从木化而入肝，苦味从火化而入心，甘味从土化而入脾，辛味从金化而入肺，咸味从水化而入肾。这即是明·张介宾所说的"五味各从其类，同气相求也。"

---

① 宣明五气篇：宣明，即宣扬阐明；五气，指五脏之气。本文承上篇，以五脏为中心，运用五行学说，宣扬阐明五脏之气的生理、病理、治疗特点及其规律，作为临床诊治的准则。因文中没有问答之辞，故不称"论"，而名为"宣明五气篇"。

五气所病①：心为噫，肺为咳，肝为语②，脾为吞③，肾为欠④、为嚏，胃为气逆，为哕⑤、为恐，大肠、小肠为泄，下焦溢为水⑥，膀胱不利为癃⑦，不约⑧为遗溺，胆为怒，是谓五病。

【点评】论"五气所病"。本节讨论脏腑气机紊乱所导致的主要病证。其中"心为噫"之"噫"，太息，长大呼吸，心脏病病人因气血供应不足而不时太息。又，音义同"嗳"，即嗳气，指气从胃中上逆之症，亦通。"肝为语"之"语"，为自言自语、多语，而不是神昏谵语。此为七情所伤，思虑过度，而使肝气被郁，脾气不升，气郁痰结，蒙蔽心神，不能自制之多言独语，自言自语症状。"脾为吞"之"吞"，指吞酸，吐酸、泛酸症状。胃气以和降通顺为常，胃失和降，逆而上行则发生哕(干呕或呃逆)之症。膀胱是人体水液代谢的重要器官，依赖肾阳温煦而气化排尿，临证中无论症见小便不利之癃闭，或者小便频数，或遗尿等小便失常的病变皆与肾和膀胱有关。"膀胱不利为癃，不约为遗尿"是突出其主要临床表现。

五精所并⑨：精气并于心则喜，并于肺则悲，并于肝则忧，并于脾则畏，并于肾则恐，是谓五并，虚而相并者也⑩。

【点评】论"五精所并"。五脏的精气是人体情志活动的物质基础，"人有五脏化五气，以生喜怒悲忧恐"(《素问·阴阳应象大论》)。五脏的精气充足，各藏于本脏，则人的精神情志活动协调。如若某脏失调，其他脏的精气乘势相并，偏聚于此，就造成该脏气偏胜而会有情志的异常变化，如果五脏精气偏聚于心，使心气偏

---

① 五气所病：五脏气机失调所出现的主要病证。
② 语：指话多。
③ 吞：指吞酸。
④ 欠：呵欠，打呵欠。
⑤ 哕：呃逆。
⑥ 溢为水：水液泛溢而形成水肿。水，指水肿。
⑦ 癃(lóng 龙)：小便不通。
⑧ 不约：(膀胱)因气虚而不能发挥约束节制津液的作用。溺，同"尿"。
⑨ 五精所并：指五脏的精气。并，聚。五脏精气聚集于某一脏。
⑩ 虚而相并者也：明·张介宾："脏气有不足，则胜气得相并也。"

胜，则会有大笑不止症状，如心气"实则笑不休"（《灵枢·本神》）即是其例。

五脏所恶①：心恶热②，肺恶寒③，肝恶风④，脾恶湿⑤，肾恶燥⑥，是谓五恶。

【点评】论"五脏所恶"。此据五脏与五行、五气的关系归纳五脏的生理特性。肝、心、脾、肺、肾五脏分别与木、火、土、金、水五行，风、热、湿、寒、燥五气相应。因为"五脏之气，喜于生化，故本气自胜者恶之"（张志聪注）。

"肺恶寒"，所以"肺病禁寒"。正因为"肺恶寒"，寒邪是最易伤及于肺而致肺失宣降的邪气，所以《素问·脏气法时论》有"病在肺……禁寒饮食、寒衣"之论。肺病"禁寒"是从肺病的临床养护调理的角度提出的，"肺恶寒"则是基于肺的生理特征，从"未病先防"的角度，避免感受寒邪，预防肺病发生的立场，强调寒邪可能对肺的伤害。所以森立之认为，此处的"'禁'与'恶'，其义不二"（《素问考注》卷七）。

"恶风"是肝的重要特性之一，这是《内经》的基本立场（《素问·宣明五气》《灵枢·九针论》）。肝为何"恶风"？"风胜则动"（《素问·阴阳应象大论》）是古人生活体验和临床实践观察的结论，由于肝主筋，主管肢体筋肉的运动，一旦肝之功能失常，则易发生肢体筋肉不自主的"风动"病证，故而有"诸暴强直，皆属于风"；"诸风掉眩，皆属于肝"（《素问·至真要大论》）病机结论。可见，大凡临证见有肢体筋肉"风动"症状者，其辨证定位应当以肝为先，这是"肝恶风"特征发生的基本立场。

"脾恶湿"是脾的基本生理特性，是《内经》的共识并以此为据，

---

① 恶（wù 务）：憎恶；因怕而嫌恶。
② 心恶热：明·马莳："心本属火，火之性热，受热则病，故恶热。"
③ 肺恶寒：明·马莳："肺本属金，金之体寒，而受寒则病，故恶寒。"
④ 肝恶风：明·马莳："肝属木，其性与风气相通，而感风则伤筋，故恶风。"
⑤ 脾恶湿：明·马莳："脾属土，土湿则伤肉，故恶湿。"
⑥ 肾恶燥：明·张介宾："肾属水而藏精，燥胜则伤精，故恶燥。"

指导临床组方用药，如"脾苦湿，急食苦以燥之"（《素问·脏气法时论》）即是其例。脾属阴土，土性湿，湿盛则困脾，碍其运化，故有"诸湿肿满，皆属于脾"（《素问·至真要大论》）之病机概括。脾所"恶"之"湿"有两层意思：一是指外湿邪气。人体感染外湿邪气后极易损伤于脾，如有"湿伤肉"（《素问·阴阳应象大论》）；"居处相湿，肌肉濡渍，痹而不仁，发为肉痿。故《下经》曰：肉痿者，得之湿地也"（《素问·痿论》）即是其例。二是脾失运化所形成的"内湿"。"脾恶湿"是强调脾的水液运化的功能只能正常而不可失常，一旦失常就形成"内湿"。湿邪内停，必然导致脾胃气机升降枢纽的功能失常。所谓"外湿"引动"内湿"，由于脾为阴土，主运化水湿，却又喜燥而恶湿，对湿邪有着特殊的易感性。水湿的湿邪易伤阳气，又有黏滞特性，所以湿邪侵袭人体，常先困脾，使脾阳不振，气化气机受损，运化水湿失司，从而导致水湿停聚。

"脾恶湿"第二层意思是运化水液功能的另一种方式的表达。所谓运化水液，是指脾对消化饮食物中水液的吸收和输布的作用。将胃肠输送来的水分上输至肺，通过肺的宣降和肾的气化作用，分别气化为汗和尿排出体外。脾气健运，既能使体内各脏腑组织得到水液的充分滋润，又能防止多余水液在体内停滞，从而维持体内水液代谢的平衡。如若脾失健运，则运化水液的作用减退，水液的吸收、输布障碍，必然导致水液停滞。若留滞的水液弥漫体内则生湿邪，水液凝聚体内则为痰饮，水液下注肠道则为泄泻，水液泛滥肌肤则为水肿。这就是脾虚生湿、脾虚生痰、脾虚泄泻、脾虚水肿的机理所在。可见，脾运化水液功能障碍就会有内湿发生，故有"脾为生痰之源""诸湿肿满，皆属于脾"之说，这是"脾恶湿"，脾"喜燥恶湿"生理特性发生的基础；也是临证用健脾燥湿之法治疗水、湿、痰、饮病证的理论依据。脾主运化水湿，湿盛则易伤脾阳，影响健运而产生泄泻、四肢困乏等症，故称恶湿。因湿胜容易影响脾的运化功能，产生"湿困脾土"（常见症状为大便溏泄，头重身重，四肢困乏，脘腹满闷，舌苔白腻等）的病证，又因"脾主肌肉"，湿胜则肌肉臃肿，故有"脾恶湿"之说。"脾恶湿"与"病在脾……禁温食、饱食、湿地、濡衣"的精神一致，正如森立之所说，"'禁'与

'恶'其义不二"(《素问考注》卷七)。

五脏化液①：心为汗，肺为涕，肝为泪，脾为涎，肾为唾，是谓五液。

【点评】论"五脏化液"。液，是汗、涕、泪、涎、唾五种分泌液的统称，亦称为"五液"，是津液的一部分，来源于水谷精微，经五脏气化而后贯注于外窍而成，分别隶属于五脏。

五味所禁：辛走气，气病无多食辛；咸走血，血病无多食咸；苦走骨，骨病无多食苦；甘走肉，肉病无多食甘；酸走筋，筋病无多食酸。是谓五禁，无令多食。

【点评】论"五味所禁"。"五味所入"与"五味所禁"，表达了药食既能养人也能伤人的二重作用，尤其是在人体有病的状态下更要慎用。此处针对五脏及其所属的气血筋骨肉在病理状态时，易被某种特定气味之药食所伤的实例及其机理加以总结。

五病所发②：阴病发于骨③，阳病发于血④，阴病发于肉⑤，阳病发于冬⑥，阴病发于夏⑦，是谓五发。

【点评】论"五病所发"。五脏疾病发生显现各有一定的部位和规律，此处根据阴阳学说，结合五脏与五体、四时阴阳的相应关系，论述了五脏疾病的发病规律。

---

① 化液：指五脏接受水谷精微，化生滋养外窍之津液。
② 五病所发：五脏病变的好发部位或好发时令。
③ 阴病发于骨：肾脏受邪，则发作于骨骼。阴，指肾脏。
④ 阳病发于血：心脏受邪，则发作于血脉。阳，指心脏。
⑤ 阴病发于肉：脾脏受邪，则发作于肉分。阴，指脾脏。
⑥ 阳病发于冬：春季所生成的痿厥，是由于肝脏在冬季就受到邪气的侵袭而埋下了病根。阳，指肝脏。
⑦ 阴病发于夏：在秋季生成的疟疾，是由于肺脏在夏季就受到邪气的侵袭而埋下了病根。阴，指肺脏。

五邪所乱①：邪入于阳则狂②，邪入于阴则痹③，搏阳则为巅疾④，搏阴则为喑⑤，阳入之阴则静⑥，阴出之阳则怒⑦，是谓五乱。

【点评】论"五邪所乱"。此节讨论邪气侵袭，扰乱五脏，使其阴阳失调所致疾病及其机理。"邪入于阳则狂"指邪犯心肝则生怒狂；"邪入于阴则痹"指风寒湿致痹之邪侵犯了肾、脾、肺等属阴之脏所主之"体"，此即"病在阴命曰痹"（《灵枢·寿夭刚柔》）之意；邪气内犯诸阴经，壅滞于喉咙，则发为声哑、失音，故曰"搏阴则为喑"；"阴静阳躁"（《素问·阴阳应象大论》），故邪气犯诸阴经从阴化而阴盛，故安静沉默少言；邪气犯诸阳经从阳化则阳盛，故烦躁怒狂。

五邪所见⑧：春得秋脉⑨，夏得冬脉，长夏得春脉，秋得夏脉，冬得长夏脉，名曰阴出之阳，病善怒不治⑩，是谓五邪，皆同命⑪死不治。

【点评】论"五邪所见"。五脏受邪发病，而出现与五脏四时相逆之脉象，皆主预后不良，故有"脉从四时，谓之可治……脉逆四时，为不可治""所谓逆四时者，春得肺脉，夏得肾脉，秋得心脉，冬得脾脉，其至皆悬绝沉涩者，命曰逆四时"（《素问·玉机真脏论》）之论。

---

① 五邪所乱：邪气扰乱五脏而引起阴阳失调的病证。

② 邪入于阳则狂：明·张介宾："邪入阳分，则为阳邪，邪热炽盛，故病为狂。《生气通天论》曰：'阴不胜其阳，脉流薄疾，并乃狂。'"

③ 邪入于阴则痹：明·张介宾："邪入阴分，则为阴邪，阴盛则血脉凝涩不通，故病为痹。《寿夭刚柔》篇曰：'病在阴，命曰痹。'《九针论》曰：'邪入于阴，则为血痹。'"

④ 搏阳则为巅疾：谓邪入阳分，与正气交争，即会导致头部的病变。搏，交争。巅疾，此指头部的疾病。

⑤ 喑(yīn 阴)：声音嘶哑，或言不出声。

⑥ 阳入之阴则静：清·张志聪："阳分之邪而入之阴，则病者静，盖阴盛则静。"之，即于。

⑦ 阴出之阳则怒：清·张志聪："阴分之邪而出之阳，则病者多怒，盖阳盛则怒也。"

⑧ 五邪所见：五脏受邪所显现的脉象。明·马莳："此言五脏之邪，有所见于脉也。"

⑨ 春得秋脉：即出现五脏相胜且无胃气之脉，多预后不良。余类推。

⑩ 名曰阴出之阳，病善怒不治：《新校正》认为此系错简，应删。

⑪ 命：指预后。

五脏所藏：心藏神，肺藏魄，肝藏魂，脾藏意①，肾藏志②，是谓五脏所藏。

【点评】论"五脏所藏"。人的精神意识思维活动可概之为神、魄、魂、意、志五者，是以五脏所藏的精气为物质基础的，随生命的孕育而产生，随着生命的终结而消亡。人以五脏为本(《素问·六节藏象论》)。五神及其发生的精气血等物质基础皆为五脏所藏，故曰"五脏所藏。"

五脏所主③：心主脉，肺主皮，肝主筋，脾主肉，肾主骨，是谓五主。

【点评】论"五脏所主"。主，有相互联系之意，此节讨论了五脏与身形五体的密切联系。人体以五脏为中心，五脏居内，皮、肉、筋、骨、脉等身形五层次居外，外在之形体五层次有赖于内在脏腑精气的充养(当然也有功能配合)，故有五脏主五体之论。

五劳④所伤：久视伤血，久卧伤气，久坐伤肉，久立伤骨，久行伤筋，是谓五劳所伤。

【点评】论"五劳所伤"。此节专论了五种生理活动过度，导致气、血、筋、骨、肉的损伤。视、卧、坐、立、行是人类五种常见的生理活动，各种活动贵在有节有时，如若活动太过，则使体内气血耗损，阴阳失调，脏腑失和，从而造成血、气、筋、骨、肉的相应损伤而致病。

五脉应象：肝脉弦，心脉钩，脾脉代⑤，肺脉毛，肾脉石，是谓五脏之脉。

---

① 意：指思虑、思考之功能。
② 志：情志。
③ 五脏所主：主，主宰，亦可指联系。此言五脏充养并主宰五体。
④ 五劳：即下文所谓"久视""久卧""久坐""久立""久行"。劳，指过劳。
⑤ 代：代脉，此指表现为柔和、柔软特点的代脉。

【点评】论"五脉应象"。人与自然界息息相关，人体脉象随自然界四时阴阳的盛衰而有适应性的生理变化，此节讨论肝、心、脾、肺、肾五脏之应时脉象特点，即弦、钩、代、毛、石四时五行之象，故曰"五脉应象"。

本篇以五脏为中心，运用阴阳五行学说作为推理演绎的分类方法，讨论了脏腑生理、病理及治疗特点等13项内容，这种以五脏为中心的分类归纳法，便于学者执简驭繁，提纲挈领地掌握五脏的生理病理特点，对临床诊断和辨治，都具有重要的指导价值。

血气形志①篇第二十四

夫人之常数②，太阳③常多血少气，少阳常少血多气，阳明常多气多血，少阴常少血多气，厥阴常多血少气，太阴常多气少血，此天之常数。

【点评】"人之所有者，血与气耳"（《素问·调经论》），血和气，生成于脏腑，又是维持人体生命活动的基本物质。故有"人之血气精神者，所以奉生而周于性命者也。经脉者，所以行血气而营阴阳，濡筋骨，利关节者也"（《灵枢·本脏》）之论。人体内而五脏六腑，外而四肢九窍、皮肉脉筋骨等组织器官，虽各具不同的生理功能，但又共同维系着有机的整体活动，使人体内外上下保持着协调统一，构成有机的统一整体，皆依赖经脉系统的沟通和协调。经脉系统有联系人体各组织器官，通行血气，传递信息，抗御外邪和保卫机体的作用，其血气之多少亦有定数，这就是开篇即言六经血气多少之常数，欲使人了解六经生理之常规，而便于掌握病理变化及其正确施治。

---

① 血气形志：形志，指形体和神志。本篇主要讨论六经的气血多少、出气出血的治疗所宜、三阴三阳互为表里的关系、形志苦乐所致各种证候及治疗，同时介绍背部五脏俞穴的取穴方法等。其中以血气多少和形志苦乐疾病为重点，故名"血气形志"。

② 常数：气血多少的正常数值。

③ 太阳：指太阳经。下文"少阳""阳明""少阴""厥阴""太阴"等，均指经脉。

足太阳与少阴为表里，少阳与厥阴为表里，阳明与太阴为表里①，是为足阴阳②也。手太阳与少阴为表里，少阳与心主③为表里，阳明与太阴为表里，是为手之阴阳④也。今知手足阴阳所苦⑤，凡治病必先去其血，乃去其所苦，伺之所欲⑥，然后泻⑦有余，补⑧不足。

【点评】联系《灵枢·经脉》内容可知，三阴三阳六经分别以手足命名，手足三阳经内属于六腑为表，手足三阴经内属于六脏为里。脏腑阴阳相配，通过经脉的联系沟通，从而构成手三阳与手三阴、足三阳与足三阴相互络属的表里关系。

欲知背俞⑨，先度其两乳间，中折之，更以他草度去半已，即以两隅⑩相拄⑪也，乃举以度其背，令其一隅居上，齐脊大椎，两隅在下，当其下隅者，肺之俞也。复下一度⑫，心之俞也。复下一度，左角肝之俞也，右角脾之俞也。复下一度，肾之俞也。是谓五脏之俞，灸刺之度⑬也。

【点评】腧穴是位于经脉上的特定针灸刺激点，取穴正确与否，直接影响到治疗效果。正确选定腧穴的位置是针刺的前提。《内经》

---

① 表里：内外、阴阳等彼此间的相互联系。

② 足阴阳：上文所言足三阴经与足三阳经。

③ 心主：心包络，其经脉为手厥阴经。

④ 手之阴阳：上文所言手三阴经与手三阳经。

⑤ 手足阴阳所苦：上文所谓手三阴经、手三阳经与足三阴经、足三阳经共十二条经脉，为与奇经八脉相对的正经。所苦，患的病。所，特指代词，此指病。苦，患。

⑥ 伺之所欲：观察了解病人的意愿、需要，以判断病情，决定治疗。伺，观察，了解。之，指病人。

⑦ 泻：此就针刺而言，所以意为"用泻法针刺"。其法要点是针尖逆着经气运行的方向而刺。

⑧ 补：亦就针刺而言，所以意为"用补法针刺"。其法要点是针尖顺着经气运行的方向而刺。

⑨ 背俞(shù 树)：位于背部的五脏的俞穴。

⑩ 隅：两边相交的地方，即几何学中所谓"角"。

⑪ 拄(zhǔ 主)：支撑。

⑫ 一度：此指上述等边三角形的上角至底部正中的直线长度。

⑬ 度：法度。

记载了多种取穴定位法,本节介绍量取背部五脏腧穴的具体方法。尽管此法所取穴位与《灵枢·背俞》及《针灸甲乙经》之背俞穴位置不太一致,然不可否认,该法在针灸学创始之早期,仍不失为一种规范取穴的好方法。不仅说明当时古人已经以病人两乳间的距离作为标准长度,同身度量,因人而异,制作取穴工具;而且提示古人取穴十分认真,力求准确。

形乐志苦,病生于脉,治之以灸刺;形乐志乐,病生于肉,治之以针石。形苦志乐,病生于筋,治之以熨①引②。形苦志苦,病生于咽嗌,治之以百③药。形数惊恐,经络不通,病生于不仁,治之以按摩醪药④。是谓五形志⑤也。

【点评】形与神的关系在《灵枢·本神》等篇已有详尽论述,神的存在是以身体为基础,随着形体生理病理变化而有变化。这种相互依存关系称之为"形神亦恒相因",如"血气已和,营卫已通,五脏已成,神气舍心,魂魄毕具,乃成为人",以及"人生……百岁,五脏皆虚,神气皆去,形骸独居而终矣"(《灵枢·天年》)之论述,就是从养生的角度对形神关系的确切表达。此节从形志苦乐立论,从病理角度讨论形与神的关系,说明形志苦乐所致病证及治疗。

刺阳明出血气,刺太阳出血恶⑥气,刺少阳出气恶血,刺太阴出气恶血,刺少阴出气恶血,刺厥阴出血恶气也。

【点评】由于六经气血多少的不同,所以在针刺治疗时,应根据各经气血多少的常数来决定补泻原则。例如阳明为多气多血之经,

---

① 熨:热敷法。用以热敷的东西有药、汤(开水)、酒、铁、土等。

② 引:导引,又称道引,是我国上古时的一种强身健体、祛病延年的养生方法。早已失传。详参《素问·异法方宜论》注。

③ 百:《甲乙经》中作"甘",当是。

④ 醪(láo 劳)药:药酒,酒剂。

⑤ 五形志:指上述五种身体与情志的异同情况,即"形乐志苦""形乐志乐""形苦志乐""形苦志苦"与"形数惊恐"五者。

⑥ 恶(wù 务):不宜,不应当,不要。恶,通"毋"。

患病多属热证实证，治宜泻热祛实；然而阳明气分热实者当清泻气分，阳明血分热者宜清泄血热。因此说"刺阳明，出血气"。此即所谓"十二经血气各有多少不同，乃天禀之常数。故凡用针者，但可泻其多，不可泻其少，当详查血气而为之补泻也"（张介宾注）。

宝命全形论①篇第二十五

黄帝问曰：天覆地载，万物悉备，莫贵于人。人以天地之气生，四时之法成②。

【点评】天地万物人最贵，这是《内经》人们在研究了天覆地载的大自然生物界中，虽然存在着多种多样的生物，诸如动物、植物等之后所得出的结论。故以"天覆地载，万物悉备，莫贵于人"开篇，也与《尚书·泰誓上》所说之"惟天地万物父母，惟人万物之灵"相合。

君王众庶，尽欲全形。形之疾病，莫知其情，留淫日深，著于骨髓，心私虑之③。余欲针除其疾病，为之奈何？

岐伯对曰：夫盐之味咸者，其气令器津泄；弦绝者，其音嘶败；木敷者其叶发④；病深者其声哕。人有此三者，是谓坏府⑤，毒药无治，短针无取。此皆绝皮伤肉，血气争黑⑥。

【点评】此节用比类取象的方法，借器具（如瓦罐）贮藏咸盐后，

---

① 宝命全形论："宝"通"保"，保全、珍重。全形，保全形体。清·高世栻："宝命全形者，宝天命以全人形也。"本篇从天人相应的整体观念出发，说明在天地之间、万物之中，莫贵于人。人是天地万物之主宰，又与天地的变化密切相关。医生只有充分了解人体经脉气血阴阳消长与天地间阴阳变化的联系，审察至微，随机应变，才能正确施治，获得较好的疗效。从而达到顺应自然、珍重天命、保全形体、健康无病的目的。故名。

② 四时之法成：指随着春生夏长秋收冬藏的规律而成长。法，规律、法度。

③ 心私虑之：明·张介宾："病在皮毛，浅而未甚，不早治之，则留注日深，内着骨髓，故可虑也。"

④ 发：通"废"，凋零。

⑤ 坏府：内脏有严重损害。

⑥ 血气争黑：血挟病邪，与肺气相争相搏，最后两败俱伤，其在面部的表现是颜色发黑。

就有盐卤外渗；琴弦将要断绝时，就会发出嘶败的声音；树木已腐朽者，枝叶就极易枯谢等自然现象为喻，表达形体与内脏的整体联系，脏腑功能失常，必定在外部形体有所反映，即所谓"有诸内必形诸外"，如某些大病、久病之际，一旦听见哕逆的声音，则往往提示病势危重，胃气将绝。借此说明临床医生要善于通过形体的某些微小变化的观察，来测知内部脏腑的病变，才不致病邪"留淫日深，著于骨髓"，进而发展到"坏府"，毒药无治，短针无取""绝皮伤肉，血气争黑"等不可救药的危险境地。以此强调察表知里，见微知著认知方法的重要性。

帝曰：余念其痛，心为之乱惑反甚，其病不可更代，百姓闻之，以为残贼，为之奈何？

岐伯曰：夫人生于地，悬命于天，天地合气，命之曰人。人能应四时者，天地为之父母。知万物者，谓之天子。天有阴阳，人有十二节①。天有寒暑，人有虚实。能经天地阴阳之化者②，不失四时；知十二节之理者，圣智不能欺也；能存八动③之变，五胜更立④，能达虚实之数者，独出独入，呿吟至微⑤，秋毫在目。

【点评】人类生存不能离开自然，人与天地自然之间的密切联系，既要依靠天气(风、寒、暑、湿、燥、火等六气)地气(酸、苦、甘、辛、咸等五味)而生存，也要接受四时春生、夏长、秋收、冬藏规律的影响而生存。能够适应自然，才能保全形体，使之健康，这就是"宝命全形"的基本意涵。

此节原文还强调临床掌握了八风的演变以及五行的生克制化规律，通晓病情的虚实变化，在辨证上才会有独到的见解，才能够明

---

① 十二节：十二条经脉。天有三阴三阳之气，人也相应地有手足三阳三阴共十二条经脉。

② 能经天地阴阳之化者：指能掌握天地阴阳变化的人。经，治理，掌握。

③ 八动：八风的变化。

④ 五胜更立：五行之气的盛衰消长及其更替主宰着四季之气(的道理)。五，指五行之气。胜，通"盛"，单词复用，谓盛衰、消长。

⑤ 呿(qū 驱)吟至微：指病人为之唉声叹气的、极其隐微的病情。呿吟，张口发出的声音为呿，闭口发出的声音为吟，都是人难受时反映于气息声音上的表象。此指令病人唉声叹气的病痛。至微，极其隐微(的病情)。

察秋毫，洞彻底细，做一个明白医生。

帝曰：人生有形，不离阴阳，天地合气，别为九野，分为四时，月有小大，日有短长，万物并至，不可胜量，虚实呿吟，敢问其方？

【点评】由于人是禀受天地阴阳二气而生的有形之体，是离不开阴阳变化的。就形体结构而言，人体上下、内外各脏腑组织都可以对其进行阴阳属性的再划分，就人体部位言之，上部属阳、下部属阴，体表属阳、体内属阴；体表之背部属阳、腹部属阴，外侧属阳、内侧属阴。以脏腑划分，则五脏属阴、六腑属阳；五脏中心肺属阳、肝脾肾属阴。每一个脏腑又有阴阳之分，如心阴、心阳，肝阴、肝阳，肾阴、肾阳等，故有"人生有形，不离阴阳"之论。

岐伯曰：木得金而伐，火得水而灭，土得木而达，金得火而缺，水得土而绝，万物尽然，不可胜竭。

【点评】自然界的一切事物都是由具有木、火、土、金、水五种属性事物的运动变化所构成的，人体脏腑之间的生理病理变化也存在着五行生克制化的基本原理。此节原文就是对五行相互制约（相克）规律的最直接表述。"伐、灭、达、缺、绝"是用比类的方法说明相互"克制"的关系进而体现其存在于自然万物之中。对于人体变化多端的各种疾病，也可以按照五行生克规律予以认知，如《金匮要略》之"见肝之病，知肝传脾，当先实脾"，就是对这一关系的具体应用。

故针有悬布天下者五[1]，黔首共余食，莫知之也[2]。一曰治神[3]，二曰知养身，三曰知毒药为真[4]，四曰制砭石小大，五曰知腑脏血气之诊。

---

[1] 故针有悬布天下者五：指关于用针刺方法治病，应当让天下人都知道的五大要素。

[2] 黔首共余食，莫知之也：谓黎民百姓虽能饱食终日，不了解有关针刺的五大要素。

[3] 治神：调养精神（使能专一）。

[4] 知毒药为真：毒药，性味峻烈之药。真，药物性能。即言掌握药物性能。

五法俱立，各有所先。今末世之刺也，虚者实之①，满者泄②之，此皆众工所共知也。若夫法天则地③，随应而动④，和之者若响，随之者若影，道无鬼神，独来独往⑤。

【点评】"针有悬布天下者五"，指出临床应用针刺法治病时，应当注意的五个关键问题，是对临床医生的五点具体要求。其中"治神"是要求医生临证之际，应先调整自己的心态，做到注意力集中，精神专一，全神贯注，认真负责地诊治，切不可左顾右盼，马马虎虎，敷衍了事。孙思邈在《备急千金要方·大医精诚》之"凡大医治病，必当安神定志，无欲无求"是对此要求的具体表述，这也是医生必须遵循的道德、品质、性格的修养和高尚医德风范的修为。

帝曰：愿闻其道。

岐伯曰：凡刺之真，必先治神，五脏已定，九候⑥已备，后乃存针。众脉不见，众凶弗闻⑦。外内相得，无以形先。可玩往来，乃施于人。人有虚实，五虚⑧勿近，五实⑨勿远。至其当发，间不容瞚⑩。手动若⑪务，针耀而匀，静意视义⑫，观适之变⑬。是谓冥冥⑭，莫知其形，见其

---

① 虚者实之：虚证即用补法针刺它。实，用补法针刺。

② 泄：通"泻"，用泻法针刺。

③ 法天则地：互文句，即"法则天地"。法则，效法。

④ 随应而动：根据人体对天地阴阳的感应变化而灵活地采用针法进行治疗。

⑤ 独来独往：医生只要掌握了针刺之道的精髓，就能达到自如地用以诊治疾病的境界。来、往，二字互文，犹进出，此谓诊察并治疗疾病。

⑥ 九候：据《素问·三部九候论》，指头部两额、两颊和耳前，中部寸口、合谷和神门，下部内踝后、大趾内侧和大趾与次趾之间共9处的动脉。《难经·十八难》中则指寸、关、尺三部以浮、中、沉的指法所取的脉候。

⑦ 众脉(mò 莫)不见，众凶弗闻：（医生在用针之时）即使有众人在旁边看着，也要视而不见；即使有众人在旁边喧嚷，也要充耳不闻。脉，视，看。凶，同"讻"，喧嚷之声。

⑧ 五虚：指脉细、皮寒、气少、泻利、饮食不入这五种虚证证候。

⑨ 五实：指脉盛、皮热、腹胀、二便不通、心中烦乱这五种实证症候。

⑩ 间不容瞚(shùn 顺)：喻抓紧时机，片刻也不要耽误。瞚，古同"瞬"。

⑪ 若：就。

⑫ 静意视义：医生要神情安静地观察针后病人的反应。

⑬ 观适之变：下针后，应注意观察所刺经穴的反应变化。

⑭ 冥冥：（经气变化）十分隐微渺茫、毫无形状的样子。

乌乌，见其稷稷，从见其飞，不知其谁①。伏如横弩，起如发机②。

帝曰：何如而虚③？何如而实？

岐伯曰：刺虚者须其实，刺实者须其虚④，经气已至，慎守勿失，深浅在志，远近若一⑤，如临深渊，手如握虎⑥，神无营⑦于众物。

【点评】此节专论针刺注意事项及针刺具体手法：一是"凡刺之真，必先治神"，"治神"是针刺前对医生的首要要求，医生必须先调整自己的心志，精神专一，全神贯注，"众脉不见，众凶弗闻"，仔细体察病人的病情，认真辨识病人的五脏盛衰、三部九候的脉搏变化等，做到了然胸臆，"外内相得"之时，才可施针。二是详辨疾病之虚实。人体病证不外虚、实两类证型，只有明辨了病情之虚实性质，才能根据"泻有余，补不足"原则施治，实施"刺实者须其虚，刺虚者须其实"方法刺治。三是根据病情，选择适当的针具。"制砭石小大""针耀而匀"就是对所用针具的要求。四是掌握正确的针刺手法。针刺治病的疗效在很大程度上取决于针刺手法的运用，无论是进针、出针、行针、留针皆如是，要求在针刺时手的动作要专一；进针后应平心静意地体会、观察用针后的病人机体的反应状况；经气未至之时，须留针候气，如横弩待发之静；经气已至之时，则应迅速起针，有如拨动弩之机关、弩箭随之而出，"至其当发，间不容瞬"即是此意。五是关注针刺得气。"得气"即"气至"，

---

① 见其乌乌，见其稷稷，从见其飞，不知其谁：谓经气到来时，医生会感到它就像鸟儿忽隐忽现地飞来，随即又感到它就像鸟儿疾速地飞到一样，但都只能感觉到它就像鸟儿在飞，却不能知道它是什么样的形状。乌乌、稷稷，在此都用以比喻经气产生和来到时的状态与人的感觉的情况。从，当作"徒"，形似而误，意为"只是"。

② 伏如横弩(nǔ 努)，起如发机：指用针之际，气未至时，应留针候气，如横弩待发，气至之时，则应迅速行针，如拨动弓弩之机关。

③ 虚：指虚证。这里用作动词，意为刺治虚证。下句"实"字，理同此。

④ 刺虚者须其实，刺实者须其虚：谓刺治虚证时要等到经气实热之际才能出针，刺治实证时要等到经气虚凉之际才能出针。

⑤ 远近若一：所取经穴有远有近，但等候经气的到来和用针的道理则是一样的。远近，指经穴的远近。明·吴崑认为：穴在四肢为远，在腹背为近。

⑥ 虎：指虎符，古代皇帝调兵遣将用的兵符。《素问考注》："握虎者，谓持发兵瑞符，为谨严之极也。"

⑦ 营：通"萦"(yíng 营)，惑，扰乱。按："营"在古代经传中通作"萦"。

或"针感",指在针刺入穴位后,经过手法操作或较长时间的留针,使病人出现麻、胀、重等感觉,行针者亦觉针下沉紧、吸纳之状。针刺得气与疗效有密切的关系,此即"刺之要,气至而有效"(《灵枢·九针十二原》)之意。所以,"经气已至,慎守勿失者,勿变更也"(《素问·针解》)。提示若已经得气,就应谨慎,切勿随意变更手法。

综上所见。无论是谈论养生、研究生理病理,还是讲述诊法刺治,乃至准确实施针刺手法,其目的皆在于"宝命全形",这是《内经》成书的汉代"重生""重民"理念的具体体现。

八正神明论①篇第二十六

黄帝问曰:用针之服②,必有法则焉,今何法何则?
岐伯对曰:法天则地,合以天光。

【点评】"法天则地,合以天光"是临床应用针刺治病的方法和准则。"人与天地相参也,与日月相应也"(《灵枢·岁露论》),日月星辰的晦明圆缺及其运行变化无时不对人体经脉气血产生着巨大的影响。因此在施以针刺时,不仅要关注四季气候、阴阳盛衰,还必须考量日月星辰运行变化对人体的影响。故有"凡刺之法,必候日月星辰,四时八正之气,气定乃刺之"之论述。八正,包括天之八正,指四时八节之时间区位;地之八正,谓四正(东、西、南、北)、四维(东南、西南、西北、东北)八个空间方位。要求医生在针刺时,必须弄清楚日月星辰的运行规律,掌握四季八方的气候变化,选择对人体经脉气血影响较小、且有助于扶正或祛邪的时机才可行针。这就是天人合一思想在施针治病中的具体应用。

---

① 八正神明论:八正,天地八方、四时八节之时空区位,以候八方、八节之虚邪。本篇主要从四时八节、天地八方之时空区位,日月星辰的变化,来说明它们与人体经脉气血虚实,针刺补泻都有密切的关系。另外还指出四诊应结合四时阴阳虚实,来分析病机和诊断疾病;讨论诊察疾病形与神的含义。由于这些问题都十分深奥微妙,非慧然独悟,难以昭然独明,故名"八正神明论"。
② 服:指用针的技术。

帝曰：愿卒闻之。

岐伯曰：凡刺之法，必候日月星辰四时八正之气，气定乃刺之①。是故天温日明，则人血淖液②而卫气浮，故血易泻，气易行③；天寒日阴，则人血凝泣而卫气沉。月始生，则血气始精④，卫气始行；月郭满，则血气实，肌肉坚；月郭空，则肌肉减，经络虚，卫气去，形独居。是以因天时而调血气也。是以天寒无刺，天温无疑⑤，月生无泻，月满无补，月郭空无治，是谓得时而调之。因天之序，盛虚之时，移光定位⑥，正立而待之。故曰：月生而泻，是谓脏虚⑦；月满而补，血气扬溢，络有留血，命曰重实⑧；月郭空而治，是谓乱经。阴阳相错，真邪不别，沉以留止，外虚内乱，淫邪乃起。

帝曰：星辰八正⑨何候？

岐伯曰：星辰者，所以制日月之行也。八正者，所以候八风之虚邪以时至者也。四时者，所以分春秋冬夏之气所在⑩，以时调之也。八正之虚邪，而避之勿犯也。以身之虚，而逢天之虚，两虚相感，其气至骨，入则伤五脏，工候救之，弗能伤也，故曰：天忌⑪不可不知也。

【点评】顺应自然，得时而调，是针刺的择时原则。指出天时及太阳、月亮运行对人体气血的影响，强调针刺应当顺应天时，按照太阳、月亮的情况来选择针刺的时机，决定针刺补泻。

依据"太阳"运行规律而刺治者，即按天时寒温、太阳之阴晴来选择针刺时机。天气暖、阳光明媚的时日，则人的血液流行滑润，

---

① 气定乃刺之：根据气候变化运用针刺方法。

② 淖(nào 闹)液：润滑濡泽。

③ 血易泻，气易行：言气血运行加快。泻，行也。

④ 血气始精：气血旺盛流通之意。

⑤ 天温无疑：指天气温和，用针刺之法不要迟疑。

⑥ 移光定位：指古代用圭表测量日影的长短，以定时序。移光，指日月之光变移。

⑦ 脏虚：郭霭春："疑作'重'，'重虚'与下'重实'对文。《太素》杨注作'重虚'。"

⑧ 重实：即实上加实。

⑨ 八正：八方之正位，以候八方之风。

⑩ 春秋冬夏之气所在：指春夏秋冬正常气候所在的月份。

⑪ 天忌：根据四时节气，不适于针刺之日期，谓之天忌。其义可参《灵枢》之《九针论》《九宫八风》两篇。

卫气偏浮于表，所以血容易泻、气容易行，宜于针刺治疗。反之，在天气寒冷的季节，或阴云密布、毫无阳光的日子，人的血液运行涩滞不畅，卫气沉伏于里；此时血难以泻、气难以行，所以不宜施针，此即"天寒无刺"的由来。

依据"月象"变化规律而刺治者，即按月生、月满、月廓空而决定针刺补泻。"月生无泻，月满无补，月廓空无治"是对按月运行规律行针刺法则的总结。

无论"月生而泻，是谓脏虚"，还是"月满而补，血气扬溢，络有留血，命曰重实"，都是对违背天时而针刺所造成恶果的评估，这种"虚虚""实实"之误是应当引以为戒的。

帝曰：善。其法星辰者，余闻之矣，愿闻法往古者。

岐伯曰：法往古者，先知《针经》①也。验于来今者，先知日之寒温，月之虚盛，以候气之浮沉，而调之于身，观其立有验也。观其冥冥者，言形气荣卫之不形于外，而工独知之，以日之寒温，月之虚盛，四时气之浮沉，参伍相合而调之，工常先见之，然而不形于外，故曰观于冥冥焉。通于无穷者，可以传于后世也，是故工之所以异也，然而不形见于外，故俱不能见也。视之无形，尝之无味，故谓冥冥，若神仿佛。虚邪者，八正之虚邪气也。正邪者，身形若用力，汗出腠理开，逢虚风，其中人也微，故莫知其情，莫见其形。

【点评】法古验今，强调医生应善于吸取前人学术理论及经验的必要性，掌握天地日月四时阴阳的变化规律，以指导自己的临床实践；也是对医生不断进行自身学术修养的基本要求，更是对传承医学知识的阐发，如果医生能做到法古验今，就能达到"观于冥冥""工独知之"的高超诊疗境界。

天地四时八正之气，是自然界的正常状态，是人类赖以生存的必要条件，了解并顺应这些变化，则可养生保健、防病治病。反之，天地四时、阴阳气候发生异常变化，八正之气变为八风虚邪，就成为导致人体生病的致病因素。就养生保健而言，对于八风虚邪

---

① 《针经》：即《灵枢》。明·马莳："《针经》者，即《灵枢经》也。"

则应避之勿犯，此即"虚邪贼风，避之有时"（《素问·上古天真论》）的养生要求；如若摄养不慎，在正气不足、身体虚弱的前提下，又感受了八风虚邪，邪气就会乘虚而入，由表及里，由浅到深，伤及五脏，就会造成严重的疾患。所以，临床医生必须懂得天地四时八风及其对人体生理、病理的影响，预防为主，早期施治。

上工救其萌牙①，必先见三部九候之气，尽调不败而救之，故曰上工。下工救其已成，救其已败。救其已成者，言不知三部九候之相失，因病而败之也。知其所在者，知诊三部九候之病脉处而治之，故曰守其门户②焉，莫知其情而见邪形③也。

【点评】"上工"临证，"善调尺者，不待于寸；善调脉者，不待于色；能参合而行之者，可以为上工，上工十全九"（《灵枢·邪气脏腑病形》），是指能够综合色脉，医术精良的高明医生即为"上工"。但凡医术精良的高明医生，总是通过三部九候脉象的细微变化而诊察出疾病，在气血尚未混乱、衰败的疾病早期就给予必要的调治，因此疗效较高，故称之为"上工"。

"下工"临证，因医理不明，医术不精，不能通过三部九候脉象的细微变化而早期诊断疾病，只有等到气血逆乱，疾病已经形成，甚至恶化后才能发现疾病，进行治疗。因而只能是"救其已成，救其已败。救其已成者，言不知三部九候之相失，因病而败之也"。其结果使正气衰败、病情危重，其治疗效果必然较差，故谓之为"下工"。

可见，上工、下工治病的区别，关键是能否掌握三部九候诊法，能否及早地发现疾病，早期施治。所以原文总结说，掌握了三部九候脉法，就如同看守门户一样重要；许多外表尚未出现明显病态的疾病早期，医生通过三部九候的变化，就可以了解疾病的形迹了。

---

① 上工救其萌牙：高明的医生能早期诊治疾病。牙，通"芽"。

② 守其门户：即诊察三部九候之脉搏变化。守，等候，在此指诊脉。门户，指三部九候之脉气。

③ 莫知其情而见邪形：意思是指虚邪伤人，尚未出现明显症状，上工就能通过三部九候之诊，观察到病邪的存在及变化。

帝曰：余闻补泻，未得其意。

岐伯曰：泻必用方，方者，以气方盛也，以月方满也，以日方温也，以身方定也，以息方吸而内针①，乃复候其方吸而转针②，乃复候其方呼而徐引针③，故曰泻必用方，其气乃行焉。补必用员，员④者行也，行者移也，刺必中其荣⑤，复以吸排针⑥也。故员与方，非针也。

【点评】本节"泻必用方""补必用员"，其方与员主要是从针刺时间的选择来说的，既不是指针具的形状，也不是针刺的具体手法。因此，与《灵枢·九针》之员针，《官能》篇针刺手法之"泻必用员，补必用方"的含义互有区别，不可不辨。

故养神者，必知形之肥瘦，荣卫血气之盛衰。血气者，人之神，不可不谨养。

【点评】此处强调医生治病时，务要关注病人形体的肥瘦、营卫气血的盛衰，根据日月阴阳、四时八正的具体情况，而正确地选用方、圆补泻原则，以调理经脉气血，使病邪祛除、形体得安而神得其养。"血气者，人之神"与"人之所有者，血与气耳"（《素问·调经论》），均在于说明血、气是人体生命活动重要的基础性物质，气血的循行状态以及其盛衰变化，直接关系到生机的盛衰和生命的存亡，必须万分谨慎地予以保养。

帝曰：妙乎哉论也！合人形于阴阳四时，虚实之应，冥冥之期，其非夫子孰能通之。然夫子数言形与神，何谓形？何谓神？愿卒闻之。

岐伯曰：请言形，形乎形，目冥冥，问其所病，索之于经，慧然在前，按之不得，不知其情，故曰形。

帝曰：何谓神？

---

① 内针：即纳针。
② 转针：即捻针。
③ 引针：慢慢地出针。
④ 员：指用针之法。员，通"圆"，即随和之意。
⑤ 必中其荣：针刺部位较深，必须达到营分、血脉。荣，营也，此处指营分、血脉之意。
⑥ 以吸排针：在吸气时出针。

岐伯曰：请言神，神乎神，耳不闻，目明心开而志先①，慧然独悟②，口弗能言，俱视独见，适若昏，昭然独明，若风吹云，故曰神。三部九候为之原，九针之论不必存也。

【点评】此节强调临床诊断疾病时，要把望、闻、问、切四诊与阴阳四时虚实等联系起来，综合分析，并借诊察疾病的过程，说明"形"与"神"概念。

形，形体各种变化可以通过医生感官直接察知的临床表现。而有的病理表现医生无法直接感知而需要运用思辨方法求知（如脉象分析）的，故谓之"目冥冥"。

神，即知意，即仅仅凭借医生的临床经验一望就可以掌握病机之所在者。这种"心领神会，望而知之"的独悟、独见、独明，累试不爽的"神奇"技能，故用"神"予以表述，此正是"望而知之谓之神"（《难经·六十一难》）之谓也，也是篇曰"神明"之义。

离合真邪论③篇第二十七

黄帝问曰：余闻九针九篇，夫子乃因而九之，九九八十一篇，余尽通其意矣。经言气之盛衰，左右倾移，以上调下，以左调右，有余不足，补泻于荥输，余知之矣。此皆荣卫之倾移，虚实之所生，非邪气从外入于经也。余愿闻邪气之在经也，其病人何如？取之奈何？

岐伯对曰：夫圣人之起度数，必应于天地，故天有宿度④，地有经水，人有经脉。天地温和，则经水安静；天寒地冻，则经水凝泣；天暑地热，则经水沸溢；卒风暴起，则经水波涌而陇起。

【点评】此节以类比思维论述了人与自然息息相通，与天地相应的道理。通过举例论证了气候变化对人体经脉中气血运行的影响，

---

① 目明心开而志先：形容看问题尖锐而深刻，思维敏捷。

② 慧然独悟：意指非常清醒地领悟了其中的道理。

③ 离合真邪论：离，分；合，并也。真，真气，正气。邪，即邪气。本篇主要讨论了如何通过针刺使邪气与真气离而不合，合而早离，才能使人恢复健康状态，故名篇。

④ 宿度：古代天文学按二十八星宿的位置划周天为三百六十五度，谓之宿度。

从而阐明人体感邪侵入，循经入里，如同"卒风暴起，则经水波涌而陇起"一样出现相应变化，医生就是通过对这些变化的诊察，认知邪气伤人所致的病证。

夫邪之入于脉也，寒则血凝泣，暑则气淖泽，虚邪因而入客，亦如经水之得风也，经之动脉，其至也亦时陇起，其行于脉中循循然①，其至寸口中手也，时大时小，大则邪至，小则平，其行无常处，在阴与阳，不可为度②，从而察之，三部九候，卒然逢之，早遏其路③。

【点评】外邪入侵，宜早遏其路，这是此节强调的观点。外邪客于经脉，随脉必至寸口，故可以根据寸口乃至三部九候的脉象变化予以辨别邪之所在，当尽早遏止其路，以防微杜渐，可以使疾病早日痊愈，体现了有病早治的治未病思想。如何遏止其路呢？马莳认为"唯泻法耳"，故宜尽早针刺迎而泻之，遏止其路。

吸则内针，无令气忤，静以久留，无令邪布，吸则转针，以得气为故④，候呼引针，呼尽乃去，大气⑤皆出，故命曰泻。

帝曰：不足者补之，奈何？

岐伯曰：必先扪而循之⑥，切而散之⑦，推而按之，弹而怒之⑧，抓而下之⑨，通而取之⑩，外引其门，以闭其神⑪，呼尽内针，静以久留，以气至为故，如待所贵，不知日暮，其气以至，适而自护⑫，候吸引针，

---

① 循循然：有顺序貌。

② 不可为度（duó 夺）：邪行无常，在阴在阳，不可以推测。度，推测，估计。

③ 卒然逢之，早遏其路：在三部九候中觉察到病邪，应尽早阻遏其径路，限制其发展。

④ 故：法则，度。

⑤ 大气：邪气。

⑥ 扪而循之：循着穴位抚摸，使皮肤舒缓。扪，抚摸。

⑦ 切而散之：用手指按摩穴位，促使经气疏散流通。

⑧ 弹而怒之：用指弹动穴位，使络脉怒张之意。

⑨ 抓而下之：指用左手爪甲掐其正穴，用右手进针。

⑩ 通而取之：下针后，等气脉流通，而拔出其针。

⑪ 外引其门，以闭其神：即右手拔针，左手随即按闭进针的孔穴，使针孔周围皮肤回复原位，遮盖针孔，不让真气外泄。门，孔穴。神，经气，真气。

⑫ 其气以至，适而自护：针刺后得气，防止气散。

气不得出，各在其处，推阖其门，令神气存，大气①留止，故命曰补。

【点评】呼吸补泻是常用的补泻方法之一，是用针刺手法时配合病人的呼吸而行的补泻方法。"吸则内针……故命曰泻"及"呼尽内针……故命曰补"。若当病人吸气时进针、转针，于呼气时出针，并摇大针孔，为泻法。与此相反，呼尽进针，留针得气，吸气时出针，并揉按穴位，闭合针孔为补法。

辅助手法可根据不同的情况选用，如"扪而循之"，是循着穴位抚摸，使皮肤舒缓。"切而散之"，是以指切捺穴位，使经气疏散通利。"推而按之"是以手指揉按其肌肤，使经气流利通畅。"弹而怒之"是以手弹穴位，使气血聚归穴位之处，从而使脉络满。"抓而下之"，是进针时，以左手爪甲掐其正穴，而以右手下针，以求及时准确无误。"外引其门，以闭其神"，即以右手拔针，左手随即按闭进针的孔穴，使针孔周围皮肤回复原位，遮盖针穴，不让真气外泄。总之通过针刺辅助手法的使用可达到取准穴位，减少疼痛，促进得气，产生感应，增强疗效，借以疏通经络，调和气血，取得最佳的治疗效果。

帝曰：候气②奈何？

岐伯曰：夫邪去络入于经也，舍于血脉之中，其寒温未相得，如涌波之起也，时来时去，故不常在③。故曰方其来也，必按而止之，止而取之，无逢其冲④而泻之。

真气者，经气也，经气太虚，故曰其来不可逢⑤，此之谓也。故曰候邪不审，大气已过，泻之则真气脱，脱则不复，邪气复至，而病益蓄，故曰其往不可追⑥，此之谓也。

---

① 大气：经气。
② 候气：识察邪气。
③ 其寒温未相得，如涌波之起也，时来时止，故不常在：言邪气之寒热，尚未与正气相合而转化，故邪气遂波涌而起，来去于经脉之中，而无常居也。
④ 无逢其冲：邪气方盛，宜避其锐。
⑤ 其来不可逢：邪气方盛，正气已虚，不可妄用泻法。
⑥ 其往不可追：气虚不可用泻法。

不可挂以发①者，待邪之至时而发针泻矣。若先若后者，血气已尽，其病不可下②，故曰知其可取如发机，不知其取如扣椎③，故曰知机道者不可挂以发，不知机者扣之不发，此之谓也。

【点评】当针刺后无得气感觉，医生就要采取措施促使得气，称之为"候气"与"催气。"可概之为二：一是根据补泻手法来候气；二是针刺后久而气未至，或虽至而未能充盛时，采取手法催动经气，以达气至病所的目的。《灵枢·九针十二原》说的"刺之而气不至，无问其数。刺之而气至，乃去之，勿复针"即是此意。

帝曰：补泻奈何？

岐伯曰：此攻邪也，疾出以去盛血，而复其真气，此邪新客，溶溶④未有定处也，推之则前，引之则止，逆而刺之，温血⑤也。刺出其血，其病立已。

帝曰：善。然真邪以合，波陇不起，候之奈何？

岐伯曰：审扪循三部九候之盛虚而调之，察其左右上下相失及相减者，审其病脏以期之。不知三部者，阴阳不别，天地不分。地以候地，天以候天，人以候人，调之中府⑥，以定三部，故曰刺不知三部九候病脉之处，虽有大过且至⑦，工不能禁也。诛罚无过⑧，命曰大惑⑨，反乱大经⑩，真不可复，用实为虚，以邪为真，用针无义，反为气贼，夺人正气，以从为逆，荣卫散乱，真气已失，邪独内著，绝人长命，予人天殃，不知三部九候，故不能久长。因不知合之四时五行，因加相胜⑪，

---

① 不可挂以发：掌握针刺时间，不可以稍有丝毫迟疑。

② 其病不可下：疾病还未消除的意思。

③ 知其可取如发机，不知其取如扣椎：懂得用针者，就像拨动弩机一样，机敏灵活，不善于用针者，就像敲击木椎一样，顽钝不灵。机，弩机。椎，木椎。

④ 溶溶：明·张介宾："溶溶，流动貌。"

⑤ 温血：即瘀血。温，通"蕴"，郁积。

⑥ 中府：胃腑。

⑦ 大过且至：大邪之气将要来侵。过，即淫也。且，将也。

⑧ 诛罚无过：不掌握泻的方法，不当泻而泻，反伤正气，是谓诛罚无过。

⑨ 惑：迷乱。

⑩ 大经：五脏六腑的经脉。

⑪ 因加相胜：六气加临，五运相胜。

释邪攻正，绝人长命。邪之新客来也，未有定处，推之则前，引之则止，逢而泻之，其病立已。

【点评】申明掌握三部九候的意义。用针刺治疗疾病，必须懂得三部九候的诊法，同时必须结合天地阴阳，五运六气的知识分析病情，突出地说明要治病，必先识病的道理。其意义在于：审察三部九候，可知病之虚实；诊三部九候，可知病的部位；若不掌握三部九候，绝人寿命；三部九候，仍以胃气为本。

强调临床诊病要脉、症、四时合参。天人相应，其理昭彰。脉应四时，故有春弦、夏钩、秋毛、冬石的变化，知此，临床诊疗时才不会迷惑。否则"因不知合之四时五行，因加相胜，释邪改正，绝人长命"，提示医生辨识疾病必须脉、症、四时合参，才能确保临证无误。

通评虚实论①篇第二十八

黄帝问曰：何谓虚实？

岐伯对曰：邪气盛则实，精气夺则虚②。

【点评】"邪气盛则实，精气夺则虚"是辨识邪正关系与虚实病机的总纲。实，是指实证的病机，发病初期，邪气亢盛，正气不虚，邪气侵入人体而正气能急起而应之，邪正双方力量势均力敌，以邪气方盛为矛盾主要方面的病理状态，有此所致之证即为实证。此即丹波元简所说的"邪气之客于人体，其始必乘精气之虚而入，已入而精气旺，与邪俱盛则为实"（《素问识》）。"精气夺则虚"之"虚"指虚证的病机，是以正气虚损为矛盾主要方面的病理状态。病机的主要方面是正气虚，此时的邪气已经祛除，主要反映出机体气血阴

---

① 通评虚实论：通评，即全面、广泛地评述。本篇以"邪气盛则实，精气夺则虚"为纲，全面、广泛地论述了脏腑、经络、气血、脉象和有关病证的虚实情况，并以虚实为依据，判断预后和指导治疗，故名。

② 邪气盛则实，精气夺则虚：明·张介宾："邪气有微甚，故邪盛则实；正气有强弱，故精夺则虚。夺，失也。"

阳不足及由此而导致的脏腑经络功能低下，抗病无力的一系列症状与体征，其结果就形成虚证。总之虚证与实证是以邪正盛衰消长变化为依据确定的。篇中以脏腑、经络、气血、脉象为例展开论述。

帝曰：虚实何如？

岐伯曰：气虚者，肺虚也[①]，气逆者，足寒也[②]，非其时则生，当其时则死[③]。余脏皆如此。

【点评】此节以肺为例，来阐述五脏的虚实，并说明病变与时令逆顺有密切关系，以此可推测疾病的预后：当相生之时则生，遇相克之时则死。

帝曰：何谓重实[④]？

岐伯曰：所谓重实者，言大热病，气热脉满，是谓重实。

【点评】在论虚实病机之后，论述"重（chóng）实"证、"重（chóng）虚"证的病因、病机和临床表现。重实证乃为邪热充斥于气分、血分所致，气分热盛，邪气充斥故见大热，血分邪热炽盛，脉道充盈故见脉满，为气血阴阳俱实之证，故称"重实"。重虚证乃为阴阳气血俱虚之证，其证表现为脉虚、气虚、尺虚。由于气虚宗气不相接续，而表现为言语无力；气虚无力推动血行和血亏不能充盈脉道而见脉虚；气血不能润泽肌肤筋骨，而见尺肤脆弱，行步怯然，虚怯，气血阴阳俱虚之证，故为"重虚"。

此节之"重虚"与后文"脉气上虚尺虚"（"脉虚、气虚、尺虚"三虚）内涵有别，二者名同而意相异。

帝曰：经络俱实何如？何以治之？

---

① 气虚者，肺虚也：明·张介宾："肺主气，故气虚者，即肺虚也。"
② 气逆者，足寒也：明·马莳："气逆者，气上行而逆，则在下之足，以无气而寒。"因气逆于上，肺气壅塞，则阳气不布，无以及于四肢，故足寒。
③ 非其时则生，当其时则死：明·张介宾："肺虚而遇秋冬，非相贼之时，故生；若当春，则金木不和，病必甚；当夏，则金虚受克，必病死。"非时，指非相克之时；当时，指遇相克之时。与《素问·脏气法时论》中"至其所不胜而甚""自得其位而起"之义一致。
④ 重实：指热证而见气、盛脉盛的病情。

岐伯曰：经络皆实，是寸脉急而尺缓①也，皆当治之，故曰滑则从，涩则逆也②。夫虚实者，皆从其物类始，故五脏骨肉滑利，可以长久也。

【点评】此节开门见山，直奔主题。①以"邪气盛则实，精气夺则虚"确立以邪正关系论虚实的主旨并贯穿全篇乃至全书；②举例说明虚实病机所致证候的临床主症；③从脉象（实脉——即正气充足）和大热（邪气盛实）两方面回答了何谓"重实"。体现了"实"是邪气盛而正气也不虚的病机；④解释了静脉和络脉"皆实"病机的判断要点是"寸脉急而尺缓"。寸，指寸口。尺，尺肤；⑤脉之滑、涩是判断邪正盛衰、病证逆顺的重要依据。滑为正气盛，正能胜邪，故曰"可以长久"。涩为正气受损，正不胜邪病机的脉象。

帝曰：络气不足，经气有余，何如？

岐伯曰：络气不足，经气有余者，脉口热而尺寒也，秋冬为逆，春夏为从③，治主病者。

帝曰：经虚络满，何如？

岐伯曰：经虚络满者，尺热满，脉口寒涩也，此春夏死，秋冬生也。帝曰：治此者奈何？

岐伯曰：络满经虚，灸阴刺阳；经满络虚，刺阴灸阳④。

【点评】此节以经络俱实、经实络虚、经虚络实等病机之例分别予以讨论，示人寸口诊经，尺肤察络的诊断方法，并对经络虚实病证提出了相应的针刺原则。①络虚经实病机的临床表现及其治疗。病机："络气不足，经气有余"；表现："脉口热而尺寒"；与季节

---

① 寸脉急而尺缓：日本丹波元简："此节以脉口诊经，以尺肤诊络。盖经为阴、为里，乃脉道也，故以脉口诊之；络为阳，为浮而浅，故以尺肤诊之，义为明晰。"寸，指寸口，脉急，即紧脉。尺，指尺肤。

② 滑则从，涩则逆也：明·张介宾："滑，阳脉也；涩，阴脉也。实而兼滑，阳气胜也，故为从。若见涩，则阴邪胜而阳气去也，故为逆。"

③ 秋冬为逆，春夏为从：清·张志聪："秋冬之气降沉，不能使邪外散，故为逆；春夏之气升浮，故为从也。"

④ 络满经虚，灸阴刺阳；经满络虚，刺阴灸阳：明·张介宾："此正以络主阳、经主阴。灸所以补，刺所以泻也。"

的逆顺关系："秋冬为逆，春夏为从"；治疗："治主病者"。即辨属何经，而后施治。予以"刺阴灸阳"。②经虚络实病机的临床表现及其治疗。病机："经虚络满"；表现："尺热满，脉口寒涩"；与季节的逆顺关系："春夏死，秋冬生"；治疗："灸阴刺阳"。即辨属何经，而后施治。

帝曰：何谓重虚？

岐伯曰：脉气上虚尺虚①，是谓重虚。

帝曰：何以治之？

岐伯曰：所谓气虚者，言无常②也。尺虚者，行步恇然③。脉虚者，不象阴④也。如此者，滑则生，涩则死也。

帝曰：寒气暴上，脉满而实，何如？

岐伯曰：实而滑则生，实而逆则死⑤。

帝曰：脉实满，手足寒，头热⑥，何如？

岐伯曰：春秋则生，冬夏则死⑦。脉浮而涩，涩而身有热者死⑧。

【点评】其一，"重虚"病机的临床表现及其治疗。病机："脉气上虚尺虚"。临床表现："气虚者，言无常也（临床表现多样）。尺

---

① 脉气上虚尺虚：《新校正》："按：《甲乙经》作'脉虚、气虚、尺虚，是谓重虚。此少一'虚'字，多一'上'字。"

② 言无常：清·张志聪："言无常者，宗气虚而语言无接续也。"

③ 尺虚者，行步恇（kuāng 匡）然：然，行动怯弱无力。

④ 不象阴：不能与四季的阴气相应，或曰似乎无阴之象。

⑤ 实而滑则生，实而逆则死：清·张志聪："盖脉气生于胃腑，而发原在于少阴，是以上节论生气之原，此以下复论发原之始。夫肾脏主水，在气为寒，寒气暴上者，水寒之气，暴上而满于脉也。实而滑者，得阳明之气相和，故生。逆者，少阴之生气已绝，故死。盖寒气上逆，则真气反下逆矣。"

⑥ 脉实满，手足寒，头热：脉实满，为邪气盛；手足寒，为阴邪盛于下；头热，为阳邪盛于上，此属上热下寒、寒热错杂证。

⑦ 春秋则生，冬夏则死：明·马莳："此即脉证杂见阴阳者，而以时决其死生也。脉实满者，是阳脉也；头热者，是阳证也，皆邪气有余也。手足又寒，是阴证也，乃真气又虚也。若此者，真邪不分，阴阳相杂。然春秋者，阴阳未盛之时也，正平和之候，故生。冬夏者，偏阴偏阳之时也，脉盛头热者，不能支于夏；手足寒者，不能支于冬，故死。"

⑧ 脉浮而涩，涩而身有热者死：清·张志聪："脉浮而涩，阴越于外而虚于内也。涩而身热，阳脱于内而弛于外也。此复言阴阳之根气脱者，皆为死证，非但冬夏死而春秋可生。"

虚者，行步任然。脉虚者，不象阴"。预后的判断："滑则生，涩则死"。"重虚"的治疗：有问无答。

其二，因寒致实病机的脉象及预后。脉象特点："脉满而实"。预后："滑则生""逆（不滑）则死"。

其三，实寒病机的表现、与季节的关系、预后。表现：脉实满，手足寒，头热。与季节的关系：春秋则生，冬夏则死。预后：脉证相逆，预后差。脉浮而涩，涩而身有热者死。

帝曰：其形尽满①可如？

岐伯曰：其形尽满者，脉急大坚，尺涩而不应②也。如是者，故从则生，逆则死。

帝曰：何谓从则生，逆则死？

岐伯曰：所谓从者，手足温也。所谓逆者，手足寒也。

【点评】此节讨论了四种脉症虚实及预后：有"寒气暴上，脉满而实"者，脉滑（邪盛正气不衰）为顺，脉涩（邪盛气血衰）为逆；有"脉实满，手足寒、头热"者，为阳邪盛于上，阴邪盛于下的寒热错杂证，遇春秋阴阳平和之时则生，逢冬夏阴阳盛极之时则死；有"脉浮而涩，涩而有身热"者，是虚阳外越，正气虚极，阴阳离决之候，故为死证；有"其形尽满，脉急大坚，尺肤涩而不应"者，为寒水泛溢肌腠，闭阻络脉，血不营肤之证，如见手足温者，为阴寒虽盛而阳气未衰，故生；如见手足寒者，为阴寒之气充斥内外，阳气虚极不能温煦四肢，故死。

帝曰：乳子③而病热，脉悬小者，何如？

岐伯曰：手足温则生，寒则死④。

帝曰：乳子中风热，喘鸣肩息者，脉何如？

---

① 其形尽满：病人全身浮肿。

② 脉急大坚，尺涩而不应：脉急大坚，为邪气充盛；尺不应，为寒水闭阻络脉，血不营肤，故尺肤滞涩不仁，与急大坚之脉象不相应。

③ 乳子：谓产妇。明·张璐："乳子，言产后以乳哺子之时，非婴儿也。"

④ 手足温则生，寒则死：明·张介宾："若脉虽小而手足温者，以四肢为诸阳之本，阳犹在也，故生；若四肢寒冷，则邪胜其正，元阳去矣，故死。"

岐伯曰：喘鸣肩息者，脉实大也，缓则生，急则死①。

【点评】此节论产妇热病的临床表现及其预后。此为"形实"病机的应用。①病机：正虚感邪。②预后判断：脉悬小、手足温，脉尺相应，则生；脉悬小、手足寒，脉尺不应，则死。乳子中风热而兼"喘鸣肩息"的预后："脉实大"而"缓则生"；"脉实大"而"急则死"。有胃之脉为"缓"脉。"急"是无胃之脉。

帝曰：肠澼便血何如？

岐伯曰：身热则死，寒则生②。

帝曰：肠澼下白沫何如？

岐伯曰：脉沉则生，脉浮则死③。

帝曰：肠澼下脓血何如？

岐伯曰：脉悬绝则死，滑大则生④。

帝曰：肠澼之属，身不热，脉不悬绝，何如？

岐伯曰：滑大者曰生，悬涩者曰死，以脏期之⑤。

【点评】此节论不同类型肠澼的表现，以及预后。

1. 临床表现：便血、身热、下脓血、下白沫，以及脉象变化等。

2. 预后判断：①"肠澼便血"的预后："身热则死，寒则生"；"身热"是邪正相争，正不胜邪，故"死"；身"寒"是正胜邪退，故"生"。②"肠澼下白沫"的预后："脉沉则生，脉浮则死"本病为里证，"脉沉"主里，脉证相应，故"生"；"脉浮"主表证，脉证相逆，

---

① 脉实大也，缓则生，急则死：清·高世栻："脉实大而缓，脉有胃气，则生；脉实大而急，脉无胃气，则死。"

② 身热则死，寒则生：肠澼便血，为阳热邪盛，灼伤阴液所致，若身热则更耗阴液，正气更伤，甚则可致死亡。不发热者，提示阴伤不甚，故寒则生。

③ 脉沉则生，脉浮则死：明·张介宾："病在阴而见阴脉者为顺，故生；见阳脉者为逆，故死。"

④ 脉悬绝则死，滑大则生：肠澼下脓血，即赤白痢，其预后在于脉之悬绝或滑大，悬绝者为真脏脉现则死，滑大者为血气未伤则生。悬绝，谓脉气将绝，犹如悬物的细绳将断之状。

⑤ 以脏期之：以真脏脉的出现来推断病人的死期，真脏脉现，死于其所不胜之时。如肝病之真脏脉现，则死于庚辛，余脏类推。

故"死"。③"肠澼下脓血"的预后："脉悬绝则死，滑大则生"；"脉弱以滑，是有胃气"（《玉机真脏论》）；"有胃气则生，无胃气则死"（《平人气象论》）。④"肠澼之属，身不热"的预后："滑大者曰生，悬涩者曰死"，其理同③。⑤"死"之判断依据，"以脏期之"，即以五行为据，判断各脏病情加重的时日。

帝曰：癫疾①何如？

岐伯曰：脉搏大滑，久自已；脉小坚急，死不治②。

帝曰：癫疾之脉，虚实何如？

岐伯曰：虚则可治，实则死③。

【点评】论癫疾的预后判断。一是依据脉象判断："脉搏大滑，久自已；脉小坚急，死不治"——"脉搏大"为邪盛，"滑"为有胃气，正气不衰——故"自已"；"脉小坚"为邪盛正虚，"急"为无胃气之脉——故"死"。二是依据病机判断：癫疾之"虚"——正气不足，邪气不盛——故"可治"。癫疾之"实"——正虚而邪盛——难治——故"死"。

帝曰：消瘅④虚实何如？

岐伯曰：脉实大，病久可治⑤；脉悬小坚，病久不可治。

帝曰：形度骨度脉度筋度，何以知其度也⑥？

帝曰：春亟治经络，夏亟治经俞，秋亟治六腑，冬则闭塞。闭塞

---

① 癫疾：指癫痫。

② 脉搏大滑，久自已；脉小坚急，死不治：明·张介宾："搏大而滑为阳脉，阳盛气亦盛，故久将自已；若小坚而急，则肝之真脏脉也，全失中和而无胃气，故死不治。"

③ 虚则可治，实则死：明·马莳："然癫疾之脉，当有取于虚也，必搏大滑中带虚（即柔和之象）可治，若带实则邪气有余，乃死候也。"

④ 消瘅（dān 单）：即消渴病。明·张介宾："消瘅，三消之总称，谓内热消中而肌肤消瘦也。"

⑤ 脉实大，病久可治；脉悬小坚，病久不可治：清·张志聪："脉实大者，精血尚盛，故为可治。脉悬小者，精气渐衰，故为难治。"

⑥ 形度骨度脉度筋度，何以知其度也：此问之下无答，故历来多以为属于错简，是。

者，用药而少针石也①。所谓少针石者，非痈疽之谓也②，痈疽不得顷时回③。痈不知所，按之不应手，乍来乍已，刺手太阴傍三痏④与缨脉各二。掖⑤痈大热，刺足少阳五⑥，刺而热不止，刺手心主⑦三，刺手太阴经络者大骨之会⑧各三。暴痈筋緛，随分而痛，魄汗不尽，胞气不足⑨，治在经俞。

腹暴满⑩，按之不下，取手太阳经络者，胃之募也⑪，少阴俞去脊椎三寸傍五，用员利针。霍乱，刺俞傍⑫五，足阳明及上傍三⑬。刺痫惊脉五⑭，针手太阴各五，刺经⑮太阳五，刺手少阴经络傍者一，足阳明一，上踝五寸，刺三针。

【点评】此节主要介绍了"形度骨度脉度筋度"在针刺治病中的应

---

① 春亟治经络，夏亟治经俞，秋亟治六腑，冬则闭塞。闭塞者，用药而少针石也：清·张志聪："（岐）伯言五脏之气合于四时，而刺度之各有深浅也。亟，急也。春气生升，故亟取经络；夏取分腠，故宜治经腧，盖经腧隐于肌腠间也。治六腑者，取之于合……秋气降收，渐入于内，故宜取其合以治六腑也；冬时之气闭藏于内，故宜用药而少针石，盖针石治外、毒药治内者也。"亟，赶快。

② 所谓少针石者，非痈疽之谓也：明·张介宾："冬月气脉寒闭，宜少用针石者，乃指他病而言，非谓痈疽亦然也。盖痈疽毒盛，不泄于外，必攻于内，故虽冬月，亦急宜针石泻之。"

③ 顷时回：有片刻的迟疑、犹豫。回，同"徊"，迟疑，犹豫。一说：指逆转回去。明·张介宾："不得顷时回者，谓不可使顷刻内回也。内回则毒气攻脏，害不小矣。"

④ 痏（wěi 伟）：针刺的次数，在同一个穴位上刺一次为一痏。

⑤ 掖：通"腋"。

⑥ 足少阳五：明·张介宾："少阳近掖之穴，则渊腋、辄筋也。"五，针刺次数。

⑦ 手心主：《灵枢·本输》："腋下三寸手心主者，名曰天池。"

⑧ 大骨之会：指肩贞穴。明·张介宾："谓肩后骨解中，手太阳肩贞穴也。"

⑨ 胞气不足：膀胱经气不足。胞，通"脬"，即膀胱。

⑩ 腹暴满：腹部突然胀满。脾主大腹，为脾之病也。

⑪ 取手太阳经络者，胃之募也：明·张介宾："太阳经络，谓手太阳经之络，即任脉之中脘，胃之募也。中脘为手太阳、少阳、足阳明脉所生，故云太阳经络者。"募：脏腑募穴，分布于胸前的为募，分布于背脊的叫腧，均系脏腑经气聚集输注的地方。

⑫ 俞傍：明·张介宾："俞傍，即上文少阴俞之旁，志室穴也。"

⑬ 足阳明及上傍三：明·张介宾："足阳明，言胃俞也。再及其上之傍，乃脾俞之外，则意舍（穴）也，当各刺三痏。"

⑭ 刺痫惊脉五：治疗惊风要针刺五条经脉，即下文所说的手太阴、手太阳、手少阴、足阳明、足少阴五条经脉。痫惊，指惊风。

⑮ 刺经：明·吴崑："凡言其经而不及其穴者，本经皆可取，不必拘其穴也。"

用。①根据人体气血在四季不同的气候条件下的运行和输布状态，分别刺治不同部位；②冬季气血闭藏于内，不用针刺而用药物内服的方法治疗，痈疽除外；③痈的刺治方法，以及腋痈的刺治；④"暴痛筋缓"是因痛引起拘挛的刺治方法；⑤"腹暴满"的刺治；⑥"霍乱"的刺治；⑦"痫惊"的刺治。

　　根据虚实，确定治法。人与自然是息息相通的，人体经络气血随着四时气候变化亦有生长收藏的相应反应，提出了虚实病证的四时针刺及用药规律，即春治络，夏治经，秋治腑，冬应用药而少用针石，反之则伤正。临证时对此治疗原则要灵活对待，如若冬月患痈疽，应及时针刺祛邪，不必拘泥于"冬月少针石"之戒。疾病不同、虚实各异，故针刺治法亦不同，并列举痈疽，腹暴痛、霍乱、痫惊等病的具体针刺方法。

凡治消瘅、仆击①、偏枯痿厥、气满发逆②，肥贵人，则高梁③之疾也。隔塞闭绝，上下不通，则暴忧之病也。暴厥而聋，偏塞闭不通，内气暴薄④也。不从内，外中风之病，故瘦留著也⑤。蹠跛⑥，寒风湿之病也。

黄帝曰：黄疸、暴痛、癫疾、厥狂，久逆之所生也⑦。五脏不平，六腑闭塞之所生也⑧。头痛耳鸣，九窍不利，肠胃之所生也⑨。

---

① 仆击：指突然昏仆。

② 气满发逆：明·吴崑："气满，气急而粗也；发逆，发为上逆也。"

③ 高梁：通"膏粱"，肥美丰厚的食物。

④ 内气暴薄：谓内在的情志骤然激荡而上迫。薄，通"迫"。

⑤ 不从内，外中风之病，故瘦留著也：明·张介宾："有病不从内，而外中风寒，藏蓄不去，则伏而为热，故致燔烁消瘦。此从表邪留薄，而著于肌肉筋骨之间也。"著，同"着"，谓邪气留滞。即病不是从内生，而由外中风邪。因风邪留蓄，郁而化热，消烁肌肉，而致形体瘦削。

⑥ 蹠(zhí 直)跛：足病引起的跛行。

⑦ 久逆之所生也：明·张介宾："以此气逆之久，而阴阳营卫有所不调，然后成此诸证，皆非一朝所致也。"

⑧ 五脏不平，六腑闭塞之所生也：明·张介宾："六腑闭塞，则水谷无以化，津液无以行，精气失所养，故五脏有不平矣。"

⑨ 头痛耳鸣，九窍不利，肠胃之所生也：明·马莳："肠胃否塞，则升降出入、脉道阻滞，故为头痛耳鸣，为九窍不利诸证所由生也。"

【点评】论病证虚实的原因。病证虚实各异，其原因各不相同，此节列举了消瘅、仆击、偏枯、痿厥、气逆发满是由饮食所伤引起的，是因肥胖权贵之人，生活条件较好，嗜食肥甘厚味引起的；"暴厥而聋"者，是人体脏腑之气突然逆乱而致一侧经脉阻塞不通，气血不能环流荣养之故；"瘦留著""蹠跛"者，是风寒湿复合邪气侵犯人体筋脉骨肉而致；黄疸、暴痛、癫疾、厥狂则是五脏不和六腑闭塞，气上逆而引起的；"头痛耳鸣，九窍不利"者，常常是肠胃功能失调，气机逆乱所致。

太阴阳明论①篇第二十九

黄帝问曰：太阴阳明为表里，脾胃脉也，生病而异者何也？

【点评】开宗明义说明足太阴脾与足阳明胃的密切关系。其主要体现在生理功能上的相互配合，病理变化上的相互影响。

岐伯对曰：阴阳②异位，更虚更实，更逆更从③，或从内，或从外④，所从不同，故病异名也。

【点评】脾胃互为表里，生病各异的原因，主要是脾胃阴阳异位。即包括脾胃经脉有阴阳属性的不同；适应自然有虚实逆从之别；感邪有从内从外之异这三方面。所以，脾胃虽为表里关系，但二者所生病证、无论从病证性质、病证部位、病证传变、病证转归乃至治疗均有区别。

帝曰：愿闻其异状也。

---

① 太阴阳明论：本篇讨论了足太阴脾、足阳明胃的生理功能、病理变化，以及脾胃的相互关系，故名。

② 阴阳：阴，此指足太阴脾经。阳，此指足阳明胃经。

③ 更虚更实，更逆更从：唐·杨上善："春夏阳明为实，太阴为虚；秋冬太阴为实，阳明为虚；即更虚更实也。春夏太阴为逆，阳明为顺；秋冬阳明为逆，太阴为顺也。"更，更替。

④ 或从内，或从外：清·张志聪："或从内者，或因于饮食不节、起居不时而为腹满飧泄之病；或从外者，或因于贼风虚邪而为身热喘呼。"

岐伯曰：阳者天气也，主外；阴者地气也，主内。故阳道实，阴道虚①。

【点评】"阳道实，阴道虚"明确说明脏为阴，藏精气，满而不实，阴者主内，有藏有虚的特点，阴经属脏，故阴道为虚。腑为阳，传化物，实而不满，有盈有实的特点，阳经属腑，故阳道实。这种用阳阴刚柔，内外虚实，满实盈亏有别来高度概括脾胃的生理特性的方法，也同样适用于其他表里相配的脏腑。

故犯贼风虚邪者，阳受之；食饮不节，起居不时者，阴受之。阳受之则入六腑，阴受之则入五脏②。入六腑，则身热不时卧③，上为喘呼；入五脏，则䐜④满闭塞，下为飧泄，久为肠澼。故喉主天气，咽主地气⑤。

【点评】就脾胃罹病后的病机、症状特征而言，胃经属阳，通天气，主外，主喉，其病多实；脾经属阴，通地气，主内，主咽，其病多虚。就其病证特点而言，胃经多为阳证（身热、不时卧、喘呼），多为外邪侵犯；脾经多为阴证（䐜满闭塞，飧泄肠澼），多为内伤。

故阳受风气，阴受湿气⑥。故阴气从足上行至头，而下行循臂至指端；阳气从手上行至头，而下行至足。故曰阳病者，上行极而下；阴病者，下行极而上⑦。

---

① 阳道实，阴道虚：明·张介宾："阳刚阴柔也。又外邪多有余，故阳道实；内邪多不足，故阴道虚。"

② 阳受之则入六腑，阴受之则入五脏：阴、阳，此指感受病邪的途径。阳为阳经，是自外而来的贼风虚邪侵害人体的途径；阴为阴经，是由内而生的饮食等邪伤害人体的途径。

③ 不时卧：应据《甲乙经》改作"不得眠。"

④ 䐜（chēn 琛）：胀满。

⑤ 喉主天气，咽主地气：明·王肯堂："喉所以候气，咽所以咽物。盖肺主气，天也；脾主食，地也。"

⑥ 阳受风气，阴受湿气：唐·王冰："同气相求尔。"

⑦ 阳病者，上行极而下；阴病者，下行极而上：清·张志聪："此言邪随气转也。人之阴阳出入，随时升降，是以阳病在上者，久而随气下行；阴病在下者，久而随气上逆。"

故伤于风者，上先受之；伤于湿者，下先受之①。

【点评】就脾胃罹病之感邪途径而言，原文从经脉之气循行之生理为据论之，但由于经脉就是邪气在体内传变的途径，所以，此处虽论生理，但以生理所示病传。故就脾胃受邪而言，胃经，主要感受风邪(贼风虚邪)，上先受之，由手上头至足(上行极而下)。脾经，主要感受湿邪(饮食起居)，下先受之，由足上头至手(下行极而上)。

帝曰：脾病而四支不用，何也？

岐伯曰：四支皆禀气于胃，而不得至经②，必因于脾，乃得禀也。今脾病不能为胃行其津液③，四支不得禀水谷气，气日以衰，脉道不利，筋骨肌肉，皆无气以生，故不用焉。

【点评】论脾病而四肢不用的机理。四肢为诸阳之本，主在脾胃。若脾不健运，水谷精气不能达于四肢，久则懈惰无力，四肢痿废不用。

帝曰：脾不主时④何也？

【点评】脾胃为脏腑之本，运化水谷，化生气血，滋养四肢百骸，五脏六腑，如同自然界土能生长、滋养万物一样，突出说明了脾胃为后天之本的重要性。所谓"脾不主时"，在于说明脾虽不独主一时，但却一年四季无时不主，人体任何脏腑组织器官在任何时令中，都不能离开脾胃化生的水谷精气的滋养，此与"脾脉者土也，孤脏以灌四旁也"(《素问·玉机真脏论》)的精神是一脉相承的。

---

① 伤于风者，上先受之；伤于湿者，下先受之：明·张介宾："阳受风气，故上先受之；阴受湿气，故下先受之。然上非无湿，下非无风，但受有先后耳。曰先受之，则后者可知也。"
② 至经：《太素》中作"径至"，当是。义为直接到达。
③ 津液：此指饮食水谷的精气、精微物质。
④ 脾不主时：主，关联，与……相应。时，此指春、夏、秋、冬四季。

岐伯曰：脾者土也，治中央①，常以四时长②四脏，各十八日寄治，不得独主于时也③。脾脏者常著④胃土之精也，土者生万物而法天地，故上下至头足，不得主时也⑤。

【点评】一年分五季是十月太阳历的基本特点之一，脾胃所主的"长夏"为第三季(行)即戊(阳月)、己(阴月)，计72天。因为此季已经由属阳的上半年开始转入属阴的下半年，故而该季属性为"至阴"。一年分四季是十二月太阳历的特点，脾旺四季，各十八日寄治是依据这种历法确定的。"刺皮无伤肉，肉伤则内动脾，脾动则七十二日四季之月，病腹胀烦，不嗜食"(《素问·刺要论》)与此节"脾者土也，治中央，常以四时长四脏，各十八日寄治，不得独主于时也"等，都是太阳历法中十二月历和十月历并存的遗痕，即四时各寄十八日为七十二日的说法。可见，脾主长夏、脾旺四季各十八日寄治是缘于两套历法不同制式的产物，不能用同一种思维去解释。

帝曰：脾与胃以膜相连耳，而能为之行其津液，何也？
岐伯曰：足太阴者，三阴也，其脉贯胃属脾络嗌，故太阴为之行气于三阴⑥。阳明者表也，五脏六腑之海也，亦为之行气于三阳⑦。脏腑各

---

① 治中央：治，主、旺也。明·张介宾："五脏所主，故肝木主春而旺于东，心火主夏而旺于南，肺金主秋而旺于西，肾水主冬而旺于北，唯脾属土而蓄养万物，故位应中央，寄旺四时各一十八日。"

② 长：明·马莳："长，掌同，主也。"

③ 各十八日寄治，不得独主于时也：脾土之气在四季之中当旺而主宰人体的时间，是每季的最后十八天，也就是立春、立夏、立秋、立冬之前的四个十八天，共七十二天，它并不单独在某一季中主宰人体。寄治，寄旺，分别在(四季中)各旺或曰各主时令。由于土之气并不独主一季，而是在四季中各主十八日的，所以说"寄治"。

④ 著：使动用法，使……昭著，可译为"使……得以转化并输布全身"。

⑤ 故上下至头足，不得主时也：明·张介宾："脾为脏腑之本，故上至头，下至足，无所不及，又岂独主一时已哉?!"

⑥ 太阴为之行气于三阴：足太阴脾将胃中的水谷精气转输到三阴经。三阴，指太阴、少阴、厥阴三阴经，实指五脏。

⑦ 亦为之行气于三阳：明·张介宾："虽阳明行气于三阳，然而赖脾气而后行，故曰亦也。三阳者，即六腑也。"

因其经而受气于阳明①，故为胃行其津液。四支不得禀水谷气，日以益衰，阴道不利，筋骨肌肉无气以生，故不用焉②。

【点评】本篇讨论了足太阴脾、足阳明胃的生理功能、病理变化，以及脾胃的相互关系，并以脾胃和四肢的关系的病证为例，表达了"四肢皆禀气于胃，而不得至经，必因于脾，乃得禀也"观点，论述时寓病理于生理之中，表明"四支不用"是由于脾失健运，不能为胃运行精微物质营养四肢的缘故，进一步突出了脾胃关系及其在人体生命活动中的重要作用。

阳明脉解③篇第三十

【点评】本篇所论实际上为《灵枢·经脉》关于阳明经病证的解释，是《灵枢》最早注释文字，为后世分析经脉病证之病机，奠定了基础。另外《素问·脉解》对阳明经脉病证也做了类似的阐释，可一并参阅，全面理解原文精神。本篇中原文虽重点叙述阳明经病证，其中不乏精神症状的描述，如"弃衣而走""妄言骂詈""不避亲疏""登高而歌""逾垣上屋"等皆是。可与《灵枢·本神》："魂魄飞扬，志意恍乱，智虑去身""狂忘不精""意不存人""迷惑不治"等参，后世医家在阐述对神乱表现的表述多宗于此。

黄帝问曰：足阳明之脉④病，恶⑤人与火，闻木音则惕然⑥而惊，钟

---

① 脏腑各因其经而受气于阳明：各个脏腑接受阳明胃气的滋养，是通过脾经而完成的。

② 四支不得禀水谷气……故不用焉：日本·丹波元简："此下二十八字，与上文复，正是衍文。"

③ 阳明脉解：本篇主要解释阳明经的病变及其症状，故名"阳明脉解"。正如明·吴崑所说："解，释也。此篇皆所以释阳明脉为病之义。"

④ 足阳明之脉：足阳明胃经，又称胃脉，十二经脉之一。循行路线及其病候，详见《灵枢·经脉》。

⑤ 恶(wù 务)：厌恶，怕。

⑥ 惕(tì 替)然：惊惧的样子。

鼓不为动，闻木音而惊①何也？愿闻其故。

【点评】此节之"木音"，指《周礼·春官·大师》所说八音中的木音，即柷(zhù，打击乐器，方形，以木棒击奏)、敔(yū，打击乐器，形如伏虎，以竹条刮奏)所奏之音。八音，指金、石、丝、竹、匏、土、革、木八种不同质材制备制乐器所奏出的音乐。

岐伯对曰：阳明者胃脉也，胃者土也，故闻木音而惊者，土恶木也。

帝曰：善。其恶火何也？

岐伯曰：阳明主肉，其脉血气盛，邪客之则热，热甚则恶火。

【点评】阳明"热甚则恶火"，实际言阳明与火证的关系。阳明经多气多血，邪入阳明，多从阳而化火，火热之性炎上，故易躁扰心神，出现神昏谵语、循衣摸床、烦躁等热证表现。《病机临证分析》："烦热多心肺之火郁而不得发越所致，里实热郁，大便不通，心神不安，坐卧难宁，脉实有力者，下之则定。"对于阳明火热证候的治疗宜用清热泻火、釜底抽薪法治之，《伤寒论》用大承气汤和桃仁承气汤治疗神乱证即是其例。

帝曰：其恶人何也？

岐伯曰：阳明厥则喘而悗②，悗则恶人。

帝曰：或喘而死者，或喘而生者，何也？

岐伯曰：厥逆连脏则死，连经则生。

帝曰：善。病甚则弃衣而走，登高而歌，或至不食数日，逾垣③上屋，所上之处，皆非其素所能也，病反能者何也？

岐伯曰：四支者，诸阳之本也，阳盛则四支实，实则能登高也。

【点评】历代医家对"四肢者，诸阳之本"有多种解释，但多从唐

---

① 钟鼓不为动，闻木音而惊：《素问·脉解篇》解释阳明脉病证的机理时，有"所谓欲独闭户牖而处者"句，可参。

② 阳明厥则喘而悗(mán 蛮)：厥，厥逆。悗，郁闷，烦闷。《甲乙经》作"闷"。

③ 逾垣(yú yuán 于元)：越过，翻越。垣，墙。

朝王冰之说，认为"阳受气于四肢，故四肢为诸阳之本也"，这种解释虽然未完全畅明其义，但基本符合原旨。"诸阳"当指手足三阳经。虽然本篇是解释阳明经脉的病变，但由于阳明经脉直接关系到手足诸阳经的盛衰，如"阳明者，表也，五脏六腑之海也，亦为之行气于三阳"(《素问·太阴阳明论》)，所以也可以通过诸阳经的盛衰，判断阳明经的虚实。考"本"之义，有"重要""关键"的意涵。手三阳经从手走头，足三阳经从头走足，四肢末端是手足三阳经和手足三阴经交接之处，是测知和判断经气盛衰的"关键"部位。正因为如此，才把四肢称之为"本"。据《灵枢·终始》有"阴者主脏，阳者主腑，阳受气于四末，阴受气于五脏"之说。阳经将经气授于四肢，阴经则将经气授于五脏。结合《内经》其他篇章的精神，"诸阳"只能指经脉，"本"当认为是作为判断经气盛衰的"关键"，或者"依据"。只有在此前提之下，才会有"阳盛则四支实，实则能登高"的必然结果。

帝曰：其弃衣而走者何也？

岐伯曰：热盛于身，故弃衣欲走也。

帝曰：其妄言骂詈①，不避亲疏而歌者何也？

岐伯曰：阳盛则使人妄言骂詈不避亲疏，而不欲食，不欲食故妄走也。

热论②篇第三十一

黄帝问曰：今夫热病者，皆伤寒③之类也，或愈或死，其死皆以六七日之间，其愈皆以十日以上者何也？不知其解，愿闻其故。

岐伯对曰：巨阳者，诸阳之属也④，其脉连于风府⑤，故为诸阳主气

---

① 詈(lì利)：骂。

② 热论：热，此指外感热病。本篇系统地论述了外感热病的概念、成因、主症、六经辨证、传变规律、治疗大法、预后及饮食宜忌等问题，是讨论热病的专篇，故名。

③ 伤寒：病名，外感性热病的总称。

④ 诸阳之属也：太阳经是所有阳经的统率。

⑤ 风府：穴位名称，位于项后入发际一寸处，属督脉。是足太阳经、督脉、阳维之会。

也。人之伤于寒也，则为病热，热虽甚不死；其两感于寒①而病者，必不免于死。

【点评】热病是《内经》研究的重点病种之一，之所以命名为"热病"，因为该类疾病是以热象为其主要临床特征而得名的。其中以"热"病名篇者共有7论之众，足见该类疾病在《内经》时代受到重视的程度。

1. 热病的定义。"今夫热病者，皆伤寒之类也"。明确地指出一切外感热病，皆属于伤寒的范畴。外感病称为伤寒者，乃是以病因言之；谓之热病，是以症状特点命名。因为发热是外感病的共同特征，故泛称外感病为热病，目前就更直接地称为外感热病。本文所言的伤寒即后世之广义伤寒。《难经》说："伤寒有五：有中风，有伤寒，有湿温，有热病，有温病。"本文所论之伤寒是指"伤寒有五"之广义。泛指一切外感热病。再者，题为"热论"，内容论伤寒，可见是把"热病"和广义伤寒当作同义语，即热病就是(广义)伤寒，是一切外感病的总称。

2. 发热是外感病的特征。"人之伤于寒也，则为病热，热虽甚不死。"在外感病中，邪气侵袭人体，正气与之抗争。正邪交争，阳气郁遏于肌表，故见发热。《素问·调经论》说："阳盛生外热奈何？岐伯曰：上焦不通利，则皮肤致密，腠理闭塞，玄府不通，卫气不得泄越，故外热。"可见，外感病之发热是人体卫阳之气不衰的反应，若人体正气不足，无力抗邪，卫阳之气虚衰，一般不会发热。所以说"热虽甚不死"，《素问·生气通天论》说的"体若燔炭，汗出而散"，则从治疗的角度，论述外感病发热是邪正交争、正气不衰的表现。

当然，在外感病的不同阶段，由于正邪双方力量消长的不同，其热型是有区别的，发病初期，正邪交争于肌表，则表现为恶寒与发热兼见的热型；若交争于半表半里，则表现为恶寒发热交替，即寒热往来的特有热型；若正邪交争于里，正气未

---

① 两感于寒：互为表里的阴阳两经同时受邪而发病。例如太阳、少阴同病，少阳、厥阴同病，阳明、太阴同病。寒，泛指多种外邪而言。

伤，势均力敌，则表现为但热不寒，或为壮热，或为日晡潮热等；倘若正气被伤，阴精不足，则会有暮热早凉或夜间更甚等。临床上常根据病人的热型判断邪正的盛衰及疾病发展中所处的阶段。

3. 外感热病的预后是一个复杂问题，关系到病位、受邪轻重、病邪性质、体质因素等各方面，总与邪正斗争力量对比的消长有关。文中"人之伤于寒也，则为病热，热虽甚不死"，指出寒邪束表，汗孔闭塞，外邪方盛，正气未衰，抗病力旺盛，邪正交争较剧，所以产生发热，汗出身凉，诸症消失，如"体若燔炭，汗出而散"（《素问·生气通天论》）。因此说"热虽甚不死"。若为"两感于寒而病者，必不免于死"。从总的精神看，两感于寒，表里同病，病邪内传，伤及脏腑及营卫气血，病情复杂，邪气充斥内外，预后较差。倘若不能及时采取有效的治疗措施，最终可导致邪盛正衰，"必不免于死"。文中的"死"与"不死"则是相对而言，意指病情之轻重，预后之好坏，不可以辞害意。

帝曰：愿闻其状。

岐伯曰：伤寒一日，巨阳受之①，故头项痛，腰脊强。二日阳明受之，阳明主肉，其脉侠鼻络于目，故身热②目疼而鼻干，不得卧也。三日少阳受之，少阳主胆③，其脉循胁络于耳，故胸胁痛而耳聋。三阳经络皆受其病，而未入于脏者④，故可汗而已⑤。四日太阴受之，太阴脉布胃中络于嗌，故腹满而嗌干。五日少阴受之，少阴脉贯肾络于肺，系舌本，故口燥舌干而渴。六日厥阴受之，厥阴脉循阴器而络于肝，故烦满⑥而囊缩⑦。三阴三阳，五脏六腑，皆受病，荣卫不行，五脏不通，则

---

① 伤寒一日，巨阳受之：人伤于寒的第一天，太阳经首先受邪而得病。

② 身热：发热较甚。

③ 少阳主胆：胆，《甲乙经》《太素》均作"骨"，可从。少阳胆与厥阴肝相表里，而肝主筋，筋会于骨，所以少阳主骨。此可与上文"阳明主肉"相应。

④ 未入于脏者：邪气尚未波及三阴经及五脏。脏，在此含有"三阴"及"里"的意义。

⑤ 可汗而已：明·张介宾："三阳为表属腑，邪在表而未入于三阴之脏者，皆可汗而散也。"

⑥ 烦满：烦闷的意思。满，通懑。

⑦ 囊缩：阴囊收缩。

死矣①。

【点评】论热病的传变规律及六经分证。

1. 传变规律。原文所谈的"伤寒一日，巨阳受之……六日厥阴受之"，论述了热病的一般传变规律：太阳经病→阳明经病→少阳经病→太阴经病→少阴经病→厥阴经病。

2. 六经分证。

文中列举的六经症状皆为实热证，未及虚寒证。

太阳经病——经气不利——头项痛、腰脊强

阳明经病——经气不利——身热，目疼，鼻干，不得卧

少阳经病——经气不利——胸胁痛，耳聋

太阴经病——经气不利——腹满而嗌干

少阴经病——经气不利——口燥舌干而渴

厥阴经病——经气不利——烦满而囊缩

其不两感于寒者，七日②巨阳病衰，头痛少愈；八日阳明病衰，身热少愈；九日少阳病衰，耳聋微闻；十日太阴病衰，腹减如故③，则思饮食；十一日少阴病衰，渴止不满④，舌干已而嚏；十二日厥阴病衰，囊纵少腹微下⑤，大气皆去，病日已矣。

【点评】论伤寒病顺传的转归过程以及判断依据。

1."不两感于寒"即伤寒病的顺传。

2. 伤寒病顺传的转归过程，即病情好转过程。

第 7 日——巨阳病好转(衰)——标志——头痛少愈

第 8 日——阳明病好转(衰)——标志——身热少愈

---

① 三阴三阳，五脏六腑，皆受病，荣卫不行，五脏不通，则死矣：此虽属"不两感于寒者"，但邪气深重仍可致正气衰竭而亡。

② 七日：与下文的八日、九日、十日、十一日、十二日均指热病过程中，邪退正复疾病转愈的概数，其时间长短取决于邪正力量的对比。

③ 腹减如故：腹部胀满减轻，症状消失而恢复正常。故，指原来的正常状态。

④ 不满：日本·丹波元简："《甲乙》《伤寒例》并无'不满'二字，上文不言腹满，此必衍文。"宜从。

⑤ 囊纵少腹微下：阴囊收缩及少腹拘急的症状渐见舒缓。

第 9 日——少阳病好转（衰）——标志——耳聋微闻

第 10 日——太阴病好转（衰）——标志——腹减如故

第 11 日——少阴病好转（衰）——标志——渴止不满，舌干已而嚏

第 12 日——厥阴病好转（衰）——标志——囊纵少腹微下

帝曰：治之奈何？

岐伯曰：治之各通其脏脉①，病日衰已矣。其未满三日者，可汗而已；其满三日者，可泄而已。

【点评】论热病治疗。"其未满三日者，可汗而已；其满三日者，可泄而已"是为伤寒病制定的治疗原则。"其未满三日者"，是指邪气仍在三阳之表，可用汗法治疗。"其满三日者"，为邪热壅积于三阴之里，要用清泄之法以去其热。所谓"三日"，"此言表里之大体也"（王冰注）。"汗""泄"两法的运用，当视病情而定，"然伤寒病有传者，有不传者，有八九日仍在表阳而当汗者，有二三日邪中于里阴而急当下者，此又不在阴阳六气之常法也"（张志聪注）。

帝曰：热病已愈，时有所遗②者，何也？

岐伯曰：诸遗者，热甚而强食之③，故有所遗也。若此者，皆病已衰，而热有所藏，因其谷气相薄④，两热相合，故有所遗也。

帝曰：善。治遗奈何？

岐伯曰：视其虚实，调其逆从，可使必已矣。

帝曰：病热当何禁之？

岐伯曰：病热少愈，食肉则复，多食则遗，此其禁也。

【点评】文中对热病过程中出现的"病遗"和"食复"等变证发生

---

① 治之各通其脏脉：治疗六经病证应通调其六经所属的脏腑经脉。

② 时有所遗：某些热病病人在疾病后期余热稽留不退。

③ 热甚而强食之：在热势尚甚时就勉强进食。

④ 薄：通"搏"，互相冲突扭结。

的原因、病机、治疗及热病禁忌做了论述。

"病遗"，指热病的后遗症。如消瘦、长期低热。

"食复"，指热病中因为饮食因素所致的病情反复。

遗热原因：热甚而强食之。

遗热病机：因其与谷气相薄，两热相合。

遗热治疗：视其虚实，调其逆从。

热病禁忌：病热少愈，食肉则复，多食则遗。

帝曰：其病两感于寒者，其脉应与其病形何如？

岐伯曰：两感于寒者，病一日则巨阳与少阴俱病，则头痛口干而烦满；二日则阳明与太阴俱病，则腹满身热，不欲食谵言；三日则少阳与厥阴俱病，则耳聋囊缩而厥，水浆不入，不知人，六日死。

【点评】论述了伤寒病的两种传变、两种预后：顺传则"热虽甚不死""其愈皆以十日以上"；两感于寒（即逆传）则"必不免于死""其死皆以六七日之间"，这就是本篇对该病预后的表达。外感热病的预后是复杂的，涉及病位、受邪轻重、病邪性质、体质因素等各方面，但总与邪正斗争力量对比的消长有关。如若两感于寒，表里同病，病邪内传，伤及脏腑及营卫气血，病情复杂，邪气充斥内外，预后较差，若不能及时采取有效的治疗措施，最终可导致邪盛正衰而"必不免于死"。然"死"与"不死"仅言病情之轻重，预后之好坏而已。

帝曰：五脏已伤，六腑不通，荣卫不行，如是之后，三日乃死何也？

岐伯曰：阳明者，十二经脉之长也①，其血气盛，故不知人②，三日其气乃尽，故死矣。

---

① 阳明者，十二经脉之长也：谓足阳明胃为后天之本，水谷之海，气血化生之源，多气多血之经。

② 不知人：病人神识昏迷。

凡病伤寒而成温①者，先夏至日②者为病温③，后夏至日者为病暑④，暑当与汗皆出，勿止。

【点评】伤寒之类泛指一切外感热病，因为四时不同的时邪所致不同特点的外感热病，冬日感受寒邪为伤寒（即狭义伤寒），夏日感受时邪为暑病，夏至以前的春季若感其时邪便成温病，秋季感受时邪而为秋燥。这种按感受四时不正之气所患病证的分类方法促进了温病学的发展。

"暑当与汗皆出，勿止"指出暑病的治疗，切勿见汗止汗，治宜清暑益气，若错用止汗收敛之法，会酿成暑热内闭，关门留寇，暑热内传心包，造成危急证候，故张介宾说："暑气侵入，当令有汗，则暑随汗出，故曰勿止。"

本篇热病何以取名"伤寒"？将外感热病取名"伤寒"的理由有三：一是因伤寒为外感发热性疾病，其病因为六淫邪气，《内经》中有将六淫用风来概括的，有用寒邪来概括代称的，如"因于露风，乃生寒热"（《素问·生气通天论》），就是用风邪来代称所有六淫之邪；二是因人体感受寒邪则发热，"人之伤于寒也，则为病热"，发热是外感病的共有症状，叫"热病"是从症状言，称"伤寒"是从病因言，故"伤寒"和"热病"异名而同病；三是太阳为寒水之经，六经之藩篱，统摄人身营卫，外邪伤人，太阳寒水之经首当其冲，如果从发病病位言之，外感病则可命曰"伤寒"，篇首有"巨阳（太阳）者，诸阳之属也，其脉连于风府，故为诸阳主气也""伤寒一日，巨阳受之"可证。

---

① 温：指温热病而言。

② 先夏至日：谓发病于夏至之前。夏至，二十四节气之一，每年六月二十二日前后太阳到达黄径90°时开始。天文学上认为，夏至为北半球夏季的开始。

③ 病温：患温病。

④ 病暑：在夏至以后发病者。暑病，泛指夏季感受暑热邪气而发生的多种热性病，如中暑、伤暑等。

刺热①篇第三十二

肝热病者，小便先黄，腹痛多卧身热。热争②则狂言及惊，胁满痛，手足躁，不得安卧③。庚辛甚，甲乙大汗④，气逆则庚辛死⑤。刺足厥阴、少阳⑥。其逆⑦则头痛员员⑧，脉引冲头⑨也。

【点评】十天干用以纪年、纪月、纪日、纪时，又各具不同的五行属性，甲乙木、丙丁火、戊己土、庚辛金、壬癸水，《内经》将十干分别标记的时日与人体不同五行属性的五脏予以配属，用以标记各脏腑精气在不同时日中的盛衰变化，在此前提下，依照"五脏受气于其所生，传之于其所胜，气舍于其所生，死于其所不胜。病之且死，必先传行至其所不胜，病乃死"（《素问·玉机真脏论》）的五脏病传原则，这就是此处五节原文结合各脏临床表现进行五脏病证预测的思路。

心热病者，先不乐，数日乃热。热争则卒心痛，烦闷善呕，头痛面赤无汗。壬癸甚，丙丁大汗，气逆则壬癸死。刺手少阴、太阳。

脾热病者，先头重颊痛，烦心颜青⑩，欲呕身热。热争则腰痛⑪不可

---

① 刺热：热，指五脏热病。刺，指针刺的选穴原则和方法。本篇叙述了五脏热病的临床表现、诊断、针刺选穴原则和方法及热病的预后等问题，故名。

② 热争：谓邪热与正气相争，亦即邪正相互交争之意。下四脏"热争"义同此。

③ 狂言及惊，胁满痛，手足躁，不得安卧：肝主惊风，故肝热时出现手足躁扰惊骇等症状；肝脉循胁肋，故胁满痛；肝魂不藏，故不得卧。

④ 庚辛甚，甲乙大汗：因庚辛为金日，金克木，故肝病在庚辛日病情明显加重；甲乙为木日，肝气旺盛之时，正气来复而能胜邪，故大汗出而病退。这里用五行相克推论肝脏热病加重，至其本脏旺日，则汗出病退。其余四脏与此同义。

⑤ 气逆则庚辛死：邪气胜于正气，亦即正不胜邪，病情恶化，就有可能在庚辛日死亡。庚辛日属金，为木所不胜者，故死。其余四脏仿此。

⑥ 刺足厥阴、少阳：针刺足厥阴肝经、足少阳胆经的穴位。盖少阳与厥阴相为表里，故肝热病可刺此二经。

⑦ 其逆：指厥阴肝气上逆。

⑧ 员员：眩晕。员，通"晕"。

⑨ 脉引冲头：逆气循着肝经上逆而冲于头。

⑩ 颜青：前额部发青。

⑪ 腰痛：明·张介宾："腰者，肾之府。热争于脾，则土邪乘肾，必注于腰，故为腰痛。"

用俯仰，腹满泄，两颔痛①。甲乙甚，戊己大汗，气逆则甲乙死。刺足太阴、阳明。

肺热病者，先淅然厥②，起毫毛，恶风寒，舌上黄，身热。热争则喘咳，痛走胸膺背，不得大息，头痛不堪，汗出而寒。丙丁甚，庚辛大汗，气逆则丙丁死。刺手太阴、阳明，出血如大豆，立已。

肾热病者，先腰痛骱酸，苦渴数饮身热。热争则项痛而强，骱寒且酸，足下热，不欲言，其逆则项痛员员澹澹然③。戊己甚，壬癸大汗，气逆则戊己死。刺足少阴、太阳。诸汗者，至其所胜日汗出也④。

肝热病者，左颊先赤；心热病者，颜先赤；脾热病者，鼻先赤；肺热病者，右颊先赤；肾热病者，颐先赤⑤，病虽未发，见赤色者刺之，名曰治未病⑥。热病从部所起者⑦，至期而已⑧；其刺之反者⑨，三周而已⑩；重逆⑪则死。诸当汗者，至其所胜日，汗大出也⑫。

【点评】此处"治未病"是指内脏颜面色部出现"赤"色时，就要及早治疗，即所谓"治其先兆"。既不同于"未病先防"（《素问·四气调神大论》），也有别于把握疾病过程中邪正盛衰关键时机而刺治（《灵枢·逆顺》）的"治未病"意涵。

---

① 两颔痛：下颔颊车部位疼痛。

② 淅(xī 析)然厥：形容突然感觉凛寒的样子。

③ 员员澹澹然：指头晕而有摇晃旋转的样子。

④ 诸汗者，至其所胜日汗出也：上述五脏热病大汗出的机理。是逢五脏各自当旺之日，正能胜邪，故可汗出而热退。

⑤ 肾热病者，颐(yí 夷)先赤：清·张志聪："腮下谓之颐，肾属水，而位居北方，故颐先赤。"颐，指面颊下腮部。

⑥ 治未病：病之初，疾病尚没有明显发作就先给予治疗，这里强调早期治疗。

⑦ 热病从部所起者：五脏热病初起，仅在五脏所主的部位出现赤色。如肝左颊、肺右颊、心颜、脾鼻、肾颐等。

⑧ 至期而已：到了五脏各自的所胜日，就可以使病邪减退而病向愈。

⑨ 刺之反者：针刺治法掌握应用不当，诸如当泻反补、当补反泻等。

⑩ 三周而已：必须经过三个脏气所胜日，疾病才能痊愈。

⑪ 重(chóng 虫)逆：一误再误，多次误治。逆，错误的治法。

⑫ 诸当汗者，至其所胜日，汗大出也：清·张志聪："此言热病从部位所起者，至期大汗而病已也。胜日，谓本气胜旺之日。如肝之甲乙，心之丙丁。"

诸治热病，以饮之寒水①，乃刺之；必寒衣之，居止寒处，身寒而止也。

【点评】此处所论热病，多数不属于外感温热之邪引起，而是由于内生湿热或五志化火所致。

热病先胸胁痛，手足躁，刺足少阳，补足太阴②，病甚者为五十九刺③。热病始手臂痛者，刺手阳明、太阴④而汗出止。热病始于头首者，刺项太阳⑤而汗出止。热病始于足胫者，刺足阳明而汗出止⑥。热病先身重骨痛，耳聋好瞑⑦，刺足少阴，病甚为五十九刺。热病先眩冒而热，胸胁满，刺足少阴、少阳⑧。

太阳之脉，色荣颧骨，热病也，荣未交⑨，曰今且得汗，待时⑩而已。与厥阴脉争见⑪者，死期不过三日，其热病内连肾，少阳之脉色也⑫。少阳之脉，色荣颊前，热病也，荣未交，曰今且得汗，待时而已，与少阴脉争见者⑬，死期不过三日。

---

①　以饮之寒水：先给病人饮以清凉饮料。以，《甲乙经》作"先"，宜从。

②　刺足少阳，补足太阴：针刺足少阳经用泻法，刺足太阴经用补法。盖少阳病不解，当传太阴，故补足太阴含有治未病以防邪气深入之意。

③　五十九刺：治疗热病的五十九个穴位，详见《素问·水热穴论》。

④　刺手阳明、太阴：针刺手阳明大肠经和手太阴肺经的腧穴。盖阳明和太阴两经互为表里，故取之。

⑤　刺项太阳：针刺足太阳经头项部的穴位，如天柱、大杼等穴。

⑥　刺足阳明而汗出止：清·高世栻："足阳明之脉，循胫下足，故热病始于足胫者，当针足阳明，而汗出止。"

⑦　身重骨痛，耳聋好瞑：明·张介宾："肾主骨，在窍为耳，热邪居之，故为身重，骨痛，耳聋。热伤真阴，则志气昏倦，故好瞑。"

⑧　先眩冒而热，胸胁满，刺足少阴、少阳：病先头昏眩冒而后发热，胸胁满闷的刺足少阴肾经及足少阳胆经之井荥穴，使邪从枢转而外出。

⑨　荣未交：病人的色泽未恶而尚荣润。

⑩　待时：等待其当旺之时，就是上文所说的"所胜日"。例如肝待甲乙日、心待丙丁日、脾待戊己日、肺待庚辛日、肾待壬癸日。

⑪　与厥阴脉争见：谓和少阴脉证同时并见。"厥"为"少"之误；根据脏腑阴阳表里关系，太阳与少阴互为表里。太阳热病，伴见少阴脉证，此属两感重证，故后文言"其热病内连肾"。

⑫　少阳之脉色也：《新校正》："旧本无'少阳之脉色也'六字，乃王氏所添。王注非，当从上善之义。"宜删。

⑬　与少阴脉争见者：和厥阴脉证同时并见。"少阴"为"厥阴"之误。盖少阳与厥阴互为表里。

热病气穴①：三椎下间②主胸中热，四椎下间主鬲中热③，五椎下间主肝热，六椎下间主脾热，七椎下间主肾热，荣在骶④也。项上三椎陷者中⑤也。

颊下逆颧为大瘕⑥，下牙车⑦为腹满，颧后为胁痛，颊上者鬲上也⑧。

【点评】面部的神色改变对于诊断疾病，判断病情有重要的作用，对于热病尤其如此。由于人体"诸阳之会，皆在于面""十二经脉，三百六十五络，其血气皆上于面"（《灵枢·邪气脏腑病形》）热为阳邪，其性上炎，所以各类热病面部先赤，而颜面不同区域分属于五脏（《灵枢·五色》），所以不同的热病可先表现该脏所属颜面区域出现赤色，如肝热病在出现小便先黄，腹痛多卧，身热时，其左颊先赤即是其例。

这一观察面部颜色进行临床诊察和辨证的方法，后世医家有所继承和发扬，也是当今中医诊断学中的重要内容。当然，对于颜面色部与脏腑配属内容则要具体情况具体对待，而不可过分拘执。

评热病论⑨篇第三十三

黄帝问曰：有病温者，汗出辄复热⑩，而脉躁疾不为汗衰⑪，狂言不能食，病名为何？

---

① 热病气穴：治疗热病的穴位。气穴，即腧穴。
② 三椎下间：第三脊椎下面的穴位。
③ 鬲中热：《甲乙经》作"胃中热"。
④ 荣在骶：谓治营分热病应取骶骨部的穴位。荣与"营"通。骶，脊椎骨的尽头尾骶部。
⑤ 项上三椎陷者中：从颈项三椎之下凹陷的中央取大椎穴。
⑥ 颊下逆颧为大瘕：病色从面颊下上逆于颧部的是大瘕泄。大瘕，即大瘕泄，乃泄泻之一。
⑦ 牙车：颊车穴，位于颊部。
⑧ 颧后为胁痛，颊上者鬲上也：病色见于颊部之上的，主鬲上有热。鬲，同"膈"。
⑨ 评热病论：评，评论。热病，热性病。本篇论述了阴阳交、风厥、劳风、风水等四种疾病的病因、病机、症状、治疗及其预后。由于这些病都为外邪乘虚侵袭所致，病属外感热病之类，故名。
⑩ 汗出辄（zhé 折）复热：谓汗出之后就又发热。辄，立即，就之意。
⑪ 不为汗衰：病情没有因为出汗而减轻。衰，减轻之意。

岐伯对曰：病名阴阳交①，交者，死也。

帝曰：愿闻其说。

岐伯曰：人所以汗出者，皆生于谷，谷生于精②，今邪气交争于骨肉而得汗者，是邪却而精胜也，精胜则当能食而不复热。复热者，邪气也，汗者，精气也。今汗出而辄复热者，是邪胜也。不能食者，精无俾③也，病而留者，其寿可立而倾也④。且夫《热论》⑤曰：汗出而脉尚躁盛者死。今脉不与汗相应，此不胜其病也，其死明矣。狂言者，是失志，失志者死。今见三死⑥，不见一生，虽愈必死也。

【点评】此节专论阴阳交的含义、病因、病机、症状和预后。明确地指出阴阳交作为热病之变证，其基本病机是阴精不足，热邪亢盛，阳热之邪与阴精交结不解的危重病证。

1. 含义：外感邪气引动伏邪，属温病的一种逆证。

2. 病机：邪热炽盛，精气已竭。

3. 症状：邪胜正衰：汗出辄复热。胃败精伤：不能食。邪热鸱张：脉躁疾。心肾大伤：神志不宁，狂言失志。

4. 预后：其寿可立而倾也。

5. 意义：纵观《内经》中论述热病篇章有《素问·评热病论》《刺热篇》《热论》和《灵枢·热病》4篇专论。而本篇重点论述温病方面，据原文所述："有病温者"，此属温病无疑。

何谓阴阳交？历代注家有不同见解，归纳起来有三种意见：一是张介宾"以阳邪交于阴分，阴气不能守，故曰阴阳交"为解，认为是指温病过程中，阳邪入于阴分，邪正交争互为胜复，邪胜正衰所致的一种危重证候；二是王冰从字义为解，认为"交，谓交合，阴

---

① 阴阳交：新感之邪引动内伏之邪，内外之邪相交。

② 谷生于精：水谷是人体精气化生的源泉。精气，即人体的正气。

③ 精无俾：精气得不到补益充养。俾，补益。

④ 病而留者，其寿可立而倾也：疾病迁延，邪气留滞不去，就会迅速损及病人的生命。寿，寿命，代表生命。倾，倾倒，这里含有危险、败坏之意。

⑤ 《热论》：指《灵枢·热病》。

⑥ 今见三死：唐·杨上善："汗出而热不衰，死有三候：一不能食，二犹脉躁，三者失志。汗出而热，有此三死之候，未见一生之状，虽差必死。"

阳之气不分别也。"三是张志聪从病机为解，提出"阴阳交者，谓汗乃阴液，外出于阳，阳热不从汗解，复入于阴，名曰阴阳交。"但章虚谷解释为妥，认为"外感阳分之邪，与内发阴分之邪交合为一。"因为在《素问·刺热篇》中有"荣未交"之语，荣未交指冬伤于邪，藏于脉中，复感外邪，新感尚未引动脉中之伏邪，据此可知阴阳交即荣已交之义，外邪引动内伏邪气，内外邪相交。

根据原文精神分析，阴阳交是一个按病理过程命名的病证，并非一个独立的疾病。多种温热病的中后期或因邪盛正衰，或因失治误治伤津皆可出现这一种病证的危重证候。对于"交者，死也"的"死"字，不应理解为病情已经到了不可挽回的地步而必然死亡，诚如吴鞠通所说："经谓必死之证，谁敢谓生，然药之得法，有可生之理。"实践证明，只要辨证明确，合理用药而取效者，亦是屡见不鲜的。

帝曰：有病身热，汗出烦满，烦满不为汗解，此为何病？

岐伯曰：汗出而身热者，风也；汗出而烦满不解者，厥①也，病名曰风厥②。

帝曰：愿卒闻之。

岐伯曰：巨阳主气③，故先受邪，少阴与其为表里也，得热则上从之④，从之则厥也。

帝曰：治之奈何？

岐伯曰：表里刺之⑤，饮之服汤。

【点评】 此节阐述了风厥的含义、病机、症状和治疗。风厥是风邪侵袭太阳经脉，引动少阴虚火上逆而烦满的热病变。认为此是太阳受风汗出烦闷之证；其病机为太阳受邪，传入少阴，经气厥逆；之所以有此症状，是因为风性开泄，故有汗出；风邪袭表而有身热

---

① 厥：气逆之意。此指肾气上逆。

② 风厥：明·马莳："以其太阳感风，少阴气厥，名为风厥之证。"

③ 巨阳主气：足太阳经主宰全身阳经之气。

④ 上从之：少阴经随从于足太阳经而上逆。

⑤ 表里刺之：治疗当表里两经俱刺，法当泻足太阳，补足少阴。

之状；少阴经气气厥而烦闷。所以要泻太阳之邪，补少阴之气为其治疗针刺方法。还可以进行饮食调理，如饮之服汤。风厥与阴阳交皆属外感温热病范畴，二证都有身热汗出，热不为汗解的症状，但二者的病机是不同的，证情轻重也不同，风厥轻而阴阳交重。对于风厥，《内经》中三处提到，但这三处所指不同。如《素问·阴阳别论》："二阳一阴发病，主惊骇，背痛，善噫，善欠，名曰风厥。"此处指风邪伤肝胃出现的病证。《灵枢·五变》："人之善病风厥漉汗者……肉不坚，腠理也。"这里指素体虚弱，卫外不固，易感风邪出现的病证。本篇的风厥指太阳少阴并病，少阴之气上逆的病证。上述三篇提到的风厥，病名虽同，其义各异，应注意区别。

　　风为阳邪，其性开泄，风邪伤表，故常多汗，汗出过多必耗精血。又因太阳与少阴相表里，阴伤精亏，邪入少阴，少阴经气上逆，不仅身热不退，常且出现虚烦等证，故临床用药不可过用解表而妄汗，否则变证丛生。风厥之病是风邪侵犯太阳，引动少阴虚火上逆而烦闷的热病变证，因有阴虚于里，风袭于表的特点，临床宜用滋阴解表的方法治疗。

　　帝曰：劳风①为病何如？

　　岐伯曰：劳风法在肺下②，其为病也，使人强上冥视③，唾出若涕，恶风而振寒，此为劳风之病。

　　帝曰：治之奈何？

　　岐伯曰：以救俯仰④，巨阳引⑤精者三日，中年者五日，不精者七日，咳出青黄涕，其状如脓，大如弹丸，从口中若鼻中出，不出则伤肺，肺伤则死也。

　　【点评】此节阐述了劳风的含义、病位、病机、治则和预后。明

---

①　劳风：唐·杨上善："劳中得风为病，名曰劳中，亦曰劳风。"

②　法在肺下：劳风病的病位通常在肺部。

③　强上冥视：头项强滞而目眩头晕。

④　以救俯仰：通过宣畅胸中气机，使呼吸畅利，而解救病人因胸闷咳嗽、呼吸困难以俯仰的痛苦。俯仰，据"喘为之俯仰"（《素问·阴阳应象大论》）可知，肺失宣降则有此症，故"救俯仰"即治肺之法。

⑤　巨阳引：在足太阳经上取穴针刺，以引动经气的治疗方法。

确说明劳风是汗劳当风、风袭太阳，内犯于肺，化热灼津，痰热涌盛的实证。所谓劳风，是因劳受风，化热壅肺的病证。其病位在肺，风邪袭肺，灼伤阴液，痰热涌盛，肺失宣降为其基本病机。临床可因风邪犯肺而有咳嗽；热邪煎熬肺之阴津，所以咳黄脓涕；风邪袭表，则见恶风而振寒；缘于太阳经气不利，故而强上冥视。

临证总以救俯仰(利肺)、巨阳(解表)为治。

劳风病在预后方面提出"引精者三日，中年者五日，不精者七日"的康复规律。说明预后的好坏与年龄及精气的盛衰有直接关系，但不可拘泥于具体的日数。"不出则伤肺，伤肺则死也"，说明古人已经认识到痰液不能及时排出，阻塞于气管则可发生窒息而死，在当时就有如此深刻的认识是很可贵的。提示后人对于痰涎壅盛之证应因势利导，使邪有出路，且不可闭门留寇而酿成后患。劳风病和《金匮要略》中对肺痈的症状表现的描述是极其相似的。治疗可遵千金苇茎汤和桔梗白散方加减。张氏设此方治疗肺痈，就是以这一观点作为理论根据的。

帝曰：有病肾风①者，面胕②疣然壅③，害于言④，可刺不？

岐伯曰：虚不当刺，不当刺而刺，后五日，其气必至⑤。

帝曰：其至何如？

岐伯曰：至必少气时热，时热从胸背上至头，汗出手热，口干苦渴，小便黄，目下肿，腹中鸣，身重难以行，月事不来，烦而不能食，不能正偃⑥，正偃则咳甚，病名曰风水⑦，论在《刺法》中。

帝曰：愿闻其说。

岐伯曰：邪之所凑，其气必虚。阴虚者，阳必凑之，故少气时热而汗出也。小便黄者，少腹中有热也。不能正偃者，胃中不和也。正偃则

---

① 肾风：病名，风邪客于肾脏所致的疾患。

② 胕(fū 夫)：指足面。

③ 疣(máng 茫)然壅：浮肿的样子。

④ 害于言：妨碍语言。

⑤ 其气必至：病邪到来，使病情加重。

⑥ 正偃(yǎn 演)：仰卧平躺。偃，仰面倒下之意。

⑦ 风水：肾风误用针刺而发生变证的名称。

咳甚，上迫肺也。诸有水气者，微肿先见于目下也。

帝曰：何以言？

岐伯曰：水者阴也，目下亦阴也，腹者至阴之所居，故水在腹者，必使目下肿也。真气上逆①，故口苦舌干，卧不得正偃，正偃则咳出清水也。诸水病者，故不得卧，卧则惊，惊则咳甚也。腹中鸣者，病本于胃也。薄脾②则烦不能食，食不下者，胃脘隔也。身重难以行者，胃脉在足也。月事不来者，胞脉闭也，胞脉者，属心而络于胞中，今气上迫肺，心气不得下通，故月事不来也。

帝曰：善。

【点评】论风水。此节阐述了风水是肾风误刺产生的变证，不仅有虚热的症状，而且还有水邪为病的更为复杂、严重的病证。说明了风水证的含义、病因、病机和治疗。

所谓风水，是因风所伤，水液代谢失常，以水肿为主的病证，是因肾风误刺，虚而生火，肾虚水泛之变证。因肾阴不足，而有少气、时热汗出之状；少腹有热，故小便黄；水气上逆于肺，故见仰卧时咳嗽；水气上泛，故目下微肿。胆热液泄，故口苦舌干；胃气上逆而不能正偃，此所谓"胃不和则卧不安"之意。由于水气凌心，故见惊悸不安；水湿阻滞胞脉而月事不来；水迫脾胃，所以烦闷不思食，腹中鸣；水邪外溢形体，故身重难行。

风水与肾风有程度轻重的不同。风水一病，《内经》多处提到，如"面肿曰风，足胫肿曰水"（《素问·平人气象论》）；如"勇而劳甚则肾汗出，肾汗出逢于风，内不得入于脏腑，外不得越于皮肤，客于玄府，行于皮里，传为胕肿，本之于肾，名曰风水"（《素问·水热穴论》）；如"视人之目窠上微痈，如新卧起状，其颈脉动，时咳，按其手足上，窅而不起者，风水肤胀也"（《灵枢·论疾诊尺》）等。

对于肾风，《内经》也有论述，如"以冬壬癸中于邪者为肾风……肾风之状，多汗恶风，面瘫然浮肿，脊痛不能正立，其色炲，隐曲不利，诊在肌上，其色黑"（《素问·风论》）；"有病瘫然

---

① 真气上逆：指心气上逆。
② 薄脾：影响及脾。薄，通"迫"。

如有水状，切其脉大紧，身无痛者，形不瘦，不能食、食少……病生在肾，名为肾风"（《素问·奇病论》）。可见，风水、肾风的产生，与肾虚不能行水有关，都为水邪为病且更为复杂、严重。所以丹波元简认为："本篇所谓风水者，乃因肾风误刺而变之称"（《素问识》）。《内经》重视从临床表现动态观察疾病，从而提出对疾病转归的预见性看法，对于正确治疗疾病，防止变证产生，具有重要的指导意义。

逆调论①篇第三十四

黄帝问曰：人身非常温也，非常热也②，为之热而烦满者何也？
岐伯对曰：阴气少而阳气胜③，故热而烦满也。
帝曰：人身非衣寒④也，中非有寒气⑤也，寒从中生⑥者何？
岐伯曰：是人多痹气⑦也，阳气少，阴气多，故身寒如从水中出。

【点评】论阴阳失调。此节论述人体阴阳失调所致寒热病变的机理与主症。人体在无明显感染邪气时，由于素体"阴气少而阳气胜"，阴虚无以制阳则阳亢而虚热内生，故有"热而烦满"；或者素体"阳气少，阴气多"，阳虚无力制阴而阴气偏胜，故有"身寒如从水中出"之虚寒表现。此处从体质的角度论述人在罹患疾病后证候性质的热化、寒化与人体质的偏阳虚、偏阴虚有直接关系，此所谓病证性质随人体质而转化之故。

---

① 逆调论：逆，相反，不正常。调，协调。逆调就是指不协调。人体的阴阳气血等生理功能均以协调为顺，如果失调就会百病丛生。本篇讨论的肉烁、内热、内寒、骨痹、肉苛等均是阴阳气血营卫不和所致，故名。

② 非常温也，非常热也：人身不是感受了一般的温热邪气而引起的发热，而是由于"阳气胜"导致的发热。非常，并非一般。

③ 阴气少而阳气胜：阴虚火旺的病机。

④ 衣寒：衣服单薄，感受外寒。

⑤ 中非有寒气：不是饮食寒冷直伤中焦。中，中焦。

⑥ 寒从中生：这种寒是从人体内部产生的，亦即阳虚生内寒。

⑦ 痹气：阳虚阴盛，气机郁阻的病机。痹，闭，郁阻的意思。在这里是指由阳虚阴盛而致气机郁阻。

帝曰：人有四支热，逢风寒①如炙如火者何也？

岐伯曰：是人者阴气虚，阳气盛。四支者阳也，两阳相得②而阴气虚少，少水不能灭盛火，而阳独治③，独治者，不能生长也，独胜而止耳。逢风而如炙如火者，是人当肉烁也。

【点评】此节专论肉烁病，缘于病人具有"阴气虚，阳气盛"（阴虚阳盛）的病理体质，加之复感属性为阳之风邪，两阳相遇，阳热愈炽，灼伤阴津，故有四肢发热，逢风如炙如火之热象，日久可有肌肉消瘦等表现，故而称为"肉烁"。

帝曰：人有身寒，汤火不能热④，厚衣不能温，然不冻栗⑤，是为何病？

岐伯曰：是人者，素肾气胜，以水为事⑥，太阳气衰，肾脂枯不长⑦，一水不能胜两火⑧，肾者水也，而生于骨⑨，肾不生则髓不能满，故寒甚至骨也。所以不能冻栗者，肝一阳也，心二阳也⑩，肾孤脏也⑪，一水不能胜二火，故不能冻栗，病名曰骨痹⑫，是人当挛节⑬也。

【点评】论骨痹病。缘于病人素有"阳气少，阴气多"（阳虚阴盛）的病理体质，又自恃肾气素盛，长期从事水中作业，导致肾阳虚衰，太阳气衰而成虚寒内生。加之长期从事水湿作业，从而导致"太阳气衰，肾脂枯不长"而成本证。由于阴寒之体屡伤于水寒之

---

① 寒：疑为"而"之误。观下文"逢风而如炙如火"可证。

② 两阳相得：四肢属阳，风也属阳，本四肢发热又逢风气，故称两阳相得。

③ 阳独治：阳气独旺之意。

④ 汤火不能热：喝热水、烤火都不能使他暖和。汤，热水。

⑤ 不冻栗：不因寒冷而战栗。

⑥ 以水为事：长期从事水湿作业。

⑦ 肾脂枯不长：谓肾精消竭不充。脂，指肾精。

⑧ 一水不能胜两火：疑衍文，当删。

⑨ 肾者水也，而生于骨：《太素》作"肾者水而主骨"，宜从。

⑩ 肝一阳也，心二阳也：清·高世栻："肾水生肝木，肝为阴中之阳，故肝一阳也；少阴合心火，心为阳中之阳，故心二阳也。"

⑪ 肾孤脏也：清·高世栻："肾为阴中之阴，故肾孤脏也。"

⑫ 骨痹：又称肾痹。寒伤肾阳，但未损及心肝，症见身冷骨节拘挛而不冻栗。

⑬ 挛节：骨节拘挛。

气，导致肾阳虚衰，骨髓不长，太阳之气亦衰。肾在五行属水，而又主骨生髓，肾阳虚衰则骨髓不满，阴寒之气内侵骨髓，故产生寒冷至骨的骨痹。

帝曰：人之肉苛①者，虽近衣絮，犹尚苛也，是谓何疾？

岐伯曰：荣气虚，卫气实也②。荣气虚则不仁，卫气虚则不用，荣卫俱虚，则不仁且不用，肉如故③也，人身与志不相有④，曰死。

【点评】此节论述肉苛病的病机要点、表现和预后判断。肉苛病的基本病机为营卫俱虚，肌肤失荣，肢体失用而成本病。其临床表现为肌肤麻木不仁，肢体沉重难举甚至活动不灵。"虽近衣絮，犹尚苛也"，是言其虽然穿衣保暖但仍然顽麻无知觉且活动不灵。所谓"人身与志不相有"是指人的肢体不受心神的支配，所以病情较重。

帝曰：人有逆气，不得卧⑤而息有音者，有不得卧而息无音者，有起居如故而息有音者，有得卧、行而喘者，有不得卧、不能行而喘者；有不得卧、卧而喘者。皆何脏使然？愿闻其故。

岐伯曰：不得卧而息有音者，是阳明之逆也，足三阳者下行，今逆而上行，故息有音也。阳明者，胃脉也，胃者六腑之海，其气亦下行，阳明逆不得从其道，故不得卧也。《下经》⑥曰：胃不和则卧不安，此之谓也。

夫起居如故而息有音者，此肺之络脉逆也。络脉不得随经上下，故留经而不行⑦，络脉之病人也微，故起居如故而息有音也。

---

① 肉苛：指肢体麻木不仁、废而不用的疾患。

② 荣气虚，卫气实也：此七字与下文"荣气虚……卫气虚……荣卫俱虚"不相符合，恐是衍文，宜删。日本丹波元简："下文云荣气虚则不仁，卫气虚则不用，荣卫俱虚，则不仁且不用。则此七字不相冒，恐是衍文。"

③ 肉如故：肢体外形及肌肉没有明显变化。如故，即如常。

④ 人身与志不相有：人身的形体与意志不能协调统一，亦即形体不受意志的支配。

⑤ 不得卧：不能平卧。

⑥ 《下经》：古医经名。

⑦ 留经而不行：肺气留滞于经，而不行于络。

夫不得卧、卧则喘者，是水气之客也。夫水者，循津液而流也，肾者水脏，主津液，主卧与喘也。

帝曰：善。

【点评】此节论述脏腑经络气机失调及其所致病证。围绕着"得卧"与"不得卧"，"息有音"与"息无音"，"喘"三类表现的气机失调病机进行讨论：

一是胃气上逆。足阳明胃经之气以和降下行为顺，若因外邪、情志、饮食等因素影响到胃气的和降，"阳明逆不得从其道"，就会导致不得卧，所谓"胃不和则卧不安"。阳明逆气上行，冲击了肺的呼吸之气，故呼吸有声音。

二是肺气上逆。肺主气司呼吸，通过宣发肃降将清气布散全身，将浊气排出体外，其气机运行特点也以下行为顺。若某种因素影响到肺的宣发肃降，使其上逆，就会在呼吸时发出声音。

三是水气上逆。肾为水脏，水气上逆根源于肾阳虚衰，下焦水寒无所制伏，水停于下，久则上逆射肺，影响肺气的肃降，而出现不得平卧、卧则呼吸困难的症状。

"肾者水脏，主津液，主卧与喘也。"肾主卧与喘，是指不得卧、卧则喘的症状而言。肾主水，水液气化失常，水邪客肺，就会影响到肺的肃降，而导致气喘不能平卧、卧则喘甚，是从肾主水的角度来理解肾主卧与喘的，临床上有实践意义。

肾主喘是从病理的角度蕴涵了后世所说"肾主纳气"，参与呼吸的功能，这应当是后世虚喘从肾论治的理论源头。

疟论[①]篇第三十五

黄帝问曰：夫痎疟皆生于风，其蓄作有时者，何也？

【点评】本篇论疟之病因，认为主要为感受风邪所致，就其发生

---

① 疟论：疟，病名。属外感病范围，以感受风、暑之邪为主因，多发于夏秋，但四季皆有。是以寒战、高热、头痛、汗出热退、发作有时为特征的一类疾病。本篇专论疟疾之种类、病因、病机、诊断及治疗原则和方法，故名。

而言，有两种情况：一为风暑合邪，发为疟疾。夏伤于暑，暑热过亢，藏于皮肤之内，肠胃之外，此乃经脉之中，荣血之内。暑热内伏，汗孔疏松，腠理开泄，至秋感受风寒，暑与风寒相合而发为疟疾。二是汗出受风；或沐浴时感受水气，水与风邪停留皮肤之内，与卫气相合，发为疟疾。

岐伯对曰：疟之始发也，先起于毫毛，伸欠乃作，寒栗鼓颔①，腰脊俱痛，寒去则内外皆热，头痛如破，渴欲冷饮。

帝曰：何气使然？愿闻其道。

岐伯曰：阴阳上下交争②，虚实更作③，阴阳相移④也。阳并于阴，则阴实而阳虚，阳明虚则寒栗鼓颔也；巨阳虚，则腰背头项痛；三阳俱虚则阴气胜，阴气胜则骨寒而痛；寒生于内，故中外皆寒；阳盛则外热，阴虚则内热，外内皆热，则喘而渴，故欲冷饮也。此皆得之夏伤于暑，热气盛，藏于皮肤之内，肠胃之外，此荣气之所舍⑤也。此令人汗空疏⑥，腠理开，因得秋气，汗出遇风，及得之以浴，水气舍于皮肤之内，与卫气并居。卫气者，昼日行于阳，夜行于阴，此气得阳而外出，得阴而内薄，内外相薄，是以日作。

【点评】原文认为疟疾发作时的机理是"阴阳上下交争，虚实更作，阴阳相移也"。因其恶寒是卫外阳气不足，故伴随恶寒而有先见毫毛竖直表现；阴阳之气争引故四肢引伸，呵欠频作；阳明主肌肉，阳明经气虚故寒冷而战抖鼓颔；足太阳经脉循肩挟脊抵腰中，太阳经气虚故腰背头项疼痛。

疟发恶寒之后即发热，是因疟邪侵袭机体，正气（阳气）奋起抗

---

① 寒栗鼓颔(hàn 汉)：指病人因寒冷而打寒战，全身发抖，下颌骨也随之鼓动。栗，战栗发抖。鼓，鼓动。颔，下颌骨。

② 阴阳上下交争：唐·王冰："阳气者，下行极而上；阴气者，上行极而下，故曰阴阳上下交争也。"

③ 虚实更作：由于阴阳交争，阴胜则阳虚，阳胜则阴虚，阴阳交替相胜。更作，更替、交替之意。

④ 阴阳相移：阳并于阴，阴并于阳，虚实互相移易转化。

⑤ 荣气之所舍：指营气所留居的地方。荣气，即营气。舍，居留之处。

⑥ 汗空疏：汗孔疏松。空，通"孔"。

邪于外，阳盛于外故发热；阳盛而消阴，阴虚则内热，故致内外皆热的发热症状；阳盛而津液耗伤故口渴，欲饮冷水；阳热之邪升浮于上，经气不利，故头痛如破裂。

疟疾的发生有两种情况：一为风暑合邪，发疟疾。夏伤于暑，暑热过亢，藏于皮肤之内，肠胃之外，此乃经脉之中，荣血之内。暑热内伏，汗孔疏松，腠理开泄，至秋感受风寒，暑与风寒相合而发为疟疾。二是汗出受风；或沐浴时感受水气，水与风邪停留皮肤之内，与卫气相合，发为疟疾。

就其病因而言，夏伤于暑，热气盛，藏于皮肤之内，肠胃之外。因得秋气，汗出遇风，及得之以浴，水气舍于皮肤之内，与卫气并居。其总病机为阴阳上下交争，虚实更作，阴阳相移。

疟发时的主要症状为恶寒、发热交替出现，其伴随症状有寒先起于毫毛，使毫毛竖直，继而四肢引伸，呵欠频作，寒冷而全身战抖，两颔鼓动，腰背疼痛；发冷之后便出现全身内外发热，头痛如破裂，口渴喜冷饮等。疟邪"得阳而外出，得阴而内薄，内外相薄"。卫气一昼夜出入人体表里一次，邪气与卫气搏击，故一日一作。间日作为疟邪侵入部位较深，两日与卫气搏击一次，故隔日发作。

帝曰：其间日而作①者何也？

岐伯曰：其气之舍深，内薄于阴，阳气独发，阴邪内著，阴与阳争不得出，是以间日而作也。

帝曰：善。其作日晏与其日早②者，何气使然？

岐伯曰：邪气客于风府，循膂而下③，卫气一日一夜大会于风府，其明日日下一节，故其作也晏④，此先客于脊背也，每至于风府，则腠理开，腠理开则邪气入，邪气入则病作，以此日作稍益晏也。其出于风

---

① 间日而作：隔日而发作。

② 其作日晏(yàn 厌)与其日早：谓疟疾发作有的逐日推迟，有的逐日提早。晏，晚或迟的意思。日晏，即逐日推迟。

③ 循膂(lǚ 吕)而下：邪气沿着脊椎骨而向下行。膂，脊椎骨。

④ 其明日日下一节，故其作也晏：邪气每天向下移行一个脊椎节，所以发作的时间也一天比一天晚。

府，日下一节，二十五日下至骶骨，二十六日入于脊内，注于伏膂之脉①，其气上行，九日出于缺盆之中②，其气日高，故作日益早也。

【点评】其一，论风府。此节之"风府"有特定意涵。风府，本文所指含义有二：一指督脉的风府穴，在后发际正中直上一寸，两斜方肌之间的凹陷处，为风邪侵袭的部位，主治一切风证。文中"邪气客于风府，循膂而下，卫气一日一夜大会于风府"即指此穴。二指风邪所客之处，凡风邪客留之处即风府，无定处。文中"风无常府"即是也。

其二，论疟疾分类。疟有三种类型：①疟疾一日一作但每日的发作时间均晚于前一日的机理：是疟邪"邪气客于风府，循膂而下，卫气一日一夜大会于风府，其明日日下一节，故其作也晏"的缘故。②疟疾一日一作但每日的发作时间均早于前一日的机理：是疟邪著"于脊内，注于伏膂之脉，其气上行，九日出于缺盆之中，其气日高，故作日益早"的缘故。③重申间日作的机理：疟邪侵入部位较深，2日与卫气搏击一次。

其间日发者，由邪气内薄于五脏，横连募原③也，其道远，其气深，其行迟，不能与卫气俱行，不得皆出，故间日乃作也。

【点评】论"募原"。"横连募原"观点对后世的影响。"募原"在皮肤之内，分肉之间，胸腹之中，脏腑之外，乃半表半里少阳之分，故后世论疟，多从少阳。自东汉张仲景创小柴胡汤为和解少阳主方以来，后世医家多以小柴胡汤之类作为治疗疟疾之要方，王焘在《外台秘要》中即以柴胡去半夏加栝蒌根汤治疟病口渴者及劳疟，吴又可在《温疫论》中创制达原饮(槟榔、厚朴、草果、知母、芍药、黄芩、甘草)以治疫疟邪伏膜原。其理论源头皆在于此。

---

① 伏膂之脉：即冲脉。明·张介宾："盖冲脉之循于背部，伏行于脊膂之间，故又曰伏膂也。"
② 出于缺盆之中：上出于任脉的天突穴(位于胸骨上窝的正中)。
③ 募原：指隔膜。

帝曰：夫子言卫气每至于风府，腠理乃发，发则邪气入，入则病作。今卫气日下一节，其气之发也不当风府，其日作者奈何？

岐伯曰：此邪气客于头项循膂而下者也，故虚实不同，邪中异所，则不得当其风府也。

故邪中于头项者，气至头项而病①；中于背者，气至背而病；中于腰脊者，气至腰脊而病；中于手足者，气至手足而病。卫气之所在，与邪气相合，则病作。

故风无常府②，卫气之所发，必开其腠理，邪气之所合，则其府也。

帝曰：善。夫风之与疟也，相似同类，而风独常在③，疟得有时而休者何也？

岐伯曰：风气留其处，故常在；疟气随经络沉以内薄，故卫气应乃作。

【点评】疟疾之所以有每日发、间日发、间二日发者与人体卫气循行规律有关。行于脉外的卫气，昼夜周行于人身阴阳之分各二十五周而大会。疟邪与卫气亦一昼夜而相合，故疟日发一次；若疟邪入深，内迫于五脏、膜原，卫气行速而疟邪行迟，邪正不能每日相遇于风府，故疟有间日、间二日、乃至间数日而发者。卫气与疟邪会风府而日下一节，疟发时间就会一天晚于一天；如日上一节，则会一天比一天早发。若卫气与邪气相离，疟病就会休止。

帝曰：疟先寒而后热者何也？

岐伯曰：夏伤于大暑，其汗大出，腠理开发，因遇夏气凄沧之水寒④，藏于腠理皮肤之中，秋伤于风，则病成矣。

夫寒者，阴气也，风者，阳气也，先伤于寒而后伤于风，故先寒而后热也，病以时作，名曰寒疟。

【点评】论寒疟。寒疟具有疟疾的典型症状，为夏伤于暑热而遇

---

① 气至头项而病：卫气运行到头项，与入中之邪气相合而发病。
② 风无常府：风邪侵袭人体没有固定的部位。府，居所，部位。
③ 风独常在：风病的临床症状常持续存在。
④ 凄沧之水寒：夏季突然感受寒凉水湿邪气。

微寒，邪藏伏于腠理皮肤之间，秋又伤于风而发病，临证以寒多热少、先寒而后热、发有定时为特征。

帝曰：先热而后寒者何也？

岐伯曰：此先伤于风，而后伤于寒，故先热而后寒也，亦以时作，名曰温疟。其但热而不寒者，阴气先绝①，阳气独发，则少气烦冤，手足热而欲呕，名曰瘅②疟。

【点评】论温疟。温疟，先伤于风而后伤于寒，邪藏于肾，邪气先从内而出于外，临床以热重寒轻、先热而后寒，发作有定时为特征。

瘅疟，为温疟之类，是肺素有热，邪气内藏于心，再感于风寒而发，临床以但热不寒、热势较高、发作无定时为特征。

寒疟、温疟、瘅疟各有临床特征，其区别在于寒热发作的先后多少及风、寒之邪入侵之先后。寒疟之证符合疟疾的临床表现，故后世医家认为属"真疟"，而温疟、瘅疟当为其他温热病，可见《内经》所论疟疾的范围较广泛，除现代的疟疾外，还包括了多种其他热性病。

帝曰：夫经③言有余者泻之，不足者补之。今热为有余，寒为不足。夫疟者之寒，汤火不能温也，及其热，冰水不能寒也，此皆有余不足之类。当此之时，良工不能止，必须其自衰乃刺之，其故何也？愿闻其说。

岐伯曰：经言无刺熇熇④之热，无刺浑浑之脉⑤，无刺漉漉之汗⑥，故为其病逆，未可治也。

夫疟之始发也，阳气并于阴，当是之时，阳虚而阴盛，外无气⑦，

---

① 阴气先绝：阴气不足。

② 瘅（dān 单）：唐·王冰："瘅，热也，热极为之也。"

③ 经：注家多认为本段之"经"是指《灵枢·逆顺》篇。

④ 熇熇（hè 贺）：热势炽盛的样子。

⑤ 浑浑（gǔn 滚）之脉：指脉象纷乱的样子。浑，乱也。

⑥ 漉漉（lù 鹿）之汗：指出汗较多的病证。漉漉，指大汗出。

⑦ 外无气：体表卫气不足。

故先寒栗也；阴气逆极，则复出之阳，阳与阴复并于外，则阴虚而阳实，故先热而渴。

夫疟气者，并于阳则阳胜，并于阴则阴胜；阴胜则寒，阳胜则热。

疟者，风寒之气不常也①，病极则复②。至病之发也，如火之热，如风雨不可当也。

故经言曰：方其盛时必毁，因其衰也，事必大昌③，此之谓也。

夫疟之未发也，阴未并阳，阳未并阴，因而调之，真气得安，邪气乃亡，故工不能治其已发，为其气逆也。

帝曰：善。攻之奈何？早晏何如？

岐伯曰：疟之且发④也，阴阳之且移也，必从四末始也。阳已伤，阴从之，故先其时坚束其处⑤，令邪气不得入，阴气不得出，审候见之，在孙络盛坚而血者，皆取之，此真往而未得并者也。

【点评】论疟之刺治原则及方法。"方其盛时必毁，因其衰也，事必大昌"，突出地指出了治疗疟疾要掌握时机，治其未发和邪气已消退，而避其邪气正盛时。"熇熇之热""浑浑之脉""漉漉之汗"等是对邪盛正衰时之高热、脉急乱、大汗出的形容，此时若刺之则逆病气而伤正气，定不收效，故曰"无刺"；必在"阴未并阳""阳未并阴"的疟尚未发作时治疗，才可使邪气消亡，正气安定，获得较好的治疗效果。

"坚束其处""孙络盛坚而血者，皆取之"等治疟之方法，后世时有采用者，如《备急千金要方·伤寒下》就有以绳索紧束四肢末端和刺孙络出血的记载："先其时，一食倾，用细索紧束其手足十指，令邪气不得入，阴气不得出，过时乃解"；"诸疟而脉不见者，刺十

---

① 风寒之气不常也：疟疾是风寒邪气未按常规伤人所致。

② 病极则复：疟疾的发作，必须等待阴阳逆乱至极，才能向相反的方向转化。从症状理解，即先寒冷至寒战发抖鼓颌，继之寒退而内外皆热，高热烦渴。

③ 方其盛时必毁，因其衰也，事必大昌：正当病势盛极之时，不可攻邪，攻之必定损伤正气，应待其病势衰退之际而攻邪，就能获得成功。盛，指病势盛极，邪气炽盛。毁，指正气损伤。大昌，胜利成功。

④ 疟之且发：疟疾即将发作。且，副词，有将要、快要之意。

⑤ 先其时坚束其处：在疟疾即将发作之前，用线把四肢末端扎紧。束，绑、捆。

指出血，血出必已"。束指及刺络出血的治疟方法，其机理有待进一步研究。

帝曰：疟不发，其应何如？

岐伯曰：疟气者，必更盛更虚。当气之所在也，病在阳，则热而脉躁；在阴，则寒而脉静；极则阴阳俱衰，卫气相离，故病得休；卫气集，则复病也。

帝曰：时有间二日或至数日发，或渴或不渴，其故何也？

岐伯曰：其间日者，邪气与卫气客于六腑①，而有时相失②，不能相得，故休数日乃作也。疟者，阴阳更胜也，或甚或不甚，故或渴或不渴。

帝曰：论言夏伤于暑，秋必病疟③，今疟不必应者何也？

岐伯曰：此应四时者也。其病异形者，反四时也④。其以秋病者寒甚，以冬病者寒不甚，以春病者恶风，以夏病者多汗。

【点评】论疟应四时与疟反四时。疟疾多发于夏秋之际，其他季节偶有发生，比较少见。夏伤于暑，邪气藏伏，秋遇风邪而病作，此即"应四时"。"反四时"者，指不独在秋疟发，而春夏冬病疟，且病证也各异，与四时之令不相符；"以秋病者寒甚，以冬病者寒不甚，以春病者恶风，以夏病者多汗"。说明《内经》疟病范围较广，包括其他多种疾病，如《素问·刺疟论》就有六经疟、五脏疟、胃腑疟等。

帝曰：夫病温疟与寒疟而皆安舍？舍于何脏？

岐伯曰：温疟者，得之冬中于风，寒气藏于骨髓之中，至春则阳气大发，邪气不能自出，因遇大暑，脑髓烁⑤，肌肉消，腠理发泄，或有

---

① 邪气与卫气客于六腑：邪气与卫气会于风府。日本·丹波元简："考上文，并无客于六腑之说，疑是风府之讹。"

② 相失：指不相吻合，不能按时相会。

③ 论言夏伤于暑，秋必病疟：《素问·生气通天论》《素问·阴阳应象大论》以及《灵枢·论疾诊尺》等篇，皆有"夏伤于暑，秋为痎疟"句。

④ 其病异形者，反四时也：某些疟病的临床表现不典型，且与四时的发病规律不一致。

⑤ 脑髓烁：由于暑热炽盛，耗气伤阴，而使人精神疲倦，头脑昏沉的状况，似乎脑髓已被销烁。烁，销熔也。

所用力，邪气与汗皆出，此病藏于肾，其气先从内出之于外也。如是者，阴虚而阳盛，阳盛则热矣，衰则气复反入①，入则阳虚，阳虚则寒矣，故先热而后寒，名曰温疟。

帝曰：瘅疟何如？

岐伯曰：瘅疟者，肺素有热，气盛②于身，厥逆上冲，中气实③而不外泄，因有所用力④，腠理开，风寒舍于皮肤之内，分肉之间而发，发则阳气盛，阳气盛而不衰则病矣。其气不及于阴⑤，故但热而不寒，气内藏于心，而外舍于分肉之间，令人消烁脱肉，故命曰瘅疟。

帝曰：善。

【点评】再论诸证。①再论寒疟。具有疟疾的典型症状，为夏伤于暑热而遇微寒，邪藏伏于腠理皮肤之间，秋又伤于风而发病。以寒多热少、先寒而后热、发有定时为特征。②再论温疟。先伤于风而后伤于寒，邪藏于肾，邪气先从内而出于外。以热重寒轻、先热而后寒，发作有定时为特征。③再论瘅疟。瘅疟为温疟之类。为肺素有热，邪气内藏于心，再感于风寒而发。以但热不寒、热势较高、发作无定时为特征。

后世结合临床将疟疾分为如下八种，并有相应治法和方药，可进一步探讨。

正疟——和解少阳，解表达邪——小柴胡汤合达原饮加减。

温疟——清热达邪——白虎加桂枝汤。

寒疟——和解少阳，温化达邪——柴胡桂姜汤。

湿疟——清热解暑，祛暑化湿——偏于暑热者，以清热解暑为主，用加味香薷饮合益元散；偏于暑湿者，以祛暑燥湿为主，用柴平散加藿香、佩兰，此方乃小柴胡汤、平胃散组合而成，用以和解表里，燥湿除满。

瘴疟——辟秽、解毒、化浊——偏于热毒重者，以辟秽解毒为

---

① 衰则气复反入：发热消退时，邪气又复入于阴分。衰，发热消退。气，邪气。
② 气盛：因热而肺气壅盛。
③ 中气实：因肺热而胸中气机壅塞。
④ 有所用力：体劳过度，而劳伤形体。
⑤ 其气不及于阴：邪气独盛于阳分而不入于阴分。

主，用清瘴汤；偏于寒湿重者，以辟秽化浊为主，用加味不换金正气散加减。

劳疟——补益正气——中气亏虚者，用补中益气汤；气血两虚者，用何人饮或五福饮。

瘴疟——解达邪，清化湿热——柴芩煎。

疟母——和调补气血，破瘀通络——鳖甲煎丸。

刺疟①篇第三十六

足太阳之疟，令人腰痛头重，寒从背起，先寒后热，熇熇暍暍然②，热止汗出，难已，刺郄中③出血。

足少阳之疟，令人身体解㑊，寒不甚，热不甚，恶见人，见人心惕惕然，热多汗出甚，刺足少阳④。

足阳明之疟，令人先寒，洒淅洒淅，寒甚久乃热，热去汗出，喜见日月光火气乃快然，刺足阳明跗上⑤。

足太阴之疟，令人不乐，好大息，不嗜食，多寒热汗出，病至则善呕，呕已乃衰，即取之⑥。

足少阴之疟，令人呕吐甚，多寒热，热多寒少，欲闭户牖而处，其病难已。

足厥阴之疟，令人腰痛少腹满，小便不利如癃状，非癃也，数便，意恐惧，气不足，腹中悒悒⑦，刺足厥阴。

【点评】此节专论六经疟的辨证及刺治，其辨证依据是各经循行路径及其所属脏器的某些功能失调所致症状，如足太阳膀胱经过头

---

① 刺疟：本篇承接"疟论篇"论述针刺治疗疟疾的方法，并重点记述了六经疟和脏腑疟的症状、刺法，故名。

② 熇熇(hè 贺)暍暍(yē 耶)然：指热势盛极的样子。

③ 刺郄(xì 戏)中：针刺委中穴。委中穴，位于腘窝中央。

④ 刺足少阳：可针刺足少阳经的侠溪穴。

⑤ 刺足阳明跗上：可针刺足阳明经足背之冲阳穴。

⑥ 即取之：选取足太阴经的腧穴治之。

⑦ 悒悒(yì 易)：不畅快的样子。

顶，沿腰背下行，故见"腰痛头重"。由于其统摄营卫，疟邪犯及于此则卫阳偏盛，故而发热等。治疗时取本经腧穴刺治。

1. 辨证要点：足太阳之疟，腰痛头重，寒从背起，先寒后热。足少阳之疟，寒热不甚，见人心惕惕然。足阳明之疟，寒热，热退汗出，喜见火光。足太阴之疟，善太息，不嗜食。足少阴之疟，呕吐甚，欲闭户牖而处。足厥阴之疟，腰痛少腹满，小便不利，恐惧，腹中悒悒。

2. 病因病机：足太阳之疟，疟邪侵及足太阳，头项腰背为太阳经循行之处，故腰痛头重；疟邪不解，郁而化热，故先寒后热；热止而汗出不收，乃邪盛而正衰，故难已。

足少阳之疟，少阳主生发之气，疟邪侵及少阳，阳气不足，故令人解，恶见人，见人惕惕然；疟邪郁于少阳半表半里，故寒不甚，热亦不甚。

足阳明之疟，疟邪侵入阳明，阳明经阳气虚衰，阳虚则寒，故令人先寒，洒渐洒渐；寒极复热，故寒甚久乃热；热去而卫外不固，故热退汗出；阳衰阴盛，故喜见日月光火乃快然也。

足太阴之疟，疟邪侵及太阴经，邪气乘脾，脾失运化故而不思食；脾胃升降失常故善呕；子病累母，故不乐而好太息。

足少阴之疟，疟邪侵及少阴经，少阴之脉贯肝膈入肺中，循喉咙，故呕甚；少阴肾为阴脏，阴气不足，故热多寒少；阴病者喜静，故欲闭户牖而处；邪居少阴，病较深重，故病难已。

足厥阴之疟，疟邪侵肝经，肝气不舒，则腰痛，少腹满，小便不利如癃状；肝气不足则意恐惧；木不疏土则腹中悒悒。

3. 刺治法：足太阳之疟，刺合穴委中。足少阳之疟，刺荥穴侠溪。足阳明之疟，刺原穴冲阳。足太阴之疟，刺经穴商丘。足少阴之疟，刺输穴太溪。足厥阴之疟，刺输穴太冲。

肺疟者，令人心寒①，寒甚热，热间善惊，如有所见者，刺手太阴阳明②。

---

① 心寒：心里感觉发冷。
② 刺手太阴阳明：可刺手太阴经的列缺穴、手阳明经的合谷穴。

心疟者，令人烦心甚，欲得清水，反寒多，不甚热，刺手少阴①。

肝疟者，令人色苍苍然②，太息，其状若死者，刺足厥阴见血。

脾疟者，令人寒，腹中痛，热则肠中鸣，鸣已汗出，刺足太阴。

肾疟者，令人洒洒然③，腰脊痛宛转④，大便难，目眴眴然，手足寒，刺足太阳少阴⑤。

胃疟者，令人且病也，善饥而不能食，食而支满腹大，刺足阳明太阴横脉⑥出血。

【点评】此节论述脏腑疟的辨证及刺治，其辨证的依据是各脏腑的生理功能和生理特征，如"心藏神"，主神志，故"心疟者，令人烦心甚"等。治疗时取本脏腑所属之经的腧穴刺治。

1. 病因病机：肺疟，寒邪侵肺，乘其所不胜则心寒；寒极则热，心受邪伤而气不足，故善惊，如有所见。

心疟，疟邪侵心而心热，心热则令人烦心甚；热甚故欲得清水；热极则寒，故反寒多，不甚热。

肝疟，肝受疟邪所侵，苍青为肝色，故令人色苍苍然；肝气不舒则太息；肝气逆乱则厥，厥则其状若死。

脾疟，脾受疟邪所伤，脾脉入腹，故先寒，寒则腹中痛；寒极则热，热则脾气行故腹中鸣；阳热外散则汗出。

肾疟，疟邪侵肾，肾主水，故令人洒洒然；腰为肾府，肾为邪伤，故腰脊痛宛转；肾司二便，肾气不足故大便难；肾水亏而不上养目则眴眴然。

胃疟，疟邪伤胃，胃病及脾，胃热脾虚，故善饥而不能食，食而支满腹大。

2. 分类辨证刺法要点：肺疟，心寒，寒甚热（寒甚即发热），刺列缺、合谷。心疟，令人烦心甚，刺神门。肝疟，令人色苍苍

---

① 刺手少阴：可针刺手少阴心经的神门、少海等穴。
② 苍苍然：面色呈深青色。
③ 洒洒然：形容寒冷的样子。
④ 宛转：即转侧。
⑤ 刺足太阳少阴：可刺足太阳经的委中穴，足少阴经的大钟、太溪穴。
⑥ 刺足阳明太阴横脉：针刺足阳明经之厉兑、解溪、足三里，足太阴经之商丘等穴。

然，太息，刺中封穴出血。脾疟，令人寒、腹中痛，刺商丘。肾疟，令人洒洒然，腰脊痛，刺委中、太溪。胃疟，善饥而不能食，食而支满腹大，刺厉兑、解溪、足三里、横脉出血。

疟发身方热，刺跗上动脉①，开其空②，出其血，立寒。疟方欲寒，刺手阳明太阴、足阳明太阴③。

疟脉满大，急刺背俞，用中针，傍伍胠俞各一④，适肥瘦出其血也。疟脉小实，急灸胫少阴，刺指井⑤。疟脉满大，急刺背俞，用五胠俞背俞各一，适行至于血也。疟脉缓大虚，便宜用药，不宜用针⑥。凡治疟先发，如食顷乃可以治⑦，过之则失时也。诸疟而脉不见⑧，刺十指间出血，血去必已，先视身之赤如小豆者尽取之。

十二疟者⑨，其发各不同时，察其病形，以知其何脉之病也。先其发时如食顷而刺之，一刺则衰，二刺则知，三刺则已。不已，刺舌下两脉出血；不已，刺郄中盛经⑩出血，又刺项已下侠脊者⑪必已。舌下两脉者，廉泉⑫也。

---

① 刺跗上动脉：针刺足背冲阳穴，属足阳明胃经穴。

② 空：通"孔"，指孔穴，腧穴。

③ 刺手阳明太阴、足阳明太阴：根据病情，灵活地选取手阳明大肠经、手太阴肺经、足阳明胃经、足太阴脾经的经穴刺之。

④ 用中针，傍伍胠俞各一：用中号针刺伍胠俞穴，左右各取一穴。胠，腋下胁上的部位。傍，靠近。傍五胠俞，即背部五脏俞穴的两旁，靠近脊柱一侧的五个腧穴：魄户、神堂、魂门、意舍、志室。

⑤ 灸胫少阴，刺指井：灸小腿部足少阴经的复溜穴，针刺足太阳经的井穴至阴穴（位于足小趾端外侧）。

⑥ 疟脉缓大虚，便宜用药，不宜用针：疟病病人，见脉象缓大而虚，为血气俱虚之征，不可施以针刺疗法，而宜采取药物内服调理。

⑦ 凡治疟先发，如食顷乃可以治：疟疾病的治疗应掌握其治疗的有利时机。一般在疟疾发作之前大约一顿饭的时候，是针刺、服药的最佳时机。如食顷，约吃一顿饭的时间。

⑧ 脉不见：邪盛阻遏，而脉搏沉伏不显。

⑨ 十二疟者：指上述六经疟、五脏疟及胃疟，共计十二种疟病。

⑩ 刺郄中盛经：针刺足太阳经腘窝中央的委中穴。盛经，指足太阳经。

⑪ 刺项已下侠脊者：指针刺项部以下脊柱两侧的穴位。已，通"以"。侠，通"夹"。侠脊，即脊柱两侧。

⑫ 廉泉：经穴名，又名舌本、本池。属任脉。位于前正中线上，喉结上方与舌骨下方之间的凹陷处。

刺疟者，必先问其病之所先发者，先刺之。先头痛及重者，先刺头上及两额两眉间①出血。先项背痛者，先刺之②。先腰脊痛者，先刺郄中出血。先手臂痛者，先刺手少阴阳明十指间。先足胫酸痛者，先刺足阳明十指间出血。

风疟，疟发则汗出恶风，刺三阳经背俞③之血者。

骱酸痛甚，按之不可，名曰胕髓病④，以镵针针绝骨⑤出血，立已。身体小痛，刺至阴。诸阴之井无出血，间日一刺。疟不渴，间日而作，刺足太阳。渴而间日作，刺足少阳。温疟汗不出，为五十九刺⑥。

【点评】论疟疾的施治。其一，疟病刺后未愈的刺法。"先其发时如食顷而刺之，一刺则衰，二刺则知，三刺则已，不已，刺舌下两脉出血；不已，刺郄中盛经出血，又刺项已下侠脊者必已。"其二，据疟发先见症状刺治法。①先见头痛头重者，先刺头上（上星、百会穴）、两额（悬颅穴）、两眉（攒竹穴）使之出血。②先见项背痛者，先刺风池、风府、大杼、神道等穴。③先见腰脊痛者，先刺委中穴出血。④先见手臂痛者，先刺手少阴、阳明在十指间的井穴（少冲、商阳）。⑤先见足胫酸痛者，先刺足阳明在十指间的井穴（厉兑）出血。其三，分证配穴刺法。①风疟，汗出恶风，刺太阳之大杼出血。②骱酸痛甚，按之不可，名曰胕髓病，刺足少阳绝骨穴出血。③身体小痛，刺足太阳至阴穴。④疟不渴，间日而作，刺足太阳膀胱经穴。⑤渴而间日作，刺足少阳胆经穴。⑥温疟汗不出，用"五十九刺"（见《素问·水热穴论》五十九穴）。刺阴经诸井穴，不可出血，并应间日刺一次。

总之，疟疾的施治是本篇所论的核心内容，这也是名之曰"刺

---

① 刺头上及两额两眉间：针刺头顶部的上星、百会穴，两额部的悬颅穴，两眉间的攒竹穴。

② 先刺之：谓先针刺项背部的穴位，如风池、风府、大杼、神道等穴。

③ 刺三阳经背俞：针刺足三阳在背部的俞穴，如膀胱俞、胃俞、胆俞，这些穴位皆位于足太阳经。

④ 胕髓病：清·高世栻："骱酸痛甚，因风而酸痛也；按之不可，痛在骨也；髓藏于骨，故名曰胕髓病。"

⑤ 绝骨：穴名，又名悬钟。属足少阳胆经，位于外踝上三寸，腓骨后缘。为八会穴之髓会。

⑥ 五十九刺：指治疗热病的五十九个穴位。详见《素问·水热穴论》。

疟"缘由。

1. 刺疟原则：掌握治疗的适当时机，是治疗疟疾的重要原则即所谓"凡治疟先发，如食倾乃可以治，过之则失时也"。因为疟未发之前，正气（卫气）与疟邪未并，刺之攻邪而安正，故可治。所以《素问·疟论》曰："疟之未发也，阴未并阳，阳未并阴，因而调之，真气得安，邪气乃亡。"

2. 疟疾始发、盛、衰的刺治。

（1）疟之始发刺法：疟始发刚发热，刺足背动脉处冲阳穴出血。疟疾刚要发凉，刺手足阳明、太阴经之井穴和输穴，以调整阴阳，攻补兼施。

（2）疟邪亢盛刺法：疟脉满大而急疾，为阳邪亢盛，刺背俞（五脏俞穴）及五胠俞（魄户、神堂、魂门、意舍、志室），据病人胖瘦酌出血多少，以泻阳邪。疟脉小实而急疾，为阴寒盛实，灸足少阴（复溜穴），刺足太阳井穴（至阴穴），以温阳泻寒邪。另外，诸疟脉伏不外现，为阳盛阻遏于中不得外达，刺十指间井穴出血乃愈，若同时身上有出血点者也要刺点出血，以泻邪热。

（3）疟病正虚治法：疟脉缓大而虚，为正虚气血不足，只宜用药物调补，不宜用针刺法。

3. 疟病刺后未愈的刺法。"先其发时如食顷而刺之，一刺则衰，二刺则知，三刺则已。不已，刺舌下两脉出血；不已，刺郄中盛经出血，又刺项已下侠脊者必已。"

另外，还据疟发先见症状而随症选穴刺治，以及分证配穴刺等。

气厥论①篇第三十七

黄帝问曰：五脏六腑，寒热相移者何？

【点评】原文以此为纲，统领全篇，起到了提纲挈领的作用。至

---

① 气厥论：气，指气机。厥，指逆乱、失常。本篇主要讨论因气机逆乱致寒热相移而产生一系列病证的道理。

于因何而导致寒热相移，在全文末尾以"得之气厥"做了明确的回答，既照应了篇首的设问，同时也扼要回答了五脏之间发生寒热相移的基本病机，也就是机体自身气机逆乱所致。

岐伯曰：肾移寒于肝①，痈肿，少气②。

【点评】论肾移寒于脾，则"痈肿，少气"。因为脾主运化，具有运化水液和运化水谷精微的双重作用。寒为阴邪，最易遏伤阳气、阻碍气机，所以当寒邪从肾转移至脾时，脾阳被遏，运化失常，致使水液停蓄体内，水湿壅而成肿。脾运失常之后，不能把胃肠道消化吸收的水谷精微之气转输于肺，致宗气乏源，不能行使"行呼吸贯心脉"的功能，故产生"少气"。

脾移寒于肝，痈肿，筋挛③。

【点评】论脾移寒于肝，则"痈肿，筋挛"。因为肝藏血主筋，寒邪伤肝，使肝血凝滞、气血壅遏。"寒气化为热，热盛则腐肉，肉腐则为脓"（《灵枢·痈疽》）。说明寒凝血滞壅而化热，是导滞痈肿的病机。寒邪客于肝经血脉凝滞，血不养筋，加之寒性收引，损伤筋脉，产生筋脉拘急挛缩病证。临床上寒凝肝脉出现的筋脉挛缩强急、少腹挛急、阴囊收缩、小腿肚转筋等表现，可以用暖肝煎或天台乌药散治疗。

肝移寒于心，狂④，隔中⑤。

【点评】论肝移寒于心，则"狂，隔中"。心为阳脏，在五行属火，主血脉，主神明。当寒邪转移到心，郁而化火，上扰神明，就

---

① 肝：当作"脾"。《太素》《甲乙经》俱作"脾"。
② 痈肿，少气：明·张介宾："痈者，壅也。肾以寒水之气反传所不胜，侵侮脾土，故壅为浮肿；少气者，寒盛则阳虚于下，阳虚则无以化气也。"
③ 痈肿，筋挛：唐·杨上善："脾将寒气与肝，肝气壅遏不通，故为痈肿；肝主筋，故病筋挛。"挛，抽搐。
④ 狂：唐·杨上善："肝将寒气与心，心得寒气，热盛神乱，故狂。"
⑤ 隔中：《灵枢·邪气脏腑病形》："隔中，食饮入而还出，后沃沫。"

可出现狂躁不宁，骂詈不避亲疏等表现。"膈中"是阻隔中焦之意，中焦脾胃被寒邪凝滞阻塞，气血不通，胃失和降，就会出现胃脘当心而痛(心口痛)症状。此虽未明寒凝心脉，但心血不畅的主证是心痛或胃脘痛，故此"膈中"是否包括胸痹心痛的内容，仍是存疑待考的。

心移寒于肺，肺消①。肺消者，饮一溲二，死不治②。

【点评】论心移寒于肺，则"肺消，肺消者，饮一溲二，死不治"。原文指出了寒邪阻遏肺中阳气所致病证及其预后。肺为水之上源，有布散津液到达全身组织器官的作用，参与人体的水液代谢。当此之时，寒邪从心转移到肺，就会阻遏肺中的阳气，使其不能布散津液到全身，于是从肺直趋膀胱排出体外，故有"饮一溲二"表现；另有认为寒邪犯肺，郁而化火，火灼肺津，导致肺热叶焦，不能布散津液而致水液下趋膀胱，出现"饮一溲二"症状；还认为此系上热下寒之证，即肺有燥热津伤，肾有失于气化，故导致上述症状。

肺消是消渴的一种证型，其表现主要有口渴多饮，口燥咽干，尿频量多，舌边尖红苔薄黄，脉洪数。因其邪势过盛，伤津耗液甚速，恶化很快，故曰死不治。

肺移寒于肾，为涌水③。涌水者，按腹不坚，水气客于大肠，疾行则鸣濯濯④如囊裹浆，水之病也。

【点评】论肺移寒于肾则为"涌水"。原文指出了寒邪阻肾引起的

---

① 肺消：明·张介宾："心火不足则不能温养肺金，肺气不温则不能行化津液，故饮虽一而溲(小便)则倍之。夫肺者，水之母也。水去多，则肺气从而索矣，故曰肺消。门户失守，本元日竭，故死不能治。"

② 饮一溲二，死不治：清·尤怡："肺居上焦而司气化，肺热则不肃，不肃则水不下；肺寒则气不化，不化则水不布，不特所饮之水直趋而下，且并身中所有之津，尽从下趋之势，有降无升，生气乃息，故曰'饮一溲二，死不治。'"

③ 涌水：明·张介宾："涌水者，水自下而上，如泉之涌也。水者，阴气也。其本在肾，其末在肺。肺移寒于肾，则阳气不化于下。阳气不化，则水泛为邪而客于大肠，以大肠为肺之合也。"

④ 濯濯(zhuó 浊)：象声词，水在腹腔或肠间流动的声音。

病证及表现。肾为水脏，主持全身的水液代谢。寒邪犯肾、阻遏阳气，气化不行故出现水湿泛滥成灾的病状。涌水为《内经》所论水肿证之一，是指由肾的气化失常引起水湿泛滥全身的病证。根据本文经旨，涌水的表现有全身浮肿，腹水，水行肠中沥沥有声，就像用皮囊包裹水浆一样的感觉。从现代临床观察，水肿如果合并腹水，这是病情严重的标志。

以上诸节论述了五脏寒相移的规律：五脏寒相移的规律是肾先受寒，因为肾为寒水之脏，然后由肾开始向其他脏转移。寒邪先伤肾，由肾传之于脾，由脾再传之于肝，由肝传心，由心传肺，由肺复传之肾，周而复始。至于五脏之寒为何从肾开始，清高士宗说"五脏之气，以肾为本"，加之"诸寒收引，皆属于肾"（《素问·至真要大论》）的缘故，故五脏疾病传变中的"寒相移"始于肾。另外，根据后世命门学说，肾寄元阴元阳、是一身阳气之本，如果肾阳不足、命门火衰，既可以产生内寒，也容易招致外寒侵袭。故五脏之寒从肾开始。

脾移热于肝，则为惊衄①。肝移热于心，则死。心移热于肺，传为鬲消②。肺移热于肾，传为柔痓③。肾移热于脾，传为虚，肠澼，死不可治。

【点评】论五脏之热相移。

1. 五脏热移的规律：从原文精神看，五脏热移的规律是从脾开始，脾感热，然后依次传肝、传心、传肺、传肾，最后由肾再传回脾，循环往复。除起始脏与寒移不同外，传移顺序和寒移相同。

2. 五脏热移的病证：当热邪转移到某脏时，可引起该脏器的功能障碍，发生相应病证。

①脾移热于肝，"则为惊衄"，指出了肝热病的主要表现。肝为将军之官，内藏魂，"肝气虚则恐，实则怒。"当热邪犯肝，肝的精

① 衄（nǜ 女）：鼻中出血。
② 鬲消：病名。明·张介宾："鬲消者，鬲上焦烦，饮水多而善消也。"鬲，通"膈"，指胸膈。
③ 柔痓（zhì 志）：筋脉拘挛强直的病证。

气损伤，出现惊恐等肝虚之象。肝又藏血，有调节血液运行的作用，热犯肝经，邪热扰动，迫血妄行，使血不能内藏于肝，就会出现出血，在上则见吐衄，在下则见便血崩漏。

②肝移热于心则死。肝移热于心的病情最为严重。临床外感温热病如果热邪内陷心包，出现意识障碍则病情多属危重。肝移热于心，热邪蒙蔽神明，则见神昏谵语等病情，故云死。

③心移热于肺则"为鬲消"。"鬲消"就是消渴病，肺为水之上源，布化津液达全身，肺经有热时，消灼肺津，出现烦渴引饮等上消证候。从临床看，上消固有肺热津伤者，亦不乏寒郁化热，湿郁化热和痰郁化热等情况，足见前人见解之深。

④肺移热于肾则"传为柔痓"。柔，柔和之意，与刚相对。痓，与痉形似而误，指筋脉拘急之意。柔痓，《金匮要略》有专篇讨论，痉证的一种，指项背强急、汗出恶风、发热为特征的病证。治疗用桂枝加葛根汤。此处柔痓为肺热转移于肾，耗伤肾中真阴，精血亏乏，不能滋养荣润筋脉（因乙癸同源之故），所以发生筋脉拘急抽搐等症，与《金匮要略》之柔痓又有不同，可以互参。

⑤肾移热于脾则"传为虚，肠澼，死不可治"是指脾热的病状及预后。脾主运化，为气血生化之源，有赖于肾阳之温煦。肾中邪热移脾，运化失常，气血化源不足，故出现虚证的表现，如倦怠乏力，食少便溏等。脾之邪热由胃下传肠道，与脾运失常产生的内湿结滞，形成湿热下注，就会发生肠澼病，表现如泻下赤白脓血，腹痛后重等，相当于痢疾、结肠癌等病。由于脾胃化源不足，加之肠澼泻下无度，使人体精气血很快耗竭，病情危重，故云死不可治。

胞①移热于膀胱，则癃，溺②血。膀胱移热于小肠，鬲肠不便，上为口糜。小肠移热于大肠，为虙瘕③，为沉④。大肠移热于胃，善食而瘦

---

① 胞：阴胞，在男子为精室，在女子为子宫。
② 溺(niào 尿)：同"尿"。
③ 虙瘕(fú jiǎ 伏假)：因大肠热结、大便秘涩不通而见小腹结块的病证。虙，通"伏"，隐伏。瘕，腹中积块。
④ 沉：清·张志聪："痔也。"

入①，谓之食亦②。胃移热于胆，亦曰食亦。胆移热于脑，则辛頞③鼻渊。鼻渊者，浊涕下不止也，传为衄蔑瞑目④，故得之气厥也。

【点评】本段论述六腑热移规律及其所致病证。

1. 论六腑热移规律。六腑热移的顺序是从胞起，然后依次传至膀胱、小肠、大肠、胃、胆，最后传至脑和诸窍。此和五脏热移的不同处，在于不循环往复。由于六腑为阳，其为病也，多实多热，故言"热相传"。

2. 论六腑热移所致病证。

①胞移热于膀胱则"癃，溺血"。胞即女子胞，胞与膀胱同位于小腹，位置相邻，胞宫有热，极易传之于邻近的膀胱。膀胱主藏津液，排泄小便。若被邪热所伤，膀胱气化不利，轻者会产生小便点滴短少的癃证，重者导致小便闭结不通的闭证。这就是《素问·宣明五气》所说的"膀胱不利为癃"的病机。如果热邪灼伤膀胱血络，就会出现小便带血的情况。由于这里的癃闭和尿血都是因热所致，治疗时均可用导赤散、小蓟饮子。

②膀胱移热于小肠则"鬲肠不便，上为口糜"。《素问·灵兰秘典论》云："小肠者，受盛之官，化物出焉。"如果热邪传入小肠，使其受盛化物作用障碍、泌别清浊失职，加之热邪伤津耗液，肠道津液亏乏，就会出现隔塞不通，大便秘结等表现，小肠与心互为表里，心开窍于舌，所以小肠有热而上熏，则出现口舌糜烂等症状。临床可用导赤散治疗。

③小肠移热于大肠则"为虙瘕，为沉"。大肠的功能是传导糟粕并定期排出体外，若邪热传于大肠，气血为之凝滞，气滞血瘀结于腹中就会形成虙瘕。所谓虙瘕，即指腹腔中隐伏藏匿的包块。"沉"，指痔疮，邪热留滞肠间，热迫肛门，壅而成痔就会导致痔疮出血。

④大肠移热于胃则"善食而瘦入(一作"又"，接下读)，谓之食

① 入：当为衍文。
② 食亦：因大肠移热于胃，胃热消谷所致的善食而瘦、肢体懈怠的病证。亦，通"㑊"，懈怠。
③ 辛頞(è 遏)：鼻梁内有辛辣之感。
④ 衄蔑(miè 灭)瞑目：衄蔑，泛指鼻血。瞑目，指目昏不明。

亦"。胃主受纳腐熟，其气以下行为顺。如果邪热犯胃，邪火杀谷，就会出现消谷善饥、饮食倍增。但由于食物不能转化为精微滋养全身，加之邪热耗伤阴精，反而出现善饥而消瘦的情况，这种能食而瘦，倦怠乏力的疾病就叫"食亦"。食亦类似于现在的糖尿病或甲状腺功能亢进症。皆由胃中积热所致。

⑤胃移热于胆则"亦曰食亦"。胆为决断之官，胆与肝互为表里，肝的疏泄功能其中有些就是通过胆来实现的，比如疏泄消化，就是通过胆汁排入肠中，分解消化食物。当胃热转移于胆时，肝胆疏泄不利，亦能产生能食而瘦的食病。

⑥胆移热于脑则"辛頞（鼻頞酸痛）鼻渊"。胆之邪热沿其经脉上熏于脑，就会产生鼻渊（又名脑漏），临床表现出鼻流黄浊稠涕、头痛、鼻塞等情况。如果热邪灼伤血络、迫血妄行，还会出现鼻衄；邪热循经犯目，就会出现目不明，视力障碍的情况。

脏腑之间的寒证或热证，在一定条件下波及到其他脏腑，这种转化本篇称之"相移"。通过五脏寒相移、热相移和六腑热相移的论述，强调了脏腑之间的生理关系和病理影响，突出了整体观念，为后世辨证论治奠定了理论基础。本篇讨论的寒热相移并没有遵循五行生克乘侮的规律进行，只是五脏之间的寒移和热移次序相同，而最初传舍的脏器各异，即寒邪从肾开始，热邪从脾开始。这种情况提示在《内经》时代，古人对疾病发生发展规律的认识仍然是以实践为准绳的，而不是刻板拘泥于某一种模式。脏腑之间的病证，不单是可以相移，还可以兼挟与转化。

咳论①篇第三十八

黄帝问曰：肺之令人咳何也？
岐伯对曰：五脏六腑皆令人咳，非独肺也。

【点评】"五脏六腑皆令人咳"的观点，将咳嗽的病理范围扩大到五脏六腑，反映了咳嗽与五脏六腑的功能障碍都有联系。提示医生

---

① 咳论：本篇主要讨论咳嗽的病因、病机、症状、分类、传变规律及治疗原则，故名。

在治疗咳嗽时，不能仅仅从肺考虑，应当审证求因，拓宽临床治疗思路。

帝曰：愿闻其状。

岐伯曰：皮毛者，肺之合也。皮毛先受邪气，邪气以从其合①也。其寒饮食入胃②，从肺脉上至于肺则肺寒，肺寒则外内合邪，因而客之，则为肺咳。

【点评】此节提出引起咳嗽病因有二：一是外感风寒袭表，二是生冷饮食寒从胃而入，致使肺受内外寒邪侵袭，宣降失司，肺气上逆而咳。故有"形寒寒饮则伤肺，以其两寒相感，中外皆伤，故气逆而上引"（《灵枢·邪气脏腑病形》）以及"重寒伤肺"（《灵枢·百病始生》）之论，这也是"肺恶寒"（《素问·宣明五气》）生理特征的依据。

五脏各以其时受病，非其时各传以与之③。人与天地相参，故五脏各以治时④感于寒则受病，微则为咳，甚者为泄、为痛。乘⑤秋则肺先受邪，乘春则肝先受之，乘夏则心先受之，乘至阴⑥则脾先受之，乘冬则肾先受之。

【点评】说明以五脏配五时在发病学上的意义。根据五脏与四时配属的原理，各脏在其所主时令当中，容易感受相关的邪气而受病，其他季节则是病邪可从别脏相传而发病，此虽论咳，其他诸多疾病亦有类似规律。

"微则为咳，甚者为泄、为痛"是咳病的临床辨证鉴别要点：

---

① 邪气以从其合：谓邪气就会进而侵害皮毛所配合的肺脏。合，指皮毛所与配合的脏器即肺脏。

② 其寒饮食入胃：明·张介宾："肺脉起于中焦，循胃口，上膈属肺，故胃中饮食之寒，从肺脉上于肺也。所谓形寒寒饮则伤肺，正此节之谓。"其，如果。

③ 五脏各以其时受病，非其时各传以与之：肺脏如果不是在它相应的时令中发生了咳嗽，就是由于五脏在各自相应的时令中受邪发病以后，分别传给肺脏而造成的。非其时，指不是肺脏相应的时令。

④ 以治时：在当旺的时令中。以，在。治，谓当旺。

⑤ 乘：介词，在，当……的时候。

⑥ 至阴：指长夏。

"微则为咳"指咳病单纯、病轻，则病位仅在于肺，其症也仅为咳嗽；"甚者"言咳病复杂、病重、病情波及其他脏腑，"为泄、为痛"是咳病在腑、在脏的鉴别要点。但凡咳病在腑者，病人以咳嗽主症还兼有物向体外排出的症状，如胃咳伴有"呕甚则长虫出"，膀胱咳伴有"遗溺"等；但凡咳病在脏者，病人以咳嗽为主症兼有疼痛症状，如心咳兼有"心痛"，肝咳兼"两胁下痛"等。

帝曰：何以异之？

岐伯曰：肺咳之状，咳而喘息有音，甚则唾血；心咳之状，咳则心痛，喉中介介①如梗状，甚则咽肿喉痹；肝咳之状，咳则两胁下痛，甚则不可以转，转则两胠下满；脾咳之状，咳则右胁下痛，阴阴②引肩背，甚则不可以动，动则咳剧；肾咳之状，咳则腰背相引而痛，甚则咳涎。

【点评】五脏咳的辨证要点有三：一是咳嗽为主症，二是兼见与其对应的形体相关部位出现疼痛表现，三是其经脉循行路径的症状，如心咳有喉部症状，肝咳有两胁痛，肾咳有腰背痛等。

帝曰：六腑之咳奈何？安所受病？

岐伯曰：五脏之久咳，乃移于六腑。脾咳不已，则胃受之；胃咳之状，咳而呕，呕甚则长虫出。肝咳不已，则胆受之；胆咳之状，咳呕胆汁。肺咳不已，则大肠受之；大肠咳状，咳而遗失③。心咳不已，则小肠受之；小肠咳状，咳而失气，气与咳俱失。肾咳不已，则膀胱受之；膀胱咳状，咳而遗溺。久咳不已，则三焦受之；三焦咳状，咳而腹满，不欲食饮。

【点评】"五脏之久咳，乃移于六腑"，指出六腑咳发生的机理是由五脏咳转化而来，并且是按脏腑表里关系相传的。

六腑咳的辨证要点是：咳嗽为主症，兼有相应的机体内容物呈病理性的向体外排出，如大肠咳"咳而遗失"，胆咳"咳呕胆汁"等。

---

① 介介：明·吴崑："坚硬而有妨碍之意。"
② 阴阴：即隐隐。阴，通"隐"。
③ 遗失：遗屎，大便失禁。失，当作"矢"，通"屎"。

此皆聚于胃，关于肺，使人多涕唾而面浮肿气逆也①。

【点评】关于"此皆聚于胃，关于肺，使人多涕唾而面浮肿气逆也"句，是对咳论全篇的总结。咳嗽从病因上虽分外感内伤，从病证上涉及五脏六腑，但总是和肺胃关系更为密切。一是"皮毛先受邪气，邪气以从其合"，影响于肺，使肺失宣肃，肺气上逆；二是"其寒饮食入胃"，脾胃互为表里，寒饮伤中则痰饮内生，痰饮上贮于肺而为咳。此言更清楚地说明了肺胃与咳嗽发生的关系。肺主气，外合皮毛，开窍于鼻，外邪从鼻或从皮毛而入，内舍其合，伤及于肺，使肺失宣降而病咳。胃为五脏六腑之大源，与脾相表里，脾胃同称后天之本。

如果饮食不节伤及脾胃，中焦运化失司，气机升降失常，一则水谷精微不能转输到五脏六腑；二则营卫之气得不到中焦应有的补充而呈不足之态。营卫俱虚，卫外功能减退，外邪更易入侵；三则脾失健运后聚湿生痰，痰浊、痰饮内生，影响肺气的宣降而成咳病。就咳嗽的治疗而言，既要宣降肺气，又要调理脾胃，化痰止咳，同时奏"培土生金"之效，正如陈修园之评价"《内经》虽分五脏诸咳，而所尤重者，在'聚于胃，关于肺'六字"（《医学三字经·咳嗽第四》）。可见"聚于胃，关于肺"是对咳嗽病因病机的恰当总结。

帝曰：治之奈何？
岐伯曰：治脏者治其俞，治腑者治其合②，浮肿者治其经③。
帝曰：善。

【点评】五脏咳嗽在治疗时选取其相关脏的输穴针刺；六腑咳嗽在治疗时选取其相关腑的合穴进行针刺，因为输穴是脏腑气血所注，合穴是气血之所入，病在脏的就治其输，是治其注入之邪；病

---

① 此皆聚于胃，关于肺，使人多涕唾而面浮肿气逆也：明·马莳："夫五脏六腑之咳如此，然皆聚于胃，以胃为五脏六腑之主也；关之于肺，以肺先受邪，而后传之于别脏别腑也；使人多涕唾而面浮肿，皆以气逆于上故耳。此乃脏腑咳疾之总语也。"
② 合：指合穴。
③ 经：指经穴。

在腑就刺其合，是治其传入之邪；至于久咳引起的浮肿，是邪入经络，影响水液代谢，致水邪泛滥，所以就要取其经穴以疏通经络，使气血和调，水肿可消。此处虽然就针刺的取穴原则而论，其实寓含辨证论治的思想。

举痛论①篇第三十九

黄帝问曰：余闻善言天者，必有验于人；善言古者，必有合于今；善言人②者，必有厌于己③。如此，则道不惑而要数极④，所谓明也。今余问于夫子，令言而可知⑤，视而可见，扪而可得⑥，令验于己而发蒙解惑，可得而闻乎？

【点评】《内经》在此处提出了"三结合"的学习方法，"善言天者，必有验于人"，要将天时气候等自然规律与研究人类生命规律结合，即"天人相应"观念的应用；"善言古者，必有合于今"，要将古人的经验与适时的医学应用结合，即"古为今用"认知方法的应用；"善言人者，必有厌于己"，要将别人的研究成果与自己认知相结合，即"人为己用"学习思路。只有如此，才能启发蒙昧，解除疑惑；也才能成为一个明白医学道理的医生。

岐伯再拜稽首对曰：何道之问也？
帝曰：愿闻人之五脏卒痛，何气使然？

---

① 举痛论：本篇以寒邪客于脏腑经脉所引起的多种疼痛为例，突出了问诊、望诊、切诊在临证时的具体应用及其意义。对怒、喜、悲、恐、惊、思、寒、热、劳等九种致病因素所产生的病机和症状进行了讨论。由于本篇主要列举并论述了多种疼痛病证，故名。
② 善言人：善于讨论人身形骸、脏腑等生理功能以及病理变化。
③ 厌于己：必须联系自己的认识。厌，合也。
④ 道不惑而要数极：对问题的认识明确，对事物变化的规律掌握十分透彻。道，指规律、道理。要数，指要理、大理。极，透彻之意。
⑤ 言而可知：通过问诊，可以了解到的病情。
⑥ 扪（mén 门）而可得：指通过切诊，可以了解到的病情。扪，摸、按之意。

岐伯对曰：经脉流行不止，环周不休，寒气入经而稽迟①，泣而不行②，客于脉外则血少，客于脉中则气不通，故卒然而痛。

【点评】痛证是最常见的病证之一，可发生于患病机体的任何一个部位。致病因素、病理机制乃至病人体质的不同，疼痛的特征是会有很大差异的。若从病因言之，有外感所致之痛、内伤原因（情志所伤、饮食劳倦）所致之痛、病理产物性致病因素（如痰饮、瘀血、结石）引起的疼痛，以及外伤、寄生虫等其他原因所致的疼痛等。若据病机论之，可有邪气阻闭脉络，气血运行受阻，"不通则痛"的实性疼痛；也有精、气、血、津液、阴阳不足，脏腑组织失养，"不荣则痛"的虚性疼痛；亦有正虚邪实之虚实夹杂之痛等，《内经》论痛的内容丰富而翔实，全面地体现了其中论痛内容。

此节为论述疼痛病因病机的纲领，也是后世研究此证的理论依据。原文在肯定人体经脉、气血"流行不止，环周不休"生理状态的前提下，突出了"寒邪"是致痛的重要原因：一则寒邪有凝滞、收引之性，人体感寒则经脉因之而"缩蜷""拘急挛缩"作痛；二则气血因之而凝滞不畅或郁阻不通而疼痛；三则寒邪属阴，易伤阳气，阳气受损，失于温煦，有悖血气"喜温恶寒"特性而出现血气因"寒则泣不能流"（《素问·调经论》）的病理而致痛；四是此处之"血少"是指经脉因寒"缩蜷""拘挛"，血脉外周气血灌注不足之"不荣则痛"。这是《内经》对痛证内涵及其病机最基本的认识。

帝曰：其痛或卒然而止者，或痛甚不休者，或痛甚不可按者，或按之而痛止者，或按之无益者，或喘动应手③者，或心与背相引而痛者，或胁肋与少腹相引而痛者，或腹痛引阴股者，或痛宿昔④而成积者，或卒然痛死不知人、有少间复生者，或痛而呕者，或腹痛而后泄者，或痛而闭不通者，凡此诸痛，各不同形，别之奈何？

---

① 稽迟：指留止不行。
② 泣而不行：涩滞而运行不畅。泣，音义同"涩"。
③ 喘动应手：腹中筑动，揣之应手。喘，疑是"揣"之误。
④ 痛宿昔：疼痛日久之意。

岐伯曰：寒气客于脉外则脉寒，脉寒则缩蜷，缩蜷则脉绌急①，绌急则外引小络，故卒然而痛，得炅②则痛立止；因重中于寒，则痛久矣。

寒气客于经脉之中，与炅气相薄则脉满，满则痛而不可按也，寒气稽留，炅气从上③，则脉充大而血气乱，故痛甚不可按也。

寒气客于肠胃之间，膜原④之下，血不得散，小络急引故痛，按之则血气散，故按之痛止。寒气客于侠脊之脉⑤，则深按之不能及，故按之无益也。

寒气客于冲脉，冲脉起于关元⑥，随腹直上，寒气客则脉不通，脉不通则气因之，故喘动应手矣。

寒气客于背俞之脉⑦则脉泣，脉泣则血虚，血虚则痛，其俞注于心，故相引而痛；按之则热气至，热气至则痛止矣。

寒气客于厥阴之脉，厥阴之脉者，络阴器系于肝，寒气客于脉中，则血泣脉急，故胁肋与少腹相引痛矣。厥气⑧客于阴股，寒气上及少腹，血泣在下相引，故腹痛引阴股。

寒气客于小肠膜原之间，络血之中，血泣不得注于大经⑨，血气稽留不得行，故宿昔而成积矣。

寒气客于五脏，厥逆上泄⑩，阴气竭，阳气未入，故卒然痛死不知人，气复反则生矣。

寒气客于肠胃，厥逆上出，故痛而呕也。寒气客于小肠，小肠不得成聚，故后泄腹痛矣。热气留于小肠，肠中痛，瘅热焦渴，则坚干不得出，故痛而闭不通矣。

---

① 绌急：屈曲拘急之状。

② 炅(jiǒng 炯)：唐·王冰："炅，热也。"

③ 炅气从上：热气与寒气交迫。上，疑为"之"之误。

④ 膜原：隔膜与膈肌之间的部位。

⑤ 侠(jiā 加)脊之脉：明·张介宾："侠脊者，足太阳经也。其最深者，则伏冲、伏膂之脉。"侠，通"夹"。

⑥ 关元：穴名。属任脉，位于脐下三寸处。

⑦ 背俞之脉：指足太阳经。

⑧ 厥气：指寒逆之气。

⑨ 大经：指较大的经脉。

⑩ 厥逆上泄：指厥逆之气上越。

【点评】论疼痛的审因论治。疼痛的发生颇为复杂，或因寒，或因热，或因外邪入侵，或因情志内伤，或因劳伤太过，或因虫咬冻伤，或因跌碰折，不胜枚举。本节以常见的致病因素寒邪为例，明确了疼痛的发病机理不外虚实两者。实者是血行迟滞，脉涩不通，即所谓"客于脉中则气不通"之义；虚者是缘经脉收缩，所运行的气血不足，脉外的组织得不到充足的气血之灌注濡养，即所谓"客于脉外则血少"之义。此处之"脉外"与"脉中""气"与"血"，均为互文，概括了痛证属虚属实两种病机。

此节所论 14 种疼痛，虽有胸胁痛，有腹痛，但以腹痛为主。这 14 种胸腹痛可归之为以下三种类型：

1. 疼痛与缓解方法有关者凡 6 证。得热而疼痛缓解者，是寒邪伤于脉外，病位尚浅，故可用艾灸、热熨之法缓解治之；疼痛拒按者，是寒热交争剧烈，按之则气血愈加逆乱，故拒按；按之痛不减者，是寒邪深伏于里，按之不能达于病所，故按之不减。痛而喜按者有两证：一是邪伤肠外小络，按之血气得以畅通；一为按之可使阳热之气直抵病处，使邪气暂得消散，故此两者喜按。也有按之搏动应手，是邪伤冲脉之深在者。

2. 牵引性疼痛者凡 3 证。寒客背俞之脉，心与背相引而痛；寒伤厥阴，因肝脉环外阴，布胁肋，抵少腹，故寒邪犯之，经气不利，有胁肋与少腹相引而痛，以及少腹痛引阴股两证。

3. 伴有不同兼证之痛者凡 5 证。邪客小肠膜原之间，日久气血凝聚，故痛久而兼积聚；有寒邪伤脏，阳气被阴邪壅阻不能入内，阴阳之气不相交通，气机大乱，故发生疼痛性昏厥；胃肠之气下行为顺，以降为和，当寒邪犯之，气反上逆，故腹痛而兼呕吐；寒邪伤犯小肠，食物不得消化，清浊不分，并走大肠，故痛兼腹泻；当寒邪从阳化热，或热邪直犯小肠，灼津化燥，故痛兼大便秘结。

帝曰：所谓言而可知者也，视而可见奈何？

岐伯曰：五脏六腑，固尽有部①，视其五色，黄赤为热②，白为寒③，青黑为痛④，此所谓视而可见者也。

帝曰：扪而可得奈何？

岐伯曰：视其主病之脉，坚而血及陷下者⑤，皆可扪而得也。

【点评】论疼痛的诊断。原文在论述了诸痛的病因病机和辨证之后，紧接着又讲述了诸痛的诊断方法。所说的"言而可知者也，视而可见……皆可扪而得也"，指诊法而言。对疼痛可用望诊法，望其五色，以别病性，即原文之"视其五色，黄赤为热，白为寒，青黑为痛"者是。还可结合腹部触诊，"扪而可得"者是。其中心思想是指出要综合多方面的诊察方法，广泛搜集病史资料，才能做出确切的诊断。

帝曰：善。余知百病生于气⑥也，怒则气上，喜则气缓⑦，悲则气消，恐则气下，寒则气收，炅则气泄，惊则气乱，劳则气耗，思则气结，九气不同，何病之生？

岐伯曰：怒则气逆，甚则呕血及飧泄，故气上矣。喜则气和志达，荣卫通利，故气缓矣。悲则心系急，肺布叶举⑧，而上焦不通，荣卫不散，热气在中，故气消矣。恐则精却⑨，却则上焦闭，闭则气还，还则下焦胀，故气不行⑩矣。寒则腠理闭，气不行⑪，故气收矣⑫。炅则腠理开，荣卫通，汗大泄，故气泄。惊则心无所倚，神无所归，虑无所定，故气乱矣。劳则喘息汗出，外内皆越，故气耗矣。思则心有所存，神有

---

① 固尽有部：五脏六腑在面部本来都各有其所主的部位。
② 黄赤为热：明·张介宾："黄赤色者，火动于经，故为热。"
③ 白为寒：阳气衰微，血不上荣，故为寒证。
④ 青黑为痛：青色及黑色主疼痛。青黑色为气滞血瘀所致，故主疼痛。
⑤ 坚而血及陷下者：观察脉搏之坚实、血络之充盈及其下陷等不同情况。
⑥ 百病皆生于气：多种疾病的发生，都是由于气的失调所致。百病，泛指多种疾病。
⑦ 气缓：气涣散不收之意。
⑧ 肺布叶举：肺叶张大。
⑨ 恐则精却：恐惧太过则耗伤肾精。盖肾藏精，恐伤肾。却，退却，此作"耗伤"解。
⑩ 气不行：清·高世栻："恐伤肾而上下不交，故气不行；不行者，不行于上也。"
⑪ 气不行：《新校正》："按《甲乙经》'气不行'作'营卫不行'。"宜从。
⑫ 气收：明·张介宾："寒束于外则玄府闭塞，阳气不能宣达，故收敛于中而不得散也。"

所归，正气留而不行，故气结矣。

【点评】通过对情志过激（如怒、喜、悲、恐、惊、思）、寒热偏盛、疲劳过度等因素所致脏腑功能紊乱，正气失调九种病机的论证，推而广之，得出"百病生于气"这一疾病发生普遍机理的观点。此处之"气"是指人体正气。原文论述的情志过激、寒热偏盛、疲劳过度等因素，都能导致脏腑功能紊乱，正气失调，从而发生多种疾病。

1. 外感邪气所伤病机：寒性凝滞收引，寒邪外袭，腠理闭阻，卫气不得宣散，则可见恶寒、无汗、脉紧之状。火热之邪，其性升散，犯之则腠理开疏，汗大出，气随津泄，故有耗气伤津之候。

2. 情志所伤病机：恼怒太过，肝气上逆，血随气涌，既可发生呕血，也可产生晕厥；木旺伐脾而生飧泄。适度喜悦则血和气达，于人无害；若喜之过极，则心神散乱、心气涣散不收。过度悲伤，气郁不行，化热灼阴，则气阴两伤。过度恐惧，伤精损肾，肾精无以上济于心，则上下气机闭塞不通。过度受惊则心神不安，举止无措。思虑过度，心神凝聚，气机郁滞而病。

3. 过度劳伤病机：劳力过多，常见喘息汗出表现：汗出过多，气随津泄；喘息不止，肺气内耗，故曰"劳则气耗"。

腹中论①篇第四十

黄帝问曰：有病心腹满②，旦食则不能暮食，此为何病？
岐伯对曰：名为鼓胀③。
帝曰：治之奈何？
岐伯曰：治之以鸡矢醴，一剂知④，二剂已。

---

① 腹中论：本篇论述病证如臌胀、血枯、伏梁、热中、消中、厥逆等，因为皆在腹内，故名。

② 心腹满：指脘腹胀满。心，指心口处的胃部。

③ 鼓胀：明·张介宾："鼓胀，内伤脾肾，留滞于中，则心腹胀满，不能再食，其胀如鼓，故名鼓胀。"

④ 知：奏效。

帝曰：其时有复发者何也？

岐伯曰：此饮食不节，故时有病也。虽然其病且已，时故①当病，气聚于腹也。

【点评】此节论述了鼓胀病的病因病机、表现、治疗及反复的原因。据注家见解，盖由饮食劳倦伤脾，"脾土气虚，不能磨谷，故旦食而不能暮食，以致虚胀如鼓"（张志聪）；或由饮食劳倦伤及脾肾，"内伤脾肾，留滞于中，则心腹胀满，不能再食，其胀如鼓"（张介宾）；或由内伤因素导滞脾虚气滞、湿阻于中所致。该病多责之于肝、脾、肾失调，肝郁则气血不畅，脾伤则水湿内停，肾伤气化无权，于是气结、血瘀、水停结聚腹中，阻遏三焦气化和气血运行而成。临床以胸腹胀满，朝轻暮重，得食胀甚，以及"腹胀身皆大，大与肤胀等也，色苍黄，腹筋起"（《灵枢·水胀》）为表现特征。该病有易于反复的特点，引起反复的原因有二：一是为饮食不节，伤及脾胃；二是病虽初愈，又感风寒，风冷邪气聚于腹内，伤及脾肝之故。治之以鸡矢醴，攻泻利水消胀。

帝曰：有病胸胁支满者，妨于食，病至则先闻腥臊臭②，出清液③，先④唾血，四支清⑤，目眩，时时前后血⑥，病名为何？何以得之？

岐伯曰：病名血枯，此得之年少时，有所大脱血，若醉入房中，气竭肝伤，故月事衰少不来也。帝曰：治之奈何？复以何术？

岐伯曰：以四乌鲗骨⑦、一藘茹⑧二物并合之，丸以雀卵⑨，大如小

---

① 时故：时过不久。故，指时间过去。

② 臭(xiù 秀)：气味。

③ 出清液：流清涕。

④ 先：清·于鬯："此'先'字当因上文'先'字而衍。"

⑤ 四支清：四肢清冷。

⑥ 前后血：大小便出血。

⑦ 乌鲗(zé 泽)骨：药名。乌贼外套膜中的舟状骨板。

⑧ 藘(lǘ 驴)茹：药名。明·张介宾："亦名茹藘，即茜草也。气味甘寒无毒，能止血治崩，又能益精气，活血通脉。"

⑨ 雀卵：麻雀蛋。能补精益血，可治男子阳痿不举，女子带下血闭等。

豆，以五丸为后饭①，饮以鲍鱼②汁，利肠中及伤肝也。

【点评】论血枯。血枯病属血液衰少，脉道枯竭，血海空虚所致的疾病，表现为头晕乏力、面色萎黄或苍白、形瘦、毛发干枯、肌肤甲错、经少经闭、心悸健忘、肢体麻木等，属中医虚劳范围。汉代张仲景列举了食伤、忧伤、饮伤、房劳伤、肌伤、劳伤、内有干血、亡血失精等，是导致五劳虚极的基本原因，同时列举了干血致虚和化瘀生新的治法。巢元方列举的五劳六极七伤，六极中就有血极，尤其强调大病之后，气血亏耗，可以复感外邪。李东垣创立的当归补血汤，是益气生血的较早方剂。李用粹认为"虚者，血气之空虚也；损者，脏腑之损坏也"（《证治汇补·虚劳》）。目前认为血枯病（血虚）的病因，不外乎先天因素、饮食劳倦、七情内伤、产后失血、大病久病等，均可造成精血互化障碍，气血生化乏源，暗耗阴血，血液丢失，最终造成血虚。血不上荣，可以出现头晕头痛，耳鸣眼花；血不养肝，则目干涩，视力减退或夜盲；血不养筋，血虚生风则抽掣、麻木；血不养心，神不守舍则见惊惕、善恐、心悸、不寐；血虚胞宫失养而见经闭或经少；如血虚生燥可引起便秘口渴，目睛瞤动，皮肤瘙痒等表现。基于其形成原因，故其治疗大体予以补肾生血法、益气生血法、化瘀生血法，具体用药还需结合脏腑经络定位分别处理。

帝曰：病有少腹盛③，上下左右皆有根，此为何病？可治不？
岐伯曰：病名曰伏梁④。
帝曰：伏梁何因而得之？
岐伯曰：裹大脓血，居肠胃之外，不可治，治之每切按之致死。
帝曰：何以然？

---

① 后饭：饭前服下。
② 鲍鱼：盐渍鱼，腌鱼。
③ 少腹盛：小腹实满。盛，满，硬而满。
④ 伏梁：以腹腔有脓血包块为主症的疾病。

岐伯曰：此下则因①阴，必下脓血，上则迫胃脘，生鬲②，侠③胃脘内痈，此久病也，难治。居齐上为逆④，居齐下为从，勿动亟夺⑤。论在《刺法》⑥中。

帝曰：人有身体髀股胻皆肿，环齐而痛，是为何病？

岐伯曰：病名伏梁，此风根⑦也。其气溢于大肠而著于肓⑧，肓之原在齐下，故环齐而痛也。不可动之，动之为水溺涩之病。

【点评】论伏梁。伏梁为古病名，相当于现在的腹内痞块。本篇所论有二：一是胃脘伏梁，也称脓血伏梁（与《灵枢·经筋》之"伏梁，唾血脓"，与"伏梁，在心下，上下行，时唾血"（《灵枢·邪气脏腑病形》）一致，其表现为少腹胀满疼痛、拒按，脓血内溃形成包块，四周界限清楚；二是大肠伏梁，亦称风根伏梁，其表现有脐周疼痛、下肢浮肿（《素问·奇病论》同此）。张介宾认为系寒气客于脐腹，类似于现在的肠功能紊乱或不全性肠梗阻。但《难经·五十六难》之"伏梁"为"心之积，曰伏梁，起脐上，大如臂，上至心下，久不愈，令人烦心"则是五脏积之一，是从心下（胃脘部）至脐上发生的包块，和后世医家谈的"痃症"相似，如《太平圣惠方》之"痃者，在腹内近脐左右，各有一条筋脉急痛，大者如臂，小者如指，因气而成，如弦之状，故名痃"。《内经》4篇所论之伏梁，名同义别，不可不辨。

---

① 因：损伤。

② 生鬲：生，清·孙鼎宜"当作'至'，形误"。是。鬲，通"膈"，指横膈。

③ 侠：当作"使"，形近而误。

④ 居齐上为逆：齐，通"脐"。逆，与下句中"居齐下为从"的"从"，清·孙鼎宜认为："二字当乙转，方与上文'不可治'义合。'居'犹生也，见《左传·僖（公）九年》杜注。脐上生腹内痈，虽为险证，然犹不及丹田之分，故为较顺；脐下则丹田之所居，生气之源，邪不可侵。"录以备考。

⑤ 勿动亟（jí急）夺：清·高世栻："犹言勿用急切按摩以夺之。不当急夺而妄夺，必真气受伤而致死。"亟，快，急切。夺，唐·王冰："去也。"

⑥ 《刺法》：指《素问》佚篇之一《刺法论》。

⑦ 风根：此谓病的根由是风寒之邪。风，此指风寒。根，根由，指病因。

⑧ 肓：指脏腑间的隔膜。

帝曰：夫子数言热中消中①，不可服高梁芳草石药，石药发瘨②，芳草发狂。夫热中消中者，皆富贵人也，今禁高梁，是不合其心，禁芳草石药，是病不愈，愿闻其说。

岐伯曰：夫芳草之气美③，石药之气悍，二者其气急疾坚劲，故非缓心和人，不可以服此二者。

帝曰：不可以服此二者，何以然？

岐伯曰：夫热气慓悍，药气亦然，二者相遇，恐内伤脾，脾者土也而恶木，服此药者，至甲乙日更论④。

【点评】论消中。消中病在《内经》中有多种称谓，如消渴、鬲消、肺消、消瘅等，有 14 篇论及，对其病因病理、临床表现、治疗及预后均多有论述，为后世研究消渴病奠定了理论基础。仲景将其作为专篇论述，并拟定白虎加人参汤、肾气丸为治疗该病有效方剂。隋代巢元方对其病因病理予以补充，认为下焦虚热、肾燥阴亏为基本病机，并认识到本病容易并发痈疽和水肿，并拟定"导引"、散步等辅助治疗方法。孙思邈认为本病发生与饮食因素有关，这为其把饮食疗法放在了首位提供了理论根据。王焘率先引出"三消"辨治思想并首次记载了病人尿甜特点(《外台秘要方·消渴》)。宋代《太平圣惠方·治消渴诸方》论证了三消之名，金元时期医家通过学术争鸣发展了消渴的理论，至明清时期，对该病的研究渐趋成熟。基于阴虚为本，燥热为标的病机认识，故清热生津，益气养阴为其基本治疗原则。由于其并发症较多，因此，在运用清热生津、益气养阴基本法则外，还应针对具体情况，及时合理地选配清热泻火、健脾益气、滋补肾气、补肾涩精、活血化瘀、育阴息风、养肝明目、平肝潜阳、化瘀利水等方法，以求更准确地调整气血阴阳，治愈消渴病。总之，《内经》为本病研究之发端。

---

① 热中消中：唐·王冰："多饮数溲，谓之热中；多食数溲，谓之消中。"
② 瘨：同"癫"，癫病，以嬉笑无常为主症的精神失常的病。
③ 美：清·孙鼎宜："当作'炗'。形误。《说文》：'炗，小热也。'"是。
④ 更论：《甲乙经》中作"当愈甚"。

帝曰：善。有病膺①肿颈痛，胸满腹胀，此为何病？何以得之？

岐伯曰：名厥逆②。

帝曰：治之奈何？

岐伯曰：灸之则喑③，石之则狂，须其气并，乃可治也④。

帝曰：何以然？

岐伯曰：阳气重上，有余于上，灸之则阳气入阴，入则喑⑤；石之则阳气虚，虚则狂⑥；须其气并而治之，可使全⑦也。

【点评】其一，论厥逆。主要论述厥逆病的形成原因、表现及治疗原则。将此节与《素问·厥论》所论引起"胸腹胀满"的病机一致，所以此处之机理当属厥气上逆，气机逆乱所致。在论述治疗之先，首言妄用灸法致喑、妄用砭石法致狂的禁忌，可谓警示在先，主论在后。治疗厥逆，应当"须其气并"即上下之气渐通，合并后，方可言治。提示治疗厥逆之病，要掌握时机，因势利导。故张介宾认为，"气并者，谓阴阳既逆之后，必渐通也，盖上下不交，因而厥逆，当其乖离而强治之，恐致偏绝，故须其气并，则或阴或阳，随其盛衰，察而调之，可使保全也"。真可谓是临床经验之谈。

其二，论狂证。"狂"证属阳多热实，《难经·二十难》"重阳者狂"即是，《内经》虽多从阳热实证论之，且有专述（《灵枢·癫狂》）等。但虚性之"狂"并非绝无仅有，如"肺喜乐无极则伤魄，魄伤则狂，狂者意不存人"（《灵枢·本神》）即是例证。狂有狂惑、狂越之分，

---

① 膺：前胸两旁的胸大肌部。

② 厥逆：明·张介宾："此以阴并于阳，下逆于上，故病名厥逆。"

③ 喑（yīn 阴）：失音。

④ 须其气并，乃可治也：清·姚止庵："'并'注谓并合是也。至其所以并合可治之解，惜未明快。盖言气逆之证，上冲胸膺，散漫腹胁，攻之急则气不归经而逆愈甚，故须因势利导，使气合而并于一，然后中满者补其母，阳浮者滋其阴，火盛气壅者消散而清利，则上冲者必降而顺下，散漫者自敛而归于原也。"

⑤ 入则喑：明·张介宾："阳气有余于上，而复灸之，是以火济火也。阳极乘阴，则阴不能支，故失声为喑。"

⑥ 虚则狂：明·张介宾："阳并于上，其下必虚。以石泻之，则阳气随刺而去，气去则上下俱虚而神失其守，故为狂也。"

⑦ 全：同"痊"。

狂惑是神识错乱，不能自持，多由悲哀动中或喜乐无极，伤及魂魄所致，属虚性证候；而狂越之言语错谬，妄言骂詈不避亲疏，逾垣上屋，毁物伤人，气力逾常多为所欲不遂，郁怒伤肝，五志化火引起，证属实热。属虚属实，随证辨之。

帝曰：善。何以知怀子之且生也？

岐伯曰：身有病而无邪脉也。

帝曰：病热而有所痛者何也？

岐伯曰：病热者，阳脉也，以三阳之动也①，人迎一盛少阳，二盛太阳，三盛阳明，入阴也②。夫阳入于阴，故病在头与腹，乃䐜胀而头痛也。

帝曰：善。

【点评】论妊娠的临床鉴别诊断。篇末以"何以知怀子之且生也？"发问，相继回答了正常妊娠与某些病证的区别。妊娠属生理现象，但亦属腹中之事，妊后有停经、恶心、腹部隆起等变化，需要与血枯病、鼓胀、伏梁等腹内疾病相鉴别。一是妊娠"无邪脉"，是说虽然身有不适病状，但不见病脉，反见"阴搏阳别"（《素问·阴阳别论》）的脉象滑而有力。还要将"阴搏阳别"之妊娠脉象与"病热者，阳脉"鉴别，这两种脉象均属于"阳脉"之类，热病阳脉是"三阳之动"，且有"䐜胀而头痛"，要脉症合参。

刺腰痛③篇第四十一

足太阳脉令人腰痛，引项脊尻背④如重状，刺其郄中⑤，太阳正经⑥

---

① 三阳：指下文所谓少阳、太阳、阳明三阳经脉。

② 入阴也：疑为衍文。《甲乙经》《太素》均无此三字。

③ 刺腰痛：腰痛，是通过腰部的诸条经络受邪后所产生的症状。本文通过叙述各条经脉功能失调后导致腰痛的机理，进而探讨其针刺治疗方法，故名。

④ 引项脊尻（kāo 考）背：腰痛时牵引到头项、脊背以及臀部。

⑤ 郄中：委中穴。

⑥ 太阳正经：足太阳经脉本身。

出血，春无见血①。

少阳②令人腰痛，如以针刺其皮中，循循然不可以俯仰③，不可以顾④，刺少阳成骨之端⑤出血，成骨在膝外廉之骨独起者，夏无见血。

阳明令人腰痛，不可以顾，顾如有见者，善悲，刺阳明于骱前三痏⑥，上下和之⑦出血，秋无见血。

足少阴令人腰痛，痛引脊内廉⑧，刺少阴于内踝上二痏⑨，春无见血，出血太多，不可复也。

厥阴之脉令人腰痛，腰中如张弓弩弦⑩，刺厥阴之脉，在腨踵鱼腹之外⑪，循之累累然，乃刺之，其病令人善言，默默然不慧，刺之三痏⑫。

【点评】此节专论六经腰痛的表现及其刺治，虽未明言其病因病机，依据"审症求因"思维方法推论，如太阳腰痛"如重状"，提示有湿邪存在，盖湿性重浊黏滞，阻碍气血运行，故疼痛之中伴有沉重困之感；少阳腰痛；少阳腰痛"如以针刺其皮中"，属刺痛性质，提示有瘀血，"不可以俯仰""不可以顾"，提示有风寒存在，盖寒性收引，凝滞气血，故出现项背强急，弯腰屈背时疼痛；厥阴腰痛之"腰中如张弓弩弦"状，属胀痛性质，提示气滞所为。可见，腰痛的病因可分内外两途：外为风寒湿邪所伤，阻碍经络气血运行；内

---

① 见血：针刺放血。唐·杨上善注："足太阳在冬春时气衰，出血恐虑，故禁之也。"

② 少阳：按前后文例，疑"少阳"下脱"脉"字。下文"阳明""足少阴"似亦脱"脉"字。

③ 循循然不可以俯仰：谓少阳腰痛逐渐发展到背不可俯仰的程度。循循然，渐次也。

④ 不可以顾：病人不能左右回顾。顾，回头看之意。

⑤ 成骨之端：膝阳关穴。

⑥ 骱（héng 横）前三痏（wěi 委）：可针刺胫骨前的足三里等三穴。

⑦ 上下和之：清·高世栻："上下和之，乃三里合上廉下廉以和之"。

⑧ 痛引脊内廉：疼痛牵引到脊椎骨的内侧缘。内廉，即内侧缘。

⑨ 刺少阴于内踝上二痏：针刺足少阴肾经位于内踝上方的复溜（左右两穴）。复溜穴位于内踝后上方二寸处。

⑩ 腰中如张弓弩弦：病人腰痛、腰部强硬就如同张开的弓弦一样。弩，弩弓，一种利用机械力量发射箭的弓。

⑪ 腨（shuàn 涮）踵鱼腹之外：在下肢小腿肚与足跟之间的外侧。腨，指小腿肚。踵，足跟。鱼腹，指小腿肚突起之肌肉状如鱼腹。

⑫ 刺之三痏：唐·王冰："三刺其处腰痛可除"。

为情志久病，伤及气血，导致气滞血瘀。病机则以实邪阻滞、不通则痛为主。

对于腰痛的治疗，首先要审证求经，然后视具体情况，或循经取穴针刺，或采用放血疗法，同时针刺方法还要与四时变化相适应。并提出针刺放血要关注四时气候变化，如"春无见血"等就是其例，这是《内经》天人合一观在治疗方面的体现。

解脉①令人腰痛，痛引肩，目䀮䀮然，时遗溲，刺解脉，在膝筋肉分间郄外廉之横脉②出血，血变而止③。解脉令人腰痛如引带，常如折腰状，善恐，刺解脉，在郄中结络如黍米④，刺之血射以黑，见赤血而已。

同阴之脉⑤，令人腰痛，痛如小锤居其中，怫然⑥肿，刺同阴之脉，在外踝上绝骨之端⑦，为三痏。

【点评】论辨治解脉腰痛。解脉是足太阳的分支，同阴之脉是足少阳的别络，所致腰痛既与足太阳、足少阳有相同的地方，又各有其自身特点，临床自当省察。

阳维之脉⑧令人腰痛，痛上怫然肿。刺阳维之脉，脉与太阳合腨下间，去地一尺所⑨。

衡络之脉⑩令人腰痛，不可以俯仰，仰则恐仆，得之举重伤腰，衡

---

① 解脉：属足太阳之脉，是经脉之一分为二的分支。

② 横脉：清·张志聪："膝后筋肉分间，太阳委中穴也。郄外廉之横脉，穴外之横络也。"

③ 血变而止：清·高世栻："当刺出其血，血紫黑而变赤，即当止之。"

④ 郄中结络如黍米：在委中穴处有络脉凝结如黍米粒状。

⑤ 同阴之脉：指足少阳之别络。

⑥ 怫然：隆起貌。

⑦ 绝骨之端：指阳辅穴。位于外踝上四寸，腓骨前缘处。绝骨，穴名，又称"悬钟"，属足少阳胆经。

⑧ 阳维之脉：即阳维。属奇经之一，与六阳经相联系，故称阳维之脉。

⑨ 脉与太阳合腨下间，去地一尺所：当刺承山穴。该穴位于阳维脉与太阳经相会合于小腿肚下的中间、约离足跟一尺左右的地方。

⑩ 衡络之脉：指带脉。属奇经之一，约束纵行的各条经脉，环围腰部一周，有如束带，故称带脉。

络绝，恶血归之，刺之在郄阳筋之间，上郄数寸，衡居为二痏出血①。

会阴之脉②，令人腰痛，痛上漯漯然③汗出，汗干令人欲饮，饮已欲走。刺直阳之脉④上三痏，在跷上郄下五寸横居⑤，视其盛者出血。

飞阳之脉⑥令人腰痛，痛上拂拂然，甚则悲以恐。刺飞阳之脉，在内踝上五寸，少阴之前，与阴维之会⑦。

昌阳之脉⑧令人腰痛，痛引膺，目䀮䀮然，甚则反折，舌卷不能言。刺内筋⑨为二痏，在内踝上大筋前太阴后，上踝二寸所。

散脉⑩令人腰痛而热，热甚生烦，腰下如有横木居其中，甚则遗溲。刺散脉，在膝前骨肉分间，络外廉束脉⑪，为三痏。

【点评】论辨治奇经腰痛。此节主要论述奇经八脉被病邪阻滞所引起腰痛的表现及治法，由于《内经》对奇经的称谓与后世不同，所以其循行路线和临床表现各家见解就有出入。

肉里之脉⑫令人腰痛，不可以咳，咳则筋缩急，刺肉里之脉为二痏⑬，在太阳之外，少阳绝骨之后⑭。

---

① 刺之在郄阳筋之间，上郄数寸，衡居为二痏出血：针刺委阳、殷门穴。委阳穴横居于委中穴，殷门穴则居委中穴上方数寸处，可针刺二次。

② 会阴之脉：指任脉。

③ 痛上漯漯(tà 踏)然：指腰痛处汗出的样子。漯漯然，汗出貌。

④ 直阳之脉：即前述会阴之脉。

⑤ 跷上郄下五寸横居：指阳跷的申脉穴，以及委中穴、承山穴。

⑥ 飞阳之脉：指阴维脉。属奇经之一。因该脉由阳经别出，故称飞阳。

⑦ 刺飞阳之脉，在内踝上五寸，少阴之前，与阴维之会：当刺筑宾穴。该穴属足少阴肾经穴，位于足内踝上五寸，足少阴肾经上，是阴维脉的郄穴。

⑧ 昌阳之脉：指阴跷脉。

⑨ 刺内筋：针刺交信穴。交信穴属足少阴肾经，位于复溜前方、胫骨内侧缘后方，阴跷脉的郄穴。

⑩ 散脉：指冲脉。

⑪ 刺散脉，在膝前骨肉分间，络外廉束脉：针刺犊鼻穴、足三里、上廉穴等。

⑫ 肉里之脉：唐·王冰："肉里之脉，少阳所生，则阳维气所发也。"

⑬ 刺肉里之脉为二痏：针刺阳辅穴两次。

⑭ 在太阳之外，少阳绝骨之后：阳辅穴的位置在足太阳经的外侧、足少阳经绝骨穴的上方。

腰痛侠脊而痛至头几几然①，目䀮䀮欲僵仆，刺足太阳郄中出血。腰痛上寒，刺足太阳阳明；上热，刺足厥阴；不可以俯仰，刺足少阳；中热而喘，刺足少阴，刺郄中出血。

腰痛，上寒不可顾，刺足阳明；上热，刺足太阴；中热而喘，刺足少阴。大便难，刺足少阴。少腹满，刺足厥阴。如折不可以俯仰，不可举，刺足太阳。引脊内廉，刺足少阴。

腰痛引少腹控䏚②，不可以仰，刺腰尻交者③，两髁胂上④。以月生死为痏数⑤，发针立已，左取右，右取左⑥。

【点评】其一，论诸种腰痛的兼症及审因论治。在分别论述六经、奇经失调令人腰痛的表现以及刺法之后，又论述了腰痛相兼不同症状（如兼头目、兼寒热、兼肢体活动受限、兼腹满便难等）的刺治方法，提示临证时对于腰痛之病既要审证求因，结合兼症予以辨证施治，所兼加的症状不同，要选取不同腧穴、施以不同针刺手法而施治。

本节所论针刺方法有六：一是循经取穴法，是主要的取穴原则；二是穴位放血法；三是表里配穴法；四是局部取穴法；五是远道刺法，如病在上部头面、躯干而取下肢穴位以治疗；六是缪刺法，如"左取右，右取左"即是。

其二，论依据月相变化施针治病。"以月生死为痏数，发针立已"提出了针刺要与月亮圆缺变化相应，提示月相的盈亏对人体脏腑、经络、气血的生理病理有着重要影响的作用，这在《素问·八正神明论》有所论述，如何依据月相变化施针治病，可参《素问·缪

---

① 几几（jǐn 紧）然：形容头项部疼痛而项背拘急、强滞不柔和的状态。

② 腰痛引少腹控䏚（miǎo 秒）：腰部疼痛牵引及少腹部及季胁之下。引、控，牵引之意。䏚，季胁下空软处。

③ 腰尻交者：足太阴之络脉，从髀合阳明上贯尻骨，与厥阴、少阳交结于下髎穴。

④ 两髁（kē 棵）胂（shēn 申）上：穴位在两侧腰骶部夹脊肉上。髁，髁骨、股骨。

⑤ 以月生死为痏数：即根据每月的上半月或下半月的日数来计算针刺的穴位数。唐·王冰："月初向圆为月生，月半向空为月死；死月刺少，生月刺多。《缪刺论》曰：月生一日一痏，二日二痏，渐多之，十五日十五痏；十六日十四痏，渐少之。其数多少，如此即知也。"

⑥ 左取右，右取左：谓肢体左侧疼痛，就取右侧的穴位针刺；肢体右侧疼痛，就刺左侧的穴位。在此指缪刺法。

刺论》，此为时间医学、气象医学的雏形。

风论①篇第四十二

黄帝问曰：风之伤人也，或为寒热，或为热中②，或为寒中③，或为疠风④，或为偏枯⑤，或为风也⑥，其病各异，其名不同，或内至五脏六腑，不知其解，愿闻其说。

【点评】 风证是指因风气伤人所致的病证，此即"风者，百病之长也，至其变化乃为他病也，无常方，然致有风气也"（《素问·风论》）。由于风为六气之首，"百病之长""百病之始"，故风邪常作为各种外邪的代表，凡四时不正之气每以虚风、贼风及虚邪贼风名之。所以《内经》中以风为名的病证名称最多。同时也要注意，含"风"字的病名虽多，但又不能尽归于风证。如"二阳之病发心脾，有不得隐曲，女子不月；其传为风消，其传为息贲者，死不治"（《素问·阴阳别论》），其"风消"指身体迅速消瘦，并非因风而致消。有时一名多病，有的属风证，有的为他病。如风厥，就有"二阳一阴发病，主惊骇，背痛，善噫，善欠，名曰风厥"（《素问·阴阳别论》）之论，此为肝木胃土之病，肝与风通，遂以之为名；如"有病身热，汗出烦满，烦满不为汗解，此为何病？岐伯曰：汗出而身热者，风也；汗出而烦满不解者，厥也，病名曰风厥"（《素问·评热病论》），即系风伤太阳，又引动少阴气逆的外感病。风痹

---

① 风论：风，为外感六淫之一。本篇专论风邪侵入人体之后，所引起的各种病变机理、证候及诊断要点，阐明"风者善行而数变"和"风为百病之长"的意义，故名。

② 热中：病证名。以目黄为主症。由于胃脉上系于目；风邪入侵稽留于胃，其人体肥而腠理致密，邪气不得外泄而化热，临床出现目黄等阳热症状。

③ 寒中：病证名。以两目流泪为主症。由于人体瘦弱，阳气素虚，风邪入侵后，邪从寒化，因此表现为两目流泪等阴寒症状。

④ 疠（lài 赖）风：古病名，即"麻风病"，又称大风、癞病、大麻风等。

⑤ 偏枯：病名。因一侧肢体偏瘫，活动不利，日久则患侧肢体比健侧枯瘦，麻木不仁，故名。亦包括中风后遗症之半身不遂。

⑥ 或为风也：观上下文，本句文义不全，疑有脱字。丹波元简："'为风'之间，恐有脱字。"

的情况也近似，如"风痹淫泺，病不可已者，足如履冰，时如入汤中"（《灵枢·厥病》），因风致痹，病气浸淫，证候俱在，风痹当为病名；而《灵枢·寿夭刚柔》所称"病在阳者命曰风，病在阴者命曰痹，阴阳俱病命曰风痹"，则风代表阳，痹代表阴，皆为病位之义，不涉病因，此风痹不当作为风证之一种。总之，风病虽广泛，但要界定清楚。

岐伯对曰：风气藏于皮肤之间，内不得通，外不得泄；风者，善行而数变①，腠理开则洒然寒②，闭则热而闷，其寒也则衰食饮③，其热也则消肌肉④，故使人怢栗⑤不能食，名曰寒热。

【点评】之所以说"风者，善行而数变"，是缘于风性属阳主动，其运动变化迅速。风邪伤人，可由不同途径侵入人体的不同部位，加之人的体质差异，病理变化的多样，其病变常无定处，变化多端，足以说明风邪为病善行而数变的特点。具体言之，原文从风邪伤人，途径、部位不同，病变各异；风邪伤人，因时日不同，受病脏腑各异，患病各别等两方面予以论之。

风气与阳明入胃，循脉而上至目内眦，其人肥则风气不得外泄，则为热中而目黄；人瘦则外泄而寒，则为寒中而泣出。

风气与太阳俱入，行诸脉俞⑥，散于分肉之间⑦，与卫气相干⑧，其道不利，故使肌肉愤䐜而有疡⑨，卫气有所凝而不行，故其肉有不仁也。

---

① 善行而数变：谓风邪的致病特点，风性主动，其伤人病位不定，故善行；症状变化频繁迅速，故数变。数，屡次、频繁之意。

② 洒（xiǎn 显）然寒：形容病人恶风寒的状态。洒然，寒冷貌。

③ 其寒也则衰食饮：谓寒邪留于胃中，损伤胃阳，以至于饮食减少。衰，减少之意。

④ 其热也则消肌肉：谓胃火炽盛，耗伤水谷津气，机体失养，以致肌肉消瘦。

⑤ 怢（tū 突）栗：突然战栗。怢，突然、不由自主之意。栗，战栗。

⑥ 行诸脉俞：足太阳经挟脊而行，五脏六腑之经皆附之，故风气从太阳而入，必行诸脉俞。

⑦ 分肉之间：肌肉与肌肉之间。一说指近骨之肉与骨相分之处。

⑧ 相干：邪气与卫气相互搏击。

⑨ 肌肉愤䐜而有疡：肌肉局部高起肿胀而变生疮疡。愤，郁结。䐜，肿起。疡，疮疡。

疠者，有荣气热胕，其气不清，故使其鼻柱坏而色败①，皮肤疡溃。风寒客于脉而不去，名曰疠风，或名曰寒热②。

以春甲乙③伤于风者为肝风，以夏丙丁伤于风者为心风，以季夏戊己伤于邪者为脾风，以秋庚辛中于邪者为肺风，以冬壬癸中于邪者为肾风。

【点评】十月太阳历天干纪月方法在《内经》中的应用。此节甲、乙……壬、癸十干是十月太阳历法中用以标记一年十个月序号的，分别标记着春、夏、长夏、秋、冬五季，绝非是纪日。甲乙，是标记春季的甲月、乙月，属木，故清代孙鼎宜之"按所云十干，皆统一时言，非仅谓值其日也"解释颇有见地，他是在认真斟酌了此处的十干用日干解释于理难通之后，才指出以"时"（季节）诠释的合理性。唐·尹之章注《管子·四时》"是故春…甲乙之日"为"甲乙统春之三时也"可证。据《内经》的本证而言，《素问·阴阳类论》之"春，甲乙，青，中主肝，治七十二日，是脉之主时，臣以其脏最贵"则是甲乙指春季七十二日的有力证据。其他类此。

风中五脏六腑之俞④，亦为脏腑之风⑤，各入其门户⑥所中，则为偏风⑦。风气循风府而上，则为脑风⑧。风入系头⑨，则为目风，眼寒。饮酒中风，则为漏风⑩。入房汗出中风，则为内风⑪。新沐中风⑫，则为首

---

① 鼻柱坏而色败：疠风病人鼻梁溃烂而塌陷，面部的色泽衰败。

② 或名曰寒热：丹波元简《素问识》认为此五字属衍文，可从。

③ 春甲乙：指春季甲乙月均为肝木旺盛之时段。

④ 五脏六腑之俞：指五脏六腑的背俞穴。

⑤ 亦为脏腑之风：风中脏腑之俞，经络受邪，内传脏腑而发病，与上节各以其受风，病五脏之气者有异，故曰："亦为脏腑之风。"

⑥ 门户：指人身的腧穴，就如同房屋的门户一般，邪气侵犯人体，必由此入。

⑦ 偏风：指风邪偏客于身体的一侧，临床可见半身不遂等症。

⑧ 脑风：病名，系风邪入中于脑，而致脑部疼痛的病证。

⑨ 风入系头：风邪侵入头中的目系。目系，指眼球通于脑的脉络。《甲乙经》注曰："一本作头系"；头系是头中的目系。

⑩ 漏风：指饮酒后汗孔开张汗出，风邪乘虚侵入，称为漏风。

⑪ 内风：指房事后耗精汗出，风邪由毛孔直中于内，故名内风。

⑫ 新沐中风：谓刚刚洗头后，头部毛孔开泄，风邪乘虚侵入。沐，即洗头。

风。久风入中，则为肠风飧泄①。外在腠理，则为泄风②。故风者，百病之长也，至其变化乃为他病也，无常方，然致有风气也。

【点评】论"风者，百病之长"。此处是风为百病之长的最早立论，鉴于风邪善行而数变，游动而无定处；风邪流动鼓荡，其性轻扬，四时之邪，风邪居六淫之首，外感邪气为病多兼风邪；风邪最易犯人，可因病人体质、受邪时间、中邪部位及饮食起居等方面的不同，相应地产生不同病变，故而风邪为病变化多端等缘由，故谓"风者，百病之长"。此与《素问·骨空论》之"风者百病之始也"的意涵一致，故释之曰"百病因风而生，故为长也；以因于风，变为万病，非唯一途，故风气以为病长也"，提示风邪可致诸多病证。

帝曰：五脏风之形状不同者何？愿闻其诊及其病能③。

岐伯曰：肺风之状，多汗恶风，色皏然白④，时咳短气，昼日则差⑤，暮则甚，诊在眉上⑥，其色白。心风之状，多汗恶风，焦绝⑦善怒吓⑧，赤色，病甚则言不可快⑨，诊在口⑩，其色赤。肝风之状，多汗恶风，善悲，色微苍，嗌干善怒，时憎女子⑪，诊在目下，其色青。脾风之状，多汗恶风，身体怠惰，四肢不欲动，色薄微黄，不嗜食，诊在鼻上，其色黄。肾风之状，多汗恶风，面疧然浮肿，脊痛不能正立，其色

---

① 肠风飧泄：指风邪侵入胃肠，从热化则为下血肠风病；从寒化则为消化不良的飧泄病。
② 泄风：风邪侵入腠理，毛孔开泄汗出。
③ 病能：疾病的临床症状。能，古通"态"；病能，即病态。
④ 色皏(pěng捧)然白：面色浅白。明·张介宾："皏然，浅白貌。"
⑤ 昼日则差(chài瘥)：白天病情减轻。差，同"瘥"；病愈之意，此处作"减轻"解。
⑥ 眉上：指前额部。
⑦ 焦绝：指唇舌焦燥，津液干涸。
⑧ 善怒吓：指热盛心烦而多怒状。
⑨ 病甚则言不可快：谓因心脉上系舌本，舌为心之苗；心经火热炽盛，故舌强而言语不爽利。
⑩ 诊在口：诊察的要点在口舌。清·张志聪："心和则舌能知五味，故诊验在口。口者兼唇舌而言也。"
⑪ 时憎女子：有时厌恶女色。憎，厌恶。

焰，隐曲不利①，诊在肌上②，其色黑。胃风之状，颈多汗③恶风，食饮不下，鬲塞不通，腹善满，失衣则䐜胀，食寒则泄，诊形瘦而腹大④。首风之状，头面多汗恶风，当先风一日则病甚⑤，头痛不可以出内⑥，至其风日，则病少愈。漏风之状，或多汗，常不可单衣，食则汗出，甚则身汗，喘息恶风，衣常濡⑦，口干善渴，不能劳事。泄风⑧之状，多汗，汗出泄衣上，口中干，上渍其风⑨，不能劳事，身体尽痛则寒⑩。

帝曰：善。

【点评】 原文所述风证，或内在脏腑，或外在身形，虽则其病不同，名称各异，但皆由风邪所致，所以临证表现，必然会有相同之处，其中"多汗恶风"是各病证共有的症状。因为风邪外袭，首犯皮毛，风邪主动属阳，性开泄，善行多变，故症见"多汗恶风"。如张介宾所说："多汗者，阳受风气，开泄腠理也；恶风者，伤风恶风也。"明确了风邪致病的基本性质与特点，对于临床辨识是否因风所致之证有着重要的指导意义。

1. 风证的概念：风证是指因风气伤人所致的病证，即所谓"风者，百病之长也，至其变化乃为他病也，无常方，然致有风气也"（《素问·风论》）。由于风为六气之首，"百病之长""百病之始"，故风邪常作为各种外邪的代表，凡四时不正之气每以虚风、贼风及虚邪贼风名之。所以《内经》中以风为名的病证名称最多。同时也要注意，含"风"字的病名虽多，但又不能尽归于风证。

2. 风证的分类：风证系按发病之因而命名的一类病证，再行分

---

① 隐曲不利：大小便不得通利。隐曲，即隐蔽委曲之处，此指大小二便。

② 诊在肌上：诊察要点在颧部。肌，指颊部。肌上，指颧部。

③ 颈多汗：颈部多汗出。颈部两旁为足阳明胃经所过之处，风邪伤胃，故颈部多汗出。

④ 诊形瘦而腹大：诊察要点是形体瘦削而腹部胀大。

⑤ 当先风一日则病甚：谓在天气变化，风气发动的前一日，病情就明显加重。

⑥ 头痛不可以出内：指因头痛而不敢出室外。

⑦ 衣常濡：谓衣服经常被汗液浸湿。常，与"裳"通。濡，即湿，因汗多之故。

⑧ 泄风：《新校正》："按孙思邈云：新房室竟取风为内风，其状恶风，汗流沾衣裳。疑此泄风，乃内风也"；"故疑此'泄'字，'内'之误也。"可参。

⑨ 上渍其风：上渍，病人多汗而皮肤湿润如水渍；其风，则概括这种风病而言。

⑩ 身体尽痛则寒：谓病人周身疼痛，畏寒怯冷。

类可从病位及病性入手。《素问·太阴阳明论》："伤于风者，上先受之。"《素问·风论》："风之伤人也，或为寒热，或为热中，或为寒中，或为疠风，或为偏枯，或为风也，其病各异，其名不同，或内至五脏六腑……"

兹按病位大体分类如下：①头身四肢风证：寒热、脑风、目风、漏风、首风、泄风、内风、偏枯（偏风）、风痉、风痹、风痿。②经脉风证：风厥、劳风、热中、寒中、疠风。③脏腑风证：五脏风：肝风、心风、脾风、肺风、肾风。六腑风：胃风、肠风（原文阙胆、膀胱、三焦风）。

3. 风证的临床特征：其一，起病急，传变快。《内经》之后，"中风"渐成为偏枯一类疾病的专有名称。后汉张机《金匮要略》设《中风历节病脉证并治》篇，详论中风之病，阐述了"络脉空虚，贼邪不泄，或左或右"，风邪深入人体后，迅速出现在络、在经、入腑、入脏的证候，也体现了该病起病突然，进展迅速的特点。其二，多有汗出恶风之表证。风为阳邪，伤人后易致腠理开泄而汗出恶风，或有发热。如脑风、首风、漏风及脏腑风等多种风证，所举证候虽有明显差异，但初起无不有"汗出恶风"；再如"病风且寒且热，炅汗出，一日数过"（《素问·长刺节论》），以及风厥、劳风等亦皆见汗出恶风之症（《素问·评热病论》），故有汗恶风成为风邪表证的特点。

4. 诸风证（25 种风证）：有寒热、脑风、目风、漏风、内风、首风、泄风、偏枯（偏风）、风痱、风痉、风痹、风痿、风厥、劳风、（本篇认为"风气与阳明入胃"而发生的）热中、寒中，还有疠风、脏腑风（肝风、心风、肺风、脾风、肾风、胃风）、风水等。

总之，此为专论风证之专章，故结合《内经》相关内容予以评述。

痹论①篇第四十三

黄帝问曰：痹之安生？

【点评】论痹。痹类疾病是以病机为依据命名的病，是外感"风寒湿三气杂至，合而为痹也"（《素问·痹论》）。由于是三种外感邪气夹杂而成的一种复合致病因子伤人，致使经脉气血闭阻不通而成，所以该病的病程长，病情复杂，容易反复，且与季节气候变化密切相关。《内经》将其视为最重要的外感病种予以专章论述，其中《素问·痹论》和《灵枢·周痹》是为专论专篇。在《内经》中仅介绍治病一十三方中，而治痹之方就有"寒痹熨法"和"马膏膏法"两法两方，足见对该病重视的程度和对该病研究、认识之深刻。

岐伯对曰：风寒湿三气杂至，合而为痹也。其风气胜者为行痹②，寒气胜者为痛痹③，湿气胜者为著痹④也。

【点评】论痹证病因及病因分类和症状分类。"风寒湿三气杂至，合而为痹也"。开宗明义，道出风寒湿三邪交织错杂侵犯人体，是形成痹症的重要的外部因素，自此奠定了中医对痹证病因认识的基本立场。也提示六淫致病可以夹杂伤人，所兼之邪种类越多则所致病证越复杂、越难治；兼加致痹之邪可有偏颇，所偏盛之邪不同而所致的痹证临床特征一定有别，无论所偏之邪或由此引起的不同临床症状特点，就成为痹证临床分类的依据和分类方法，前者即为病

---

① 痹论：痹者，闭也，有闭塞不通的意思。清·张志聪："痹者，闭也，邪闭而为痛也。言风寒湿三气杂错而至，相合而为痹。"本篇论述了以风寒湿邪气为主要病因，致气血凝滞，运行不利，出现以疼痛、麻木等为主要症状的一类痹病，并对各类痹病的成因、证候、病机、分类、治疗等均做了较为系统地阐发，故名。

② 行痹：痹病之一，指以疼痛游走而无定处为主症者。《素问·风论》："风者，善行而数变。"所以风邪偏胜者多表现为周身游走性疼痛，且无固定的痛处。

③ 痛痹：痹病之一，指以疼痛剧烈，且有定处为主症者。此证因寒邪偏胜所致，故又称"寒痹"。

④ 著痹：痹病之一，指以酸重而疼痛不剧，但肢体重滞难举为主症者。此证因湿邪偏胜所致，故又称为"湿痹"。著，同"着"。

因分类，如风痹、寒痹、湿痹；后者就是临床症状特点分类如行痹、痛痹、著痹。

帝曰：其有五者何也？

岐伯曰：以冬遇此者为骨痹①，以春遇此者为筋痹②，以夏遇此者为脉痹③，以至阴遇此者为肌痹④，以秋遇此者为皮痹⑤。

【点评】论痹证部位分类与季节感邪关系。论依据四时受邪部位的痹证分类，若仅按受邪部位而言，即为脉痹、筋痹、肌痹、皮痹、骨痹之五体痹证，其发病与五体应五季理论一致，这是五行归类理论的具体应用。

帝曰：内舍五脏六腑，何气使然？

岐伯曰：五脏皆有合⑥，病久而不去者，内舍于其合也。故骨痹不已，复感于邪，内舍于肾。筋痹不已，复感于邪，内舍于肝。脉痹不已，复感于邪，内舍于心。肌痹不已，复感于邪，内舍于脾。皮痹不已，复感于邪，内舍于肺。所谓痹者，各以其时重感于风寒湿之气⑦也。

【点评】本段论述了以下五个问题，其一，明确了痹病的病因和病机。病因为"风寒湿三气杂至"，指出痹病的病因是外感之邪；认为是复合式治病邪气；体现了外感病因的相兼性。病机为"痹"，即"闭阻不通"。言气血经脉闭阻不通为其病机。其二，提出痹病的病因分类和症状分类方法。病因分类如"风胜""湿胜""寒胜"；症状分类如"行痹""痛痹""著痹"；提示致痹之"三气"不是等量"杂至"，而是有所侧重的，也表明邪气性质不同其致病特征有别。其三，感邪季节及受邪部位命名。如五体痹，就与季节有关。其四，

---

① 骨痹：《医宗金鉴》："骨痹，骨重疼不能举也。"
② 筋痹：《医宗金鉴》："筋痹，筋挛节痛，屈而不伸也。"
③ 脉痹：《医宗金鉴》："脉痹，脉中血不流行而色变也。"
④ 肌痹：《医宗金鉴》："肌痹，肌顽木不知痛痒也。"
⑤ 皮痹：《医宗金鉴》："皮痹，皮虽麻尚微觉痛痒也。"
⑥ 五脏皆有合：五脏都有与之相联系的五体。
⑦ 各以其时重感于风寒湿之气：各在其所主的时令季节里，又重复地感受了风寒湿邪。

受邪部位不同，所患痹病有别，体现"气合而有形，得脏而有名"（《灵枢·顺气一日分为四时》）观点。其五，五脏痹的形成机理：①五体痹病久不愈；②在各脏所应季节"复感于邪"；③五脏痹内传其对应的脏；④结合下文精神，内脏正气不足是痹邪内传于脏的重要因素。

凡痹之客五脏者，肺痹者①，烦满喘而呕。心痹者，脉不通，烦则心下鼓②，暴上气而喘，嗌干善噫，厥气上则恐。肝痹者，夜卧则惊，多饮数小便，上为引如怀③。肾痹者，善胀，尻以代踵，脊以代头④。脾痹者，四肢解惰，发咳呕汁，上为大塞⑤。

肠痹者，数饮而出不得，中气喘争⑥，时发飧泄。胞痹⑦者，少腹膀胱按之内痛，若沃以汤⑧，涩于小便，上为清涕。

阴气者⑨，静则神藏，躁则消亡。饮食自倍，肠胃乃伤。

淫气喘息，痹聚在肺⑩；淫气忧思，痹聚在心；淫气遗溺，痹聚在肾；淫气乏竭⑪，痹聚在肝；淫气肌绝⑫，痹聚在脾。

【点评】论五脏痹发生机理和辨识。五脏痹的形成，一是先以脏腑自伤为本，复感痹邪而成。"阴气者，静则神藏，躁则消亡"就隐含着五脏精气损伤的病机。二是体痹不已内传与其相合之脏而形成的，是"病久不去者，内舍其合"的结果。对五脏痹证的辨证，一要

---

① 肺痹者：《圣济总录》卷十九引"肺痹者"下有"胸背痛甚上气"六字。

② 心下鼓：心下鼓动，心跳心悸。

③ 上为引如怀：肝痹的痛势从上引至少腹，腹部膨满的样子如怀孕状。

④ 尻(kāo 考)以代踵，脊以代头：谓病人能坐不能起，头俯不能仰。尻，即尾骨，此指屁股。踵，足后跟。

⑤ 大塞：按《太素》"塞"作"寒"。

⑥ 中气喘争：腹中攻冲雷鸣，即肠鸣。

⑦ 胞痹：即膀胱痹。胞，脬也，指膀胱。

⑧ 若沃以汤：谓就如灌了热水一样，即有灼热感。《说文》："沃，灌溉也。""汤，热水也。"

⑨ 阴气：指五脏之气。

⑩ 淫气喘息，痹聚在肺：谓致痹之邪气入里，引起呼吸喘促者，是痹聚在肺脏。淫气，指导致痹病的风寒湿邪气。

⑪ 乏竭：气血衰败，疲乏力竭。

⑫ 肌绝：肌肉消瘦。

结合相关内脏的功能失常症状，二要分析经脉循行部位出现的症状为据进行辨识。

诸痹不已，亦益内也。

【点评】论痹证传变规律。这是对痹证的传变规律的表达，指出各类痹证当未能及时治疗时，均有可能"益内"，即由表入里，由浅入深，由轻转重，其中五体痹内传于相合之脏而形成五脏痹即是其例。综合全文并结合医家注释之论，其总的传变规律不外体痹不已内传而成脏痹；经输受邪或成五体痹，或发六腑痹；五脏痹与六腑痹表里相传三种情况。

其风气胜者，其人易已也。
帝曰：痹，其时有死者，或疼久者，或易已者，其故何也？
岐伯曰：其入脏者死，其留连筋骨间者疼久，其留皮肤间者易已。

【点评】论痹证预后。有关痹证的预后，原文中从受邪性质、发病部位的深浅及病程长短方面予以论述，明确阐述了"痹，其时有死者，或疼久者，或易已者"结局。

凡风邪偏胜的痹证，易于治疗且预后良好，缘于风属阳邪主动，善行而数变，来之疾，去也速，较之寒湿之阴邪易于驱除而治愈，故谓"其风气胜者，其人易已"。

凡是病变过程短和病位较浅的痹病也是容易治愈且愈后较好，如"留于皮肤间者易已"者是。因邪气"留连筋骨间"，病位较之皮肤间为深，病程也较长，其病痛亦较深重，治疗难度加大，故谓之"疼久"。痹邪若入脏则病位最深，病程更长，治疗更为困难，预后常不佳，死亡率也较高，因而谓之"其入脏者死"。总之，痹病的预后常因受邪性质，病位深浅，病程长短的不同，其预后就有较大的区别。

帝曰：其客于六腑者何也？
岐伯曰：此亦其食饮居处，为其病本也。六腑亦各有俞，风寒湿气中其俞，而食饮应之，循俞而入，各舍其腑也。

【**点评**】论六腑痹形成机理。此处仅仅列举六腑痹中的肠痹(大肠痹、小肠痹)和胞痹，认为此类痹证的发生机理，一是缘于饮食不节，暴饮暴食，肠胃先伤为发病之根本，故曰"食饮居处，为其病本也"，仍然体现邪"中人也方乘虚时"(《灵枢·邪气脏腑病形》)的发病理念；二是"风寒湿气中其俞，而食饮应之，循俞而入"的结果。

帝曰：以针治之奈何？

岐伯曰：五脏有俞①，六腑有合②，循脉之分，各有所发，各随其过③，则病瘳④也。

【**点评**】论痹证治疗。治痹之法虽然较多，如"寒痹熨法"(《灵枢·寿夭刚柔》)、"马膏膏法"(《灵枢·经筋》)。但针刺疗法仍为《内经》首选的重要治法，指出五脏痹病要刺其输穴，具体讲就是肝痹针刺太冲，心痹针刺大陵，脾痹针刺太白等；六腑痹病则要刺其合穴，例如小肠痹针刺其小海，大肠痹针刺其曲池，膀胱痹针刺其委中等；刺治五体痹则要根据病情，循经取穴进行治疗。仍体现了辨证论治，选穴施针，从不同的发病部位、病候予以辨识而后选取相应经脉的腧穴刺治。

帝曰：荣卫之气亦令人痹乎？

岐伯曰：荣者，水谷之精气也，和调于五脏，洒陈⑤于六腑，乃能入于脉也，故循脉上下，贯五脏，络六腑也。卫者，水谷之悍气也，其气慓疾滑利⑥，不能入于脉也，故循皮肤之中，分肉之间，熏于肓膜，散于胸腹，逆其气则病，从其气则愈，不与风寒湿气合，故不为痹。

---

① 五脏有俞：五脏各有输穴。俞，此指"五输穴"中的"输"穴。

② 六腑有合：六腑各有其合穴。《灵枢·邪气脏腑病形》："荣输所入为合。"例如胃之足三里，大肠之上巨虚，胆之阳陵泉，三焦之委阳，膀胱之委中，小肠之下巨虚。

③ 各随其过：根据病变的脏腑经脉而选穴施治。过，指病变。

④ 病瘳(chōu 抽)：即病愈之意。

⑤ 洒陈：指均匀地散布之意。

⑥ 慓疾滑利：形容卫气运行时急疾而流利的状态。慓疾，迅捷之意。

【点评】论痹证发生与营卫的关系，补充痹病病机。在复习了营气、卫气的生理基础上，认为营卫失常是痹病重要病机。只有风寒湿邪气逢遇营卫失调病机时就可成为痹证，肯定了营卫失调是痹邪伤人致痹的重要机理，其中"荣卫之气亦令人痹"以及"逆其气则病"就肯定了营卫失调与痹证发生的密切关系。而"从其气则愈"，既强调营卫与痹证发生的关系，也从另一角度表达调理营卫，使其和调（"从其气"）就成为治痹的重要思路，这不但是应用刺灸调理经脉，和调营卫气血治痹的理论依据，也为后世应用桂枝汤加味治疗痹证提供了理论支撑。

帝曰：善。痹或痛，或不痛，或不仁，或寒，或热，或燥，或湿，其故何也？

岐伯曰：痛者，寒气多也，有寒故痛也。其不痛不仁者，病久入深，荣卫之行涩，经络时疏①，故不通②，皮肤不营，故为不仁。其寒者，阳气少，阴气多，与病相益③，故寒也。其热者，阳气多，阴气少，病气胜，阳遭阴④，故为痹热。其多汗而濡者，此其逢湿甚也，阳气少，阴气盛，两气⑤相感，故汗出而濡也。

【点评】论痹证发病与体质的关系。痹证之所以会有不同的临床表现，除与感邪性质、邪气所伤病变部位有关外，还与患病机体的体质类型有着不可分割的关系，如病人为"阳气少，阴气多"体质，邪随人（的体质而）化，就会表现为寒痹特征；如若病人为"阳气多，阴气少"体质，则会表现为"痹热"；如若病人为"阳气少，阴气盛"体质，也可表现为"汗出而濡"的临床特征。这是《内经》体质理论在痹证表现为不同类型中的应用。

帝曰：夫痹之为病，不痛何也？

---

① 经络时疏：谓经络时时空疏。
② 故不通：《甲乙经》作"故不痛"。结合前后文意，宜从之。
③ 与病相益：阴气与病邪相互助长。益，有增加、助长之意。
④ 阳遭阴：遭，《甲乙经》作"乘"。乘，战而胜之也。言病人素体阳胜阴虚，感受风寒湿邪后，阴不胜阳，邪从阳化热，故为痹热。
⑤ 两气：阴气与湿气。阴气，指寒气。

岐伯曰：痹在于骨则重，在于脉则血凝而不流，在于筋则屈不伸，在于肉则不仁，在于皮则寒，故具此五者，则不痛也。凡痹之类，逢寒则虫①，逢热则纵。

帝曰：善。

【点评】其一，"凡痹之类，逢寒则虫，逢热则纵"。所有痹病均有"逢热不痛"和"逢寒则痛"特点。痹证都会有不同程度、不同性质的疼痛，但在"热"的条件下可以不疼，如气候温热的季节、身处温热的环境、痹证局部保暖等，其疼痛可以缓解甚或不疼。这也提示治疗痹证的思路要用温热的药物或方法使通（气血通、营卫通、经脉通），"通则不痛"。

其二，痹的含义与范围。《内经》指出的痹病含义较为广泛，痹病是指人体营卫气血失调，感受风寒湿等邪气，久留体内，致使经络、肌肤、血脉、筋骨气血运行不畅，甚则由浅入深，累及五脏六腑气血闭塞不通，气滞血凝出现肢体酸疼痛楚，麻木沉重等功能障碍，活动受限为特点的一类病证的总称。张介宾说："痹者，闭也。"马蒔则认为："痹者，卑也。有病则有日降日深之义，又有不得自如之义，故名曰痹。"《内经》除两篇专题论述外，还有40多篇涉及痹病的有关内容，仅就以"痹"为名者，已有50余种。但总括《内经》所论痹的含义主要有以下4种：①为病在阴分的总称。如《灵枢·寿夭刚柔》说："病在阳者曰风，病在阴者为痹。②是专指闭塞不通之病机。《素问·阴阳别论》谓："一阴一阳结，为之喉痹。"《素问·至真要大论》说："食痹而吐。"张介宾也认为"是指闭塞之义可知也。"③是指肌肤麻木不仁的症状。如本篇原文："痹……不痛不仁者。"④是指痛风历节病。马蒔说："后世医书只有痛风一门，并无痹门，盖不考《内经》痹为何病，致使痹病不明于后世。"丹波元简曰："有为痛风历节之义，如本篇行痹、痛痹、著痹之类是也。"总之，痹的含义不离乎闭塞之义，临证时应多多细究。

---

① 逢寒则虫：受寒后则使筋脉拘急而疼痛加重。虫，古"疭"之误。

痿论①篇第四十四

黄帝问曰：五脏使人痿何也？

岐伯对曰：肺主身之皮毛，心主身之血脉，肝主身之筋膜②，脾主身之肌肉，肾主身之骨髓。

【点评】篇首阐述五脏与五体的关系，用以说明五脏皆可导致痿病的发生生理基础。五脏在内，各有所主，肺主皮毛，心主血脉，肝主筋膜，脾主肌肉，肾主骨髓，提示五脏有病皆可导致皮、肉、筋、脉、骨失养而生五体痿病的机理，五体之痿，病本在内脏。有关五脏与五体的相关问题，《素问·五脏生成》也有所论及，如"心之合脉……肺之合皮……肝之合筋……脾之合肉……肾之合骨也"，与本篇论述基本一致。

故肺热叶焦，则皮毛虚弱急薄③，著则生痿躄也。心气热，则下脉厥而上，上则下脉虚，虚则生脉痿，枢折挈④，胫纵而不任地也。肝气热，则胆泄口苦筋膜干，筋膜干则筋急而挛，发为筋痿。脾气热，则胃干而渴，肌肉不仁，发为肉痿。肾气热，则腰脊不举，骨枯而髓减，发为骨痿。

【点评】论痿病病因病机。五脏气热生是五体痿证发生的基本机理，既回答了"五脏使人痿"的理由，也落实了五脏主五体理论的实践价值。依据原文内容，有关痿病的病因病机可从三个不同的侧面进行说明：①五脏气热，则气血津液被热灼伤；②肺热叶焦，则气

---

① 痿论：痿，指肢体枯萎，弱而不能运动的一类疾病。主要表现为肢体筋脉弛缓，软弱无力，严重者手不能握物，足不能任身，肘、腕、膝、踝等关节知觉脱失，渐至肌肉萎缩而不能随意运动。本篇以五脏合五体的原理，分别论述了痿躄、脉痿、筋痿、肉痿、骨痿等五种痿证的病因、病机、症状、诊断及治疗等，故名。

② 筋膜：明·张介宾："膜犹幕也，凡肉理脏腑之间，其成片联络薄筋，皆谓之膜。"

③ 急薄：皮肤干。

④ 枢折挈（qiè 切）：四肢关节失养，活动不灵，不能运动，不能提挈，有如枢纽之折。枢，指枢纽、机关之处。挈，悬持、提挈之意。

血津液不得输布；③阳明胃虚，则气血津液本源亏乏，气血津液亏乏则痿病由之而生。纵观全文，总体上都是从气血津液的滋养作用这一中心问题展开论述。由此看来，气血津液的亏乏，实乃是痿病总的病机。

帝曰：何以得之？

岐伯曰：肺者，脏之长也①，为心之盖也，有所失亡，所求不得，则发肺鸣②，鸣则肺热叶焦。故曰：五脏因肺热叶焦，发为痿躄。此之谓也。悲哀太甚，则胞络绝③，胞络绝则阳气内动，发则心下崩④，数溲血也。故《本病》⑤曰：大经空虚，发为肌痹⑥，传为脉痿。思想无穷，所愿不得，意淫于外，入房太甚，宗筋⑦弛纵，发为筋痿，及为白淫⑧。故《下经》⑨曰：筋痿者，生于肝，使内⑩也。有渐于湿，以水为事，若有所留，居处相湿⑪，肌肉濡渍，痹而不仁，发为肉痿。故《下经》曰：肉痿者，得之湿地也。有所远行劳倦，逢大热而渴，渴则阳气内伐⑫，内伐则热舍于肾，肾者水脏也，今水不胜火，则骨枯而髓虚，故足不任身，发为骨痿。故《下经》曰：骨痿者，生于大热也。

【点评】论五脏气热发生机理。引起五脏气热的原因可归纳为五个方面：①有情志所伤，气郁生热，如肺气热、心气热、肝气热者是；②有外感湿邪，湿酿为热，湿热蕴蒸，如脾气热之形成；③有房劳过度，损伤阴精而阴虚生热，如肝气热生成的又一原因；④有因远行劳倦而生内热，如造成肾气热的原因之一；⑤有感受暑热，

---

① 肺者，脏之长也：谓肺居于人体五脏的上部，主气而朝百脉而言。
② 肺鸣：肺气不畅而出现的喘息咳嗽之声。此处指肺脏发生病变。
③ 胞络绝：心包络阻绝不通。
④ 心下崩：指心气上下不通，心阳妄动，迫血下行而尿血。
⑤ 《本病》：古代的医经名。
⑥ 肌痹：唐·杨上善《太素》作"脉痹"，宜从。
⑦ 宗筋：许多筋的集合处，此指外生殖器。
⑧ 白淫：男子患遗精、滑精、尿浊，女子患带下缠绵。
⑨ 《下经》：古代的医经名。
⑩ 使内：入房过度。唐·杨上善："使内者，亦入房。"
⑪ 居处相湿：久居潮湿之处而伤湿。相，为"伤"之误，《甲乙经》作"伤"，宜从。
⑫ 阳气内伐：阳热邪气攻伐于里则伤津液而口渴。伐，攻伐、伤害。

汗出伤津者，如肾气热形成的另一因素等。可见，但凡外感或内伤，皆可形成脏腑气热而成为痿证发生的原因。

帝曰：何以别之？

岐伯曰：肺热者色白而毛败，心热者色赤而络脉溢①，肝热者色苍而爪枯，脾热者色黄而肉蠕动，肾热者色黑而齿槁。

【点评】论五脏气热所致痿证的临床鉴别诊断。此节以五色及五脏所主五体的相关病理改变为依据，以五行归类理论为依据，概括痿病大体上可分为五类：

痿躄——肺热，色白而毛败，肺鸣咳喘，足弱无力。

脉痿——心热，色赤脉络溢，关节不利，足胫弛缓如折，不能任地。

筋痿——肝热，色苍(青)而爪枯，口苦，筋急而拘挛，男子滑精，女子带下。

肉痿——脾热，色黄而肉蠕动，胃干口渴，肌肉麻木不仁。

骨痿——肾热，色黑而齿枯，腰脊不能举动。

帝曰：如夫子言可矣，论言②治痿者，独取阳明何也？

岐伯曰：阳明者，五脏六腑之海，主闰宗筋③，宗筋主束骨而利机关④也。冲脉者，经脉之海也，主渗灌溪谷⑤，与阳明合于宗筋，阴阳揔宗筋之会⑥，会于气街⑦，而阳明为之长⑧，皆属于带脉，而络于督脉。故阳明虚则宗筋纵，带脉不引⑨，故足痿不用也。

---

① 络脉溢：谓孙络充满血液而现于皮肤。

② 论言：后世注家多认为"论"指《灵枢·根结》而言。也有人认为可能指另一本已失传的古医籍。可供参考。

③ 主闰宗筋：濡养滋润宗筋。闰，通"润"，濡润。

④ 主束骨而利机关：宗筋具有约束骨节而使关节滑利的作用。束，绑、捆，引申为约束、束缚之意。机关，指人身关节。

⑤ 渗灌溪谷：渗透灌溉腠理肌肉及关节隙缝。

⑥ 阴阳揔宗筋之会：人体的阴经、阳经都总会于宗筋。揔，同"总"。

⑦ 气街：穴名，又名气冲。属足阳明胃经，位于横骨两旁，鼠溪上一寸处。

⑧ 阳明为之长：阳明经是诸经的统领者。长，统领之意。

⑨ 带脉不引：带脉不能延引、约束。

【点评】其一，治痿取阳明的理由。①"阳明者，五脏六腑之海"，乃是人体皮肉筋脉骨，气血津液滋生的源泉；②阳明"主闰宗筋，宗筋主束骨而利机关"，因而阳明虚损，则宗筋弛缓；③阳明为奇经八脉之长，"阴阳（经）揔宗筋之会，会于气街"，奇经八脉的气血化源皆由阳明经统领。依此，痿病的治疗，就必须重视培补后天之本，滋养阳明胃经。所以取阳明就是治痿的重要法则。

其二，"气街"的含义。一是指腧穴名，即气街穴，又名气冲穴，即"足阳明脉气所发者……气街动脉各一"（《素问·气府论》）；二是指经络的重要组成部分，为经络之外营卫气血汇聚、运行的通道，如"四街者，气之径路也"（《灵枢·动输》）。

帝曰：治之奈何？

岐伯曰：各补其荥而通其俞①，调其虚实，和其逆顺，筋脉骨肉②，各以其时受月③，则病已矣。

帝曰：善。

【点评】痿证的辨证施治。在明确"治痿取阳明"的原则之后，提出针刺治痿应"各补其荥而通其俞，调其虚实，和其逆顺"，将四时阴阳之气盛衰变化之月份与人体经脉之气联系起来，作为立法选穴的依据，确定针刺的浅深。只有这样，方可针到病除。要求治疗痿证必须依据发病的不同脏腑，诊察其受病之经，补其荥穴，通其输穴，依据补虚泻实的针刺原则，调理气机，还必须结合受邪脏腑与所主季节气候变化、病情轻重的关系予以辨证施治。

---

① 各补其荥而通其俞：痿病的针刺治疗，应补各经的"荥"穴，通（泻）各经的"输"穴。"荥""输"，指十二经脉分布在四肢肘膝关节以下的五输穴中的两种穴位。

② 筋脉骨肉：清·姚止庵："筋者，肝也；脉者，心也；骨者，肾也；肉者，脾也。五脏独缺肺者，肺合皮毛，皮毛附于肉，或省文也。"

③ 各以其时受月：根据脏腑所主季节月份和五体受病情况施行针刺，即在其脏气当旺的月份进行治疗。

厥论①篇第四十五

黄帝问曰：厥之寒热者何也？

岐伯对曰：阳气衰于下②，则为寒厥；阴气衰于下③，则为热厥。

【点评】本篇以寒热性质作为论厥提纲。认为寒厥证、热厥证的病机："阳气衰于下，则为寒厥；阴气衰于下，则为热厥"。

寒厥证——肾阳虚衰，阳气失温；热厥证——肾阴不足，阴虚阳亢。

概括厥病的类别及病机，将厥证分为寒厥与热厥，总的病机是因阴阳失调所致的阴气或阳气偏衰。热厥是肾阴虚衰，阴虚阳亢所致；寒厥是肾阳虚弱，阴气偏盛所致。并以此为纲，统论六经厥证、十二经厥证。仲景之后所论之"热厥证"为真热假寒证（实热证），"热深厥深"之病机为命名依据；此处之"热厥证"是以"手足为之热"症状为据命名，为阴虚阳盛之虚热证。二者名同实异，不可混淆。

帝曰：热厥之为热也④，必起于足下者何也？

岐伯曰：阳气起于足五指之表⑤，阴脉者，集于足下而聚于足心⑥，故阳气胜则足下热也。

帝曰：寒厥之为寒也⑦，必从五指而上于膝者何也？

岐伯曰：阴气起于五指之里，集于膝下而聚于膝上，故阴气胜则从

---

① 厥论：厥者，气逆也。厥病多由阴阳之气不相顺接，气血逆乱，不能在短时间恢复平衡所致的或四肢逆冷，或突然昏倒等病。本篇较全面地论述了寒热厥病的病因、病机、证候特点，以及六经厥病的症状和治疗，故名。

② 阳气衰于下：谓下焦肾阳虚衰。

③ 阴气衰于下：谓下焦肾阴虚衰。

④ 之为热也：《甲乙经》卷七第三、《备急千金要方》卷十四第五引均无此四字。

⑤ 阳气起于足五指之表：足三阳经下行，沿下肢外侧而止于足趾外端，故曰"五指之表"。下文足三阴经均起于足趾之内侧端，沿下肢内侧上行，故曰"五指之里"。

⑥ 阴脉者，集于足下而聚于足心：谓足少阴肾经循行于足下而经气聚于足心。

⑦ 之为寒也：《甲乙经》卷七第三、《备急千金要方》卷十四第五引均无此四字。

五指至膝上寒，其寒也，不从外，皆从内也。

帝曰：寒厥何失①而然也？

岐伯曰：前阴者，宗筋之所聚，太阴阳明之所合也②。春夏则阳气多而阴气少，秋冬则阴气盛而阳气衰。此人者质壮③，以秋冬夺于所用④，下气上争不能复⑤，精气溢下⑥，邪气因从之而上⑦也，气因于中⑧，阳气衰，不能渗营⑨其经络，阳气日损，阴气独在，故手足为之寒也。

【点评】论寒厥证的病因病机以及临床特点。所谓寒厥病，可由外感寒邪、阴寒极盛所致，也可由秋冬不能养生，耗伤肾中阳气，阳虚生寒，病起于内，阴寒之气上逆所致。其总的病机为阴寒内盛，阳气不能外达，或阳气虚弱，渗营失职，不能温通血脉，致气血阴阳不相顺接，出现四肢厥冷为特征的病证。

秋冬夺于所用为其发病原因；其基本病机是肾阳不足，阴寒内盛；临床症状特点为肌肤手足逆冷，所以"手足为之寒"为其辨证、鉴别要点。逆冷从下肢末端向近心方向延伸之机理，为"阳脉"之气聚积并运行起始于"足表"的缘故。

帝曰：热厥何如而然也？

岐伯曰：酒入于胃，则络脉满而经脉虚⑩，脾主为胃行其津液者⑪

---

① 失：参下节"热厥何如而然也"句，"失"当作"如"。
② 前阴者，宗筋之所聚，太阴阳明之所合也：谓前阴外生殖器，是许多筋脉聚集的部位，也是足太阴脾经和足阳明胃经会合的地方。
③ 此人者质壮：患寒厥症的人，自恃身体强壮而不知惜身。
④ 夺于所用：由于过度劳作而致精气耗夺。诸如劳倦太过，或入房过度等，皆损伤肾中精气。
⑤ 下气上争不能复：劳伤肾阳，而阳虚阴盛，下焦阴寒之气上逆，不能恢复正常。
⑥ 精气溢下：阳虚下元不固之滑精。
⑦ 邪气因从之而上：气随精泄，元阳虚衰，阴寒内盛，潜而上逆。
⑧ 气因于中：阴寒之邪上逆于中焦。中，即中焦脾胃。
⑨ 渗营：指渗透灌注营养。
⑩ 络脉满而经脉虚：清·张志聪：《灵枢·经脉》：饮酒者，卫气先行皮肤，先充经络。夫卫气者，水谷之悍气也；酒亦水谷悍热之液，故从卫气先行皮肤，从皮肤而充于络脉；是不从脾气而行于经脉，故络脉满而经脉虚也。"
⑪ 脾主为胃行其津液：谓脾脏能运化输布胃所受纳的水谷精微。

也，阴气虚则阳气入①，阳气入则胃不和，胃不和则精气竭②，精气竭则不营其四支也。此人必数醉若③饱以入房，气聚于脾中不得散④，酒气与谷气相薄，热盛于中，故热遍于身，内热而溺赤也。夫酒气盛而慓悍，肾气有衰⑤，阳气独胜，故手足为之热也。

【点评】论热厥证的病因病机以及临床特点。所谓热厥病，是指因酒醉饱食入房，伤及脾肾阴精，致使阴虚阳亢，虚热内逆窜扰，症见"热遍于身，内热而溺赤""手足为之热"等。其中"手足为之热"为其辨证要点。

酒醉饱食入房太过为其发病原因；脾肾阴精，致使阴虚阳亢，虚热内逆窜扰是为基本病机；临证以身热、尿赤、手足热为临床基本症状特征。所以"手足为之热"为其鉴别和辨证要点。发热从下肢末端向近心方向延伸之机理是"阴脉"之气聚积并运行起始于"足下"的缘故。

帝曰：厥或令人腹满，或令人暴不知人⑥，或至半日远至一日乃知人者何也？

岐伯曰：阴气盛于上则下虚，下虚则腹胀满⑦；阳气盛于上，则下气重上而邪气逆⑧，逆则阳气乱，阳气乱则不知人也。

帝曰：善。愿闻六经脉之厥状病能也。

岐伯曰：巨阳之厥，则肿首头重，足不能行，发为眴仆。

阳明之厥，则癫疾欲走呼，腹满不得卧，面赤而热⑨，妄见而妄言。

少阳之厥，则暴聋颊肿而热，胁痛，胻不可以运。

---

① 阴气虚则阳气入：谓饮酒过多脾无所输而阴气虚，阴气虚阳邪就乘虚而入。

② 精气竭：水谷精气不足。

③ 若：有"与"之义。

④ 气聚于脾中不得散：醉饱入房，脾肾两伤，脾伤不运，肾虚无气以资脾，故令酒气与谷气聚而不散。

⑤ 肾气有衰：《甲乙经》作"肾气日衰"，当从之。

⑥ 暴不知人：猝然昏仆，不省人事。

⑦ 腹胀满：作"腹满"，与帝问相应。

⑧ 下气重上而邪气逆：偏亢之肾阳成为邪气，并逆于上。下气，指偏亢的肾阳。

⑨ 面赤而热：《病源》卷十二《寒热厥候》"面赤"上有"卧则"两字。

太阴之厥，则腹满䐜胀，后不利①，不欲食，食则呕，不得卧。

少阴之厥，则口干溺赤，腹满心痛。

厥阴之厥，则少腹肿痛，腹胀泾溲不利，好卧屈膝，阴缩肿②，胻内热。

盛则泻之，虚则补之，不盛不虚，以经取之。

【点评】本节围绕厥证的症状和治疗进行了论述。

1. 补充寒热厥之症状。厥病临床表现中除厥逆类症状外，在此予以补充，指明阴盛阳虚之寒厥，因气机升降失常而致腹满；阴虚阳盛热厥，因阳气逆乱就会引起"暴不知人"。

2. 六经厥主要症状。

①太阳之厥——阳气衰，阴气盛，太阳经气逆乱气逆于上——肿首头重，气乱于下，足不能行，上气不足，神气昏乱仆。

②阳明之厥——阳明为燥热之经、热盛热扰神明——癫疾欲走呼、妄见妄言，邪热内炽，面赤而热，气机不畅腹满不得卧。

③少阳之厥——热伤经脉，所引起的症状皆为本经循行之部位——暴聋颊肿而热、胁痛，胻不可以运。

④太阴之厥——阳虚阴盛，火不暖土，气虚不运——腹满胀不欲食，食则呕，上下水火之气不交，下泄清冷，胃中虚寒上逆呕逆。

⑤少阴之厥——阴虚阳亢，阴液减少——口干尿赤，虚热内扰，腹满心痛。

⑥厥阴之厥——经气不行，收引不利——少腹肿痛，腹胀，子气犯母，水道被阻，小便不利，经脉所过，逆乱为病，阴缩肿内热。

3. 六经厥的治疗。不同类厥病提出了相应的治疗原则。"盛则泻之"，主要适用于本经经气逆乱，影响所络属脏腑，已形成实证者；"虚则补之"，主要用于本经经气逆乱，致使所络属脏腑已成为虚证的治疗；"不盛不虚以经取之"，适用于只有经气逆乱而未致脏

---

① 后不利：大便不利。

② 阴缩肿：阴茎内缩，阴囊肿大。

腑成虚实病证，只需在本经选取其主病的穴位进行治疗。

太阴厥逆，䯒急挛，心痛引腹，治主病者①。

少阴厥逆，虚满呕变，下泄清，治主病者。

厥阴厥逆，挛，腰痛，虚满前闭谵言，治主病者。

三阴俱逆，不得前后，使人手足寒，三日死。

太阳厥逆，僵仆②，呕血善衄，治主病者。

少阳厥逆，机关不利，机关不利者，腰不可以行，项不可以顾，发肠痈不可治，惊者死。

阳明厥逆，喘咳身热，善惊，衄呕血。

手太阴厥逆，虚满而咳，善呕沫③，治主病者。

手心主、少阴厥逆，心痛引喉，身热，死不可治。

手太阳厥逆，耳聋泣出，项不可以顾，腰不可以俯仰，治主病者。

手阳明、少阳厥逆，发喉痹，嗌肿，痓④，治主病者。

【点评】六经厥病皆是由于本经阴阳失调，以经气厥逆为主要病机，引起其经循行部位或所络属脏腑、器官等发生的病变。其症状多与经脉循行部位及所属脏器有关，如太阳经之厥为头痛、僵仆；阳明经之厥病为癫狂走呼，腹满面赤，妄言等。又指出对六经厥病轻重病情的判别，认为一经厥逆为轻，三阳经或三阴经厥逆为重，三阳、三阴经俱厥逆为最重。由于症状的不同，又有厥和厥逆的不同名称。原文中还针对不同类厥病提出了相应的治疗原则，以针刺治疗为主要手段，采取盛则泻之，虚则补之，不盛不虚以经取之与以治疗主病为目的的具体治疗方法。

篇末较为详细地讨论了十二经厥逆病证的病因病机、症状、治则等，但总以厥证性质之寒热为其辨别分类的纲领。

---

① 治主病者：刺其主病的经穴。

② 僵仆：唐·杨上善："后倒曰僵，前倒曰仆。"

③ 善呕沫：清·姚止庵："肺受寒，故呕沫。沫，痰水之轻浮白色者。"

④ 痓(zhì 至)：明·张介宾："按全元起本，作痉。以手臂肩项强直也。"痓，为"痉"之误。

病能论①篇第四十六

黄帝问曰：人病胃脘痈②者，诊当何如？

岐伯对曰：诊此者，当候胃脉，其脉当沉细，沉细者气逆，逆者人迎甚盛③，甚盛则热。人迎者胃脉也，逆而盛，则热聚于胃口而不行，故胃脘为痈也。

【点评】论胃脘痈。胃脘痈是指胃本身的病变，其病机为气逆于上，郁而化热，热聚胃口而不行，发而为痈，以胃脉沉细，人迎脉盛为其诊断依据。既重脉象分析，也有切腹触摸辅助诊断。

帝曰：善。人有卧而有所不安者，何也？

岐伯曰：脏有所伤及精有所之，寄则安④，故人不能悬⑤其病也。

帝曰：人之不得偃卧⑥者，何也？

岐伯曰：肺者脏之盖也，肺气盛则脉大⑦，脉大则不得偃卧。论在《奇恒阴阳》⑧中。

【点评】论卧不安。卧不安，是辗转反侧难以入睡，即失眠，多因五脏受伤，精无所寄，神气被扰，而致睡卧不安。"不得偃卧"，

---

① 病能论：能，通"态"。病能，指疾病的形态。本篇以胃脘痈、颈痈、卧不安、不得偃卧、厥腰痛、阳厥、酒风等七种疾病为例，论述了观察病态、分析病情的重要意义及具体方法，同时还讨论了几种古医籍。因全篇以论述胃脘痈等疾病的形态为主，故名。

② 胃脘痈：又称"胃痈"，指因血气壅塞、聚于胃脘而生成的痈病。胃脘，即胃。

③ 沉细者气逆，逆者人迎甚盛：唐·杨上善："胃脉合浮与大也。今于寸口之中，诊得沉细之脉，即知胃有伤寒逆气，故寸口之脉沉细，上之人迎洪盛者也。"人迎，诊脉部位，在结喉两侧的颈部动脉处。

④ 脏有所伤及精有所之，寄则安：意为(人有卧而有所不安者)是由于五脏有所损伤及精气有所散失的缘故，如果精气不失而各归本脏，人就会在睡卧之时安宁平稳。之，动词，去，这里是"越泄""散失"的意思。一般此句句读为"脏有所伤，及精有所之寄则安"。实非。

⑤ 悬：通过切脉而测知(病因)。

⑥ 偃卧：仰卧。

⑦ 肺气盛则脉大：唐·杨上善："肺居五脏之上，主气，气之有余，则手太阳脉盛，故不得偃卧也。"

⑧ 《奇恒阴阳》：唐·王冰："上古经篇名，世本阙。"

是不能仰面躺卧，其病机是肺气壅塞，呼吸困难而致。张志聪认为此证与五脏皆有关系而不仅于肺，缘于"五脏所以藏精者也。精者，胃腑水谷之所生，而分走于五脏，如脏有所伤，及精有往所不受，则为卧不安矣"。此处只突出其卧不安与"不得偃卧"之"抓主症"的辨证模式是值得效法的。

帝曰：有病厥者，诊右脉沉而紧，左脉浮而迟，不然①，病主安在？

岐伯曰：冬诊之，右脉固当沉紧，此应四时，左脉浮而迟，此逆四时②，在左当主病在肾，颇关在肺，当腰痛也。

帝曰：何以言之？

岐伯曰：少阴脉③贯肾络肺，今得肺脉④，肾为之病，故肾为腰痛之病也⑤。

【点评】论厥腰痛。厥腰痛是指由于肾阳虚而引起四肢逆冷腰痛的病证。原文着重探讨了厥腰痛诊断依据及机理，认为其诊断依据为腰痛，四肢厥冷，右脉沉紧，左脉浮迟；基本病机为肾阳虚则阴寒内生，阳气不上；病位虽然在肾，缘于少阴之脉贯肾络肺，故曰"颇关在肺"。

帝曰：善。有病颈痈者，或石治之，或针灸治之，而皆已，其真⑥安在？

岐伯曰：此同名异等⑦者也。夫痈气之息者⑧，宜以针开除去之；夫

---

① 然：清·于鬯："读为'燃'（即通'燃'）。《说文·人部》：'燃，意膴也。''意膴'，疑是以意揣度之谓。'不燃病主安在'，不敢以意揣度，故为问也。《甲乙》'不然'作'不知'。"

② 左脉浮而迟，此逆四时：脉合四时，冬气伏藏，左右脉皆当沉紧，今左脉反见浮而迟，是为逆四时。

③ 少阴脉：指足少阴肾经。

④ 肺脉：指浮迟的脉象。

⑤ 今得肺脉，肾为之病，故肾为腰痛之病也：明·张介宾："肾脉本络于肺，今以冬月而肺脉见于肾位，乃肾气不足，故脉不能沉而见浮迟，此非肺病，病在肾也。腰为肾之府，故肾气逆者，当病为腰痛。"肺脉，指浮迟的脉象。

⑥ 真：道理。《甲乙经》作"治"。

⑦ 异等：清·高世栻："颈痈之名虽同，而在气在血则异类也。"等，类。

⑧ 痈气之息者：指气郁停滞。

气盛血聚者①，宜石而泻之，此所谓同病异治也。

【点评】论颈痈。颈痈是指颈项两侧的痈肿，有深浅之分，通过触诊、望诊均可诊断，原文重在指明其治法，特别是强调"同病异治"原则。颈痈的病机是气结郁滞，或气滞血瘀。对于气结不散者，治宜散结疏通气血，以针开通其气而除之；对于气盛血聚之瘀血者，宜放血活血排脓，以石刺其出血而泻其毒邪。要随其病变过程出现的不同病候，分别施以不同的治疗方法，这便是此处所说"同病异治"原则的具体含义。

帝曰：有病怒狂②者，此病安生？

岐伯曰：生于阳也。

帝曰：阳何以使人狂？

岐伯曰：阳气者，因暴折而难决③，故善怒也，病名曰阳厥④。

帝曰：何以知之？

岐伯曰：阳明者常动⑤，巨阳少阳⑥不动，不动而动大疾，此其候也。

帝曰：治之奈何？

岐伯曰：夺⑦其食即已，夫食入于阴，长气于阳⑧，故夺其食即已。

---

① 气盛血聚者：指颈痈之脓已成者。

② 怒狂：指狂病。其病多怒而狂，故曰怒狂。

③ 因暴折而难决：明·马莳："因猝暴之顷，有所挫折，而事有难决，志不得伸。"暴，突然。

④ 阳厥：因阳气厥逆所致的多怒发狂之病。

⑤ 阳明者常动：足阳明经人迎等处的脉搏总是明显跳动的。阳明，指足阳明经人迎等处的脉搏。因本经血多气多，故"常动"。

⑥ 巨阳少阳：指太阳经的委中、昆仑等穴与少阳经的听会、悬钟等穴。太阳经气少，少阳经血少，故曰"巨阳、少阳不动"。巨阳，即太阳，指太阳经脉。

⑦ 夺：有"减少"之意。

⑧ 食入于阴，长气于阳：明·张介宾："五味入口而化于脾，食入于阴也；藏于胃以养五脏气，长气于阳也。"

使之服以生铁洛①为饮。夫生铁洛者，下气疾②也。

【点评】论阳厥。本证是由暴怒而引起的狂证，病机为大怒伤阳，使阳气暴逆上冲，扰乱神明所致。临证以多怒发狂，骂詈不避亲疏，甚则弃衣而走，登高而歌，三阳之脉搏动过甚为其脉象特点等为辨证依据。治宜泻热开结，重镇安神，佐以化痰开窍之品，可内服生铁落饮，以疾泻其热。还应限制进食（"夺其食"），以防多食化火助阳。

帝曰：善。有病身热解堕，汗出如浴，恶风少气，此为何病？
岐伯曰：病名曰酒风③。
帝曰：治之奈何？
岐伯曰：以泽泻④、术⑤各十分，麋衔⑥五分，合以三指撮⑦，为后饭。

【点评】论酒风。此证也称漏风，是因饮酒后汗出感受风邪所致，临床表现可参考"漏风之状，或多汗，常不可单衣，食则汗出，甚则身汗，喘息恶风，衣常濡，口干善渴，不能劳事"（《素问·风论》）内容。马莳对此分析认为，"此言脾气逆而为病也，夫饮酒数醉，气聚于脾中，热盛于中，故热偏于身，而四肢懈惰也。热盛则生风，风热相搏，是以汗出如浴，而恶风少气"，是对酒风机理较为深刻的阐发。此节对其治法与方药做了较详细的论述，说明当时治疗本证已有成熟的经验，治用泽泻饮以清热、利湿、健脾、祛风而收功。

---

① 生铁洛：明·张介宾："即炉冶间锤落之铁屑。用水研浸，可以为饮。其性寒而重，最能坠热开结。"洛，通"落"，谓所落，即落下的东西，此指铁屑。
② 疾：快。此谓"见效快"。
③ 酒风：唐·王冰："饮酒中风（受风）者也。《风论》曰饮酒中风，则为漏风，是亦名漏风也……因酒而风，故曰酒风。"
④ 泽泻：药名。
⑤ 术（zhú 逐）：即白术，药名。
⑥ 麋（mí 弥）衔：药名。《神农本草经》："味苦，平，治风湿痹，历节痛，惊吐舌，悸气贼风，鼠瘘痈肿。"
⑦ 合以三指撮：明·张介宾："用三指撮合，以约其数。"

所谓深之细者①，其中手如针②也，摩之切之③，聚者坚也④，博⑤者大也。《上经》⑥者，言气之通天也；《下经》者，言病之变化也；《金匮》者，决死生也；《揆度》者，切度之也；《奇恒》者，言奇病也。所谓奇者，使奇病不得以四时死也；恒者，得以四时死也；所谓揆者，方切求之⑦也，言切求其脉理也；度者，得其病处⑧，以四时度之也。

【点评】此节虽与前文不相谐，但所涉几种古文献为研究《内经》成书的医学背景提供了宝贵的资料，也提示此前的医学知识积累已具规模，门类较为丰富，也是中医药学很早就发展到较高水平的有力证据。

奇病论⑨篇第四十七

黄帝问曰：人有重身⑩，九月而喑，此为何也？
岐伯对曰：胞之络脉绝⑪也。
帝曰：何以言之？
岐伯曰：胞络者系于肾，少阴之脉，贯肾系舌本，故不能言。
帝曰：治之奈何？

---

① 深之细者：重按之而得细脉。之，犹而也，古书"之""而"常互训。
② 中手如针：喻脉应指其细之状。中，犹应也。
③ 摩之切之：用手推动着诊脉。摩，推动，推转。
④ 聚者坚也：喻脉应指有力。
⑤ 博：当作"搏"，指脉来搏指有力。
⑥ 《上经》：与下文中的《下经》《金匮》《揆度》《奇恒》等，都是《内经》之前的医经之名，均已早佚。按：有关《揆度》《奇恒》的道理，可参见《素问·玉版论要》中的论述。
⑦ 方切求之：清·孙鼎宜："《广雅·释诂》：'方，始也。'始切其脉而求其致病之由曰揆。"
⑧ 得其病处：清·孙鼎宜："得其病处，而以四时逆顺，明其治法死生曰度。"
⑨ 奇病论：奇者，异也。奇病，即异常的，特殊少见的病证。本篇论述了子喑、息积、伏梁、疹筋、厥逆、脾瘅、厥、胎病(癫疾)、肾风等十种奇病的病因、病机、症状、治法及预后。因所论的都是异于一般的病，故名。
⑩ 重(chóng 崇)身：谓怀孕。明·张介宾："妇人怀孕，则身中有身，故曰重身。"
⑪ 胞之络脉绝：谓胞中的络脉阻膈不通畅。胞，指女子胞，即子宫。绝，隔阻不通之意，并非断绝。

岐伯曰：无治也，当十月复。《刺法》曰：无损不足，益有余①，以成其疹②，然后调之③。所谓无损不足者，身羸瘦，无用镵石也；无益其有余者，腹中有形而泄之④，泄之则精出⑤，而病独擅中⑥，故曰疹成也。

【点评】论重身声喑。此证是妇人怀孕九月发生的喑哑之证，此是缘于胎儿渐大，压迫胞络，致使胞络阻绝，肾脉不通之故。因肾经系舌本，"舌者音声之机"（《灵枢·忧恚无言》），故失音不能言。此证无须特殊处理，产后自愈。此证属于后世所谓的子喑，其成因有三：一是妊娠期因外感邪气所致肺气失于宣降；二是温热病证神昏谵语而不能言；三是此节所述九月重身，胎儿压迫胞络而喑。临证不可拘泥九月而喑，或七月，或八月亦可有之；也不要拘于"无治也，当十月复"之论，要予以辨证论治，才不至于贻误病情。

"腹中有形"，指妇人有了身孕，所以说"有余"，自然也就不能用泻法治疗。如若误用泻法就会有"堕胎"之虞，即所谓"泄则精出"。可从四个层次予以认识：一是原文本意。二是寻源：老子"道法自然"，即遵循自然万物固有演化时序规律，认识万物，辅助和赞化万物，使万物遂其天赋之性而自然化育。三是从医学层面来说，人体生命活动遵循着一定的时序演化规律，故养生当"四气调神"顺应时序来调养；诊治疾病当"无伐天和"因时制宜；药物采制也须"司岁备物"。四是强调对自然万物不过分的干预，转基因与反季节恰恰是对自然生化的破坏，违背了"辅万物之自然而不敢为"即"道法自然"的原则。道之所行者时也。时间序列蕴含着道，道即规

---

① 无损不足，益有余：谓不要用泻法去治疗不足的虚证，不要用补法去治疗邪气有余的实证。损，损伤，此处作"泻法"解。益，补益；有余，指邪气有余之实证。
② 疹(chèn 趁)：指疾病。
③ 然后调之：宋·林亿等《新校正》："《甲乙经》及《太素》无此四字……本全元起注文，误书于此也。"宜删。
④ 腹中有形而泄之：清·孙鼎宜："泄当作补，字误，下同。形谓积聚之类，有形自当泻，今反补之，故曰益有余也。"
⑤ 精出：精气泄出之意。
⑥ 病独擅中：谓病邪独留于里。

律通过时间序列来显示。这里的时，绝对不能局限为四时，是生命演化包括疾病变化的时间序列。

帝曰：病胁下满气逆，二三岁不已，是为何病？

岐伯曰：病名曰息积①，此不妨于食，不可灸刺，积为导引②服药，药不能独治也。

【点评】论息积。此证为肺之积证，为肺气不降而上逆所致；以胁下满，气逆喘促，病未及胃而不妨于食为临床特征；治以导引兼内服药物的综合方法，灸刺为其禁忌方法。可参《难经·五十六难》肺之积为"息贲"内容。

帝曰：人有身体髀、股、胻皆肿，环齐而痛③，是为何病？

岐伯曰：病名曰伏梁，此风根也。其气溢于大肠，而著于肓，肓之原在齐下，故环齐而痛也。不可动之④，动之为水溺涩之病也。

【点评】论伏梁。此病是因风寒邪气侵袭膜原，致使气血结聚肠外膏膜之故。由于血瘀水停则下肢浮肿，留着膜原，则环脐而痛。可伴见身体髀股皆肿，严重的还可以出现小便不利等症状。对其治疗要慎重，不可妄行攻逐之法。可参《素问·腹中论》《难经·五十六难》之五脏积的内容理解。

帝曰：人有尺脉数甚⑤，筋急而见⑥，此为何病？

---

① 息积：《灵枢·百病始生》："留而不去，传舍于肠胃之外，募原之间，留著于脉，稽留而不去，息而成积。"

② 导引：《一切经音义》："凡人自摩自捏，伸缩手足，除劳去烦，名曰导引。"包括气功、自我按摩以及体育疗法等自我养身保健方法。

③ 环齐而痛：肚脐周围疼痛。

④ 不可动之：有二意，其一不可触动切按；其二不可妄用攻下。多遵后解。

⑤ 尺脉数甚：脉数为热，尺脉候肾，此肾热之脉象。

⑥ 筋急而见：尺肤部筋脉拘急，可以明显看到。

岐伯曰：此所谓疹筋①，是人腹必急②，白色黑色见③，则病甚。

帝曰：人有病头痛以数岁不已，此安得之，名为何病？

岐伯曰：当有所犯大寒④，内至骨髓，髓者以脑为主，脑逆⑤故令头痛，齿亦痛，病名曰厥逆⑥。

帝曰：善。

帝曰：有病口甘者，病名为何？何以得之？

岐伯曰：此五气之溢⑦也，名曰脾瘅。夫五味入口，藏于胃，脾为之行其精气，津液在脾，故令人口甘也，此肥美之所发也，此人必数食甘美而多肥也，肥者令人内热，甘者令人中满，故其气上溢，转为消渴⑧。治之以兰，除陈气也⑨。

【点评】脾瘅病是因恣食肥甘厚味，致使阳气郁滞，中气滞留，脾运失常，湿热内蕴，湿浊上泛而致口甜，转为消渴的证候。治以芳香醒脾，清化湿热，方用兰草汤。

帝曰：有病口苦，取阳陵泉⑩，口苦者病名为何？何以得之？

岐伯曰：病名曰胆瘅。夫肝者，中之将也，取决于胆，咽为之使⑪。

---

① 疹筋：即筋病。因筋急而见，其病在筋，故名。

② 腹必急：腹部肌肉拘急疼痛。

③ 白色黑色见(xiàn 现)：面部出现白色或黑色。

④ 大寒：即感受严重的寒邪。

⑤ 脑逆：寒邪上逆于脑。

⑥ 厥逆：明·张介宾："髓以脑为主，诸髓皆属于脑也。故言大寒至髓，则上入脑而为痛，其邪深，故数岁不已；髓为骨之充，故头痛齿亦痛，是因邪逆于上，故名曰厥逆。"

⑦ 五气之溢：脾土之气上溢。五气，指土气，因土在五行中居第五位；又脾属土，故土气又代表脾气。

⑧ 消渴：病名。以口渴多饮，多食易饥，多尿而形体消瘦为主要症状。病机为脏腑燥热，阴虚火旺。临床又根据病位及脏腑分为上消、中消、下消。

⑨ 治之以兰，除陈气也：治疗脾瘅病可用佩兰，以醒脾化湿，消除郁积湿热之邪气。兰，即佩兰，气味辛平芳香，有醒脾化湿，清暑辟浊之功效。临床用于脾胃湿热内蕴，口甜苔腻类疾患，确有良效。

⑩ 口苦，取阳陵泉：《新校正》："全元起本及《太素》无'口苦，取阳陵泉'六字，详前后文，疑此有误。"宜从之。

⑪ 咽为之使：明·张介宾："足少阳之脉，上挟咽；足厥阴之脉，循喉咙之后，上入颃颡。是肝胆之脉皆会于咽，故咽为之使。"

此人者，数谋虑不决，故胆虚，气上溢，而口为之苦，治之以胆募俞①，治在《阴阳十二官相使》②中。

帝曰：有癃者，一日数十溲，此不足也③。身热如炭，颈膺如格④，人迎躁盛⑤，喘息气逆，此有余也。太阴脉微细如发⑥者，此不足也。其病安在？名为何病？

岐伯曰：病在太阴，其盛在胃，颇在肺⑦，病名曰厥⑧，死不治，此所谓得五有余⑨二不足也⑩。

帝曰：何谓五有余二不足？

岐伯曰：所谓五有余者，五病之气有余也。二不足者，亦病气之不足也。今外得五有余，内得二不足，此其身不表不里，亦正死⑪明矣。

帝曰：人生而有病巅疾⑫者，病名曰何？安所得之？

岐伯曰：病名为胎病，此得之在母腹中时，其母有所大惊，气上而不下，精气并居⑬，故令子发为巅疾也。

【点评】论胎癫疾。先天性癫痫发生的机理，此节认为是妊娠中母体受到大惊骤恐刺激，胎气逆乱，影响供养胎儿的精气，就会使其出生后发为癫痫病。这是《内经》仅有的一次论述先天性疾病的内

---

① 胆募俞：胆的募穴为日月，位于胸部乳头下三肋处；胆的俞穴在背部足太阳经，位于第十椎骨下旁开一寸五分处。

② 《阴阳十二官相使》：古医经名，今已亡佚。

③ 一日数十溲，此不足也：癃病小便频数，日数十次，这是因正气虚而致。

④ 颈膺(yīng 英)如格：胸膺及咽喉颈部堵塞不畅的感觉。颈，脖子的前面。膺，指前胸部第三肋间隙以上的部位。格，阻格(隔)不通。

⑤ 人迎躁盛：人迎脉躁动而盛，是阳明热盛所致。人迎，位于喉旁，为阳明经脉所过。

⑥ 太阴脉微细如发：手太阴寸口脉微细如发，是肺气虚的反应。

⑦ 颇在肺：偏重在肺。颇，程度副词。

⑧ 厥：指癃证之危重者。由于阳明胃热过盛，太阴脾肺虚衰，阴阳之气交合，故病名叫"厥"。

⑨ 五有余：指上述身热如炭、颈膺如格、人迎躁盛、喘息、气逆等症状，皆为有余之实证症状。

⑩ 二不足：指上述病癃一日数十溲、太阴脉微细如发等症状，皆为不足之虚证。

⑪ 正死：《甲乙经》作"死证"。

⑫ 巅疾：指癫痫。巅，同"癫"。

⑬ 气上而不下，精气并居：明·张介宾："惊则气乱而逆，故气上而不下。气乱则精亦从之；故精气并及于胎，令子为癫痫也。"

容，也为后世研究此类疾病的理论源头，后世讨论小儿痫证时无不宗此，如钱乙论述小儿癫痫原因"小儿发痫，因气血未充，精神未实，或为风邪所伤，或为惊怪所触，亦有因妊娠时七情惊怖所致"（《小儿药证直诀》卷下），就是其例。

帝曰：有病疟然如有水状①，切其脉大紧②，身无痛者，形不瘦，不能食、食少，名为何病？

岐伯曰：病生在肾，名为肾风。肾风而不能食、善惊，惊已，心气痿者死③。

帝曰：善。

大奇论④篇第四十八

肝满肾满肺满⑤皆实，即为肿。肺之雍，喘而两胠满。肝雍，两胠满，卧则惊，不得小便。肾雍，脚下⑥至少腹满，胫有大小⑦，髀胻大跛，易偏枯。

【点评】论肝雍、肾雍、肺雍。此节论述了肝经、肾经、肺经三条经脉雍滞不通所产生的病证。"邪气盛则实"（《素问·通评虚实论》）说明肝、肾、肺的经脉为邪气雍滞而满实，出现臃肿的征象。

---

① 如有水状：其临床症状似乎像水肿病，但实际并非水肿病。

② 其脉大紧：清·张志聪："大则为风，紧则为寒。"

③ 善惊，惊已，心气痿者死：明·吴崐："肾邪凌心，令人善惊。若惊已而心气犹壮，是神旺，生之徒也；惊已而心气痿，是神亡，死之属也。"痿，萎弱，衰竭之意。

④ 大奇论：大，扩大，推广之意。奇，异于常候。因为本篇论述了疝、瘕、肠澼、暴厥等病的脉象与病证，分析了它们的病机和预后，并根据脉象，分析了心、肝、肾、胃、胆、胞、大肠、小肠、十二经等精气不足的病证并预测死期。由于这些内容，实际上是前篇《奇病论》的扩大和充实，故名《大奇论》。

⑤ 肝满肾满肺满：肝经、肾经、肺经皆可因邪气雍滞而为胀满。满，指胀满。

⑥ 脚下：《甲乙经》作"胠下"。根据前后文义，宜从。

⑦ 胫有大小：胫部时肿时消。大小，指粗细；肿胀则大，肿消则小。

心脉满大，痫瘛筋挛①。肝脉小急，痫瘛筋挛。肝脉骛暴②，有所惊骇，脉不至若喑，不治自已③。

【点评】论心、肝失调所致病证。心主血，肝藏血，相互协调，共同主宰着全身血的循行以及不同部位对血的需求及其调节，故而心肝二脏有病，均可致痫瘛筋挛之症，并通过寸口的脉象变换反映出来。

肾脉小急，肝脉小急，心脉小急，不鼓④皆为瘕⑤。

【点评】论肾、肝、心失调所致病证。肾、肝、心三脉细小而急为寒甚，浮取不能鼓出于指下，则气聚腹中而为瘕病。以脉测证，故"小急为寒甚，不鼓则血不流，血不流而寒薄，故血内凝而为瘕也"（王冰注）。

肾肝并沉为石水，并浮为风水⑥，并虚为死，并小弦欲惊。肾脉大急沉，肝脉大急沉，皆为疝⑦。心脉搏滑急为心疝，肺脉沉搏为肺疝⑧。

【点评】论寸口肾部、肝部脉象所主病证的鉴别。寸口肾部、肝部脉象相同和二部脉象形态不同所主病证是有区别的，二部脉象相同，又因脉体形态的差异，所主病证又有区别，此节列举了五种此类脉象及其主病。

---

① 痫瘛（chì 翅）筋挛：癫痫手足抽搐，筋脉拘挛。瘛，抽搐之意。

② 肝脉骛（wù 务）暴：肝脉疾数。骛，奔驰、疾跑状。

③ 脉不至若喑，不治自已：明·吴崑："脉不至，在诸病为危剧。若其暴喑失声，则是肝木厥逆，气雍不流，故脉不至耳，不必治之，厥还当自止。"按："脉不至"，非脉迄不至，为"惊者其脉止而复来"，说见《医通·惊》。

④ 不鼓：脉搏不鼓击于指下。

⑤ 瘕（jiǎ 假）：病名。腹内积块，时聚时散者。

⑥ 风水：病名，水肿病之一。多由风邪侵袭，肺气失于宣降，不能通调水道，水湿潴留所致。症见发病急骤，面目四肢浮肿，骨节疼痛，小便不利，恶风，脉浮等。

⑦ 疝（shàn 善）：病名。中医学所讲之疝含义颇广，概言之，主要有以下三种：其一，腹中剧烈疼痛的病证。其二，外生殖器，阴囊睾丸部位的病证，如㿗疝、癫疝等。其三，体腔内容物向外突的病证，如小肠疝气、阴狐疝等。

⑧ 肺疝：寒邪侵犯肺而成的疝病。清·高世栻曰："肺疝，气疝也。"

三阳急为瘕，三阴急为疝，二阴急为痫厥①，二阳急为惊。

【点评】论不同脏腑之急脉所主病证的鉴别。不同脏腑出现同一急脉，所主证候依然不同，如三阳（手足太阳）脉急，为小肠、膀胱受寒，寒则气攻，气聚不散而成为瘕。三阴（手足太阴）脉急为肺脾受寒，脏气结聚不散而成疝病；二阴（手足少阴）脉急，为心肾阳虚，神失所养，导致昏迷倾仆，不省人事之痫厥；二阳（手足阳明）脉急，为寒邪入于胃肠，"胃不和则卧不安"，故洒渐动形而成惊。

脾脉外鼓，沉为肠澼，久自已。肝脉小缓为肠澼，易治。肾脉小搏沉，为肠澼下血，血温身热者死②。心肝澼亦下血，二脏同病者可治，其脉小沉涩为肠澼，其身热者死，热见七日死③。

【点评】论肠澼。此乃今之下痢便脓血，脾肝肾心皆有，其脉与兼症不同，预后有别。提示心肝所致痢疾下血，其脉沉为里，可望渐复，反之身热则使阴血更伤，是为死证。如果高热持续七日的就会死亡，是因阴气终绝之故。

胃脉沉鼓涩，胃外鼓大，心脉小坚急，皆鬲④偏枯，男子发左，女子发右⑤，不喑舌转，可治，三十日起⑥，其从者⑦，喑，三岁起，年不

----

① 痫厥：指昏迷仆倒，卒不知人的病证。

② 血温身热者死：肠澼下血，为热邪伤血所致。血温为热在血分不退，身热是热邪炽盛的表现，故多属死证。

③ 其身热者死，热见七日死：明·张介宾："脉沉细者不当热，今脉小身热是为逆，故当死。而死于热见七日者，六阴败尽也。"

④ 鬲：《全生指迷方》引作"为"。按作"为"是。"皆为偏枯"与上"皆为瘕""皆为疝"句法一致。

⑤ 男子发左，女子发右：男子属阳以气为主，女子属阴以血为主，男子病左，女子病右，示人之本气不足。

⑥ 不喑舌转，可治，三十日起：明·张介宾："若声不喑，舌可转，则虽逆于经，未甚于脏，乃为可治，而一月当起。"

⑦ 其从者：即男子发于右，女子发为左皆为顺。从，顺也。

满二十者，三岁死①。

【点评】论以胃脉辨别偏枯及推知预后。胃为"水谷之海"，是五脏六腑筋骨肌肉营养供给的源泉，多血多气。今脉沉涩为气血不足，阴血耗损，阳气外浮，故见浮大无力之脉，心主血脉，其脉小为血不足，坚急为寒，心气虚寒而血脉不行。心胃既病，筋骨肌肉皆失所养，遂成气血痞膈之偏枯；其预后，若男子发病在左侧，女子发病在右侧，则"不喑舌转，可治，三十日起"。"不喑舌转"为肾气未伤，故可治，一月当愈。相反，"其从者，喑，三岁起，年不满二十者，三岁死"。所谓从者，即男子病发在右，女子发于左。缘于"女子三七，男子三八""肾气平均"（《素问·上古天真论》），故年满20岁者病虽深而不为逆，3年后当愈；不满20岁者，肾气先折，气血早衰，故3年后当死。

脉至而搏，血衄身热者死，脉来悬钩浮②为常脉。脉至如喘③，名曰暴厥④，暴厥者，不知与人言。脉至如⑤数，使人暴惊，三四日自已。

【点评】论暴厥的脉象与预后。若脉象急促，不省人事，不能语言是由于痰热过盛，蒙蔽心神而致。若暴惊使气血一时性运动加快故见脉数，气平则已，故三四日自愈。

脉至浮合⑥，浮合如数，一息十至以上，是经气⑦予不足也。微见九

---

① 年不满二十者，三岁死：明·马莳："若年不满二十者，而得此疾，不问其在左在右，喑与不喑，主三年而死。盖五脏始定，血气方刚，而早得此疾，乃脏腑血气皆损之极也。其欲生也难矣。"

② 脉来悬钩浮：脉呈浮大中空之状，即芤脉。

③ 脉至如喘：脉来急促。

④ 暴厥：清·高世栻："暴厥者，一时昏愦，不知与人言。"

⑤ 如：《甲乙经》作"而"。

⑥ 脉至浮合：脉来如水波浮泛，忽分忽合，极难分辨清楚。清·高世栻："浮合于皮肤之上，如汤沸也。"

⑦ 经气：指十二经脉中的精气。

十日死①。脉至如火薪然②，是心精之予夺也，草干而死③。脉至如散叶④，是肝气予虚也，木叶落而死。脉至如省客⑤，省客者，脉塞而鼓⑥，是肾气予不足也，悬去枣华⑦而死。脉至如丸泥⑧，是胃精予不足也，榆荚落而死。脉至如横格⑨，是胆气予不足也，禾熟而死。脉至如弦缕⑩，是胞精予不足也，病善言，下霜而死，不言，可治。

脉至如交漆⑪，交漆者，左右傍至也，微见三十日死。脉至如涌泉⑫，浮鼓，肌⑬中，太阳气予不足也，少气，味韭英而死⑭。脉至如颓土⑮之状，按之不得，是肌气⑯予不足也，五色先见黑，白垒发死⑰。脉至如悬雍⑱，悬雍者，浮揣切之益大，是十二俞之予不足也，水凝而死⑲。

脉至如偃刀，偃刀者，浮之小急，按之坚大急，五脏菀熟⑳，寒热

---

① 微见九十日死：明·吴崑："微见，始见也。"按："九十日死"与上文"三四日自已"句法同，"三四日"三日或四日，则"九十日"亦九日或十日。有注三个月，恐非是。

② 脉至如火薪然：脉来如火燃薪，焰势甚盛。

③ 草干而死：草干于冬，寒水行令，水来克火，心气绝也。

④ 脉至如散叶：脉来如风吹散叶，飘零虚散。

⑤ 脉至如省客：脉来如省问之客，或来或去。

⑥ 脉塞而鼓：脉搏闭塞似无，忽又应指有力。

⑦ 悬去枣华：枣树之花开花落之间。

⑧ 脉至如丸泥：明·张介宾："泥弹之状，坚强短涩之。"

⑨ 脉至如横格：脉来长而坚，如物横格在指下。

⑩ 脉至如弦缕：脉来坚直如弓弦，而又细如丝线，亦即细弦脉。弦，如弓弦状。缕，细小之意。

⑪ 脉至如交漆：脉来如绞滤漆汁，四面流散无根。交，通"绞"。

⑫ 脉至如涌泉：脉来如泉水之涌，有升无降。

⑬ 肌：《太素》卷十五《五脏脉诊》作"胞"。

⑭ 味韭英而死：当死于尝到新韭菜的时候。味，尝之意。韭英，即韭菜叶子。

⑮ 脉至如颓土：脉来虚大无力，按之即无。颓土，为倒塌之朽土。

⑯ 肌气：即肌肉的精气。盖脾主肌肉，肌气也就是脾气。

⑰ 白垒发死：指在白蔂生发的时候就会死亡。垒，同"蔂"。蔂也属葛之类；白蔂为藤葛的一类。

⑱ 脉至如悬雍：脉来就像人之悬壅，浮取大，稍按即小。悬雍，即喉间的悬雍垂，俗名小舌头，其形上大下小。

⑲ 是十二俞之予不足也，水凝而死：《甲乙经》"之"下有"气"字。

⑳ 五脏菀(yù 玉)熟：五脏郁热之意。菀，音义同"郁"。

独并于肾也，如此其人不得坐，立春而死①。脉至如丸，滑不直手②，不直手者，按之不可得也，是大肠气予不足也，枣叶生而死。脉至如华③者，令人善恐，不欲坐卧，行立常听④，是小肠气予不足也，季秋⑤而死。

【点评】论怪脉。全篇以辨脉诊病为主旨，论述了心、肝、肾、胃、胆、胞、大肠、小肠、十二经等精气不足的脉体形象、所主病证及其预后转归，篇末围绕着脏腑经脉精气衰竭时出现的 14 种怪脉之体象特征、主病及预后予以论述。

所谓"怪脉"，即不同寻常脉的脉体形象，凡脉体形象出现乖戾不和、无有生气、无胃气之不同寻常的脉象，皆为怪脉，又称无根脉、无神脉、无胃脉、真脏脉、死脉等；怪脉的体象特征，可见节律不齐，浮散无根，弦硬坚急，往来无伦之象；怪脉所主病证机理，皆由脏腑精气竭绝，神气将脱，胃气大伤，人体内环境极度紊乱所致；就其预后，皆为功能衰败，生机已绝，死期不远。这是古人的临床观察及其经验总结。元代危亦林《世医得效方》总结怪脉十种，后世医家除去偃刀、转豆、麻促称为"七绝脉"，这些内容收录于当今高等医学院校中医诊断学教材之中。

脉解⑥篇第四十九

太阳所谓肿腰脽痛⑦者，正月太阳寅，寅，太阳也。

---

① 其人不得坐，立春而死：腰为肾之外府，肾病腰不能支持故不得坐。立春阳盛，阴日以衰，所以当死。

② 脉至如丸，滑不直手：《甲乙经》"直"作"著"。此言脉滑小，不能著于指下，无根而不胜按也。

③ 脉至如华：脉来轻浮软弱如花。华，通"花"。

④ 行立常听：明·张介宾："行立常听者，恐惧多而生疑也。"其说亦通。

⑤ 季秋：指深秋。

⑥ 脉解：脉，指人体三阴三阳经脉；解，即解释阐发。本篇主要内容是对《灵枢·经脉》篇诸经脉病证的产生机理，结合各经所应的时令变化特点进行解释和阐发。认为三阴三阳经脉之气，各有主时，在各自所应的时令中，受时令气候变异的影响，而有阴阳的盛衰变化，遂成经脉之病。由于该篇专门解释经脉病证形成机理，故称"脉解篇"。

⑦ 肿腰脽(shuí 谁)痛：腰部和臀部肿胀疼痛。脽，臀部。《说文》："脽，尻也。"

【点评】论太阳经与月相关系以及所致腰脽痛。这就指出了太阳经脉所配属的月份是正月，月建在寅。由于正月为一年之首，太阳为三阳主气，故三阳以太阳为首，正月属太阳，正月月建在寅，故曰"正月太阳寅"。这是依据斗纲建月决定的，即指"太一"（北极星）居中不动，北斗七星围绕太一做顺时针方向运转于外，以北极星为标志，一年旋指十二辰（子、丑、寅、卯、辰、巳、午、未、申、酉、戌、亥），以建二十四时节。从冬至开始斗杓从正北坎位起，正月建寅、二月建卯……十一月建子、十二月建丑。

正月阳气出在上，而阴气盛，阳未得自次①也，故肿腰脽痛也。病偏虚为跛者②，正月阳气冻解，地气而出也，所谓偏虚者，冬寒颇有不足者，故偏虚为跛也。所谓强上引背③者，阳气大上而争，故强上也。所谓耳鸣者，阳气万物盛上而跃，故耳鸣也。所谓甚则狂巅疾④者，阳尽在上，而阴气从下，下虚上实，故狂巅疾也。所谓浮为聋⑤者，皆在气也。所谓入中⑥为喑者，阳盛已衰，故为喑也⑦。

【点评】论太阳经与月相关系及其所主病证。此节论述了肿腰脽痛、跛、强上引背、耳鸣、狂巅疾、聋、喑7种太阳经所主病证，就其机理言之，均与足太阳膀胱经经气不利，机体阴阳失调有关。

内夺⑧而厥，则为喑俳⑨，此肾虚也。少阴不至者，厥也。

---

① 阳未得自次：阳气未能按正常的次序，在其所主时令中旺盛。次，次序、次等。自次，即自己应该所属的位次，这里指气候所主时令月份的位次。

② 病偏虚为跛者：一侧的阳气偏虚，而发生下肢跛行。跛，下肢有病，行走不正常，又俗称瘸腿。

③ 强（jiàng 降）上引背：头项强滞而牵引及背部。强，强滞不柔顺之意。

④ 狂巅疾：指狂病、癫痫病。巅，通"癫"。

⑤ 浮为聋：气逆上浮而发生耳聋。

⑥ 入中：阳气入走于内。

⑦ 阳盛已衰，故为喑也：明·张介宾："声由气发，气者阳也。阳盛则声大，阳微则声微，若阳盛已衰，故喑痖不能言也。"

⑧ 内夺：色欲太过，使肾气内耗。

⑨ 喑俳（pái 排）：病名，又作"喑痱"。多由肾精亏损，以致肾气厥逆而成。临床以舌不能言语，肢体痿废不用为主症。

【点评】论少阴经失调所致喑俳证。此处以肾论厥与《灵枢·本神》之"肾气虚则厥"及《素问·厥论》论厥精神一致。"喑俳"多由肾精亏损，以致肾气厥逆而成，临床以舌不能言语，肢体痿废不用为主症。此证缘于色欲太过，损伤肾精所致，故曰"内夺而厥"。

少阳所谓心胁痛者，言少阳盛①也，盛者心之所表也②，九月阳气尽而阴气盛，故心胁痛也。所谓不可反侧③者，阴气藏物也，物藏则不动，故不可反侧也。所谓甚则跃者，九月万物尽衰，草木毕落而堕，则气去阳而之阴④，气盛而阳之下长⑤，故谓跃。

【点评】论少阳经与月相关系及其失调所致病证。少阳经配属九月，为第五个阴月，阳气较少，月建在戌。由于足少阳经行于身之侧，故经脉失调所致病证有心胁痛、不可反侧、跃三种病证。所谓"跃"，结合上下文意，似指跛行之甚者，其行走有跳跃之状。

阳明所谓洒洒振寒⑥者，阳明者午也⑦，五月盛阳之阴⑧也，阳盛而阴气加之，故洒洒振寒也。所谓胫肿而股不收者，是五月盛阳之阴也，阳者衰于五月，而一阴气上，与阳始争，故胫肿而股不收也。所谓上喘而为水者，阴气下而复上，上则邪客于脏腑间，故为水也⑨。所谓胸痛少气者，水气在脏腑也，水者阴气也，阴气在中，故胸痛少气也。所谓甚则厥，恶人与火，闻木音则惕然而惊者，阳气与阴气相薄，水火相

① 少阳盛：少阳经邪气盛。明·马莳："心胁痛者，正以少阳邪气之盛耳。盖胆之脉行于胁，而心之脉出于腋，为心之衰，故为心胁痛。"

② 盛者心之所表也：少阳经邪气盛必定累及于心，病本在少阳，标在心。

③ 不可反侧：即不可转身侧卧。

④ 气去阳而之阴：气离开阳分而进入到阴分。阳，指表而言。阴，指里而言。之，有"人到"的意思。

⑤ 气盛而阳之下长：阴气盛于上部，阳气循足少阳经下行到足，使两足的阳气相对增加。

⑥ 洒洒振寒：恶寒而寒战。

⑦ 阳明者午也：阳明为阳之极盛，相当于五月自然界之盛阳，故阳明配属于五月。

⑧ 五月盛阳之阴：五月虽是阳气最盛的时令，但"夏至一阴生"，阴气在此时也就逐渐生发了。

⑨ 阴气下而复上，上则邪客于脏腑间，故为水也：阳气渐衰，阴气从下而上升，阳虚失于气化，阴邪留而为水；水邪上迫于肺则喘，泛溢于肌肤则水肿。

恶，故惕然而惊也。所谓欲独闭户牖而处者，阴阳相薄也，阳尽而阴盛，故欲独闭户牖而居。所谓病至则欲乘高而歌，弃衣而走者，阴阳复争，而外并于阳，故使之弃衣而走也。所谓客孙脉则头痛鼻衄腹肿者，阳明并于上，上者则其孙络太阴也，故头痛鼻衄腹肿也。

【点评】论阳明经与月相关系及其失调所致病证。阳明经所配属五月，月建在午。由于五月在一年之中为五阳一阴月，故称之为"盛阳之阴也"，言其阳气最盛，两阳相合，故阳明经发病，易见阳气亢盛之候，其经脉失常而有此节列举的诸种病状。阳明者土也，土病不能制水，故阴邪客犯于肺胃而化为水湿，且肾又为水脏，所以此时病变波及肺、肾、脾、胃诸脏。故有胫肿而股不收、胸痛、少气、喘、腹肿之病。此经有病则阴阳交争，互有胜负，既有阴偏胜而阳偏衰，又有阳盛而阴衰，故曰"阴阳复争"。阴静阳躁，当阴偏盛时出现恶人与火、闻木声则惊、欲静；阳偏盛时，则有"乘高而歌，弃衣而走"，此即"阳盛则四肢实，实则能登高"（《素问·阳明脉解》）之意，阳盛则身热，而"热盛于身，故弃衣而走"。

太阴所谓病胀者，太阴子也[1]，十一月万物气皆藏于中，故曰病胀。所谓上走心为噫者，阴盛而上走于阳明，阳明络属心[2]，故曰上走心为噫也。所谓食则呕者，物盛满而上溢，故呕也。所谓得后与气[3]则快然如衰者，十二月[4]阴气下衰，而阳气且出，故曰得后与气则快然如衰也。

【点评】论太阴经与月相关系及其失调所致病证。太阴经配属十一月（冬月），月建在子。由于"十一月阴气大盛，故云太阴"（吴崑注），是万物收藏的季节，故与之配属。此经所主病证有胀、噫、呕、得后与气则快然如衰等，脾胃为气机升降枢纽，气机失调，故有此诸症，若阳气渐复，阴邪渐退，气机的升降得以渐复，故大便

---

① 太阴子也：太阴为三阴，是三阴经中阴之最者；十一月的月建在子，阴气最盛。故太阴配属于子，在十一月。

② 阳明络属心：《灵枢·经别》："足阳明之正，上至髀，入于腹里，属胃，散之脾，上通于心。"

③ 得后与气：排大便与矢气。

④ 十二月：《太素》作"十一月"。

通，得矢气而有腹胀减，快然如病愈之状。

少阴所谓腰痛者，少阴者肾①也，十月万物阳气皆伤，故腰痛也。所谓呕咳上气喘者，阴气在下，阳气在上，诸阳气浮，无所依从，故呕咳上气喘也。所谓色色不能久立久坐②，起则目䀮䀮无所见者，万物阴阳不定未有主也③，秋气始至，微霜始下，而方杀万物，阴阳内夺，故目䀮䀮无所见也。所谓少气善怒者，阳气不治④，阳气不治则阳气不得出，肝气当治而未得，故善怒，善怒者名曰煎厥⑤。所谓恐如人将捕之者，秋气万物未有毕去⑥，阴气少，阳气入，阴阳相薄，故恐也。所谓恶闻食臭⑦者，胃无气⑧，故恶闻食臭也。所谓面黑如地色⑨者，秋气内夺⑩，故变于色也。所谓咳则有血⑪者，阳脉伤⑫也，阳气未盛于上而脉满⑬，满则咳，故血见于鼻也。

【点评】论少阴经与月相关系及其失调所致病证。"十月"当为"七月"，七月为三阴之月，阴中有阳，阳中有阴，是一年中阴趋于盛，阳渐于衰之际。自然界的气候特征是"秋气始至，微霜始下，而方杀万物"，万物的阳气也随之渐藏，故月建在申。此处列举足少阴肾脉发生的9种病证多有阴盛阳虚的病机。

---

① 肾：律以上下文例，"肾"当作"申"，声误。

② 色色不能久立久坐：病人忧郁不乐，心神不安，坐立不宁的状态。色色，《甲乙经》《太素》作"邑邑"，为多数注家所遵从。邑与"悒"通，有忧郁不乐，心神不安的意思。

③ 万物阴阳不定未有主也：万物因为阳气被伤，阴阳失调而失去自身主持平衡的能力。不定，即不平衡，不稳定之意。

④ 不治：不平衡，失调、失常之意。治，有安定，有秩序之意，与"乱"相对而言。

⑤ 煎厥：古病名。指内热消烁阴液而出现的昏厥病证。

⑥ 秋气万物未有毕去：在秋天时，万物的阳气虽已开始减弱，但尚未全部退尽。毕，全部之意。

⑦ 恶(wù 误)闻食臭(xiù 秀)：不愿闻到食物的气味。食臭，指食物气味。

⑧ 胃无气：胃气衰败，失去受纳消化食物的功能。

⑨ 面黑如地色：面色呈青黑色。

⑩ 秋气内夺：秋令肃杀之气，内伤其脏腑精气，精气内亏，不能上荣其色。

⑪ 有血：指"血见于鼻"，即衄血。

⑫ 阳脉伤：阳络损伤。此指衄血的病机。阳脉，指上部的脉络。

⑬ 阳气未盛于上而脉满：在上部阳气未盛之际，阴血上乘阳位，导致阳脉满，阳络伤等病机。

厥阴所谓癞疝①，妇人少腹肿者，厥阴者辰也②，三月阳中之阴，邪在中，故曰癞疝少腹肿也。所谓腰脊痛不可以俯仰者，三月一振荣华③，万物一俯而不仰④也。所谓癞癃疝肤胀⑤者，曰阴亦盛而脉胀不通，故曰癞癃疝也。

【点评】论厥阴经与月相关系及其失调所致病证。"辰，季春也。五阳一阴，阴气将尽，故属厥阴"（张介宾注），从自然界的节令看，阴气将尽，"两阴交尽，谓之厥阴"（《灵枢·阴阳系日月》），因而厥阴发病为阳中有阴，寒中有热，与三月的气候特征相合，故其月建在辰。

所谓甚则嗌干热中者，阴阳相薄而热，故嗌干也。

【点评】本篇论述了经脉之气的周年节律。"经脉十二者，以应十二月。十二月者，分为四时。四时者，春秋冬夏，其气各异"（《灵枢·五乱》）。提示人身经脉之气受时令节气影响，其经气盛衰也有相应的节律变化。此外，这种情况在《灵枢·阴阳系日月》《经筋》和《素问·诊要经终论》均有论述但略有不同：一则可能与各篇作者所处时代、观察方法、分析对象等因素的不同有关；二则《内经》作为早期中医论著的汇编，对相关资料的处理尚不完善。至于经脉之气的周年节律，反映的经脉盛衰变化与自然环境同步的生理、病理节律，仍有研究价值。

篇中所论紧扣人与自然息息相关的整体观思想，论述了六经病变与自然气候变化之间的关系。认为人体内的阴阳消长规律受自然界的影响，所论述的六经病证，基本以自然界阴阳消长规律为据，

---

① 癞(tuí 颓)疝：病名，疝病之一。临床以阴囊睾丸肿胀，坚硬如石，重坠疼痛为主要表现。多由寒湿内侵，留滞厥阴肝经，气血瘀滞所致。

② 厥阴者辰也：厥阴配属于三月。辰，指农历三月。春季三月，阳气方生，阴气将尽，月建在辰；厥阴为阴之将尽，阳气渐生之经，故将厥阴与三月相配。

③ 三月一振荣华：在三月之时，阳气为之振奋，万物开始生发茂盛。

④ 一俯而不仰：即俯而不伸仰。这里借草木枝叶低垂之状，来比喻病人腰脊疼痛，活动不利，只能俯屈，难以仰伸的症状。

⑤ 癞癃疝肤胀：前阴肿痛，小便不利，而肌肤肿胀。

解释诸经脉病证产生的机理。人体各部分的功能互有差异，对不同季节的气候寒热变化的反应互有区别，今之所论的季节性多发病、时令病，以及新兴的医学气象学等均与此精神一致。虽然不能泥守于某月只患某经病，或某经只在某月受病，但这一随季节变化，可有相应病证的因时发病观点，仍有实用价值。

刺要论①篇第五十

黄帝问曰：愿闻刺要。

岐伯对曰：病有浮沉②，刺有浅深，各至其理③，无过其道。过之则内伤，不及则生④外壅，壅则邪从之。浅深不得，反为大贼，内动⑤五脏，后生大病。故曰：病有在毫毛腠理⑥者，有在皮肤者，有在肌肉者，有在脉者，有在筋者，有在骨者，有在髓者。

【点评】论针刺要领。经文认为针刺治病的要领必须根据疾病部位的表里浅深，掌握针刺的浅深。病在何处当针何处，应深则深，应浅则浅，恰好到气行之处，发挥"行者移也"（《素问·八正神明论》）的作用，也才能达到"气至为故"（《素问·离合真邪论》）的效果。所以在《内经》以深浅不同程度的刺法就有"三刺""五刺""十二刺"等方法，足见对针刺深浅问题的重视。经文中还论及了不按此法针刺会带来极大的危害，如针刺超过病所为太过，太过则内伤脏腑之气；针刺不达病所为不及，不仅不能中病，甚至会造成气血壅滞，给邪气以可乘之机。故有"疾浅针深，内伤良肉，皮肤为痈；病深针浅，病气不泻，支为大脓"（《灵枢·官针》）之告诫。提示临

---

① 刺要论：刺，针刺；要，要领、基本原则。因本篇经文论述了针刺深浅的基本原则，故名。

② 浮沉：病的表里。一说指病的轻重。亦是。

③ 理：针刺的浅深之度。下句之"道"，义同此。

④ 生：疑衍，涉下"后生"句所致。

⑤ 动：《甲乙经》卷五第一作"伤"。

⑥ 毫毛腠理：日本·森立之曰："凡身体中之毛，除头发面髭外，皆谓之毫毛，就中又有长短之别。毛孔之下，皮中通气之处谓之腠，为卫分；皮下通血之处，谓之理，为营分。故腠理者，表之最表者也。"

证据方施针时，既要考虑深浅不同所产生的不同效果，也要因人、因病、因时予以不同而灵活施术。这就是此节强调针刺之要，各至其理，无过其道的理由。

是故刺毫毛腠理无①伤皮，皮伤则内动肺②，肺动则秋病温疟③，泝泝然④寒栗。刺皮无伤肉，肉伤则内动脾，脾动则七十二日四季之月，病腹胀烦⑤，不嗜食。刺肉无伤脉，脉伤则内动心，心动则夏病心痛。刺脉无伤筋，筋伤则内动肝，肝动则春病热而筋弛。刺筋无伤骨，骨伤则内动肾，肾动则冬病胀⑥腰痛。刺骨无伤髓，髓伤则销铄，胻酸，体解㑊然不去矣。

【点评】论过刺五体伤五脏：五体为五脏之外应，它们在生理上密切相关，病理上相互影响。本篇从刺法的角度论述了过刺五体可伤内脏观点，其机理一是体伤动五脏，针刺过深，刺入不该刺之处，通过表里相合的关系，影响相应的内脏发生病变；二是脏伤应时，刺伤五脏，并非当时发病，而是在各脏主时季节发病。另外，本篇还提示，病变所在部位即是当刺的深度，也包含有针具的选择。选用规格不同的针具，用于不同深浅的病证的刺治更具临床价值。五体表达人体五个不同深浅的层次，临床施针应根据病人性别之男女、年龄的长幼、形体的胖瘦、体质的强弱、病情的虚实、腧穴的所在，以及医生所要达到的目的，选择与不同深浅层次相适宜的长短粗细的针具。

四季五气有一定的周年常规变化，人体的脏腑组织在适应时气常变、进行新陈代谢的过程中，形成了与四季五气变化相应的节律性，从而使机体与外界环境中的时令、气候保持了相对的动态平

---

① 无：通"毋"，不要。

② 皮伤则内动肺：明·张介宾："动，伤动也。皮为肺之合，皮伤则内动于肺。"

③ 温疟：《素问·疟论》："此先伤于风，而后伤于寒，故先热而后寒也，亦以时作（定时发作），名曰温疟。"

④ 泝泝（sù 诉）然：寒栗的样子。

⑤ 烦：《甲乙经》"烦"下有"满"字。

⑥ 肾动则冬病胀：清·姚止庵："其病胀者。人身中之气，本原于命门，肾伤则命门已不能化气，壅遏不行故胀。"

衡。各个季节有不同的主气，五脏之气有不同的主旺之时，按照五行归类理论，推断发病时间都在各脏相应的季节。可以看出生活于自然界的人类，其生理、病理无不受到自然环境的影响。针刺治疗疾病也要根据季节气候、地理环境的不同而因时、因地制宜，这就是经文强调的过刺五体，内伤五脏，使五脏在相应季节发病的临床意义，但疾病的变化不可能按固定不变的模式进行，所以只能作为举例看待。

刺齐论①篇第五十一

黄帝问曰：愿闻刺浅深之分②。

岐伯对曰：刺骨者无伤筋，刺筋者无伤肉，刺肉者无伤脉，刺脉者无伤皮，刺皮者无伤肉，刺肉者无伤筋，刺筋者无伤骨。

帝曰：余未知其所谓，愿闻其解。

岐伯曰：刺骨无伤筋者，针至筋而去，不及骨也③。刺筋无伤肉者，至肉而去，不及筋也。刺肉无伤脉者，至脉而去，不及肉也。刺脉无伤皮者，至皮而去，不及脉也。

【点评】论针刺深浅有度。针刺深浅，各有限度，深浅不当，适得其反。这就是本篇所论的核心思想。针刺应深反浅的，或者针刺应浅反深者，凡此针刺浅深不得，违背刺法，称之为反。

经文文辞虽短，却明确地提出了针刺深浅必须要有一定的限度，要适中病所，不可太过亦不可不及。人体的皮肉筋骨，各有浅深之分，病变部位，自有浅深之别，针刺治疗，务必浅深适度。如若病位浅的，针刺太深，就会损伤正常组织；病位深的，针刺太浅，病邪不得散，就达不到应有的治疗效果。故《灵枢·官针》规定浅刺皮肤的方法有扬刺、半刺；刺筋的方法有恢刺、关刺；刺肌肉

---

① 刺齐论：齐，整也，限也，即整齐、定限之义。《玉篇》："齐，整也，无偏颇也。"刺齐，指针刺浅深各有一定限度。

② 分(fèn 奋)：界线。

③ 刺骨无伤筋者，针至筋而去，不及骨也：清·张志聪曰："言其病在骨，刺当及骨，若针至筋而去，不及于骨，则反伤筋之气，而骨病不除，是刺骨而反伤其筋矣。"

的方法有合谷刺；刺骨的方法有输刺、短刺等，都是根据不同的病位而施以深浅不同的刺法。

所谓①刺皮无伤肉者，病在皮中，针入皮中②，无伤③肉也。刺肉无伤筋者，过肉中④筋也。刺筋无伤骨者，过筋中骨也。此之谓反⑤也。

【点评】论掌握针刺深浅适度的要领。本篇与《素问·刺要论》都是讨论关于针刺浅深度的专篇。《素问·刺要论》着重说明浅深度不当带来的危害和出现的病变，本篇则具体说明掌握浅深度的标准。强调当浅刺的，不要刺之太过。不及或太过，不但起不到治疗作用，而且会损伤其他部分的气血，就是违反了刺法原则。因此，必须浅深适度，合于齐限和分部。在《内经》中，对自然界和人体，非常强调保持阴阳和调，"以平为期"，如太过或不及，都会带来灾害和疾病。体现在治疗上，无论施针或用药，都要中病即止，过则伤正。如"气有高下，病有远近，证有中外，治有轻重，适其至所为故也"（《素问·至真要大论》）的用药原则；如"病有浮沉，刺有浅深，各至其理，无过其道。过之则内伤，不及则生外壅，壅则邪从之。浅深不得，反为大贼，内动五脏，后生大病"（《素问·刺要论》）及本篇关于针刺浅深度的原则，都体现了这一思想。

刺禁论⑥篇第五十二

黄帝问曰：愿闻禁数⑦。

---

① 所谓：《甲乙经》无"所谓"二字。

② 皮中：《甲乙经》"皮"下无"中"字。

③ 伤：《甲乙经》作"中"。

④ 中（zhòng 仲）：谓刺中。

⑤ 反：违背，违背针刺的法度。一说：相反，谓得到相反的后果。亦通。

⑥ 刺禁论：刺，针刺；禁，禁忌、制止。本篇经文主要指出人体一些禁刺部位及误刺之害，或某些原因不适宜针刺之理，故名。

⑦ 禁数：针刺禁忌的部位。数，列举。

岐伯对曰：脏有要害，不可不察，肝生于左，肺藏于右①，心部于表②，肾治于里③，脾为之使④，胃为之市。

【点评】论"脏有要害，不可不察"。"肝生于左"，面南而立，必然是：左东，春（少阳），三（洛书，见《灵枢·九宫八风》），"天三生木，地八成之"（河图），在脏为肝，就将"肝"与"左""东方""春"相联系。"河图""洛书"确立了左旋而升的顺时运行法则，人身整体气机从左而升为肝所主。又据"在下者必升"原理，肝之升必从下，故将"肝"的功能效应定位于下焦，这是肝生于左、位于下焦的文化背景。

"肺藏于右"，面南而立，必然是：右西，七（洛书，见《灵枢·九宫八风》），"地四生金，天九成之"（河图），应时为秋，在脏为肺。肺应西、秋（少阴），均主阳气收敛沉降，故杨上善有"肺为少阴，阴藏之初，故曰藏"之注。"河图""洛书"布阵，确立了左旋右降的顺时运行法则，人整体气机从右而降，由肺所主。据"在上者必降"原理，肺之降必从上，故将"肺"的功能效应定位于上焦。

"心部于表"，面南而立，必然是：上南，九（洛书，见《灵枢·九宫八风》），"地二生火，天七成之"（河图），应时为夏，在脏为心。心所应的南方、夏季（太阳），均主阳气最盛。"表，上也"（《素问考注》）。在方位辨识中，南为"上"，心的解剖部位、功能效应均居于上而统帅、统领全身，故曰"心部于表"。"表"，有"标记"之义。心所主的"南"方，是国人辨识方位的"标记"。

"肾治于里"，面南而立，必然是：上南下北，冬季（太阴），一（洛书，见《灵枢·九宫八风》），（河图"天一生水，地六成之"）

---

① 肝生于左，肺藏于右：唐·杨上善："肝为少阳，阳长之始，故曰生；肺为少阴，阴藏之初，故曰藏。"

② 心部于表：清·张志聪："心为阳脏而主火，火性炎散，故心气分部于表。"部，调节。唐·杨上善："心者为火，在夏，居于太阳最上，故为表。"

③ 肾治于里：清·张志聪："肾为阴脏而主水，水性寒凝，故肾气主治于里。"治，主理，调理。

④ 脾为之使：谓脾脏在人体主要运化传输水谷精华以营养各个脏器。使，本指使者、使节，比喻脾脏运化传输水谷精华的功能。

在脏为肾。肾所应的北方、冬季(太阴),均主阳气潜藏而阴气最盛。"里,下也"(《素问考注》)。在方位辨识中,北为"下",肾的解剖部位、功能效应均居于下焦,故曰"肾治于里"。

"脾为之使,胃为之市",肝、肺、心、肾均有方位表述,脾胃则无,这正是"河图""洛书"土居中央的体现。是"脾胃者,仓廪之官,五味出焉"(《素问·灵兰秘典论》);"脾者主为卫,使之迎粮"(《灵枢·师传》);"胃者,五脏六腑之海也,水谷皆入于胃,五脏六腑皆禀气于胃"(《灵枢·五味》)的具体应用。"脾为之使"的"使",有使用之义。指脾所化生的水谷精气被各脏腑使用,即脾为各脏腑提供所需的水谷精气。"胃为之市"的"市",指货物交易,喻胃纳、降、出、入、聚、散水谷,如同集市。张志聪:"盖以四脏之气,分左右表里上下,脾胃居中,故为之市。"

鬲肓①之上,中有父母②,七节之傍③,中有小心④,从之有福,逆之有咎⑤。

【点评】提示了内脏位于横膈之上胸腔之内的心肺,心为阳,主于血;肺为阴,主于气,共营卫于身,维持着生命活动,故为父母。第七椎旁里面有心包络,强调了胸背部的重要性,在针刺治疗时应该注意,假如伤及这些紧要部位是很危险的。所以告诉医生,遵守这个禁忌,就不会肇祸,违背了就要发生灾祸。

刺中⑥心,一日死,其动为噫。刺中肝,五日死,其动为语。刺中肾,六日死,其动为嚏。刺中肺,三日死,其动为咳。刺中脾,十日死,其动为吞。刺中胆,一日半死,其动为呕⑦。

---

① 鬲肓:鬲,通"膈",横隔膜。肓,心脏到横隔膜间的位置。
② 父母:指心肺二脏。
③ 七节之傍:明·吴崑:"此言七节,脊椎中部第七节也。"傍,同"旁"。
④ 小心:指心包络。明·马莳:"心为君主,为大心;而包络为臣,为小心。"
⑤ 咎(jiù 旧):灾祸。
⑥ 刺中(zhòng 仲):中,刺伤。下"刺中肝""刺中肾""刺中肺""刺中脾""刺中胆"同。
⑦ 其动为呕:明·张介宾曰:"呕出于胃而胆证忌之,木邪犯土,见则死矣。"

刺跗上，中大脉①，血出不止死。刺面，中溜脉②，不幸为盲。刺头，中脑户③，入脑立死。刺舌下④，中脉太过，血出⑤不止为喑。刺足下布络⑥中脉，血不出为肿。刺郄中⑦大脉，令人仆脱色⑧。刺气街中脉，血不出为肿鼠仆⑨。刺脊间，中髓为伛⑩。刺乳上⑪，中乳房，为肿，根蚀⑫。刺缺盆中内陷⑬，气泄，令人喘咳逆。刺手鱼腹⑭内陷，为肿。

无刺大醉，令人气乱。无刺大怒，令人气逆。无刺大劳人，无刺新饱人，无刺大饥人，无刺大渴人，无刺大惊人。

刺阴股中大脉，血出不止死。刺客主人⑮内陷中脉，为内漏⑯、为聋。刺膝髌⑰出液，为跛。刺臂太阴脉，出血多立死。刺足少阴脉，重虚⑱出血，为舌难以言。刺膺中陷，中肺，为喘逆仰息。刺肘中内陷，气归之，为不屈伸⑲。刺阴股下三寸内陷，令人遗溺。刺掖下胁间内陷，令人咳。刺少腹，中膀胱，溺出，令人少腹满。刺腨肠内陷，为肿。刺

---

① 大脉：冲阳穴之高骨间动脉。

② 溜脉：明·马莳："即脉与目流通者。五脏六腑之精，皆上注于目而为之精，此溜脉之义。"溜，通"流"，流注，贯注。

③ 脑户：穴位名。即枕骨大孔。

④ 舌下：廉泉穴。位于喉结上方与舌骨下方之间的凹陷处。

⑤ 出：《医心方》卷二第三引无"出"字。

⑥ 布络：四散分布的络脉。

⑦ 郄（xì 戏）中：穴名，即委中穴。位于腘窝横纹中央。郄，通"隙"。

⑧ 脱色：指面色苍白。

⑨ 鼠仆：比喻血肿如伏鼠之状。

⑩ 伛（yǔ 雨）：背曲，驼背。

⑪ 乳上：指乳中穴，在乳头正中处。

⑫ 根蚀："根"有"生"义。蚀，腐蚀，溃烂。根蚀，谓由肿而生败疮。

⑬ 刺缺盆中内陷：缺盆，穴位名。位于锁骨中央上方的凹陷之处。内陷，谓刺得过深。

⑭ 手鱼腹：指掌上大拇指下方肌肉隆起的地方。因在手上，其形犹如鱼腹，故称。清·张志聪谓"鱼际穴"。

⑮ 客主人：穴位名，今称上关。

⑯ 内漏：明·张介宾："脓生耳底，是为内漏。"

⑰ 髌（bìn 殡）：膝盖骨。

⑱ 重虚：明·张介宾："肾气虚而复刺出血，是重虚也。"

⑲ 刺肘中内陷，气归之，为不屈伸：清·张志聪："内陷者（刺得太深的话），不能写（泻）出其邪，而致气归于内也。气不得出，血不得散，故不能屈伸。"归，结聚。

匡上①陷骨中脉，为漏②、为盲。刺关节中液出，不得屈伸。

【点评】本篇提出了禁刺要点：①人体有一些要害部位，必须禁刺。如五脏的要害，针刺时必须避开，否则就会导致死亡；②刺伤血脉导致出血，也会引起不良后果；③某些部位不可深刺，如"刺脊间，中髓为伛……刺缺盆中内陷，气泄，令人喘咳逆。刺手鱼腹内陷，为肿"；④病人在暴饮暴食，大饥大渴、过度疲劳和情绪剧烈波动的情况下不可施针。

刺志论③篇第五十三

黄帝问曰：愿闻虚实④之要。

【点评】本篇提出掌握"虚实之要"的关键，在于观察和分析形与气、谷与气、脉与血的内外表现是否相应。相应者，就属于正常；不相应，就为病态。并以此为纲，展开论述。

岐伯对曰：气实形实，气虚形虚，此其常也，反此者病⑤。谷盛气盛，谷虚气虚，此其常也，反此者病。脉实血实，脉虚血虚，此其常也，反此者病。

【点评】论形气关系。形气相应为"常"，是为生理。"形与气相任则寿，不相任则夭"（《灵枢·寿夭刚柔》），指出人的形与气的表现，应当一致，盛则俱盛，壮则同壮，弱则俱弱，是正常的生理，

---

① 匡上：目眶之上。匡，同"眶"。

② 漏：明·张介宾："流泪不止而为漏。"

③ 刺志论：刺，指针刺。志，有铭记之意。本篇所论的虚实之要和补泻之法，属于针刺时应当铭记不忘的重要问题，故名。

④ 虚实：内涵颇多，常随对象的不同而不同。如对象是气血时，义指（气血的）不足与充盈；对象是人体时，义指（身体的）虚弱与强健；对象是饮食水谷时，义指（饮食水谷的）少与多等，需据上下文而具体理解。

⑤ 气实形实，气虚形虚，此其常也，反此者病：明·马莳："气者，人身之气也；形者，人之形体也。气实则形实，气虚则形虚，此其相称者为常，而相反则为病矣。然此气之虚实，必于脉而验之，但不可即谓气为脉也，观下文有血脉对举者可知。"

不是病态。因此，也能长寿。这里还讲了纳谷的多少与气的强弱，血液的盛衰与脉的大小等，都要相应，同样都属于生理。所以马莳注："凡气与形，谷与气，脉与血，相称者为常。"

帝曰：如何而反？

岐伯曰：气虚身热，此谓反也①。谷入多而气少，此谓反也。谷不入而气多，此谓反也。脉盛血少，此谓反也。脉小血多，此谓反也。

气盛身寒，得之伤寒②。气虚身热，得之伤暑。谷入多而气少者，得之有所脱血，湿居下也。谷入少而气多者，邪在胃及与③肺也。脉小血多者，饮中热也④。脉大血少者，脉有风气⑤，水浆不入，此之谓也。

【点评】论形气相失的临床意义。形气不相应者为"反"，是为有"病"。形靠气养，气赖形存。脉为血之府，血旺脉亦充。气生于谷，谷化生气。因此，在正常状态下，相互间是相应的，倘若上述对应关系破坏而不相应，就为病态，所以原文三次强调"反此者病"。

夫实⑥者，气⑦入也。虚⑧者，气⑨出也。气实⑩者，热也。气虚者，寒也。入实者，左手⑪开针空⑫也；入虚者，左手闭针空也。

---

① 气虚身热，此谓反也：据《甲乙经》文，"气"前当补"气盛身寒"四字。

② 伤寒：为"伤于寒"之省，被寒邪所伤。与《伤寒论》之"伤寒"不同。

③ 及与：同义词连用，有"或者"之意。

④ 脉小血多者，饮中热也：清·高世栻曰："脉小血反多者，其内必饮酒中热之病，酒行络脉，故血多行于外，而虚于内，故脉小。"

⑤ 风气：指外来的风邪。

⑥ 实：此有补的意思。下文"入实"的"实"，指实证。

⑦ 气：指正气。下文"气实"的"气"同此。

⑧ 虚：指泻法。下文"入虚"的"虚"，指虚证。

⑨ 气：指邪气。下文"气虚"的"气"，同此。

⑩ 实：充实。

⑪ 左手：压手，辅助"刺手"（即用针的右手）以进行治疗的手。主要是因为人多用右手，所以以少用的左手为压手。

⑫ 开针空：谓将针拔去之后不要摩闭针孔，以便使邪气外散。空，通"孔"，指针刺后留下的针眼。

【点评】论针刺三类六种方法。此处所论刺法有三类六法，适应证的病机仍不脱"邪气盛则实，精气夺则虚"（《素问·通评虚实论》）的基本精神，故此提出虚实病证的补泻原则和具体针刺手法有：

1. 针刺原则："夫实者，气入也"，指补法，要使正气入内留守，不使外散；"虚者，气出也"，指泻法，要使邪有出路。

2. 针刺手法："入实者，左手开针空也"，指刺实证时不要闭针孔，要使其开放，邪有去路；"入虚者，左手闭针空也"，指在针刺虚证时，要用左手闭按针孔，使正气入内守留，不致于从针孔向外散耗。

3. 补泻针感："气实者，热也"，通过闭按针孔的手法，使人体正气逐渐充实，针下就有热感；"气虚者，寒也"，指出通过开放针孔的手法，使病邪外出有路，邪在体内渐趋虚衰，邪去身凉，故针下有寒凉之感。

针解①篇第五十四

黄帝问曰：愿闻九针②之解，虚实③之道。

【点评】论针刺的虚实补泻原则。补虚泻实，是针刺治病的基本法则。九种针具的适应证各不相同，推究其终极目的，仍不外补虚泻实两端。补泻原则和操作方法固然互异，但仍不脱补虚泻实之大旨，此即"穷其所当补泻也"之义，医生务必要掌握，故曰"为虚与实者，工勿失其法"。

---

① 针解：清·高世栻："针解，解《灵枢》《素问》所言之针法也。"本篇主要论述了针刺补泻的手法及用针时的注意要点，并阐明人与天地相应的道理及九针之用各有适应病证。由于通篇内容是以解释用针的道理为主，故名"针解"。

② 九针：指针刺疗法中所用的九种不同规格的针具。详见《灵枢·九针十二原》。

③ 虚实：指针法的补泻。

岐伯对曰：刺虚则实之①者，针下热也②，气实③乃热也。满而泄之④者，针下寒也⑤，气虚⑥乃寒也。菀陈⑦则除之者，出恶血也。邪胜则虚之⑧者，出针勿按。徐而疾则实⑨者，徐出针而疾按之。疾而徐则虚⑩者，疾出针而徐按之。言实与虚者，寒温气多少也。若无若有者，疾不可知也⑪。察后与先者，知病先后也。为虚与实者，工⑫勿失其法。若得若失⑬者，离其法也。虚实之要，九针最妙者，为其各有所宜也。补泻之时者，与气开阖相合⑭也。九针之名，各不同形者，针穷⑮其所当补泻也。

【点评】此节对《灵枢》相关篇论提出的 14 种与针刺补泻有关方法予以阐释：①针感的寒热、强弱，是判断补泻疗效的标准，如"言实(补)与虚(泻)者，寒温气多少也"；②要注意针感产生的快或较弱，不易察知者，如"若无若有者，疾不可知"；③要根据疾病过程中的虚实先后，采用相应先后不同的补泻，如"察后与先者，知病先后也"。对于临床医生则要熟练掌握针刺原则及相应手法，

---

① 虚则实之：谓虚证要用补的方法针刺。虚，指虚证。实，指用补法针刺。其法为：随着经气运行的方向而刺。

② 针下热也：明·张介宾："针下热者，自寒而热也。热则正气至而虚者实矣，故为补。"

③ 气实：指正气的充实。

④ 满而泄之：实证要用泻的方法针刺。满，指实证。泄，通"泻"，指用泻法针刺，逆着经气运行的方向而刺。

⑤ 针下寒也：明·张介宾："针下寒者，自热而寒也。寒则邪气去而实者虚矣，故为泻。"

⑥ 气虚：指病气的虚衰。

⑦ 菀陈：瘀血。菀，通"郁"。

⑧ 邪胜则虚之：邪气旺盛就要用泻的方法针刺。胜，通"盛"；虚，指用泻法针刺。

⑨ 徐而疾则实：用针刺治疗虚证时，应徐徐出针，出针后要赶快按闭针孔，这属于补的刺法。徐，指徐出针。疾，快，指出针后迅速按闭针孔。实，指补刺法。

⑩ 疾而徐则虚：用针刺治疗实证时，应快速出针，出针后不要马上就按闭针孔，这属于泻的刺法。疾，指疾出针。徐，指过上一会儿再按闭针孔。虚，指泻刺法。

⑪ 若无若有者，疾不可知也：明·马莳："其(针感)寒温多少，至疾而速，正恍惚于有无之间，真不可易知也。"疾，快，指针感到来很快。

⑫ 工：指医生。

⑬ 若得若失：医生不能肯定到底该用补法针刺还是用泻法针刺。

⑭ 与气开阖(hé 合)相合：指要与腧穴上经气的开阖相配合。气，指经气。阖，关闭，指穴闭。

⑮ 穷：尽。有"全面适应"之意。

故谓之"为虚与实者，工勿失其法"。

刺实须其虚者，留针阴气隆至，乃去针也。刺虚须其实者，阳气隆至，针下热乃去针也。经气已至，慎守勿失①者，勿变更也。深浅在志②者，知病之内外也。近远如一③者，深浅其候等④也。如临深渊者，不敢堕也。手如握虎者，欲其壮⑤也。神无营⑥于众物者，静志观病人，无左右视也。义无邪下⑦者，欲端以正也。必正其神者，欲瞻病人目，制其神，令气易行也。所谓三里⑧者，下膝三寸也。所谓跗之⑨者，举膝分易见也。巨虚⑩者，跷足胻⑪独陷者。下廉者，陷下者也。

【点评】此节强调施针刺治时贵在守神，其意义在于：①强调静观病人，谨候气至，经气已至，慎守勿失；②明确病变部位，准确掌握针刺深浅；③行针谨慎，态度认真，"如临深渊""手如握虎"即是；④精神专注，精力集中，如"神无营于众物者，静志观病人，无左右视也"者是；⑤调节病人的精神活动，取得病人与医生的配合，即所谓"必正其神者，欲瞻病人目，制其神，令气易行也"；⑥准确取穴，方能取效。

帝曰：余闻九针，上应天地四时阴阳，愿闻其方，令可传于后世，以为常也。

---

① 慎守勿失：在确定了正确的针法以后，一定要坚守不变，以免造成治疗的失误。

② 深浅在志：是深刺还是浅刺，完全在于医生心中，要根据具体情况来灵活把握。志，心中。

③ 近远如一：所取穴位有近有远，但是取穴后等候经气的到来和用针的道理则是完全一致的。近远，指所取穴位的远近。

④ 候等：候，等候，等候经气的到来。等，一样，相同。

⑤ 壮：唐·王冰："谓持针坚定也。"

⑥ 营：营（yíng 营），惑，扰乱。按："营"在古代经传中通作"营"。

⑦ 邪下：下针不正。邪，通"斜"。

⑧ 三里：腧穴名，指足三里，位于小腿前外侧膝眼下三寸、胫骨前嵴外侧一横指处。

⑨ 跗之：明·张介宾："当作'跗上'，即阳明冲阳穴也。"按：冲阳穴在足背上第二与第三跖骨之间。

⑩ 巨虚：腧穴名。明·马莳："巨虚有巨虚上廉，又名上巨虚，在三里下三寸；有巨虚下廉，又名下巨虚，在上廉下三寸。"此指上巨虚。

⑪ 胻（héng 恒）：同"胻"，小腿上部接近膝盖的地方。即胫骨上端。

岐伯曰：夫一天、二地、三人、四时、五音①、六律②、七星③、八风④、九野⑤，身形亦应之，针各有所宜，故曰九针。人皮应天⑥，人肉应地⑦，人脉应人，人筋应时⑧，人声应音，人阴阳合气应律，人齿面目应星，人出入气应风，人九窍三百六十五络应野。故一针皮，二针肉，三针脉，四针筋，五针骨，六针调阴阳，七针益精，八针除风，九针通九窍，除三百六十五节气，此之谓各有所主也。人心意应八风，人气应天，人发齿耳目五声应五音六律，人阴阳脉血气应地，人肝目应之九。

【点评】其一，论九针以应天地四时阴阳的道理。各种不同规格针具的由来及作用，由于人的身形和自然界休戚与共，息息相通，人身所患病证各有区别，于是就要分别采用不同形状规格的针具以及不同的刺激方法，对不同层次、不同部位的疾病予以刺治，于是就有相应的不同针具产生，正因为人应自然，在此基础上所产生的针具和刺法也就不能例外地与"天地四时阴阳"相应。

其二，论病位不同，针刺深浅各异。"九种针具，各有所主也"。人体不同部位的病变，就要选用不同的针具，并施以不同的刺法治疗，"一针皮，二针肉……九针通九窍"就分别指出了九针各自所刺的深浅，所治的病证。

九窍三百六十五，人一以观动静天二以候五色七星应之以候发毋泽五音一以候宫商角徵羽六律有余不足应之二地一以候高下有余九野一节俞应之以候闭节三人变一分人候齿泄多血少十分角之变五分以候缓急六

---

① 五音：为"宫、商、角、徵、羽"，依次相当于简谱的1(do)、2(re)、3(mi)、5(sol)、6(la)。

② 六律：古代音乐中用律管定出的六种标准音调。黄钟、太簇、姑洗、蕤宾、夷则、无射这六者为六阳律；大吕、夹钟、仲吕、林钟、南吕、应钟这六者为六阴律。

③ 七星：指北斗七星，即天枢、天璇、天玑、天权、玉衡、开阳、摇光七星。

④ 八风：八方之风。

⑤ 九野：此指九州及其所属的大大小小的地方。

⑥ 人皮应天：清·张志聪："一者，天也。天者，阳也。五脏之应天者肺，肺者五脏六腑之盖也，皮者肺之合也，人之阳也，故人皮以应天。"

⑦ 人肉应地：清·张志聪："二者，地也。人之所以应土者肉也，故人肉应地。"

⑧ 人筋应时：清·张志聪："四时之气，皆归始春，筋乃春阳甲木之所生，故人筋应时。"

分不足三分寒关节第九分四时人寒温燥湿四时一应之以候相反一四方各作解。

【点评】王冰认为，此处124字为"蠹简烂文，义理残缺，莫可寻究"，故而历代研究本篇者均一仍其旧，待考。

长刺节论①篇第五十五

刺家不诊，听病者言，在头，头疾痛，为藏针之②，刺至骨③病已上④，无伤骨肉及皮，皮者道也。

【点评】重视病人"主诉"在治病中的重要意义。"刺家不诊，听病者言"，是指精通针术的医家，在没有诊脉之前，还需听取病人的自诉。询问病人的主要疾病，又可为医生有目的、有重点地检查病情提供线索。当然诊察病证不能只靠问诊，还要和脉诊结合起来，只有脉症合参才能做到心中有数，获得发无不中的效果。故张介宾评价说"乃诊治之要领，临证之首务"。

阴刺⑤，入一傍四处⑥，治寒热，深专⑦者，刺大脏，迫脏刺背，背俞⑧也，刺之迫脏，脏会，腹中寒热去而止，与刺之要⑨，发针而浅出血。

---

① 长刺节论：长，扩充，推广之意。刺节，指针刺经穴的方法。本篇是继《灵枢·官针》和《灵枢·刺节真邪》后，结合头痛、寒热等十二种病证的刺治，又补充了五节、十二节的刺法内容，故名。

② 为藏针之：《新校正》："按全元起本无'藏'字，今从之。"

③ 至骨：颅骨。

④ 病已上：郭霭春："朝本、明抄本'上'并作'止'。按作'止'是。此谓病愈止针。下'病已止'句式凡三见，可证。"

⑤ 阴刺：当为"阳刺"。《太素》中"阴"作"阳"。

⑥ 入一傍四处：居中正刺一针，紧挨着在两侧斜刺四针。

⑦ 深专：谓病邪深入，专伤内脏。

⑧ 背俞：足太阳经分布于背部的五脏俞穴，即肺俞、心俞、脾俞、肝俞、肾俞。

⑨ 与刺之要：郭霭春："按'与'字疑为'举'之坏字。'举'有'凡'义。此谓凡刺之要点，出针之时，贵浅出其血，以通脉络。"可参。

【点评】"大脏"之论。何谓"大脏"？诸家皆指"五脏"，唯杨上善以肺释之，"大脏，肺脏也。肺脏之形，大于四脏，故名大脏。"其解虽与各家不同，但有一定的道理，临证治疗寒热病证常选肺的募穴中府及肺俞穴治疗。从临床角度言之，表证寒热，从肺论治，宣肺解表，不论是针刺或是用药都是可行的，即或是里热证刺肺经穴以退热，仍不失为有效的治标之法。

治腐肿者，刺腐上，视痈小大深浅刺，刺大者多血，小者深之，必端内针①为故止。

病在少腹有积，刺皮䯏以下，至少腹而止，刺侠②脊两傍四椎间，刺两髂髎③季胁肋间，导腹中气热下，已。病在少腹，腹痛不得大小便，病名曰疝，得之寒，刺少腹两股，刺腰髁骨间，刺而多之，尽炅④病已。

病在筋，筋挛节痛，不可以行，名曰筋痹。刺筋上为故，刺分肉间，不可中骨也，病起筋炅，病已止。病在肌肤，肌肤尽痛，名曰肌痹，伤于寒湿，刺大分、小分⑤，多发针而深之，以热为故，无伤筋骨；伤筋骨，痈发若变，诸分尽热，病已止。病在骨，骨重不可举，骨髓酸痛，寒气至，名曰骨痹，深者刺，无伤脉肉为故，其道大分、小分，骨热病已止。

病在诸阳脉，且寒且热⑥，诸分且寒且热，名曰狂，刺之虚脉⑦，视分尽热，病已止。病初发，岁一发；不治，月一发；不治，月四五发，名曰癫病。刺诸分诸脉，其无寒者以针调之，病已止。病风且寒且热，炅汗出，一日数过，先刺诸分理络脉；汗出且寒且热，三日一刺，百日

---

① 端内针：直着将针刺入。端，直。内，同"纳"，刺入。

② 侠：通"夹"。

③ 两髂髎(qià liáo 恰辽)：明·马莳："髂为腰骨。两髂髎者，居髎穴也。"

④ 炅(jiǒng 迥)：热。

⑤ 大分、小分：分别指大的肌肉会合处与小的肌肉会合处。清·高世栻："大分，肉之大会；小分，肉之小会。"

⑥ 且寒且热：明·张介宾："皆阳邪乱其血气，热极则生寒也，故病为狂也。"

⑦ 刺之虚脉：指用泻法针刺，以泻除诸阳经脉的病邪。虚，使……虚，指用泻法针刺以泻除邪气。

而已。病大风①，骨节重，须眉堕，名曰大风，刺肌肉②为故，汗出百日，刺骨髓③，汗出百日，凡二百日，须眉生而止针。

【点评】篇内阐述了头痛等12种疾病的针刺手法，所取穴位以及针后的反应等，说明了针刺治病，要根据疾病的病位、性质等，掌握适当进针的深度、次数和疗程的长短。

根据病情的寒热虚实的不同性质而采用温补凉泻的不同刺法，是本篇的主要精神，例如疝气病得之于寒，在针刺时"刺而多之，尽炅病已"，就是针刺时要多次得气，使针下产生热感，以温散寒邪。同样，肌痹之病亦伤于寒湿，故在针刺时要"多发针而深之，以热为故""诸分尽热，病已止"，也要用深刺，把人体的卫气、阳气发动起来，使针下的肌肉部位产生热感，则寒湿之气可散，而肌痹可愈。

相反，狂病邪在阳分阳经，阳盛则狂为实证，针刺治疗上就采用"实而虚之"的方法，即文中所说"刺之虚脉，视分尽热，病已止"。就是用针刺，把在阳脉的实邪排出，使阳分的热邪都去除尽，才可止针，故此疾病性质是决定针刺手法的主要依据。

皮部论④篇第五十六

黄帝问曰：余闻皮有分部，脉有经纪，筋有结络⑤，骨有度量，其所生病各异，别其分部，左右上下，阴阳所在，病之始终，愿闻其道。

【点评】论皮部及其功能。皮，又称"肤""肤腠""皮毛"等，是指人类机体的最外层。附有毫毛，有汗孔（又叫毛孔、汗空、玄府），是人体卫气白昼主要分布并且发挥作用的部位。

---

① 大风：又称疠风，即大麻风、癞风。
② 刺肌肉：明·张介宾："所以泄阳分之毒，风从汗散也。"
③ 刺骨髓：明·张介宾："所以泄阴分之风毒也。"
④ 皮部论：皮部是指体表的皮肤按经络的分布部位分区。本篇主要讨论了十二经脉在皮肤的分属部位和从皮肤络脉色泽判断病邪浅深、性质、所主病证的方法以及皮肤络脉在病传中的作用。由于所论均与皮肤有关，故名"皮部"。
⑤ 结络：指筋肉相连的筋络。

皮肤的生理功能有六个方面：①保护机体的防护作用；②抗御外邪的免疫作用；③排泄汗液的调节水液代谢作用；④通过排汗机制达到调节体温作用，如"卫气者所以温分肉，充皮肤，肥腠理，司开合者也"（《灵枢·本脏》）；⑤通过汗孔达到辅助呼吸的作用；⑥是人体阴阳之气与自然界相通相应的又一通道。

皮部，是指人身体表皮肤按照经脉循行的分区，经脉十二，故亦有十二皮部，是十二经脉在体表皮肤的分区，虽然人身皮肤按十二正经划分为二十四个分区，但却以十二经脉循行在体表的相应区域命名之，故称十二皮部。皮部同络脉特别是浮络更有密切关系，故谓"凡十二经络脉者，皮之部也"。皮部作为十二经脉的体表分区，与经脉的区别在于经脉呈线状分布，络脉呈网状分布，而皮部则着重于"面"的划分，其范围大致属于该经脉分布的部位，而比经脉更为广泛。从近代经络感传现象观察，刺激某些穴位，感传线路呈带状分布，甚至出现较宽的过敏带和麻木带，说明十二经脉确在体表有一定的分区，皮肤与经脉有着密切的关系。

岐伯对曰：欲知皮部以经脉为纪①者，诸经皆然。阳明之阳②，名曰害蜚③，上下同法④，视其部中有浮络者，皆阳明之络也。

【点评】 论阳明经"皮部"的命名及其意义。其一，阳明经"皮部"命名为"害蜚"（通"阖扉"）。"阖扉"（即"关上门扇"），以"关上门扇"喻指阳明经主里。又叫"阳明之阳"。阳，指该经的皮部。因皮部在机体的最外层，外为阳。三阳经为表为阳，故三阳经之皮部皆称其"阳"。阴，三阴经为里为阴。故三阴经之皮部皆称其"阴"。各经的皮部皆如此。其二，阳明经"皮部"的浮络谓之"阳明之络"。临证可以根据其色泽变化进行阳明经寒、热、虚、实的病证诊断。其三，"皮部"以及脉络即时信息传入的通路，也是邪气入

---

① 纪：纲纪。

② 阳明之阳：指阳明经脉的阳络。阳明，阳明经脉。阳，指阳络，即位于体表的或上行的络脉。

③ 害蜚：通"阖扉"，门扇，比喻阳明经为里、为阖的作用。

④ 上下同法：清·张志聪："谓手足二经，皆同此法。"

侵的路径，原文"络盛则入客于经"即是言此。

其色多青则痛，多黑则痹，黄赤①则热，多白则寒，五色皆见，则寒热也②。络盛则入客于经③，阳主外，阴主内④。

【点评】论研究皮部的临床价值。

1. 皮与脏腑关系：①肺主皮毛。"肺主身之皮毛"（《素问·痿论》），肺"在体合皮，其华在毛"（《素问·阴阳应象大论》）；②五脏六腑与皮毛皆有关系，见下文之"十二皮部"。

2. 皮与经脉关系：十二正经都有各自的皮部分布在相应的皮肤区域，因此皮肤与十二经脉都有密切的关系。这也是经脉感应外界信息并且传入内脏通路的重要环节。

3. 皮的临床意义：①皮毛是外邪伤人的重要途径；②外邪伤人所致的外感病证皆有表证，即影响到卫气的运行，病人可有有汗或者无汗、恶寒或者发热等症状；③通过脏腑辨证可以治疗皮肤病。如运用玉屏风散、防风通圣散治疗风疹等皮肤病即是其例；④通过对皮肤的灸刺、按摩，治疗全身疾病。

皮部即是十二经脉及其所属络脉在皮表的分区，也是十二经脉之气的散布所在，观察不同部位皮肤的色泽和形态变化，有助于诊断某些脏腑、经络的病变，并可确定内在脏腑的虚实以及病变的性质。如络脉"多青则痛、多黑则痹，黄赤则热，多白则寒，五色皆见，则寒热"，就运用取类比象方法，将人体五脏与五色联系起来，临床上根据色泽的变化，对内脏病变的性质、部位进行推断，是诊断疾病的重要手段之一。脏腑皆有其经络所合，故病变可以从皮肤络脉色泽反映出来，反之，从外在皮肤络脉色泽的变化，也可以测知内脏病变。此与"诊血脉者，多赤多热，多青多痛，多黑为久痹，

---

① 黄赤：《太素》卷九"黄赤"上有"多"字，应据补。

② 寒热也：唐·杨上善："青赤黄等为阳色，白黑为阴色。今二色俱见，当知所病有寒热也。"

③ 络盛则入客于经：指络脉邪盛，就会内传到各自的本经，在此为内传到阳明经中。盛，指邪盛。客，用作动词，侵入，向内传到。

④ 阳主外，阴主内：指络脉属阳而主管体表的气血，经脉属阴而主管体内的气血。

多赤、多黑、多青皆见者，寒热"(《灵枢·论疾诊尺》)一致，后世从小儿指纹观察络脉色泽的变化来判断寒热虚实，即是这一理论的拓展。

少阳之阳，名曰枢持①，上下同法，视其部中有浮络者，皆少阳之络也，络盛则入客于经，故在阳者主内，在阴者主出，以渗于内，诸经皆然②。

【点评】论少阳经"皮部"的命名及其意义。其一，少阳经"皮部"命名为"枢持"，又名"少阳之阳"。枢持，即门轴，喻指少阳经为枢，是气机出入表里之枢纽。其二，少阳经"皮部"的浮络谓之"少阳之络"。临证可以根据其色泽进行少阳经寒、热、虚、实病证的诊断。其三，"皮部"以及脉络即时信息传入的通路，也是邪气入侵的路径，原文"络盛则入客于经"即是言此。

太阳之阳，名曰关枢③，上下同法，视其部中有浮络者，皆太阳之络也，络盛则入客于经。

【点评】论太阳经"皮部"的命名及其意义。其一，太阳经"皮部"命名为"关枢"，又名"太阳之阳"。"关枢"，即门闩与门轴。喻指太阳经有固护卫气、防御外邪，以及转输阳气的功能。其二，太阳经"皮部"的浮络谓之"太阳之络"。临证可以根据其色泽进行太阳经的寒、热、虚、实病证诊断。其三，"皮部"以及脉络即时信息传入的通路，也是邪气入侵的路径，原文"络盛则入客于经"即是言此。

少阴之阴，名曰枢儒④，上下同法，视其部中有浮络者，皆少阴之

① 枢持：门的转轴，在此比喻具有转枢出入作用的少阳经的阳络。
② 故在阳者主内，在阴者主出，以渗于内，诸经皆然：郭霭春："滑寿说：'故在阳者至诸经皆然十九字，上下不相蒙，不知何谓。'按'在阳者'十九字，张琦以为讹误，孙鼎宜以为衍文，吴注本则删此十九字，并与滑说合。"可参。
③ 关枢：门闩与门轴，比喻太阳经固卫、转输阳气的作用，明·吴崑："关，固卫也。少阳为枢，转布阳气，太阳则约束而固卫其转布之阳，故曰关枢。"
④ 枢儒：当作"枢檽"，指门窗的枢轴与木格，比喻少阴开阖转输阴阳之气的作用。

络也，络盛则入客于经，其入经也，从阳部注于经①，其出者②，从阴内③注于骨。

【点评】论少阴经"皮部"的命名及其意义。其一，少阴经"皮部"命名为"枢儒"，又名"少阴之阴"。"枢儒"，儒，当作"檽"，简化为"梎"。枢梎，门窗的轴和木格。喻指少阴转输三阴经气机的功能。

其二，少阴经"皮部"的浮络谓之"少阴之络"。临证可以根据其色泽进行少阴经病证的诊断。

其三，"皮部"以及脉络即时信息传入的通路，也是邪气入侵的路径，原文"络盛则入客于经"即是言此。

心主之阴④，名曰害肩⑤，上下同法，视其部中有浮络者，皆心主之络也，络盛则入客于经。

【点评】论"手心主"厥阴经"皮部"的命名及其意义。其一，"手心主"厥阴经"皮部"的命名为"害肩"，又叫"心主之阴"。"害肩"，通"阖枢楦"，本意指门窗放置"枢"的部位。喻指手心主之经有关阖、闭藏之功用。其二，"手心主"厥阴经"皮部"的浮络称为"心主之络"，临证可以根据其色泽进行"手心主"厥阴经的病证诊断。其三，"皮部"以及脉络即时信息传入的通路，也是邪气入侵的路径，原文"络盛则入客于经"即是言此。

太阴之阴，名曰关蛰⑥，上下同法，视其部中有浮络者，皆太阴之络也，络盛则入客于经。凡十二经络脉者，皮之部也。

---

① 注于经：郭霭春："经，疑蒙上误，似当作'筋'，'经''筋'声误。'注于筋'与下句'注于骨'对文。"

② 其出者：《太素》卷九"其"下有"经"字。按"经"应在"出"字下。"其出经者"与上句"其入经者"对文。

③ 阴内：指属阴而在内的经脉。

④ 心主之阴：指厥阴经脉的阴络。心主，指手厥阴心包经。

⑤ 害肩：通"阖楦"，本义为门上置枢之处，比喻为有关合作用的"心主之阴"。

⑥ 关蛰：门闩与动物的蛰伏，比喻有封藏作用的"太阴之阴"。

【点评】论太阴经"皮部"的命名及其意义。其一，太阴经"皮部"命名为"关蛰"，又名"太阴之阴"。"关蛰"，关，指门闩；蛰，本意指冬眠的虫，此有闭藏之义，喻指太阴经皮部有封藏之功用。其二，太阴经"皮部"的浮络称为"太阴之络"，临证可以根据其色泽进行太阴经的病证诊断。其三，"皮部"以及脉络即时信息传入的通路，也是邪气入侵的路径，原文"络盛则入客于经"即是言此。

原文用"害蜚""枢持""关枢""枢儒""害肩""关蛰"等门、窗的建构名称予以类比，进而命名各经络脉及其皮部，同时结合门窗的开、合、枢类比十二皮部的生理功能。因皮部居于人体的最外层，是人体与外界的屏障，所以具有感受、调节和适应四时六气变化的能力，脏腑气血均通过经脉皮部充养于肤表，特别是卫气"循于皮肤之中""充皮肤"，加强了人体抵御外邪、卫外卫表的作用。生理情况下，十二经脉将气血精微输布于体表，反映于皮部，则皮肤色泽鲜明，呈现一派生机，临床常常通过望诊皮部可以测知脏腑经脉的生理状况。十二皮部不但是人体整个机体的一部分，而且对于连经脉、通脏腑、合阴阳、固体表、密腠理起着重要的作用。

是故百病之始生也，必先①于皮毛，邪中之则腠理开，开则入客于络脉；留而不去，传入于经；留而不去，传入于腑，廪②于肠胃。邪之始入于皮也，泝然③起毫毛，开腠理；其入于络也，则络脉盛色变；其入客于经也，则感虚乃陷下；其留于筋骨之间，寒多则筋挛骨痛，热多则筋弛骨消，肉烁䐃破④，毛直而败⑤。

【点评】论皮部理论的临床应用。皮部是人体的最外层，外邪侵袭时，皮部首当其冲，邪气可通过皮肤而深入络脉，继之传入经脉乃至脏腑，即经过由表及里，由浅入深的传变过程。相反，内脏有

---

① 先：《太素》卷九《经脉皮部》及《甲乙经》卷二第一"先"下有"客"字。

② 廪：原指米仓，引申为积聚。唐·王冰："廪，积也，聚也。"

③ 泝(sù 素)然：寒栗的样子。

④ 肉烁䐃(jiǒng 窘)破：皮肉受损、肌肉痿坏。烁，通"铄"，毁坏。䐃，人体隆起的块状肌肉。

⑤ 毛直而败：热盛煎津，毛发失荣，枯槁败坏。

病，亦可通过经脉、络脉反应于皮部。由此可见，皮部是病邪传变的途径之一。本节指出了"皮部"在发病以及病理传变中的意义。

1. 发病学意义。"皮部"是外邪入侵人体的门户，是人体抗御外邪入侵的第一道防线。这也是为何原文用门户不同部位的名称作为各经皮部命名的理由。

2. 病理传变意义。即：外邪伤人→皮肤（"皮部"）→络脉→经脉→筋骨→腑脏。

3. 外邪传入的部位不同有不同的临床表现，这些不同的临床表现，正是病传不同阶段的辨证要点。如"泝然""筋挛骨痛""肉烁䐃破，毛直而败"。

4. 据其临床表现，可以辨别病证的寒热性质。如"寒多则筋挛骨痛""热多则筋弛骨消，肉烁䐃破，毛直而败"。

帝曰：夫子言皮之十二部，其生病皆何如？

岐伯曰：皮者，脉之部也。邪客于皮则腠理开，开则邪入客于络脉，络脉满则注于经脉，经脉满则入舍于腑脏也，故皮者①有分部，不与②而生大病也。

帝曰：善。

【点评】皮部在发病学中的意义以及针刺皮部的具体方法。皮部理论的应用主要体现在针灸治疗中，《内经》多篇都载有刺皮部以治疗疾病的方法，如《灵枢·官针》之刺皮部的"毛刺""半刺"方法。刺皮部之所以能治疗疾病：一是与皮部的生理有关，"卫气先行皮肤，先交络脉"，而皮部正是"卫气之所留止，邪气之所客也，针石缘（因）而去之"（《素问·五脏生成》）的所在，针刺治疗就是要充分调动卫气的作用，故《灵枢·禁服》说："审察卫气，为百病母"，是把卫气放在抵抗外邪、治愈疾病的首要地位。二是因为皮部与穴位治病一样，都是借助外来刺激以激发经络脏腑功能活动，使气血运行畅通无阻，增强抗病能力，从而防病治病。

---

① 皮者：《甲乙经》卷二第一"皮"下无"者"字。按无"者"字是，与篇首句应。

② 与：通"愈"。

刺治皮部的方法古代有上述的毛刺、半刺，还有扬刺、络刺、赞刺、豹文刺、直针刺，现代有皮肤针、皮内针、三棱针、滚刺筒等。艾灸、拔火罐也是刺激皮部的方法，通过温热刺激以温通气血、疏通经络、振奋阳气，治疗疾病。此外还有皮内针法、挑治法、药物敷贴法、推拿疗法、捏疗法，都是对皮肤的直接刺激，通过经气的传导影响脏腑经脉，调整机体的功能状态，起到了治疗疾病的作用。

经络论①篇第五十七

黄帝问曰：夫络脉之见也，其五色各异，青黄赤白黑不同，其故何也？

岐伯对曰：经有常色而络无常变也②。

【点评】论"经有常色而络无常变"。此语表达了经络和络脉在颜色变化上的区别。统而言之，经络是经脉和络脉的总称，二者在人体内构成了一个纵横交错，无处不至的网络性组织，共同发挥着运行全身气血，联络脏腑肢节，沟通上下内外的通路作用，将人体构成为一个有机的整体，但由于循行部位和规律不同，二者又有着明显的区别，即"经脉十二者，伏行分肉之间，深而不见……诸脉之浮而常见者，皆络脉也"（《灵枢·经脉》）之论。经脉是经络系统的主干，其色泽与五脏之色相应，即所谓"心赤、肺白、肝青、脾黄、肾黑，皆亦应其经脉之色也"。络脉是经络系统的分支部分，循行于人体较浅的部位，有的络脉还显现于体表，在人体分布极为广泛，在机体不同层次中都有其分布，同体内脏腑不直接相通，因此其色泽变化不尽一致。有的色泽变化与内脏及相应经脉相应，也有

---

① 经络论：本篇主要讨论了经络的色泽变化，指出经脉之色内应五脏之色，根据络脉的五色变化，可以诊察病情，并从颜色上对经脉和络脉进行了区别，补充了《素问·皮部论》之不足。因篇内所论是与经络有关的内容，故马莳说："内论经络所见之色，故名篇。"因本篇是论述经络的色诊内容，故吴崑将本篇改名为"经络色诊论"。

② 经有常色而络无常变也：明·马莳："此言络脉无病之色有常，有病之色无常，皆异于经脉有常之色，而可以验病也。"

的由于行于肌表浅层，其色变化受四季气温的影响而随之改变，故谓络脉之色"变无常，随四时而行也"。

帝曰：经之常色何如？

岐伯曰：心赤、肺白、肝青、脾黄、肾黑，皆亦应其经脉之色也。

帝曰：络之阴阳①，亦应其经乎？

岐伯曰：阴络之色应其经，阳络之色变无常②，随四时而行也。寒多则凝泣，凝泣则青黑，热多则淖泽③，淖泽则黄赤，此皆常色，谓之无病④。五色具见者，谓之寒热。

帝曰：善。

【点评】论阳络、阴络以及络脉诊法。络脉分为阴络和阳络两大类，认为阳络远离经脉而布于体表，阴络靠近经脉而存于体内。络脉在机体的不同层次中均有分布，因而其色泽的变化与其分布的层次浅深有关。阴络位于机体深层，所以其色"应其经"，阳络浮行肌肤表层，故其色变化受四时气候变化的影响，有不同的表现。四季的气温变化无非是寒热温凉，人体经络中的气血影响，"寒则泣不能流，温则消而去之"（《素问·调经论》），所以当气温降低，机体受寒冷刺激后，反射性的络脉收引紧缩反应，络脉内的气血运行减慢，即所谓"凝泣"状态，因而络脉见有青黑色，如严冬遇冷，人的口唇、指甲、面色便可见青紫色。气温升高，机体受热刺激后，血气濡润，运行滑利，络脉就见赤黄色，这些变化都属于常态，是无病之色，因此，原文在论述阳络色泽随四时而变化之后说："此皆常色，谓之无病"。

络脉诊法《内经》以降，主要有望鱼际络脉法、望小儿食指络脉法、望山根诊法、望舌下络脉法、望目中络脉法、望耳后络脉法

① 阴阳：指阴络与阳络。阴络，为位置较深的络脉；阳络，为位置较浅的络脉。

② 阴络之色应其经，阳络之色变无常：明·张介宾："阴络近经，色则应之，故分五行以配五脏而色有常也……阳络浮显，色不应经，故随四时之气以为进退而变无常也。"

③ 淖(nào 闹)泽：濡润，润泽。《字林》："濡甚曰淖。"

④ 此皆常色，谓之无病：明·马莳、吴崑与清·张志聪都认为，"此皆常色，谓之无病"八字，应在上文"随四时而行也"句后。依上下文理，似属不必。

等。其中较多地运用于儿科，主要有望小儿食指络脉诊和望山根诊。望小儿食指络脉法是从《内经》诊鱼际络脉法发展而来的，对3岁以内的小儿，在诊断上有重要的意义。因食指内侧的络脉，也是手太阴之脉分支而来的(手太阴之脉，自胸走手，上鱼际，出大指端，其支者，从腕后直出次指内廉，出其端)，所以诊小儿食指络脉与诊鱼际络脉和寸口脉同出一理。

气穴论①篇第五十八

黄帝问曰：余闻气穴②三百六十五，以应一岁，未知其所，愿卒闻之。

岐伯稽首再拜对曰：窘③乎哉问也！其④非圣帝，孰能穷⑤其道焉！因请溢意⑥尽言其处。

帝捧手逡巡而却⑦曰：夫子之开余道⑧也，目未见其处，耳未闻其数，而目以明，耳以聪矣。

岐伯曰：此所谓圣人易语⑨，良马易御也。

帝曰：余非圣人之易语也，世言真数⑩开人意，今余所访⑪问者真数，发蒙解惑，未足以论也。然余愿闻夫子溢志尽言其处，令解其意，请藏之金匮，不敢复出。

---

① 气穴论：气，指脏腑经络之气。穴，指穴位、腧穴。本篇主要论述了人体脏腑经络之气所输注的365个腧穴所在的部位，气穴与孙络、溪谷的关系以及刺热病、诸水、寒热、背与心相控而痛等所应取的穴位，故名"气穴论"。

② 气穴：即脏腑经气输注于体表的部位。

③ 窘：有高明的意思。

④ 其：假设连词，若之意。

⑤ 穷：推究。

⑥ 溢意：畅达的意思。

⑦ 捧手逡(qūn 囷)巡而却：形容恭敬谦逊的样子。逡巡，因顾虑而徘徊不前。

⑧ 开余道：即为我开导，讲述道理。

⑨ 圣人易语：即聪明有德的人(圣人)，很容易理解事物和接受意见(易语)。明·张介宾："圣人者，闻声知情，无所不达，故圣人易语。"

⑩ 真数：指穴位数目。

⑪ 访：通"方"。

【点评】通篇以腧穴为主题展开讨论，开篇先指出经脉的穴数为365 个，即所言之"真数"。继则强调掌握气穴的重要性。"真数"的意涵，除了表达腧穴所在部位，所属经脉取穴方法及其临床应用之外，还体现其取法于太阳历法一年之数的缘故，如此才能体现其具有"发蒙解惑"作用，也是值得"藏之金匮"的重要内容。

岐伯再拜而起曰：臣请言之。背与心①相控②而痛，所治天突③与十椎④及上纪，上纪者，胃脘也⑤，下纪者，关元也⑥。背胸邪系阴阳左右，如此其病前后痛涩，胸胁痛而不得息，不得卧，上气短气偏痛，脉满起⑦斜出尻脉，络胸胁支心贯鬲，上肩加天突⑧，斜下肩交十椎下。

【点评】论"背与心相控而痛"的临床意义。"背与心相控而痛"表达了《内经》是以临床事实为依据，升华出相关理论的，正因为经脉具有沟通、联络、感传功能，所以才会有这样的临床表现。原文举例论证了"背与心相控而痛"在任督二脉上取天突、中枢、中脘、关元穴的应用，说明了掌握气穴，应了解其所在部位，所属经脉，发病机理及应用。

脏俞五十穴⑨，腑俞七十二穴⑩，热俞五十九穴，水俞五十七穴，头

---

① 背与心：指后背与前胸。

② 控：《广雅·释诂一》："控，引也。"

③ 天突：穴名，在胸骨上窝正中，乃奇经任脉之穴。

④ 十椎：指中枢穴。

⑤ 上纪者，胃脘也：上纪为胃脘，即中脘穴，胃的募穴。

⑥ 下纪者，关元也：下纪为关元，即关元穴，小肠的募穴。

⑦ 脉满起：清·高世栻："经脉满盛，从下而起"。

⑧ 加天突：加，重叠交会之意。加天突，意即会于天突穴。

⑨ 脏俞五十穴：五脏即心、肝、脾、肺、肾各有五输穴，即：井、荥、输、经、合五个穴位，五五二十五穴，左右共有五十个穴位。俞，通"输"。

⑩ 腑俞七十二穴：六腑即大肠、小肠、膀胱、三焦、胃、胆各有井、荥、输、原、经、合六个穴位，六六三十六穴，左右共有七十二穴。

上五行、行五①，五五二十五穴，中䯏两傍各五②，凡十穴，大椎上两傍各一③，凡二穴，目瞳子浮白二穴，两髀厌分中二穴④，犊鼻二穴，耳中多所闻二穴⑤，眉本二穴⑥，完骨二穴，顶中央一穴⑦，枕骨二穴⑧，上关二穴，大迎二穴，下关二穴，天柱二穴，巨虚上下廉四穴，曲牙二穴⑨，天突一穴，天府二穴，天牖二穴，扶突二穴，天窗二穴，肩解二穴⑩，关元一穴，委阳二穴，肩贞二穴，喑门一穴⑪，齐一穴⑫，胸俞十二穴⑬，背俞二穴⑭，膺俞十二穴⑮，分肉二穴⑯，踝上横二穴⑰，阴阳跷四穴⑱，水俞在诸分⑲，热俞在气穴⑳，寒热俞在两骸厌中二穴㉑，大禁二十五㉒，在天府下五寸，凡三百六十五穴，针之所由行也。

【点评】论特定腧穴的临床意义。此节分别列举了各类腧穴之

---

① 头上五行、行五：意即刺热病的五十九穴中头部的有五行，每行有五穴。

② 中䯏两旁各五：指脊骨两旁各开一寸五分，是足太阳经第一侧线上的五脏背俞穴：肺俞在第三椎下两旁，心俞在第五椎下两旁，肝俞在第九椎下两旁，脾俞在第十一椎下两旁，肾俞在第十四椎下两旁。

③ 大椎上两傍各一：疑是足太阳膀胱经的天柱穴。

④ 两髀厌分中二穴：即环跳穴。

⑤ 耳中多所闻二穴：即听宫穴。

⑥ 眉本二穴：即攒竹穴。

⑦ 顶中央一穴：即风府穴。"顶"疑为"项"。《太素》卷十一《气穴》亦作"项"。

⑧ 枕骨二穴：即头窍阴。以其位于枕骨，故又名枕骨穴。

⑨ 曲牙二穴：即颊车穴。

⑩ 肩解二穴：即肩井穴。

⑪ 喑门一穴：即哑门穴。

⑫ 齐一穴：即神阙穴。齐，通"脐"。

⑬ 胸俞十二穴：指俞府、彧中、神藏、灵墟、神封、步廊，左右共十二穴。

⑭ 背俞二穴：即膈俞穴。

⑮ 膺俞十二穴：指云门、中府、周荣、胸乡、天溪、食窦，左右共十二穴。

⑯ 分肉二穴：即阳辅穴。

⑰ 踝上横二穴：即解溪穴。

⑱ 阴阳跷四穴：即照海穴、申脉穴。

⑲ 水俞在诸分：明·张介宾："水属阴，多在肉理诸分之间，故治水者当取诸阴分。如水俞五十七穴是也。"

⑳ 热俞在气穴：明·张介宾："热在阳，多在气聚之穴，故治热者当取诸阳分，如热俞五十九穴是也。"

㉑ 两骸厌中二穴：明·张介宾认为是阳关穴。

㉒ 大禁二十五：禁刺之穴（手五里）不可针刺至二十五次。

数，如脏腧、腑腧、热腧、水腧等特定腧穴，这是依据腧穴主治功效进行归类的，也是《内经》全书应用针刺方法治病取穴的依据。

帝曰：余已知气穴之处，游针之居，愿闻孙络溪谷，亦有所应乎？

岐伯曰：孙络三百六十五穴会①，亦以应一岁，以溢奇邪②，以通荣卫，荣卫稽留，卫散荣溢，气竭血著，外为发热，内为少气，疾泻无怠，以通荣卫，见而泻之，无问所会。

【点评】此节专论孙络与腧穴的关系，孙络"传注十二络脉"，外通于皮毛，内达于经脉，是营卫气血运行的道路，也是经脉之气所注的道路；穴位就是经脉之气在运行的过程中在机体表浅部位所会之处，因此与孙络密切相关，孙络是气穴的分布部位。在病理情况下，若人体感受邪气，邪气就会沿着经脉，由表入里传播，先孙络，后经脉，再及全身的络脉，最后至经脉脏腑。孙络及其通行之气血在病理过程中，为邪气出入之处。当邪气侵及孙络之时，可致营卫滞留，正气虚衰，卫气外散，营血内溢，发为发热少气之症。

帝曰：善。愿闻溪谷之会也。

岐伯曰：肉之大会为谷，肉之小会为溪，肉分之间，溪谷之会，以行荣卫，以会大气③。邪溢气壅，脉热肉败，荣卫不行，必将为脓，内销骨髓，外破大䐃，留于节凑④，必将为败。积寒留舍，荣卫不居⑤，卷肉缩筋⑥，肋肘不得伸，内为骨痹，外为不仁，命曰不足，大寒留于溪谷也。溪谷三百六十五穴会，亦应一岁。其小痹淫溢，循脉往来，微针所及，与法相同⑦。

①　孙络三百六十五穴会：明·张介宾："孙络之云穴会，以络与穴为会也，穴深在内，络浅在外，内外相会，故曰穴会，非谓气穴之外，别有三百六十五络穴也。"

②　以溢奇邪：有驱除奇邪的作用。溢，水满外流的意思，可引申为驱除。

③　大气：明·马莳："即宗气。"

④　节凑："凑"当作"腠"。节腠，指骨肉相连之处。

⑤　荣卫不居：居，治也。荣卫不治，为营卫不能正常循行之意。

⑥　卷肉缩筋：清·张志聪："寒邪凝滞，又不得正气以和之，以致肉卷而筋缩也。"

⑦　与法相同：唐·王冰："若小寒之气，流行淫溢，随脉往来为痹病，用针调者，与常法相同尔。"

【点评】论溪谷与营卫循行。溪谷也是营卫运行的交通要道，是经脉之气灌注的必经之路，而腧穴就是转注经络气血的处所，是脏腑经络之气输注于体表的特殊部位。经脉中的气血必须通过腧穴的转输才能灌注络脉，渗濡毛窍，输布筋骨，布散肌肤。也就是溪谷肌肉只有通过气穴转注经气的作用才能得到濡养。当邪气侵犯溪谷之时，营卫运行失常，邪壅肉腐，则可化为脓肿溃烂，内可销烁骨髓，外则可溃大肉；当寒邪循溪谷侵入，久留不去，营卫不能正常运行，筋骨肌肉失却营卫的温煦和滋养，就会蜷缩不伸，内成为骨痹，外形成不仁之症。但如果邪气侵犯尚在肌表，循血脉欲内传之时，其小痹可用微针按常规方法治疗，以祛除邪气。

帝乃辟左右而起，再拜曰：今日发蒙解惑，藏之金匮，不敢复出。乃藏之金兰之室①，署曰《气穴》所在。

岐伯曰：孙络之脉别经者，其血盛而当泻者，亦三百六十五脉，并注于络，传注十二络脉，非独十四络脉也，内解泻于中者十脉②。

气府论③篇第五十九

足太阳脉气所发④者七十八穴⑤：两眉头各一，入发至项三寸半，傍五，相去三寸⑥，其浮气在皮中者凡五行，行五，五五二十五，项中大

---

① 金兰之室：唐·杨上善："金兰之室，藏书府也。"

② 内解泻于中者十脉：指骨解之中经络受邪，亦能够向内传变到五脏之脉。

③ 气府论：气，指经脉之气。府者，聚也。气府，即经脉之气所汇聚之处。本篇主要论述了手足三阳经脉及督脉、任脉、冲脉之经气在经脉中的聚发穴位的穴数及分布情况，故名。

④ 所发：与其经有密切关系之穴位，不一定全属其本经之穴位。

⑤ 七十八穴：本穴数字，诸家说法不同：唐·杨上善作七十三穴，唐·王冰作九十三穴，明·吴崑作九十一穴。明·张介宾："详考本经下文，共得九十三穴。"

⑥ 入发至项三寸半，傍五，相去三寸：清·高世栻："顶，旧本讹'项'，今改'顶'，前顶穴也。自攒竹入发际，至前顶，其中有神庭、上星、囟会，故长三寸半。前顶在中行，次两行，故旁五，言中自及旁，有五行也。"

筋两傍各一①，风府两傍各一②，侠背以下至尻尾二十一节③，十五间各一④，五脏之俞各五，六腑之俞各六，委中以下至足小指傍各六俞⑤。

足少阳脉气所发者六十二穴：两角上各二⑥，直目上发际内各五⑦，耳前角上各一⑧，耳前角下各一⑨，锐发下各一⑩，客主人⑪各一，耳后陷中各一⑫，下关各一，耳下牙车之后各一⑬，缺盆各一，掖下三寸，胁下至胠，八间⑭各一，髀枢中傍各一⑮，膝以下至足小指次指各六俞⑯。

足阳明脉气所发者六十八穴：额颅发际傍各三⑰，面鼽骨空各一⑱，大迎之骨空各一⑲，人迎各一，缺盆外骨空各一⑳，膺中骨间各一㉑，侠

---

① 项中大筋两傍各一：即天柱二穴。

② 风府两傍各一：即风池穴。

③ 侠背以下至尻尾二十一节：由大椎至尾骶计二十一椎节。

④ 十五间各一：二十一节中，内有十五椎间，左右各一，即附分、魄户、膏肓、神堂、谚语、膈关、魂门、阳纲、意舍、胃仓、肓门、志室、胞肓、秩边、承扶，左右共计三十穴。

⑤ 委中以下至足小指傍各六俞：指委中、昆仑、京骨、束骨、通谷、至阴六穴。左右合而言之，共计十二穴。

⑥ 两角上各二：即天冲、曲鬓左右共四穴。

⑦ 直目上发际内各五：自瞳孔直上发际中，即头临泣、目窗、正营、承灵、脑空左右各五穴。

⑧ 耳前角上各一：即颔厌穴。

⑨ 耳前角下各一：即悬厘二穴。

⑩ 锐发下各一：即和髎穴。

⑪ 客主人：即上关穴。

⑫ 耳后陷中各一：即翳风穴。

⑬ 耳下牙车之后各一：唐·王冰、明·张介宾作颊车穴。

⑭ 间：这里指肋骨与肋骨之间。

⑮ 髀枢中傍各一：即环跳穴，两旁各一，凡二穴。

⑯ 膝以下至足小指次指各六俞：指阳陵泉、阳辅、丘墟、足临泣、侠溪、足窍阴六穴。

⑰ 额颅发际傍各三：唐·王冰、明·张介宾作悬颅、阳白、头维左右各三穴，

⑱ 面鼽(qiú 球)骨空各一：即四白穴。鼽，同"頄"。面頄，即颧。

⑲ 大迎之骨空各一：清·高世栻："大迎在颊车下，承浆旁，穴在骨间，故曰大迎之骨空。"

⑳ 缺盆外骨空各一：即天髎穴。

㉑ 膺中骨间各一：指气户、库房、屋翳、膺窗、乳中、乳根，左右共十二穴。膺中，指前胸两侧的肌肉隆起处。

鸠尾之外，当乳下三寸，侠胃脘各五①，侠齐广三寸各三②，下齐二寸侠之各三③，气街动脉各一④，伏菟上各一⑤，三里以下至足中指各八俞，分之所在穴空。

手太阳脉气所发者三十六穴：目内眦各一，目外各一⑥，觑骨下各一⑦，耳郭上各一⑧，耳中各一⑨，巨骨穴各一，曲掖上骨穴各一⑩，柱骨上陷者各一⑪，上天窗四寸各一⑫，肩解各一⑬，肩解下三寸各一⑭，肘以下至手小指本各六俞。

手阳明脉气所发者二十二穴：鼻空外廉，项上各二⑮，大迎骨空各一，柱骨⑯之会各一，髃骨之会⑰各一，肘以下至手大指次指本各六俞。

手少阳脉气所发者三十二穴：觑骨下各一，眉后各一⑱，角上各一⑲，下完骨后各一⑳，项中足太阳之前各一㉑，侠扶突各一㉒，肩贞各

① 侠胃脘各五：即不容、承满、梁门、关门、太乙五穴。
② 侠齐广三寸各三：清·高世栻："按《甲乙》'三寸'作'二寸'。"唐·王冰："广，谓去齐（脐）横广也。广三寸者，各如太一之远近也。各三者，谓滑肉门、天枢、外陵也。"侠，通"挟"。齐，通"脐"。
③ 下齐二寸侠之各三：即大巨、水道、归来三穴。
④ 气街动脉各一：指气冲穴，左右共二穴。
⑤ 伏菟上各一：即髀关穴。
⑥ 目外各一：即瞳子髎穴。
⑦ 觑骨下各一：即颧髎穴。
⑧ 耳廓上各一：即角孙穴。
⑨ 耳中各一：即听宫穴。
⑩ 曲掖上骨穴各一：即臑俞穴。
⑪ 柱骨上陷者各一：即肩井穴。
⑫ 上天窗四寸各一：唐·王冰、明·张介宾作天窗、（头）窍阴二穴，清·高世栻作天窗、浮白二穴。今从王、张注。
⑬ 肩解各一：指秉风穴。
⑭ 肩解下三寸各一：指天宗穴。
⑮ 鼻空外廉，项上各二：指迎香、扶突二穴。
⑯ 柱骨：清·高世栻："柱骨，项骨也。柱骨之会，谓项骨相会之处。"
⑰ 髃骨之会：指肩胛相会之处，肩髃穴即是。髃骨，肩端之骨，即肩胛骨头凹上之骨。
⑱ 眉后各一：即丝竹空穴。
⑲ 角上各一：明·吴崑、张介宾作颔厌穴。
⑳ 下完骨后各一：指天牖穴。
㉑ 项中足太阳之前各一：唐·王冰、明·张介宾作风池穴。
㉒ 侠扶突各一：即天窗穴。

一，肩贞下三寸分间各一①，肘以下至手小指次指本各六俞。

督脉气所发者二十八穴：项中央二②，发际后中八③，面中三④，大椎以下至尻尾及傍十五穴⑤，至骶下凡二十一节，脊椎法也。

任脉之气所发者二十八穴：喉中央二⑥，膺中骨陷中各一⑦，鸠尾下三寸，胃脘五寸，胃脘以下至横骨六寸半一⑧，腹脉法也。下阴别一⑨，目下各一⑩，下唇一⑪，断交一。

冲脉气所发者二十二穴：侠鸠尾外各半寸至齐寸一⑫，侠齐下傍各五分至横骨寸一⑬，腹脉法也。

【点评】此言督脉气所发 28 穴后，说"脊椎法也"，言督脉行于背部正中线，其腧穴在背部，取穴方法应以脊椎为标准，脊椎"大椎以下至尻尾及傍十五穴，至骶下凡二十一节"，其中胸椎 12 节，腰椎 5 节，骶椎 4 节，取穴时应以各部脊椎为标记。在任脉之气所发 28 穴及冲脉气所发 22 穴后，均言"腹脉法也"，因任脉、冲脉均循行于腹部，其腧穴也在腹部，取穴时应以腹部的分区为标准，并

---

① 肩贞下三寸分间各一：指肩髎、臑会、消泺三穴，左右共六穴。

② 项中央二：指风府、哑门二穴。

③ 发际后中八：指神庭、上星、囟会、前顶、百会、后顶、强间、脑户八穴。

④ 面中三：明·张介宾、清·高世栻等认为是素髎、水沟、兑端三穴。

⑤ 大椎以下至尻尾及傍十五穴：指大椎、陶道、身柱、神道、灵台、至阳、筋缩、中枢、脊中、悬枢、命门、腰阳关、腰俞、长强及长强两傍的会阳穴，共计十五穴。

⑥ 喉中央二：指廉泉、天突二穴。

⑦ 膺中骨陷中各一：清·高世栻："膺中，胸之中行也。骨陷中有璇玑、华盖、紫宫、玉堂、膻中、中庭各一，共六穴。"

⑧ 鸠尾下三寸，胃脘五寸，胃脘以下至横骨六寸半一：上脘、中脘、下脘统称胃脘。鸠尾骨以下至胃之上脘，计三寸间，有鸠尾、巨阙二穴。自胃之上脘至脐中央神阙穴五寸间，有上脘、中脘、建里、下脘、水分五穴。自神阙穴至横骨毛际计六寸半，有阴交、气海、石门、关元、中极、曲骨六穴。以上自鸠尾以下至毛际共十四寸半，计十四穴，每穴间距一寸。

⑨ 下阴别一：指会阴穴。

⑩ 目下各一：指承泣穴。明·张介宾："足阳明承泣二穴，任脉之会。"

⑪ 下唇一：指承浆穴。

⑫ 侠鸠尾外各半寸至齐寸一：幽门侠巨阙两旁，肓俞挟脐两旁，左右旁开各同身寸之半寸，每穴上下相去各一寸。

⑬ 侠齐下傍各五分至横骨寸一：清·高世栻："并脐下两傍，各开五分，下至横骨，有中注、四满、气穴、大赫、横骨，其穴相去亦一寸也。"

将任脉、冲脉之穴相照应。脊椎法、腹脉法均说明了临证取穴之要领。为后世取穴的"体表解剖标志定位法"和"骨度折量定位法"奠定了一定的基础。

足少阴舌下①，厥阴毛中急脉各一，手少阴各一②，阴阳跷各一，手足诸鱼际脉气所发者③，凡三百六十五穴也。

【点评】本篇原文承上篇《气穴论》所述之气穴后，开门见山，专论诸经脉气聚发穴位，分别介绍了手足三阳经、督脉、任脉、冲脉等经脉之气聚发的穴位，以补《气穴论》之未尽腧穴，然各经的穴位，有明言穴位名称者，有只言穴位所在部位者，各注家对此也有不同的认识。

关于《气府论》与《气穴论》的思考。《气穴论》与《气府论》均以人体"三百六十五穴"为论。但前者以"穴"言腧穴，是以部位论腧穴，因而所论腧穴按区域分为脏腧、腑腧、头腧、中两旁之腧、膺腧等，水腧、热腧及其他诸穴也是按部位进行归类的，未言其所属经脉。而后者则以"府"言腧穴，府者聚也，气府即经脉之气汇聚之处，正如马蒔所言："气府者，各经脉气交会之府也。"是以经脉之气聚会之处论穴，所以所论腧穴均按经脉归类为足太阳、足少阳、足阳明、手太阳、手阳明、手少阳及督、任、冲阴阳脉等经的腧穴进行论述，并结合了一定的部位，且所言腧穴并未完全重复前者内容，说明后者承接着前者内容并有补充。后者还讨论了气穴与营卫之气运行要道溪谷、孙络的关系，说明了全身组织与腧穴的关系，经络中的气血需经腧穴的转输才能灌注络脉、濡养溪谷。后者以经言穴，说明经脉之间的联系性和复杂性，并提出"脊椎法"和"腹脉法"的取穴方法。

在腧穴数目上，两篇均言人体有365穴，又都不是365穴，二篇累加，除去重复，又远多于此，可见，以365作为人体腧穴数是与太阳历法中一年365日数相应，反映了"天人相应"思想。

---

① 足少阴舌下：即廉泉穴。
② 手少阴各一：指手少阴之阴郄穴。
③ 手足诸鱼际脉气所发者：指手足都有鱼际，都是脉气所发之处。

骨空论①篇第六十

黄帝问曰：余闻风者百病之始也，以针治之奈何？岐伯对曰：风从外入，令人振寒，汗出头痛，身重恶寒，治在风府，调其阴阳，不足则补，有余则泻。大风②颈项痛，刺风府，风府在上椎③。大风汗出，灸谚谚④，谚谚在背下侠脊傍三寸所，厌之⑤令病者呼谚谚⑥，谚谚应手。从风憎风，刺眉头。

【点评】论"风者百病之始"。风性开泄，侵犯人体常使腠理疏松，汗孔开张，卫外御邪能力下降，为其他邪气侵犯人体创造了条件，故开篇即言"风者百病之始也"，而为外感病邪之首。风邪易伤卫表，出现汗出、恶风等表虚而营卫不和之证。当以"调其阴阳，不足则补，有余则泻"为其治疗原则：一则祛除外风，二则调补正气，共奏调和营卫阴阳之目的。

失枕，在肩上横骨间⑦，折，使揄臂，齐肘正，灸脊中⑧。䏚络季胁⑨引少腹而痛胀，刺谚谚。腰痛不可以转摇，急引阴卵⑩，刺八髎与痛上，八髎在腰尻分间。鼠瘘寒热⑪，还刺寒府⑫，寒府在附膝外解营⑬。

---

① 骨空论：骨空，即骨孔，指周身骨节之孔穴，是经气出入之处及骨骼赖以滋养之所。本篇论述了多种疾病的针灸治疗方法，其取穴多在骨孔，故名。

② 大风：风邪较甚者。

③ 风府在上椎：风府穴在颈椎第一椎上间，入后发际一寸处。

④ 谚谚：穴位名。足太阳膀胱之穴，在第六椎下两旁距脊各三寸。

⑤ 厌之：用手指按压其穴。

⑥ 呼谚谚：呼出谚谚，是痛苦呻吟声。

⑦ 肩上横骨间：穴位名。一说为巨骨穴，一说为肩井穴。

⑧ 折，使揄臂，齐肘正，灸脊中：即落枕项痛如折者，可使病人上臂下垂屈肘，取两肘连线，与督脉交叉处，相当于十六椎下之阳关穴，施予灸法。

⑨ 䏚络季胁：指侧腹部十二肋软骨下，髂嵴上方的软组织部分。

⑩ 阴卵：即睾丸。

⑪ 鼠瘘寒热：由于感受寒热毒而形成的如鼠洞一般之漏道。

⑫ 还刺寒府：即还须刺寒府之穴。

⑬ 解营：骨缝中间的穴位。解，骨缝也。营，窟穴也。

取膝上外者使之拜①，取足心者使之跪②。

【点评】此节列举失枕、胁络季胁引少腹而痛胀、腰痛等疼痛性疾病和鼠瘘寒热病的针刺取穴。

任脉者，起于中极之下，以上毛际，循腹里上关元，至咽喉，上颐循面入目③。

冲脉者，起于气街，并少阴之经，侠齐上行，至胸中而散。

任脉为病，男子内结七疝，女子带下瘕聚④。冲脉为病，逆气里急。督脉为病，脊强反折⑤。

督脉者，起于少腹以下骨中央⑥，女子入系廷孔⑦，其孔，溺孔之端也，其络循阴器合篡间⑧，绕篡后，别⑨绕臀，至少阴与巨阳中络者，合少阴上股内后廉，贯脊属肾，与太阳起于目内眦，上额交巅，上入络脑，还出别下项，循肩髆内，侠脊抵腰中，入循膂络肾；其男子循茎下至篡，与女子等⑩；其少腹直上者，贯齐中央，上贯心入喉，上颐环唇，上系两目之下中央。

此生病，从少腹上冲心而痛，不得前后⑪，为冲疝⑫。其女子不孕，癃痔遗溺嗌干。督脉生病治督脉，治在骨上⑬，甚者在齐下营⑭。

【点评】论冲、任、督脉循行及所主病证。此节概括地讲述了奇经八脉中冲、任、督脉的循行部位，以及任脉、督脉失调所致的主

---

① 拜：是一种取穴之体位。
② 跪：是一种取穴的体位。
③ 上颐循面入目：疑为衍文。
④ 带下瘕聚：病名。即带下、癥瘕、积聚。
⑤ 脊强反折：即脊柱强硬后折而屈伸不利。
⑥ 少腹以下骨中央：即少腹以下耻骨联合中间。
⑦ 廷孔：指尿道口。
⑧ 篡间：前后阴之间，即会阴部。
⑨ 别：经脉分歧而行。
⑩ 与女子等：与女子同。等，同也。
⑪ 不得前后：二便闭阻。
⑫ 冲疝：因督脉受病而成之疝称冲疝。
⑬ 骨上：指督脉循脊背之穴位。
⑭ 齐下营：指脐下小腹部位任脉的穴位。

要病证，并对督脉病证制定了取穴针刺方法。

督脉功能有五：一是主持元阳，敷布命门之火，总摄一身之阳气，并卫外拒邪。二是为阳脉之海，督率诸阳脉。手足六阳经均会于督脉之大椎穴，可协调诸阳经功能，并督察之使不妄行。三为主生殖。督脉在内与肾相联，在外经行外生殖器，其病变可见阳痿、阴冷、不育等。四是主前后二阴。督脉循行络阴器，过会阴，有维持前后二阴功能正常的作用，其病则可见"不得前后""冲疝""癃痔遗溺"等。五是参与主持神识活动。督脉入脑贯心对维持神识的正常活动起着重要的作用，故其病可见"脊强而厥"（《难经·二十八难》）、"实则脊强反折，虚则头重高摇"（《奇经八脉考·督脉为病》）、"大人癫病、小儿风痫"（《脉经·平奇经八脉病》）等。

任脉功能有三：一是主持元阴，妊养一身之阴气。二是为阴脉之海，主导诸阴经，并协调其功能，其与手足各阴经相交会，有"总任诸阴"的说法。三是参与主持生殖活动的全过程，特别是对女性的经带胎产有极为重要的作用，故有"任主胞胎"之说。其失调多发生前阴诸病，如疝气、白带、月经不调、不育、小便不利、遗尿、遗精、阴中痛等。

冲脉功能有四：一是十二经脉、五脏六腑之海，气血之要冲，能调节十二经气血，渗灌经络，滋养脏腑。二是主生殖，统摄一身之血液，为人身之血海。对女子行经及妊产胎育、男子化生生殖之精的正常进行有重要作用，故其为病常见月经失调、不孕、胎漏、小产等。三是对性器官和第二性征的发育和维持其功能有影响作用，如《灵枢·五音五味》之"其任冲不盛，宗筋不成，有气无血，唇口不荣，故须不生"。四是参与维持神志活动，冲为血海，心主血及神明，脑为元神之府，心脑皆赖血之滋养，以维持其主神志功能的正常发挥，故《灵枢·海论》论及冲脉虚实病证说："血海有余，常想其身大，怫然不知其所病；血海不足，则常想其身小，狭然不知其所病。"

其上气有音者，治其喉中央，在缺盆中者①。其病上喉者治其渐②，渐者上侠颐也。

蹇膝伸不屈③，治其楗④。坐而膝痛，治其机⑤。立而暑解⑥，治其骸关⑦。膝痛，痛及拇指，治其腘⑧。坐而膝痛如物隐者，治其关⑨。膝痛不可屈伸，治其背内⑩。连䯏若折⑪，治阳明中俞髎⑫。若别⑬，治巨阳少阴荥。淫泺胫酸⑭，不能久立，治少阳之维⑮，在外上五寸。辅骨上、横骨下为楗⑯，侠髋为机⑰，膝解为骸关，侠膝之骨为连骸，骸下为辅⑱，辅上为腘⑲，腘上为关⑳，头横骨为枕㉑。

【点评】论喉、膝、胫部病证刺治。由于冲、任、督三脉循行与喉、膝、胫有关，故原文在讨论了有关冲、任、督经脉后，论述了喉、膝、胫部有关病证的取穴针刺治疗。

水俞五十七穴者，尻上五行，行五，伏菟上两行，行五，左右各一

---

① 治其喉中央，在缺盆中者：即在任脉的天突穴治疗。

② 治其渐：即在大迎穴上治疗。

③ 蹇(jiǎn 检)膝伸不屈：膝关节活动不灵，能伸不能屈。《说文》："蹇，跛也。"

④ 治其楗(jiàn 渐)：在股部经穴治疗。

⑤ 治其机：指在足少阳胆经的环跳穴上治疗。

⑥ 暑解：病证名。站立时膝部感到骨缝似解，伴发热者。

⑦ 骸关：即膝眼穴。

⑧ 痛及拇指，治其腘：痛处牵动到足拇趾的，刺委中穴治疗。指，趾也。

⑨ 治其关：即针刺承扶穴。

⑩ 治其背内：即针刺大杼穴。

⑪ 连䯏若折：即膝关节疼痛牵引到胫骨像折断似的。䯏，小腿上部接近膝盖的地方。

⑫ 中俞髎：穴位名。清·高世栻："五俞之穴，前有井荥，后有经合，俞在中，故曰中俞髎。"

⑬ 若别：若再别求治法。

⑭ 淫泺胫酸：指因遗精、遗沥导致的膝胫骨酸软无力。

⑮ 少阳之维：指足少阳经的光明穴。

⑯ 辅骨上、横骨下为楗：即辅骨之上，耻骨联合之下的股骨，称为楗。

⑰ 侠髋为机：相当于髋关节运动自如之意。

⑱ 骸下为辅：连骸之下叫辅骨。

⑲ 辅上为腘：辅骨之上，膝关节后凹陷处为腘。

⑳ 腘上为关：膝弯上骨关节活动处叫关。

㉑ 头横骨为枕：头部的横骨叫枕骨。

行，行五，踝上各一行，行六穴。髓空①在脑后三分，在颅际锐骨之下，一在断基下②，一在项后中复骨③下，一在脊骨上空在风府上④。脊骨下空，在尻骨下空⑤。数髓空在面侠鼻⑥，或骨空在口下当两肩⑦。两髆骨空⑧，在髆中之阳⑨。臂骨空在臂阳⑩，去踝⑪四寸两骨空之间。股骨上空在股阳⑫，出上膝四寸。骱骨空在辅骨之上端。股际⑬骨空在毛中动下⑭。尻骨空⑮在髀骨之后，相去四寸。扁骨有渗理，无髓孔⑯，易髓无空。

【点评】论治疗水病57腧穴。本篇原文与《素问·水热穴论》《气穴论》均记载了治疗水病的57穴及其定位，对此，马蒔论之甚详，指出："此言治水之俞，计有五十七穴也。尻上五行，每行五穴，谓背脊当中行督脉经，脉气所发者，脊中、悬枢、命门、腰俞、长强是也。次侠督脉两旁，足太阳脉气所发者，乃大肠俞、小肠俞、膀胱俞、中膂内俞、白环俞是也。又次外侠两旁，亦足太阳脉气所发，乃胃仓、肓门、志室、胞肓、秩边是也。伏兔上两行行五者，中行任脉两旁，乃中注、四满、气穴、大赫、横骨是也。次侠足少阴两旁，足阳明脉气所发，乃外陵、大巨、水道、归来、气冲是

---

① 髓空：即风府穴。
② 断（yín 银）基下：即颐下正中骨缝也。
③ 复骨：六椎以上椎骨不甚显著，故称复骨。复，通"伏"，谓伏而不显。
④ 风府上：即风府穴之上的脑户穴。
⑤ 尻骨下空：即尻骨之下的长强穴。
⑥ 数髓空在面侠鼻：即在面部侠鼻两旁有数处骨空。
⑦ 在口下当两肩：即大迎穴处。
⑧ 两髆骨空：谓肩髆上之骨空有两处也。
⑨ 阳：外之意。
⑩ 臂阳：即臂外。
⑪ 踝：即手腕处之尺骨茎突。
⑫ 股阳：即股骨之上。
⑬ 股际：阴股交会之际。
⑭ 在毛中动下：即阴毛中的动脉下面。
⑮ 尻骨空：是谓尻骨八穴。
⑯ 扁骨有渗理，无髓孔：谓扁骨有血脉渗灌的纹理，精髓气血由渗灌的纹理内外交流，所以没有骨空。

也。已上在背在腹者，俱左右之穴相同，每穴在左在右，各有一行，故在背在腹，数之各有五行也。每行六者，谓足内踝之上，足少阴脉即太冲、复溜、阴谷三穴，阴脉有照海、交信、筑宾等三穴，共为六穴也。"其中，足少阴之太冲穴，当以大钟穴为是。

灸寒热之法，先灸项大椎，以年为壮数①，次灸橛骨②，以年为壮数，视背俞陷者灸之，举臂肩上陷者灸之，两季胁之间灸之，外踝上绝骨之端灸之，足小指次指间灸之，腨下陷脉③灸之，外踝后④灸之，缺盆骨上，切之坚痛如筋者灸之，膺中陷骨间⑤灸之，掌束骨下⑥灸之，齐下关元三寸灸之⑦，毛际动脉⑧灸之，膝下三寸分间⑨灸之，足阳明跗上动脉⑩灸之，巅上⑪一灸之，犬所啮之处灸之三壮，即以犬伤病法灸之。凡当灸二十九处。伤食灸之，不已者，必视其经之过于阳者⑫，数刺其俞而药之⑬。

【点评】论"鼠瘘寒热"及其刺治方法。寒热病是《内经》对以发热、恶寒共见或交替发作为特点之类病证的总括，《灵枢·寒热病》对皮寒热、肌寒热、骨寒热的因、机、证、治予以专篇讨论。结合前文所论，此处当属"鼠瘘寒热"，故张志聪认为"鼠瘘之本，在于水脏，其病出于三阳颈项之间"。故取属足三阳经穴治之。就临床

---

① 以年为壮数：应根据年龄、体质、病情等各方面情况来决定灸的壮数。壮，是灸法中的术语，每艾灸一炷为一壮。

② 橛(jué 绝)骨：指尾骶骨下的长强穴。

③ 腨(shuàn 涮)下陷脉：指足太阳膀胱经承筋穴处。

④ 外踝后：指足太阳经的昆仑穴处。

⑤ 膺中陷骨间：指任脉之天突穴。

⑥ 掌束骨下：指手少阳脉之阳池穴。

⑦ 齐下关元三寸灸之："关元"与"三寸"颠倒，应作"齐下三寸关元灸之"。

⑧ 毛际动脉：阴毛边处的气街穴。

⑨ 膝下三寸分间：指足阳明胃经的足三里穴。

⑩ 跗上动脉：即足背跗上动脉处的冲阳穴。

⑪ 巅上：指百会穴处。

⑫ 必视其经之过于阳者：唐·杨上善："伤食为病，灸之不得愈者，可刺之，刺法可刺大经所过之络出血。阳，络脉也。"

⑬ 数刺其俞而药之：多刺其腧穴，同时再用药调治。俞，通"腧"。

实际而言，鼠瘘病发之前，往往是先有肺肾两虚的虚劳病史，尤其病转后期，虚劳之象更为明显，故用灸法治之，张介宾以虚劳寒热为解亦与临床病证相合。

水热穴论①篇第六十一

黄帝问曰：少阴何以主肾？肾何以主水？

岐伯对曰：肾者，至阴也，至阴者，盛水②也，肺者，太阴也，少阴者，冬脉也，故其本在肾，其末在肺③，皆积水也。

帝曰：肾何以能聚水而生病？

岐伯曰：肾者，胃之关④也，关门不利，故聚水而从其类也。上下溢于皮肤，故为胕肿。胕肿者，聚水而生病也。

帝曰：诸水皆生⑤于肾乎？

岐伯曰：肾者，牝脏⑥也，地气上者⑦属于肾，而生水液也，故曰至阴。勇而劳甚⑧则肾汗出，肾汗出逢于风，内不得入于脏腑，外不得越于皮肤，客于玄府，行于皮里，传为胕肿，本之于肾，名曰风水。所谓玄府者，汗空也。

帝曰：水俞五十七处者，是何主也？

岐伯曰：肾俞⑨五十七穴，积阴之所聚也，水所从出入也。尻上五

---

① 水热穴论：本篇论述了水气病的病因、病机、病证及治疗水病的五十七穴，热病的机理及治疗的五十九穴，并阐明了四时阴阳盛衰不同，针刺取穴有别的意义。由于篇中主要讨论水气病和热病的治疗穴位，故名。

② 盛（chéng 成）水：意即主管人体水液。

③ 其本在肾，其末在肺：清·姚止庵："水原于肾，故云本；由肾而溢于肺，故云末也。"

④ 关：关闸。明·张介宾："关者，门户要会之处，所以司启闭出入也。肾主下焦，开窍于二阴，水谷入胃，清者由前阴而去，浊者由后阴而去。肾气化则二阴通，肾气不化则二阴闭；肾气壮则二阴调，肾气虚则二阴不禁，故曰：肾者，胃之关也。"

⑤ 生：《甲乙经》卷八第五作"主"。

⑥ 牝（pìn 聘）脏：即阴脏。

⑦ 地气上者：唐·杨上善："地气，阴气也，阴气盛水，上属于肾。"

⑧ 勇而劳甚：清·姚止庵："劳甚谓恃其有力而入房，或远行动作也，单指力劳偏矣。"

⑨ 肾俞：指治疗水肿病的腧穴。

行行五①者，此肾俞。故水病，下为胕肿大腹，上为喘呼，不得卧者，标本俱病，故肺为喘呼，肾为水肿，肺为逆不得卧，分为相输②，俱受者，水气之所留也。伏菟上各二行行五③者，此肾之街也。三阴之所交结于脚也④，踝上各一行行六⑤者，此肾脉之下行也，名曰太冲。凡五十七穴者，皆脏之阴络，水之所客也。

【点评】论水肿证的发病与肺、脾、肾的关系及治疗水病57穴。

原文论述了肺、脾、肾与水肿证的发病关系、临床表现和治疗水肿常用的 57 个腧穴。尤其是水肿与肺、脾（胃）、肾发生机理论述对后世有深刻的影响。

经文以"肾主水"为立论主旨，阐述了肺、肾与水肿发病的关系，认为肺肾主持水液代谢的功能失常是水肿发生的主要机理，而肾主水液失常为病机关键，肺通调水道失常亦是不可忽视的因素，故有"其本在肾，其末在肺，皆积水也"的结论。

同时还认为水肿病证的发生与脾肾关系失调也有密切联系，因为肾是调控水液代谢和体内残液排泄的闸门和关隘，而脾胃直接关乎人体水液的摄入和代谢，二者失调必然是水肿发生的重要机理，故以"肾者，胃之关也，关门不利，故聚水而从其类也"概之。

重视肺、脾、肾三脏而以肾为关键的水肿证发病观念，从病理方面揭示了肺、脾、肾相互配合，共同参与水液代谢的机理，既体现了在水液代谢方面的整体配合，也反映了水肿证的复杂病机。

帝曰：春取络脉分肉何也？

岐伯曰：春者木始治，肝气始生，肝气急，其风疾，经脉常深，其气少，不能深入，故取络脉分肉间。

---

① 尻上五行行五：即从尾骶骨向上分五行，每行五穴，其中行督脉之穴为脊中、悬枢、命门、腰俞、长强，距后正中线 1.5 寸的足太阳经穴位有大肠俞、小肠俞、膀胱俞、中膂俞、白环俞，距后正中线 3 寸的足太阳经穴位有胃仓、肓门、志室、胞门、秩边。

② 分为相输：意谓肺肾两脏气水相互输应。

③ 伏菟上各二行行五：意指两侧大腿部各二行，每行五个穴位。

④ 三阴之所交结于脚：意指足太阴、足少阴、足厥阴三条阴经相交于胫部。脚，指小腿。《说文》："脚，胫也。"

⑤ 踝上各一行行六：指下肢部足少阴肾经六个穴位。

帝曰：夏取盛经分腠何也？

岐伯曰：夏者火始治，心气始长，脉瘦气弱，阳气留溢，热熏分腠，内至于经，故取盛经分腠，绝肤而病去者①，邪居浅也。所谓盛经者，阳脉也。

帝曰：秋取经俞何也？

岐伯曰：秋者金始治，肺将收杀，金将胜火②，阳气在合，阴气初胜，湿气及体③，阴气未盛，未能深入，故取俞以泻阴邪④，取合以虚阳邪⑤，阳气始衰，故取于合。

帝曰：冬取井荥何也？

岐伯曰：冬者水始治，肾方闭，阳气衰少，阴气坚盛，巨阳伏沉，阳脉乃去，故取井以下阴逆，取荥以实阳气⑥。故曰：冬取井荥，春不鼽衄，此之谓也。

【点评】论四时不同，刺治各异。"天人合一"是《内经》理论建构的基础，从此前提出发，重视自然环境变化与人体、生理、病理及治疗的关系，经文认为四季气候、物候的变化，对人体气血运行、脏气盛衰以及病邪的强弱等均有所影响，所以，针刺亦当根据四时变化，刺治不同部位，诚如《灵枢·四时气》所言，"四时之气，各有所在，灸刺之道，得气穴为定"。

帝曰：夫子言治热病五十九俞，余论其意，未能领别其处，愿闻其处，因闻其意。

---

① 绝肤而病去者：清·姚止庵："夏热气浮，邪居阳分，用针不必太深。绝肤谓但绝其皮肤而病邪已去也。"绝肤，指透过皮肤。

② 金将胜火：意谓秋季金当令，金气旺盛，火气始衰。

③ 湿气及体：指初秋湿土主气，阴气始旺之时，湿邪侵袭人体。

④ 取俞以泻阴邪：清·高世栻："时方清肃，故阴气初胜；白露乃下，故湿气及体。阴气初胜，则阴气未盛；湿气及体，则未能深入，故取俞以泻阴湿之邪。俞，经俞也。"

⑤ 取合以虚阳邪：清·高世栻："秋时亦有阳邪内入之病，如果阳气在合，则取合以虚阳邪。所以然者，秋时阳气始衰，故当更取于合，不但取于经俞也。"

⑥ 取井以下阴逆，取荥以实阳气：唐·杨上善："井为木也，荥为火也。冬合之时，取井荥者。冬阴气盛，逆取其春井，泻阴邪也；逆取其夏荥，补其阳也。"

岐伯曰：头上五行行五①者，以越诸阳之热逆也。大杼、膺俞②、缺盆、背俞③，此八者，以泻胸中之热也。气街、三里、巨虚上、下廉，此八者，以泻胃中之热也。云门、髃骨④、委中、髓空⑤，此八者，以泻四支之热也。五脏俞傍五⑥，此十者，以泻五脏之热也。凡此五十九穴者，皆热之左右也。

帝曰：人伤于寒而传为热何也？

岐伯曰：夫寒盛则生热也。

【点评】论刺治热病 59 穴。对热病的刺治，本文提出"治热病五十九俞"以及临床效用范围，体现了就近取穴，随经施治，因势利导的治疗法则。具体治疗取穴为：诸阳经热气上逆者，取"头上五行行五"；胸中有热，取两侧大杼、膺俞、缺盆、背俞；胃中有热，宜取两侧气街、足三里、上巨虚及下巨虚，此八者俱属足阳明经穴，故可泻胃热；四肢有热，取云门、髃骨、委中、髓空；五脏有热，宜取"五脏俞傍五"十穴。

篇末提出发热病机为"寒盛则生热"，与《素问·热论》"今夫热病者，皆伤寒之类也"相通，互参理解。

调经论⑦篇第六十二

黄帝问曰：余闻《刺法》言，有余泻之，不足补之，何谓有余？何谓

---

① 头上五行行五：指头部五条经脉，每经各五个穴位。明·张介宾："头上五行者，督脉在中，傍四行，足太阳经也。中行五穴，上星、囟会、前顶、百会、后顶也。次两傍二行各五穴，五处、承光、通天、络却、玉枕也。又以两傍二行各五穴，临泣、目窗、正营、承灵、脑空也。"

② 膺俞：即中府穴。

③ 背俞：即风门穴。

④ 髃骨：即肩髃穴。

⑤ 髓空：即横骨穴。

⑥ 五脏俞傍五：指背部足太阳膀胱经五脏俞穴之旁五个穴位，即魄户、神堂、魂门、意舍、志室五穴。

⑦ 调经论：调，调理。经，经脉（经隧）。本篇论述了人体经脉在生理、病理等方面的重要性，并提出"血气不和，百病乃变化而生"的观点。由于经脉是运行气血的通道，所以针刺经络对调和气血则有着重要意义，故名。

不足？

岐伯对曰：有余有五，不足亦有五，帝欲何问？

【点评】开篇先明确"有余泻之，不足补之"为调经大法。调经的目的在于补泻，虚实病证之根本皆在于五脏，故以五脏概括百病之虚实。

帝曰：愿尽闻之。

岐伯曰：神^①有余有不足，气有余有不足，血有余有不足，形有余有不足，志有余有不足，凡此十者，其气不等^②也。

帝曰：人有精气津液，四支九窍，五脏十六部^③，三百六十五节，乃生百病，百病之生，皆有虚实。今夫子乃言有余有五，不足亦有五，何以生之乎？

【点评】本段围绕五脏与胃、膀胱病变论述了病证传变的一般规律。

1. 论"十六部"。对于"十六部"的认识，诸家不尽一致，就其主要观点，归纳有三：其一，《太素·虚实补泻》以总结上文为解，注曰："九窍，五脏以为十四，四肢合手足，故有十六部。"王冰、《类经》《素问吴注》并同。其二，《素问集注》卷七则据本篇"调经"的命题，以经脉释之，可取。注云："十六部者，十六部之经脉也。手足经脉十二，跷脉二，督脉一，任脉一，共十六部。"其三，《素问直解》卷五从形体部位作注，认为"形体之十六部，谓两肘、两臂、两胭、两股、身之前后左右，头之前后左右。"《素问识》以为"高注胜于旧注"。因原文已言"四肢、九窍、五脏"，显然"十六部"又是一事而不当重出，杨、王之注失之牵强，若结合本篇"调经"的核心命题，以及本段所言"五脏之道，皆出于经隧，以行血气，血气不和，百病乃变化而生，是故守经隧焉"的论述，说明本篇、本节均重在论述经脉病证之病机和调治方法，故张志聪之解为胜。

---

① 神：因心主神志，故"神"代指心。气、血、形、志皆仿此，在此是五脏的代称。

② 其气不等：指脏气有虚实之别。气，指脏气。

③ 十六部：清·张志聪："十六部者，十六部之经脉也。手足经脉十二，跷脉二，督脉、任脉各一，共十六部。"

2. 论"无形无患"。《素问·六微旨大论》之"无形无患"的观点于本篇是通过"人有精、气、津、液、四肢、九窍、五脏、十六部、三百六十五节，乃生百病"之论述予以体现的，意谓没有这些"形"，也就不发生这些病。有了这些"形""乃生百病"。这是本篇对发病的唯物主义观点的认识。

岐伯曰：皆生于五脏也。夫心藏神，肺藏气，肝藏血，脾藏肉，肾藏志，而此成形。志意通，内连骨髓，而成身形五脏①。五脏之道，皆出于经隧②，以行血气，血气不和，百病乃变化而生，是故守经隧焉。

【点评】论调经不离乎五脏。疾病之虚实虽然繁多，但"皆生于五脏也"。因人以五脏为本（《素问·六节藏象论》），经脉之所络属，而经脉既是五脏气血的供给者，又是五脏间各种生命信息通行的路径，所以说"五脏之道，皆出于经隧"。

调经在于调和气血。调经之所以治百病，是由于"血气不和，百病乃变化而生"，而血气又是通过经脉运行的，故调理经脉就能调和气血，气血和调，人身之脏腑阴阳、经脉气血也随之恢复常态，这就是调经机理和意义之所在。

由于"心藏神，肺藏气，肝藏血，脾藏肉，肾藏志，而此成形"，五脏功能是五脏形质的决定因素，故经文以神、气、血、形、志表达心、肺、肝、脾、肾五脏系统的相关内容。

深思此节，其意层次井然。前言有了五脏才构成了人体，后论人体有了志意主宰，再有经脉"内连骨髓"，外络肢节，才能成为一个有机的整体。前文强调了五脏，后者突出了志意和经脉。正如《灵枢·天年》所言"五脏已成，神气舍心，魂魄毕具，乃成为人"之义。"内连骨髓"是指经脉联络骨髓（"骨髓"可泛指人体深层的组织），如果结合《灵枢·本脏》之"志意通，内连骨髓，而成身形五脏"句，以及肾主骨、生髓，通脑，联系理解，则更有深意。

---

① 志意通，内连骨髓，而成身形五脏：志意，代指五神；骨髓，代指五体。此言神对形体内脏的作用。

② 五脏之道，皆出于经隧：经隧，即经脉。经脉贯表里，通上下，联络脏腑四肢百骸，运行血气于周身，故为五脏及其与形体诸窍之间相互联系的通道。

帝曰：神有余不足何如？

岐伯曰：神有余则笑不休，神不足则悲。血气未并①，五脏安定，邪客于形，洒淅②起于毫毛，未入于经络也，故命曰神之微③。

帝曰：补泻奈何？

岐伯曰：神有余，则泻其小络之血，出血，勿之深斥④，无中其大经，神气乃平。神不足者，视其虚络，按而致之，刺而利之，无出其血，无泄其气，以通其经，神气乃平。

帝曰：刺微奈何？

岐伯曰：按摩勿释⑤，著针勿斥⑥，移气于不足⑦，神气乃得复。

【点评】论神（心藏神，为"君主之官，神明出焉"）有余、不足、微病的发生机理、临床表现及刺治方法。关于"神有余则笑不休，神不足则悲"，《新校正》认为，"详王注云：悲，一为忧，误也。《甲乙经》及《太素》并全元起注本并作'忧'，皇甫士安云：心虚则悲，悲则忧。心实则笑，笑则喜。夫心之与肺，脾之与心，互相成也。故喜发于心而成于肺，思发于脾而成于心，一过其节，则二脏俱伤。"若据《素问·阴阳应象大论》《五运行大论》内容，林亿之说不无道理。然据《灵枢·本神》"心气虚则悲，实则笑不休"，以及临床实践，不必改"悲"为"忧"。张志聪之注颇为得体，他在《素问集注》卷七中注："神志，心之所藏也，心藏脉，脉会神，心在志为喜，在声为笑，故有余则笑不休，不足则金气反胜而为悲。"

原文对笑不休与悲二症以心之虚实为辨，认为心之实证见"笑不休"，心之虚证则为"悲"，临证不必拘泥，《金匮要略·妇人杂

---

① 血气未并：指血气还没有出现偏盛偏衰的现象。并，偏聚偏盛之意。气血任何一方的偏盛，都会导致另一方的不足。

② 洒淅：发冷的感觉。

③ 神之微：明·张介宾："洒淅起于毫毛，未及经络，以此指浮浅微邪在脉之表，神之微病也。故命曰神之微。"神，指心及心系统的功能。

④ 勿之深斥：即不要深开针孔。斥，开，谓开大针孔。

⑤ 按摩勿释：按摩时间延长些。按摩，在此指按摩针刺的部位。勿释，即不离手的按摩针刺部位。

⑥ 著针勿斥：置针于皮里，不要开其针孔。著，置也。

⑦ 移气于不足：邪在皮毛，则表阳不足，针后引阳至表。

病脉证并治》将此二证视为妇人脏躁所致，是心血不足，心神失养，神不安静之故。临证中多为发作性情感障碍，平素即多悲伤，易哭泣，精神抑郁，情感易于冲动，常伴有心烦失眠等症，所以仲景说："妇人脏躁，喜悲伤欲哭，象如神灵所作，数欠伸，甘麦大枣汤主之。"

本病相当于今之"癔病"。就其病机而言，多由情志抑郁，或思虑过度，肝郁化火，耗气伤阴，致使心肺脾肾俱损。心气虚则神乱，如神灵所作，喜笑不休，无以自控；肺气虚则易悲伤易哭。临床辨证常以心脾两虚，心肾不交，痰火扰心三型为多见，而此三证又以心脾两伤为主。治疗应以益心宁神之法为先，方用甘麦大枣汤，颇为效验。

帝曰：善。有余不足奈何①？

岐伯曰：气有余则喘咳上气，不足则息利少气②。血气未并，五脏安定，皮肤微病，命曰白气微泄③。

帝曰：补泻奈何？

岐伯曰：气有余，则泻其经隧，无伤其经，无出其血，无泄其气；不足，则补其经隧，无出其气。

帝曰：刺微奈何？

岐伯曰：按摩勿释，出针视④之，曰我⑤将深之，适人必革⑥，精气自伏，邪气散乱，无所休息，气泄腠理，真气乃相得。

【点评】论气（肺主气，为人身气之本）有余、不足、微病的发生机理、临床表现及刺治方法。此指肺之虚实辨证。马莳对此见地颇深，他在《素问注证发微》卷七注："此言气有虚实为病者，皆当刺之而复有刺邪之法也。气者，肺之所藏也。《灵枢·本神》篇云：肺

---

① 有余不足奈何：《太素》及吴注本，在此句前皆有"气"字，参照上下文，当补。

② 息利少气：呼吸虽通畅但无力，是肺气虚的表现。少气，是呼吸短少无力。

③ 白气微泄：即肺气微虚。

④ 视：日本稻叶良仙："视即示字，示之病者也。"

⑤ 我：《甲乙经》卷六第三作"故"，"故"与"固"通。

⑥ 适人必革：持针佯言深刺，待病人精神状态发生改变，意志内守时才入针、浅刺。

藏气，气舍魄，肺虚则鼻塞不利。少气，即本文之少气也。'实则喘喝，胸盈仰息'，即本文之喘咳上气也。此乃气血已并，所以为虚实而成病也。"

喘，是指呼吸困难，短促急迫，甚则张口抬肩，鼻翼煽动，不能平卧之症。喘以肺为主病之脏，这一观点在《内经》中有多篇证之。喘之病因，既有外感，也有内伤。喘之病理性质，有虚亦有实，《景岳全书·喘促》说："实喘者有邪，邪气实也；虚喘者无邪，元气虚也。"临证中，实喘在肺，为外邪、痰浊、肝郁，邪壅于肺，宣降不利所致，治宜祛邪为主，如风寒袭肺而喘者，用麻杏石甘汤加半夏、橘红、苏子、紫菀、白前治之。如为表寒里热而喘者，可用麻杏石甘汤加黄芩、桑白皮、瓜蒌治之。若是痰热壅肺之实喘，可用桑白皮汤加石膏、鱼腥草、知母、葶苈子治之。另有痰浊阻肺之喘者，用二陈汤合三子养亲汤治之。肝郁气逆而致喘者，用五磨饮子开郁降气以平喘。

虚喘为气虚失纳，因肺之气阴两虚所致，可用生脉散合补肺汤加减；肾虚纳气无力所致，偏于肾阳不足者用金匮肾气丸加减，偏于肾阴不足者用七味都气丸合生脉散以滋阴纳气。

"上气"之症为喘之甚者，指喘息气涌，不能平卧。至于咳之为病，"五脏六腑皆令人咳，非独肺也"（《素问·咳论》）。然肺气"不足则息利少气"之症，《太素·虚实补泻》认为，"肺气不足，则出入易，故呼吸气少而利也。"即谓病人呼吸畅通而气短无力，临证以肺气虚证或肺肾气虚证进行辨治。

帝曰：善。血有余不足奈何？

岐伯曰：血有余则怒，不足则恐。血气未并，五脏安定，孙络水溢①，则经有留血②。

帝曰：补泻奈何？

---

① 孙络水溢：邪气充斥络脉，像水满外溢一样流入经脉。

② 经有留血：观下文"无令恶血得入于经"，可见"经有留血"乃指"络有留血"而言。指络脉血行留滞不畅。

岐伯曰：血有余，则泻其盛经①出其血。不足，则视②其虚经内针其脉中③，久留而视④，脉大⑤，疾出其针，无令血泄⑥。

帝曰：刺留血奈何？

岐伯曰：视其血络，刺出其血，无令恶血得入于经，以成其疾⑦。

【点评】论血（肝藏血，"人卧血归于肝"）有余、不足、微病的发生机理、临床表现及刺治方法。

1. 血病表现

虚实："血有余则怒，不足则恐"，是对肝病表现在情志方面的概括。肝主疏泄，疏泄太过则怒，不及则恐。

微病："经有留血"，指本经络脉瘀血。络脉瘀血是由于孙络的血（津液）外泄，瘀而留止，影响了络脉的畅通所致。

2. 血病刺法

泻络出血："神有余"泻小络出血，"血有余"泻盛经（络）出血，刺法是一致的。

久留致气："内针脉中，久留而视"，待针下"脉大"为准。"脉大"不能理解为络脉胀大，或现在所说的针下血肿，应理解为络脉丰满，才能与"虚经（络）"相应。与"神不足者，视其虚络，按而致之"同义。所不同者，在于按摩与纳针久留之分。

刺络放血："视其血络刺出其血"，以防止经脉瘀血。与"泻络

---

① 盛经：指肝经，下文"虚经"同。从本文所记述的针刺部位，结合《内经》"经脉深不可见"的论点来看，"盛经""虚经"应是"盛络""虚络"之误。

② 视：《太素》卷二十四《虚实补泻》作"补"。作"补"与上"泻"对文。

③ 内针其脉中：明·吴崑："内针二字当句。其脉中对下文脉大而言，脉不大故曰中。《汉书·律历志》颜注：'所谓中，不大不小也。'其脉中而不大，当不可即出针，故云久留而视。其脉大而过中，针又不可留，故下文云脉大，病出其针。"内，通"纳"。

④ 久留而视：明·吴崑："视者究何视？窃谓视病人之目也，即《针解》所云：'欲瞻病人目，制其神，令气易行'是也。"

⑤ 脉大：唐·杨上善："内针足厥阴脉中，血至针下，聚而脉大。"

⑥ 疾出其针，无令血泄：清·姚止庵："脉大则气虚，气即虚矣，若针之太久，则气散而不能摄血，故当疾出其针，庶血不致于过动也。"

⑦ 无令恶血得入于经，以成其疾：清·姚止庵："血不流动，则留滞而成恶血矣。恶血在络，若不刺出，必入于经而为病。按心肺脾肾俱有微证刺法，而此肝脏独以刺留血为解，或者以肝主藏血故也。"

出血"的区别，在于此仅指局部而言，不施行泻的手法。

帝曰：善。形有余不足奈何？

岐伯曰：形有余则腹胀，泾溲不利①，不足则四支不用。血气未并，五脏安定，肌肉蠕动，命曰微风②。

帝曰：补泻奈何？

岐伯曰：形有余则泻其阳经，不足则补其阳络③。

帝曰：刺微奈何？

岐伯曰：取分肉间，无中其经，无伤其络，卫气得复，邪气乃索④。

【点评】论形（脾藏营，为人体身形所需营卫气血化生之源）有余、不足、微病的发生机理、临床表现及刺治方法。此以脾之虚实证候为辨。腹胀一症，临床常见，指病人自觉腹部胀满痞塞不舒，如有物支撑。脾外应于腹，故腹胀是脾为主病之脏。腹胀有虚实之分：腹胀之属于实者，其胀拒按，多因食积肠胃，或实热内结，或肝气郁滞，横犯脾土，以致阻塞气机而致。食积肠胃而致腹胀者，可用保和丸、枳实导滞丸、枳术丸之类；实热内结而致腹胀者，可用承气辈；若为肝郁气滞而生腹胀者，当用柴胡疏肝散、枳实芍药散、逍遥散之类加减。腹胀之属于虚者，多因脾胃虚弱，失于运化而然也。临证可选用香砂六君子汤、五味异功散加减变化。

"泾溲不利"一症，诸家对此认识有别：有释为二便不利者，如王冰者是，认为"泾，大便；溲，小便也。"有认为仅指小便不利者，如《素问识》卷七注："盖泾溲是小便也。《集韵》：'泾，去挺切，泉也。'刘熙《释名》：'水直波曰泾'。泾，经也，言道路也。溲者，二便之通称，故加泾字，别于大便。"《素问吴注》卷十七注："泾溲不利，言常行之小便不利也。"另有释为二便病与月经病者，如《太

---

① 泾溲不利：指二便不利。唐·王冰："泾，大便。溲，小便也。"

② 微风：明·马莳："风或客之，肌肉如蠕虫之动，然而风气尚微，命曰微风。"

③ 形有余则泻其阳经，不足则补其阳络：清·高世栻："阳经，阳明经也。形肉有余，则土气实，故泻阳明之经。泻经者从内而出于外，此泻有余之法也。形肉不足，则土气虚，故补阳明之络，补络者从外而入于内，此补不足之法也。"阳经、阳络，指足阳明胃经和足阳明胃经的络脉。

④ 索：邪气消散。

素·虚实补泻》注："有本经溲者，经即妇人月经也。"杨上善据别本作"经溲"，"经"指月经，"溲"指二便，临证中脾病运化失常，出现二便及月经异常之症者常有之，但据本节原文精神看，当指二便失调为解更妥。

帝曰：善。志有余不足奈何？

岐伯曰：志有余则腹胀、飧泄①，不足则厥。血气未并，五脏安定，骨节有动。

帝曰：补泻奈何？

岐伯曰：志有余则泻然筋血者②，不足则补其复溜。

帝曰：刺未并奈何？

岐伯曰：即取之，无中其经，邪所乃能立虚③。

【点评】论志(肾藏精，精舍志)有余、不足、微病的发生机理、临床表现及刺治方法。

　　以上五节将五脏代之以神、气、血、形、志，其意义在于说明"五有余，五不足"，不只是五脏本身的病变，还涵盖了各五脏系统功能障碍所致的病证。如"神有余不足"，不只是心脏本身的病变，而是心的功能和它所属的整个系统的病理反应。

　　五脏各有微病，心谓"神之微"，肺谓"白气微泄"，脾谓"微风"。此三脏的微病，似属后世所称的表证。其中"神之微"偏重于寒邪，"白气微泄"与"微风"均偏重于风邪。《伤寒论》中风邪伤卫，寒邪伤营的理论与本节是一致的。但"肌肉蠕动"一证，在表证中是很少见的，不能绝对地把它划归表证，只能从风邪这一面来联系。而肝之"留血"，肾之"骨节有动"，则应局限于本脏外应部位的局部病变，不能与其他三脏的微病等同。原文中即未称"微病"，又未提"刺微"，其意或在于此。

---

　　① 志有余则腹胀、飧(sūn 孙)泄：郭霭春：《圣济经》卷四第四吴注引无"飧泄"二字。"有余"谓邪气盛也，肾舍志，肾邪有余，水寒内盛，故为腹胀。

　　② 泻然筋血者：即泻然谷出其血。

　　③ 邪所乃能立虚：清·高世栻："血气未并，骨节有动之时，当即取之，病无中其经，庶受邪之所，乃能立虚。立虚者，使邪即去，毋容缓也。"

另外，这些微病的发生，不是脏腑病变直接影响的，是由外邪所致，其证虽属五脏，但未深入，病轻易治。这种通过外合组织，配属五脏，以外察内的方法，为临床早期诊治提供了线索，值得今后在临床实践中进一步探讨。

帝曰：善。余已闻虚实之形，不知其何以生。

岐伯曰：气血以并，阴阳相倾①，气乱于卫，血逆于经②，血气离居，一实一虚。血并于阴，气并于阳，故为惊狂③。血并于阳，气并于阴，乃为炅中。血并于上，气并于下，心烦惋善怒④，血并于下，气并于上，乱而喜忘⑤。

帝曰：血并于阴，气并于阳，如是血气离居⑥，何者为实？何者为虚？

岐伯曰：血气者，喜温而恶寒，寒则泣不能流，温则消而去之⑦，是故气之所并为血虚，血之所并为气虚。

帝曰：人之所有者，血与气耳。今夫子乃言血并为虚，气并为虚，是无实乎？

岐伯曰：有者为实，无者为虚，故气并则无血⑧，血并则无气，今血与气相失，故为虚焉。络之与孙脉俱输于经，血与气并，则为实焉。

---

① 气血以并，阴阳相倾：谓气血相互并聚，阴阳失去协调。以，同"已"。并，合并，在此有偏聚偏盛之意。倾，倾陷、倾斜，在此指失调的意思。全句指人体气血阴阳出现偏盛、偏衰的病理。如气并于血，则气实而血虚；血并于气，则血实而气虚。

② 气乱于卫，血逆于经：卫属气，气乱于卫，故为气实。经行血，血逆于经，故为血实。

③ 血并于阴，气并于阳，故为惊狂：明·张介宾："血并于阴，是重阴也；气并于阳，是重阳也。重阴者癫，重阳者狂，故为惊狂。"

④ 心烦惋善怒：清·姚止庵："血者，生于心而藏于肝，血并于上，则血偏盛，而气自并于下，下冲其上，心与肝动，故令烦惋善怒也。"

⑤ 乱而喜忘：清·姚止庵："气者，蓄于丹田，则神自清而精自摄，今并于上，则气尽升而血自并于下，上离乎下，精神涣散，故令乱而喜忘也。"

⑥ 如是血气离居：明·张介宾："血并于阴，则阳中无阴；气并于阳，则阴中无阳，阴阳不和，故血气离居。"

⑦ 温则消而去之：在生理上，寒则凝而收引，故血流缓慢，甚则凝涩不通；温则血行通利。但过热则消灼阴血而致血虚。

⑧ 无血：指血虚。无，此作"少"解。下文"无气"同。

血之与气并走于上，则为大厥①，厥则暴死②，气复反则生，不反则死③。

【点评】论依据气血分布状态辨虚实。此节是从气血相互并聚（即分布状态）论虚实病机，与《素问·通评虚实论》以邪正盛衰关系所论之虚实病机迥异。总体而言，虚实病机是"气血以并，阴阳相倾"所致，"气乱于卫，血逆于经，血气离居"指出气血相互并聚有三种类型，表现为或虚，或实两种病机，故谓之"一实一虚"。

判断其虚或实的标准是：血与气相并为实，血与气相失为虚。在血与气相失的情况下，又有虚实之分，如有气血偏盛的一面就叫实，无气血偏盛的一面就称虚，即"气并则无血，血并则无气"。"血气离居"的相失状态，就会发生"离"（离开某处，此处为"虚"）和"并"（聚集某处，此处为"实"）的病机。此处列举了气血并聚阴阳、上下8种状态的虚实病机及其所致病证为例加以叙述。

帝曰：实者何道从来？虚者何道从去？虚实之要，愿闻其故。

岐伯曰：夫阴与阳④，皆有俞会，阳注于阴，阴满之外⑤，阴阳匀平⑥，以充其形，九候若一⑦，命曰平人。夫邪之生也，或生于阴，或生于阳⑧。其生于阳者，得之风雨寒暑；其生于阴者，得之饮食居处，阴阳喜怒⑨。

---

① 血之与气并走于上，则为大厥：明·张介宾："血气并走于上，则上实下虚，下虚则阴脱，阴脱则根本离绝而下厥上竭，是为大厥。"大厥，指突然昏倒，不省人事的晕厥证。

② 暴死：指突然昏厥。

③ 气复反则生，不反则死：唐·杨上善："手足还暖复生，不还则死也。"

④ 阴与阳：指阴经与阳经。

⑤ 阳注于阴，阴满之外：即人体气血，阳经满溢可注于阴经，阴经充满，可注于阳经。外，这里指阳经而言。之，至也。这里的阴阳指阴经、阳经。唐·杨上善："脏腑阴阳之脉，皆有别走俞会相通。如足阳明从丰隆之穴，别走足太阴；太阴从公孙之穴，别走足阳明，故曰外也。"

⑥ 阴阳匀平：唐·杨上善："阴阳之脉，五十迎无多少者，名曰匀平。"

⑦ 九候若一：清·张志聪："则三部九候之脉上下若一，是为平人矣。"

⑧ 生于阴，或生于阳：明·马莳："此言阳经之邪得之外感，阴经之邪得之内伤也。阳经主表，阴经主里故也。"阴、阳，指内外。

⑨ 阴阳喜怒：阴阳，指房事。喜怒，泛指七情。

【点评】其一，论"阴阳匀平"与辨"虚实之要"关系。原文从生理角度阐明了"阴阳匀平"，则无虚实之变的观点。提示了虚实之变，是由于经脉失调，而经脉失调，又必有病邪为患；病邪伤及血气，则可循经脉的阴阳贯注，而导致疾病的传变，从而为论述"虚实之要"提供了理论依据。

其二，论致病邪气的阴阳分类。经文对病邪予以阴阳分类："风雨寒暑"是四时不正之气为外邪，属阳，由皮毛侵入经脉（"生于阳"）而向内传变；"饮食居处，阴阳喜怒"为人体自身摄生不当之致病因素，称为内邪，属阴，由直接伤及在内经脉以及脏腑（"生于阴"）。

帝曰：风雨之伤人奈何？

岐伯曰：风雨之伤人也，先客于皮肤，传入于孙脉，孙脉满则传入于络脉，络脉满则输于大经脉，血气与邪并客于分腠之间，其脉坚大①，故曰实。实者外坚充满②，不可按之，按之则痛。

帝曰：寒湿之伤人奈何？

岐伯曰：寒湿之中人也，皮肤不收③，肌肉坚紧，荣血泣，卫气去，故曰虚。虚者聂辟④气不足，按之则气足以温之，故快然而不痛。

【点评】论外感邪气致病规律。属性为阳之外邪伤人传变途径、所致虚实病证的临床表现：是由于外邪侵袭人体，"先客于皮肤"，再及经脉的传变过程。

帝曰：善。阴之生实⑤奈何？

---

① 其脉坚大：指经脉坚硬粗大。
② 外坚充满：坚，疑为"邪"之误。即外邪充满。
③ 皮肤不收：《甲乙经》《太素》无"不"字。
④ 聂辟：指皮肤松弛多皱。
⑤ 阴之生实：明·张介宾："此内伤之生实也。"又，唐·杨上善："人有喜怒不能自节，故怒则阴气上，阴气上则上逆，或呕血，或不能食，阴气既上则是下虚，下虚则阳气乘之，故名曰阴实也。"

岐伯曰：喜怒不节，则阴气①上逆；上逆则下虚，下虚则阳气走之②，故曰实矣。

帝曰：阴之生虚奈何？

岐伯曰：喜则气下③，悲则气消，消则脉虚空，因寒饮食，寒气熏满④，则血泣气去，故曰虚矣。

【点评】论内伤病因致病规律。属性为阴之内邪伤人致病规律以及所致实虚病证机理，讲述了情志所伤和饮食失宜所致病证机理。

帝曰：经言⑤阳虚则外寒，阴虚则内热，阳盛则外热，阴盛则内寒，余已闻之矣，不知其所由然也。

岐伯曰：阳⑥受气于上焦，以温皮肤分肉之间，令⑦寒气在外，则上焦不通，上焦不通，则寒气独留于外，故寒栗⑧。

【点评】论外感表证恶寒症状机理。"阳虚则外寒"，是因寒邪侵犯人体，阻遏卫气，使卫气不能达于肌表，表卫不足，致使寒邪独留体表而产生的表证恶寒症状，此证宜辛温解表散寒治之。不可与"阳虚则寒"混淆，后者是虚寒证的病机，治宜温阳散寒。

帝曰：阴虚生内热奈何？

岐伯曰：有所劳倦，形气衰少，谷气不盛，上焦不行，下脘不通⑨。

---

① 阴气：指肝气。肝经为阴经，故云。

② 下虚则阳气走之：明·张介宾："(下)虚则阳邪凑之，所以为实"。

③ 喜则气下：《素问·举痛论》作"喜则气缓"。盖"缓""下"皆情志过喜引起的气的变化，有程度不同。《淮南子·精神训》："大喜坠阳。"坠，即下陷之义。

④ 熏满：《甲乙经》作"动脏"。这里可理解为寒邪影响到脏腑。

⑤ 经言：指《内经》以前的医经所论。

⑥ 阳：指卫气。

⑦ 令：疑为"今"。

⑧ 寒气在外，则上焦不通，上焦不通，则寒气独留于外，故寒栗：指外感初期的恶寒而言。明·张介宾："寒气在外，阻遏阳道，故上焦不通，卫气不温于表，而寒气独留，乃为寒栗。"

⑨ 上焦不行，下脘不通：指脾气不足，升清降浊功能障碍所致的清气不能上升，浊气不能下降。清·高世栻："上焦不能宣五谷味，故上焦不行，下脘不能化谷之精，故下脘不通。"

胃气热①，热气熏胸中，故内热。

【点评】论内伤脾虚发热机理。"阴虚生内热"，是因劳倦太过，损伤脾气，脾不升清，致使清阳不升，谷气滞留而化热，熏蒸于胸中，所以内热。这是脾气虚所致水谷精气郁积的发热。"阴虚"之"阴"是指属阴的内伤病因（即"劳倦"），"内热"指内伤原因所致的发热。

此处"阴虚"和后世阴津亏损之"阴虚"含义不同。人体内脏居里，为阴，内脏之气亏损，就叫"阴虚"，但主要指脾气虚。如本篇的上文就指"神有余不足"为心的实证和虚证，"血有余不足"为肝的实证和虚证，"志有余不足"是肾的实证和虚证，同样"形有余不足"是指脾的实证和虚证。所以岐伯解释这一病机时所讲的"形气衰少"是指在过劳情况下，脾气受损，运化无力，水谷精气不能产生，即所谓"谷气不盛"。脾气亏虚，无力运化，清者不能上升，浊者不能下降，于是清浊混杂，郁积于胃脘，产生发热症状，所以原文说："上焦不行，下脘不通。胃气热，热气熏胸中，故内热"。所谓"内热"，是指产生此种发热症状的原因，是来自体内，而非外感。不可认为是体内热，而体外不热。这里"内"是针对病因而言。

"阴虚生内热"与"阴虚则热"不同。"阴虚生内热"病位在脾，治宜甘温益气。该语的提出为李东垣"气虚发热"理论和甘温除热之法提供了理论依据。"阴虚则热"是指阴精亏损，阴不制阳而有阳亢之象，如肺阴虚、心阴虚、肝肾阴虚等所致之发热者，其病机皆属于此。病人发热是以午后发热、五心烦热为特征，并兼有盗汗、口干、舌红少苔，脉细数等证。其病位广泛，各脏腑皆可有之，治宜甘寒养阴，滋阴降火为主。虽同是虚证，但一为气虚一为阴虚，在病位上一狭一广，用药上一温一寒，大相径庭，不可不加以区别。

帝曰：阳盛生外热奈何？

岐伯曰：上焦不通利，则皮肤致密，腠理闭塞，玄府②不通，卫气

---

① 胃气热：清·张志聪："胃为阳热之腑，气留而不行，则热气熏胸中，为内热也。"
② 玄府：即汗孔。

不得泄越，故外热。

【点评】1. 论外感表证发热症状机理。"阳盛生外热"，是认为上焦不通，腠理闭塞，卫气郁遏而致外感表证之发热症状之机理，治宜发汗解表，即所谓"体若燔炭，汗出而散"（《素问·生气通天论》）是也。不可混淆于"阳盛则热"病机，后者是里实热证机理，治宜"热者寒之"之法。

2. 论"阳虚则外寒"与"阳盛则外热"。"阳虚则外寒"与"阳盛则外热"是对外感病证表证阶段特有的恶寒、发热症状机理的揭示。

原文在回答"阳虚则外寒"病机时说："阳受气于上焦，以温皮肤分肉之间，令寒气在外，则上焦不通，上焦不通，则寒气独留于外，故寒栗。"又说："阳盛生外热奈何？岐伯曰：上焦不通利，则皮肤致密，腠理闭塞，玄府不通，卫气不得泄越，故外热"。这两句话解释了外感病初期，出现恶寒、发热症状的机理。

"阳"指卫气。由于卫气布行于肌表，故称之为阳。卫气在上焦肺的宣发作用下，从脉外首先敷布于肌表，以发挥其防御外邪、温煦肌表的作用。《灵枢·决气》说："上焦开发，宣五谷味，熏肤，充身，泽毛，若雾露之溉，是谓气。"就讲了卫气的功能和上焦对卫气的宣发作用。《灵枢·邪客》篇："卫气者，出其悍气之慓疾，而先行于四末分肉皮肤之间。""寒"指恶寒症状，"热"指发热表现。所谓"外"则是指引起恶寒发热症状的因素是来自体外，而非体内，是别于下文"阴虚则内热""阴盛则内寒"中的"寒""热"产生缘由的。当然，此处的"外"字，也可理解为邪正交争的部位在肌表，相对处于肌表的外层，因为外感病证之恶寒发热，是表证的特有热型，表示其病位浅在，故原文用"外"以示之。这里的"阳虚""阳盛"，是指外感表证初起，卫气的盛衰变化过程。例如当寒邪所伤之时，由于寒为阴邪，性质收引凝滞，有阻气机伤阳气的致病特点，所以当机体初感寒邪，反射性地引起气机收引。腠理皮肤收缩，由上焦发布的卫气就不能按正常状态运行，卫气不能顺利地布于体表，于是体表就暂时处于相对的卫气不足，即所谓"阳虚"，而寒邪相对偏胜于肌表，肌表失去正常的温煦，于是就表现出恶寒症状。所以原文说："寒气在外，则上焦不通，上焦不通，则寒气独留于外，故寒栗。"当寒战之后，机体就会本能地调动其他部位的卫阳之气，并输于肌表与外邪抗争，但是由于寒邪的收引之性，使皮腠汗孔闭塞，卫气就在短暂的不足之后，反而大量郁积于体表，而又不能发泄于外，于是肌表就又有卫阳之气偏盛的状况，阳气盛，发热太过，超过生理限度，所以就产生发热。因此原文说："皮肤致密，腠理闭塞，玄府不通，卫气不得泄越，故外热。"由此可见，这种恶寒发热是由来自身体外的寒邪气所致，所以原文中用"外"以示感邪而致"寒""热"的来源；同时也表示引起恶寒发热的病位在肌肤的表浅外层。所以，此"阳虚生外寒""阳盛生外热"之恶寒发热，是表证之初期阶段出现的症状，病证多为实证，宜用辛温解表法治疗。

理解该语时，应当注意与"阳虚则寒""阳盛则热"病机的区别。"阳虚则寒"是指脏腑阳气不足之故，如心阳虚、脾阳虚、肾阳不足等皆属之。症状不但有畏寒症状，而且还会有口淡不渴，小便清长，精神不振，舌淡嫩等症状。病位在里，证候属虚，宜用甘温补阳之品以扶助亏损之阳气。"阳盛则热"是指邪气偏盛，引起机体阳气亢奋的病机，如肺热壅盛、胃火炽盛、心火上炎、肝火上炎等证，皆属此病机范围。不但会有发热的症状，还会伴有口渴，喜冷饮，舌红苔黄燥，脉数有力，小便短赤，大便干结等症状。证为实证，病位在里，宜用寒凉清热之剂，以泻阳热之邪。理解原文时，不可不加以注意。

帝曰：阴盛生内寒奈何？

岐伯曰：厥气上逆[①]，寒气积于胸中而不泻，不泻则温气[②]去，寒独留，则血凝泣，凝则脉不通，其脉盛大以涩[③]，故中寒[④]。

【点评】论"中寒"机理。"阴盛则内寒"，是因寒气积于胸中，致使血脉凝涩不畅，久则损伤阳气，而产生内寒病机，仅限于寒积胸中，仲景所创栝楼薤白汤类证候机理即属于此。

---

① 厥气上逆：指下焦阴寒之气逆行于上。
② 温气：指阳气。
③ 其脉盛大以涩：清·张志聪："阴盛则脉大，血凝涩，故脉涩也。"
④ 中寒：胸中寒盛，故称中寒。

这是以寒积胸中形成内寒证为例，说明"阴盛则内寒"的病机。"阴盛"是指人体受厥逆之气所伤，阳气的温煦作用被郁遏。对立的阴阳双方，当其中的任何一方被抑制，与其对立的一方就会由此而偏胜。原文中"温气去，寒独留"就是指这一辩证关系，这就是"阴盛"的由来。阴盛而阳气被遏郁，不能发挥其温养作用，体内的气血"喜温而恶寒，寒则泣不能流，温则消而去之"，所以就有"血凝泣""脉不通"等内寒证的表现。"寒"指寒证，"内"指病位在里，此仅指胸中。这种阴寒之邪内胜所产生的内寒证，病位在胸，应当注意与"阴胜则寒"的病机区别，后者泛指一切脏腑之实寒证，二者病位范围有大小之别，但本质却是一致的，均当治以温中散寒。

帝曰：阴与阳并，血气以并，病形以成，刺之奈何？

岐伯曰：刺此者，取之经隧，取血于营，取气于卫，用形哉，因四时多少高下①。

【点评】论"用形哉，因四时多少高下"。"取之经隧"，是治疗脏腑虚实的总则，但必须因病、因人、因时的具体情况，取舍针刺的部位，所谓"用形哉，因四时多少高下"，就体现了因人、因时、因病治宜的原则。

帝曰：血气以并，病形以成，阴阳相倾，补泻奈何？

岐伯曰：泻实者，气盛乃内针②，针与气俱内，以开其门，如利其户③，针与气俱出，精气不伤，邪气乃下，外门不闭④，以出其疾，摇大

① 取血于营，取气于卫，用形哉，因四时多少高下：要注意针刺的深浅，针刺深浅要根据人体的肥瘦，以及不同季节决定针灸次数多少和取穴位置的高下。用，依据。多少高下，指针灸次数多少与穴位高低。

② 气盛乃内针：即在病人吸气时进针。内，同"纳"。

③ 以开其门，如利其户：唐·杨上善："人之吸气，身上有孔闭处，皆入聚于肝肾；呼气之时，有空开处，皆从心肺而去。"

④ 外门不闭：即不闭针孔。

其道，如利其路，是谓大泻，必切而出①，大气②乃屈。

【点评】论虚实补泻施针手法。在病人吸气时进针，进针后扩大针孔；呼气时出针，出针后不按针孔。但必须手法重而出针迅速，使病人针感强烈，使邪有去路。

帝曰：补虚奈何？

岐伯曰：持针勿置，以定其意③，候呼内针，气出针入，针空四塞④，精无从去，方实而疾出针⑤，气入针出，热⑥不得还，闭塞其门，邪气布散，精气乃得存，动气候时⑦，近气⑧不失，远气乃来，是谓追之⑨。

【点评】论补虚手法的要求。呼气时进针，进针后"动气候时"，有了热感立即出针，出针时闭塞针孔，防止正气耗散。

帝曰：夫子言虚实者有十⑩，生于五脏，五脏五脉耳。夫十二经脉，皆生其病，今夫子独言五脏。夫十二经脉者，皆络三百六十五节，节有病，必被⑪经脉，经脉之病，皆有虚实，何以合之？

岐伯曰：五脏者，故得六腑与为表里⑫，经络支节，各生虚实，其病所居，随而调之。

---

① 必切而出：唐·王冰："切，谓急也，言急出其针也。"与下文的"疾出针"比较，"切"字应解为手法重而急疾。

② 大气：指亢盛的邪气。唐·王冰："大气，谓大邪气也。"

③ 持针勿置，以定其意：明·吴崑："持针勿便放置，以定病人之意。"唐·杨上善："持针勿置于肉中，先须安神定意，然后下针。若医者志意散乱，针下气之虚实有无皆不得知，故须定意也。"吴注较合原意。

④ 针空四塞：谓针空须紧密。

⑤ 方实而疾出针：谓针下有了得气的感觉即速出针。实，指针下得气。

⑥ 热：指针下的热感。

⑦ 动气候时：不停地行针以候"方实"之时。动气，应指捻转手法。

⑧ 近气：唐·王冰："近气，谓已至之气；远气，谓未至之气也。"

⑨ 追之：指针刺中的补法。

⑩ 虚实者有十：明·马莳："神气血肉志，各有虚实，是计之有十也。"

⑪ 被：波及。

⑫ 故得六腑与为表里：言五脏本来有六腑与之为表里。

【点评】论"其病所居，随而调之"。根据"其病所居，随而调之"。说明了五脏虚实可调其外合；经脉肢节虚实，可治其五脏。正如张志聪所说："此论五脏之气不和，以致其外合气筋骨为病，各以其气调之。"另外，除根据不同病位，选用不同穴位外，还要采用燔针、焠针、缪刺、巨刺等不同的刺法，以适应经络肢节病变的需要。

病在脉①，调之血；病在血②，调之络；病在气，调之卫；病在肉，调之分肉③；病在筋，调之筋④；病在骨，调之骨⑤。燔针⑥劫刺其下及与急者⑦；病在骨，焠针药熨⑧；病不知所痛，两跷为上；身形有痛，九候莫病，则缪刺⑨之；痛在于左而右脉病者，巨刺之。必谨察其九候，针道备矣。

【点评】本篇是《内经》论述补泻手法比较集中的篇论，为历代针灸医家所遵循。唯针随呼吸出入，达到"精气不伤，邪气乃下""热不得还""邪气布散"的目的有待考察。

"其病所居，随而调之"，提示经络肢节病证的广泛性。据"病不知所痛，两跷为上；身形有痛，九候莫病，则缪刺之；痛在于左而右脉病者，巨刺之"思考，在脉、在血、在气、在肉、在筋、在骨的病证，除了与五脏虚实有直接联系的以外，也应以疼痛为主予以治之。

---

① 脉：指经脉。如"泻其盛经出其血，纳针其脉中。"

② 血：指络脉瘀血。如"视其血络，刺出其血。"

③ 调之分肉：明·张介宾："随所在而取于分肉之间也。"

④ 调之筋：指针刺调治筋。亦可引申为刺筋会穴。

⑤ 调之骨：指针刺调治骨。亦可引申为刺骨会穴。

⑥ 燔（fán 烦）针：即温针。燔，烧。

⑦ 其下及与急者：指筋会穴阳陵泉和筋急的部位。

⑧ 焠（cuì 翠）针药熨：焠，烧。明·张介宾："焠针者，用火先赤其针而后次之"。药熨，明·张介宾："用辛热之药熨而散之。"即用药热熨。

⑨ 缪（miù 谬）刺：明·张介宾："缪刺之法，以左取右，以右取左，巨刺亦然。但巨刺者，刺大经者也，故曰巨刺；缪刺者，刺其大络，异于经者也。"

缪刺论①篇第六十三

黄帝问曰：余闻缪刺，未得其意，何谓缪刺？

岐伯对曰：夫邪之客于形也，必先舍于皮毛，留而不去，入舍于孙脉；留而不去，入舍于络脉；留而不去，入舍于经脉，内连五脏，散于肠胃，阴阳俱感，五脏乃伤，此邪之从皮毛而入，极于五脏之次②也，如此，则治其经③焉。

【点评】论缪刺、巨刺。本篇用对比的手法，阐述缪刺和巨刺之所以有区别，主要是各自适应证的不同。缪刺适用于病在络脉，巨刺用于病在经脉和内脏。并据此展开对缪刺法内容的深入探讨。

邪入经脉伤五脏，治宜巨刺（经刺）。经文指出，外邪伤人的途径之一是由皮毛→孙脉→络脉→经脉→五脏及肠胃，正因为邪气所伤的部位是经脉和内脏，因此在针刺治疗时，就以刺治经穴为主。这种针刺方法就是经刺法，又称为巨刺法。

今邪客于皮毛，入舍于孙络，留而不去，闭塞不通，不得入于经，流溢④于大络⑤，而生奇病⑥也。夫邪客大络者，左注右，右注左，上下左右，与经相干，而布于四末，其气无常处，不入于经俞⑦，命曰缪刺。

---

① 缪刺论：缪刺，是针刺方法的一种，与经刺（巨刺）法不同。凡病在经脉，则刺其经穴，是谓经刺法；病在络脉，则刺其皮络，是谓缪刺法。本篇主要阐述各条经脉发病所采用的缪刺方法，由于是对缪刺法的专题论述，故名。

② 极于五脏之次：即指邪气以次由浅入深，病及于五脏之间。极，穷尽，在此指邪气传变的最后阶段。次，次序。

③ 治其经：指邪气自外而入，穷及五脏者，则取其十二正经腧穴刺治。

④ 流溢：以水满外溢比喻邪气的传变。

⑤ 大络：指十二正经的支络，共十五条，故又叫十五别络。但此处似为络脉的泛称为是，以下皆同。

⑥ 奇病：指病在左，症见右；病在右，症见左的络脉病，不同于经脉之病，故称"奇病"以示区别。

⑦ 经俞：多作经脉的腧穴解。俞，通"腧"，结合上下文意，此是指病邪伤及络脉而未入经脉，无固定部位，故"经俞"似指经脉为妥。

【点评】论缪刺适应证。邪伤皮毛留于络，治用缪刺。在论述巨刺法的适应证后，指出外邪伤人，虽然都从皮毛而入，"舍于孙络"，但有时病邪不一定入传于经脉，而是"流溢于大络"，病位在络不在经，也未入脏。由于络脉是经脉的细小分支，其在人身的分布是纵横交错，无处不至，全身各处的络脉之间，互相连通，构成一个互相贯通的网络性结构。邪气在络之时，"其气无常处"，病变部位常不固定。再者，邪气在络，而未入经脉和脏腑，还不具备经脉病变的系统证候，即所谓"身形有痛，九候莫病，则缪刺之"（《素问·调经论》），就要用刺皮络之缪刺方法。

帝曰：愿闻缪刺，以左取右，以右取左奈何？其与巨刺①何以别之？

岐伯曰：邪客于经，左盛则右病，右盛则左病，亦有移易②者，左痛未已而右脉先病，如此者，必巨刺之，必中其经，非络脉也。故络病者，其痛与经脉缪处③，故命曰缪刺。

【点评】论缪刺与巨刺的区别。本篇从病邪传变侵犯的两种不同途径入手，论述缪刺、巨刺的适应证和具体刺法。虽然缪刺法和巨刺法同为左右交叉取穴，但缪刺法治疗络病，病情轻浅，病位不定，当取皮络浅刺之。而巨刺法则治经病，病情重，病位相对稳定，当取经脉以深刺之。这是本文的基本思想，也是该篇的立论所在。

在叙述巨刺、缪刺各自适应病证后，进一步对二者分析比较。人体经脉呈左右交叉性的分布，循行的部位比较明确而固定，所以"邪客于经，左盛则右病，右盛则左病，亦有移易者，左痛未已而右脉先病"。可见，邪气在经，其病位的变易有规律，"如此者，必巨刺之"，即所谓"痛在于左而右脉病者，巨刺之"（《素问·调经论》），但务要"必中其经，非络脉也"。

---

① 巨刺：又叫经刺法。

② 移易：同义复词，改变之意。

③ 缪处：即异处。言经病与络病有深浅、纵横的不同，故经脉病变发生的部位也与经脉所在部位不一致。

帝曰：愿闻缪刺奈何？取之何如？

岐伯曰：邪客于足少阴之络，令人卒心痛，暴胀，胸胁支满，无积者，刺然骨之前①出血，如食顷②而已，不已，左取右，右取左，病新发者，取五日已。

邪客于手少阳之络，令人喉痹舌卷，口干心烦，臂外廉痛，手不及头，刺手中指次指爪甲上，去端如韭叶③各一痏，壮者立已，老者有顷已，左取右，右取左，此新病数日已。

邪客于足厥阴之络，令人卒疝暴痛，刺足大指爪甲上，与肉交者④各一痏，男子立已，女子有顷已⑤，左取右，右取左。

邪客于足太阳之络，令人头项肩痛，刺足小指爪甲上，与肉交者⑥各一痏，立已；不已，刺外踝下⑦三痏，左取右，右取左，如食倾已。

邪客于手阳明之络，令人气满胸中，喘息而支胠，胸中热，刺手大指次指爪甲上，去端如韭叶⑧各一痏，左取右，右取左，如食顷已。

邪客于臂掌之间，不可得屈，刺其踝后⑨，先以指按之痛，乃刺之⑩，以月死生为数⑪，月生一日一痏，二日二痏，十五日十五痏，十六日十四痏。

---

① 无积者，刺然骨之前：清·高世栻："胀满有积，当刺其胸胁；若无积者，病少阴之络，上走心包，故当刺足少阴然谷之前。"然骨之前，唐·王冰："然骨之前，然谷穴也。"

② 食顷：形容在吃一顿饭所用的时间就能见效。顷，短时间，不久之义。

③ 手中指次指爪甲上，去端如韭叶：此即无名指端离爪甲韭叶宽处的关冲穴。

④ 足大指爪甲上，与肉交者：此处指肝经之井穴大敦。肉交，即趾（或指）甲与皮肉交界的地方。下同。

⑤ 女子有顷已：唐·杨上善："疝痛者，阴之病也，女子阴气不胜于阳，故有顷已也。"

⑥ 足小指爪甲上，与肉交者：指足小趾外侧端趾甲外一分处的至阴穴，是足太阳经的井穴。

⑦ 外踝下：指足外踝下的金门穴，是足太阳经的郄穴。

⑧ 手大指次指爪甲上，去端如韭叶：指手阳明大肠经的井穴，即商阳穴。

⑨ 踝后：《新校正》云："按全元起云：是人手之本节踝也。"

⑩ 先以指按之痛，乃刺之：即以痛为腧刺之。

⑪ 以月死生为数：这是《内经》中根据月相变化，以增减取穴多少的方法。月死，指月亮从望（约每月十五）到朔（约每月初一）。月生，指从朔到望。下文中"月生一日一痏，二日二痏，十五日十五痏"，就是按月生的时间顺延，日增一穴或日增一次。"十六日十四痏"，以此类推，十七日即十三痏，二十八日二痏，则是按月死的时间顺延，日减一穴或日减一次，这就是"以月死生为数"。

邪客于足阳跷之脉，令人目痛从内眦始，刺外踝之下半寸所①各二痏，左刺右，右刺左，如行十里顷②而已。

【点评】论缪刺方法的具体应用。主要列举诸经脉的络病之缪刺法，举出外伤瘀血、痹病、尸厥及五脏络病的缪刺之法，也论及了针药配合的治疗问题，还举了阳脉络病的缪刺。

人有所堕坠，恶血留内，腹中满胀，不得前后，先饮利药③，此上伤厥阴之脉，下伤少阴之络④，刺足内踝之下，然骨之前血脉出血，刺足跗上动脉⑤，不已，刺三毛⑥上各一痏，见血立已，左刺右，右刺左。善悲惊不乐，刺如右方⑦。

【点评】论外伤瘀血、病及两经之络的缪刺法。外伤致病，轻则肌肤皮肉受损，重则筋伤骨折。"恶血留内"，且伴"腹中满胀，不得前后"，足以说明伤势严重，病位波及足厥阴、足少阴两经之络，病机也较复杂，既有瘀血阻滞，也有由此引起的气机不利。由于有"腹中满胀，不得前后"标病较急之状，据"急则治标"的原则，故要先饮用通便破瘀之利药，以治其标。再行缪刺之法，取然谷穴前的血脉放血以治内有瘀血之病本。倘若不效，再刺足厥阴肝经的井穴大敦穴调治。

邪客于手阳明之络，令人耳聋，时不闻⑧音，刺手大指次指爪甲上，

---

① 外踝之下半寸所：即足太阳膀胱经的申脉穴。为八会穴之一，阳跷脉从此处发出。

② 行十里顷：指经过如常人走十里路所用的时间就能见效。

③ 不得前后，先饮利药：谓大小便不通时，先让病人服用通利逐瘀之药来进行治疗。不得前后，指大小便不通。

④ 上伤厥阴之脉，下伤少阴之络：清·高世栻："堕坠则伤肝主之筋，肾主之骨。此上伤厥阴之脉，肝脉也。下伤少阴之络，肾络也。肝属木，其性上行。故曰上。肾属水，其性下行，故曰下。"

⑤ 足跗上动脉：唐·王冰："谓冲阳穴，胃之原也，刺可入同身寸之三分，留十呼，若灸者可灸三壮，主腹大不嗜食。以腹胀满，故尔取之。"

⑥ 三毛：指足大趾爪甲后丛毛处。

⑦ 刺如右方：就按上述方法刺。

⑧ 时不闻：清·张志聪："时不闻者，谓有时闻而有时不闻也。盖邪客于络，络脉闭塞，则有时而不闻。脉气有时而通，则有时而闻矣。"

去端如韭叶各一痏，立闻；不已，刺中指爪甲上与肉交者①，立闻；其不时闻者②，不可刺也。耳中生风③者，亦刺之如此数，左刺右，右刺左。

凡痹往来行无常处者，在分肉间痛而刺之，以月死生为数，用针者，随气盛衰，以为痏数④，针过其日数则脱气⑤，不及日数则气不泻⑥，左刺右，右刺左，病已，止；不已，复刺之如法，月生一日一痏，二日二痏，渐多之，十五日十五痏，十六日十四痏，渐少之。

【点评】论行痹的缪刺方法。"风寒湿三气杂至……风气胜者为行痹"（《素问·痹论》），其疼痛的特点就表现出游走不定，痛无定处的风性善行数变之性，"凡痹往来行无常处者"，正合"风气胜者为行痹"特征，因此就在疼痛处的分肉之间进行针刺。治疗时应当注意，要根据月亏月盈的月相变化，增减针刺的次数。因为人体气血的盈亏盛衰变化受月相变化的影响，所以要采取此种方法调整针刺次数（参见《素问·八正神明论》）。倘若违反这种随月相变化、应时调整针刺次数的治疗规律，针刺次数不能应日数的增加而增加，就达不到驱除病气的目的，若使针刺次数超过了应刺的日数，就会反伤正气，要应时刺治，随月相变化调整针数。如果辨证准确，刺治方法得当，病仍未痊愈者，是痹病病程较长的缘故，"不已，复刺之如法。"

邪客于足阳明之经，令人鼽衄，上齿寒，刺足中指次指爪甲上，与肉交者⑦各一痏，左刺右，右刺左。

---

① 中指爪甲上与肉交者：唐·王冰疑为小指末端的少冲穴。

② 不时闻者：谓完全失去听力。时，犹常也。

③ 耳中生风：比喻耳鸣时好像有刮风一样的响声。

④ 随气盛衰，以为痏数：即依照人体气血的盛衰来确定针刺的次数。

⑤ 针过其日数则脱气：指针刺的痏数超过其日应刺的痏数，就会伤人正气。脱气，即耗伤正气。

⑥ 不及日数则气不泻：谓针刺的痏数不足于按月生月死应刺的痏数，就达不到彻底驱除病邪的目的，即通常所说的未达病所之义。气不泻，即邪气不能被消除。

⑦ 足中指次指爪甲上，与肉交者：指足阳明胃经的厉兑穴。

邪客于足少阳之络，令人胁痛不得息，咳而汗出①，刺足小指次指爪甲上，与肉交者②各一痏，不得息立已，汗出立止，咳者温衣饮食③，一日已。左刺右，右刺左，病立已。不已，复刺如法。

邪客于足少阴之络，令人嗌痛，不可内食④，无故善怒，气上走贲上⑤，刺足下中央之脉⑥各三痏，凡六刺，立已，左刺右，右刺左。嗌中肿，不能内唾，时不能出唾者，刺然骨之前，出血立已，左刺右，右刺左。

邪客于足太阴之络，令人腰痛，引少腹控䏚⑦，不可以仰息，刺腰尻之解，两胂之上⑧，是腰俞，以月死生为痏数，发针立已，左刺右，右刺左。

邪客于足太阳之络，令人拘挛背急，引胁而痛，刺之从项始数脊椎侠脊，疾按之应手如痛⑨，刺之傍三痏，立已。

邪客于足少阳之络，令人留于枢中⑩痛，髀不可举⑪，刺枢中以毫针，寒则久留针，以月死生为⑫数，立已。

治诸经刺之，所过者不病⑬，则缪刺之。

耳聋，刺手阳明；不已，刺其通脉出耳前者⑭。齿龋⑮，刺手阳明，

---

① 咳而汗出：清·张志聪："足少阳所生病者汗出，上逆于肺则咳也。"

② 足小指次指爪甲上，与肉交者：指足少阳胆经的井穴，足窍阴穴。

③ 咳者温衣饮食：《灵枢·邪气脏腑病形》："形寒寒饮则伤肺。"所以如有咳嗽，就要注意衣着和饮食的温暖。

④ 令人嗌痛，不可内食：指咽喉肿痛，不能下咽饮食，就连口水也不能吞咽，言咽喉肿痛之甚。

⑤ 无故善怒，气上走贲上：怒为肝气升发太过之症，是因足少阴病及于肝，而有烦躁易怒之症。

⑥ 足下中央之脉：指足少阴肾经的井穴，涌泉穴。

⑦ 令人腰痛，引少腹控䏚(miǎo秒)：明·吴崑："足太阴，湿土也。温病者，先注于腰，故腰痛。太阴之筋，聚于阴器，循腹里结胁，故引少腹控䏚。"䏚，指腹部两侧，第十二肋软骨下方、髂骨上方的软组织。控，牵引。

⑧ 腰尻之解，两胂(shēn申)之上：即下髎穴。解，指骨骼的间隙。胂，夹脊的肉。

⑨ 刺之从项始数脊椎侠脊，疾按之应手如痛：明·张介宾："此刺不拘俞穴，但自项大椎为始，从下数其脊椎，或开一寸半，或开三寸，侠脊处疾按之，应手而痛，即刺处也。"

⑩ 枢中：此指环跳所在的部位，而非指穴。

⑪ 髀不可举：指大腿不能收提抬起。髀，大腿。

⑫ 为：《太素》《甲乙经》"为"下并有"痏"字。

⑬ 所过者不病：指经脉所过的地方不病，实际上是指病不在经而在络，故曰："则缪刺之。"

⑭ 通脉出耳前者：唐·王冰："耳前通脉，手阳明正当所会之分。"通脉，《甲乙经》作"过脉"。出耳前者，指听宫穴。

⑮ 齿龋(qǔ取)：即龋齿。指蛀齿。牙齿发生腐蚀性病变。

不已，刺其脉入齿中，立已。

邪客于五脏之间①，其病也，脉引而痛，时来时止，视其病，缪刺之于手足爪甲上，视其脉，出其血，间日一刺，一刺不已，五刺已。

【点评】论"邪客于五脏之间"的缪刺法。病邪所犯的部位是五脏之间而未入于五脏，故用缪刺，因前文明确示之，伤经入脏者用经刺，此言缪刺，可知病不在脏，也不在五脏间的经脉，病当位于五脏之间的络脉。因为五脏间虽有经脉的主干络属或所过，但也有经别、别络以及更细小的络脉连通。既然判定病在络脉，就要用缪刺之法，视其邪气究竟在何脏何经之经别选穴，取相应经脉的井穴(即在手足末端爪甲旁)施以缪刺放血。隔日施针一次，一次不见效者，可连刺五次即愈。

缪传②引上齿，齿唇寒痛，视其手背脉血者去之，足阳明中指爪甲上③一痏，手大指次指爪甲上各一痏，立已，左取右，右取左。

邪客于手足少阴、太阴、足阳明之络，此五络，皆会于耳中，上络左角，五络俱竭，令人身脉皆动，而形无知也，其状若尸，或曰尸厥④，刺其足大指内侧爪甲上，去端如韭叶⑤，后刺足心⑥，后刺足中指爪甲上各一痏，后刺手大指内侧，去端如韭叶⑦，后刺手心主⑧，少阴锐骨之端⑨各一痏，立已。不已，以竹管吹其两耳，鬄⑩其左角之发，方一寸，燔治⑪，饮以美酒一杯，不能饮者灌之，立已。

【点评】其一，论五经之络的缪刺法。原文以尸厥病为例，阐述病邪伤犯手少阴、足少阴、手太阴、足太阴、足阳明五经之络的缪

---

① 五脏之间：明·吴崑："五脏之间，谓五脏络也。"
② 缪传：指不当传而传。因上齿属于足阳明胃经，故称之。
③ 足阳明中指爪甲上：指足阳明经中趾爪甲上的内庭穴。
④ 尸厥：古病名，厥病之一种。
⑤ 刺其足大指内侧爪甲上，去端如韭叶：指足太阴脾经的井穴隐白穴。
⑥ 足心：指足掌前三分之一的涌泉穴。
⑦ 后刺手大指内侧，去端如韭叶：指手太阴肺经的井穴少商。
⑧ 手心主：指手厥阴心包经的井穴，中冲穴。
⑨ 少阴锐骨之端：多指手少阴心经的神门穴，惟清·高世栻认为是大陵穴。
⑩ 鬄(tì 替)：同"剃"。
⑪ 燔治：在此指把剃下的头发烧成炭末，即血余炭。

刺方法，这是本篇所列举缪刺病例中，病情最危重者。此段之义有四：一是病位虽在上述五经之络，但却引起了全身经脉失调，从而发生全身的气机逆乱，故有"其状若尸"的危重证候发生；二是虽未提及"缪刺"，但据邪客于五脉之络及缪刺的适应证，用缪刺之法自不待言；三是由于病及五经之络，故以次取刺相应经脉的隐白（脾经）、涌泉（肾经）、厉兑（胃经）、少商（肺经）、神门（心经）；四是病情重，还须伍以其他方法综合治疗：一要辅以竹管向病人两耳吹气法；二是服用左角发酒。其二，左角发酒。左角发酒是《内经》13方之一，方中将头发烧灰存性，名血余炭，止血散瘀、利尿通淋，加白酒可温通经脉，对于尸厥危症有效果。

凡刺之数①，先视其经脉，切而从②之，审其虚实而调之，不调者经刺之③，有痛而经不病者缪刺之，因视其皮部有血络者，尽取之，此缪刺之数也。

【点评】此节照应篇首"其痛与经脉缪处，故命曰缪刺"，指出缪刺当取皮部有留血（即血瘀滞）的络脉刺治，是对全文的总结，仍强调缪刺与巨刺方法的区别，既引起读者的重视，也照应了全文，突出主题。

四时刺逆从论④篇第六十四

厥阴⑤有余病阴痹⑥，不足病生热痹⑦；滑则病狐疝风⑧，涩则病少

---

① 数：音义同"术"，方法也。

② 从：《甲乙经》作"循"，可从。

③ 不调者经刺之：不调，指经脉不和调。经刺，即"巨刺"法。

④ 四时刺逆从论：本篇从"天人合一"的整体观出发，认为自然界四时六气，内合于脏腑十二经脉，外应于皮肉筋骨脉，由于四时的六气有太过、不及的变化，人体气血随之有所变异，其趋向和聚积的部位也各不相同。针刺治疗时，若能顺应四时的变迁，随时调整针刺方法，则正气不乱，就能达到治疗目的，是为从；反之，如果逆四时气候变化而刺，不但不能治愈疾病，还会使正气内乱，甚则死亡，此谓逆，故名。

⑤ 厥阴：风木之气，内应于足厥阴肝经。

⑥ 阴痹：指寒痹。

⑦ 热痹：指以关节红肿热痛为特征的痹病。

⑧ 狐疝风：指少腹阴囊疼痛，阴囊时大时小，如狐之出没无常的病证。

腹积气。少阴有余病皮痹①、隐轸②，不足病肺痹③；滑则病肺风疝④，涩则病积、溲血。太阴有余病肉痹⑤、寒中，不足病脾痹；滑则病脾风疝⑥，涩则病积、心腹时满。阳明有余病脉痹⑦，身时热，不足病心痹；滑则病心风疝⑧，涩则病积、时善惊。太阳有余病骨痹⑨、身重，不足病肾痹；滑则病肾风疝⑩，涩则病积、善时⑪巅疾。少阳有余病筋痹⑫、胁满，不足病肝痹；滑则病肝风疝⑬，涩则病积、时筋急、目痛。

【点评】论六气与经脉虚实病证。原文紧扣的主题，开篇即指出厥阴（风气）、少阴（热气）、太阴（湿气）、阳明（燥气）、太阳（寒气）、少阳（暑气）天之六气，有太过、不及的变化，与之相应的人身三阴三阳经脉，也会发生相应的有余（即太过）和不足（即不及）的病证，如张介宾在注"厥阴有余病阴痹"时说："厥阴者风木之气也，风木有余则邪并于肝，肝经之脉结于诸阴之分，故病为阴痹。"由于"四变之动，脉与之上下"（《素问·脉要精微论》）。因此，也会有相应的滑（有余、太过之脉）和涩（不足、不及之脉）及其所主病证的产生，这就为下文论述要顺应四时而刺的治疗原则，提供了理论依据。

是故春气在经脉，夏气在孙络，长夏气在肌肉，秋气在皮肤，冬气在骨髓中。

---

① 皮痹：以皮肤不仁为特征的一种痹病。
② 隐轸：即瘾疹，一种皮肤病。
③ 肺痹：外邪痹阻于肺，以胸闷、咳喘等为特征的病证。肺痹、脾痹、心痹、肾痹、肝痹在《素问·痹论》有专论。
④ 肺风疝：指风邪外侵，病位在肺的一种疝病。
⑤ 肉痹：又名肌痹，指风寒湿邪引起的以肌肤顽麻疼痛为特征的一种痹病。
⑥ 脾风疝：因脾失健运，水湿内生下注所致的癫疝之病。
⑦ 脉痹：指经脉气血凝滞不通的一种痹病。
⑧ 心风疝：指阳明邪盛，波及心，以少腹有块、气上冲胸暴痛为主症的疝病。
⑨ 骨痹：指风寒湿邪引起的以骨节重痛为特征的一种痹病。
⑩ 肾风疝：由风寒之邪引起的以阴器、少腹疼痛为主的疝病。
⑪ 善时：二字误倒，当为"时善"。"时善巅疾"与上"时善惊"句式同。
⑫ 筋痹：指以筋脉拘挛，关节疼痛为特征的一种痹病。
⑬ 肝风疝：指风邪伤犯肝脉所致的一种疝病。

【点评】论四时经气运行部位差异。一年分为五季是十月太阳历法的基本特征，随着自然界春、夏、长夏、秋、冬的季节更替，气候也相应地有由温转热，由凉转寒的变迁，人类生存在自然环境之中，无不受着季节气候变化的影响而有相应的生理变化，如"天暑衣厚则腠理开，故汗出……天寒则腠理闭，气湿不行，水下留于膀胱，则为溺与气"（《灵枢·五癃津液别》），即是人体津液代谢受季节气候变化影响的实例。人体经脉气血同样也会随着节令气候变化而发生相应的改变，表现为"春气在经脉，夏气在孙络，长夏气在肌肉，秋气在皮肤，冬气在骨髓中"，同时也会有各个季节五脏不同特征的脉象予以呈现于外（《素问·平人气象论》），脉象变化的本质就是经络气血之应时令气候变化。

帝曰：余愿闻其故。

岐伯曰：春者，天气始开，地气始泄，冻解冰释，水行经通，故人气在脉。

夏者，经满气溢，入孙络受血，皮肤充实。

长夏者，经络皆盛，内溢肌中。

秋者，天气始收，腠理闭塞，皮肤引急。

冬者盖藏，血气在中，内著骨髓，通于五脏。

是故邪气者，常随四时之气血而入客也，至其变化，不可为度，然必从其经气，辟除其邪，除其邪则乱气不生。

【点评】其一，论四时经络气血变化。邪气伤人，常随四时气血变化而入侵。在生理状态下，人身气血的运行，常随气候的变化，其主要运行趋向部位各有不同。因此，在不同的季节，邪气常随体内气血的所主部位不同，入侵于气血相对不足之部位发病，故曰"是邪气者，常随四时之气血而入客也"。此处强调季节性的多发病，虽然与该节令的气候特点，以及与该节令气候特点相应致病邪气的性质有关外，人体气血在不同季节的分布状态，在季节性疾病的发病过程中，同样也占有重要地位。

其二，论邪气伤人，常随四时气血变化而入侵。如果说春多病风，夏多病暑，长夏多病湿，秋多病燥，冬多病寒是突出气候条件在发病中的作用，那么，此处邪气"常随四时之气血而入客"，则是强调机体内在因素在发病学中的重要性。这就从发病学角度，为说明针刺治病为什么要结合四时气候的原理，提供了理论依据。

帝曰：逆四时而生乱气，奈何？

岐伯曰：春刺络脉，血气外溢，令人少气①；春刺肌肉，血气环逆②，令人上气；春刺筋骨，血气内著，令人腹胀。夏刺经脉，血气乃竭，令人解㑊③；夏刺肌肉，血气内却④，令人善恐；夏刺筋骨，血气上逆，令人善怒⑤。秋刺经脉，血气上逆，令人善忘；秋刺络脉，气不外行⑥，令人卧不欲动；秋刺筋骨，血气内散，令人寒栗。冬刺经脉，血气皆脱，令人目不明；冬刺络脉，内气外泄，留为大痹⑦；冬刺肌肉，阳气竭绝，令人善忘。

凡此四时刺者，大逆之病，不可不从也，反之，则生乱气相淫病焉。故刺不知四时之经，病之所生，以从为逆，正气内乱，与精相薄⑧，必审九候，正气不乱，精气不转⑨。

【点评】论四时经络气血变化与针刺。"人以天地之气生，四时之法成"（《素问·宝命全形论》），就指出了人类生活在自然界中，自然界的变化可以直接或间接地影响人体的正气及发病，使机体产生相应的反应。针刺治疗疾病，就必须顺应人体气血阴阳随自然界阴阳盛衰变化而变化的规律，所以有"四时之气，各有所在，灸刺之道，得气穴为定"（《灵枢·四时气》），和"凡刺之法，必候日月星辰，四时八正之气；气定乃刺之"（《素问·八正神明论》）之论，均明确指出因时而刺的治疗原则。

---

① 令人少气：春气在经脉而刺络脉，致气血外溢而令人气少。
② 血气环逆：指气血逆其正常规律循环。
③ 解㑊(yì 亦)：指懈怠无力。
④ 血气内却：指气血衰退于内。
⑤ 令人善怒：明·张介宾："夏刺冬分，则阴虚于内，阳胜于外，故令人血气逆而善怒。"
⑥ 气不外行：刺络后，阳气内乏，故不外行。
⑦ 大痹：指脏气虚而邪痹于五脏。
⑧ 与精相薄：谓邪气与真气相搏击。精，真气。薄，与"搏"通。
⑨ 精气不转：指真气不受邪气的搏击，与上文"与精相搏"相对。转，疑当作"搏"。

帝曰：善。

刺五脏，中心一日死，其动为噫。中肝五日死，其动为语。中肺三日死，其动为咳。中肾六日死，其动为嚏欠。中脾十日死，其动为吞。刺伤人五脏必死，其动则依其脏之所变，候知其死也①。

【点评】论五脏禁刺。《内经》中一再强调五脏的禁刺，足见对此问题的重视，至今仍有临床价值，在针灸学书籍中，言肾俞、肝俞的操作注意事项时都说不宜针刺过深，以免伤及肾和肝脏；风门、肺俞诸穴，不宜直刺过深，以免刺伤肺脏等，其基本精神皆源于此。

有关刺伤五脏的死亡日数，本篇与《素问·刺禁论》一致。而与《素问·诊要经终论》则完全不同。考《内经》有关五脏病证之死期，并无固定日数。至于五脏被刺而产生的噫、语、咳、嚏、欠、吞等症状，与《素问·宣明五气》之"五气所病"同。

标本病传论②篇第六十五

黄帝问曰：病有标本，刺有逆从③，奈何？

【点评】论标本逆从的意义及应用。《内经》有关治疗学中标本理论的阐述，集中体现于本篇，《灵枢·病本》篇的论述基本与此篇相同。标本是个相对的概念，所指的范围甚广。本篇主要是针对疾病之先后主次而言，即"本，先病。标，后病"（王冰注）和"病之先受者为本，病之后受者为标。生于本者，言受病之原根。生于标者，言目前之多变也"（张介宾注）。

---

① 其动则依其脏之所变，候知其死也：依据五脏变动所发生的不同证候，则可察知所伤之脏而预知。

② 标本病传论：本篇所论内容，一是病有标本，治有逆从；二是疾病传变规律及据此以预测疾病转归预后。因其中心是讨论标本与病传问题，故名。

③ 刺有逆从：刺法有逆治、从治的不同。刺，指诸种治法，不局限于针刺。

岐伯对曰：凡刺之方，必别阴阳①，前后相应②，逆从得施，标本相移③。故曰：有其在标而求之于标，有其在本而求之于本；有其在本而求之于标，有其在标而求之于本。故治有取标而得者，有取本而得者；有逆取而得④者，有从取而得⑤者。故知逆与从，正行无问⑥。

　　【点评】论标本相移，刺有逆从。临床病情常常复杂多变，在整个疾病的发展变化过程中，标与本可在一定阶段，一定条件下相互移易转化，或是原来的本病消失，标病转化为本病，从而又产生新的标病，或是标与本所代表的疾病矛盾发生转化，原来的非主要矛盾上升为主要矛盾，而主要矛盾下降为非主要矛盾。此时，治疗的重点也要随之加以调整，这种逆治与从治之间的选择，即为"标本相移"，完全要依据病情的变化和治疗的需要而定。

　　知标本者，万举万当⑦；不知标本，是谓妄行。
　　夫阴阳逆从，标本之为道也，小而大，言一而知百病之害；少而多，浅而博，可以言一而知百也。以浅而知深，察近而知远，言标与本，易而勿及⑧。

　　【点评】论明辨标本的意义。就明辨标本的意义而言，大凡治病既要遵循调节阴阳盛衰之大法，也要重视标本先后的原则。标本关系反映着疾病过程中矛盾的主次及其因果转化关系等，辨识标本，有利于从整理上认识疾病，抓住疾病的病机及主要矛盾而加以解决。所以，只有真正掌握了标本理论，才能触类旁通，使对疾病的认识由少而知多，由浅薄而广博，达到举一反三，言一知百的效

---

　　① 必别阴阳：在脏腑、经络、时令、气血，都有阴与阳的区分。
　　② 前后相应：指诊断治疗全部过程的一致性。
　　③ 标本相移：标病与本病的治疗，其先后次序是没有固定的，根据具体情况，可以相互转移的。
　　④ 逆取而得：施治时在本求标，在标求本。
　　⑤ 从取而得：施治时在本求本，在标求标。
　　⑥ 正行无问：依照标本逆从治疗就不会出现差错。
　　⑦ 当：明·张介宾："当，去声。"
　　⑧ 易而勿及：标本的道理容易理解，但临床上运用起来，并不那么容易掌握。

果。倘若不明标本，治疗与之相反，就会造成病势之恶逆，故谓之"知标本者，万举万当；不知标本，是谓妄行"。王肯堂辑《古今医统正脉全书》亦说："病之标本，犹草之有根苗。拔茅须连其茹，治病必求其本。标本不明，处方何据？所谓瞑目夜行，无途路而可见矣。"均强调明辨标本是正确施治的前提。

治反为逆，治得为从①。先病而后逆者治其本②；先逆而后病者治其本；先寒而后生病者治其本；先病而后生寒者治其本；先热而后生病者治其本；先热而后生中满者治其标；先病而后泄者治其本；先泄而后生他病者治其本，必且调之，乃治其他病。先病而后生中满者治其标③；先中满而后烦心者治其本。

人有客气，有同气④。小大不利治其标⑤；小大利治其本。病发而有余，本而标之，先治其本，后治其标；病发而不足，标而本之，先治其标，后治其本。

【点评】论本病先治，标急治标。治本是大多数情况下所宜采取的治则，经文所述的多数病证均采用此法，如先病后逆，则治其先发之证，先逆后病治其逆，先寒后病治其寒，先热后病治其热，先泄、先中满者也皆先治之等。但当标病甚急，不治标则不能控制疾病发展，甚至危及生命，此时则应采取应急措施以治标。文中提出先治其标者有三方面。

一是"先病而后生中满者治其标"。中满为腑气不行，水浆注入，药食难纳，是为急候。

二是"小大不利治其标"。人体代谢后的废物，多从二便排泄，中医治疗疾病，亦多以二便之通道祛邪，若二便不利，则邪无去路，亦为危急之候，故急当疏通以除邪。

---

① 治反为逆，治得为从：谓治疗相反的为逆，治疗相得的为从。
② 先病后逆者治其本：意即患某病，而后气血违逆不和的，先治其本病。
③ 先病而后生中满者治其标：中满为腑气不通，水谷难入，是为危候，必先治之。
④ 人有客气，有同气：《新校正》："按全元起本'同'作'固'。"当从。客气，即指新受之邪气，固气，即原本在体内之邪气。先受病为本，后受病为标，则客气为标，固气为本。
⑤ 小大不利治其标：大小便不利，是危险的证候，应当先治其标症。

三是"病发而不足，标而本之，先治其标，后治其本"。对此，后世医家看法不一，然治标总是权宜之计，治本才是根本目的，治标的目的也是为了更好地治本。而且，就治标而言，也应当根据不同的病机，选取恰当的治法，才有可能收到良效。

谨察间甚①，以意调之，间者并行，甚者独行②。先小大不利而后生病者治其本。

【点评】论间者并行，甚者独行。间甚，指病之轻重。"间者言病之浅，甚者言病之重也。病浅者可以兼治，故曰并行。病甚者难容杂乱，故曰独行"（张介宾注）。对于病证错杂，标本俱病而病势尚轻者，可用标本同治之法，如治疗风厥之"表里刺之，饮之服汤"（《素问·评热病论》）即是。若病证错杂，标本俱病而病势危重者，则宜视其危重之主要在本、在标，单治其本，或单治其标，如治怒狂阳厥时"服以生铁洛（落）为饮"（《素问·病能论》），任专而力宏。当然，在标本同治时，亦当分清主次，而有所侧重。

夫病传③者，心病先心痛④；一日而咳⑤，三日胁支痛，五日闭塞不通，身痛体重。三日不已，死。冬夜半，夏日中⑥。

肺病喘咳；三日而胁支满痛，一日身重体痛，五日而胀。十日不已，死。冬日入，夏日出⑦。

肝病头目眩，胁支满；三日体重身痛，五日而胀，三日腰脊少腹痛，胫酸。三日不已，死。冬日入，夏早食⑧。

脾病身痛体重；一日而胀，二日少腹腰脊痛，胫酸，三日背䏚筋

---

① 间甚：间，病轻。甚，病重。
② 间者并行，甚者独行：病情轻浅的可标本同治；病情较重者，可或治标或治本。
③ 病传：即疾病传变。
④ 心痛：指心病诸证。
⑤ 一日而咳：即病后一日传于肺而咳。
⑥ 冬夜半，夏日中：谓冬日死于夜半时分，夏日死于中午时分。
⑦ 冬日入，夏日出：谓冬日死于日入时分，夏日死于日出时分。
⑧ 冬日入，夏早食：谓冬日死于日入时分，夏日死于早餐时分。

痛①，小便闭。十日不已，死。冬人定，夏晏食②。

肾病少腹腰脊痛，骱酸；三日背胠筋痛，小便闭，三日腹胀，三日两胁支痛。三日不已，死。冬大晨，夏晏晡③。

胃病胀满；五日少腹腰脊痛，骱酸，三日背胠筋痛，小便闭，五日身体重。六日不已，死。冬夜半后，夏日昳④。

膀胱病小便闭；五日少腹胀，腰脊痛，骱酸，一日腹胀，一日身体痛。二日不已，死。冬鸡鸣，夏下晡⑤。

诸病以次相传，如是者，皆有死期⑥，不可刺。间一脏止⑦，及至三四脏者，乃可刺也⑧。

【点评】1. 论五脏与胃、膀胱病死期及机理，说明了危重病证传变的一般规律。五脏及胃、膀胱病证的传变及其临床表现，所论病传规律有二，一是按五行相克关系传变，即从心→肺→肝→脾→肾，此与"五脏相通，移皆有次，五脏有病，则各传其所胜"（《素问·玉机真脏论》）的规律相同；二是按脏腑表里相合关系传变，如身重体痛（病在脾）→胀（病在胃），小便闭（病在膀胱）→腰脊痛（病在肾）等。

五脏与胃、膀胱病死期及机理：死期时间由五行关系决定，"至其所不胜，病乃死"（《素问·玉机真脏论》）一致，强调"诸病以次相传，如是者，皆有死期"，不同疾患濒危时间有一定的规律。

根据病传决定针刺与否的原则，凡疾病按五行相克规律依次传变者，病情危重，大多预后不良，故不宜针刺；若按反侮规律传变，或按相生关系传变，病情较轻，预后大多良好，故可行针刺

---

① 背胠筋痛：谓背部脊柱两侧高起的肌肉和筋膜疼痛。

② 冬人定，夏晏(yàn 宴)食：谓冬日死于人定时分，夏日死于晏食时分。

③ 冬大晨，夏晏晡(bū 逋)：谓冬日死于大晨时分，夏日死于晏晡时分。

④ 夏日昳(dié 迭)：谓夏日死于日昳时分。昳，日落。

⑤ 夏下晡：谓夏日死于下晡时分。下晡，即午后，与日昳之时相近。

⑥ 皆有死期：清·姚止庵："五行以胜相传，言其常也，若夫死期有相符者，有未必相符者，不可拘执。"

⑦ 间一脏止：谓病邪间脏相传，用针刺之法可制止病传。

⑧ 及至三四脏者，乃可刺也：谓病邪隔三四脏相传，方可进行针刺治疗。

治疗。

2. 论《内经》标本意涵。标本的本义分别指草木的末梢和根或茎干，《说文》云："标，木杪末也"；"本，木下曰本，从木，一在其下，指事"。《素问·移精变气论》所言"治以草苏草荄之枝，本末为助"中之"本"，即是本义。在标本本义的基础上，《内经》予以引申运用，使标本含义有了较大的扩展，重在用以表示事物的上与下、内与外、先发与后继、原始本体与效应现象，病与医等相对应双方的主次先后及轻重缓急，通过对这种标本关系的辨析，指导认识人体生理和对疾病的诊治。

（1）经脉标本：十二经脉内外，阴阳营卫之气互相依赖，周流全身，在这样的循环传注中，人体的上和下、四肢和躯干是相互对应的，"上为标，下为本"，故十二经脉在人体头面胸腹的特定部位是脉气所止处，位置较高为标，在四肢末端的特定部位是脉气所起处，位置较低为本。《灵枢·卫气》篇具体论述了十二经脉各经的标本位置。这种以四肢为本、头面躯干为标的经脉标本理论，是治疗取穴时上病下取、下病上取的理论依据之一。

（2）邪正标本：一般认为，在疾病的发病过程中，正气为本，邪气为标。然本篇论有余不足的标本先后，高士宗注说："病发而邪气有余，则本而标之，申明本而标之者，先治其邪气之本，后治其正气之标，此治有余之法也。病发而正气不足，则标而本之，申明标而本之者，先治其正气之标，后治其邪气之本，此治不足之法也。"此又以邪气为本，正气为标，与后世所言不同。对此，似可从邪正在发病中的主次地位加以理解。疾病的发生，有正气绝对亏虚，邪气乘虚而入者；有邪气太盛，正气相对不足者。因为前者发病正气起了主导作用，后者发病邪气为矛盾的主要方面，而本标正反映着矛盾的主次关系，故前者以正气为本，邪气为标；后者以邪气为本，正气为标。

（3）疾病先后标本：病之先成者如病因、病机及原发病、先发病为本，病之后生者如因病因病机引发的病证及继发病、后发病为标。本篇曰："病有标本，刺有逆从……故曰：有其在标而求之于标，有其在本而求之于本"。张介宾注："病之先受者为本，病之后变者为标，生于本者，言受病之原根，生于标者，言目前之多变也。"

（4）水肿病病机主次标本：在水液代谢及水肿病的发病机制中，《内经》认为肺肾两脏的作用不同，肾主水，主管全身水液代谢为本；肺主气，通调水道为标，故《素问·水热穴论》说："故其本在肾，其末在肺，皆积水也……故水病，下为胕肿大腹，上为喘呼，不得卧者，标本俱病，故肺为喘呼，肾为水肿"。王冰云："标本者，肺为标，肾为本，如此者，是肺肾俱水为病也。"

（5）医患标本：从疾病的诊治过程而言，病在先，医在后，医生所采用的各种治疗措施，均要通过病人而发挥作用，故《素问·汤液醪醴论》说："病为本，工为标，标本不得，邪气不服"。杨上善云："风寒暑湿所生之病，以为本也，工之所用针石汤药，以为标也。"

（6）六气阴阳标本：六气，即风热火湿燥寒为本，其效应即气候及疾病证候的变化为标，根据阴阳多少盛衰不同，分为太阴、少阴、厥阴、太阳、少阳、阳明，用六气阴阳标本可以推测及说明六气及其所致气候、病候的变化规律。《素问·六微旨大论》指出："少阳之上，火气治之，中见厥阴；阳明之上，燥气治之，中见太阴；太阳之上，寒气治之，中见少阳；厥阴之上，风气治之，中见少阳；少阴之上，热气治之，中见太阳；太阴之上，湿气治之，中见阳明……所谓本也，本之下，中之见也，见之下，气之标也。本标不同，气应异象"。王冰注："本，谓元气也。气别为王……本者应之元，标者病之始……本谓天六气，寒暑燥湿风火也，三阴三阳由是生化，故云本，所谓六元者也。"

由此可见，《内经》所述标本具有主要矛盾与次要矛盾或矛盾的主要方面与次要方面的含义，包含着主次、本质与现象、因果、轻重与缓急诸种关系，以此说明病变的重点、疾病的性质，阐明疾病病理变化诸环节的依赖形式，以及病情的程度、疾病发展的动态趋势，为诊断治疗疾病提供指导。

天元纪大论①篇第六十六

黄帝问曰：天有五行御五位，以生寒暑燥湿风②；人有五脏化五气，以生喜怒思忧恐。论③言五运相袭而皆治之，终期之日，周而复始④，余已知之矣，愿闻其与三阴三阳之候，奈何合之⑤？

【点评】论五运与六气的关系。寒暑燥湿风五气，是一年之中的气候变化。木运主时，其气风木；火运主时，其气火热，故曰"天有五行御五位，以生寒暑燥湿风"，说明六气是五运变化产生的。运与气的关系，如同有了五脏和五脏之气才能产生五志那样的密切关系。这一观点，既适用本段所谈的主运与主气的关系，也适用于下文所谈五运"非独主时也"的大运与客气的关系。

鬼臾区稽首再拜对曰：昭乎哉问也！夫五运阴阳者，天地之道也，万物之纲纪，变化之父母，生杀之本始，神明之府也，可不通乎！故物生谓之化，物极谓之变⑥，阴阳不测谓之神⑦，神用无方谓之圣⑧。

---

① 天元纪大论：天，指自然界。元，始也。纪，指规律。本篇讨论自然界万物变化的本始及其规律，故名"天元纪大论"。

② 天有五行御五位，以生寒暑燥湿风：主运五步是由五行代表的。如初运为木运，木运则生风；二运为火运，火运则生暑等。天，指自然界。御，驾御，控制。五位，在此指一年中主运的五步。

③ 论：指《素问·六节藏象论》。

④ 五运相袭而皆治之，终期（jī基）之日，周而复始：主运五步从木运开始，按五行相生顺序相互承袭而终于水，各主一个时令，年复一年地周而复始。五运，在此指一年中的主运五步。袭，承袭，承接。治，管理，即主时之义。终期，满三百六十五又四分之一日。期，周年。

⑤ 三阴三阳之候，奈何合之：即厥阴风木、少阴君火、太阴湿土等六气与主运五步怎样配合。

⑥ 物生谓之化，物极谓之变：万物的发展变化，皆由化至变，亦即所谓"化者变之渐，变者化之成"。

⑦ 阴阳不测谓之神：阴阳的微妙变化就叫作"神"。不测，莫测，难测，在此指其变化微妙。

⑧ 神用无方谓之圣：能够掌握阴阳变化的道理，则对宇宙间的万事万物便可以通晓认识，亦即运用阴阳运动的规律认识事物而无所不通，就叫作"圣"。圣，精通之义。方，常规。

【点评】论五运与六气是天地阴阳变化的结果。"阴阳不测谓之神"出自于《易传·系辞上》，"神"，是指用阴阳概念所表达的客观事物固有规律，也即谓"道""神明"，也是下文所言之"神"。"不测"，是指这一规律不是不可测，也不是不能测，更不是无法测，而是指人们运用感官无法直接感知但又是客观的存在。其中就包括"物生谓之化，物极谓之变"两种变化的过程，"化"是物质运动的量变（渐变）过程，而"变"则是物质运动发生质变（突激）过程，但都是在"神"的作用下完成的。

夫变化之为用也，在天为玄，在人为道，在地为化①，化生五味，道生智②，玄生神③。

神在天为风，在地为木④；在天为热，在地为火；在天为湿，在地为土；在天为燥，在地为金；在天为寒，在地为水。

故在天为气，在地成形，形气相感而化生万物矣⑤。然天地者，万物之上下也⑥；左右者，阴阳之道路也⑦；水火者，阴阳之征兆也⑧；金木者，生成之终始也⑨。气有多少⑩，形有盛衰⑪，上下相召，而损益彰矣⑫。

---

① 在天为玄……在地为化：玄，指构成万物的元始之气，下文"在天为气""太虚寥廓，肇基化元"可证。道，道理，指人对事物变化规律的认识。化，生化，指大地生化万物。

② 道生智：谓掌握阴阳变化之理就能有无穷的智慧。

③ 玄生神：谓有了构成万物的元始之气就能产生微妙无穷之变化。

④ 在天为风，在地为木：言自然界的变化，在天之气与地之五行是相应的，如风与木相应。神，指变化。

⑤ 形气相感而化生万物矣：言在天无形之气与在地有形之质相互感召、互相作用而生化成万物。

⑥ 天地者，万物之上下也：天地是万物在空间中上下运动的范围。

⑦ 左右者，阴阳之道路也：清·张志聪："言阴阳之气，左右旋转之不息。"

⑧ 水火者，阴阳之征兆也：清·张志聪："水火为阴阳之征兆，言天一生水，地二生火，火为阳，水为阴，阴阳不可见，而水火为阴阳之征验。"征，征验。兆，表现。

⑨ 金木者，生成之终始也：万物生发于春，收成于秋，春属木，秋属金，故以金木代表万物生长、收成的全过程。

⑩ 气有多少：天之六气各有阴阳多少之异。气，指六气，即风、寒、暑、湿、燥、火。

⑪ 形有盛衰：运有太过不及。形，指五运。盛，太过。衰，不及。

⑫ 上下相召，而损益彰矣：六气五行上下相合，不足与有余的现象就明显地表露出来。上，指天之六气。下，指地之五行。相召，即相互感召。损，不足。益，有余。彰，昭彰显著。

【点评】论五运、六气之含义。"夫五运阴阳者，天地之道也"，明确表达了五运与六气都是阴阳变化结果的认识。"五运"指木、火、土、金、水五运之气；"阴阳"此指三阴三阳所标记的风、寒、暑、湿、燥、火六气，二者都是自然规律的体现，至于上下、道路、征兆、终始，进一步表达了"形气相感"的理论。"气"指六气，"形"指五运。

帝曰：愿闻五运之主时也，何如？
鬼臾区曰：五气运行，各终期日，非独主时也。

【点评】五运有主时、主岁之别。此节体现了浑天说宇宙结构观，并指出"气"宇宙形成的本原，无论万物、九星、七曜，乃至于五运、寒暑，都是此气运动变化的结果。

帝曰：请闻其所谓也。
鬼臾区曰：臣积考①《太始天元册》②文曰：太虚寥廓③，肇基化元④，万物资始⑤，五运终天⑥，布气真灵⑦，揔统坤元⑧，九星⑨悬朗，

---

① 积考：反复考究。积，累次，多次。考，考察，研究。
② 《太始天元册》：上古专记天真元气运行的书。天元，指岁时运行之理。周朝以十一月建子为正月，后世认为周历得天之正道，故将周历称为"天元"。五运六气所用历法，均为十一月建子。
③ 太虚寥廓：宇宙苍茫辽阔，无边无际。太虚，即宇宙。寥廓，即辽阔。
④ 肇（zhào 兆）基化元：谓寥廓无边的宇宙充满了元气，元气为万物生化之本源，亦即元气是宇宙间造化万物的根源。肇，开始。基，依据。肇基，始动之依据。化元，生化之本源。
⑤ 万物资始：万物资取元气得以始生。资，取。始，有生之初。
⑥ 五运终天：五运在宇宙间的运动变化，充斥天地，亘古不变。五运，在这里概指五运六气的运动变化。终，极尽。
⑦ 布气真灵：布，敷布。真灵，指有生化能力的真元之气。又，指太虚中的元气。
⑧ 揔统坤元：在天之元气总统大地生化万物的根源。揔，同"总"。统，统领。坤元，指大地。
⑨ 九星：天蓬、天内、天冲、天辅、天禽、天心、天任、天柱、天英等。古代天象中的星名。天内，又作"天芮"。

七曜①周旋，曰阴曰阳，曰柔曰刚②，幽显既位③，寒暑弛张④，生生化化⑤，品物咸章⑥。臣斯十世，此之谓也。

【点评】 此节体现了浑天说宇宙结构观，并指出"气"宇宙形成的本原，无论万物、九星、七曜，乃至于五运、寒暑，都是此气运动变化的结果。

帝曰：善。何谓气有多少⑦，形有盛衰⑧？

鬼臾区曰：阴阳之气各有多少，故曰三阴三阳也。形有盛衰，谓五行之治，各有太过不及也。故其始也，有余而往，不足随之，不足而往，有余从之⑨，知迎知随，气可与期⑩。

应天为天符⑪，承岁为岁直⑫，三合为治⑬。

【点评】 论六气的三阴三阳属性标记。在论述三阴三阳六气有盛有衰，五运之气也有太过和不及的变化之后，介绍人类对气候变化的预测方法及其原理。预测年度气候的特殊变化时，要将六气和五运相结合，分别以当年司天之气、在泉之气与值年大运结合分析：

---

① 七曜：古称日、月与木、火、土、金、水五星为七曜。

② 曰阴曰阳，曰柔曰刚：谓太空大气肇始，九星照耀大地，七曜运转不休，因而产生了自然界四时阴阳、昼夜寒暑的递迁，以及大地上具有刚柔不同性质的物类。

③ 幽显既位：幽，属阴，指黑夜。显，属阳，指白昼。既位，固定的位置及次第。

④ 寒暑弛张：清·张志聪："寒暑弛张者，寒暑往来也。"

⑤ 生生化化：无数代的生长变化。生，物之生。化，物的正常变化。

⑥ 品物咸章：自然界万物的各种变化都明显地反映出来。品，言众多。品物，即万物。咸，皆，都。章，同"彰"，昭彰显著。

⑦ 气有多少：谓阴阳各有太少之分。太，多。

⑧ 形有盛衰：谓五运太过为盛，不及为衰。形，指五运（五行）。

⑨ 故其始也……有余从之：明·吴崑："火炎则水干，水盛则火灭，此有余而往，不足随之也；阴不足则阳凑之，阳不足则阴凑之，此不足而往，有余从之也。"始，谓运气之始。往，去。随，来。

⑩ 知迎知随，气可与期：明·吴崑："迎者，时未至而令先至，若有所迎也。随者，当令亢甚，复气随之也。"期，预知。

⑪ 应天为天符：中运和司天之气的五行属性相合，称为"天符"年。

⑫ 承岁为岁直：谓中运和年支的五行属性相合，称为"岁会"或"岁直"。

⑬ 三合为治：指中运、司天、年支三者五行属性皆相符合，即既为天符，又为岁会，也称"太一天符"。

岁会之年指岁运之气与岁支的方位五行属性相同的同化关系。如"木运临卯，火运临午，土运临四季，金运临酉，水运临子，所谓岁会，气之平也"（《素问·六微旨大论》），丁卯年值年岁运为木运，年支是卯，卯属木，故为岁会之年，60年中有8年属于此类情况；若岁运之气与司天之气五行属性相符合的同化关系，故称"天符"，如己丑、己未之岁，值岁的土运，又逢太阴湿土司天，即为天符之年，在60年周期中有12年属于此类情况。由于推算天符、岁会是要将值年岁运、司天之气、年支三者结合分析，故曰"三合为治"。

帝曰：上下相召①奈何？

鬼臾区曰：寒暑燥湿风火，天之阴阳也，三阴三阳，上奉之②；木火土金水火，地之阴阳也，生长化收藏，下应之③。天以阳生阴长，地以阳杀阴藏④。天有阴阳，地亦有阴阳。木火土金水火，地之阴阳也⑤，生长化收藏。故阳中有阴，阴中有阳。所以欲知天地之阴阳者，应天之气，动而不息，故五岁而右迁。应地之气，静而守位，故六期而环会⑥。

---

① 上下相召：天地阴阳相互对应，如初运为木则初气为风，二运为火则二气为暑等。上，指天之阴阳，即六气。下，指地之阴阳，即五行，也谓五运之气。

② 三阴三阳，上奉之：六气有阴阳性质的不同，且有多少的区别，故用三阴三阳配合之，则厥阴配风，少阴配暑，少阳配火，太阴配湿，阳明配燥，太阳配寒。

③ 木火土金水……下应之：木火土金水，地之五行之气，亦有阴阳之分，故曰地之阴阳，万物的生长化收藏与之相应，即春应木主生，夏应火主长，长夏应土主化，秋应金主收，冬应水主藏。

④ 天以阳生阴长，地以阳杀阴藏：明·张介宾："天为阳，阳主升，升则向生，故天以阳生阴长，阳中有阴也；地为阴，阴主降，降则向死，故地以阳杀阴藏，阴中有阳也。以藏气纪元，其征可见。如上半年为阳，阳升于天，天气治之，故春生夏长；下半年为阴，阴降于下，地气治之，故秋收冬藏也。"

⑤ 木火土金水火，地之阴阳也：《类经》疑衍。

⑥ 所以欲知天地之阴阳者……故六期而环会：《内经》作者认为天主动，地主静，动静相召，则地之阴阳（五行）应天之气，故动而不息；天之阴阳（六气）应地之气，故静而守位。天气为六，地之五行，各主一岁，则须六年才能完成与六气的配属，故"五岁而右迁"。所谓"右迁"，指上升主岁而言，如土运之岁，按五行相生顺序止于火为五年，而配属六气则仍缺一气，所以五年之后又为土运主岁。以甲子的天干论，则为甲乙丙丁戊己六年，此即谓"不息"之意。地气为五，天之六气各主一岁，则六年恰与五行相会，以土运为例，土运至土运，正是六岁，故"六期而环会"。所谓"环会"，即五行主岁一周曰"环"，某行主岁而又"右迁"曰"会"。因天之六气应地，地主静故曰"守位"。

动静相召，上下相临，阴阳相错，而变由生也①。

【点评】六气为上，是"天之阴阳"所化，分别标记为三阴(太阴、少阴、厥阴)三阳(太阳、阳明、少阳)，故称为"天气"；五运之气在下，是"地之阴阳"所化，二者相应，共同影响着万物的生长化收藏。

岁运之气五年为一周期，每年的岁运之气各不相同，故曰"动而不息"，五年一个周期，即"五岁而右迁"；每年六步六气终而复始，相对固定，年年如此，故谓"静而守位"，六年一个周期，即"六期而环会"。"动"指五运之气，在下；"静"指天之六气，在上。由于不同阴阳属性的五运之气和六气相互作用，彼此影响，才会有"阴阳相错，而变由生"的作用。

帝曰：上下周纪②，其有数乎?

鬼臾区曰：天以六为节，地以五为制③。周天气者，六期为一备；终地纪者，五岁为一周。君火以明，相火以位④。五六相合，而七百二十气为一纪，凡三十岁；千四百四十气，凡六十岁，而为一周。不及太过，斯皆见矣。

【点评】论五运(下)和六气(上)循环运转的规律。六气以"六"为变化节律(一年分六步、六年一周期)，故曰"天以六为节"；五运以"五"为节律(一年分五步、五年一周期)，故谓"地以五为制"。无论是六气还是五运，都是以 30 年为一小周期，称为"一纪"；60年为一大周期，称为"一周"。

---

① 动静相召……而变由生也：明·张介宾："动以应天，静以应地，故曰动静，曰上下，无非言天地之合气，皆所以结上文相召之义。"

② 上下周纪：谓天地间运气的循环变化有一定的周期和规律。上下，指天地而言。周，周期。纪，标志。60 年 1440 个节气为一周，30 年 720 个节气谓一纪。

③ 天以六为节，地以五为制：言天之六气需要 6 年方能循环一周，地之五运需要 5 年才能循环一周。天，指天之六气。地，指地之五行。节，节度，法度。制，制度。又，一年分六步，为六气所主。一年分五步，为五运所统。

④ 君火以明，相火以位：火之质在下而光明在上。以此比喻六气之中的君火在前(二之气)，相火在后(三之气)，并解释其在前、在后之意。

用五行归类六气，"火"分别表达热气、暑气，为了予以区分，就将热气的属性规定为"君火"，暑气规定为"相火"。自金元时代以降，在人身阳气亦谓之"火"的背景下，"君火"即心阳，"相"辅佐于"君"，其他脏腑阳气称为"相火"，但多指心包、肝、胆、三焦之阳。

　　帝曰：夫子之言，上终天气，下毕地纪①，可谓悉矣。余愿闻而藏之②，上以治民③，下以治身④，使百姓昭著，上下和亲，德泽下流，子孙无忧，传之后世，无有终时，可得闻乎？

　　鬼臾区曰：至数之机⑤，迫迮以微⑥，其来可见，其往可追⑦，敬之者昌，慢之者亡⑧，无道行私，必得夭殃⑨，谨奉天道，请言真要。

　　帝曰：善言始者，必会于终；善言近者，必知其远⑩，是则至数极而道不惑，所谓明矣⑪！愿夫子推而次之。令有条理，简而不匮⑫，久而不绝，易用难忘，为之纲纪，至数之要，愿尽闻之。

　　【点评】其一，论五运与六气相合。五运和六气是为了把握自然

---

　　①　上终天气，下毕地纪：谓五运阴阳之道穷究天地发生之原，尽赅万物生化之理。终，穷究，尽明。天气，指气候的产生。毕，都，全部。地纪，指万物生化之理。

　　②　闻而藏之：听到并记住它。之，指五运六气之道。

　　③　治民：治理国家为民心诚服。

　　④　治身：养生。保养生命，使人健康长寿。

　　⑤　至数之机：至数，指五运六气相合的定数。机，奥妙，机要。

　　⑥　迫迮(zé 则)以微：言五运六气相合之理精细而深奥。迫，近。迮，近也。微，幽深也。

　　⑦　其来可见，其往可追：运气之机虽然深奥，但可通过观察现时的物候，结合以往的气候情况找出其规律。其，指运和气。运和气来时，有物候可以征见；运气已往，其过程可供追思、考查。追，追思，考查之意。

　　⑧　敬之者昌，慢之者亡：天地万物有其自身的客观规律，按照客观规律办事就能昌盛、发展或成功，违背客观规律就会失败或死亡。敬，遵从。之，指运气运动的规律。昌，昌盛。慢，不顺从，违背。亡，失败，衰亡。

　　⑨　无道行私，必得夭殃：不懂或不遵循客观规律，一味按主观意志办事，必然导致半途而废或带来灾难。

　　⑩　善言始者……必知其远：精于明道之人必能掌握事物变化的全过程而做到首尾一致，远近若一。

　　⑪　至数极而道不惑，所谓明矣：谓极尽五运六气的道理而不被迷惑，即所谓明达。

　　⑫　简而不匮：谓简明而不缺略。匮，缺乏。

界气候变化规律而构建的认识模型，能比较客观地反映其变化过程。对于其所体现的气候变化规律，必须加以遵循，否则会带来严重后果，即所谓"敬之者昌，慢之者亡，无道行私，必得天殃"。

必须全面了解和掌握运气所反映的气候变化规律，才能用以"上以治民，下以治身"，即所谓"善言始者，必会于终；善言近者，必知其远，是则至数极而道不惑，所谓明矣"。

其二，论五运六气变化规律是可以掌握的。运气的变化尽管幽深而细微，但"其来可见，其往可追"，是可以被人们认识的。只要认真观察，掌握其终始远近，就能"至数极而道不惑"。

其三，研究五运六气的目的。本篇在论述运气概况的基础上，进一步强调了运气学说的重要性，把它视为"至数""真要"。故本篇又从如何掌握这一重要学说的角度，讨论了使其"推而次之，令有条理"的方法，目的是"上以治民，下以治身"，在于认识"天气""地纪"的变化规律，以预防疾病的发生，而且要让人们都能掌握其变化规律（"使百姓昭著"），并要使之"传之后世，无有终时"。

鬼臾区曰：昭乎哉问！明乎哉道！如鼓之应桴，响之应声也[①]。臣闻之：甲己之岁，土运统之[②]；乙庚之岁，金运统之；丙辛之岁，水运统之；丁壬之岁，木运统之；戊癸之岁，火运统之。

【点评】此节专论十干化运规律，即甲己化土，乙庚化金，丙辛化水、丁壬化木、戊癸化火。其发生与北斗历法有关，该历法将十天干与十二地支、二十八宿按一定规则分布于天周之上，结合观察分布于天周之上的不同气象特征而总结的。详见《素问·五运行大论》中的"五气经天化五运"。

五运的周期"凡六十岁"，五运往复十二轮，天干往复六轮，即十天干各纪六年，如"甲己之岁，土运统之"，即六个甲年（甲子、甲戌、甲申、甲午、甲辰、甲寅之岁）和六个己年（己巳、己卯、己

---

① 鼓之应桴，响之应声也：明·张介宾："桴，鼓槌也。发者为声，应者为响。"比喻效验迅速而明显。

② 甲己之岁，土运统之：谓逢甲、逢己之年都属土运。余皆仿此。

丑、己亥、己酉、己未之岁)均为土运之岁。其余类此。

帝曰：其于三阴三阳，合之奈何？

鬼臾区曰：子午之岁，上见少阴①；丑未之岁，上见太阴；寅申之岁，上见少阳；卯酉之岁，上见阳明；辰戌②之岁，上见太阳；巳亥之岁，上见厥阴。少阴所谓标也，厥阴所谓终也③。厥阴之上，风气主之；少阴之上，热气主之；太阴之上，湿气主之；少阳之上，相火主之；阳明之上，燥气主之；太阳之上，寒气主之。所谓本也，是谓六元④。

【点评】此节专论十二支化气，即子午少阴君火，丑未太阴湿土，寅申少阳相火，卯酉阳明燥金，辰戌太阳寒水，已亥厥阴风木。地支起于子，前六数与后六数相配，则子午相配，丑未相配，余类推。由于地支代表一年的主岁之气，而主岁之气又以三阴三阳命名，故曰"子午之岁，上见少阴""少阴之上，热气主之。""上"指上半年，所谓主岁之气，实际上只主半年。在六十甲子中，主岁之六气往复十轮，地支往复五轮，即十二支各纪五年，如"子午之岁，上见少阴"，即五个子年(甲子、丙子、戊子、庚子、壬子之岁)与五个午年(庚午、壬午、甲午、丙午、戊午之岁)，均为少阴君火司天。其余类此。

帝曰：光乎哉道！明乎哉论！请著之玉版，藏之金匮，署曰《天元纪》。

---

① 子午之岁，上见少阴：子午之岁，凡年支为子、为午的年份。上见，指司天之气。如甲子之年，少阴君火司天。余皆仿此。

② 戌：原作"戍"，误，据文义改。

③ 少阴所谓标也，厥阴所谓终也：明·张介宾："标，首也；终，尽也。六十年阴阳之气始于子午，故少阴谓标，尽于己亥，故厥阴谓终。"

④ 所谓本也，是谓六元：明·张介宾："三阴三阳者，由六气之化为之主，而风化厥阴，热化少阴，湿化太阴，火化少阳，燥化阳明，寒化太阳，故六气谓本，三阴三阳谓标也。然此六者，皆天元一气之所化，一分为六，故曰六元。"

五运行大论①篇第六十七

黄帝坐明堂②，始正天纲③，临观八极④，考建五常⑤。

请天师而问之曰：论⑥言天地之动静，神明⑦为之纪，阴阳之升降，寒暑彰其兆。余闻五运之数于夫子，夫子之所言，正五气之各主岁尔，首甲定运⑧，余因论之。

鬼臾区曰：土主甲己⑨，金主乙庚，水主丙辛，木主丁壬，火主戊癸。

【点评】论岁运的产生及其基本规律。"十干是十月太阳历的十个时节"，无论从《诗经》《夏小正》《管子》，还是《史记·律书》《汉书·历律志》，都充分证明我国远古时代使用过一年分为十节段的历法。十月太阳历，是将一个太阳回归年分为五个时段（即五季），使木运（风）、火运（热）、土运（湿）、金运（燥）、水运（寒）五运之气纳入到五行模型之中。只要将"甲己化土……戊癸化火"与"河图"之"五行生成数"进行比较，就会发现二者的十干组配方法完全一致，虽然五行属性不同，但起始组配存在着很有意思的文化现象，即"水"和"土"，"谁"为万物生成之始的差异而已。《管子·

---

① 五运行大论：五运，即以五行代表的五运。行，变化运行。五运既主岁，又主时。随着天体的运行，而五运也就有了不同的变化。如癸年为火运，甲年为土运，初运为木，二运即为火等。本篇重点论述了五运六气的主要运动变化规律及其对人体和万物生化的影响，故名。

② 明堂：黄帝处理事务和宣布政令的地方。明·张介宾："明堂，王者朝会之堂也。"

③ 正天纲：正，校正。天纲，指认识天体运行的纲领。如根据斗柄所指的方位，以定春夏秋冬等。

④ 临观八极：临观，观看之意。八极，即东、南、西、北、东南、东北、西南、西北八方。

⑤ 考建五常：谓考校自然界气候变化的一般规律，并建立掌握五运六气的纲领。

⑥ 论：指《太始天元册》。也有人认为指本书的《阴阳应象大论》及《气交变大论》等篇。

⑦ 神明：指自然界生长收藏的变化。意谓根据自然界生物的生长收藏变化，就可得知天地在不断地运动。

⑧ 首甲定运：五运之中，以甲子纪年，所以说首先用甲子决定五运的某运。

⑨ 土主甲己：指年干逢甲逢己之年，司岁的中运为土运。下文仿此。逢乙逢庚之年为金运，逢丙逢辛之年为水运，逢丁逢壬之年为木运，逢戊逢癸之年为火运。

水地》："地者，万物之本原……水者……万物之本原也。""河图"起始组配为"水"（天一生水，地六成之），突出了"水为万物生成之始"的理念；而"十干化运"的起始组配为"土"（甲己化土），突出了"土为万物生成之始"的"重土"思想。这也可以成为运气理论形成于汉代的一个佐证。二者虽有"五行属性"差异，但是组配方法一致，为万物生成之始的理念一致。

可见，"天干化运"，表达了十干所统十月太阳历的五个季节，是将回归年(365 又 1/4 日)实际气候变化周期全部纳入计算时间之中（包括 5~6 日的过年节），所以每一年分为五步，每步为 73.05 日。至于"五气经天化五运"，不过是将十干纳入五行架构，运用其具有表达时间、空间、序列的功能，将其转换为相应时空区位的气候内涵。这一思维过程的逻辑程序为：表达回归年的十天干→根据其五行属性进行架构→表达时、空区位、序列→预测气候→预测灾病。

子午之上，少阴主之①；丑未之上，太阴主之；寅申之上，少阳主之；卯酉之上，阳明主之；辰戌之上，太阳主之；巳亥之上，厥阴主之。不合阴阳②，其故何也？

【点评】论十二支化气。由于十二支是表示一个回归年中的时段，十二支以月亮的圆缺为依据，代表十二月，所以十二支与十天干一样，与一年的二十四节气有固定的关系。依据《淮南子·地形训》的内容，"十二支属于斗建所指的月名"以及与之对应的时节。运气理论为了预测特定时空区位的气候变化，于是就将能标记的十二地支予以"阴阳、五行属性"处理，将其纳入到阴阳、五行构架之中，于是进一步与已经"阴阳、五行属性"处理了的"六气"与之匹配，分别将能表达时空区位的十二地支转换为相应的气候特征。

---

① 子午之上，少阴主之：即岁支逢子逢午之年，少阴君火热气为司天。上，指司天。少阴，即六气中热气之标。下文皆仿此。岁支逢丑逢未之年，太阴湿土司天；岁支逢寅逢申之年，少阳相火暑气司天；岁支逢卯逢酉之年，阳明燥金司天；岁支逢辰逢戌之年，太阳寒水司天；岁支逢巳逢亥之年，厥阴风木司天。

② 不合阴阳：指"土主甲己……火主戊癸""子午之上，少阴主之……巳亥之上，厥阴主之"，均系一个阴或一个阳主岁，不合阴和阳之数。从下文"天地阴阳者，不以数推，以象之谓也"的结论，可知并非指五运与六气之数"不合阴阳"。可参看《素问·阴阳离合论》。

这一思维过程表达为：与二十四节气"有固定的关系"的十二地支→根据其阴阳、五行属性进行架构→表达时空区位→预测气候→预测灾病。

岐伯曰：是明道也，此天地之阴阳也。夫数之可数者，人中之阴阳也①，然所合，数之可得者也。夫阴阳者，数之可十，推之可百，数之可千，推之可万。天地阴阳者，不以数推，以象之谓也。

【点评】论应用干支甲子推算气运变化。五运六气理论是以天干地支作为计量符号并对时间进行计量，无论计量或预测五步五运之气变化的五时段，或者预测六步六气变化的六时段，都必须运用天干地支为计量符号，运用干支符号所表达的时间，预测相关时段的气候特点。所以干支是计量时间－气候的标记，这就是"天干化运，地支化气"发生的依据。影响气运变化的因素十分复杂，干支甲子推算的结果仅能反映气运现象之"常"，而局部地区、特殊时段的气运变化则要依据具体的天象、气象、物象乃至病人的具体病象，所以在具体应用运气理论时，务必要遵循"不以数推，以象之谓"的基本原则，不可仅仅凭借干支甲子的推算。

帝曰：愿闻其所始也②。

岐伯曰：昭乎哉问也！臣览《太始天元册》文，丹天之气③经于牛女戊分④，黅天之气经于心尾己分，苍天之气经于危室柳鬼，素天之气经

---

① 夫数之可数者，人中之阴阳也：天地阴阳是不能以数推的，因"万之大，不可胜数"。阴阳是无限可分的，所以人体之阴阳，也是"数之可十，推之可百，数之可千，推之可万"。

② 愿闻其所始也：即讨论十干配属五运之理。始，开始，言开始以甲与己合而属土运，乙与庚合而属金运等。

③ 丹天之气：指横贯于天空的赤色火气。丹，赤色。下文的黅（jīn 今）天之气，指黄色土气。苍天之气，指青色木气。玄天之气，指黑色水气。素天之气，指白色金气。传说上古观天时，见五色之玄气横亘于天空，所以有丹、黅、苍、素、玄"五气经天"的说法。

④ 经于牛女戊分：经，横贯。牛女，以及下文的心尾、危室柳鬼、亢氐昂毕、张翼娄胃、奎壁角轸都是二十八宿的名称。二十八宿是标志天体方位的，它分布于天体的情况是：角、亢、氐、房、心、尾、箕，是东方苍龙七宿；斗、牛、女、虚、危、室、壁，是北方玄武七宿；奎、娄、胃、昂、毕、觜、参，是西方白虎七宿；井、鬼、柳、星、张、翼、轸，是南方的朱雀七宿。

于亢氏昴毕，玄天之气经于张翼娄胃。所谓戊己分①者，奎壁角轸，则天地之门户②也。夫候之所始，道之所生，不可不通也。

【点评】论十干化运。将天干地支既用于标记所计量的时间，也用于标记所划分的区位空间，依照顺时运行法则，将十天干和十二地支，结合二十八宿所分布于天穹的四方，按一定次序间隔分布于360度周天之上，使天干地支也具有表达空间区位的意义。《淮南子·天文训》就将十干、十二支(也称十二辰)、二十八宿，按一定规律建构在圆形天球上，这是《内经》之前"五气经天化五运"图形最早的文字记载。

时间、空间、序列是支撑自然界的主要构架，而天干地支可以表达对二者的计量，所以天干地支也就具备了时、空、序列构架的内涵。一旦将五运、六气用干支表达，也就纳入到时、空、序列"结构"之中。因此，运气理论中的天干地支，通过对所计量的时间、空间区位，达到勾连与时间、空间密切相关的气候变化，以及由此发生的物候、致病邪气乃至发生的相关病证，从而达到对其预测的目的。

"五气经天化五运"是观察一年不同时段太阳运行于周天不同区位之气象变化所决定的，由于太阳"自奎壁而南，日就阳道，故曰天门；角轸而北，日就阴道，故曰地户"(《类经图翼·奎壁角轸天地之门户说》)。据此可知，上述知识是建立在对日月星辰运行规律观察的基础之上的。

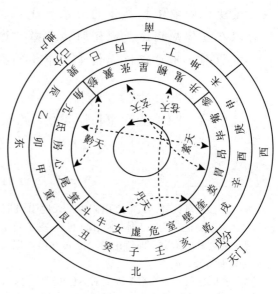

五气经天化五运图

---

① 戊己分：即奎、壁、角、轸四宿之位。

② 天地之门户：太阳视运动，位于奎壁二宿时正当由春入夏之时，位于角轸二宿时正当由秋入冬之时，夏为阳中之阳，冬为阴中之阴，所以古人称奎壁角轸为天地之门户。

帝曰：善。论言天地者，万物之上下，左右者，阴阳之道路①，未知其所谓也。

岐伯曰：所谓上下者，岁上下见阴阳之所在也。左右者，诸上见厥阴，左少阴，右太阳；见少阴，左太阴，右厥阴；见太阴，左少阳，右少阴；见少阳，左阳明，右太阴；见阳明，左太阳，右少阳；见太阳，左厥阴，右阳明。所谓面北而命其位②，言其见也。

帝曰：何谓下？

岐伯曰：厥阴在上，则少阳在下，左阳明，右太阴；少阴在上，则阳明在下，左太阳，右少阳；太阴在上，则太阳在下，左厥阴，右阳明；少阳在上，则厥阴在下，左少阴，右太阳；阳明在上，则少阴在下，左太阴，右厥阴；太阳在上，则太阴在下，左少阳，右少阴。所谓面南而命其位，言其见也。

上下相遘③，寒暑④相临，气相得⑤则和，不相得⑥则病。

帝曰：气相得而病者，何也？

岐伯曰：以下临上⑦，不当位也。

【点评】论客主加临。此节讲述了各个年份司天在泉四间气的计算方法。"上"，指统管上半年气候变化的司天之气；"下"，指统管下半年气候变化的在泉之气。"左右"，分别指司天、在泉的左间气和右间气。要确定司天和在泉的左右间气，就必须先定方位。司天在上，就要"面南而命其位"，识图者的左就是司天（位当三之气）之左间（六步之气中的四之气），右间气就是六步之气中的二之

---

① 天地者，万物之上下，左右者，阴阳之道路：上下，指司天和在泉。左右，指司天之左右间气。司天的左侧为左间，司天的右侧为右间。

② 面北而命其位：上为南，下为北。司天在上，故面北而命其左右，则西为左，东为右。

③ 上下相遘：谓司天与在泉之客气互相交替，逐年变迁。遘，交。上，指司天。下，指在泉。

④ 寒暑：泛指六步不同之气的表现，不只是寒暑二气。

⑤ 相得：客气、主气加临相生，或客主同气为相得，如木火相临、金水相临、火土相临、土金相临。

⑥ 不相得：客气、主气加临相克为不相得，如土木相临、土水相临、水火相临、火金相临、金木相临。

⑦ 以下临上：下指主气，上指客气，系说明客主之气中相火与君火加临情况的。

气；在泉（位当六之气）位于以下，就要"面北而命其位"，初之气为左间，五之气为右间。

帝曰：动静何如？

岐伯曰：上者右行，下者左行①，左右周天，余而复会也。

【点评】论司天（上）在泉（下）六步客气运行规律。其运行规律是先三阴，后三阳，按一（一阴厥阴、一阳少阳）、二（二阴少阴、二阳阳明）、三（三阴太阴、三阳太阳）为序运行。具体次序是：一厥阴风木，二少阴君火，三太阴湿土，四少阳相火，五阳明燥金，六太阳寒水。即所谓"上下有位，左右有纪。故少阳之右，阳明治之；阳明之右，太阳治之；太阳之右，厥阴治之；厥阴之右，少阴治之；少阴之右，太阴治之；太阴之右，少阳治之"（《素问·六微旨大论》）。

帝曰：余闻鬼臾区曰：应地者静。今夫子乃言下者左行，不知其所谓也，愿闻何以生之乎？

岐伯曰：天地动静，五行迁复，虽鬼臾区其上候②而已，犹不能遍明。夫变化之用，天垂象，地成形，七曜纬虚③，五行丽地④。地者，所以载生成之形类⑤也。虚者，所以列应天之精气⑥也。形精之动，犹根本之与枝叶也⑦，仰观其象，虽远可知也。

---

① 上者右行，下者左行：如子年为少阴君火司天，丑年则为太阴湿土司天，而少阴君火则自右降为太阴的右间。如子年阳明在泉，丑年则太阳由在泉的左间升为在泉。上，指司天。下，指在泉。

② 上候：上等的意思。

③ 七曜纬虚：谓日月及五星像穿梭一样来回地横越于天上的众星之间（太空）。古代认为天上的恒星如同织布的经线一样罗列在天空固定不移，而日月五星在众星中横越，像织布的纬线一样横越穿梭。七曜指金、木、水、火、土五星和日月。纬，纬线，在这里是横越的意思。虚，指太虚，即宇宙。

④ 五行丽地：五行之气附着于大地运行变化而产生万物。丽，附着之意。

⑤ 形类：指有形的物类，不论动植物或矿物都属形类。

⑥ 应天之精气：指日月星辰。古人认为日月星辰之有形来源于天地之精气，故称。

⑦ 形精之动……枝叶也：大地上的万物与天上的日月星辰之间的关系，由于均由元气所化生，故如根本与枝叶一样密切。形，指大地的万物。精，指天上的日月星辰。

帝曰：地之为下否乎？

岐伯曰：地为人之下，太虚之中者也。

帝曰：冯①乎？

岐伯曰：大气举之也。

【点评】1. 论宇宙结构。广阔的宇宙，使人觉得深奥莫测，但事物总是可以被认识的。"仰观其象，虽远可知也"，指出只要全面地观察研究天文、地理等自然现象，再复杂再深远的事物也是可以被认识的。"天垂象，地成形……虚者，所以列应天之精气也"。说明天体宇宙是物质的，是在不断地运动着的，而其升降运动，则又是"上者右行，下者左行"。司天、在泉是如此，而太阳和地球也是如此运动着。总之，"形静之动"都是如此。当然，宇宙是无限的，人的认识也是没有止境的，所以说"天地动静，五行迁复"，虽"上候"也不能全部认识。

2. 六气是天地运动的结果。"地为人之下，太虚之中者也"，说明大地是在太空之中的，其所以能浮悬在太空，是由于大气的托举，也就是在于它自身的不断运动。六气主一年的六步，每一气主4个节气，故一年24个节气。节气是我国人民的一个杰出发明，并在历法中占着重要位置。所谓节气，就是把一年内太阳在黄道上的位置变化，和引起的地面气候的演变次序分为24段，分列在12个月里。所以"燥以干之，暑以蒸之"等，就是指地球在围绕太阳转动过程中，太阳所在天空的不同位置，所引起的不同的气候变化，以及这些不同的六气对大地的影响。

六气之中寒凉的气候"在下"，燥热之气"在上"，而湿气介于两者之间，故曰"在中"。这是上中下的大致分布。而火热则"游行其间"，说明不论高下均离不开火的温煦，而万物的生长化收藏也离不开火的作用。总之，一年之中有6种不同的气候变化来到大地，表现于各个时令之中，才能使万物生化不息，"故令虚而生化也"。此节围绕着天地上下动静的命题予以论述，既以植物的根干与枝叶关系为喻，肯定了天与地的相对运动；又明确了人类生存区

---

① 冯：通"凭"。

位与天地区间的关系，认识到地球、日月星辰在太虚（宇宙）中的位置和自西向东运动的规律。可见，这些认识源自于对天地自然变化的实际考察，说明"候之所始，道之所生"是《内经》探求自然规律的基本认识方法。

3. 论"天地动静，五行迁复"。"天地动静"，不是天动地静，而是动都在动，静都在静。上文岐伯回答说"动静何如"，即明确指出了这一观点，所以才有"上者右行，下者左行"，岐伯则以"五行迁复"作了回答，意谓其所以言"应地者静"，是因为在泉之气不当令（静），即五行所主之气尚未升迁的缘故，所以称作"静"，若在泉之气已当令，就不是"应地者静"了。下面的"天垂象，地成形""形精之动"等原文，都说明了地也在动的观点。所以通常所说的"天地动静"论，并不是指事物本身的运动而言，乃是就天地运动之象而论的。所谓"五行迁复"，则既指运，又指气。《素问·天元纪大论》开始就明确指出运与气的关系，是"五行御五位，以生寒暑燥湿风"。因此五行是概括运和气两个方面的。五行所概括的运与气，不提往复而言"迁复"，显然不能将运气变化看作是简单的循环往复。虽然不能把"迁复"理解成螺旋式的上升，但也不能看成是机械地周而复始。虽是"上候"也"不能遍明"一语，正说明了在当时的历史条件下是不可能认识其"变化之用"的实质，只能是"仰观其象"而已。但就运气的客、主、胜、复、太过、不及而言，总的精神是在力求探明运气的不断变化，这是运气学说难能可贵的重要观点。

燥以干之，暑以蒸之，风以动之，湿以润之，寒以坚之，火以温之。故风寒在下，燥热在上，湿气在中，火游行其间，寒暑六入[1]，故令虚而生化[2]也。故燥胜则地干，暑胜则地热，风胜则地动，湿胜则地

---

① 寒暑六入：指一年之中有六步之气下临大地。寒暑，指一年的气候变化。六入，指六气下临大地如自外而入。六，指六气。

② 令虚而生化：虚则寓气，六气方可出入升降其间，以致产生一年四季寒暑往来的迁移变化，而使大地生化万物。古人认为实则不能接受外来的事物，不接受外来的事物就不能生化，因为六气的影响能使大地生化万物，而时令则是空有其位，需靠气以生化，所以说"令虚而生化"。虚，空。

泥，寒胜则地裂，火胜则地固矣。

【点评】此节讲述了六气的作用及其与自然物化现象之间的关系，肯定了六气既能"生"物，反常时亦能"伤"物的二重特性。故仲景总结认为，"夫人秉五常，因风气而生长，风气虽能生万物，亦能害万物，如水能浮舟，亦能覆舟"(《金匮要略·脏腑经络先后病脉证》)。

帝曰：天地之气①，何以候之？
岐伯曰：天地之气，胜复②之作，不形于诊也。《脉法》曰：天地之变，无以脉诊③。此之谓也。
帝曰：间气④何如？
岐伯曰：随气所在，期于左右⑤。
帝曰：期之奈何？
岐伯曰：从其气则和，违其气则病，不当其位⑥者病，迭移其位⑦者病，失守其位⑧者危，尺寸反者死，阴阳交⑨者死。先立其年，以知其气⑩，左右应见，然后乃可以言死生之逆顺。

【点评】论六气变化与人体脉象并不完全一致。自然界气候变化

---

① 天地之气：指司天、在泉之气。
② 胜复：气太过而克贼侵犯者为胜。复，报复，六气盛极，则己所不胜之气来报复。
③ 天地之变，无以脉诊：明·张介宾："天地之气，有常有变。其常气之形于诊者，如春弦、夏洪、秋毛、冬石，及厥阴之至其脉弦，少阴之至其脉钩，太阴之至其脉沉，少阳之至大而浮，阳明之至短而涩，太阳之至大而长者，皆是也。若其胜复之气，卒然初至，安得剧变其脉而形于诊乎？故天地之变，有不可以脉诊，而当先以形证求之者。"
④ 间气：客气六步之中，除司天、在泉之气外，其余四气称为间气。
⑤ 期于左右：间气与脉象的关系，如气在左间则左脉应，气在右间而右脉应。期，会。左右，指左右寸口脉。
⑥ 不当其位：间气与脉气不相应，气在左而见于右脉，气在右而见于左脉，是不当其位的病脉。
⑦ 迭移其位：实谓脉与气候变化特征相反。
⑧ 失守其位：明·张介宾："克贼之脉见，而本位失守也。"
⑨ 阴阳交：即出现阴阳交错的脉象。此与《素问·评热病论》的阴阳交病迥别。
⑩ 先立其年，以知其气：谓先确立岁干岁支，然后就可知当年的五运之气和司天、在泉、间气的分布。

可以影响到人体，人体会产生相应的变化，在脉象上也会有相应的变化。但是，影响脉象因素是复杂的，并非仅仅取决于气候的改变，而气候的变化也不可能都反映于脉象上，"天地之变，无以脉诊"，就是这个道理，也就是说不能以脉象的变化去推测天地之变化。"随气所在，期于左右"，是说要从实际出发，根据气候与脉象变化的不同情况来判断顺逆。应"先立其年，以知其气"，再看"左右应见"，如果脉象"从其气则和，违其气则病"。而"违其气则病"之中，又有"不当其位者病，迭移其位者病，失守其位者危，尺寸反者死，阴阳交者死"的不同。这是从气候变化与人体脉象的应与不应来说明天人相应的观点的。此节讲述了自然气候变化与人体脉象间的关系，既认为不能依据脉象反推自然气候的各种变化，提示人体脉象形成构件要素复杂，而自然气候也是多种条件的复合作用，气候变化是影响人体脉象形成的构件要素之一而不是全部，故而有"天地之变，无以脉诊"的精辟结论；但气候因素是影响人体脉象的重要构件，因而又提出自然气候变化与人体脉象密切相关（"从其气则和，违其气则病"）；还制定了如何依据气候变化进行诊脉的方法，并据此对所主病证进行预测，故曰"先立其年，以知其气，左右应见，然后乃可以言死生之逆顺"。

帝曰：寒暑燥湿风火，在人合之奈何？其于万物何以生化？

岐伯曰：东方生①风，风生木，木生酸，酸生肝，肝生筋，筋生心。其在天为玄②，在人为道③，在地为化。化生五味，道生智，玄生神，化生气。神在天为风，在地为木，在体为筋，在气为柔④，在脏为肝。其性为暄⑤，其德为和⑥，其用为动，其色为苍，其化为荣，其虫毛⑦，

---

① 生：事物间的化生与滋养。如"东方生风"之"生"为化生，"酸生肝"之"生"为滋养。
② 玄：明·张介宾："玄，深微也，天道无穷，东为阳升之方，春为发生之始，故曰玄。"
③ 道：明·张介宾："道者，天地之生意也，人以道为生，而知其所生之本，则可与言道矣。"
④ 柔：指春天风气柔和。
⑤ 暄：温暖，指风性温暖。
⑥ 其德为和：明·张介宾："春阳布和，木之德也。"德，本性。和，温和。
⑦ 虫毛：虫，泛指动物而言。古人把动物分为五大类，称为五虫。毛，指毛虫，各种家畜、走兽之类。

其政①为散，其令宣发，其变摧拉，其眚②为陨，其味为酸，其志为怒。怒伤肝，悲胜怒；风伤肝，燥胜风；酸伤筋，辛胜酸。

南方生热，热生火，火生苦，苦生心，心生血，血生脾。其在天为热，在地为火，在体为脉，在气为息，在脏为心。其性为暑，其德为显，其用为躁，其色为赤，其化为茂，其虫羽，其政为明，其令郁蒸，其变炎烁，其眚燔焫，其味为苦，其志为喜。喜伤心，恐胜喜；热伤气，寒胜热；苦伤气，咸胜苦。

中央生湿，湿生土，土生甘，甘生脾，脾生肉，肉生肺。其在天为湿，在地为土，在体为肉，在气为充，在脏为脾。其性静兼③，其德为濡，其用为化，其色为黄，其化为盈，其虫倮④，其政为谧，其令云雨，其变动注⑤，其眚淫溃⑥，其味为甘，其志为思。思伤脾，怒胜思；湿伤肉，风胜湿；甘伤脾，酸胜甘。

西方生燥，燥生金，金生辛，辛生肺，肺生皮毛，皮毛生肾。其在天为燥，在地为金，在体为皮毛，在气为成⑦，在脏为肺。其性为凉，其德为清，其用为固，其色为白，其化为敛，其虫介⑧，其政为劲，其令雾露，其变肃杀，其眚苍落，其味为辛，其志为忧。忧伤肺，喜胜忧；热伤皮毛，寒胜热；辛伤皮毛，苦胜辛。

北方生寒，寒生水，水生咸，咸生肾，肾生骨髓，髓生肝。其在天为寒，在地为水，在体为骨，在气为坚，在脏为肾。其性为凛⑨，其德为寒，其用为藏⑩，其色为黑，其化为肃，其虫鳞，其政为静，其令霰

---

① 政：行使权力之义。此下"令"字义同。而"政"指木之性，"令"则指事物的景象。古人认为四时寒热温凉的气候更迭，天地万物生长化收藏的变化，是受宇宙自然力的控制的，是五运六气分别主持政令的结果。在各个不同季节里，它的行令各有不同，而万物的变化也各有不同。

② 眚(shěng 省)：灾害。

③ 其性静兼：中央属土，土为阴，故其性为静；土不主时，寄旺于四季之末，故兼有寒热温凉四气之性。

④ 倮：无毛、无甲、无鳞、无羽的倮体动物。

⑤ 动注：流动灌注。

⑥ 淫溃：泛滥流溢。

⑦ 成：成熟，成形。

⑧ 介：即"甲"，俗称"壳"，指介虫，即有壳的动物。

⑨ 凛：清·高世栻："凛，严厉也。冬气严厉而寒，故其性为凛，其性凛则其德为寒。"

⑩ 其用为藏：原脱，据《素问吴注》补。

雪①，其变凝冽，其眚冰雹，其味为咸，其志为恐。恐伤肾，思胜恐；寒伤血，燥胜寒；咸伤血，甘胜咸。

【点评】以五行归类理论为依据，讲述了主时之运不同则生化各异的观点，其内容与《素问·阴阳应象大论》所述基本相同，但两篇论述的角度有别。《阴阳应象大论》是从阴阳应象着眼，把五行作为阴阳之象对待的；此节则从五运入手，在论述岁运、岁气的基础上，进一步讨论了东、南、中、西、北的木、火、土、金、水五个主时之运对人与万物的影响。二者可以相参。

五气更立，各有所先②，非其位③则邪，当其位则正。

【点评】其一，论主时之运与人体发病的关系。五气交替主时，有正常与异常两种情况。运至、气至则为正常，即"当其位则正"之意。在此情况下，即便发生疾病，也比较轻微，所谓"气相得则微"。运与气相反则为异常，即"非其位则邪"。此时发生病变则比较深重，即"不相得则甚"之意。这是由于异常的气候变化，人体难以适应之故。其二，本篇"五气更立"是指客运。《素问·六节藏象论》提出"五气更立，各有所胜"。本篇则谓"五气更立，各有所先"。虽然只有一字之差，但各有所指。前者指岁运与主运，是在"五运相袭，而皆治之，终之日，周而复始，时立气布，如环无端"（主运）之后提出来的，而且在"五气更立，各有所胜"之下紧接着讨论了太过、不及、平气，则又是指岁运的明证。在"何谓所胜"一段所举五时相胜之例，则是既适用于主运，也适用于说明岁运的。本篇"五气更立，各有所先"则是指客运而言的，这个"先"字，是判断"五气"所指的着眼点。岁运、主运、客运均称"五气"。岁运的"五气更立"，五年一周。主运的"五气更立"，一年一周。但主运总是木运为初运，始于木而终于水，年年不变，所以不存在"各有所先"的问题。所谓"先"即指一年的五运之初运，意谓五运轮流

① 霰雪：原脱，据《素问吴注》补。
② 各有所先：指"五气更立"，互相先主初运。
③ 位：指季节——春、夏、长夏、秋、冬。

主宰初运。因为客运的初运是以岁运起运的，如岁运为火运，客运的初运则为火运，而主运的初运则永为木运。所以说它指的是客运。只有把它作为客运理解，"非其位"与"当其位"才有着落（客运的具体内容见《素问·六元正纪大论》）。

帝曰：病生之变何如？

岐伯曰：令相得则微，不相得则甚。

帝曰：主岁^①何如？

岐伯曰：气有余，则制己所胜^②而侮所不胜^③；其不及，则己所不胜侮而乘之，己所胜轻而侮之。侮反受邪^④，侮而受邪，寡于畏也。

帝曰：善。

【点评】其一，此节以五行相克模型，论岁运与主时之运均有生克乘侮的关系。主时之运有当位与不当位，有气相得与不相得之分。认识它的相得与不相得，主要是从五行生克乘侮理论认识的。主时之运如此，主岁之运也是如此。所以"主岁何如"一段，既指岁运，又指时运，同时也是分析岁运、岁气、主运、客运、主气、客气相互关系的理论依据。

其二，论"非其位"与"不相得"。当位与不当位，是就运而言的，相得与不相得，则是指气而言。以主运而论，其位是不变的，而客运则依岁运而更其位。如癸亥年主运的初运为木，客运为火，不论呈现木或火的气候变化，均为"当其位"，反之即是"非其位"。如果只从主运去理解，则癸亥之年客运为火，就是"非其位"了，这样理解不免就太局限了。因为每年气候变化，在大同之中总是有小异的，主运、主气是大同，而客运、客气则是小异。不能把小异作为异常的气候变化去理解，这正说明了"时有常位，而气无必也"（《素问·至真要大论》）。

---

① 主岁：即五行各主一岁，五行主岁称为"五运"。

② 己所胜：受制于我的为己所胜，即我克者。

③ 所不胜：克制我的为己所不胜，即克我者。

④ 侮反受邪：五气相互之间存在着生克制化关系，有胜必有复，如木气胜则必有金气复之。

当位与不当位是从两方面讨论的，而气之相得与不相得也应从两方面去理解。一是"时立气布"，即有是位而有是气，如木运主时而呈现六气之风，即为相得。二是指客气和主气加临情况，如癸亥年初之气，主气厥阴风木，客气阳明燥金，金胜木为不相得，但不相得之中还有"主胜逆，客胜从"的区别。金胜木是客气胜主气，是不相得中"从"，反之则为"逆"。癸亥年三之气，主气少阳相火，客气厥阴风木，木火相生则为相得。余可类推。

六微旨大论①篇第六十八

黄帝问曰：呜呼远哉！天之道也，如迎浮云，若视深渊，视深渊尚可测，迎浮云莫知其极。夫子数言，谨奉天道②，余闻而藏之，心私异之，不知其所谓也。愿夫子溢志尽言其事③，令终不灭，久而不绝，天之道可得闻乎？

岐伯稽首再拜对曰：明乎哉问，天之道也！此因天之序，盛衰之时也。

【点评】此节从宏观角度指出，六气变化规律是可以认识的，认为天道（六气变化）是可以测知的（"视深渊尚可测"），但认识又是无止境的（"迎浮云莫知其极"）。怎样掌握其变化规律？方法是通过六气的客气、主气变化的实际情况（"因天之序，盛衰之时也"）予以认知。

帝曰：愿闻天道六六之节④，盛衰何也？

---

① 六微旨大论：六，指六气。微，精微之意。本篇重点讨论了六气变化的理论，故名。清·张志聪："此篇分论六节，应天应地，主岁主时，及加临之六气，故曰'六微旨大论'。"

② 夫子数言，谨奉天道：意谓您曾多次说过要认真谨慎地掌握自然界的变化规律。夫子，是对岐伯的尊称。数言，是多次讲解。谨奉，是谨慎奉行的意思。天道，指自然界的变化规律。

③ 溢志尽言其事：毫不保留地阐明天道。溢志，畅快、放开之义。

④ 天道六六之节：六气六步，每步为60.875天，周天365.25度，正合六气六步（节），故云。

岐伯曰：上下有位，左右有纪①。故少阳之右②，阳明治之；阳明之右，太阳治之；太阳之右，厥阴治之；厥阴之右，少阴治之；少阴之右，太阴治之；太阴之右，少阳治之。此所谓气之标③，盖南面而待也。故曰：因天之序，盛衰之时，移光定位，正立而待之④。此之谓也。

少阳之上，火气治之，中见厥阴⑤；阳明之上，燥气治之，中见太阴；太阳之上，寒气治之，中见少阴；厥阴之上，风气治之，中见少阳；少阴之上，热气治之，中见太阳；太阴之上，湿气治之，中见阳明。所谓本也，本之下，中之见也，见之下，气之标也。本标不同，气应异象⑥。

【点评】论客气的变化规律。在天的三阴三阳之气，因其客居不定，与主气之固定不变有别，所以称为"客气"，也称为"岁气"，也分为风木、相火、君火、湿土、燥金、寒水六种。其六步之气按先三阴，后三阳，按一、二、三（即一厥阴风木，二少阴君火，三太阴湿土，四少阳相火，五阳明燥金，六太阳寒水）为序运行，六年为一变化周期。有"司天之气"（位当三之气）"在泉之气"（位当六之气）和左右四间气之分，随着年份不同而有变化。

经文用植物根干与枝叶的关系为喻，类比六气与三阴三阳，六

---

① 上下有位，左右有纪：指司天、在泉之气有一定位置，左右四间气的升降，有一定的次序。左右，指左右四间气。纪，次序。

② 少阳之右：观测者面南以观三阴三阳的次序是向右旋转。

③ 气之标：用三阴三阳为风、热、湿、火、燥、寒六气之标志。气，指六气。标，即标志、标象。

④ 移光定位，正立而待之：这是古人利用测光的位置来定节气的一种方法。人们最初是用"树立木杆"来观看日影，发明了圭表以后，则用圭表上移影长短刻度的不同，以定六气循行的次序，故名曰"移光定位"。观察日影是在中午时刻面向南站立，故曰"正立而待之"。

⑤ 少阳之上……中见厥阴：明·张介宾："此以下言三阴三阳各有表里，其气相通，故各有互根之中气也。少阳之本火，故火气在上，与厥阴为表里，故中见厥阴，是以相火而兼风木之化也。"如以经脉来说，凡互为表里的，在六气则互为中见。中，指中气。

⑥ 本标不同，气应异象：明·张介宾："本标不同者，若以三阴三阳言之，如太阳本寒而标阳，少阴本热而标阴。以中见之气言之，如少阳所至为火生，而中为风；阳明所至为燥生，而中为湿；太阳所至为寒生，而中为热；厥阴所至为风生，而中为火；少阴所至为热生，而中为寒；太阴所至为湿生，而中为燥也。故岁气有寒热之非常者，诊法有脉从而病反者，病有生于本、生于标、生于中气者，治有取本而得，取标而得，取中气而得者。此皆标本之不同，而气应之异象，即下文所谓'物生其应，脉气其应'者是也。"

气是引起天地万物变化之本源，为命名之本体，故谓之"本"；而三阴三阳是分别对不同性质的气候予以标记，是标象，故称为"标"。这就是此节所论"标本"之含义。"中见"，即介乎于标、本之间而称为"中见之气"，与三阴三阳为表里关系。如与厥阴为表里关系者为少阳，故风木之气为"本"，标记的厥阴属性为"标"，少阳就为"中见之气"。其余类此。列表如下：

六气标本中气关系表

本	（为）暑	燥	寒	风	热	湿
标	少阳	阳明	太阳	厥阴	少阴	太阴
中气	厥阴	太阴	少阴	少阳	太阳	阳明

帝曰：其①有至而至②，有至而不至，有至而太过③，何也？

岐伯曰：至而至者和；至而不至，来气④不及也；未至而至，来气有余也。

帝曰：至而不至，未至而至，如何？

岐伯曰：应则顺，否则逆⑤，逆则变生，变则病。

【点评】论客气应时与不应时。客气六步各有所主之气，如应时而至则顺。若"至而不至，未至而至"则为逆。"逆则变生，变则病"。欲知客气之应时与不应时，在自然界可观察万物生长化收藏的情况，在人则通过脉象变化以测其应与不应。

帝曰：善。请言其应。

岐伯曰：物，生其应也；气，脉其应也。

帝曰：善。愿闻地理之应六节气位⑥何如？

---

① 其：在此指气候变化。

② 至而至：是指六气随所主的时令而来，这是正常的自然现象。前一个"至"，指时令；后一个"至"，指气候（六气）。

③ 至而太过：即下文所谓"未至而至"，指未到其时而有其气。

④ 来气：指实际的气候变化。

⑤ 应则顺，否则逆：是指六气按其所主时令而来临叫"应"，反则为"否"。

⑥ 地理之应六节气位：地理，指大地的物生情况。六节气位，六气所主之部位。

岐伯曰：显明之右，君火之位也①；君火之右，退行一步，相火治之②；复行一步，土气治之③；复行一步，金气治之；复行一步，水气治之；复行一步，木气治之；复行一步，君火治之；相火之下，水气承之④；水位之下，土气承之；土位之下，风气承之；风位之下，金气承之；金位之下，火气承之；君火之下，阴精⑤承之。

【点评】其一，论主气六步次第。主气，即主时之气，主治一年四季的正常气候变化，包括风木、君火、相火、湿土、燥金、寒水六种，因其年年如此，恒居不变，静而守位，所以又称为地气。主气分主一年的二十四个节气，即将一年二十四个节气分属于六步之中，每步主四个节气，计60天87刻半，始于厥阴风木，按五行相生次序，终于太阳寒水，年年不变。

一年四季始于春，从大寒至春分，为初之气，属厥阴风木所主；从春分至小满，为二之气，属少阴君火所主；从小满至大暑，为三之气，因君火相火同气相随，故属少阳相火所主；从大暑至秋分，为四之气，属太阴湿土所主；从秋分至小雪，为五之气，属阳明燥金所主；从小雪至大寒，为六之气，属太阳寒水所主。其六步之气的规律是起于厥阴风木，终于太阳寒水，按五行相生、君相相从（君火在前，相火在后）顺序分为六步运行。

其二，论主气之间的相互关系。"相火之下，水气承之……君火之下，阴精承之。"就是五行相克规律的关系。不言克而言承者，意在说明主气之所以能反映其正常生化，是由于它们之间是一个相

---

① 显明之右，君火之位也：显明，指东方木位，为初之气。自东而南，故曰"显明之右"。初之气之后为二之气，故曰"君火之位"。

② 君火之右……相火治之：明·张介宾："退行一步，谓退于君火之右一步也。此自斗建巳中以至未中，步居正南，位直司天，主三之气，乃小满后六十日有奇，相火之治令也。"古代天文学把向西、向右称为"退行"。

③ 复行一步，土气治之：明·张介宾："复行一步，谓于相火之右，又行一步也。此自未中以至酉中，步居西南，为天之左间，主四之气，乃大暑后六十日有奇，湿土治令之位也。"以下依此类推。

④ 相火之下，水气承之：有相火之气，就有寒水之气制约，以防其过亢。承，在此有承接与制约两义。

⑤ 阴精：就六气而论，在此指太阳寒水。

互制约和依赖的整体。

帝曰：何也？

岐伯曰：亢则害，承乃制，制则生化，外列盛衰①，害则败乱，生化大病。

【点评】论五运承制关系。此处运用五行相克规律，表达主气之间的相互制约关系。自然界事物之间是一个相互制约和依赖的整体，共同维系着生态平衡，只有相承相制才能保持着盛衰有节、生化恒常。如果任何一气，失去制约之气的承接制约，就会过亢为害，此即"亢则害，承乃制，制则生化，外列盛衰，害则败乱，生化大病"之意。

帝曰：盛衰何如？

岐伯曰：非其位②则邪，当其位则正。邪则变甚，正则微。

帝曰：何谓当位？

岐伯曰：木运临卯③，火运临午④，土运临四季⑤，金运临酉⑥，水运临子⑦，所谓岁会⑧，气之平也。

【点评】论运气有当位与否，病有轻重之分。岁会指岁运之气与岁支表达方位之五行属性相同的同化关系，六十年中有8年属于岁会。示意如图：

其推算方法如甲辰、甲戌、己丑、己未年，依据"十干化运"原则，"甲己化土"，故岁运为土运。岁支辰、戌、丑、未分布在天球

---

① 亢则害，承乃制，制则生化，外列盛衰：明·张介宾："亢者，盛之极也。制者，因其极而抑之也。"

② 非其位：即岁运与岁气不相符。下句"当其位"的意思相反。

③ 木运临卯：明·张介宾："以木运而临卯位，丁卯岁也。"

④ 火运临午：明·张介宾："以火运临午位，戊午岁也。"

⑤ 土运临四季：明·张介宾："土运临四季，甲辰、甲戌、己丑、己未岁也。"四季，此处指辰戌丑未四个方位。

⑥ 金运临酉：明·张介宾："金运临酉，乙酉岁也。"

⑦ 水运临子：明·张介宾："水运临子，丙子岁也。"

⑧ 岁会：又叫岁直，即通主一年的中运之气与岁支之气相同者叫岁会。

的"四维"方位，而"四维"方位的五行
属性为土。土运之年又逢岁支标记的
方位五行属性为土，二者的属性一致，
故此四年符合岁会的规定条件，故为
"岁会之年"。

帝曰：非位何如？

岐伯曰：岁不与会也。

帝曰：土运之岁，上见太阴①；火运
之岁，上见少阳、少阴②；金运之岁，上
见阳明③；木运之岁，上见厥阴④；水运之岁，上见太阳⑤，奈何？

岐伯曰：天之与会⑥也。故《天元册》曰天符⑦。

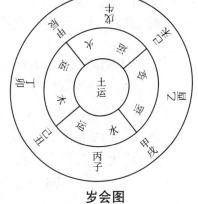

岁会图

【点评】论运气同化有别，疾病
发生各异。岁运之气与司天之气五行
属性相符合的同化关系，故称"天
符"，即所谓"应天者为天符"（《素
问·天元纪大论》）。其推求方法如
乙卯、乙酉年，年干为乙，乙庚化
金，岁运为金运不及。岁支为卯酉，
卯酉阳明燥金司天。金运之年又遇阳
明燥金司天，五行属性相同，所以乙
卯、乙酉年为"天符之年"。60年中
有12年为天符之年。示意如图：

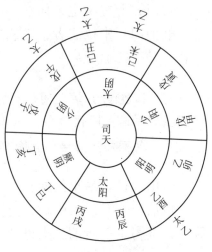

太乙天符图

---

① 土运之岁，上见太阴：明·张介宾："土运上见太阴，己丑己未岁也。"
② 火运之岁，上见少阳、少阴：明·张介宾："火运上见少阳，戊寅戊申岁也。上见少阴
戊子戊午岁也。"
③ 金运之岁，上见阳明：明·张介宾："金运上见阳明，乙卯乙酉岁也。"
④ 木运之岁，上见厥阴：明·张介宾："木运上见厥阴，丁巳丁亥岁也。"
⑤ 水运之岁，上见太阳：明·张介宾："水运上见太阳，丙辰丙戌岁也。"
⑥ 天之与会：即天符年。唐·王冰："天气与运气相逢会也。"
⑦ 天符：天符之年，是指一年的中运之气与司天之气五行属性相符合，即己丑、己未、
戊寅、戊申、戊子、戊午、乙卯、乙酉、丁亥、丙辰、丙戌、丁巳之年。

天符岁会何如？

岐伯曰：太一天符①之会也。

【点评】太乙（太一）天符，既是天符，又是岁会的年份，是指岁运之气与司天之气、岁支之气三气相合而主令。六十年中，戊午、乙酉、己丑、己未4年属于太乙天符（见太乙天符图）。如戊午年，既是"火运之岁，上见少阴"的天符年，又是"火运临午"的岁会年，故为"太乙天符"。运气同化之年，往往气象单一，表现为一气独胜，容易给生物和人体造成较大的危害。

帝曰：其贵贱②何如？

岐伯曰：天符为执法，岁位为行令，太一天符为贵人③。

帝曰：邪之中也奈何？

岐伯曰：中执法者，其病速而危④；中行令者，其病徐而持⑤；中贵人者，其病暴而死⑥。

【点评】论运气同化有别，疾病发生各异。天符、岁会、太一天符，虽皆属运气同化之年，但各有不同，所以使人致病的情况也就各有差异。其病之发有速、有徐、有暴；其病之害，则有危、有持、有死。

帝曰：位之易也何如？

岐伯曰：君位臣则顺，臣位君则逆。逆则其病近，其害速；顺则其病远，其害微。所谓二火也。

---

① 太一天符：明·张介宾："既为天符，又为岁会，是为太一天符之会……太一者，至尊无二之称。"即戊午、乙酉、己丑、己未四年当为太一天符之年。

② 贵贱：下文以官职高低比喻天符、岁会、太一天符，故称"贵贱"。

③ 天符为执法，岁位为行令，太一天符为贵人：这是古人用行政官职之大小做比喻，说明天符犹如相辅，有执行法律之权；岁会如同方伯，有执行命令之权；太一天符如同君主，权力最大。用来比喻天符、岁会、太一天符之年邪伤人体的预后情况。

④ 中执法者，其病速而危：指天符之年，邪气在上，其伤人后，发病速而危险。

⑤ 中行令者，其病徐而持：持，原作"特"，形近而误，据文义改。意为岁会之年，邪气伤人后病缓慢，正气也能持续抗邪。

⑥ 中贵人者，其病暴而死：意为太一天符之年，邪气盛于下，邪伤人后，发病急暴而且很快就可以致死。

【点评】论客主加临。所谓客主加临，是将每年轮值的客气六步，分别加于固定不变的主气六步之上。六气有主气、客气之分：主气，即主时之气，主治一年四季的正常气候变化，如主人一样长居不变，六步主气分主一年的二十四个节气，每步主四个节气，计60天87刻半，始于厥阴风木，按五行相生次序，终于太阳寒水，年年不变；客气，在天的三阴三阳之气，因其客居不定，与主气之固定不变有别，所以称为"客气"。也分为风木、相火、君火、湿土、燥金、寒水六种，六步客气的运行次序是先三阴，后三阳，按一二三为序运行。具体次序是：一厥阴风木，二少阴君火，三太阴湿土，四少阳相火，五阳明燥金，六太阳寒水。

由于主气只能概括一年气候的常规变化，而气候的具体变化则取决于客气，因此只有将客主二气结合起来分析，才能把握当年气候的实际变化情况。将司天之气加于主气的三之气上，在泉之气加于主气的终之气上，其余的四气则分别以次加临。加临之后，主气六步不动，客气六步则每年按三阴、三阳次序，依次转移，6年一转，运动不息。每年六步的客主加临情况示意如表：

表1　六年周期客主加临举例简表

	定位名称	地左	天右	司天	天左	地右	在泉
六步之气	次序	初之气	二之气	三之气	四之气	五之气	终之气
	节气	雨水　春分	谷雨　小满	夏至　大暑	处暑　秋分	霜降　小雪	冬至　大寒
	月份	正月　二月	三月　四月	五月　六月	七月　八月	九月　十月	十一月　十二月
主　气		厥阴风木	少阴君火	少阳相火	太阴湿土	阳明燥金	太阳寒水
客主加临	客气 2019年(己亥)	阳明燥金	太阳寒水	厥阴风木	少阴君火	太阴湿土	少阳相火
	2020年(庚子)	太阳寒水	厥阴风木	少阴君火	太阴湿土	少阳相火	阳明燥金
	2021年(辛丑)	厥阴风木	少阴君火	太阴湿土	少阳相火	阳明燥金	太阳寒水
	2022年(壬寅)	少阴君火	太阴湿土	少阳相火	阳明燥金	太阳寒水	厥阴风木
	2023年(癸卯)	太阴湿土	少阳相火	阳明燥金	太阳寒水	厥阴风木	少阴君火
	2024年(甲辰)	少阳相火	阳明燥金	太阳寒水	厥阴风木	少阴君火	太阴湿土

上表所示是己亥至甲辰年的客主加临情况，只要将图中客气圈逐年向左转动一格，便可获得各该年的客主加临的实际状态。

至于"君位臣则顺，臣位君则逆"，是指客气与主气加临情况下，少阴君火与少阳相火之位而言的。如客气为少阳相火，主气为少阴君火，即称"君位臣"，反之则为"臣位君"。君位臣为顺，"其害微"；臣位君为逆，"其害速"。

帝曰：善。愿闻其步①何如？

岐伯曰：所谓步者，六十度而有奇②，故二十四步积盈百刻而成日③也。

【点评】主气、客气同步，分主一年的二十四个节气，即将一年二十四个节气分属于六步之中，每步主四个节气，计60天87刻半，故曰"六十度而有奇"。

"故二十四步积盈百刻而成日也"，这是古代的太阳历法，每年为三百六十五天又四分之一（365.25），四个四分之一积为一日，所以阳历闰年每四年增加了一天，只有四年置闰，才能使运气的交司时刻准确无误。

帝曰：六气应五行之变④何如？

岐伯曰：位有终始，气有初中⑤，上下不同，求之亦异也⑥。

帝曰：求之奈何？

---

① 其步：指风、热、火、湿、燥、寒六气在一年之中的相应时间和位置。因每一气所主之时为一步，一岁之中六气主时，故一年之中可分为六步。其，此处指六气。步，指位置和时间。

② 六十度而有奇：明·张介宾："一日一度，度即日也。周岁共三百六十五日二十五刻，以六步分之，则每步得六十日又八十七刻半，故曰有奇也。"

③ 二十四步积盈百刻而成日：六气运行，每年分为六步，四年共运行二十四步，为一千四百六十日又一百刻。盈，指0.25度。古人以一日分为百刻，每年积盈0.25度，四年共积1度。1度等于100刻即1日，此即"积盈百刻而成日"之义。也就是四年一闰。

④ 六气应五行之变：在一年之中，六气六步，五运五步。六气之步每步六十天又八十七刻半，五运之步每步七十三天零五刻。意谓这一变化如何相应。应，相配应之义。

⑤ 气有初中：指气有初气和中气。初，言其始；气自始而渐盛，即初气。中，言其盛；气自盛而渐衰，即中气。

⑥ 上下不同，求之亦异也：天之六气，地之五运，其步不同，所以说求之亦异。上下，在此指天地。

岐伯曰：天气始于甲，地气始于子，子甲相合，命曰岁立①。谨候其时，气可与期②。

【点评】在天干与地支组合中，天干始于甲，地支始于子，然后按阳干配阳支，阴干配阴支，天干在前，地支在后的原则，十天干配十二地支，正好是六十个组合，以此作为干支纪年符号，故曰"子甲相合，命曰岁立"；再据"天干化运""地支化气"规律，就可以推演任何一个干支纪年的岁运和岁气，所以说"谨候其时，气可与期"。

帝曰：愿闻其岁，六气始终，早晏何如③？

岐伯曰：明乎哉问也！甲子之岁④，初之气，天数⑤始于水下一刻⑥，终于八十七刻半；二之气，始于八十七刻六分，终于七十五刻；三之气，始于七十六刻，终于六十二刻半；四之气，始于六十二刻六分，终于五十刻；五之气，始于五十一刻；终于三十七刻半；六之气，始于三十七刻六分，终于二十五刻。所谓初六⑦，天之数也。

乙丑岁，初之气，天数始于二十六刻，终于一十二刻半；二之气，始于一十二刻六分，终于水下百刻；三之气，始于一刻，终于八十七刻半；四之气，始于八十七刻六分，终于七十五刻；五之气，始于七十六刻，终于六十二刻半；六之气，始于六十二刻六分，终于五十刻。所谓六二，天之数也。

---

① 岁立：明·张介宾："天气有十干而始于甲，地气有十二支而始于子，子甲相合，即甲子也，干支合而六十年之岁气立。岁气立则有时可候，有气可期矣。"

② 期：推求之义。

③ 六气始终，早晏何如：即每年初之气至终之气交司时刻的早晚情况。始终，指每年六气开始与终止的时刻。晏，晚也。

④ 甲子之岁：甲子纪年中的第一年。

⑤ 天数：在此指六气的交司时刻。

⑥ 水下一刻：古代用铜壶贮水，壶上穿一小孔，使水自然经小孔滴漏以为计时之器，名叫漏壶。所谓水下一刻，是壶水贮满，自第一条横线开始下滴，水面微低于第一条横线，所以称为水下一刻。它如"终于八十七刻半"等可依此类推。

⑦ 初六：指甲子这一年中六气六步交司时刻的第一周。六气始终刻分早晏的一个周期为四年，称为"一纪"。甲子年是一纪的第一个年岁，故称为"初六"。初，指第一年。六，指六步。以下"六二""六三""六四"皆可依此类推。

丙寅岁，初之气，天数始于五十一刻，终于三十七刻半；二之气，始于三十七刻六分，终于二十五刻；三之气，始于二十六刻，终于一十二刻半；四之气，始于一十二刻六分，终于水下百刻；五之气，始于一刻，终于八十七刻半；六之气，始于八十七刻六分，终于七十五刻。所谓六三，天之数也。

丁卯岁，初之气，天数始于七十六刻，终于六十二刻半；二之气，始于六十二刻六分，终于五十刻；三之气，始于五十一刻，终于三十七刻半；四之气，始于三十七刻六分，终于二十五刻；五之气，始于二十六刻，终于一十二刻半；六之气，始于一十二刻六分，终于水下百刻。所谓六四，天之数也。次戊辰岁①，初之气，复始于一刻，常如是无已，周而复始。

帝曰：愿闻其岁候②何如？

岐伯曰：悉乎哉问也！日行一周③，天气始于一刻，日行再周，天气始于二十六刻，日行三周，天气始于五十一刻，日行四周，天气始于七十六刻，日行五周，天气复始于一刻，所谓一纪④也。是故寅午戌岁气会同⑤，卯未亥岁气会同，辰申子岁气会同，巳酉丑岁气会同。终而复始。

帝曰：愿闻其用⑥也。

---

① 次戊辰岁：明·张介宾："以上丁卯年六之气，终于水下百刻，是子丑寅卯四年气数，至此已尽，所谓一纪。故戊辰年，则气复始于一刻，而辰巳午未四年又为一纪……所以常如是无已，周而复始也。"

② 岁候：此指一年之六气运行开始和终止的总刻分数，以一年为单位进行推算。明·张介宾："岁候者，通岁之大候。"

③ 日行一周：古人所谓的"日行"，相当于现在天文学上所说的"太阳视运动"，这种运动又称为"视行"。古人从直观上认为太阳每天行一度，一年行三百六十五度，又复回到原来的位置，即太阳在天体的视运动轨道（黄道）上循行一周，就是一年，这就是"日行一周"。古人以甲子年算起，所以日行一周是指甲子年，日行再周即是乙丑年，日行三周是丙寅年，日行四周为丁卯年，余类推。

④ 一纪：就是标志一个循环，例如：五运以五年为一纪，六气以六年为一纪，六气与五运相结合则三十年为一纪。此指六气以四年共积盈百刻而成一日为一纪。故阳历每四年置闰一天，即是此意。纪，循环的标志。

⑤ 岁气会同：每年的中运开始之时，就是主运初运的交司时刻，而主运初运的交司时刻，与六气初之气的交司时刻是一致的。因而每四年，其六步之气的初之气交司时刻满100刻，从第五年（即下一个四年）的初气起步时刻又从水下一刻开始。岁气，指一岁之中运。

⑥ 用：指运气的变化。清·高世栻："用者，变化动静升降出入也。"

岐伯曰，言天者求之本①，言地者求之位②，言人者求之气交③。

帝曰：何谓气交？

岐伯曰：上下之位，气交之中，人之居也④。故曰：天枢之上，天气主之⑤；天枢之下，地气主之⑥；气交之分，人气从之，万物由之⑦。此之谓也。

帝曰：何谓初中？

岐伯曰：初凡三十度而有奇，中气同法⑧。

帝曰：初中何也？

岐伯曰：所以分天地也⑨。

帝曰：愿卒闻之。

岐伯曰：初者地气也，中者天气也。

【点评】一年之中，六气分为六步（客气主气均为六步），五运分为五步（主运客运均为五步），一为六十天又八十七刻半，一为七十三天零五刻。从数字上看是不相应的，所以提出了"六气应五行之变何如"的问题。由于五运之位每步皆有终始，如初运始于大寒节日，终于春分后十三日，而六气之气又有初中之分，如每步六十日八十七刻半，前三十天为"初"，后三十天为"中"。现将六气主时

---

① 言天者求之本：天，即客气。本，就是风寒暑湿燥火六气。

② 言地者求之位：因主时之位属于地，故为地之位。木火土金水在此意指自然界生长化收藏各种物化现象。地，指主气。位，即六步，指一年二十四节气所属的部位。

③ 言人者求之气交：人，是指人的生命现象和生理活动。气交，是指天气下降，地气上升，一升一降则气交于中而言。

④ 上下之位……人之居也：明·张介宾："上者谓天，天气下降；下者谓地，地气上升。一升一降，则气交于中也。而人居之，而生化变易，则无非气交之使然。"上，指天气。下，指地气。

⑤ 天枢之上，天气主之：天枢的上面，是天气所主。天气，此指阳气。天枢，指气交之分。在于人身，天枢，即脐。

⑥ 天枢之下，地气主之：天枢的下面，是地气所主。地气，指阴气。

⑦ 气交之分……万物由之：清·张志聪："人与万物，生于天地气交之中，人气从之而生长壮老已，万物由之而生长化收藏。"

⑧ 初凡三十度而有奇，中气同法：因每步六十度而有奇（即六十日八十七刻半），一步又分初、中各占一半（即三十日四十三刻四分之三刻），前三十日为"初"，后三十日为"中"。度，即周天度数，周天一度约为一日。

⑨ 所以分天地也：即分阴阳之义。

归纳如图：

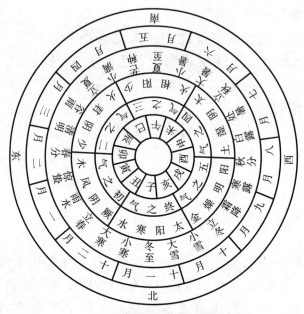

六气主时节气图

六气交司时刻是在四年之内，年年不同。由于四年置闰一次，所以四年称为"一纪"，一纪与一纪则完全相同。所以说甲子、乙丑、丙寅、丁卯四年之后"次戊辰岁，初之气复始于一刻，常如是无已，周而复始"。

五运的交司时刻。"岁候何如"，系指五运而言。主岁之运与主时之初运的交司时刻是一致的，所以"日行五周，天气复始于一刻"。主时之五运的初运，与六气初之气的交司时刻也是一致的，所以又说"寅午戌岁气会同……巳酉丑岁气会同"。其推算方法是：将甲子纪年中的十二地支按一至十二的顺序分为四组，一组三个支，每组的一、二、三顺序相配(如按十二支顺序相配则分1、5、9；2、6、8；3、7、11；4、8、12四组)，正是"寅、午、戌""亥、卯、未""辰、申、子""巳、酉、丑"四组为"岁气会同"。例如：凡逢寅、逢午、逢戌之年，主运初运均起于申时初刻，与这里的"丙寅岁，初之气，天数始于五十一刻"，正相符合。余类推。

帝曰：其升降何如？

岐伯曰：气之升降，天地之更用也①。

帝曰：愿闻其用何如？

岐伯曰：升已而降，降者谓天；降已而升，升者谓地。天气下降，气流于地；地气上升，气腾于天。故高下相召，升降相因，而变作矣②。

【点评】为了阐明气的阴阳升降，前文首先提出了"言天者求之本，言地者求之位。"因"天为阳，地为阴""阳化气，阴成形"。所以天之六气为阳之本，地之五行为阴之位，而何以知其升降？于是提出"言人者求之气交"以验证。人在气交之中，自然之气的升降变化，人是有感知的。人与万物都在"气交"之中，故人能感知，万物亦然。正是前文之"物，生其应也；气，脉其应也"，下文之"万物由之"。气之阴阳升降，不但以天地分，即在六气的一步之中，也分阴阳升降，"初中"就是"所以分天地也"，说明一步之中也有升降，而且是相互的，"气之升降，天地之更用也"，即是此意。

气在升降之中相互转化。天地之气升降的规律是"天气下降""地气上升"。上升是地气，所以地气"升已而降，降者为天"，说明地气上升转化为天气，而下降则是天气。同样，下降是天气，所以天气"降已而升，升者为地"，说明天气下降，转化为地气，而上升的则是地气。"已"字体现其中的转化关系。这就是"高下相召，升降相因，而变作矣"之意义所在。

帝曰：善。寒湿相遘③，燥热相临④，风火相值⑤，其有闻乎⑥？

---

① 气之升降，天地之更用也：明·张介宾："天无地之升，则不能降；地无天之降，则不能升。故天地更相为用。"更用，相互为用之义。

② 高下相召，升降相因，而变作矣：明·张介宾："召，犹招也。上者必降，下者必升，此天运循环之道也。阳必召阴，阴必召阳，此阴阳两合之理也。故高下相召则有升降，有升降则强弱相因而变作矣。"

③ 遘：作"遇"解。见《尔雅·释诂》。

④ 临：见，遇。见《易·系辞下》虞注。

⑤ 值：有"当"意。见《文选·皇太子释奠会诗》李善注。

⑥ 寒湿相遘……其有闻乎：即客主之气加临时，寒与湿相逢，燥与热相逢，风与火相逢。

岐伯曰：气有胜复①，胜复之作，有德有化②，有用有变③，变则邪气居之。

帝曰：何谓邪乎？

岐伯曰：夫物之生从于化④，物之极由乎变⑤，变化之相薄，成败之所由也⑥。故气有往复，用有迟速，四者之有，而化而变，风之来也⑦。

帝曰：迟速往复，风所由生，而化而变，故因盛衰之变耳。成败倚伏游乎中⑧何也？

岐伯曰：成败倚伏生乎动，动而不已，则变作矣⑨。

【点评】气"动而不已"，所以有升降。气之所以有升有降，取决于气自身的不断运动，即"变化之相薄"和"胜复之作"。所以"气有往复，用有迟速，四者之有，而化而变"，就化生了六气。"成败倚伏生乎动，动而不已，则变作矣"。正说明了有动才有变，有动有变才有事物的成和败。这里所说的败，就六气而言，指邪气；所谓"变则邪气居之"，就万事万物来说，即下文的"器散则分之，生化息矣"。

帝曰：有期⑩乎？

---

① 气有胜复：六气的自然变化规律。六气中一气过亢叫"胜"。胜气之后，必有其所不胜之气出现就叫"复"。胜复，是对六气相互制约、相互斗争的概括。

② 有德有化：德，指气候正常变化给予万物的影响。化，指万物正常的生化过程。

③ 有用有变：用，指万物的功用。变，指事物的异常变化，也指灾变。

④ 物之生从于化：是说万物之生，是由于气的生化作用而产生的。

⑤ 物之极由乎变：物之极是由于气的变化的结果。极，指事物发展到极点。

⑥ 变化之相薄，成败之所由也：是说气之变与化，是万物成长与败坏的根本原因。

⑦ 气有往复……风之来也：气之往复迟速的变化，产生了六气。"风之来也"的"风"是六气的代称，不能理解为狭义之风。

⑧ 成败倚伏游乎中：成败，指事物的盛衰。倚，指依托或相因。伏，指隐藏或潜伏。倚伏，是指潜藏着相互因果关系。

⑨ 成败倚伏生乎动，动而不已，则变作矣：明·张介宾："动静者，阴阳之用也。所谓动者，即形气相感也，即上下相召也，即往复迟速也，即升降出入也，由是而成败倚伏，无非由动而生也。故《易》曰：'吉凶悔吝者，生乎动者也。'然而天下之动，其变无穷，但动而正则吉，不正则凶，动而不已，则灾变由之而作矣。"

⑩ 期：此指运动静止之时。

岐伯曰：不生不化，静之期也①。

帝曰：不生化乎？

岐伯曰：出入废则神机化灭，升降息则气立孤危②。故非出入，则无以生长壮老已；非升降，则无以生长化收藏③。是以升降出入，无器不有④。故器者生化之宇，器散则分之，生化息矣⑤。故无不出入，无不升降。化有小大，期有近远⑥。四者之有，而贵常守⑦，反常则灾害至矣。故曰：无形无患⑧，此之谓也。

【点评】其一，论"升降出入，无器不有"。只要有"物"存在，升降出入运动就一定有序地进行。气是"动而不已"的，除非"不生不化"，才是"静之期也"。升降出入是对气的运动形式的概括。"是以升降出入，无器不有"。所不同者，只不过是"化有小大，期有近远"而已。既然存在"期有近远"之分，则有"不生不化"之时，所以有形之物的生化，是有一定限度的，没有这个形体，也就没有这个灾害，即所谓"无形无患"。

其二，论"无形无患"发病观。"无形无患"的引申意是指人身

---

① 不生不化，静之期也：气是动而不息的，是在不断地变化着的，所以没有停止之期。如果说有"静之期"，除非是"不生不化"。

② 出入废则神机化灭，升降息则气立孤危：明·张介宾："此言天地非不生化，但物之动静，各有所由耳。凡物之动者，血气之属也，皆生气根于身之中，以神为生死之主，故曰神机。然神之存亡，由于饮食呼吸之出入，出入废则神机化灭而动者息矣。物之植者，草木金石之属也，皆生气根于形之外，以气为荣枯之主，故曰气立。然气之盛衰，由于阴阳之升降，升降息则气立孤危而植者败矣。"

③ 非出入，则无以生长壮老已……生长化收藏：明·张介宾："生长壮老已，动物之始终也，故必赖呼吸之出入。生长化收藏，植物之盛衰也，故必赖阴阳之升降。"出入，此处指呼吸、摄入饮食及排泄废物等。

④ 升降出入，无器不有：升降出入的运动形式广泛存在于万物之中。

⑤ 器者生化之宇……生化息矣：意谓有形之体均由气所构成，而有形之体就是气的生化之器，器不存在，生化也就息灭。一个物体如此，整个宇宙也是如此。

⑥ 化有小大，期有近远：明·张介宾："物之小者如秋毫之微，大者如天地之广，此化之小大也。夭者如蜉蝣之朝暮，寿者如彭聃之百千，此期之近远也。化之小者其期近，化之大者其期远。万物之气数固有不齐，而同归于化与期，其致则一耳。"

⑦ 四者之有，而贵常守：明·张介宾："四者，出入升降也。常守，守其所固有也。出入者守其出入，升降者守其升降，固有弗失，多寿无疑也。"

⑧ 无形无患：即谓如果没有形体，就不会有灾难。形，指形体。患，指灾难。

所有形态器官都会发生疾病，就所谓"人有精气津液，四支九窍，五脏十六部，三百六十五节，乃生百病"（《素问·调经论》）之意，这一发病观点对于临床辨识相关疾病的定位有一定的指导作用。

帝曰：善。有不生不化①乎？
岐伯曰：悉乎哉问也！与道合同，惟真人也。
帝曰：善。

【点评】本篇所论脉气关系、亢害承制、升降出入问题。

1. 论"气，脉其应也"。"气，脉其应也"的"气"，不是自然界的气候变化。这个"气"应与上句的"物，生其应也"的"物"对应，即指人体之气。意谓六气的变化，验之于物则物之生长收藏与六气相应；若验之于人，则人体之气也与自然界之气相应。但怎么知道人气与六气相应呢？从脉象变化便可以测知四时不同之气对人的影响。所以说："气，脉其应也。"

2. 论亢害承制。亢害承制"外列盛衰"的"盛"不是"亢"，"盛衰"都是正常。只有在超过正常限度情况下的盛衰才是异常。如"相火之下，水气承之"，是指相火主时之气，其所以不得过亢，因为有水气的制约，从而保证了相火之气正常的"盛"。同时任何一气都不是孤立的，所以"承"是针对一年中六气之整体而言的。整体的"承"就叫作"制"。"制则生化"。反之，则亢而为害。从本文的"外列盛衰"可以看出，《内经》所谈的阴阳平衡是在互相盛衰的动态之中维持平衡，决不能把有盛有衰理解为阴阳平衡的破坏。原文说"亢则害，承乃制，制则生化，外列盛衰，害则败乱，生化大病。"该语多用以解释五行之间的关系，即说明既相生又相克，既不能无生，也不能无克。但相克又不能太过，过则为"亢"，亢则为害。"承乃制"之承，指相克之中有连续不断的意思，若能连续不断地正常相克就叫作"承"。如木制约（克）土旺；水制约（克）火旺等。"承"就是符合事物发展的规律（制）。"外列盛衰"是指阴阳平衡，或五行生克都是有盛有衰的。"盛"是正常的，"衰"也是正常的，绝对没有不盛不衰的

---

① 不生不化：明·张介宾："不生不化，即不生不死也。"

平衡，这是中医学理论中有关阴阳平衡，或五行生克是动态平衡的依据，是一个不容忽视的理论观点。由于这段原文是以外界气候变化为例加以说明的，所以谓"外列盛衰"。如夏天为阳盛，或称热盛，热盛寒则衰，表现(列)出热的气候；冬天为阴盛，或称寒盛，寒盛则热衰，表现(列)出寒的气候。这些盛衰的表现，完全是正常的，如果超出这一正常的盛衰范围，就叫"亢则害"及"害则败乱，生化大病"了。

3. 论升降出入。升降出入，是《内经》对物质运动形式的基本概括。用来说明宇宙间及其人体物质运动的基本形式和规律。结合本篇全文精神，其义如下：

(1)解释自然界天地的运动和相互作用。如"升已而降，降者谓天……升降相因，而变作矣"，通过天地间升和降的不同运动方式，反映天和地的不同运动方式并互为因果，相辅相成，互相转化的，正因为天和地不断升降运动，才产生了自然界的一切变化。

(2)解释自然界的各种现象。自然界的变化是复杂多样的，但最易被人的直觉察知的则是四季变迁、寒暑更迭。此即"物之生从于化，物之极由乎变，变化之相薄，成败之所由也。故气有往复，用有迟速，四者(春夏秋冬)之有，而化而变，风之来也"。指出天地间的升降运动是物质产生和消亡的动力，四季更迭和气候(指"风")的变化也不例外。

(3)升降出入运动是所有物质都具有的基本运动方式。一切物质都在进行着以升降出入为基本方式的自身运动，如本篇说："是以升降出入，无器不有"。这里用否定之否定的论述方法，做了十分肯定的回答。又说："故无不出入，无不升降，化有小大，期有近远"。指出了五彩缤纷的物质世界，形形色色的不同物种，都有自身的升降出入运动方式，所不同的只是运动的范围、力量的大小和运动周期的长短不同而已。

(4)升降出入运动是一切物质自身变化的内在动力，贯穿于物质自身存在的始终。升降出入运动能保持相对平衡，物质就能处于正常状态，对于人和生物界则是正常的生理。否则物质运动就会失衡，出现反常，人或其他生物就会以反常的病态出现。原文所讲的升降出入，"四者之有，而贵常守，反常则灾害至矣"即是指此。如果升降出入运动一旦终止，人和其他物质和生命也就结束。故谓"出入废则神机化灭，升降息则气立孤危。故非出入，则无以生长壮老已；非升降，则无以生长化收藏"。

这对后世研究人体气机学说有指导作用。人体生命活动之所以存在，以及生命活动的全过程、脏腑经络的功能活动、脏腑经络以及气血阴阳的相互联系，无不依赖于气机的升降出入。所以升降出入失常，即可影响五脏六腑、表里内外、四肢九窍而发生种种病理变化。调理气机的升降出入，就成为临床重要的治疗手段。药物四气的升降浮沉，其理论依据即导源于此。

气交变大论①篇第六十九

黄帝问曰：五运更治，上应天期②，阴阳往复，寒暑迎随③，真邪相薄，内外分离④，六经波荡，五气倾移⑤，太过不及，专胜兼并⑥，愿言其始，而有常名⑦，可得闻乎？

岐伯稽首再拜对曰：昭乎哉问也！是明道也。此上帝所贵，先师⑧传之，臣虽不敏，往闻其旨。

【点评】其一，论人与自然息息相关。本篇首先以人与自然息息相关的学术观点起论，阐述了五运的太过不及，胜复之变，以及由此产生的自然万物相应变化，影响人体，就可能导致相应病证的

---

① 气交变大论：天地之间，人居之处，称为"气交"。本篇主要论述五运六气太过不及与胜复变化对人体和万物的影响，故名"气交变"。

② 五运更治，上应天期：清·张志聪："五运更治者，五运相袭而更治之也。上应天期者，每运主期年之三百六十五日，上应周天之三百六十五度也。"更，交替。治，主时。

③ 阴阳往复，寒暑迎随：由于阴阳二气消长转化，往复不已，所以才有四季寒暑的变迁。阴阳，指自然界的阴阳二气。

④ 真邪相薄，内外分离：即正气与邪气相互斗争，使人体表里失调，阴阳失衡。

⑤ 六经波荡，五气倾移：六经气血动荡不安，五脏之气随之出现偏盛偏衰。

⑥ 专胜兼并：一气独胜，侵犯他气称为专胜。一气独衰，被两气相兼所乘侮称为兼并。

⑦ 常名：明·张介宾："常名者，纪运气之名义也。"如《素问·五常政大论》"木曰敷和，火曰升明，土曰备化，金曰审平，水曰静顺"即是。

⑧ 先师：明·张介宾："岐伯之师，僦贷季也。"

发生。

其二，论五运相袭，更替而治。五运相袭，更替而治，与周天365日相应。天地间的阴阳二气相互作用，产生了四季的寒暑变迁，自然界的万物就在这种天地之气的交通运转中生存。如果天地之气交通运转失常，出现太过或不及，就会影响万物的正常生长，在人体则会发生"真邪相薄，内外分离，六经波荡，五气倾移"的病理。可见，五运之气太过、不及的内容是很重要的，故谓之"明道"。这也是本篇的主旨。

帝曰：余闻得其人不教，是谓失道，传非其人，慢泄天宝①。余诚菲德②，未足以受至道；然而众子哀其不终，愿夫子保于无穷，流于无极，余司其事，则而行之奈何③？

岐伯曰：请遂言之也。《上经》曰：夫道者，上知天文，下知地理，中知人事，可以长久。此之谓也。

【点评】五运太过、不及的理论深奥，涉及内容广泛。要全面掌握和熟练的运用这一理论，必须做到"上知天文，下知地理，中知人事。"说明了没有渊博的知识，是不容易掌握运气学说的内容的。

帝曰：何谓也？

岐伯曰：本气位④也。位天者，天文也⑤。位地者，地理也⑥。通于

---

① 天宝：即天道。此指本篇所论的运气学说内容。

② 菲德：缺乏修养，道德浅薄之意。菲，浅薄；自谦语。

③ 保于无穷……行之奈何：这些道理作用甚大，永远流传，由我主管过此事，一定遵照规律办事。无穷，无极，指本篇内容重要，学术思想永远流传。司，掌管，主管。则，效法，仿效之义。

④ 本气位：本，事物产生的缘由。引申为研究推求天气、地气、人气，三气本源的过程谓本。位，即部位。

⑤ 位天者，天文也：研究天体日月星辰与风雨寒暑变化关系的理论就是天文。

⑥ 位地者，地理也：研究地域方位，高下寒暑与物化（各种生物之生、长、化、收、藏）现象关系的理论就是地理。

人气之变化者，人事也①。故太过者，先天；不及者，后天②，所谓治化而人应之也③。

【点评】懂得天气、地气、人气的目的，仍在于掌握五运的太过、不及规律，及由此产生的物化特征。人类与自然界息息相关，运气相袭的常和变，对人体的生命活动会有相应的影响，此即"所谓治化而人应之也"的道理。

帝曰：五运之化，太过何如？

岐伯曰：岁木太过，风气流行，脾土受邪。民病飧泄，食减，体重，烦冤，肠鸣腹支满，上应岁星④。甚则忽忽善怒，眩冒巅疾⑤。化气不政，生气独治⑥，云物飞动，草木不宁，甚而摇落，反胁痛而吐甚，冲阳绝者，死不治⑦，上应太白星⑧。

岁火太过，炎暑流行，肺金受邪⑨。民病疟，少气，咳喘，血溢，血泄注下，嗌燥，耳聋，中热，肩背热，上应荧惑星⑩。甚则胸中痛，胁支满胁痛，膺背肩胛间痛，两臂内痛，身热骨痛而为浸淫⑪。收气不

---

① 通于人气之变化者，人事也：研究天体运行、自然气候、地域方位的变化与人体生理病理现象关系的理论就是人事。

② 太过者，先天；不及者，后天：先天，指天时（即时令）未至而气候先至。后天，谓天时已至而气候未至。天，天时，节令。

③ 所谓治化而人应之也：即天地之气运转变化，必然相应地影响到人体的生理病理变化。治，五气主时。化，万物变化。

④ 上应岁星：古人认为，自然界的气化和物化现象与日月五星的运转密切相关。上应，指与天体上的星辰相应。岁星，即木星。

⑤ 眩冒巅疾：眩冒，指头昏眩晕，眼黑发花。巅疾，在这里指头部的疾病。

⑥ 化气不政，生气独治：明·张介宾："化气，土气也；生气，木气也。木盛则土衰，故化气不能布政于万物，而木之生气独治也。"文中"长气""收气""藏气"分别指火气、金气、水气。

⑦ 冲阳绝者，死不治：冲阳绝表示胃气败绝，故曰："死不治。"此即后世之趺阳脉诊法内容。冲阳，为足阳明胃经的穴位，在足背最高处，正对第二跖骨间隙。

⑧ 上应太白星：明·张介宾："木胜而金制之，故太白星光芒以应其气。"太白星，即金星。

⑨ 岁火太过……肺金受邪：岁火太过之年，炎暑流行，人体内的心火也相应的亢盛，火盛则克金，金在人体为肺，故肺金受邪。

⑩ 上应荧惑星：荧惑星，即火星，岁火太过，则火星相应的明亮。

⑪ 浸淫：即浸淫疮。此病由火热之毒侵犯心经，发于皮肤而成。

行，长气独明①，雨水霜寒，上应辰星②。上临少阴少阳③，火燔爇，水泉涸，物焦槁④，病反谵妄狂越，咳喘息鸣，下甚，血溢泄不已，太渊绝者死不治⑤，上应荧惑星。

岁土太过，雨湿流行，肾水受邪⑥。民病腹痛，清厥⑦，意不乐，体重，烦冤，上应镇星⑧。甚则肌肉萎，足痿不收，行善瘈，脚下痛，饮发中满，食减，四肢不举。变生得位⑨，藏气伏，化气独治之⑩，泉涌河衍，涸泽生鱼⑪，风雨大至，土崩溃，鳞见于陆⑫，病腹满溏泄，肠鸣，反下甚而太溪绝者死不治⑬，上应岁星。

岁金太过，燥气流行，肝木受邪⑭。民病两胁下少腹痛，目赤痛，

---

① 收气不行，长气独明：岁火太过克制秋金之气，故秋收之气不行而夏长之气专横独行。明，言火气之盛。

② 雨水霜寒，上应辰星：由于胜复的原因，火气过盛则水气来复，故出现雨水霜寒及水星明亮等寒水来复之象。

③ 上临少阴少阳：火运太过之年是戊年，又值少阴君火司天的戊子戊午年或少阳相火司天的戊申、戊寅年，太过之火又得君火、相火之气司天，则火热益盛。故出现"火燔爇，水泉涸，物焦槁"。上临，即司天。

④ 火燔爇……物焦槁：水，原作"冰"，误，据文义改。火热极端亢盛，有如燃烧烤灼，以致水泉干涸，植物变焦枯槁。

⑤ 太渊绝者死不治：太渊为手太阴肺经穴位，即指寸口脉绝处。火盛刑金，肺气大伤，太渊脉绝，故预后不良。

⑥ 岁土太过……肾水受邪：岁土太过之年，雨水连绵，湿气较盛。由五行相克的原理推之，岁土太过之年则多肾病。

⑦ 清厥：明·张介宾："清厥，四肢厥冷也。"

⑧ 上应镇星：岁土太过则镇星光亮倍增。镇星，即土星。

⑨ 变生得位：明·张介宾："详太过五运，独此言变生得位者，盖土无定位，凡在四季中土邪为变，即其得位之时也。"

⑩ 藏(cáng)气伏，化气独治之：岁土太过，水气受克，故云。藏气，即"水气"。化气，即土气。

⑪ 泉涌河衍，涸泽生鱼：湿土太过，导致泉水喷涌，河水涨满外溢泛滥，本来干涸的沼泽也会孳生鱼类。衍，充满盈溢。泽，沼泽。

⑫ 风雨大至……鳞见于陆：湿土太过，木气来复，则风雨暴至，土败而水泛，致使堤岸崩溃，河水泛滥成灾，变为水泽而生鱼类。鳞，指鳞虫，即鱼类等有鳞的动物。

⑬ 太溪绝者死不治：太溪脉绝者肾气已经衰败，故预后不良。太溪，为足少阴肾经穴位，在足内踝后侧跟骨之上。

⑭ 岁金太过……肝木受邪：岁金太过之年，气候干燥，金气偏盛，金盛则乘木，春生之气受到影响，肝旺于春，故受其影响而发病。

眦疡，耳无所闻。肃杀而甚，则体重，烦冤，胸痛引背，两胁满且痛引少腹，上应太白星。甚则喘咳逆气，肩背痛，尻阴股膝髀腨骱足皆病，上应荧惑星。收气峻，生气下，草木敛，苍干凋陨①，病反暴痛，胠胁不可反侧，咳逆甚而血溢，太冲绝者死不治②，上应太白星。

岁水太过，寒气流行，邪害心火③。民病身热烦心，躁悸，阴厥④上下中寒，谵妄心痛，寒气早至，上应辰星。甚则腹大胫肿，喘咳，寝汗出，憎风，大雨至，埃雾朦郁⑤，上应镇星。上临太阳，则雨冰雪霜不时降，湿气变物⑥，病反腹满，肠鸣溏泄，食不化，渴而妄⑦冒，神门绝者死不治⑧，上应荧惑、辰星⑨。

【点评】论岁运太过。在"五运之化，太过何如"的发问之下，原文对五运太过逐一做了论述。说明岁运太过，本气亢胜，克气来复，在自然界可以产生灾变，于人体会发生疾病，星辰也可发生明暗不同的星象变化。经文从六个方面对岁运太过、本气亢盛的灾变规律予以讲述。

1. 岁运太过，本气专胜流行。如"岁木太过，风气流行"，故有"云物飞动，草木不宁"之自然现象等。

2. 岁运太过，就会恃强凌弱，致使所不胜之气受辱。如岁火太过之年，自然界可有"收气不行，长气独明"的灾变特征，出现"雨

① 收气峻……苍干凋陨：岁金太过，燥气流行，春生之气受抑而减弱，影响到草木正常萌芽生长，使草木枝叶枯萎，干枯坠落。峻，峻猛。下，低下，衰弱之义。陨，坠落。收气，金气也。生气，即木气。

② 太冲绝者死不治：太冲脉绝显示肝经气血已绝，故曰"死不治"。太冲，为足厥阴肝经穴位，在跗趾与次趾之间的趾缝上。

③ 岁水太过……邪害心火：岁水太过之年，气候寒冷，水盛乘火，使火气受损，心火亦受到相应的损害而受邪发病。

④ 阴厥：阴寒内盛所致的以手足逆冷为主症的病。

⑤ 大雨至，埃雾朦郁：水气太过，土湿来复则出现大雨时降，雾露湿气弥漫的自然景象。

⑥ 湿气变物：湿气盛，使万物霉烂变质。

⑦ 妄：指谵语狂妄。冒，同"瞀"，指神识不清。

⑧ 神门绝者死不治：神门脉绝则心气绝，故曰"死不治"。神门，为手少阴心经穴位。

⑨ 上应荧惑、辰星：明·张介宾："太过五运，独水火言上临者，盖特举阴阳之大纲也。且又惟水运言荧惑、辰星者，谓水盛火衰，则辰星明朗，荧惑减耀，五运皆然，此举二端，余可从而推矣。"

水霜寒"的气候变异。

3. 岁运太过，会发生复气。如水运太过，"邪害心火"，脾土为火之子。心火受凌，湿土之气便为复气，以制约太过的水气，自然界有"湿气变物"之灾害。人体则有脾湿太甚的"腹满，肠鸣，溏泄，食不化"之病。

4. 岁运太过，又遇本气司天之年，其气更盛，对人体和万物的危害更剧。如"岁火太过，炎暑流行"，倘若"上临少阴少阳"之君火或相火司天，犹如火上添薪，其炎更烈。自然界可见"火燔焫，水泉涸，物焦槁"。在人则见火热炽盛为患，病见"谵妄狂越，咳喘息鸣，下甚，血溢泄不已"。

5. 岁运太过所出现的相互制胜关系及复气，都会有相应的星象变化与其相应的运星明亮，光芒倍增，畏星则因受辱而暗淡无光。例如，"岁水太过""上应荧惑、辰星"。辰星即水星，荧惑星即火星。

6. 岁运太过所发生的年份，均在阳干之年即逢甲(土)、丙(水)、戊(火)、庚(金)、壬(木)年为岁运太过之年。

帝曰：善。其不及何如？

岐伯曰：悉乎哉问也！岁木不及，燥乃大行①，生气失应，草木晚荣②，肃杀而甚，则刚木辟著，柔萎苍干③，上应太白星。民病中清，胠胁痛，少腹痛，肠鸣溏泄。凉雨时至，上应太白星④，其谷苍⑤。上临阳

---

① 岁木不及，燥乃大行：明·张介宾："木不及而金乘之，故燥气大行。"

② 生气失应，草木晚荣：明·张介宾："失应者，不能应时，所以晚荣。"指岁木不及，生发之气不能应时而至，草木萌芽生长迟缓。

③ 刚木辟著，柔萎苍干：柔，原作"悉"，误，据文义改。指坚硬的树木因燥甚而受伤害，柔软的树枝及植物叶片也干枯了。刚木，指坚硬的树木。柔萎，柔软的枝条及青草。苍干，即青干枯萎。

④ 上应太白星：明·张介宾："上临阳明，丁卯丁酉岁也。金气亢甚，故生气失政……其上应于星，则金土明曜，其下主于物，则苍者早凋。"

⑤ 其谷苍：青色的农作物。岁木不及之年，属于木类的农作物生长不好。苍，即青色。

明，生气失政①，草木再荣，化气乃急②，上应太白、镇星，其主苍早③。复则炎暑流火，湿性燥，柔脆草木焦槁④，下体再生，华实齐化⑤，病寒热疮疡痈胗痛痤，上应荧惑、太白，其谷白坚⑥。白露早降，收杀气行，寒雨害物，虫食甘黄，脾土受邪⑦，赤气后化，心气晚治⑧，上胜肺金，白气乃屈，其谷不成⑨，咳而鼽，上应荧惑、太白星。

　　岁火不及，寒乃大行，长政不用，物荣而下⑩，凝惨而甚，则阳气不化，乃折荣美⑪，上应辰星，民病胸中痛，胁支满，两胁痛，膺背肩胛间及两臂内痛，郁冒朦昧⑫，心痛暴喑⑬，胸腹大，胁下与腰背相引而痛，甚则屈不能伸，髋髀如别⑭，上应荧惑、辰星，其谷丹⑮。复则埃

---

　　① 上临阳明，生气失政：岁木不及之年，又遇克木之阳明燥金司天，则燥气盛，迫使属木的春生之气不能发挥作用。政，主事，作用。

　　② 草木再荣，化气乃急：岁木不及，土气失制，故使草木在秋季再度生长。草木再荣，指草木异常，再度返青。化气乃急，指土气旺盛。化气即土气。

　　③ 其主苍早：指春生之气不足，万物生长迟缓，秋色到来时，尚未成熟就过早的青干凋谢。

　　④ 复则炎暑流火……木焦槁：明·张介宾："复者，子为其母而报复也。木衰金亢，火则复之，故为炎暑流火而湿性之物皆燥，柔脆草木皆枝叶焦枯。"

　　⑤ 下体再生，华实齐化：火气来复，植物又复生长，很快就开花结果，但由于生长期短而不能丰收。下体，指草木的根部。华实，指开花结果。

　　⑥ 其谷白坚：明·马莳："其谷色白而坚，秀而不实。"

　　⑦ 白露早降……脾土受邪：岁木不及之年，春天应温不温，春行秋令，气候偏凉，影响生物的正常生长。由于雨水多，地面潮湿，农作物容易生虫。岁土不及，肝气也相应亏虚，疏泄失职，影响到脾的运化功能而生病。

　　⑧ 赤气后化，心气晚治：金盛火复，故金气盛可出现炎热现象。

　　⑨ 白气乃屈，其谷不成：火气来复，则清凉之气消退而变为炎热，属金之白坚谷物不能正常成熟。白气，指清凉之秋金之气。其谷，指前述之白坚之谷。

　　⑩ 长政不用，物荣而下：夏令长养规律失常，植物不能繁荣向上。

　　⑪ 凝惨而甚……乃折荣美：指阴寒凝滞之气过盛，则阳气不能生化，繁荣美丽的生机就受到摧残。凝惨，形容严寒时的凝滞萧条景象。

　　⑫ 郁冒朦昧：明·张介宾："冒，若有所蔽也，一曰：目无所见也。火不足则阴邪盛而心气伤，故为此诸病。"

　　⑬ 暴喑：突然声音嘶哑。

　　⑭ 髋髀如别：指臀股之间如同分离而不能活动。别，即分离。

　　⑮ 谷丹：指属火之红色谷物。丹，即红色，为火之色。

郁，大雨且至，黑气乃辱①，病鹜溏②腹满，食饮不下，寒中③肠鸣，泄注腹痛，暴挛痿痹，足不任身④，上应镇星、辰星，玄谷不成⑤。

岁土不及，风乃大行，化气不令⑥，草木茂荣，飘扬而甚，秀而不实⑦，上应岁星，民病飧泄，霍乱，体重腹痛，筋骨繇复⑧，肌肉瞤酸⑨，善怒。藏气举事，蛰虫早附⑩，咸病寒中，上应岁星、镇星，其谷龄⑪。复则收政严峻，名木苍凋⑫，胸胁暴痛，下引少腹，善太息，虫食甘黄，气客于脾，龄谷乃减，民食少失味，苍谷乃损，上应太白、岁星。上临厥阴，流水不冰，蛰虫来见，藏气不用，白乃不复⑬，上应岁星，民乃康。

岁金不及，炎火乃行，生气乃用，长气专胜，庶物以茂⑭，燥烁以行⑮，上应荧惑星。民病肩背瞀⑯重，鼽嚏，血便注下。收气乃后⑰，上

---

① 复则埃郁……黑气乃辱：指水胜火，土气来复则湿土之气郁蒸于上为云，大雨时下，水气受到土气抑制。埃，即尘埃，这里指湿土之气。郁，指蒸郁。黑色，指水气。辱，指屈辱。

② 鹜溏：指大便如鸭粪稀淡，为寒湿所致。

③ 寒中：中气虚寒，乃湿困脾阳所致。

④ 足不任身：不能站立行走。任，担任，承受，支持之意。

⑤ 玄谷不成：黑色的谷类不能成熟。

⑥ 化气不令：即土气不能主事。令，命令，主事。

⑦ 草木茂荣……秀而不实：风木主生气，能生万物，所以草木茂荣，随风飘扬，但因土的化气不能行其政令，因而万物虽茂盛而不能结果。

⑧ 繇（yáo 摇）复：摇动不定。

⑨ 肌肉瞤（shùn 顺）酸：肌肉抽缩跳动酸痛。

⑩ 蛰虫早附：虫过早的伏藏于土中。虫伏藏于土中称为蛰虫。附，通"伏"。

⑪ 其谷龄（jīn 今）：明·张介宾："谷之黄者属土，不能成实矣。"龄，黄色。

⑫ 复则收政严峻，名木苍凋：收政，指秋金主事，土衰木亢，金来复之，故肃杀摧残之气峻烈，大树枝叶虽青而凋谢。名，大也。名木，即大木。谓大木尚且苍凋，其他万物更无所论了。

⑬ 藏气不用，白乃不复：明·张介宾："火司于地，故水之藏气不能用，金之白气不得复。"白，指秋令收敛之气。

⑭ 庶物以茂：明·马莳："岁之金气不及……则生气乃用，而火来乘金，则长气专胜。维生气乃用，故庶物以茂。"庶物，此指植物。

⑮ 燥烁以行：燥烁，即烧烁。清·张志聪："金运不及，则所胜之火气乃行……火气专胜，故燥烁以行。"

⑯ 瞀（mào 冒）：明·张介宾："瞀，闷也。"清·张志聪："低目俯首曰瞀。"前者从字义解，后从发病时的表现解，二说互补。

⑰ 收气乃后：清·张志聪："岁金不及……金受其制，是以收气至秋深而后乃行。"

应太白星，其谷坚芒。复则寒雨暴至，乃零①冰雹霜雪杀物，阴厥且格，阳反上行②，头脑户痛，延及囟顶发热，上应辰星，丹谷不成，民病口疮，甚则心痛。

岁水不及，湿乃大行，长气反用，其化乃速，暑雨数至，上应镇星。民病腹满身重，濡泄，寒疡流水，腰股痛发，腘腨股膝不便，烦冤，足痿清厥，脚下痛，甚则跗肿。藏气不政，肾气不衡③，上应辰星，其谷秬。上临太阴，则大寒数举，蛰虫早藏，地积坚冰，阳光不治④，民病寒疾于下⑤，甚则腹满浮肿，上应镇星，其主黅谷。复则大风暴发，草偃木零⑥，生长不鲜⑦，面色时变⑧，筋骨并辟，肉瞤瘛⑨，目视䀮䀮，物疏璺⑩，肌肉胗发，气并鬲中，痛于心腹⑪，黄气乃损，其谷不登⑫，上应岁星。

【点评】论岁运不及。在论述五运太过的灾变特点后，又论述五运不及而致克气亢盛，岁运的子气来复，以及自然界和人体产生相应病证的灾变，星辰也会有相应明暗不同的星象变化，内容有六。

1. 岁运不及，本气虚衰，自然界有其相应的物化表现，人体也有相对应的内脏之气不足的病患。如"岁木不及"之年，木气虚衰，

---

① 零：通"令"。

② 阴厥且格，阳反上行：清·张志聪："厥，逆。格，拒也。秋冬之时，阳气应收藏于阴脏，因寒气厥逆，且格阳于外，致阳反上行，而头脑户痛，延及脑顶发热。"

③ 藏气不政，肾气不衡：岁水不及，则藏气不能主其政事，肾之阴阳失去平衡。

④ 地积坚冰，阳光不治：大地冰冻，阳光也不能发挥其温暖作用。

⑤ 寒疾于下：下半身发生寒性疾病。

⑥ 草偃木零：指岁水不及，土胜木气来复，故大风暴发，使草木倒伏、凋落。偃，倒伏。零，草木凋落。

⑦ 生长不鲜：明·马莳："生长二气，皆不鲜明。"又明·张介宾："故大风暴发，草仆木落，而生长失时，皆不鲜明。"二说互补。

⑧ 面色时变：明·马莳："凡生长二气皆不鲜明，在人则为面色时变。"

⑨ 筋骨并辟，肉瞤瘛：外风引动内风，肢体偏侧的筋骨拘急，肌肉抽搐动。明·张介宾："并，拘挛也。辟，偏也。瞤瘛，拘挛也。"

⑩ 物疏璺(wèn 问)：指植物种子破壳发芽。璺，同"纹"。

⑪ 肌肉胗发……心腹：此指水运不及之年，风木成为复气偏盛所致的病证。明·张介宾："肝气在外则肌肉风疹，肝气在中则痛于心腹，皆木胜之所致。"

⑫ 黄气乃损，其谷不登：木气盛则土气受损，故属土的黄色谷物不能正常成熟丰收。黄气，即土气。登，即丰收之意。

自然界因"生气失应"而有"草木晚荣"之景象。人体之肝脏与之相应，肝气虚衰，经脉失养，所以民病胁痛，少腹痛。

2. 岁运不及，"则己所不胜侮而乘之"（《素问·五运行大论》），表现出克气流行的异常气候。如"岁火不及，寒乃大行"，水为火之所不胜，所以寒水之气流行。寒水之气属阴，有阴冷之性，不利于植物生长，故"物荣而下""凝惨而甚，则阳气不化，乃折荣美"。在人体，因心气不足，肾水乘之，使其温煦作用更受损伤，故有"胁下与腰背相引而痛，甚则屈不能伸，髋髀如别"之症。

3. 岁运不及，则"己所胜轻而侮之"（《素问·五运行大论》），表现为反克(即相侮)之气盛的状况。如木本克土，今木运不及，土气失却木气之制而反侮于木，所以有"草木再荣，化气乃急"的景象。

4. 岁运不及而受"兼并"之时，该运之子气必复，产生子气亢盛的复气变化。所谓"兼并"，就是指岁运不及时，"则己所不胜侮而乘之，己所胜轻而侮之"（《素问·五运行大论》）。因木运不及所出现的上述第二、三两种情况"兼并"发生。可见，岁运不及所涉及的范围广，情况复杂。

5. 岁运不及所出现的相互制胜关系，都会有相应的星象变化。如"岁木不及，燥乃大行"，由于克气太盛，木之所胜的土气亦因木虚而反侮，故岁星(木星)暗淡无光，而金星和土星明亮。当火气来复之时，荧惑星(火星)增明而太白星(金星)光芒反减。可见岁运不及所涉及的范围广，因此星象的相对复杂变化正应岁运不及的复杂局面。

6. 岁运不及所发生的年份，均在阴干之年即逢乙(金)、丁(木)、己(土)、辛(水)、癸(火)年为岁运不及之年。

帝曰：善。愿闻其时①也。

岐伯曰：悉哉问也！木不及，春有鸣条律畅之化，则秋有雾露清凉

---

① 其时：指上面所说的五运不及。时，时令，四时。

之政①，春有惨凄残贼之胜，则夏有炎暑燔烁之复②，其眚东③，其脏肝，其病内舍胠胁，外在关节。

火不及，夏有炳明光显之化，则冬有严肃霜寒之政④，夏有惨凄凝冽之胜，则不时有埃昏大雨之复⑤，其眚南，其脏心，其病内舍膺胁，外在经络。

土不及，四维有埃云润泽之化，则春有鸣条鼓拆之政⑥，四维发振拉飘腾之变，则秋有肃杀霖霪之复⑦，其眚四维，其脏脾，其病内舍心腹，外在肌肉四肢。

金不及，夏有光显郁蒸⑧之令，则冬有严凝整肃⑨之应，夏有炎烁燔燎之变，则秋有冰雹霜雪之复，其眚西，其脏肺，其病内舍膺胁肩背，外在皮毛。

水不及，四维有湍润埃云之化，则不时有和风生发之应，四维发埃昏骤注之变，则不时有飘荡振拉之复，其眚北，其脏肾，其病内舍腰脊骨髓，外在溪谷踹膝。

---

① 春有鸣条律畅之化……清凉之政：指春季有正常的气候特点，至秋季气候变化也便正常。鸣条，春风吹拂树木枝条作响。律畅，春天生机畅达。雾露清凉，是秋令正常气候特征。

② 春有惨凄残贼之胜……燔烁之复：意指如果春天出现收杀之气所引起的草木凋零、蛰虫伏匿的凄凉景象，则夏天必有炎热燔烁草木焦槁的复气出现。惨凄残贼，形容一种凄凉的景象。

③ 其眚东：即灾害发生于东方。

④ 夏有炳明光显之化……霜寒之政：如果夏天出现炎阳普照大地的正常气象，则冬天便有严寒霜雪应时之政。炳明光显，指炎阳普照，大地光明。

⑤ 夏有惨凄凝冽之胜……大雨之复：谓夏天出现凄惨寒凉，大地冰冻的冬季气象，就会经常出现尘埃昏蒙、大雨淋漓的土气来复之象。凝，指寒凝大地，水结成冰。不时，即经常，指土旺之辰戌丑未四个月。

⑥ 四维有埃云润泽之化……鼓拆之政：指三、六、九、十二月，有尘埃飞扬、雨露滋润的正常气候，则春天就有和风吹拂枝条鸣响、大地解冻、万物萌芽的当令之政。四维，指辰、戌、未、丑四个月所应之东南、东北、西南、西北四隅。维，隅也。四隅，属土。鼓，鼓动。拆，启开。

⑦ 四维发振拉飘腾之变……霖霪之复：指三、六、九、十二四个月及所在之四隅，有狂风毁物之变，则秋有肃杀淫雨之复。振拉飘腾，比喻狂风怒吼，毁树折枝的景象。霖霪，即久雨不止。

⑧ 郁蒸：雨湿云气蒸腾。

⑨ 严凝整肃：寒冬大地冰冻，草木叶落，使大自然变得整齐严肃。

【点评】论主运的胜复及其临床意义。所谓主运，研究标记有五行属性的五种气候分固定主持一年5个时段规律的理论。主运的特征为一年分为五步，每步各73.05天，从大寒节交时刻算起；五步"气运"变化规律为始于木运，终于水运，五行相生为序；一年五步"气运"属性年年如此，固定不变。

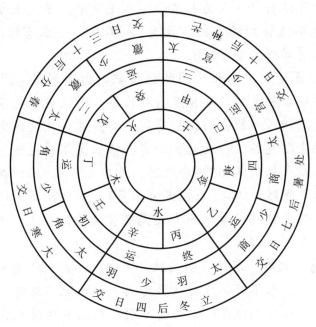

五运主运图

原文继五运太过、五运不及的物化特征后，又阐述岁运与主时之运的关系。一年总的气候特征，与岁运之太过、不及变化有对应关系，而主时之运（主运）和客运之间的相互制胜有密切联系，于是针对"愿闻其时"的发问，以五运不及为例，对气候与节令的关系做了论述。其基本观点有：

1. 无胜就无复。尽管岁运有太过和不及，若节令不出现胜气，也就不会发生复气，一年之中仍可有正常的气候及物化。如木运不及年，春季木运主事之时，不发生木气不及的气候特征，那么，在春季仍然是和风习习，草木按时萌芽抽条，气候和物化特征正常。所以在秋季燥金当令之时，气候也不会反常，同样也就有雾露、润泽而凉爽的秋令气候。故曰"木不及，春有鸣条律畅之化，则秋有雾露清凉之政"。

2. 有胜必有复。如果岁运既有太过、不及的偏移，气候也有相应的胜复变化，相应季节中就会有异常的气候表现。同时，也必然有相应的复气产生。如木运不及之年，春季木运主事之时，若因木运不及而表现出克气大盛，金为木之所不胜，故在春季反见霜冻残贼的秋季气候特征。火为木之子，木气受凌，子气来复，故在火气当令的夏季就特别的炎热。故有"木不及……春有惨凄残贼之胜，则夏有炎暑燔烁之复"之论。

3. 胜复变化，有相应的物化特征。由于岁运太过、不及的偏移，加之时令胜复之气的相互制胜作用，所以正常气候就会遭到破坏，大自然和人体就会因此而受到影响，发生相应的灾变。如木运不及，燥金之气胜，春反见秋令霜冻特征，夏季火气必复，而有酷热之象。在人体则病邪"内舍胠胁，外在关节"，病位在肝。土气不及，风木之气胜，四维(辰戌丑未四月)反见狂风拔倒树木的气候变化。秋季燥金之气必复，而有久雨霜雪之象。在人体则病邪"内舍心腹，外在肌肉四肢"。

4. 岁运太过、不及，发生胜复变化，其灾变的发生有一定的方位和季节，在人体有相应的脏器发病。如木运不及时，自然灾变发生在东方，人体病位在肝；火运不及，自然灾变发生在南方，人体有病在心；金运不及，自然界灾变发生在西方，人体有病在肺；水运不及，自然灾变发生在北方，人体有病在肾。岁运不及如此，岁运太过也同此，不过病证的性质和气之胜复不同罢了。此处分析仅属举例，余皆仿此。

夫五运之政，犹权衡也①，高者抑之，下者举之，化者应之，变者复之②，此生长化成收藏之理，气之常也，失常则天地四塞③矣。故曰：

---

① 五运之政，犹权衡也：指五行的运化之事，应保持动态平衡。权衡，指测物体重量的器具，即秤。此引申为平衡。

② 高者抑之……变者复之：是说太过的必须抑制之，不及的必须辅助之，气化正常则有正常的反应，胜气来克必有所复，而反向作用之。

③ 天地四塞：气交失常，阴阳之气的升降逆乱，故天地间万物不能正常生长变化。

天地之动静，神明为之纪①，阴阳之往复，寒暑彰其兆②。此之谓也。

【点评】论五运之政，犹如权衡。五运的作用和特点像权衡之器一样，具有自动调节的作用，太过者必有所抑，不及者必有所举（扶助），无胜则无复，气候基本正常，人体也少灾少病。有胜必有复，自然界会有相应的灾变，人体对应脏腑组织会发生相关的病证。正因为五运主事总的趋势是保持动态平衡，所以不论产生何种剧烈的偏移及物化变异，都会在其内部相互制胜作用下，自动返回动态的平衡状态。因此，原文说："夫五运之政，犹权衡也，高者抑之，下者举之，化者应之，变者复之，此生长化收藏之理，气之常也。"可见上述所言的五运太过、不及及胜复变化，都是四时气候变化中的正常规律。倘若这种自动调节失去作用，就会出现"天地四塞"的状态。

综上述所见，自然界的一切变化都受其内在力量的控制。自然界的阴阳二气变化，可以通过四时气候的暑往寒来变化为标记进行判断。因此，必须把握和正确地运用这些自然规律，即岁运的不及和胜复之间的制胜关系。原文用"天地之动静，神明为之纪，阴阳之往复，寒暑彰其兆"作为评论岁运太过、不及之后的结束语，实乃对五运太过、不及的总结。

帝曰：夫子之言五气之变，四时之应，可谓悉矣。夫气之动乱，触遇而作，发无常会③，卒然灾合，何以期之④？

①　天地之动静，神明为之纪：指五运六气的正常与异常，自然界万物是其变化的标记。人们就从万物变化的标记中，来掌握运气的变化规律。神明，指自然界的变化及其规律。纪，通"记"，即标记。

②　阴阳之往复，寒暑彰其兆：阴阳之气相交，往来循环，可以从四季气候的寒温变化，明显地表现出来。寒暑，指四季气候。彰，明显，在此即显示。兆，征兆。

③　气之动乱……发无常会：此指因五运之气的太过不及和胜复变化引起的自然界和人体的变异，遇到触犯就随时发生，没有一定的周期。气，指五运之气。动乱，异常之谓。

④　卒然灾合，何以期之：指突然引起的灾害，又如何先期而测知呢？合，会、遇之义。期，有预测、判断之义。

岐伯曰：夫气之动变，固不常在，而德化政令灾变，不同其候也①。

【点评】掌握五气动变不同的物化特征，判断何气动变所致。五气动变是极其复杂的，所致的灾变及德化政令并不固定，也不是经常发生的，只是在太过不及、迁移胜复之中，时逢不协调的制胜情况，才会突然发生灾变，"气之动乱，触遇而作，发无常会，卒然灾合"即指此意。五气动变引起的灾变，虽然不是固定的、经常发生的，但各气的动变都有其相应的物化特征，只要掌握各气的物化特征，就可判断是由何气动变所致。所曰"夫气之动变，固不常在，而德化政令灾变，不同其候也。"

帝曰：何谓也？

岐伯曰：东方生风，风生木，其德敷和②，其化生荣，其政舒启，其令风，其变振发③，其灾散落④。

南方生热，热生火，其德彰显⑤，其化蕃茂，其政明曜，其令热，其变销烁⑥，其灾燔焫。

中央生湿，湿生土，其德溽蒸⑦，其化丰备⑧，其政安静，其令湿，其变骤注，其灾霖溃⑨。

西方生燥，燥生金，其德清洁，其化紧敛，其政劲切⑩，其令燥，其变肃杀，其灾苍陨⑪。

---

① 德化政令灾变，不同其候也：此承上句"夫气之动变，固不常在"讲的，言五气变动固然不常存在，然而他们的本性特征、生化作用、主事的方法与外在表现，以及损害作用，是各不相同的。德，指五运之气的本性。化，即生化作用。政令，主事也。候，外在物化特征。

② 敷和：此指春季木气发生的特性和作用。

③ 振发：指岁木所主之气为风，风性主动，而振动万物。前文"岁木太过"所见的"云物飞动，草木不宁，甚而摇落"，就从异常方面描述风之"振发"作用。

④ 散落：指风气太过，致使植物枝叶飘散零落。

⑤ 彰显：指火气具有光明显耀的特征。

⑥ 销烁：煎熬蒸灼，指火的异常变化所带来的灾变。

⑦ 溽蒸：指土气湿热滋润。

⑧ 丰备：指土气带来的正常变化，具有充实丰满的特征。

⑨ 霖溃：指湿土之气异常所带来的灾变，是久雨不止，泥烂堤崩。

⑩ 劲切：指金气主令，有强劲急切的特征。

⑪ 苍陨：指燥金之气异常所带来的灾变，是草木尚青但已干枯凋落，俗称"青干"。

北方生寒，寒生水，其德凄沧，其化清谧，其政凝肃①，其令寒，其变溧冽，其灾冰雪霜雹。是以察其动也，有德有化，有政有令，有变有灾，而物由之，而人应之也。

【点评】论五运之气之德、化、政、令、灾、变。此节将五气动变的一般规律概括为六字，即"德化政令灾变，不同其候也"，且指出各有其物化特征。篇尾以"德化者气之祥，政令者气之章，变易者复之纪，灾眚者伤之始"予以诠释。

德，指特征或本性。阳和如敷布之气这是木气的本性特征，故曰：木，"其德敷和"，此正应东方。

化，指生化，气化。即五气所具有的本性特征，给自然万物所带来的变化，因此可说"化"就是五气对万物的作用。

政，指五气对自然界万物所行使的职权和作用。木气之政"舒启"，就是指其具有使自然万物能舒展开放的职能，以应其生发之性。

令，指五气各自所产生的气候特征。如木"令风"，金"令燥"，土"令湿"等。

变，变化、变异，此指五气各有变异，这是产生灾害的基础。如木气之令为风，风性主动，和风习习，草木受之可助其生长，若木气为之变异，其风令也会发生变异，如大风怒号即属其变。

灾，灾害。仅指五气变异给自然界所带来的灾害，如燥所产生的灾害为"苍陨"，寒产生的灾害为"冰雪霜雹"。

具体到每个季节之"德化政令灾变"则有不同的内容和特征，以木气言之，"东方生风，风生木，其德敷和，其化生荣，其政舒启，其令风，其变振发，其灾散落"，指出木运所应的方位为东方，主六气中的风，有敷布生发阳和之气的本性，因而其职权（政）是使万物舒展开发，而使自然界的万物滋生繁荣。倘若发生变异，就出现大风怒号，由此产生的灾害使万物飘散凋落。

五气变动的德、化、政、令、灾、变，在自然界和人体都有相应的反应。只要掌握这些规律，就可推知自然界万物因之发生的变

---

① 凝肃：此指水寒之气所主时的时令，有严寒、凝滞的特性。

化，故曰"而物由之"。人是万物之一，所以也因五运四时之气有德化政令之常及灾变之异，有相对应的生理病理特征表现出来，故谓"人应之也"。只要掌握五运四时运转的常和变，就能对自然界物化特征和人体发病规律做出预测。

帝曰：夫子之言岁候，不及其太过①，而上应五星②。今夫德化政令，灾眚变易，非常而有也，卒然而动，其亦为之变乎。

岐伯曰：承天而行之，故无妄动，无不应也③。卒然而动者，气之交变也，其不应焉。故曰：应常不应卒④。此之谓也。

帝曰：其应奈何？

岐伯曰：各从其气化⑤也。

帝曰：其行之徐疾逆顺何如？

岐伯曰：以道留久，逆守而小，是谓省下⑥。以道而去，去而速来，曲而过之，是谓省遗过也⑦。久留而环，或离或附，是谓议灾与其德也⑧。应近则小，应远则大⑨。芒而大倍常之一，其化甚⑩；大常之二，

---

① 不及其太过：清·高世栻改为："其太过不及。"

② 五星：指岁星、荧惑星、镇星、太白星、辰星，又称木、火、土、金、水星，与五行配属。

③ 承天而行之……无不应也：五星是随着天体的运动而运行的，天体运动变化，五星则相应的发生运动变化，五星不能妄动自行。

④ 应常不应卒：常，岁运盛衰的正常规律，来自天体的运行，所以五星变化能和它相应。卒，指突然的变化，与天运无关。所以五星的变化不和它相应。

⑤ 各从其气化：五星是各应其岁运的气化，如岁星应风气之化，荧惑星应火气之化等。余皆仿此。

⑥ 以道留久……是谓省下：明·张介宾："道，五星所行之道。留久，稽留延久也。逆守，逆行不进而守其度也。小，无芒而光不露也。省下，谓察其分野君民之有德有过者也。"均指五星应五运的相应变化。

⑦ 以道而去……省遗过也：明·张介宾："谓既去而复速来，委曲逡巡而过其度也。省遗过，谓省察有未尽，而复省其所遗过失也。"

⑧ 久留而环……与其德也：指五星久留或环绕其位而不去，或有时离时附其位的时候，好像是判断它所属的分野中万物的正常与异常变化。

⑨ 应近则小，应远则大：明·张介宾："应，谓灾德之应也，所应者近而微，其星则小，所应者远而甚，其星则大。"这是五运之气发生灾变时的星象变化。下句"其眚即也"可证。"大倍常之一""小常之二"，指星象变化与正常时增大或缩小的倍数，以此来说明气化的盛或衰。

⑩ 化甚：清·张志聪："化，谓淫胜郁复之气化也。"指岁运偏移引起胜复之气变化的专用术语叫"化"。化甚、化减，指胜复之气相互作用增大和减弱。

其眚即发也。小常之一，其化减；小常之二，是谓临视，省下之过与其德也。德者福之，过者伐之①。是以象之见也，高而远则小，下而近则大，故大则喜怒迩，小则祸福远②。岁运太过，则运星北越③，运气相得，则各行以道④。故岁运太过，畏星失色而兼其母，不及，则色兼其所不胜。肖者瞿瞿，莫知其妙，闵闵之当，孰者为良⑤，妄行无徵，示畏侯王⑥。

帝曰：其灾应何如？

岐伯曰：亦各从其化也，故时至有盛衰，凌犯有逆顺，留守有多少，形见有善恶，宿属有胜负，徵应有吉凶矣⑦。

帝曰：其善恶何谓也？

岐伯曰：有喜有怒，有忧有丧，有泽有燥⑧，此象之常也，必谨

---

① 德者福之，过者伐之：意思是正常的给以资助，异常的给以克伐。

② 大则喜怒迩，小则祸福远：明·张介宾："凡高而远者，其象则小。下而近者，其象必大。大则近而喜怒之应亦近，小则远而祸福之应亦远。观五星之迟留伏逆之变，则或高或下又可知矣。按，上文云：应近则小，应远则大。此云：大则喜怒迩，小则祸福远。似乎相反，但上之近远，近言其微，远言其甚，故应微而近则象小，应甚而远则象大。此言迩远者，迩言其急，远言其缓，故象大则喜怒之应近而急，象小则祸福之应远而缓。盖上文以体象言，此以远近辨，二者词若不同，而理则无二也。"喜怒，是以星象变化引喻五运偏移对自然所带来的物变，与"祸福"对文。

③ 岁运太过，则运星北越：明·张介宾："运星，主岁之星也。北越，越出应行之度而近于北也。盖北为紫微太一所居之位，运星不守其度，而北越近之，其恃强骄肆之气可见。"

④ 运气相得，则各行以道：指岁运不及之年又遇本气司天之助，运气相和成为平气的星象特征。

⑤ 消者瞿瞿……孰者为良：天理无穷，即使取法天地的人瞿瞿多顾，也难以得知其中奥妙，不能分辨出善恶吉凶。消者，指取法天地之人。瞿瞿，左右环视。闵闵，多犹豫不决的意思。

⑥ 妄行无徵，示畏侯王：那些不甚通晓天文知识的人，毫无验证，妄加猜测，错误地把畏星当作旺星。妄行，与"消者"对文，指无知的人。徵，证验，证明，当指证据。畏，畏星。侯，通"候"，即表现，引申为标志。王，同"旺"，即旺星、太过之星。

⑦ 时至有盛衰……吉凶矣：明·张介宾："时至，岁时之更至也。五星之运，当其时则盛，非其时则衰，退而东行凌犯者，星迟于天，故为顺，灾轻。进而西行凌犯者，星速于天，故为逆，灾重。留守日多则灾深，留守日少则灾浅。形见有喜润之色为善，形见有怒躁忧丧之色为恶。宿属，谓二十八宿及十二辰位，各有五行所属之异。凡五星所临，太过逢王，不及逢衰，其灾更甚，太过有制，不及得助，其灾必轻，即胜负也。五星之为德为化者吉，为灾为变者凶，皆徵应也。"

⑧ 有喜有怒……有燥：清·高世栻："此喜怒忧丧泽燥，乃善恶所系，星象之常也。"

察之。

【点评】此节从天文学方面阐述了五气与五星的对应关系。

1. "应常不应卒"。由于五气变动的产生，是天体运动过程中的自然表现，五星也是随天体而运动的，五气变化和五星的运动，都与天体运动变化相关，在常规变化中，二者是相应的，所以说："承天而行之，故无妄动，无不应也"，此为其常。五气的变动较为复杂，受天地之气交的影响，随时可能发生别于常规的变异情况，而五星随天体的运动而运动，有一定轨迹，"故无妄动"，所以在五气发生突然性的异变时，五星因受整个天体运动的制约，不可能发生突然性的运动轨迹变化，因此五气"卒然而动者，气之变也"，五星"不应焉"。可见"应常不应卒"，就辩证地概括了五气与五星之间的对应关系。这也是研究五气应五星的基本原则。

2. 五星应五气，"各从其气化"。木、火、土、金、水五星有各自的运行轨道，其亮度、大小以及怒、忧、丧、泽、燥等星象变化，均与五气的变动有关：星象大小，应气候变化。星象小时，所应的气候变化时间短而轻，星象大时，所应的气候变化时间长而剧烈。

星光亮度，应气化盛衰。应五气变动的气化作用强盛，相应的星体亮度倍增，若为灾害，则亮度异乎寻常的增大；五气动变的气化作用衰弱，相应的星体亮度变小，若为灾害时亮度更小，此即"芒而大倍常之一，其化甚；大常之二，其眚即发也。小常之一，其化减；小常之二，是谓临视"。

星象位置的高低远近与五气的胜复变化力量的大小相应。原文说："是以象之见也，高而远则小，下而近则大。"就指出五星呈现若为高远者，五气的胜复变化小；反之，若五星呈现位置下而近者，五气的胜复变化就大。

五星运行轨迹或兼见其他星象，以应五气之间的生克制胜关系。一为"五气相得"，运星轨迹虽向北移，但其他各星的运行轨迹不变，故称"各行其道"。此为相得，不会发生剧烈变异。二是岁运太过，其所克制之星就会暗淡而兼见母星的相应变化。三是岁运不及，则出现岁星兼见所不胜之星的星象。

3. 五星应灾变，"亦各从其化"。五星与五气的变化是相应的，五气的正常变化五星应之，但五气胜复太过引起的灾变，五星同样与五气的胜复变化相应。由于岁运有制胜盛衰变化，运星的变化也有顺逆的改变，运星在太空中显现的时间长短也有区别。并与五气对自然界所带来的灾变也是相应的，因此对五星的"有喜有怒，有忧有丧，有泽有燥"的常规变化必须明了，以便在发生异常变化时预测吉凶，预测自然界的灾情变异。

帝曰：六者高下异乎？

岐伯曰：象见高下，其应一也，故人亦应之。

帝曰：善。其德化政令之动静损益^①皆何如？

岐伯曰：夫德化政令灾变，不能相加也。胜复盛衰，不能相多也。往来小大，不能相过也^②。用之升降，不能相无^③也。各从其动而复之^④耳。

【点评】论德化政令，不能相加。德化政令是五气之常，是五气在一定制胜限度之内所产生的客观变化。胜多复多，胜少复少，任何一方也不会超越规范，而增加或减少其胜复之力，"不能相加""不能相多""不能相过"，均是此意。当然五气之间也更不能没有这种相互制胜关系，自然界包括五气的制胜关系在内，都是靠自然界内在力量进行自动调节，以达到相应的动态平衡，无论气之升降，阴阳的消长转化，均是如此，因此原文说："各从其动而复之耳"。

帝曰：其病生何如？

---

① 动静损益：动静，指德化政令的变化。损益，即指对自然界和人体所带来的利和害的影响，言五运的德化政令与自然界和人体的关系。

② 往来小大，不能相过也：唐·王冰以往复日数多少解。

③ 相无：指五运的德化政令虽不能过，但也不能无，与前之"相加""相多""相过"均言其有一定的变化规律。加、多、过，均指德优政令的变化不能偏移太过。

④ 各从其动而复之：认为五运迁移所产生的各种变化，都与五运之气的运动相应。动，指五运的运动变化。复，即恢复、复原。

岐伯曰：德化者气之祥①，政令者气之章，变易者复之纪②，灾眚者伤之始③，气相胜者和，不相胜者病，重感于邪则甚也④。

【点评】论气相胜者和，不相胜者病。所谓相胜，是指五气之间的正常制约关系，也就是上文所讲的胜复。五气之间能够保持相互制约胜复，就能维持动态平衡。否则，这一相互制约的动态平衡被破坏，就会发生灾害，此即"亢则害，承乃制"之义。人体若五气制胜关系失常时就会发病，若再感邪气，那么病情更加危重。

帝曰：善。所谓精光之论⑤，大圣之业⑥，宣明大道，通于无穷，究于无极也。余闻之，善言天者，必应于人；善言古者，必验于今；善言气者，必彰于物；善言应者，同天地之化；善言化、言变者，通神明之理⑦，非夫子孰能言至道欤！乃择良兆而藏之灵室，每旦读之，命曰《气交变》，非斋⑧戒不敢发，慎传也。

【点评】论运气理论精深，但要付之于实践。原文以强调"气交变"理论的重要性作为全篇的结束语，指出这是"大圣之业，宣明大道，通于无穷，究于无极"。说明本篇内容是研究自然界规律的精深理论。但是，再好的理论都必须付之于实践，实践才是检验真理的标准。因此，文末强调说："善言天者，必应于人；善言古者，必验于今；善言气者(指五运之气的变化)，必彰于物；善言应者，

---

① 祥：言其正常。下文"章"同。

② 变易者复之纪：指五运之气的太过不及的变化，是复气产生的纲纪。复，复气。纪，纲领。

③ 灾眚者伤之始：指五运之气偏移胜复所产生的灾害，是万物受伤的原因。

④ 气相胜者和……则甚也：明·张介宾："相胜，相当也。谓人气与岁气相当，则和而无病；不相当，则邪正相干而病生矣。重感于邪，如有余逢王，不足被伤，则盛者愈盛，虚者愈虚，其病必甚也。"

⑤ 精光之论：精湛广博的理论。光，广也。

⑥ 大圣之业：神圣的事业。

⑦ 善言天者……通神明之理：此节突出了《内经》作者告诫人们在学习运气学说的时候，不要泥守"示人以规矩"的司天在泉之运气模式，也不要将"无征不信"之"占象"当作不变之定则，而应当联系实际，灵活掌握和应用。识其常，达其变，方可使古人总结的经验得以继承和发扬。

⑧ 斋：原作"齐"，形近而误，据文义改。

同天地之化；善言化、言变者，通神明之理。"这种认识方法有其广泛的意义。

五常政大论①篇第七十

黄帝问曰：太虚寥廓，五运回薄②，衰盛不同，损益相从③，愿闻平气④，何如而名？何如而纪⑤也？

岐伯对曰：昭乎哉问也！木曰敷和⑥，火曰升明⑦，土曰备化⑧，金曰审平⑨，水曰静顺⑩。

帝曰：其不及奈何？

岐伯曰：木曰委和⑪，火曰伏明⑫，土曰卑监⑬，金曰从革⑭，水曰涸流⑮。

帝曰：太过何谓？

---

① 五常政大论：五常，五运主岁有平气、不及、太过的一般规律。政，为政令表现。本篇主要讨论了五运主岁各有平气、不及、太过三种不同情况，以及在各种情况下对自然界万物和人类的影响，这些都是五运主岁的一般规律，文中还涉及六气等许多内容，故名"五常政大论"。

② 五运回薄：即五运主岁按照一定规律相互承袭，循环往复不息。

③ 衰盛不同，损益相从：即运有太过、不及的变化，其于万物则有损益之应。

④ 平气：清·高世栻："平气则不盛不衰，无损无益。"

⑤ 纪：标志、标记。

⑥ 敷和：明·张介宾："木得其平，则敷布和气以生万物。"

⑦ 升明：火运应夏，火之平气，阳气隆盛，万物繁茂。明·马莳："火升而显明也。"升，上升。明，光明。

⑧ 备化：土运应长夏，具备化生万物的作用，万物皆赖土以生长、变化，形体充实而完备。备，具备、完满。

⑨ 审平：万物发展之极，其形已定。金运应秋，主收主成，万物皆因其肃杀之气以收以成。审，终。平，平定。

⑩ 静顺：万物归藏，其生机相对的平静和顺，以待来年的春生。水运应冬，冬主蛰藏，故水之平气曰"静顺"。静，平静。顺，和顺。

⑪ 委和：木运不及，温和之阳气不能正常敷布，则万物生发之机萎靡不振。委，曲。

⑫ 伏明：火运不及，则火热不显。

⑬ 卑监：土运不及，不能正常化养万物。卑，低。监，下。

⑭ 从革：金运不及，变易其清肃刚劲之性，从它气而化。从，顺从。革，变革。

⑮ 涸流：水运不及，犹如泉源干涸。

岐伯曰：木曰发生①，火曰赫曦②，土曰敦阜③，金曰坚成④，水曰流衍⑤。

【点评】论五运三纪。所谓五运三纪，是指木、火、土、金、水五运之气太过、不及、平气三种变化状态。开篇即对三种气运变化状态依据五行各自特性而予以命名。如"敷和""委和""发生"则以木的生发特性而定名，就从字义上概括了生发正常、不及和太过的特点。

帝曰：三气⑥之纪，愿闻其候⑦。

岐伯曰：悉乎哉问也！

敷和之纪，木德周行，阳舒阴布⑧，五化宣平⑨，其气端，其性随，其用曲直，其化生荣⑩，其类草木，其政发散，其候温和，其令风，其脏肝，肝其畏清⑪，其主目，其谷麻⑫，其果李，其实核⑬，其应春，其

---

① 发生：木运太过，阳和生发之气早至，万物早荣。

② 赫曦：火运太过，阳热亢烈。清·张志聪："赫曦，光明显盛之象。"赫，火红色。曦，阳光。

③ 敦阜：土气太过，犹如土山既高又大。敦，厚。阜，土山，盛大，高大。

④ 坚成：金运太过，其气坚敛刚劲，万物肃杀凋零，因杀伐过度，不能成形。坚，坚敛。

⑤ 流衍：水运太过，犹如水盛满溢漫延。衍，漫延、扩展。

⑥ 三气：五运之气的平气、不及和太过。

⑦ 其候：候，征兆、征象。其，指代三气之纪。

⑧ 阳舒阴布：三阴三阳六气各按其时而布施。阳，指三阳。阴，指三阴。

⑨ 五化宣平：五化，谓平气之岁主时之五运生化均为正常。宣平，敷和之纪，为木运平气，木气宣散。

⑩ 其气端……其化生荣：明·马莳："木之气端正，木之性顺从，木之用曲直咸宜，木之化生发荣美。"

⑪ 肝其畏清：清为金气代称，金克木，故肝畏清。

⑫ 其谷麻：清·高世栻："麻体直而色苍，为五谷之首，故其谷麻。"谷，五谷，此指象征木性的谷物。麻，火麻。

⑬ 其实核：以核为主的果实，与下文"其物中坚"应联系起来理解。即以核为主的果实则中坚。

虫毛①，其畜犬，其色苍，其养筋，其病里急支满，其味酸，其音②角，其物中坚，其数八③。

升明之纪，正阳④而治，德施周普⑤，五化均衡，其气高，其性速，其用燔灼，其化蕃茂⑥，其类火，其政明曜⑦，其候炎暑，其令热，其脏心，心其畏寒，其主舌，其谷麦，其果杏，其实络，其应夏，其虫羽⑧，其畜马，其色赤，其养血，其病𥆟瘛⑨，其味苦，其音徵，其物脉，其数七。

备化之纪，气协天休⑩，德流四政，五化齐修⑪，其气平，其性顺，其用高下⑫，其化丰满，其类土，其政安静，其候溽蒸⑬，其令湿，其脏脾，脾其畏风⑭，其主口，其谷稷，其果枣，其实肉，其应长夏⑮，其虫倮⑯，其畜牛，其色黄，其养肉，其病否⑰，其味甘，其音宫，其物

---

① 其虫毛：清·高世栻："毛虫通体皆毛，犹木之森丛，故其虫毛。"虫，虫类。毛，毛虫。本篇把动物分为毛、倮、鳞、介、羽五类。

② 音：五音。我国古乐中的角、徵、宫、商、羽五音，与五行五脏相配，则角属木音，肝音角；徵为火音，心音徵；宫为土音，脾音宫；商为金音，肺音商；羽为水音，肾音羽。

③ 其数八：木的成数是八。

④ 正阳：清·姚止庵："正阳者，谓火得其平，无亢烈之患也。"正，不偏。

⑤ 周普：遍及四面八方。与"周行"同义。周，环周。普，普遍。

⑥ 其气高……其化蕃茂：清·张志聪："火气炎上，故其气高；火性动急，故性速也；烤炙曰燔灼，火之用也；万物蕃茂，长夏之化也。"燔，炙、烤也。

⑦ 其政明曜：即阳光充足。明，光明。曜，日光也。

⑧ 其虫羽：清·张志聪："羽虫飞翔，而上感火气之生也。"羽，有翅之虫。

⑨ 其病𥆟瘛：即患病为肌肉跳动，肢体抽搐。𥆟，肌肉跳动。瘛，抽搐。

⑩ 气协天休：土之平气年，天地之气协调和平。气，土气、地气。协，协调。天，天气。休，美善。

⑪ 德流四政，五化齐修：土运平气之年，备化之气分助于四季，生、长、化、收、藏五化都能完善至美。四政，四季，土旺于四季之末各十八日。齐修，皆发展完备。

⑫ 其用高下：土孕育万物，上下左右无处不有其生化的作用。

⑬ 其候溽(rù 入)蒸：长夏季节的气候特点是湿热郁蒸。溽，湿。蒸，热。

⑭ 脾其畏风：风属肝木，木克土，故脾畏风。

⑮ 其应长夏：明·张介宾："长夏者，六月也。土生于火，长在夏中，既长而王，故云长夏。"

⑯ 其虫倮：清·姚止庵："倮虫无毛羽鳞甲，以肉为体，像土之肥而厚也。"

⑰ 其病否：因病在中焦，脾土运化失司，气机升降失常，故病痞。否，通"痞"，痞塞不畅。

肤①，其数五。

审平之纪，收而不争，杀而无犯②，五化宣明，其气洁，其性刚③，其用散落④，其化坚敛，其类金，其政劲肃，其候清切，其令燥，其脏肺，肺其畏热⑤，其主鼻，其谷稻，其果桃，其实壳，其应秋，其虫介⑥，其畜鸡，其色白，其养皮毛，其病咳，其味辛，其音商，其物外坚，其数九。

静顺之纪，藏而勿害，治而善下⑦，五化咸整⑧，其气明，其性下，其用沃衍⑨，其化凝坚⑩，其类水，其政流演⑪，其候凝肃，其令寒，其脏肾，肾其畏湿⑫，其主二阴，其谷豆，其果栗，其实濡，其应冬，其虫鳞⑬，其畜彘，其色黑，其养骨髓，其病厥⑭，其味咸，其音羽，其物濡，其数六。

故生而勿杀，长而勿罚，化而勿制，收而勿害，藏而勿抑，是谓平气。

【点评】论五运平气年份的气候、物化、发病等特征。

1.“敷和之纪”，在一年之中，总的气候变化情况是“五化宣平”。即一年内五个主时之运的气候变化，均能反映出木的特性，从而体现生长化收藏（五化）的正常变化。“其气端”至“其令风”8

---

① 其物肤：清·姚止庵：“肤，犹肉也。”明·张介宾：“肤，即肌肉也。”

② 收而不争，杀而无犯：谓金气虽有收敛、肃杀之性，但金运平气之年，收敛而无剥夺，肃杀而无残害。

③ 其气洁，其性刚：清·姚止庵：“秋气清爽而洁净也，金以坚劲为性。”洁，洁净。刚，刚劲。

④ 其用散落：秋令的作用是使万物成熟凋落。散落，即凋落。

⑤ 肺其畏热：热为心火，火克金，故肺畏热。

⑥ 其虫介：有甲壳的虫为介虫。明·张介宾：“甲坚而固，得金气也。”介，甲壳。

⑦ 藏而勿害，治而善下：水运平气之年，冬气能正常的纳藏而无害于万物，德性平顺而下行。藏，蛰藏，为冬所主，与水相应。治，管理。

⑧ 五化咸整：谓五化全部齐备。咸，全部、皆。整，齐。

⑨ 其用沃衍：言水具有流溢灌溉作用。明·张介宾：“沃，灌溉也；衍，溢满也。”

⑩ 其化凝坚：清·姚止庵：“水至冬则凝为坚冰，水之化也。”凝坚，凝结坚硬。

⑪ 流演：明·张介宾：“演，长流貌，井泉不竭，川流不息，皆流演之义。”演，水流长。

⑫ 肾其畏湿：湿为土性，土克水，故肾畏湿。

⑬ 其虫鳞：清·张志聪：“鳞虫，水中之所生。”鳞，鱼类。

⑭ 其病厥：肾属水，性寒，厥证的病机多由于肾。

句，都是指木本身的特性而言的。"其脏肝"至"其数八"16句，则指木与人体肝的联系，又以肝为主联系了与肝和木有关的事物。

2．"升明之纪"是火运平气之年，总的气候特征是"五化均衡"，一年内的五个主时之运的气候均能反映火的特性。本年度阳气充盛，植物生长快，气温高，植物生长繁茂，红日当空，阳光普照，全年偏热，夏季烈日炎炎。人体的心脏系统与之相应。麦、杏及动物中的羽虫、马等生长孕育也与之有关。

3．"备化之纪"是土运平气之年，"气协天休""五化齐修"是其总的气象特征。气候、物化正常，农作物充分成熟，生长良好。长夏季节炎热潮湿。人体脾胃系统与之相应，稷、枣生长良好，倮虫、牛等动物生长孕育与之有关。人体易患湿盛伤脾，胸腹痞满一类疾病。

4．"审平之纪"是金运平气之年，"收而不争""五化宣明"是该年份气候物化正常之象。各种特征均符合"金"之坚敛性质。秋冬气候凉爽干燥，在人体肺脏系统与之相应。稻谷、核桃等外有坚壳类的果实生长良好。有甲壳的动物和鸡等胎孕生长旺盛。燥易伤肺而致咳病。

5．"静顺之纪"是水运平气之年，"藏而勿害……其用沃衍""其候凝肃，其令寒"均指水运平气之年的气候、物化、物候等均为一般性的正常变化。人体的肾脏系统与之相应。植物中的豆类、板栗等生长良好。有鳞动物及猪生长化育旺盛。《灵枢·本神》曰："肾气虚则厥。"故此年份易患厥病。

委和之纪，是谓胜生①，生气不政，化气乃扬②，长气自平③，收令乃早④，凉雨时降，风云并兴，草木晚荣，苍干凋落，物秀而实，肤肉

---

① 胜生：谓木运不及，则金克木，或土反侮木。克、侮皆能胜过木生之气，致使木运的生发之气受阻，故称"胜生"。生，指木主春生之气。

② 生气不政，化气乃扬：清·张志聪："金气胜，则木之生气不能彰其政令矣。木政不彰，则土气无畏，而化气乃扬。"

③ 长气自平：木运不及，则木所生之火气亦不至过盛，乃趋于平定，故火的长气如常。

④ 收令乃早：金运所主的秋令，由于木衰金乘，故收令提早而至。

内充，其气敛，其用聚，其动缩戾拘缓①，其发惊骇，其脏肝，其果枣李，其实核壳，其谷稷稻，其味酸辛，其色白苍，其畜犬鸡，其虫毛介，其主雾露凄沧②，其声角商，其病摇动注恐，从金化也，少角与判商同③，上角与正角同④，上商与正商同⑤，其病支废痈肿疮疡，其虫甘⑥，邪伤肝也，上宫与正宫同⑦，萧瑟肃杀⑧则炎赫沸腾⑨，眚于三⑩，所谓复也⑪，其主飞蠹蛆雉，乃为雷霆⑫。

伏明之纪，是谓胜长⑬，长气不宣⑭，藏气反布⑮，收气自政⑯，化

---

① 其动缩戾拘缓：筋脉为病后出现拘挛或松弛的病态。缩，缩短。拘，拘急。缓，弛缓。

② 凄沧：寒冷。

③ 少角与判商同：角、徵、宫、商、羽五音代表五运（木、火、土、金、水）为五音建运；又用"正""太""少"分别代表运的正常（平气）、太过、不及。木运不及为少角；判商，判，同半，即少商。因木运不及，金来克木，木气半从金化，故云。

④ 上角与正角同：意即木运不及之年，若上临厥阴风木司天（如丁巳、丁亥年），不及之木运得到司天之气的扶助，则为平气年。上，指司天之气。上角，指厥阴风木司天。正角，木运之平气。

⑤ 上商与正商同：木运不及之岁，金气胜之，判角用事，若再上临卯酉阳明燥金司天，则木运更衰，金用事，其化如同金之平气年。

⑥ 其虫甘：甘为土味，因木运不及，土反侮之，甘味生虫。

⑦ 上宫与正宫同：谓木运不及，土反侮之，若又上临丑未太阴湿土司天，则土用事，其化如同土之平气年。

⑧ 萧瑟肃杀：形容木运不及，金气乘之而用事，肃杀之令大行，出现一派萧条冷落的景象。

⑨ 炎赫沸腾：由于金胜太过，致火气来复，用炎赫沸腾形容火气来复之势。炎赫，火势猛烈之象。

⑩ 眚（shěng省）于三：木运不及，金气胜之，又导致火气来复，其灾害应在东方震位。眚，灾害。三，三宫，东方震位。

⑪ 所谓复也：木运不及，金气乘之，木之子为火，火能胜金，前来报复。前文"萧瑟肃杀则炎赫沸腾"即复气之象。复，报复。

⑫ 其主飞蠹（dù度）蛆雉，乃为雷霆：明·马莳："乃物象有飞虫、蛆虫、雉鸟，天象有雷有霆，皆火之炎赫沸腾者然耳。"飞，飞虫。蠹，蛀虫。蛆，苍蝇的幼虫。雉，野鸡。

⑬ 胜长：火主夏季之长气，火运不及，水来乘之，金来侮之，长气受制于金水二气，故云。

⑭ 长气不宣：火运不及，夏长之气不得宣布。

⑮ 藏气反布：因火运不及，水来乘之，寒水之气布于火运所主之时，即下文"寒清数举，暑令乃薄"。藏气，指水运所主冬令之气。

⑯ 收气自政：因火运不及，金不畏火而擅行政令。收气，金运所主秋令之气。

令乃衡①，寒清数举，暑令乃薄②，承化物生，生而不长，成实而稚，遇化已老③，阳气屈伏，蛰虫早藏，其气郁，其用暴，其动彰伏变易④，其发痛，其脏心，其果栗桃，其实络濡⑤，其谷豆稻，其味苦咸，其色玄丹，其畜马彘，其虫羽鳞，其主冰雪霜寒，其声徵羽，其病昏惑悲忘⑥，从水化也，少徵与少羽同⑦，上商与正商同⑧，邪伤心也，凝惨凛冽，则暴雨霖霪⑨，眚于九⑩，其主骤注雷霆震惊，沉黔淫雨⑪。

卑监之纪，是谓减化⑫，化气不令，生政独彰⑬，长气整⑭，雨乃愆⑮，收气平，风寒并兴，草木荣美，秀而不实，成而秕⑯也，其气散，其用静定⑰，其动疡涌分溃痈肿⑱，其发濡滞⑲，其脏脾，其果李栗，其

---

① 化令乃衡：火运不及，土无损害，故土主之化气如常。化令，土运所主长夏之令。

② 寒清数举，暑令乃薄：谓由于火运不及，水来乘之，则寒冷之气经常流行，夏季暑热之气薄弱。寒清，寒冷之气。数，屡次、经常。举，举事、发生。薄，少、衰弱不足。

③ 成实而稚，遇化已老：谓由于生而不长，虽已结实，但却很小，待到长夏生化时令，已经衰老。稚，小，幼稚。

④ 彰伏变易：变化时隐时现。彰，明。伏，隐伏。

⑤ 络濡：其果实的特点是有液汁和丝络。络，支络。濡，液汁。

⑥ 其病昏惑悲忘：火气通于心，火运不及，心气不足，心神失养，故昏惑悲忘。

⑦ 少徵与少羽同：火运不及，水来乘之，从其水化，因此，火运不足之年与水运不及之年的气化相同。

⑧ 上商与正商同：火运不及，金来侮之，若上临阳明燥金司天(癸卯、癸酉岁)，则其化如同金之平气年。

⑨ 凝惨凛冽，则暴雨霖霪：火运不足，则寒水气胜，故见阴寒惨淡、凛冽寂静的现象。水气胜则土气复，故见暴雨淋霪、湿气过盛的现象。凝惨，即阴寒冷甚。

⑩ 眚于九：灾害应于南方。九，九宫，南方离宫。

⑪ 沉黔淫雨：乌云不散，阴雨连绵。黔，古文"阴"字。

⑫ 减化：谓土运不及，木来克之，水来侮之，减弱了化气的作用。

⑬ 化气不令，生政独彰：谓土运不及，化气减弱，不能正常司令，而木之生气独旺。

⑭ 长气整：土运不及，火无损害，故火主之长气如常。

⑮ 雨乃愆(qiān 千)：土运不及，地气不能上升，不能及时下雨。愆，过时。

⑯ 成而秕：因化令不行，生政独彰，长气如常，草木之类虽然华秀，但不能成熟内实，唯成空壳，多为瘪谷。秕，糠秕、瘪谷之类。

⑰ 其用静定：土性本静，不及则不能发挥其"化"之用。静定，静止不动。

⑱ 疡涌分溃痈肿：病发疮疡痈肿，破溃流脓。涌，涌泄。分溃，分裂溃烂。

⑲ 其发濡滞：因土运不及，不能制水，水气留滞而不行，气机不畅。濡，湿润，指水气。滞，不畅。

实濡核，其谷豆麻，其味酸甘，其色苍黄，其畜牛犬，其虫倮毛①，其主飘怒振发②，其声宫角，其病留满否塞③，从木化也，少宫与少角同④，上宫与正宫同⑤，上角与正角同⑥，其病飧泄，邪伤脾也，振拉飘扬，则苍干散落，其眚四维⑦，其主败折虎狼⑧，清气乃用，生政乃辱⑨。

从革之纪，是谓折收⑩，收气乃后，生气乃扬⑪，长化合德⑫，火政乃宣⑬，庶类以蕃⑭，其气扬，其用躁切，其动铿禁瞀厥⑮，其发咳喘，其脏肺，其果李杏，其实壳络，其谷麻麦，其味苦辛，其色白丹，其畜鸡羊，其虫介羽，其主明曜炎烁，其声商徵，其病嚏咳鼽⑯衄，从火化

---

① 倮毛：倮虫和毛虫。

② 飘怒振发：土运不及，从其木化，木胜则动风，狂风怒号，草木飘摇，其势如怒。

③ 留满否塞：土运不及，木气乘之，在人体则为脾失运化，气机升降失常，饮食留滞而见脘腹胀满，痞塞不通的病证。

④ 少宫与少角同：清·高世栻："土运不及，故曰少宫，木兼用事，故少宫与少角同。"

⑤ 上宫与正宫同：清·高世栻："土气司天，谓之上宫，土运不及，上得司天之助，故上宫与正宫同。"

⑥ 上角与正角同：清·高世栻："木气司天，谓之上角，木兼用事，又得司天之气，则木气敷和，故上角与正角同。"

⑦ 眚四维：明·张介宾："胜复皆因于土，故灾眚见于四维。四维者，土位中宫而寄旺于四隅，辰戌丑未之位是也。"四维，四隅也，即东南、西南、东北、西北。也指二宫、四宫、六宫、八宫之位。

⑧ 其主败折虎狼：清·高世栻："败折，金能断物也。虎狼，西方金兽也。"

⑨ 生政乃辱：因土运不及，子气来复，金克木，故木之生气受到抑制。

⑩ 折收：金主秋季收气，金运不及，火乘之，木侮之，因此，金之收气减折，故云。折，挫折。

⑪ 收气乃后，生气乃扬：金运不及，故收气晚至；木不畏金，独主其事，故生气得以发扬。

⑫ 长化合德：火气主长，土气主化，火能生土，二者协调发挥作用。

⑬ 火政乃宣：金运不及，火乘之，火气主事，宣发政令。

⑭ 庶类以蕃：谓因长化合德，火气当政，阳气布散，则万物因之而繁荣茂盛。庶类，泛指万物。

⑮ 铿禁瞀厥：明·张介宾："铿然有声，咳也；禁，声不出也；瞀，闷也；厥，气上逆也。金不足则肺应之，肺主气，故为是病。"铿，响亮，此指咳嗽。禁，声音不出，即失音。瞀，头目昏蒙不清，神志昏糊烦乱。

⑯ 鼽：鼻塞流涕。

也，少商与少徵同①，上商与正商同②，上角与正角同③，邪伤肺也，炎光赫烈，则冰雪霜雹④，眚于七⑤，其主鳞伏彘鼠⑥，岁气早至，乃生大寒⑦。

涸流之纪，是谓反阳⑧，藏令不举，化气乃昌⑨，长气宣布，蛰虫不藏，土润水泉减，草木条茂，荣秀满盛，其气滞，其用渗泄，其动坚止⑩，其发燥槁⑪，其脏肾，其果枣杏，其实濡肉，其谷黍稷，其味甘咸，其色黅玄⑫，其畜彘牛，其虫鳞倮，其主埃郁昏翳⑬，其声羽宫，其病痿厥坚下，从土化也，少羽与少宫同⑭，上宫与正宫同⑮，其病癃闭，邪伤肾也，埃昏骤雨，则振拉摧拔⑯，眚于一⑰，其主毛显狐狢⑱，变化不藏。

---

① 少商与少徵同：谓金运不及之岁，火气来乘，故其与少徵之岁气化特征相同。

② 上商与正商同：谓金运不及之岁，若再上临阳明燥金司天，则不及之运得司天之气的资助，其化如金之平气。

③ 上角与正角同：谓金运不及，木行其事，若又上临厥阴风木司天，则木更得司天之助，其化如同木之平气。

④ 炎光赫烈，则冰雪霜雹：谓火胜之象为炎光赫烈，水复之象为冰雪霜雹。

⑤ 眚于七：即灾害应在西方。七，七宫，西方兑位。

⑥ 鳞伏彘鼠：用动物的活动来喻阴寒之气降临。伏，匿藏。彘，猪也，水畜。鼠，指鼠类昼伏夜出，皆属阴类。

⑦ 岁气早至，乃生大寒：冬藏之气早到，发生大寒。岁气，指冬藏之气。

⑧ 反阳：水主冬藏之气，水运不及，火不畏水，反见火之长气，故云。

⑨ 藏令不举，化气乃昌：水运不及则冬藏之令不行，水运不及土气胜之，故化气昌盛。

⑩ 其动坚止：指因水少不濡，大便燥坚不下。坚止，坚硬停止。后文"坚下"，与此同义。

⑪ 其发燥槁：谓水运不及，阴精亏少，不能荣润，则发生干燥枯槁。燥槁，干燥枯槁。

⑫ 黅玄：黄色，为土之色。玄，黑色，为水之色。

⑬ 其主埃郁昏翳：形容湿土之气漫游，天色迷蒙昏暗。埃，尘埃。郁，作遮盖解。昏翳，昏蒙不清楚。

⑭ 少羽与少宫同：水运不及为少羽，土来乘之，从土用事，故云。

⑮ 上宫与正宫同：谓水运不及，土兼用事，若上临太阴湿土司天，则土令用事，其化如同土之平气。

⑯ 埃昏骤雨，则振拉摧拔：埃昏骤雨为土胜之象，土胜则木复，故又有振拉摧拔的木胜之象。

⑰ 眚于一：灾害应在北方。一，即一宫，北方坎位。

⑱ 毛显狐狢：谓毛虫所显者为狐狢之类。毛，毛虫，古时称兽也叫毛虫。

故乘危而行①，不速而至，暴虐无德，灾反及之②，微者复③微，甚者复甚，气之常也。

【点评】论五运不及之之年的气候、物化、发病等特征。此处五节论五运不及之候，分别研究了木、火、土、金、水五运不及年份的气候、物化、运气同化、复气特点。如"伏明之纪"气候特点：火运不及，受寒水抑制，故夏天应热不热，全年以水寒之气为主。"长气不宣，藏气反布……寒清数举，暑令乃薄……阳气屈伏"均是火运不足、阳热之令匮乏征象。

"伏明之纪"运气同化特点：由于土乘之、水侮之，故此年份气候特点与水运不及之年（"少羽"）的情况相同。夏天应热而不热，气化如同水运不及之年（"少微与少羽同"），气候严重反常。若再逢到燥金司天之年，金气反侮，其化就会同金运平气之年（"上商与正商同"）。

"伏明之纪"复气特点：火运不及，火之子土气来复，故水寒之气偏盛而现"凝惨凛冽"景象，雨水偏多，"暴雨霖霪"。

其他四纪类此。

发生之纪，是谓启陈④，土疏泄，苍气达⑤，阳和布化，阴气乃随，生气淳化⑥，万物以荣，其化生，其气美，其政散⑦，其令条舒，其动掉眩巅疾，其德鸣靡启坼⑧，其变振拉摧拔⑨，其谷麻稻，其畜鸡犬，其果

---

① 乘危而行：谓乘岁运不足而所胜、所不胜之气的乘侮现象。如前文所论"胜长""胜生""减化""折收""反阳"，皆是"乘危而行"。危，指岁运不及之年。

② 暴虐无德，灾反及之：运气不及之纪，胜气过甚，超过了一定的限度，则本气必虚，定将受到复气的惩罚。

③ 复：指复气。

④ 启陈：即阳气宣达布散，推陈出新。启，宣通开达。

⑤ 土疏泄，苍气达：谓发生之纪，木运太过，使土气疏薄、发泄，而木气条达。苍气，指木气。

⑥ 生气淳化：由于木运太过，故生发之气旺盛，万物因之而繁荣。淳，厚。化，生化。生气，指木运所主之生发之气。

⑦ 其政散：谓木主春季生发之令，布散阳和之气。

⑧ 鸣靡启坼：风声散乱，物体开裂的意思。

⑨ 振拉摧拔：谓风气太盛，使草木振摇毁折。

李桃，其色青黄白，其味酸甘辛，其象春，其经足厥阴、少阳，其脏肝脾，其虫毛介，其物中坚外坚①，其病怒，太角与上商同②，上徵则其气逆③，其病吐利，不务其德，则收气复④，秋气劲切⑤，甚则肃杀，清气大至，草木凋零，邪乃伤肝。

赫曦之纪，是谓蕃茂⑥，阴气内化，阳气外荣，炎暑施化，物得以昌，其化长，其气高，其政动，其令鸣显⑦，其动炎灼妄扰，其德暄暑郁蒸⑧，其变炎烈沸腾，其谷麦豆，其畜羊彘，其果杏栗，其色赤白玄，其味苦辛咸，其象夏，其经手少阴太阳、手厥阴少阳，其脏心肺，其虫羽鳞，其物脉濡，其病笑、疟、疮疡、血流、狂妄、目赤⑨，上羽与正徵同⑩，其收齐，其病痓⑪，上徵而收气后也⑫，暴烈其政，藏气乃复，时见凝惨，甚则雨水霜雹切寒，邪伤心也。

敦阜之纪，是谓广化⑬，厚德清静，顺长以盈，至阴内实⑭，物化充成，烟埃朦郁，见于厚土⑮，大雨时行，湿气乃用，燥政乃辟⑯，其化圆⑰，

---

① 中坚外坚：谓既有中坚之物，又有外坚之物。
② 太角与上商同：明·张介宾："按六壬之年无卯酉，是太角本无上商也。故《新校正》云'太过五运，独太角言与上商同，余四运并不言者，疑此文为衍。'或非衍则误耳。"
③ 上徵则其气逆：木运太过之纪，又遇少阴君火、少阳相火司天，则气逆不顺。
④ 不务其德，则收气复：木运太过，不能发挥其正常的敷和之用，而暴虐横逆，加害于他运；木横克土，则土之子金必来报复，故收气复。务，从事。
⑤ 秋气劲切：秋气肃杀，清劲急切。劲，清劲。切，急切。
⑥ 蕃茂：繁荣茂盛。明·张介宾："阳盛则万物俱盛。"《素问·四气调神大论》："夏三月，此谓蕃秀。"
⑦ 其令鸣显：夏长之气唤起万物繁茂。明·张介宾："火之声壮，火之光明也。"
⑧ 暄(xuān 宣)暑郁蒸：即暑热郁蒸。暄，热。
⑨ 其病笑、疟、疮疡、血流、狂妄、目赤：皆为火气太过所致的病证。
⑩ 上羽与正徵同：清·高世栻："太阳寒水司天，谓之上羽，火运太过，上临寒水，则火气以平，故与升明之正徵同。"
⑪ 痓：当为"痉"。痉病，以牙关紧闭，头项、四肢强直为特征。
⑫ 上徵而收气后也：谓火运太过，又遇君火相火司天，则金气受抑而收气晚至。
⑬ 广化：明·张介宾："土之化气，广被万物，故曰广化。"
⑭ 至阴内实：谓土为至阴之气，土气有余，故万物得以内部充实。
⑮ 厚土：山陵。
⑯ 燥政乃辟：明·张介宾："土之化湿，湿气行则燥气辟。"辟，通"避"。
⑰ 其化圆：化气遍布于四方。圆，周遍。

其气丰，其政静，其令周备，其动濡积并稸①，其德柔润重淖②，其变震惊飘骤崩溃，其谷稷麻，其畜牛犬，其果枣李，其色黅玄苍，其味甘咸酸，其象长夏，其经足太阴、阳明，其脏脾肾，其虫倮毛，其物肌核，其病腹满、四肢不举，大风迅至，邪伤脾也。

坚成之纪，是谓收引③，天气洁，地气明，阳气随，阴治化，燥行其政，物以司成，收气繁布，化洽不终④，其化成，其气削，其政肃，其令锐切，其动暴折疡疰⑤，其德雾露萧瑟，其变肃杀凋零，其谷稻黍，其畜鸡马，其果桃杏，其色白青丹，其味辛酸苦，其象秋，其经手太阴、阳明，其脏肺肝，其虫介羽，其物壳络，其病喘喝胸凭仰息⑥，上徵与正商同⑦，其生齐⑧，其病咳，政暴变则名木不荣，柔脆焦首，长气斯救⑨，大火流，炎烁且至，蔓将槁，邪伤肺也。

流衍之纪，是谓封藏⑩，寒司物化，天地严凝，藏政以布，长令不扬，其化凛，其气坚，其政谧⑪，其令流注，其动漂泄沃涌⑫，其德凝惨寒雾⑬，其变冰雪霜雹，其谷豆稷，其畜彘牛，其果栗枣，其色黑丹黅，其味咸苦甘，其象冬，其经足少阴、太阳，其脏肾心，其虫鳞倮，其物濡满，其病胀，上羽而长气不化⑭也。政过则化气大举，而埃昏气交，大雨时降，邪伤肾也。

---

① 濡积并稸：指湿气偏盛。濡，指湿气。稸，同"蓄"，聚积。

② 柔润重淖：柔和、润泽、重浊、黏稠，均为形容土湿之性。淖，在此指黏稠之意。

③ 收引：收敛引急。明·马莳："收引者，阳气收敛而阴气引用也。"

④ 化洽不终：谓金运太过，收气早布，以致土运之化气不能尽终其所主之时令。化，土运所主之化气。

⑤ 暴折疡疰：暴折，突然发生损折。疡，疮疡。疰，皮肤溃疡。

⑥ 胸凭仰息：形容因肺金邪实，呼吸困难状态。凭，倚托于物。胸凭，指胸部必须有所倚托。仰息，扬头、张口，抬肩呼吸。

⑦ 上徵与正商同：金运太过之岁，若遇君火、相火司天，则太过之金运转为平气。

⑧ 其生齐：因太过之金运上临火气司天而成平气之化，木不受金气之杀伐，生气能行其常令，故云。生，生气。

⑨ 长气斯救：金运太过，克伐木气，火气来复，以救木衰，火主长气，故云。

⑩ 封藏：明·张介宾："水盛则阴气大行，天地闭而万物藏，故曰封藏。"

⑪ 谧：安谧，宁静。

⑫ 漂泄沃涌：漂泄，形容肠鸣腹泄。沃涌，指涎沫上涌。

⑬ 凝惨寒雾：阴寒凝结，寒冷霜雪。雾，雪霜盛状。

⑭ 上羽而长气不化：水运太过之年，若再遇太阳寒水司天，则寒水之运更盛，致火之长气不能发挥其生化作用。

故曰：不恒其德，则所胜来复^①，政恒其理，则所胜同化^②。此之谓也。

【点评】论五运太过之年的气候、物化、发病等特征。此五节论述五运太过之候，分别对木、火、土、金、水五运之气太过年份的气候、物化、发病，以及复气特征予以记述。

"发生之纪"气候特点：为"苍气达"，即呈现木的生发之气。木运太过，乘土侮金，故兼木、土、金兼有的物化现象，如"其谷麻稻，其畜鸡犬，其果桃李，其色青黄白，其味酸甘辛"等。

"发生之纪"物化特点：春温之气遍布，自然界呈现欣欣向荣的景象，故现"其化生，其气美，其政散，其令条舒"物化景象，木类的谷、肉、果、菜生长收成良好而土和金类的生长收成反受影响。

"发生之纪"发病特点：木运太过，人体肝气应之而偏旺，故有肝气上逆之"掉眩巅疾"、易怒之病。

"发生之纪"运气同化特点：太过的木运逢阳明燥金司天，则可抑制木之太过，但此处没有阳明燥金，疑"太角与上商同"为衍文。

"发生之纪"复气特点：木气太过表现为金气之复，即木"不务其德，则收气复，秋气劲切，甚则肃杀，清气大至"。

其他四纪类此。

帝曰：天不足西北，左寒而右凉，地不满东南，右热而左温^③，其故何也？

岐伯曰：阴阳之气，高下之理，太少之异^④也。东南方，阳也，阳者其精降于下，故右热而左温。西北方，阴也，阴者其精奉于上，故左寒而右凉。是以地有高下，气有温凉，高者气寒，下者气热，故适寒凉

---

① 不恒其德，则所胜来复：谓五运之气不能正常地施予而生化万物。如运气太过，横施暴虐，则导致己所不胜者之复气出现。如木运太过收气来复，火运太过之藏（水）气复等。恒，常；不恒，即失去常度之义。

② 政恒其理，则所胜同化：指五运之气能够正常地施予而使万物得以生化。

③ 天不足西北……右热而左温：清·高世栻："天为阳，阳气温热，地为阴，阴气寒凉。天不足西北，则西方之阳气少，故左右寒凉；地不满东南，则东南方之阴气少，故左右温热。"

④ 高下之理，太少之异：高下，地势而言。太少，阴阳寒热之气的多少、盛衰而言。

者胀，之温热者疮①下之则胀已，汗之则疮已，此凑理开闭之常，太少之异耳。

帝曰：其于寿夭何如？

岐伯曰：阴精所奉其人寿，阳精所降其人夭②。

帝曰：善。其病也，治之奈何？

岐伯曰：西北之气散而寒之③，东南之气收而温之④，所谓同病异治⑤也。

故曰：气寒气凉，治以寒凉，行水渍之⑥。气温气热，治以温热，强其内守⑦。必同其气⑧，可使平也，假者反之⑨。

帝曰：善。一州之气，生化寿夭不同，其故何也？

岐伯曰：高下之理，地势使然也。崇高则阴气治之，污下则阳气治之，阳胜者先天，阴胜者后天⑩，此地理之常，生化之道也。

帝曰：其有寿夭乎？

岐伯曰：高者其气寿，下者其气夭，地之小大异也，小者小异，大者大异。故治病者，必明天道地理，阴阳更胜，气之先后，人之寿夭，

---

① 适寒凉者胀，之温热者疮：明·马莳："寒凉之地，腠理开少而闭多，阴气凝滞，腹必成胀……温热之地，腠理开多而闭少，邪气易感，体必生疮。"适，往也。之，同"至"。又，"之"当作"适"。

② 阴精所奉其人寿，阳精所降其人夭：气候寒冷，人应之则腠理致密，人体之精气内藏而不泄因而高寿。阳精所降之地，气候炎热，人应之则腠理开泄，体内之阴阳精气易于外泄，因而早亡。阴精，在此阴气的精化，又寒气阴精所奉之地。阳精，阳气的精华，又温热之气。

③ 散而寒之：寒邪束表，腠理闭塞，阳气不得泄越而内郁。所以治宜用发散腠理以祛邪，用寒凉之剂以清热。散，发散。寒之，用寒凉清热之剂治疗。按：散、寒，是两种治法，可以单独使用，也可将二者结合起来组成发散表寒，清解里热之剂。

④ 收而温之：温热地域，人体之阳气易于外泄耗散，寒从中生，治宜用收敛之剂以固其阳，用温补之剂以温散内寒。收，收敛。温之，用温热之剂治疗。

⑤ 同病异治：因气候、地理因素引起的病证，由于病人所处的地域环境不同，故治疗原则、方法就不同。

⑥ 行水渍之：用汤液浸渍取汗以散其外寒。行，用。渍，浸泡。

⑦ 强其内守：防止内守之阳气外泄。

⑧ 必同其气：治疗用药的寒热温凉之性与该地域气候的寒热温凉一致。

⑨ 假者反之：假寒、假热证，当以相反之法治之。

⑩ 阳胜者先天，阴胜者后天：意阳热亢盛之处，气候炎热，万物生化往往较早；而阴气盛、气候寒冷之地，万物生化较迟。阳胜者，温热之地，阳气旺盛之处。阴胜者，寒冷之地，阴气旺盛之处。先天、后天，先于天时之早至和后于天时而迟到。

生化之期，乃可以知人之形气矣。

【点评】论岁气与地域、物候、疾病关系。在论述"五运三纪"之后，提示人们对运气变化的认识，应结合不同地理环境而灵活对待。通过对不同地域人之寿夭原因的探讨，说明气运变化在不同地域有差异，指出"治病者，必明天道地理，阴阳更胜，气之先后，人之寿夭，生化之期"，从而做到因人、因时、因地制宜。此外，还论述了岁运受制于司天之气以及岁气与物候、疾病的关系等内容。

1. 气运与地域关系。地域高下不同，所禀阴阳之气多寡各异，考察"五运三纪"应结合不同地域环境，如"天不足西北，左寒而右凉，地不满东南，右热而左温"即是其例。

2. 地域与疾病关系。不同地区各有不同的流行疾病谱，寒凉地区多病胀，温热地区多病疮，所以治法和用药的寒凉也就随着地域环境的不同而有差异。

3. 地域与寿夭关系。此处论述了地域与寿夭的关系。人与自然密切关联，人体的生命活动无不受着自然界各种因素的影响。阴精、阳精，分别指自然界气候变化中的寒气和热气。所奉、所降，体现自然界阴阳升降之理。自然界和人体的"阴精""阳气"充足，升降正常，故能健康长寿。显然，自然环境是重要的条件之一。地理环境对人体的影响是显而易见的，包括地理位置、经纬高低、气候、阳光、空气、土壤等，不仅是人类赖以生存的空间，同时还是塑造人类，影响人类生理、病理和生命的重要条件。《素问·阴阳应象大论》指出："治不法天之纪，不用地之理，则灾害至矣。"就指出了环境对人类的重要性。基于《内经》"人类生存环境的寿夭观"而提出的"地域养生"理念，就是根据不同的地域环境特点制订适宜的养生保健和治疗原则，是利用地理环境对人体生理、病理的影响对人体健康状况进行干预，是中医学整体观念与辨证施治的基本特点在中医治疗学上因地制宜的应用。

4. 治疗与天道地理的关系。"天道地理"也就是运气对环境气候的影响，它和人类的生理活动、病理变化都有密切的关系。医生治疗疾病时，不应就病论病，孤立地看待疾病，而应全面地考虑到与病人有关的气候环境的影响。有时局部的病变也可能反映全身整体的异常变化。从整体着眼，更能正确地认识局部的变化。"治病者，必明天道地理"，强调医生应该懂得五运六气等天地变化之大道。

帝曰：善。其岁有不病，而脏气不应不用者①，何也？
岐伯曰：天气制之②，气有所从也③。

【点评】论岁运与司天之气的关系。大运虽主一年之运，但各年份的运气变化还受当年司天、在泉之气的制约，有从司天而化，有从在泉之化，以司天在泉之气为主，即所谓"天气制之，气有所从也"。

帝曰：愿卒闻之。
岐伯曰：少阳司天，火气下临，肺气上从，白起金用④，草木眚，火见燔焫，革金且耗⑤，大暑以行，咳嚏衄蚵鼻窒，曰疡⑥，寒热胕肿。风行于地，尘沙飞扬，心痛胃脘痛，厥逆鬲不通，其主暴速。

阳明司天，燥气下临，肝气上从，苍起木用而立，土乃眚，凄沧数至，木伐草萎，胁痛目赤，掉振鼓栗，筋痿不能久立。暴热至，土乃暑，阳气郁发，小便变，寒热如疟，甚则心痛，火行于稿⑦，流水不冰，蛰虫乃见。

太阳司天，寒气下临，心气上从，而火且明，丹起金乃眚，寒清时

---

① 岁有不病……不用者：其运当主生某病，但五脏却不患与岁运相应的病证。不用，指岁运不用。

② 天气制之：天气，指司天之气。制，制约。

③ 气有所从：即因司天之气的下临，岁气从化于司天之气。联系到人体脏气，也从于司天之气而化。气，指岁运之气。

④ 白起金用：谓因少阳相火司天，燥金之气受司天之气的影响而有所变化。白，为燥金的代称。

⑤ 革金且耗：谓燥金被火克，金气被耗，变革其性而从火化。革，变革。

⑥ 曰疡：宋·林亿等《新校正》："详注云：'故曰生疮。疮，身病也；疡，头病也。'今经只言曰疡，疑经脱一疮字。别本作口。"

⑦ 火行于稿：火气行令于草木枯槁的冬季。稿，当作"槁"，草木枯槁。

举，胜则水冰①，火气高明，心热烦，嗌干善渴，鼽嚏，喜悲数欠，热气妄行，寒乃复，霜不时降，善忘，甚则心痛。土乃润，水丰衍②，寒客至，沉阴化，湿气变物③，水饮内稸，中满不食，皮㾦肉苛④，筋脉不利，甚则胕肿，身后痈⑤。

厥阴司天，风气下临，脾气上从，而土且隆，黄起水乃眚，土用革⑥，体重，肌肉萎，食减口爽⑦，风行太虚，云物摇动⑧，目转耳鸣。火纵其暴，地乃暑，大热消烁，赤沃下⑨，蛰虫数见，流水不冰，其发机速。

少阴司天，热气下临，肺气上从，白起金用，草木眚，喘呕寒热，嚏鼽衄鼻窒，大暑流行，甚则疮疡燔灼，金烁石流⑩。地乃燥清⑪，凄沧数至，胁痛善太息，肃杀行，草木变。

太阴司天，湿气下临，肾气上从，黑起水变⑫，埃冒云雨，胸中不利，阴痿气大衰而不起不用。当其时反腰脽痛⑬，动转不便也，厥逆。地乃藏阴，大寒且至，蛰虫早附⑭，心下否痛，地裂冰坚，少腹痛，时

---

① 胜则水冰：寒气胜则水凝结成冰。胜，指寒水之气战胜。

② 土乃润，水丰衍：太阳司天则太阴湿土在泉，故土地湿润，水满外溢。丰衍，丰盛也。

③ 寒客至……气变物：太阳司天，则寒水之气加临于上半年三气。太阴在泉，湿土之气加临于下半年三气，水湿相合而从阴化，万物因寒湿而发生变化。

④ 皮㾦（wán 顽）肉苛：即皮肤麻木，肌肉不仁。㾦，麻木沉重。

⑤ 胕肿，身后痈：胕肿，浮肿。身后痈，明·张介宾："身后痈者，以肉苛胕肿不能移，则久着枕席而身后臀背为痈疮也。"似褥疮。

⑥ 土用革：由于木克土，脾土之用发生变革（改变）。

⑦ 食减口爽：饮食减少，胃口败坏，无味。因脾主运化，开窍于口，脾土的作用变革，则体重肌肉萎，食减而胃口败坏。爽，败坏。

⑧ 云物动摇：因风行于宇宙间，云彩万物皆因之而摇动。云物，即天空之云彩和地上之物类。

⑨ 赤沃下：赤痢。

⑩ 金烁石流：形容热势极盛，金石皆被熔化成流。清·高世栻："如焚如焰也。"

⑪ 地乃燥清：清·高世栻："少阴司天，则阳明在泉，阳明者，金也。其气燥而清，故地乃燥清。"

⑫ 黑起水变：寒水之气因太阴湿土加临，起而相应，变易其性质。黑，寒水之色。变，变易其性质。

⑬ 当其时反腰脽（suí 随）痛：土气旺盛季节，反见腰、臀疼痛。当其时，土旺之时。脽，臀部。

⑭ 蛰虫早附：蛰虫提前蛰伏潜藏。附，伏也。

害于食，乘金则止水增，味乃咸，行水减也①。

【点评】论岁气与物候、疾病的关系。此六节分别对少阳相火（暑）、阳明燥金、太阳寒水、厥阴风木、少阴君火（热）、太阴湿土六气司天年份的气候、物候、发病特点予以表述，探讨掌握六气司天规律的意义。如少阳相火司天，火热之气来临，表现为"火见燔……大暑以行"，加之有燥金用事，表现为燥热气候，有"草木眚"物候变化。应之则有咳嚏、鼽衄、鼻窒、疮疡、寒热肿等心肺病变。正如《素问·至真要大论》所说："诸气膹郁，皆属于肺……诸痛痒疮，皆属于心……诸逆冲上，皆属于火……诸病胕肿，疼酸惊骇，皆属于火"。少阳司天则厥阴在泉，故下半年有"风行于地，尘沙飞扬"气候特点，病变就会涉及心、肝、肺三脏。

其余类此。

帝曰：岁有胎孕不育，治之不全②，何气使然？

岐伯曰：六气五类③，有相胜制也，同者盛之，异者衰之④，此天地之道，生化之常也。故厥阴司天，毛虫静⑤，羽虫育⑥，介虫不成⑦；在泉，毛虫育，倮虫耗⑧，羽虫不育⑨。

少阴司天，羽虫静，介虫育，毛虫不成；在泉，羽虫育，介虫耗

---

① 乘金则止水增……行水减也：明·张介宾："乘金者，如岁逢六乙，乘金运也。时遇燥金，乘金气也，水得金生，寒凝尤甚，故止蓄之水增，味乃咸，流行之水减，以阴胜阳，以静胜动，皆地气之所生也。"

② 岁有胎孕不育，治之不全：在同一年份，有的动物能怀胎孕育，有些则不能，主岁之气不能使所有的动物都能繁育。岁，岁运。胎孕，怀胎孕育。

③ 六气五类：六气，司天在泉之六气。五类，按五行归类的动物：毛（木类）、羽（火类）、倮（土类）、介（金类）、鳞（水类）。

④ 同者盛之，异者衰之：相同者则繁育旺盛，不同者则其繁育衰减。同者，司天、在泉之气与动物的五行属性相同。异者，司天、在泉之气与动物的五行属性相异。

⑤ 毛虫静：因厥阴风木司天，毛虫属木类，所以司天之气无损于毛虫，故云。静，安静而无损。下文诸虫"静"者皆类此。

⑥ 羽虫育：风木司天，相火在泉，羽虫属火类，故促其繁育。育，生长繁育旺盛。下文诸虫"育"者类此。

⑦ 介虫不成：介虫属金，受在泉之火气的克制，故不成。成，长成。

⑧ 倮虫耗：厥阴风木在泉，木胜土，故属土类之倮类减少。耗，消耗，减少。

⑨ 羽虫不育：指羽虫生而不长。

不育。

太阴司天，倮虫静，鳞虫育，羽虫不成；在泉，倮虫育，鳞虫不成。

少阳司天，羽虫静，毛虫育，倮虫不成；在泉，羽虫育，介虫耗，毛虫不育。

阳明司天，介虫静，羽虫育，介虫不成；在泉，介虫育，毛虫耗，羽虫不成。

太阳司天，鳞虫静，倮虫育；在泉，鳞虫耗，倮虫不育①。

诸乘所不成之运，则甚也②。故气主有所制③，岁立有所生④，地气制己胜⑤，天气制胜己，天制色，地制形⑥，五类衰盛，各随其气之所宜也。故有胎孕不育，治之不全，此气之常也。

【点评】论六气与五类之间关系。岁气变化不仅与人体密切相关，而且对动物的胎孕和植物五味五色的生化也有着密切的关系。

"六气五类，有相胜制"，是指六气和五类之间关系，有制约，有资生，故谓"同者盛之，异者衰之"。"盛(使盛)之"是资生，"衰(使衰)之"是制约，此为"天地之道，生化之常也"。例如厥阴风木司天，木气盛则属火类的羽虫繁育旺盛，这就是资生关系。制约有司天、在泉之别，司天"制胜己"，如厥阴风木司天，则属金类的"介虫不成"；在泉"制己胜"，如厥阴风木在泉，则属土类的"倮虫耗"。但同是厥阴风木，为什么司天时"羽虫育"，而在泉时则"羽

---

① 鳞虫耗，倮虫不育：明·张介宾："此当云鳞虫育，羽虫耗，今于鳞虫下缺'育，羽虫'三字，必脱简也。"

② 诸乘所不成之运，则甚也：谓上述五类动物遇其不成之气，又逢其不成之运，则孕育就更加困难了。

③ 气主有所制：司天、在泉之气对五虫类的繁育有一定制约。气主，指六气所主之司天、在泉。制，制约。

④ 岁立有所生：岁运对五虫类的发育也有一定影响。岁立，指岁运。

⑤ 地气制己胜：即在泉之气制约己所胜的物类。地气，在泉之气。如上文"厥阴在泉，倮虫耗"等。

⑥ 天气制胜己……地制形：谓司天之气下临，能制约其胜己的物类。但"天气胜制己"是指制约胜己之物的色，如厥阴司天，介虫不白之类。而"地气制己胜"则是指制类之形。天气，指司天之气。

虫不育"呢？原因是司天在上半年，在泉是下半年，所以凡是司天"育"，在泉则"不育"。这是司天主春生夏长，而在泉则主秋收冬藏的缘故。文中的"不育""不成"，不是"不生不化"，如王冰所说的"凡称不育不成，皆谓少，非悉无也"。虽然所论均指六气对五类的影响，但与岁运也不无关系。如当年岁运与五类的五行属性相克时，也存在制约关系，即所谓"诸乘所不成之运则甚矣"。岁运与五类的五行属性为相生关系时，存在资生之义已在其中。

所谓中根①也。根于外②者亦五，故生化之别，有五气、五味、五色、五类、五宜③也。

帝曰：何谓也？

岐伯曰：根于中者，命曰神机④，神去则机息。根于外者，命曰气立⑤，气止则化绝。故各有制，各有胜，各有生，各有成。故曰：不知年之所加，气之同异，不足以言生化。此之谓也。

【点评】论六气五类之间有根于中、根于外的区别。"所谓中根也"是对动物五类的概括，意谓动物是根于中的，"根于中者，命曰神机"。植物是根于外的，"根于外者，命曰气立"。动物、植物与六气之间均有制胜关系，所以又说："各有制，各有胜，各有生，各有成。"但对于"根于中""根于外"等命题，原文虽有动、植物之分，然其意义当适用于一切事物的运动变化过程。

帝曰：气始而生化，气散而有形，气布而蕃育，气终而象变⑥，其致一也。然而五味所资，生化有薄厚，成熟有少多，终始不同，其故何也？

---

① 中根：动物类的生气之本藏于内(脏)，故称中根。可引申泛指一切事物，非指动物之一端。

② 根于外：外，主要指岁运、岁气，也包括地理环境。按：此处亦当泛指一切事物而言，非植物之一端。

③ 五宜：指五类事物各有所宜。

④ 神机：针对五虫类而言，是对动物类生化形式的概括。

⑤ 气立：针对植物类而言，是对植物类生化形式的概括。

⑥ 气始而生化……气终而象变：指万物之终始皆取决于气的变化。

岐伯曰：地气制之也①，非天不生、地不长也。

帝曰：愿闻其道。

岐伯曰：寒热燥湿，不同其化也。故少阳在泉，寒毒不生，其味辛②，其治苦酸，其谷苍丹③。

阳明在泉，湿毒不生，其味酸，其气湿，其治辛苦甘，其谷丹素④。

太阳在泉，热毒不生，其味苦，其治淡咸，其谷黔秬⑤。

厥阴在泉，清毒不生，其味甘，其治酸苦，其谷苍赤，其气专，其味正⑥。

少阴在泉，寒毒不生，其味辛，其治辛苦甘，其谷白丹。

太阴在泉，燥毒不生，其味咸，其气热，其治甘咸，其谷黔秬。化淳则咸守，气专则辛化而俱治⑦。

【点评】论六气与五味生化厚薄的关系。气有始、散、布、终，万物有化、形、育、变的生化过程。而六气对于万物是一致的，寒则俱寒，热则俱热，为什么五味会有厚薄成熟的不同？这是受在泉之气所制的缘故。一是因寒热燥湿六气不同其化；二是因在泉之气主下半年，关系到事物的收成，所以说"地气制之也，非天不生，地不长也"。如少阳相火在泉，则"寒毒不生"，植物中属金的辛味就薄，而苦酸味则厚，苍丹色的谷物则成，这是由于厥阴司天，相火在泉，木火相生的缘故。

---

① 地气制之也：五味生化的薄厚，成熟的多少、早晚，受在泉之气的制约。地气，指在泉之六气。

② 其味辛：辛属金，少阳在泉，火克金，故辛味之物受到制约。

③ 其治苦酸，其谷苍丹：清·高世栻："苦，火味也；酸，木味也；苍，木色也；丹，火色也，少阳火气在泉，上承厥阴之木气，故其治苦酸，其色苍丹。"

④ 其治辛苦甘，其谷丹素：明·张介宾："阳明之上，少阴主之，下金上火，故其治辛苦，其谷丹素。辛素属金，地气所化，苦丹属火，天气所生，然治兼甘者，火金之间味也。甘属土，为火之子，为金之母，故能调和于二者之间。"

⑤ 秬(qú 渠)：黑黍，属水。

⑥ 其气专，其味正：明·马莳："唯此厥阴在泉之岁，少阳司天，木火相合，气化专一，味亦纯正……余岁则有上下相克之气，皆有间气与间味矣。"

⑦ 化淳则咸守……俱治：明·张介宾："六气唯太阴属土，太阴司地，土得位也，故其化淳。淳，厚也。五味唯咸属水，其性善泄，淳土制之，庶得其守也，土居王位，故曰气专，土盛生金，故与辛化而俱治。俱治者，谓辛与甘咸兼用为治也。"

1. 少阳与厥阴互为司天在泉，阳明与少阴互为司天在泉，太阳与太阴互为司天在泉，二者所主之味与谷均皆相同。

2. 阳明、太阴在泉，"其气湿""其气热"与"其味酸""其味咸"之理相同，即阳明在泉，酸味与湿气受到制约；太阴在泉，咸味与热气受到制约。

3. 阳明与少阴在泉，均谓"其治辛苦甘"，是燥金与君火互为司天、在泉时，具有胜克关系，故兼治甘味，以缓其制。而太阳与太阴互为司天在泉时，本身各有甘（淡）味，所以不再提兼治之味。

4. 厥阴在泉"其气专，其味正"，是从风木在泉，木主生发的角度提出的。因太阴在泉，也有"化淳"和"气专"的问题，此乃从土主化物而论。

故曰：补上下者从之[1]，治上下者逆之[2]，以所在寒热盛衰而调之。故曰：上取下取，内取外取[3]，以求其过。能毒者以厚药，不胜毒者以薄药[4]。此之谓也。气反者[5]，病在上，取之下；病在下，取之上；病在中，傍取之。治热以寒，温而行之[6]；治寒以热，凉而行之；治温以清，冷而行之；治清以温，热而行之。故消之削之，吐之下之，补之泻之，久新同法。

帝曰：病在中而不实不坚，且聚且散，奈何？

岐伯曰：悉乎哉问也！无积者求其脏[7]，虚则补之，药以祛之，食以随之，行水渍之，和其中外，可使毕已。

---

① 补上下者从之：因司天在泉之气不足而造成人体虚弱病证，当从其不足，选用与司天在泉同气的药物调补。如厥阴司天、少阳在泉所引起的不足之病证，则用酸苦之味补之。余可类推。上下，指司天、在泉之气。

② 治上下者逆之：因司天在泉之气太过造成人体患有余之实证，当选用与司天在泉性质相逆的药味治其有余。如因火气司天，热淫太过所致之热证，则治以咸寒；风木司天太过所致之病，则治以辛凉等。余皆类推。逆之，用相逆的药味治疗。

③ 上取下取，内取外取：意即审查病位，因势而治之。

④ 能毒者以厚药……以薄药：药物耐受力强的，用气味醇厚的药物治疗；药物耐受力弱的，用气味淡薄的药物治疗。能，通"耐"。毒，泛指药物。厚、薄，指药力峻猛的程度。

⑤ 气反者：病情本标不同，有反常态者。

⑥ 治热以寒，温而行之：意治疗热证用寒凉药，采用温服法。治热以寒，用药而言。温而行之，服药方法而言。

⑦ 无积者求其脏：如无此类胃肠积滞病证，则求其脏之盛衰所在。积，胃肠积滞。

【点评】论岁气与治疗关系中的辨证审时以立法遣方用药。辨寒、热、盛、衰之在上、下、中、外，审司天在泉之气与寒、热、盛、衰之证的关系，从而立补泻之法，遣逆从之药。这里所讲的"治"是与"补"并提的，为什么不言"泻"？观下文"故消之削之，吐之下之，补之泻之，久新同法"可知"治"概括了消、削、吐、下、泻五法，所以不言"泻"而"泻法"已在其中。"调"不仅是概括补与治之法，重点在于通过调治促使内外环境的协调。所谓"补上下者""治上下者"，并不是补、治司天在泉之气，其旨在于阐明结合司天在泉之气而施行补泻之法。

具体方法有四：其一，求病位调治："上取下取，内取外取，以求其过"，病位在上则上取，在下则下取，在内则内取，在外则外取。如果病证与病机所在部位相反（气反者），如症状在上病机在下则下取之，症状在下病机在上则上取之，症状在中，而病机在左或右，则左右取之。其二，用药轻重因人而异："能毒者以厚药，不胜毒者以薄药"。其三，讲究服药方法："补上下者从之，治上下者逆之"的"逆之""从之"，既指药性与司天在泉之气的逆从，也有服药方法的寒热逆从，即寒药温服、热药凉服为之"逆"，凉药冷服、温药热服为之"从"。适应消、削、吐、下、补、泻诸法，不论病之久新，皆为同法。其四，疾病后期调理方法：疾病大势已去，若有"且聚且散"之象者，是病邪尚未完全消除，正气尚未修复的缘故，应内用药食扶正祛邪，可配合水渍之法，使内外和调，以尽其病。

帝曰：有毒无毒，服有约①乎？

岐伯曰：病有久新，方有大小，有毒无毒，固宜常制矣。大毒治病，十去其六，常毒治病，十去其七，小毒治病，十去其八，无毒治病，十去其九，谷肉果菜，食养尽之，无使过之，伤其正也。不尽，行

---

① 服有约：服用有毒无毒药物时要有一定的规则。约，规则。

复如法。必先岁气，无伐天和①，无盛盛，无虚虚②，而遗人天殃③；无致邪，无失正④，绝人长命。

【点评】论服药法度。"能毒者以厚药，不胜毒者以薄药"，是《内经》中最具代表意义的体质用药原则。"毒药"，指药力峻猛、气味纯厚的药物，也包括毒副作用大的药物。"薄药"，指气味淡薄、药力缓和、毒副作用小的药物。经意指出，治疗用药时一定要注意病人的体质特点，以及对药物的耐受能力。凡对药物耐受性强，体质壮实者，可以投药力强，或毒性较大的药物，如此则取效迅速。反之，对药物耐受性差，体质弱者，则要投用药力缓和，或毒副作用小的药物。这就是因人制宜治则的具体内容，临证中，年迈体弱、平素体衰者，其对药力的耐受性差，治疗时不宜重剂峻剂。青壮年病人、新病者、体质壮实者，由于对药力耐受性强，投于药力轻、气味平和之药不能奏效，就可以用重剂重药，药力峻猛之品。这就是本句原文的基本精神及其指导意义，也是中医治病的精髓所在。

帝曰：其久病者，有气从不康⑤，病去而瘠⑥奈何？

岐伯曰：昭乎哉圣人之问也！化不可代⑦，时不可违⑧。夫经络以通，血气以从，复其不足，与众齐同，养之和之，静以待时，谨守其气，无使倾移，其形乃彰，生气以长，命曰圣王。故《大要》曰：无代化，无违时，必养必和，待其来复。此之谓也。

帝曰：善。

---

① 必先岁气，无伐天和：治疗疾病时必须首先了解当年岁气的盛衰变化，才能补泻得当，不致违背天时而伤害人体的平和之气。岁气，即当年司天在泉之气的变化情况。伐，伤害。

② 无盛盛，无虚虚：不能犯实证用补法及虚证用泻法的错误。盛盛，岁气太过之年发生的有余之证（实证）而用滋补药。虚虚，岁气不及之年发生的不足之证（虚证）而用攻伐药。

③ 天殃：天，金刻本、道藏本、朝鲜本作"夭"，当是，即夭折。殃，灾害。

④ 无致邪，无失正：失正，虚证误泻，损伤正气。致邪，实证误补，助长邪气。

⑤ 气从不康：正气已顺从，但身体尚未完全恢复康健。

⑥ 瘠：瘦弱状。

⑦ 化不可代：即运气之变化不能任意更改。化，五运六气之变化。代，代替，更代。

⑧ 时不可违：顺应四时的交替变化而不能违背。

【点评】论病后调养。此节强调病已去而正气未复，即久病之后，"气从不康，病去而瘠"的调养方法。病除之后，"经络以通，血气以从"，就不能急于求成，要"养之和之，静以待时……待其来复"。

"化不可代，时不可违"，该句的语言背景是岐伯回答黄帝询问久病后身体仍然虚弱怎么办时讲了这一观点，所以包括了病后调养的内涵。"化"，指自然界的生化现象。"代"，代替。原文认为自然界的春生、夏长、长夏化、秋收、冬藏的生化现象，都有相应的季节时令及其规律，这是不以人们意志而改变的客观规律，人们只能顺应而不可违逆。以明代张介宾为代表的观点认为，故然有"化不可代，时不可失"，但在一定条件下，人能胜天。"造化"，即指天地间万物的正常变化规律(即生、长、化、收、藏过程)，这一规律是无法改变的，即所谓"化不可代(替代、改变)"；"时"，不仅仅是指"时间、四时"，而是指事物演变、演进、运行、变迁的"过程"。"时"的本质内涵就是一种"过程"，如人类乃至生物界的生、长、壮、老、已(植物的生、长、化、收、藏)"过程"，皆可用"时"(即"过程")概之；疾病、衰老，乃至治疗"过程"，皆是"时"。就是说，人类的疾病"过程"、衰老"过程"、疾愈的康复"过程"，总是按其规律进行，是不能"违逆"的。人类采取的各种"干预措施"，只能是确保这些"过程"在人们可控范围完成，人类是不可能"违背"这一"过程"(即"时")的。至于"转基因"也是"干预"方法，"转基因"的植物仍然按"生、长、化、收、藏"完成其生命过程；"反季节植物"，只要对其生长环境做了"干预"，难道其生命"过程"改变了吗？没有。总之，"时"不能被"四时"局限。正如张介宾所说："化，造化也。凡造化之道，衰王各有不同，如木从春化，火从夏化，金从秋化，水从冬化，土从四季之化，以及五运六气各有所主，皆不可以相代也，故曰'化不可代'。人之脏气，亦必随时以为衰王，欲复脏气之亏，不因时气不可也，故曰'时不可违'。不违时者，如金水根于春夏，木火基于秋冬，脏气皆有化原。设不预为之地，则临时不易于复元，或邪气乘虚再至，虽有神手，无如之何矣。"又说："此节诸注皆谓天地有自然之化，人力不足以代之，故曰'化不可代'。然则当听之矣，而下文曰'养之和之'者，又将何所为乎？谓非以人力而赞天工者乎？其说不然也。"于是在《景岳全书·先天后天论》中突出了人的主观能动作用，认为"'人生于地，悬命于天'，此人之制命于天也。栽之培之，倾之覆之，此天之制命于人也。天本无二，而以此观之，则有天之天者，谓生我之天生于无而由乎天地。有人之天者，谓成我之天成于有而由乎我也""若以人之作用言，则先天之强者不可恃，恃则并失其强矣，后天之弱者当知慎，慎则能胜天矣。"当人们认识了自然规律，就可应用自然规律，即所谓"调之正味逆从""养之和之"之法皆属此意。

六元正纪大论①篇第七十一

黄帝问曰：六化六变②，胜复淫治③，甘苦辛咸酸淡先后④，余知之矣。夫五运之化⑤，或从五气，或逆天气⑥，或从天气而逆地气，或从地气而逆天气，或相得，或不相得⑦，余未能明其事。欲通天之纪，从地之理⑧，和其运，调其化，使上下合德，无相夺伦，天地升降，不失其宜，五运宣行，勿乖其政，调之正味⑨，从逆奈何？

岐伯稽首再拜对曰：昭乎哉问也，此天地之纲纪，变化之渊源，非圣帝孰能穷其至理欤！臣虽不敏，请陈其道，令终不灭，久而不易。

---

① 六元正纪大论：六元指风、寒、暑、湿、燥、火六气。正纪即六气的演变规律。本篇论述了六十年的运气变化，故名。

② 六化六变：六化，指六气正常的生化作用。六变，指六气盛衰而致的异常变化。

③ 胜复淫治：胜气复气扰乱人体所致病证的治疗。胜，胜气。复，复气。淫，扰乱人体之病害。治，即平气，协调平衡谓之"治"。

④ 甘苦辛咸酸淡先后：言药物归经的道理。

⑤ 五运之化：指五运的运动变化及其对自然界的生化作用。

⑥ 或从五气，或逆天气："从天气"指五运与司天之气一致。"逆天气"即五运与司天之气相违逆。下文的"从""逆"之义同此。

⑦ 或相得，或不相得：此处谓岁运与岁气相合为"相得"，反之，岁运与岁气相克为不相得。

⑧ 通天之纪，从地之理：即指要通晓司天在泉之气的变化规律。天地，指司天在泉之气。纪、理，指六气变化的规律。

⑨ 调之正味：是根据运气胜复变化正确地应用药食五味调之以补偏救弊。

【点评】论五运与六气关系。考察五运和六气相互间的关系表现有六：

1. 五运生化作用与司天之气相顺应。如丙、戊岁运为水，又逢太阳寒水司天；己丑、己未年，即是土运之年又逢太阴湿土司天，如此年份便是"五运之化，或从天气"。当然，还应当包括或从地气，如甲辰、甲戌年，土运逢太阴湿土在泉。

2. 五运生化作用违逆司天之气。指言岁运克制司天之气，如己巳、己亥年，土运之气被己亥厥阴风木之气所克，即为"或逆天气""或逆地气"也在其中。

3. 岁运与司天之气相应而与在泉之气违逆。如己丑、己未年，便是土运与司天的太阴湿土之气相应，而与在泉之太阳寒水违逆，故谓"或从天气而逆地气"。

4. 岁运与在泉之气相应而与司天之气违逆。如甲辰、甲戌年，即为岁运土气与在泉的太阴土气顺从，而与司天的太阳寒水相违逆，即为"或从地气而逆天气"。

5. "相得"，指岁气和岁运的五行属性相同或属相生关系者。如年干是丁、壬、戊、癸，而年支是寅、申或巳、亥，即是运和气相得。戊寅年火运为中运，又为少阳相火司天，厥阴风木在泉。火运与司天火气，在泉的风气均处于同气相助和相生关系，故属"相得"。

6. "不相得"，指运气不和，或者运被气克，或气被运克，皆然。如年干为甲为己，而岁支是辰是戌者，即是当年之运被司岁之气所克。

上述六点，都属运气合治现象，可用运气错综关系去认识自然界复杂多变的气候。

帝曰：愿夫子推而次之，从其类序①，分其部主②，别其宗司③，昭

---

① 类序：即类属和次序。如甲乙类天干，子午属地支，甲为天干之始，子为地支之首，各有次序。

② 分其部主：部，即步，每岁均等为六步，每步分别由三阴三阳之气中的一气所主，故曰部主。

③ 别其宗司：明·张介宾："宗司者，统者为宗，分者为司也。"指司岁之气为"宗"，主时之气为"司"。

其气数①，明其正化②，可得闻乎？

岐伯曰：先立其年，以明其气③，金木水火土，运行之数，寒暑燥湿风火，临御之化④，则天道可见，民气可调，阴阳卷舒⑤，近而无惑，数之可数者，请遂言之。

【点评】论"先立其年，以明其气"。"先立其年，以明其气"是推算相关年份岁运与岁气的基本原则。

年干纪运，岁支司气，年之干支既立，当年的岁运岁气即明，在此基础上，再据"木火土金水"五运，及"寒暑燥湿风火"六气的五行属性及相互生克制胜理论进行演绎，那么，当年的气运变化规律就能予以推算，故曰"天道可见矣。"

掌握运气变化规律的意义，是为了"通天之纪，从地之理，和其运，调其化"，使人体和调于五运六气的生化规律之中，适应于天地升降之宜，据此根据"甘苦辛咸酸淡先后"，调理机体的气化功能，如此才能达到阴阳和调，气机通畅，生机旺盛。只有做到"不失其宜，五运宣行，勿乖其政，调之正味"，才能达到"民气可调，阴阳卷舒"之目的。

帝曰：太阳之政⑥奈何？

岐伯曰：辰戌之纪⑦也。

太阳　太角　太阴　壬辰　壬戌　其运风，其化鸣紊启拆⑧，其变振拉摧拔⑨，其病眩掉目瞑⑩。

---

① 气数：指五运六气的变化规律。气，岁气。数，五行运行规律。
② 正化：即六气当位主令所产生的正常生化的作用。
③ 先立其年，以明其气：年辰先立，一岁之气就可知道。
④ 临御之化：司天在泉的气化作用。
⑤ 阴阳卷舒：即言阴阳正常的运动规律。卷，收敛闭藏，指阴气密固内守之性；舒，舒畅外达，指阳气有不断向体表发布的特征。卷舒，引申作开合解。
⑥ 太阳之政：太阳寒水之气司天的年份。
⑦ 辰戌之纪：以辰或戌标志的年份。余仿此。纪，通记，标记。
⑧ 鸣紊启拆：即是地气开始萌动的意思。
⑨ 振拉摧拔：形容风木之气太过，狂风振动摧折，树木拔倒。
⑩ 眩掉目瞑：头晕眼花，肢体震颤。

太角①初正　少徵　太宫　少商　太羽终

太阳　太徵　太阴　戊辰　戊戌　同正徵②。其运热，其化暄暑郁燠③，其变炎烈沸腾，其病热郁④。

太徵　少宫　太商　少羽终　少角初

太阳　太宫　太阴　甲辰岁会同天符　甲戌岁会同天符　其运阴埃⑤，其化柔润重泽⑥，其变震惊飘骤⑦，其病湿下重⑧。

太宫　少商　太羽终　太角初　少徵

太阳　太商　太阴　庚辰　庚戌　其运凉，其化雾露萧瑟⑨，其变肃杀凋零，其病燥、背瞀、胸满⑩。

太商　少羽终　少角初　太徵　少宫

太阳　太羽　太阴　丙辰天符　丙戌天符。其运寒，其化凝惨栗冽，其变冰雪霜雹，其病大寒留于溪谷。

太羽终　太角初　少徵　太宫　少商

凡此太阳司天之政，气化运行先天⑪，天气肃，地气静，寒临太虚，阳气不令⑫，水土合德⑬，上应辰星镇星。其谷玄黅，其政肃，其令徐。寒政大举，泽无阳焰⑭，则火发待时。少阳中治，时雨乃涯，止极雨散，还于太阴，云朝北极，湿化乃布，泽流万物，寒敷于上，雷动于

---

① 角：角、徵、宫、商、羽，为古时五种音阶。此处代表木火土金水（阳干年为太，太即太过，阴干年为少，少即不及），用来说明一年中主客运的次序。因有主时之运，即主运，与轮转之运，即客运，其法与六气之主客加临相同。主运起于角而终于羽，年年相同；客运则逐年轮换。

② 同正徵：明·张介宾："本年火运太过，得司天寒水制之，则火得其平，故云同正徵。"

③ 暄暑郁燠：气候温暖渐渐暑热熏蒸。

④ 其病热郁：热气郁遏而病。

⑤ 阴埃：形容湿土之气行令，天空阴晦不清，如尘埃弥漫。埃，尘埃。

⑥ 柔润重泽：风调雨顺，万物润泽之意。

⑦ 震惊飘骤：土运太过，则风气承之，故迅雷震惊，狂风骤雨。

⑧ 下重：湿气甚于下部而肢体重坠。

⑨ 萧瑟：指气候偏凉而干燥。

⑩ 燥、背瞀、胸满：即多干燥和胸背胀满不大清爽等疾患。

⑪ 先天：指气化运行先于天时而至。

⑫ 阳气不令：阳气不能行施政令。

⑬ 水土合德：此处指太阳寒水司天，逢太阴湿土之气在泉，协同主持一年的气候谓之合德。下文"金火合德""湿寒合德"等，义同。

⑭ 泽无阳焰：如沼泽之中，没有上腾的阳气。

下，寒湿之气，持于气交。民病寒湿，发肌肉萎，足痿不收，濡泻血溢。

初之气，地气迁①，气乃大温②。草乃早荣，民乃厉③，温病乃作，身热头痛呕吐，肌腠疮疡。二之气，大凉反至，民乃惨，草乃遇寒，火气遂抑，民病气郁中满，寒乃始。三之气，天政布，寒气行，雨乃降。民病寒，反热中，痈疽注下，心热瞀闷，不治者死。四之气，风湿交争，风化为雨。乃长乃化乃成。民病大热，少气，肌肉萎，足痿，注下赤白。五之气，阳复化，草乃长乃化乃成，民乃舒。终之气，地气正，湿令行，阴凝太虚，埃昏④郊野，民乃惨凄，寒风以至，反者孕乃死。

故岁宜苦以燥之温之，必折其郁气⑤，先资其化源，抑其运气，扶其不胜，无使暴过而生其疾，食岁谷以全其真，避虚邪以安其正。适气同异，多少制之，同寒湿者燥热化⑥，异寒湿者燥湿化，故同者多之⑦，异者少之，用寒远寒，用凉远凉，用温远温，用热远热，食宜同法。有假者反常⑧，反是者病，所谓时也。

【点评】论"太阳之政"司天年份的气运变化规律。此节论述"太阳之政"司天年份的岁运、岁气变化关系，主运、客运的推算，客气六步气候、物候、人体疾病特征，与岁运所应的年度气象、物候特征、临证适宜的治则治法等。

1. 所谓"辰戌之纪"是指岁支逢辰、逢戌年份，有壬辰、壬戌、戊辰、戊戌、甲辰、甲戌、庚辰、庚戌、丙辰、丙戌十年，均以太阳寒水为岁气。

此十年均是阳干之年，其岁运太过，所以称为"太角、太徵、

---

① 地气迁：指上年初之气，迁移为次年的在泉之气。

② 气乃大温：明·张介宾："然上年终气，君火也，今之初气，相火也。二火之交，故气乃大温，草乃早荣。"

③ 厉：疫病。

④ 埃昏：灰沙飞扬，昏暗不清。

⑤ 折其郁气：言治疗方法。

⑥ 同寒湿者燥热化：指岁运和司天在泉的寒湿之气相同，用燥热之性的药物治疗。

⑦ 同者多之：气运相同的气势盛，所以应多用相宜的气味制之。

⑧ 假者反常：即若天气反常，邪气反胜，则不必泥于"用寒远寒"的用药规律。"假"字，明·张介宾训为"借"，"谓气有假借而反乎常也，如夏当热而反寒，冬当寒而反热。"

太宫、太商、太羽"。年干分阴阳，而五音别太少，都按五音建运的方法，用角、徵、宫、商、羽分别标记木、火、土、金、水五运。这与五运内容有关：

五运，即运行不息的五季及其气候变化。是探索一年五季气候、物候变化运行规律的理论。其标记有五行属性的风、寒、湿、燥、热气候变化规律，用以探求时令、物化，以及与人类发病的关系。

五运岁运、主运、客运三种。岁运统主一年的气运变化规律；因其所主时间范围大（365.25 天），又称"大运"；因其介乎于"天气""地气"之间运行而居中，故命名为"中运"。五年为一小周期，十年为一大周期，始于木运（风气），终于水运（寒气），以五行相生为序排列，太过与不及相间，偶有平气之年发生。

主运，是研究标记有五行属性的五种气候分固定主持一年五个时段规律的理论。一年分为五步，每步各 73.05 天，从大寒节交时刻按下页算起。五步"气运"变化规律为始于木运，终于水运，五行相生为序。一年五步"气运"属性年年如此，固定不变。

其推算方法是在"先立其年，以明其气"的原则指导下，依据年干及"十干化运"原理，求出该年份的岁运，再以五音建运，太少相生，五步推运方法，就可分别推求初、二、三、四、终五步主运的太少属性。

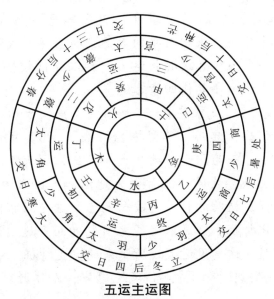

五运主运图

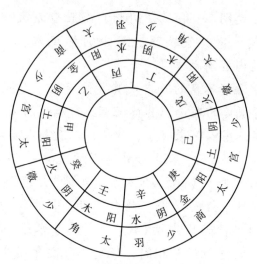

五音建运图

客运是相对于主运而言的主时之运。"主"与"客"相对而言，"主"有相对固定之意，"客"有因时变迁，不固定之意。所以"主运"，即相对固定的主持一个时段之运，各个时段所主的气运特点，年年如此，固定不变。"客运"是随着年份不同而有区别的主时之运，各个时段所主的气运特点，随着年份的变迁而有所不同。一年分为五步，各步为73.05天，起于大寒节交司时刻；以五行为序，太少相生为序；每步客运随年份变化而迁移，五年为一个周期。"客运"的推演也是在"先立其年，以明其气"原则之下，先求当年的年干据十干化运，求出当年的大运，将当年的大运及其五音太少属性，放在当年五步客运的初运上，再以五行相生之序，太少相生之序，依次求出当年其他四步客运。

2."辰戌之纪"气象特点。"太阳　太角　太阴　壬辰　壬戌其运风，其化鸣紊启拆，其变振拉摧拔"，此类年份为太阳寒水司天，岁运属木，壬为阳干，故称太角，三阳司天则三阴在泉，故称太阴。木运主风，故风运正常则天地温和，微风吹拂树木的枝条，发出微鸣之声，植物的种芽也破土萌生，这是正常风运给自然所带来的正常物化特征。若风木之气无有制约而太过，则狂风大作，万物被震撼摧折，这是风运太过所带来的灾变特征。

3."辰戌之纪"病证特点。风运司岁，人体肝脏应之，"诸风掉眩，皆属于肝"（《素问·至真要大论》），故眩晕振掉，目闭不欲睁，视物不清等肝风之症。

4. "辰戌之纪"客运五步。"太角_{初正}　少徵　太宫　少商　太羽_终"是指客运而言的。客运与主运的不同点在于主运初运始于木，按五行相生顺序而终于水，客运之初运则随岁运起步。因壬辰、壬戌之岁为阳干木运，故其客运起止仍为起于木而终于水。戊辰、戊戌则初运起于太徵，甲辰、甲戌则起于太宫，庚辰、庚戌起于太商，丙辰、丙戌起于太羽。其五步运行规律从初运开始，仍按五行相生顺序，阳干年起于太而终于太，反之，若遇阴干之年的客运，则起于少而终于少。余者类推。

5. 客气不同，气象各异。六步客气的性质有别，气象、物化、民病特征也有差异。该年份客气六步特点为"初之气，地气迁，气乃大温。草乃早荣，民乃厉，温病乃作，身热头痛呕吐，肌腠疮疡……终之气，地气正，湿令行，阴凝太虚，埃昏郊野，民乃惨凄，寒风以至，反者孕乃死"。

6. 论运太过"先天"。凡阳干之年，岁运太过，故气候变化较节令到来的早，此所谓"先天"，即先天时而至之意。王冰："六步之气，生长化收藏，皆先天时而应至也。余岁先天同之也。"

7. 司天在泉，同司岁气。司天和在泉之气，一阴一阳，同主一岁之气。原文所说的"水土合德""金水合德""火木合德"等，都是指司天在泉之气各主半年。司天主初、二、三气；在泉司四、五、终气。每年的气候特征，均由当年司天在泉之气的性质及其德化政令特征决定。自然界也就会有相应的物化特征，五星应象及相应的谷物（称为岁谷）等，若司天在泉之气变化异常，就会给自然界带来相应的灾变，在人体就会发生相应的病证。

8. 六步不同，气候各异。六步主气固定不变，客气则逐年变更其六步，顺序是厥阴、少阴、太阴、少阳、阳明、太阳，往复循环。所以要测知当年各时气候变化状况，必先明白客气的迁移变化。司天在泉确定，左右四间气也便得以确立。从太阳司天之政十年的六步客气特征分析来看，各步气候和发病特征，主要取决于主气客气自身的性质，但也必须注意客气与主气的加临和相互制胜关系。

9. 论客主加临。甲辰、甲戌既是岁会之年，又是同天符之年。

所谓客主加临，是将每年轮值的客气六步，分别加于固定不变的主气六步之上，然后对其五行属性予以分析，用以探求相关气候变化的知识。由于主气只能概括一年气候的常规变化，而气候的具体变化则取决于客气，因此只有将客主二气结合起来分析，才能把握当年气候的实际变化情况。

客主关系表现有二：其一，如《素问·五运行大论》之"气相得则合，不相得则病"。客气与主气相生，或客主同气，便为相得，该年份太阳寒水司天的年份，初之气客主相生，此即"相得"。余气客主相克皆为"不相得"。其二，客主关系有顺逆之别。客气生主气为顺，太阳寒水司天的年份，初气的主气是厥阴风木，客气是少阳相火，就是主生克，此为逆。

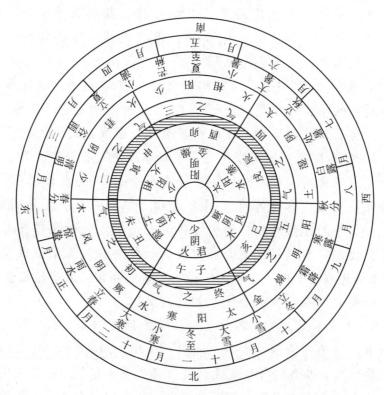

▨▨▨▨ 为可以转动的部分

客主加临图

10. 运气同化。

11. 五味调治的目的和意义。调治的原则是"用寒远寒，用凉远凉，用温远温，用热远热，食宜同法"，即因时制宜。为了避免或治疗因运气盛衰变化所带来的病患，药食五味调治是很重要的。食物，要选择与当年岁气相应的谷物，在此太阳司天之岁，寒湿为司岁之气，要选择黑色和黄色的谷类，以保养真气。同时，还要防避虚邪贼风，以保正气。

药味的选择也同样如此，要和当年的运气相适应，才能从培补化源入手，减弱致郁的胜气，太过运气才能被抑制，不及的运气才得以扶植，不论是药物或饮食五味的选择，目的是调整机体与自然界的动态平衡，不要因运气偏盛偏衰的变化，而造成病害。所以在寒湿之气司岁，故"宜苦以燥之温之"。

帝曰：善。阳明之政奈何？

岐伯曰：卯酉之纪也。

阳明　少角　少阴　清热胜复同①，同正商。丁卯岁会　丁酉，其运风清热②。

少角初正　太徵　少宫　太商　少羽终

阳明　少徵　少阴　寒雨胜复③同，同正商。癸卯同岁会　癸酉同岁会其运热寒雨。

少徵　太宫　少商　太羽终　太角初

阳明　少宫　少阴　风凉胜复同④。己卯　己酉　其运雨风凉。

少宫　太商　少羽终　少角初　太徵

阳明　少商　少阴　热寒胜复同，同正商。乙卯天符　乙酉岁会，太一天符⑤。其运凉热寒。

---

① 清热胜复同：即金的清气和火的热气，胜复的程度是相同的。

② 其运风清热：运气是风，胜气为清，复气为热。

③ 寒雨胜复：寒胜少徵（火），土来复之。下类此。寒，为太阳寒水之气。雨，此指太阴湿土之气。

④ 风凉胜复同：清·张志聪："土运不及，风反胜之，清凉之金气来复。"

⑤ 太一天符：中运之气与司天之气相符为天符。中运与岁支的五行属性相同是岁会。既为天符又逢岁会者称太一天符。

少商　太羽终　太角初　少徵　太宫

阳明　少羽　少阴　雨风胜复同，同少宫①。辛卯　辛酉　其运寒雨风。

少羽终　少角初　太徵　少宫　太商

凡此阳明司天之政，气化运行后天②，天气急，地气明，阳专其令，炎暑大行，物燥以坚，淳风乃治③，风燥横运④，流于气交，多阳少阴⑤，云趋雨府⑥，湿化乃敷。燥极而泽，其谷白丹，间谷命太⑦者，其耗白甲品羽⑧，金火合德，上应太白荧惑。其政切，其令暴，蛰虫乃见，流水不冰，民病咳，嗌塞，寒热发，暴振栗癃闭，清先而劲⑨，毛虫乃死，热后而暴⑩，介虫乃殃，其发躁，胜复之作，扰而大乱，清热之气，持于气交。

初之气，地气迁，阴始凝⑪，气始肃，水乃冰，寒雨化。其病中热，胀，面目浮肿，善眠，鼽衄、嚏、欠、呕，小便黄赤，甚则淋。二之气，阳乃布，民乃舒，物乃生荣。厉大至，民善暴死。三之气，天政布，凉乃行，燥热交合，燥极而泽，民病寒热。四之气，寒雨降。病暴仆，振栗谵妄，少气嗌干引饮，及为心痛、痈肿、疮疡、疟寒之疾，骨痿血便。五之气，春令反行，草乃生荣，民气和。终之气，阳气布，候反温，蛰虫来见，流水不冰，民乃康平，其病温。

故食岁谷以安其气，食间谷以去其邪，岁宜以咸以苦以辛，汗之、清之、散之，安其运气，无使受邪，折其郁气，资其化源。以寒热轻重

---

①　同少宫：逢辛之年，水运不及，土气来侮，故其气化同于少宫土运不及的年份。

②　后天：运气不及，应至未至，后于天时。

③　淳风乃治：和淳之风行令。

④　风燥横运：清·张志聪："阳明燥金司天，厥阴风木主气，故风燥横运，流于气交。横者，谓主客之气，交相纵横。"

⑤　多阳少阴：阳明司天之年，金运不足，火气乘之，火气胜则多阳少阴，炎暑大行。

⑥　雨府：明·张介宾："雨府，谓土厚湿聚之处。"

⑦　间谷命太：即承受太过之间气而化生的谷物。间谷，即间气所化之谷。命太，指间气的太过之气。

⑧　其耗白甲品羽：明·张介宾："耗，伤也。白与甲，金所化也。品羽，火虫品类也。本年卯酉，金气不及而火胜之，则白甲当耗，火胜则水复，则羽虫亦耗。"

⑨　清先而劲：阳明燥金司天，故清金之气主上半年在先，其气肃杀劲切。

⑩　热后而暴：阳明燥金司天，则少阴君火在泉，火热之气主下半年而在后。

⑪　阴始凝：明·张介宾："初气太阴用事，时寒气湿，故阴凝。"

少多其制，同热者多天化①，同清者多地化②，用凉远凉，用热远热，用寒远寒，用温远温，食宜同法。有假者反之，此其道也。反是者，乱天地之经，扰阴阳之纪也。

【点评】论"卯酉之纪"阳明司天年份的气运变化规律。此节论述"卯酉之纪"阳明司天年份的岁运、岁气变化关系，主运、客运的推算，客气六步气候、物候、人体疾病特征，与岁运所应的年度气象、物候特征、临证适宜的治则治法等。

1. "卯酉之纪"，是指岁支逢卯、酉年份，有乙卯、乙酉、丁卯、丁酉、己卯、己酉、辛卯、辛酉、癸卯、癸酉十年，均为太阳寒水为岁气。

2. "卯酉之纪"气象特点。

3. "卯酉之纪"病证特点。

4. "卯酉之纪"客运主运五步。

5. 客气不同，气象各异。六步客气的性质有别，气象、物化、民病特征也有差异。

6. 岁运不及，气化运行"后天"。凡阴干之年，如此类年份，岁运不足，气候较节令晚来，此所谓后天，为其气化特征。

7. "卯酉之纪"，阳明燥金司天，少阴君火在泉，同司岁气。全年的气候特征，由此决定，故有"炎暑大行""风燥横运"的气象特点。自然界也就会有相应的物化特征，金星、火星以应其象，相应的白色、丹色谷物(称为岁谷)受到影响等，应在人体则易生咳，嗌塞、寒热发，暴振栗癃闭之类肺心病证。

8. 六步不同，气候各异。各步气候和发病特征，主要取决于主气客气自身的性质，但也必须注意客气与主气的加临和相互制胜关系。

9. 客主加临。如该年份阳明燥金司天，二之气的主气是少阴君火，客气为少阳相火，此为同气，也属"相得"。其他各步分别

---

① 同热者多天化：明·张介宾："凡运与在泉少阴同热者，则当多用司天阳明清肃之化以治之。"天化是司天燥金清冷之气。

② 同清者多地化：指岁运与司天之气同为清气，应多以火热之气调节。地化指在泉的火热之气。

求之。

10. 运气同化。癸卯、癸酉之年为同岁会，乙卯为天符之年，乙酉岁，既是天符又为岁会，故曰太乙天符。

11. 五味调治的目的和意义。调治的原则是"用寒远寒，用凉远凉，用温远温，用热远热，食宜同法"，即因时制宜。为了避免或治疗因运气盛衰变化所带来的病患，药食五味调治是很重要的。食物，要选择与当年岁气相应的谷物，在此年份，清热为司岁之气，要选择白色和红色谷物，以保养真气。还要防避虚邪贼风，以保正气。药味的选择也同样如此，清气热气司岁，故宜"以咸以苦以辛，汗之、清之、散之，安其运气，无使受邪"。要和当年的运气相适应，才能从培补化源入手，减弱致郁的胜气，太过运气才能被抑制，不及的运气才得以扶植，不论是药物或饮食五味的选择，目的是调整机体与自然界的动态平衡，不要因运气偏盛偏衰的变化，而造成病害。

帝曰：善。少阳之政奈何？

岐伯曰：寅申之纪也。

少阳　太角　厥阴　壬寅同天符　壬申同天符　其运风鼓①，其化鸣紊启坼，其变振拉摧拔，其病掉眩支胁②惊骇。

太角初正　少徵　太宫　少商　太羽终

少阳　太徵　厥阴　戊寅天符　戊申天符　其运暑，其化暄嚣郁燠，其变炎烈沸腾，其病上热郁、血溢、血泄、心痛。

太徵　少宫　太商　少羽终　少角初

少阳　太宫　厥阴　甲寅　甲申　其运阴雨，其化柔润重泽，其变震惊飘骤，其病体重、胕肿、痞饮③。

太宫　少商　太羽终　太角初　少徵

少阳　太商　厥阴　庚寅　庚申　同正商　其运凉，其化雾露清切，其变肃杀凋零，其病肩背胸中。

---

① 其运风鼓：相火司天，风木在泉，风火合势，故其运如风鼓动。

② 掉眩支胁：掉眩，头目昏花，视物动摇不定。掉，动摇不定。支胁，胁下胀满，如有物支撑于内。

③ 胕肿痞饮：胕肿就是皮肤浮肿；痞饮为水液停潴，发为心腹胀满的症状。

太商　少羽终　少角初　太徵　少宫

少阳　太羽　厥阴　丙寅　丙申　其运寒肃，其化凝惨凓冽，其变冰雪霜雹，其病寒浮肿。

太羽终　太角初　少徵　太宫　少商

凡此少阳司天之政，气化运行先天，天气正，地气扰①，风乃暴举，木偃沙飞②，炎火乃流，阴行阳化，雨乃时应，火木同德，上应荧惑岁星。其谷丹苍③，其政严，其令扰。故风热参布④，云物沸腾，太阴横流⑤，寒乃时至，凉雨并起。民病寒中，外发疮疡，内为泄满。故圣人遇之，和而不争。往复之作，民病寒热疟泄，聋瞑呕吐，上怫肿色变⑥。

初之气，地气迁，风胜乃摇，寒乃去，候乃大温，草木早荣。寒来不杀⑦，温病乃起，其病气怫于上，血溢目赤，咳逆头痛，血崩、胁满，肤腠中疮⑧。二之气，火反郁，白埃⑨四起，云趋雨府，风不胜湿，雨乃零，民乃康。其病热郁于上，咳逆呕吐，疮发于中，胸嗌不利，头痛身热，昏愦脓疮。三之气，天政布，炎暑至，少阳临上，雨乃涯。民病热中，聋瞑血溢，脓疮咳呕，鼽衄渴嚏欠，喉痹目赤，善暴死。四之气，凉乃至，炎暑间化⑩白露降，民气和平，其病满身重。五之气，阳乃去，寒乃来，雨乃降，气门乃闭，刚木早凋，民避寒邪，君子周密。终之气，地气正，风乃至，万物反生，霜雾以行。其病关闭不禁，心痛，阳气不藏而咳。

抑其运气，赞所不胜，必折其郁气，先取化源，暴过不生⑪，苛疾

---

①　天气正，地气扰：寅申之岁，少阳相火司天，阳得其位，故天气正；厥阴风木之气在泉，风气扰动，故曰地气扰。

②　木偃沙飞：树木吹倒，尘沙飞起，形容风势之盛，此乃风木在泉的变化所致。

③　丹苍：明·马莳："丹为火而苍为木也。"

④　风热参布：少阳热气和厥阴风气互相参合散布。

⑤　太阴横流：太阴湿土之气逆行横流。

⑥　上怫肿色变：指因热胜寒复，机体上部出现怫郁不舒、肿胀等病。

⑦　寒来不杀：因少阳相火司天，其气本热，初之气又值少阴君火加临，所以虽然寒气时来，并不能降低温热之气。

⑧　肤腠中疮：皮肤生疮。

⑨　白埃：白色之云气起自地面。

⑩　炎暑间化：明·张介宾："燥金之客，加于湿土之主，故凉气至而炎暑间化。间者，时作时止之谓。"

⑪　暴过不生：不会因运气太过而生急病的意思。

不起。故岁宜咸，辛宜酸，渗之泄之，渍之发之，观气寒温，以调其过，同风热者多寒化，异风热者少寒化，用热远热，用温远温，用寒远寒，用凉远凉，食宜同法，此其道也。有假者反之，反是者病之阶也。

【点评】论"寅申之纪"少阳相火司天年份的气运变化规律。此节论述"寅申之纪"少阳相火司天年份的岁运、岁气变化关系，主运、客运的推算，客气六步气候、物候、人体疾病特征，与岁运所应的年度气象、物候特征、临证适宜的治则治法等。

1."寅申之纪"，是指岁支逢寅、申年份，有甲寅、甲申、丙寅、丙申、戊寅、戊申、庚寅、庚申、壬寅、壬申十年，均以少阳相火司天为岁气。

2."寅申之纪"气象特点。"风乃暴举""炎火乃流""雨乃时应，火木同德"。

3."寅申之纪"发病特点。多以心肝受病，故"民病寒中，外发疮疡，内为泄满"之疾；"往复之作"，则有"民病寒热疟泄，聋瞑呕吐，上怫肿色变"之症。

4."寅申之纪"客运主运五步。

5. 客气不同，气象各异。六步客气的性质有别，气象、物化、民病特征也有差异。

6."寅申之纪"其运太过，气化运行"先天"，气候变化较节令到来的早，先天时而至。

7."寅申之纪"，少阳相火司天，厥阴风木在泉，同司岁气。全年的气候特征由此决定，故有"炎暑大行""风燥横运"的气象特点。自然界也就会有相应的物化特征，火星、木星以应其象，相应的丹色、青色谷物（称为岁谷）受到影响等，应在人体则易生心肝之疾。

8. 六步不同，气候各异。各步气候和发病特征，主要取决于主气客气自身的性质，但也必须注意客气与主气的加临和相互制胜关系。

9. 客主加临。该年份少阳相火司天，三之气的主气、客气均为少阳相火，此为同气，其他五步均为母子相生关系，均为"相得"。

10. 运气同化。壬寅、壬申年均为厥阴风木在泉，与木气太过之岁运相符，故二者为同天符；戊寅、戊申年，火运太过又与司天之相火属性相符，故为天符之年。

11. 五味调治的目的和意义。调治原则是"用热远热，用温远温，用寒远寒，用凉远凉，食宜同法"，即因时制宜。为了避免或治疗因运气盛衰变化所带来的病患，药食五味调治是很重要的。食物，要选择与当年岁气相应的谷物，在此年份，清热为司岁之气，要选择赤色和青色谷物，以保养真气。还要防避虚邪贼风，以保正气。药味的选择也同样如此，清气热气司岁，故"宜咸，辛宜酸，渗之泄之，溃之发之"。要和当年的运气相适应，才能从培补化源入手，减弱致郁的胜气，太过的运气才能被抑制，不及的运气才得以扶植，不论是药物或饮食五味的选择，目的是调整机体与自然界的动态平衡，不要因运气偏盛偏衰的变化，而造成病害。

帝曰：善。太阴之政奈何？

岐伯曰：丑未之纪也。

太阴　少角　太阳　清热胜复同，同正宫①。丁丑　丁未　其运风清热。

少角初正　太徵　少宫　太商　少羽终

太阴　少徵　太阳　寒雨胜复同。癸丑　癸未　其运热寒雨。

少徵　太宫　少商　太羽终　太角初

太阴　少宫　太阳　风清胜复同，同正宫②。己丑太一天符　己未太一天符　其运雨风清。

少宫　太商　少羽终　少角初　太徵

太阴　少商　太阳　热寒胜复同。乙丑　乙未　其运凉热寒。

少商　太羽终　太角初　少徵　太宫

太阴　少羽　太阳　雨风胜复同，同正宫③。

辛丑同岁会　辛未同岁会　其运寒雨风。

少羽终　少角初　太徵　少宫　太商

凡此太阴司天之政，气化运行后天，阴专其政，阳气退辟，大风时

---

① 同正宫：少角木运不及，上临太阴湿土司天，则土气旺盛，所以少角同正宫，正宫为土运平气的年份。

② 同正宫：少宫土运不及，得司天湿土之助，所以少宫同正宫。

③ 同正宫：少羽水运不及，上临湿土司天，则约同于土运平气之年的变化。

起，天气下降，地气上腾，原野昏霿①，白埃四起，云奔南极②，寒雨数至，物成于差夏③。民病寒湿，腹满身膜愤④胕肿，痞逆寒厥拘急。湿寒合德，黄黑埃昏，流行气交，上应镇星辰星。其政肃，其令寂，其谷黅玄。故阴凝于上，寒积于下，寒水胜火，则为冰雹，阳光不治，杀气乃行。故有余宜高，不及宜下，有余宜晚，不及宜早，土之利，气之化也，民气亦从之，间谷命其太也。

初之气，地气迁，寒乃去，春气正，风乃来，生布万物以荣，民气条舒，风湿相薄，雨乃后。民病血溢，筋络拘强，关节不利，身重筋痿。二之气，大火正，物承化⑤，民乃和，其病温厉大行，远近咸若，湿蒸相薄，雨乃时降。三之气，天政布，湿气降，地气腾，雨乃时降，寒乃随之。感于寒湿，则民病身重胕肿，胸腹满。四之气，畏火⑥临，溽蒸化⑦，地气腾，天气否隔，寒风晓暮，蒸热相薄，草木凝烟，湿化不流，则白露阴布，以成秋令。民病腠理热，血暴溢、疟，心腹满热，胪胀⑧，甚则胕肿。五之气，惨令已行⑨，寒露下，霜乃早降，草木黄落，寒气及体，君子周密，民病皮腠。终之气，寒大举，湿大化，霜乃积，阴乃凝，水坚冰，阳光不治。感于寒，则病人关节禁固，腰脽痛，寒湿推于气交而为疾也。

必折其郁气，而取化源，益其岁气，无使邪胜，食岁谷以全其真，食间谷以保其精。故岁宜以苦燥之温之，甚者发之泄之。不发不泄，则湿气外溢，肉溃皮拆而水血交流。必赞其阳火，令御甚寒，从气异同，少多其判也，同寒者以热化，同湿者以燥化，异者少之，同者多之，用凉远凉，用寒远寒，用温远温，用热远热，食宜同法。假者反之，此其道也，反是者病也。

---

① 昏霿(méng 蒙)：即晦暗。
② 云奔南极：明·张介宾："司天主南，而太阴居之，故云奔南极，雨湿多见于南方。"
③ 差夏：清·张志聪："长夏之时，秋之交也。"
④ 膜愤：明·张介宾："膜愤，胀满也。"
⑤ 物承化：指万物因此得到生长发育。
⑥ 畏火：明·张介宾："少阳相火用事，故气尤烈故曰畏火。"
⑦ 溽蒸化：作"湿润薰物"解。溽，即"湿"。
⑧ 胪胀：腹部肿胀。
⑨ 惨令已行：清·张琦："王气主客燥金，惨，疑作燥。肺主皮毛，燥反自伤也。"

【点评】论"丑未之纪"太阴司天年份的气运变化规律。此节论述"丑未之纪"太阴司天年份的岁运、岁气变化关系，主运、客运的推算，客气六步气候、物候、人体疾病特征，与岁运所应的年度气象、物候特征、临证适宜的治则治法等。

1. "丑未之纪"，是指岁支逢丑、未年份，有乙丑、乙未，丁丑、丁未，己丑太一天符、己未太一天符，辛丑同岁会、辛未同岁会，癸丑、癸未十年，均为太阳寒水为岁气。

2. "丑未之纪"气象特点。"大风时起""原野昏霾""云奔南极，寒雨数至"。

3. "丑未之纪"发病特点。太阴湿土司天，太阳寒水在泉，人身应此则脾肾受病，故"民病寒湿，腹满身䐜愤胕肿，痞逆寒厥拘急"之证。

4. "丑未之纪"主运、客运五步。

5. 客气不同，气象各异。六步客气的性质有别，气象、物化、民病特征也有差异。

6. 岁运不及，气化运行"后天"。凡阴干之年，此类年份，岁运不足，气候较节令晚来，此所谓后天，为其气化特征。

7. "丑未之纪"，太阴湿土司天，太阳寒水在泉，同司岁气。全年的气候特征，由此决定，故有相应的气象特点。自然界也就会有相应的物化特征、土星、水星以应其象，相应的黄色、黑色谷物（称为岁谷）受到影响等，应在人体则易生脾肾之疾。

8. 六步不同，气候各异。各步气候和发病特征，主要取决于主气客气自身的性质，但也必须注意客气与主气的加临和相互制胜关系。

9. 客主加临。如该年份阳明燥金司天，二之气的主气是少阴君火，客气为少阳相火，此为同气，也属"相得"。其他四步分别求之。

10. 运气同化。己丑、己未太一天符既是天符又为岁会，故曰太乙天符；辛丑、辛未同岁会之年为同岁会。

11. 五味调治的目的和意义。调治的原则是"用凉远凉，用寒远寒，用温远温，用热远热，食宜同法"，即因时制宜。为了避免或治疗因运气盛衰变化所带来的病患，药食五味调治是很重要的。食物，要选择与当年岁气相应的谷物，在此年份，寒湿为司岁之气，要选择黄色和黑色谷物，以保养真气。还要防避虚邪贼风，以保正气。药味的选择也同样如此，湿气寒气司岁，故"宜以苦燥之温之，甚者发之泄之"。要和当年的运气相适应，才能从培补化源入手，减弱致郁的胜气，太过运气才能被抑制，不及的运气才得以扶植，不论是药物或饮食五味的选择，目的是调整机体与自然界的动态平衡，不要因运气偏盛偏衰的变化，而造成病害。

帝曰：善。少阴之政奈何？

岐伯曰：子午之纪也。

少阴　太角　阳明　壬子　壬午　其运风鼓，其化鸣紊启坼，其变振拉摧拔，其病支满。

太角初正　少徵　太宫　少商　太羽终

少阴　太徵　阳明　戊子天符　戊午太一天符　其运炎暑，其化暄曜郁燠，其变炎烈沸腾，其病上热血溢。

太徵　少宫　太商　少羽终　少角初

少阴　太宫　阳明　甲子　甲午　其运阴雨，其化柔润时雨，其变震惊飘骤，其病中满身重。

太宫　少商　太羽终　太角初　少徵

少阴　太商　阳明　庚子同天符　庚午同天符　同正商　其运凉劲①，其化雾露萧瑟，其变肃杀凋零，其病下清②。

太商　少羽终　少角初　太徵　少宫

少阴　太羽　阳明　丙子岁会　丙午　其运寒，其化凝惨凛冽，其变冰雪霜雹，其病寒下③。

太羽终　太角初　少徵　太宫　少商

凡此少阴司天之政，气化运行先天，地气肃，天气明，寒交暑④，

---

① 其运凉劲：金运与阳明燥金之气在泉相合，故曰凉劲。

② 下清：明·张介宾："二便清泄，及下体清冷。"

③ 寒下：明·张介宾："中寒下利，腹足清冷。"

④ 寒交暑：清·张志聪："岁前之终气，乃少阳相火，今岁之初气，乃太阳寒水，故为寒交暑。"

热加燥①，云驰雨府，湿化乃行，时雨乃降②，金火合德，上应荧惑、太白。其政明，其令切③，其谷丹白。水火寒热持于气交而为病始也，热病生于上，清病生于下，寒热凌犯而争于中，民病咳喘，血溢血泄鼽嚏，目赤眦疡④，寒厥入胃⑤，心痛、腰痛、腹大、嗌干肿上。

初之气，地气迁，暑⑥将去，寒乃始，蛰复藏，水乃冰，霜复降，风乃至，阳气郁，民反周密，关节禁固，腰脽痛，炎暑将起，中外疮疡。二之气，阳气布，风乃行，春气以正，万物应荣，寒气时至，民乃和。其病淋，目瞑目赤，气郁于上而热。三之气，天政布，大火行，庶类蕃鲜⑦，寒气时至。民病气厥心痛，寒热更作，咳喘目赤。四之气，溽暑至⑧，大雨时行，寒热互至。民病寒热，嗌干黄瘅，鼽衄饮发。五之气，畏火临，暑反至，阳乃化，万物乃生乃长荣，民乃康，其病温。终之气，燥令行，余火内格⑨，肿于上，咳喘，甚则血溢。寒气数举，则霜雾翳，病生皮腠，内舍于胁，下连少腹而作寒中，地将易也。

必抑其运气，资其岁胜，折其郁发，先取化源，无使暴过而生其病也。食岁谷以全真气，食间谷以辟虚邪。岁宜咸以软之，而调其上，甚则以苦发之，以酸收之，而安其下。甚则以苦泄之。适气同异而多少之，同天气者以寒清化，同地气者以温热化，用热远热，用凉远凉，用温远温，用寒远寒，食宜同法。有假则反，此其道也，反是者病作矣。

【点评】论"子午之纪"少阴君火司天年份的气运变化规律。此节论述"子午之纪"少阴君火司天年份的岁运、岁气变化关系，主运、客运的推算，客气六步气候、物候、人体疾病特征，与岁运所应的

---

① 热加燥：清·张志聪："君火在上，燥金在下，故曰热加燥。"

② 云驰雨府……时雨乃降：清·张琦："上热下燥，无湿化流行之理，'云驰雨府，湿化乃行，时雨乃降'十二字必误衍也。"

③ 其政明，其令切：谓少阴君火司天，火性光明。阳明燥金在泉，金性急切，故此年上半年气候偏热，下半年气候偏于寒凉。

④ 眦疡：眼角溃疡。

⑤ 寒厥入胃：指寒邪入于胃，致使胃气不降，脾气不升，气机升降悖逆。厥，气逆。

⑥ 暑：原作"燥"，据《新校正》改。

⑦ 庶类蕃鲜：万物蕃盛美丽。

⑧ 溽暑至：四之气为太阴湿土当令，所以湿热之气降临。

⑨ 余火内格：火热之余邪未尽，郁滞在内，不得发泄。

年度气象、物候特征、临证适宜的治则治法等。

1."子午之纪"，是指岁支逢子、午年份，有甲子、甲午，丙子岁会、丙午，戊子天符、戊午太乙天符，庚子同天符、庚午同天符，壬子、壬午十年，均为少阴君火司天为岁气。

2."子午之纪"气象特点。"寒交暑，热加燥""时雨乃降，金火合德"。

3."子午之纪"发病特点。由于"水火寒热持于气交而为病始也，热病生于上，清病生于下，寒热凌犯而争于中"，心肺受病，故"民病咳喘，血溢血泄鼽嚏，目赤眦疡，寒厥入胃，心痛、腰痛、腹大、嗌干肿上"之疾。

4."子午之纪"客运主运五步。

5. 客气不同，气象各异。六步客气的性质有别，气象、物化、民病特征也有差异。

6."子午之纪"其运太过，气化运行"先天"，气候变化较节令到来的早，先天时而至。

7."子午之纪"，少阴君火司天，阳明燥金在泉，同司岁气。全年的气候特征由此决定，故有"寒交暑，热加燥""时雨乃降"的气象特点。自然界也就会有相应的物化特征，火星、金星以应其象，相应的丹色、白色谷物(称为岁谷)受到影响等，应在人体则易生心肺之疾。

8. 六步不同，气候各异。各步气候和发病特征，主要取决于主气客气自身的性质，但也必须注意客气与主气的加临和相互制胜关系。

9. 客主加临。该年份少阴君火司天，与主气的三之气少阳相火四之气主客同为太阴湿土之气，均为同气，而初、二、终三步为母子相生关系，故为"相得"。仅五之气主气为阳明燥金，客气为少阳相火(暑气)，二者相克为"不相得"。

10. 运气同化。丙子年为岁会，戊子为天符，戊午年为太乙天符，庚子、庚午年为同天符。

11. 五味调治的目的和意义。调治原则是"用热远热，用凉远凉，用温远温，用寒远寒，食宜同法"，即因时制宜。为了避免或治疗因运气盛衰变化所带来的病患，药食五味调治是很重要的。食物，要选择与当年岁气相应的谷物，在此年份，清热为司岁之气，要选择赤色和青色谷物，以保养真气。还要防避虚邪贼风，以保正气。药味的选择也同样如此，寒气、燥气司岁，故治"以苦发之，以酸收之"。要和当年的运气相适应，才能从培补化源入手，减弱致郁的胜气，太过运气才能被抑制，不及的运气才得以扶植，不论是药物或饮食五味的选择，目的是调整机体与自然界的动态平衡，不要因运气偏盛偏衰的变化，而造成病害。

帝曰：善。厥阴之政奈何？

岐伯曰：巳亥之纪也。

厥阴　少角　少阳　清热胜复同，同正角①。丁巳天符　丁亥天符 其运风清热。

少角初正　太徵　少宫　太商　少羽终

厥阴　少徵　少阳　寒雨胜复同。癸巳同岁会　癸亥同岁会　其运热寒雨。

少徵　太宫　少商　太羽终　太角初

厥阴　少宫　少阳　风清胜复同，同正角②。己巳　己亥　其运雨风清。

少宫　太商　少羽终　少角初　太徵

厥阴　少商　少阳　热寒胜复同，同正角③。乙巳　乙亥　其运凉热寒。

少商　太羽终　太角初　少徵　太宫

厥阴　少羽　少阳　雨风胜复同。辛巳　辛亥　其运寒雨风。

少羽终　少角初　太徵　少宫　太商

凡此厥阴司天之政，气化运行后天，诸同正岁④，气化运行同天⑤，天气扰，地气正⑥，风生高远⑦，炎热从之，云趋雨府，湿化乃行，风火同德，上应岁星荧惑。其政挠，其令速，其谷苍丹，间谷言太者，其耗

---

①　同正角：木运不及，得司天厥阴之助，而成为平气（正角）。

②　同正角：土运不及，司天厥阴之气专政，所以该年的运气，相当于木之平气（正角）。

③　同正角：金运不及，司天厥阴之气反胜，所以该年的运气，相当于木之平气（正角）。

④　正岁：平气之年。本篇下文曰："运非有余非不足，是谓正岁，其主当其时也。"

⑤　同天：时令与天气相应。

⑥　天气扰，地气正：清·高世栻："厥阴司天，故天气扰。扰，风动也，少阳在泉，故地气正。正，阳和也。"

⑦　风生高远：为厥阴风木司天之互词。

文角品羽。风燥火热，胜复更作，蛰虫来见，流水不冰，热病行于下，风病行于上，风燥胜复形于中。

初之气，寒始肃，杀气方至，民病寒于右之下①。二之气，寒不去，华雪水冰，杀气施化，霜乃降，名草上焦，寒雨数至，阳复化，民病热于中。三之气，天政布，风乃时举，民病泣出耳鸣掉眩。四之气，溽暑湿热相薄，争于左之上，民病黄瘅而为胕肿。五之气，燥湿更胜，沉阴乃布，寒气及体，风雨乃行。终之气，畏火②司令，阳乃大化，蛰虫出见，流水不冰，地气大发，草乃生，人乃舒，其病温厉。

必折其郁气，资其化源，赞其运气，无使邪胜。岁宜以辛调上，以咸调下，畏火之气，无妄犯之。用温远温，用热远热，用凉远凉，用寒远寒，食宜同法。有假反常，此之道也，反是者病。

【点评】论"巳亥之纪"厥阴司天年份的气运变化规律。此节论述"巳亥之纪"厥阴司天年份的岁运、岁气变化关系，主运、客运的推算，客气六步气候、物候、人体疾病特征，与岁运所应的年度气象、物候特征、临证适宜的治则治法等。

1."巳亥之纪"，是指岁支逢巳、亥年份，有乙巳、乙亥，丁巳天符、丁亥天符，己巳、己亥，辛巳、辛亥，癸巳同岁会、癸亥同岁会十年，均为太阳寒水为岁气。

2."巳亥之纪"气象特点。"风生高远，炎热从之，云趋雨府，湿化乃行，风火同德"。

3."巳亥之纪"发病特点。厥阴风木司天，少阳相火在泉，人身应此则肝心受病，故民病"热病行于下，风病行于上"之证。

4."巳亥之纪"主运、客运五步。

5. 客气不同，气象各异。六步客气的性质有别，气象、物化、民病特征也有差异。

6. 岁运不及，气化运行"后天"。凡此阴干之年，故此类年份，岁运不足，气候较节令晚来，此所谓后天，为其气化特征。

---

① 民病寒于右之下：清·张志聪："初之气乃阳明清金司令，故寒始肃，而杀气方至，民病寒于右之下，谓阳明之间气，在泉少阳之右也。"

② 畏火：少阳相火。

7. "巳亥之纪"，厥阴风木司天，少阳相火在泉，同司岁气，故有相应的气象特点。自然界也就会有相应的物化特征，木星、火星以应其象，相应的青色、赤色谷物（称为岁谷）受到影响等，应在人体则易生肝心之疾。

8. 六步不同，气候各异。各步气候和发病特征，主要取决于主气客气自身的性质，但也必须注意客气与主气的加临和相互制胜关系。

9. 客主加临。该年份三、四、五步之气为母子相生关系，属"相得"；初、二、终三步之气为相克关系，为"不相得"。

10. 运气同化。丁巳、丁亥为天符之年，故曰太乙天符；癸巳、癸亥为同岁会年。

11. 五味调治的目的和意义。调治的原则是"用温远温，用热远热，用凉远凉，用寒远寒，食宜同法"，即因时制宜。为了避免或治疗因运气盛衰变化所带来的病患，药食五味调治是很重要的。药味的选择也同样如此，由于风气火气司岁，故"宜以辛调上，以咸调下"。

帝曰：善。夫子之言可谓悉矣，然何以明其应乎？

岐伯曰：昭乎哉问也！夫六气者，行有次，止有位①，故常以正月朔日②平旦视之，观其位而知其所在矣。运有余，其至先，运不及，其至后，此天之道，气之常也。运非有余非不足，是谓正岁③，其至当其时也。

帝曰：胜复之气，其常在也，灾眚时至，候也奈何？

岐伯曰：非气化④者，是谓灾也。

帝曰：天地之数⑤，终始奈何？

岐伯曰：悉乎哉问也！是明道也。数之始，起于上而终于下⑥，岁

---

① 行有次，止有位：指六气的运行主时各有一定的次序和方位。

② 正月朔日：农历正月初一。

③ 正岁：明·张介宾："正岁者，和平之岁，时至气亦至也。"

④ 气化：明·张介宾："当其位则为正化，非其位则为邪化，邪则为灾。"

⑤ 天地之数：明·张介宾："司天在泉，各有所主之数。"

⑥ 起于上而终于下：明·张介宾："司天在前，在泉在后，司天主上，在泉主下，故起于上而终于下。"

半①之前，天气主之，岁半之后，地气主之，上下交互，气交主之，岁纪毕矣。故曰：位明气月②可知乎，所谓气也。

帝曰：余司其事，则而行之，不合其数何也？

岐伯曰：气用③有多少，化治④有盛衰，衰盛多少，同其化也。

【点评】论六气行止迟早的观测方法。主客六气的迁移，有一定的秩序和方位。都是按五行相生之序，将一岁等分为六步，每步为六十日又八十七刻半。主气固定主时，年年如此。客气每年迁移一气，"行有次，止有位"，有一定规律可循，观测的方法，"常以正月朔日平旦视之，睹其位而知其所在矣"。正月建寅，为一岁之首，朔日即初一，为一月之初，平旦则天刚亮，为一旦之始。于是在此时观察气候变化，以判断当年六气所在的气位。

观测六气行至迟早及所在之位的标准有三：①"运有余，其至先。"凡阳干之年，皆为中运太过，从大寒节前十三日交接，故正月初一寅时观察气候变化，则是先于节令而至。诸如"辰戌之纪""寅申之纪""子午之纪"皆如此。②"运不及，其后至。"凡阴干之年，皆为中运不及，从大寒节后十三日交接，故正月初一寅时观察气候，则是晚于节令而至，诸如"卯酉之纪""丑未之纪""巳亥之纪"皆属之。③"运非有余，非不足，是谓正岁。"凡运太过而被抑制，运不及而得助，就为平气，或曰正岁。如"辰戌之纪"中的戊辰年为火运太过，戊属阳火，辰是太阳寒水司天，火虽太过，却被司天之太阳寒水抑制，即由太过转为"正岁"。"卯酉之纪"中的辛卯、辛酉年，虽为水运不足，但得阳明燥金司天之气扶助，同样产生正岁，和平气(即正岁)合称"五运三气"，都是自然界的正常规律，也是六气胜复变化的正常规律所在。如果气化作用与运气之间的制胜关系不相符合，就要发生灾害，故曰："非气化者，是谓灾也。"张志聪注云："非气化者，谓非运气之化也。如丁卯丁酉岁，其运风

---

① 岁半：大寒节至小暑为岁半以前，大暑至小寒为岁半以后。
② 位明气月：即是要明确六气所在的方位与相应的节气月份。气月，时令气候及每气所在的月份。
③ 气用：六气的作用。
④ 化治：六气与五运相合之化。

清热，风乃少角之气化，其清热乃胜复之气，此邪化也，是谓灾眚。"基本精神是说，气化现象要和岁运相符合，不论是太过、不及或平气，皆如此，如果不相符合，就是"非气化"，就是生灾害。

每年的客气变化迁移，都是以司天之气开始，终止于在泉之气。因此，从大寒节至小暑之间为岁半之前，气候变化由司天之气主持，故曰"岁半之前，天气主之"；从大暑至小寒节为岁半之后，气候变化由在泉之气主持，故曰"岁半之后，地气主之"。岁运之气则在司天在泉之气的合德下，发挥基础作用。司天在泉之位已明，那么六步之气所分布的月份也便确定。这便是一年之中的气化规律。

帝曰：愿闻同化何如？

岐伯曰：风温春化同，热曛昏火夏化同，胜与复同，燥清烟露秋化同，云雨昏暝埃长夏化同，寒气霜雪冰冬化同，此天地五运六气之化，更用盛衰之常也。

帝曰：五运行同天化①者，命曰天符，余知之矣。愿闻同地化②者何谓也？

岐伯曰：太过而同天化者三，不及而同天化者亦三，太过而同地化者三，不及而同地化者亦三，此凡二十四岁也。

帝曰：愿闻其所谓也。

岐伯曰：甲辰　甲戌　太宫下加太阴，壬寅　壬申　太角下加厥阴，庚子　庚午　太商下加阳明，如是者三。癸巳　癸亥　少徵下加少阳，辛丑　辛未　少羽下加太阳，癸卯　癸酉　少徵下加少阴，如是者三。戊子　戊午　太徵上临少阴，戊寅　戊申　太徵上临少阳，丙辰丙戌　太羽上临太阳，如是者三。丁巳　丁亥　少角上临厥阴，乙卯乙酉　少商上临阳明，己丑　己未　少宫上临太阴，如是者三。除此二十四岁，则不加不临③也。

帝曰：加者何谓？

---

① 同天化：岁运与司天之气相同，即称天符。

② 同地化：岁运与在泉之气相同，即为岁会。

③ 不加不临：运与在泉同化谓之"下加"；运与司天之气同化谓之"上临"；岁运与司天、在泉都不相同，则为"不加不临"。

岐伯曰：太过而加同天符，不及而加同岁会也。

帝曰：临者何谓？

岐伯曰：太过不及，皆曰天符，而变行有多少，病形有微甚，生死有早晏耳。

【点评】论运气同化规律。所谓同化，就是指岁运和岁气，在五行归类中，属于同类而有同化的作用，即"气用有多少，化治有盛衰，衰盛多少，同其化也"之意。同化的类别虽有不同，但其基本规律有五：木同风化，火同暑化，土同湿化，金同燥化，水同寒化。故有"风温春化同，热曛昏火夏化同，胜与复同，燥清烟露秋化同，云雨昏瞑埃长夏化同，寒气霜雪冰冬化同，此天地五运六气之化，更用盛衰之常也"。但是，岁气又有司天在泉之别，故运气同化又有同天化、同地化之异。

1. 同天化。"五运行同天化者，命曰天符"。岁运之气与司天之气五行属性相符合的同化关系，故称"天符"，如火运之岁，上见少阳、少阴，即戊寅、戊申、戊子、戊午年，火与暑热同化。60 年中有12 年属于天符之年。示意如图：

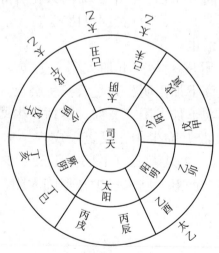

天符太乙图

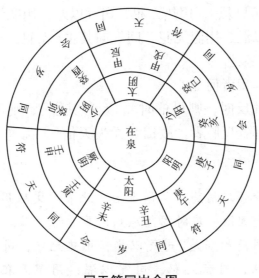

同天符同岁会图

2. 同地化。岁运与在泉之气同化时又有"太过而加同天符，不及而加同岁会也"之别。

所谓同天符，指凡逢阳干年，太过的中运与当年在泉之气相合，如甲辰、甲戌，岁土太宫，太阴湿土在泉，土湿同化。60 年中有 6 年为"同天符"。

所谓同岁会，指凡逢阴干年，不及的中运与在泉之气相合，如癸巳、癸亥、癸卯、癸酉为阴干火运不及之年，而客气在泉之气分别是少阴君火和少阳相火，属不及之火与在泉之君火、相火相合而同化。60 年中有 6 年为"同岁会"。

帝曰：夫子言用寒远寒，用热远热。余未知其然也，愿闻何谓远①?

岐伯曰：热无犯热，寒无犯寒，从者和，逆者病，不可不敬畏而远之，所谓时兴六位也②。

帝曰：温凉何如？

---

① 远：避，避开。

② 时兴六位：一年之中，六气分时而兴，每一位（步）主时六十日八十七刻半。时有六位之异，气有寒热温凉之变。

岐伯曰：司气①以热，用热无犯，司气以寒，用寒无犯，司气以凉，用凉无犯，司气以温，用温无犯，间气同其主②无犯，异其主则小犯之，是谓四畏③，必谨察之。

帝曰：善。其犯者何如？

岐伯曰：天气反时，则可依时④，及胜其主⑤，则可犯，以平为期，而不可过，是谓邪气反胜者。故曰：无失天信⑥，无逆气宜⑦，无翼⑧其胜，无赞其复，是谓至治。

【点评】论顺时用药，是谓至治。此节原文从用药禁忌，进一步阐述掌握运气理论，应时用药原则的重要性。

一般的用药原则是"司气以热，用热无犯，司气以寒，用寒无犯，司气以凉，用凉无犯，司气以温，用温无犯"。即气候温热者，温热之品不能用；气候寒凉，则不能用寒凉之品。所以，药物的寒热温凉，在运用时当与岁气的寒热温凉气候敬畏而避忌，故称此为"四畏"，用药无犯，这是针对主岁的司天在泉之气而言的。

对间气如何处理？原文说："间气同其主无犯，异其主则小犯之。"指出若间气的性质与主岁之气性质一致时，仍按"四畏"原则处理，而"无犯"寒热。若间气的性质与主气不同，在间气主时季节，可犯"四畏"。但应掌握一定尺度，不可太过，故曰"异其主则小犯之"。

但气候反常，也可采用特殊的用药方法，如炎夏气候反凉，感

---

① 司气：明·张介宾："司气者，司天司地之气也。"

② 间气同其主：明·张介宾："间气，左右四间之客气。主，主气也。同者，同热同寒，其气甚，故不可犯。"

③ 四畏：言用药时应当畏避寒热温凉四气。

④ 天气反时，则可依时：明·张介宾："天气即客气，时即主气，客不合主，是谓反时，反时者则可依时，以主气之循环有常，客气之显微无定，故姑从乎主也。"时，原作"则"，误，据文义改。

⑤ 及胜其主：谓气太过而胜主气。主，指主气。

⑥ 无失天信：天气应时而至，信而有征，故谓天信。

⑦ 气宜：六气的宜忌。

⑧ 翼：即帮助、资助。下文"赞"义同。

寒而致病，虽为火热之气主令，仍可用辛温之品以发其汗，以去其寒邪。严冬反热，热郁于里，非寒凉之品不能除，虽是水寒之气当令，仍可用苦寒之剂以泻里热。但要严格掌握尺度，所以原文说："天气反时，则可依时，及胜其主，则可犯，以平为期，而不可过，是谓邪气反胜者"。

不论是"无犯""小犯"或"可犯"，其目的，都是在于协调和纠正人与自然环境的不平衡状况。其必须要掌握"四无"的用药原则，即"无失天信，无逆气宜，无翼其胜，无赞其复"，如此则能收到理想的效果，故曰"是谓至治"。

帝曰：善。五运气行主岁之纪，其有常数①乎？

岐伯曰：臣请次之。

甲子　甲午岁

上少阴火，中太宫土运，下阳明金②，热化二③，雨化五④，燥化四⑤，所谓正化日⑥也。其化⑦上咸寒，中苦热，下酸热⑧，所谓药食宜也。

【点评】简述年干支为乙丑、乙未之岁的司天、在泉、中运之气的气候特点、正化时日，以及药食性味的选择。但凡阳干之年，中运太过，其气专胜，不易发生"胜气""复气"，气候变化多呈常态而"正化"。所谓"正化日"是体现岁气(司天之气、在泉之气)和中运所主正常气候的时日，其数的确定是依据"河图""五行生成数"

---

①　常数：常，即正常。数，指河图中的五行生成数。如：天一生水，地六成之；地二生火，天七成之；天三生木，地八成之；地四生金，天九成之；天五生土，地十成之。

②　上少阴火，中太阴土运，下阳明金：指甲子、甲午年，上半年为少阴君火司天，气候偏热；中运为土运太过，全年气候偏湿；下半年为阳明燥金在泉，气候干燥而寒凉。

③　热化二：子午之年，少阴君火司天，二是火的生数，火气为热，故曰热化二。

④　雨化五：子午土运太过，雨为湿土之气所成，五为土的生数，故雨化五。

⑤　燥化四：子午之年，少阴君火司天，阳明燥金在泉，燥为金气，四是金的生数，故曰燥化四。

⑥　正化日：明·张介宾："正化即正气所化。度即日也，日即度也，指气令用事之时候也。"

⑦　其化：此处指气化病的治法宜用的药食性味。

⑧　上咸寒，中苦热，下酸热：指上半年少阴君火司天，气候偏于火热，故药食均宜选用味咸性寒之品；中属土运太过，故药食物宜选用味苦性热之品；下半年为阳明燥金在泉，气候偏于干燥而寒凉，故药食宜选用味酸性热之品。以下各年均仿此。

中的"生数"，如"地二生火天七成之"，故"热化二"；"天五生土，地十成之"，故"雨化五"；"地四生金，天九成之"，故"燥化四"。药食性味的选择是依据岁气、岁运所主气候特点而定。以下阳干（中运太过）三十年皆仿此。

乙丑　乙未岁

上太阴土，中少商金运，下太阳水①，热化寒化胜复同②，所谓邪气化③日也。灾七宫④。湿化五，清化四，寒化六，所谓正化日也。其化上苦热，中酸和，下甘热，所谓药食宜也。

【点评】简述年干支为乙丑、乙未之岁的司天、在泉、中运之气的气候特点、正化时日，以及药食性味的选择。但凡岁运不及，就会有"其所胜，轻而侮之，其所不胜，侮而乘之"复杂气候变化发生，出现"胜气"，"有胜则有复"，故亦会有"复气"，因而气候复杂多变而有"邪化日"，这是岁气或中运所主气候异常而成为致病邪气所发生的时日，其数有生数，如"湿化五，清化四"，也有成数，如"灾七宫""寒化六"。以下阴干（中运不及）三十年皆仿此。

丙寅　丙申岁

上少阳相火，中太羽水运，下厥阴木⑤，火化二，寒化六，风化三，所谓正化日也。其化上咸寒，中咸温，下辛温，所谓药食宜也。

丁卯岁会　丁酉岁

上阳明金，中少角木运，下少阴火，清化热化胜复同，所谓邪气化日也。灾三宫。燥化九，风化三，热化七，所谓正化日也。其化上苦小

---

①　上太阴土，中少商金运，下太阳水：谓乙丑、乙未年，上半年为太阴湿土司天，气候偏湿；中运之气为金运不及；下半年为太阳寒水在泉，气候寒冷。

②　热化寒化胜复同：金运不及，则火气胜而热化，有胜必有复，热气胜金，所以有水气来复之寒化。同，指乙丑、乙未二年金运不及，都有胜复之气的发生。

③　邪气化：非本身正气所化，皆谓邪化。

④　灾七宫：指邪害发生于正西方。灾，邪气损害。七宫，在西方兑位。有关九宫方位，详见《灵枢·九宫八风》。下仿此。

⑤　上少阳相火，中太羽水运，下厥阴木：谓丙寅、丙申年，上半年为少阳相火暑气司天，气候偏热；中运之气为水运太过；下半年为厥阴风木在泉而多风，气候也可能偏温。

温，中辛和，下咸寒，所谓药食宜也。

戊辰　戊戌岁

上太阳水，中太徵火运，下太阴土①，寒化六，热化七，湿化五，所谓正化日也。其化上苦温，中甘和，下甘温，所谓药食宜也。

己巳　己亥岁

上厥阴木，中少宫土运，下少阳相火，风化清化胜复同，所谓邪气化日也。灾五宫。风化三，湿化五，火化七，所谓正化日也。其化上辛凉，中甘和，下咸寒，所谓药食宜也。

庚午同天符　庚子岁同天符

上少阴火，中太商金运，下阳明金②，热化七，清化九，燥化九，所谓正化日也。其化上咸寒，中辛温，下酸温，所谓药食宜也。

辛未同岁会　辛丑岁同岁会

上太阴土，中少羽水运，下太阳水③，雨化风化胜复同，所谓邪气化日也。灾一宫。雨化五，寒化一④，所谓正化日也。其化上苦热，中苦和，下苦热，所谓药食宜也。

壬申同天符　壬寅岁同天符

上少阳相火，中太角木运，下厥阴木⑤，火化二，风化八，所谓正化日也。其化上咸寒，中酸和，下辛凉，所谓药食宜也。

癸酉同岁会　癸卯岁同岁会

上阳明金，中少徵火运，下少阴火⑥，寒化雨化胜复同，所谓邪气

---

① 上太阳水，中太徵火运，下太阴土：谓戊辰、戊戌年，上半年太阳寒水司天，气候偏寒；中运之气为火运太过，全年气候可能偏高；下半年为太阴湿土在泉，气候偏湿。

② 上少阴火，中太商金运，下阳明金：谓庚午、庚子年，上半年少阴君火司天，气候偏热；中运之气为金运太过，全年少雨而干燥；下半年为阳明燥金在泉，气候干燥少雨。

③ 上太阴土，中少羽水运，下太阳水：谓辛丑、辛未年，上半年为太阴湿土司天，气候偏湿；中运之气为水运不及；下半年为太阳寒水在泉，气候偏寒冷。

④ 寒化一：寒属水，一为水之生数，本年的中运与在泉均属水。故"寒化一"是中运寒化一，在泉亦寒化一。以下凡属岁会的年份仿此。

⑤ 上少阳相火，中太角木运，下厥阴木：谓壬申、壬寅年，上半年为少阳相火司天，气候偏于火热；中运之气为木运太过；下半年为厥阴风木在泉。此二年太过的中运之气与在泉之气的五行属性相符合，故曰"同天符"。

⑥ 上阳明金，中少徵火运，下少阴火：谓癸酉、癸卯年，上半年阳明燥金司天，气候偏于燥；中运之气为火运不及，全年气温可能偏低；下半年为少阴君火在泉，气候偏高。此二年不及的中运之气与在泉之气相符合，故为同岁会。

化日也。灾九宫，燥化九，热化二，所谓正化日也。其化上苦小温，中咸温，下咸寒，所谓药食宜也。

甲戌_{岁会} _{同天符}　甲辰岁_{岁会} _{同天符}

上太阳水，中太宫土运，下太阴土①。寒化六，湿化五，正化日也。其化上苦热，中苦温，下苦温，药食宜也。

【点评】论运气同化。运气同化是指中运与岁气(司天之气、在泉之气)之间因某种因素的影响而发生相关性质的气象变化。其考察的核心中运之气与司天之气、在泉之气之间，或者岁支的关系。运气同化有天符、岁会、同天符、同岁会、太乙天符五种类型，凡甲辰、甲戌之年，既是岁会又是同天符之年。

所谓"岁会"，指中运之气与岁支的方位五行属性相同的同化关系。推演的方法：①依据"十干化运"原则，"甲己化土"，可知逢甲之年中运为土运太过(太宫)；②岁支辰、戌分布在天球五行属性为土的"四维"方位；③结论：土运之年又逢岁支标记的方位五行属性为土，二者的属性一致，故为"岁会"之年。

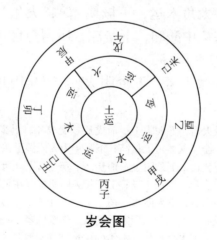

岁会图

---

① 上太阳水，中太宫土运，下太阴土：谓甲辰、甲戌年，上半年为太阳寒水司天，气候偏寒；中运之气为土运太过，全年多湿，下半年为太阴湿土在泉，气候偏湿。此二年为太过的土运与在泉之气相符合，又恰逢辰戌土位，故为"同天符"之年，又是"岁会"之年。

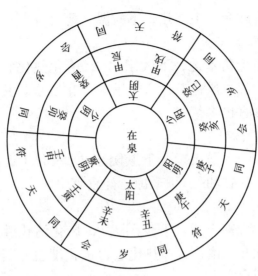

同天符同岁会图

所谓"同天符"，是指岁运太过之气与客气在泉之气相合而化合的关系。推演方法：①年干"甲"为阳干，依据"十干化运"原理中的"甲己化土"，可知该年的中运为"土运太过"（太宫）；②根据"十二支化气"规则，该年为"辰戌太阳寒水"司天；③依据"客气六步"运行规则，"三阳"（太阳寒水）司天之年一定是"三阴"（太阴湿土）在泉；④结论：中运太宫（土运太过）与太阴湿土在泉属性相同，故为"同天符"。

乙亥　乙巳岁

上厥阴木，中少商金运，下少阳相火①，热化寒化胜复同，邪气化日也。灾七宫。风化八，清化四，火化二，正化度也。其化上辛凉，中酸和，下咸寒，药食宜也。

丙子岁会　丙午岁

上少阴火，中太羽水运，下阳明金②，热化二，寒化六，清化四，

---

① 上厥阴木，中少商金运，下少阳相火：谓乙亥、乙巳年，上半年为厥阴风木司天，气候温和而多风；中运之气为金运不及；下半年为少阳相火在泉，故气候反温热。

② 上少阴火，中太羽水运，下阳明金：谓丙子、丙午年，上半年为少阴君火司天，气候偏热；中运之气为水运太过，全年平均气温可能偏低；下半年为阳明燥金在泉，气候干燥而寒冷。故上半年用药要偏咸寒，中属水运太过而药食适宜味咸性热，下半年要用味酸性温之品。

正化度也。其化上咸寒，中咸热，下酸温，药食宜也。

丁丑　丁未岁

上太阴土，中少角木运，下太阳水[①]，清化热化胜复同，邪气化度也。灾三宫。雨化五，风化三，寒化一，正化度也。其化上苦温，中辛温，下甘热，药食宜也。

戊寅　戊申岁^{天符}

上少阳相火，中太徵火运，下厥阴木[②]，火化七，风化三，正化度也。其化上咸寒，中甘和[③]，下辛凉，药食宜也。

己卯　己酉岁

上阳明金，中少宫土运，下少阴火[④]，风化清化胜复同，邪气化度也。灾五宫。清化九，雨化五，热化七，正化度也。其化上苦小温，中甘和，下咸寒，药食宜也。

庚辰　庚戌岁

上太阳水，中太商金运，下太阴土[⑤]，寒化一，清化九，雨化五，正化度也。其化上苦热，中辛温，下甘热，药食宜也。

---

① 上太阴土，中少角木运，下太阳水：谓丁丑、丁未年，上半年为太阴湿土司天，气候多雨而湿；中运之气为木运不及；下半年为太阳寒水在泉，气候严寒。故此年上半年宜用味苦性湿之药食；中运属木运不及，故当选用味辛性温之品；下半年则宜用味甘性热之品。

② 上少阳相火，中太徵火运，下厥阴木：谓戊寅、戊申年，上半年为少阳相火司天，气候暑热；中运之气为火运太过，全年平均气温偏高；下半年为厥阴风木在泉，多风而气候反温。故此二年，上半年的药食宜选用味咸性寒之品；中属火运太过，当选味甘之品；下半年的药食宜用味辛性凉之品。

③ 中甘和：甘为中央之味，能和诸味，甘性平和，并称甘和。故此"中甘和"之义尤长，颇耐品评。其言外之意，谓药食之宜，当本中和之气之味而权变圆机，不得仅以"中太徵火运"而拘泥于"苦寒"。

④ 上阳明金，中少宫土运，下少阴火：谓己卯、己酉年，上半年为阳明燥金司天，气候偏于干燥；中运之气为土运不及，全年雨水偏少；下半年为少阴君火在泉，气候反温热。故此二年的药食选用，上半年宜用味苦微温之品，中属土运不及，宜用味甘之品，下半年宜用味咸性寒之品。

⑤ 上太阳水，中太商金运，下太阴土：谓庚辰、庚戌年，上半年为太阳寒水司天，气候偏寒；中运之气为金运太过，气候干燥；下半年为太阴湿土在泉，气温偏湿。故此二年对药食的选用，上半年宜用味苦性热之品，中属金运太过，宜用味辛性温之品，下半年宜用味甘性热之药食。

辛巳　辛亥岁

上厥阴木，中少羽水运，下少阳相火①，雨化风化胜复同，邪气化度也。灾一宫。风化三，寒化一，火化七，正化度也。其化上辛凉，中苦和，下咸寒，药食宜也。

壬午　壬子岁

上少阴火，中太角木运，下阳明金②，热化二，风化八，清化四，正化度也。其化上咸寒，中酸凉，下酸温，药食宜也。

癸未　癸丑岁

上太阴土，中少徵火运，下太阳水③，寒化雨化胜复同④，邪气化度也。灾九宫。雨化五，火化二，寒化一，正化度也。其化上苦温，中咸温，下甘热，药食宜也。

甲申　甲寅岁

上少阳相火，中太宫土运，下厥阴木⑤，火化二，雨化五，风化八，正化度也。其化上咸寒，中咸和，下辛凉，药食宜也。

---

①　上厥阴木，中少羽水运，下少阳相火：谓辛巳、辛亥年，上半年为厥阴风木司天，气候多风而偏温；中运之气为水运不及；下半年为少阳相火在泉。故此二年对药食的选用，上半年宜用味辛性凉之品，中属水运不及，故宜味苦之药以和之，下半年宜用味咸性寒之药食。

②　上少阴火，中太角木运，下阳明金：谓壬午、壬子年，上半年为少阴君火司天，气温偏热；中运之气为木运太过；下半年为阳明燥金在泉，气候偏寒凉而干燥。此二年对药食的选用，上半年要偏于味咸而性寒之品，中属木运太过，故当选味酸性凉之品，下半年要选味酸性温之药食。

③　上太阴土，中少徵火运，下太阳水：谓癸未、癸丑二年，上半年为太阴湿土司天，气候偏湿；中运之气为火运不及，全年气湿偏低；下半年为太阳寒水在泉，气候寒冷。故此二年对药食的选择，上半年所选药食要偏于味苦性温；中属火运不及，要选味咸性温之品，下半年则选味甘性热之品。

④　寒化雨化胜复同：火运不及三年，太阳寒水之气偏盛多寒，此寒为胜气。又遇太阴湿土司天而多雨，湿土为火之子，子复母仇而为复气，故谓"寒化，雨化胜复同"。

⑤　上少阳相火，中太宫土运，下厥阴木：谓甲申、甲寅二年，上半年为少阳相火司天，气温偏高，中运之气为土运太过，全年平均湿度偏大；下半年为厥阴风木在泉，气候多风而偏温。故此两年对药食的选择，上半年宜用味咸性寒之品；中属土运太过，当用咸味和之；下半年宜用味辛性凉之品。

乙酉_{太一天符}　乙卯岁_{天符}

上阳明金，中少商金运，下少阴火①，热化寒化胜复同②。邪气化度也。灾七宫。燥化四，清化四，热化二，正化度也。其化上苦小温，中苦和，下咸寒，药食宜也。

丙戌_{天符}　丙辰岁_{天符}

上太阳水，中太羽水运，下太阴土③，寒化六，雨化五，正化度也。其化上苦热，中咸温，下甘热，药食宜也。

丁亥_{天符}　丁巳岁_{天符}

上厥阴木，中少角木运，下少阳相火④，清化热化胜复同⑤，邪气化度也。灾三宫。风化三，火化七，正化度也。其化上辛凉，中辛和，下咸寒，药食宜也。

戊子_{天符}　戊午岁_{太一天符}

上少阴火，中太徵火运，下阳明金⑥，热化七，清化九，正化度也。

---

①　上阳明金，中少商金运，下少阴火：谓乙酉、乙卯二年，上半年为阳明燥金司天，气候偏于干燥；中运之气为金运不及；下半年为少阴君火在泉，气候偏热。故此二年对药食的选择，上半年宜用味苦微温之品，中属金运不及，当用苦味之品以和之；下半年宜用味咸偏寒之药食。乙酉之年，金运与司天燥金之气属性相符，又恰在西方酉金之位，故为"太一天符"之年。乙卯年则是岁运与燥金司天之气的属性相符，故为"天符"之年。

②　热化寒化胜复同：金运不及之年，在泉的火热之气乘袭而为胜气；金生水，寒水之气为子复母仇而为复气，故曰"热化寒化胜复同"。

③　上太阳水，中太羽水运，下太阴土：谓丙戌、丙辰二年，上半年为太阳寒水司天，气候偏寒；中运之气为水运太过，全年平均气温偏低；下半年为太阴湿土在泉，气候偏湿。故此二年对药食的选择，上半年要偏于味苦性热之品；中属水运太过，宜味咸性温之品；下半年当用味甘性热之药食。此二年均见中运水与司天之寒水属性一致，故为"天符"之年。

④　上厥阴木，中少角木运，下少阳相火：谓丁亥、丁巳二年，上半年为厥阴风木司天，气候多风而偏于温和；中运之气为木运不及；下半年为少阳相火在泉，气候偏热。故此二年对药食性味的选择，上半年时多偏辛而性凉；中属木运不及，用味辛之品以和之；下半年偏于味咸性寒之品。此二年中运木与风木司天之气的属性相符，故均为"天符"年。

⑤　清化热化胜复同：木运不及，金气来胜为"清化"。同时又招致逢木之子气火热来复，故为"热化"。所以说"清化热化胜复同"。

⑥　上少阴火，中太徵火运，下阳明金：谓戊子、戊午年，上半年为少阴君火司天，气候偏热；中运之气火运太过，全年气温可能偏高；下半年为阳明燥金在泉，气候干燥。故此二年对药食的选择，上半年要偏于味咸性寒；中属火运，故当味甘性寒之品；下半年宜用味酸性温者。戊子之年，火运与司天火气相符，故为"天符"年。戊午年，火运与司天火气相符，又恰与南方午火之位相符，故为"太一天符"年。

其化上咸寒，中甘寒，下酸温，药食宜也。

己丑_{太一天符} 己未岁_{太一天符}。

上太阴土，中少宫土运，下太阳水①，风化清化胜复同②，邪气化度也。灾五宫，雨化五，寒化一，正化度也。其化上苦热，中甘和，下甘热，药食宜也。

【点评】论太一天符。太乙天符，既是天符，又是岁会的年份，是指岁运之气与司天之气、岁支之气三气相合而主令。其推演方法参照"天符""岁会"。60年中，戊午、己酉、己丑、己未4年属于太乙天符。如己丑、己未年，既是"土运之岁，上见少宫"的天符年，又是"土运临四季"(即四维土位)的岁会年，故为"太乙天符"。运气同化之年，往往气象单一，表现为一气独胜，容易给生物和人体造成较大的危害。见前"天符太乙图"。

庚寅 庚申岁

上少阳相火，中太商金运，下厥阴木③，火化七，清化九，风化三，正化度也。其化上咸寒，中辛温，下辛凉，药食宜也。

辛卯 辛酉岁

上阳明金，中少羽水运，下少阴火④，雨化风化胜复同⑤，邪气化度

①　上太阴土，中少宫土运，下太阳水：谓己丑、己未年，上半年为太阴湿土司天，气候偏湿；中运之气为土运不及；下半年为太阳寒水在泉，气候偏寒。故此二年对药食的选择，上半年当用味苦性热之品；中属土运不及，故宜用以甘味和之；下半年宜用味甘性热之品。此二年均是土运与司天湿土之气及丑未四隅土位的属性一致，故均为"太一天符"年。

②　风化清化胜复同：土运不及之年，木气来，胜而为风化。有风化，必然招致寒水之气的报复而成寒化，故谓"风化寒化胜复同"。

③　上少阳相火，中太商金运，下厥阴木：谓庚寅、庚申年，上半年为少阳相火司天，气候偏热；中运之气为金运太过，全年偏于干燥；下半年为厥阴风木在泉，气候多风而偏温。故此二年对药食的选择，上半年当用味苦微温之品；中属金运太过，当以苦味和之；下半年宜用味咸性寒之品。

④　上阳明金，中少羽水运，下少阴火：谓辛卯、辛酉年，上半年为阳明燥金司天，气候偏燥；中运之气为水运不及；下半年为少阴君火在泉，气候偏热。故此二年对药食的选择，上半年宜用味苦微温之品；中属水运不及，当用苦味药食以和之；下半年宜用味咸性寒之品。

⑤　雨化风化胜复同：水运不及之年，故有土气来胜之雨化。有雨化，必然招致水之子气木气来复而有风化，故曰"雨化风化胜复同"。

也。灾一宫。清化九，寒化一，热化七，正化度也。其化上苦小温，中苦和，下咸寒，药食宜也。

壬辰　壬戌岁

上太阳水，中太角木运，下太阴土①，寒化六，风化八，雨化五，正化度也。其化上苦温，中酸和，下甘温，药食宜也。

癸巳同岁会　癸亥同岁会

上厥阴木，中少徵火运，下少阳相火②，寒化雨化胜复同③，邪气化度也。灾九宫。风化八，火化二，正化度也。其化上辛凉，中咸和，下咸寒，药食宜也。

【点评】论同岁会。同岁会，是指岁运不及之气与客气在泉之气相合而同化的关系。推演方法：①年干"癸"为阴干，主岁运不及。依据"十干化运"中的"戊癸化火"规定，该年份的中运为火运不及（少徵）；②再据"十二支化气"原理，凡岁支为"巳、亥"之年，其司天之气为厥阴风木（一阴），在泉之气一定是少阳（一阳）相火在泉；③结论：在泉之气少阳相火与司岁的不及火运属性一致，故为"同岁会"。在60年中，"同岁会"共有6年，见"同天符同岁会图"。

凡此定期之纪④，胜复正化⑤，皆有常数，不可不察。故知其要者，一言而终，不知其要，流散无穷，此之谓也。

【点评】论五运主岁与司天在泉的关系。此节从运气胜复正化的

① 上太阳水，中太角木运，下太阴土：谓壬辰、壬戌年，上半年为太阳寒水司天，气候偏寒；中运之气为木运太过；下半年为太阴湿土在泉，气候偏湿。此二年对药食的选择，上半年宜用味苦性温之品；中属风运太过，宜选用味酸之品和之；下半年宜用味甘性温之药食。

② 上厥阴木，中少徵火运，下少阳相火：谓癸巳、癸亥年，上半年为厥阴风木司天，多风而气候偏于温和；中运之气为火运不及；下半年为少阳相火在泉，气候偏热。故此二年对药食的选择，上半年宜用味辛性凉之品；中属火运不及，故当用咸味和之；下半年宜用味咸性寒之药食。此二年均为不及之火运与在泉之少阳相火的属性相符，故为"同岁会"年。

③ 寒化雨化胜复同：火运不及，故有水寒之气来胜而为"寒化"。有寒化必然招致火之子土气来复而为"雨化"。故曰"寒化雨化胜复同"。

④ 定期之纪：清·张志聪："谓天干始于甲，地支始于子，子甲相合，三岁而为一纪，六十岁而成一周。"

⑤ 胜复：复，报也。先有生制，则后必复也。

规律入手，阐述司天、在泉、中运所化生的气数，药食所宜及灾变方位，故以"五运气行主岁之纪"起论，依次论述了60年的运气胜复正化的模式。

1. 运太过，运气同化。凡逢阳干之年，中运皆为太过。如甲子、甲午年，少阴君火司天，故火同热化，中运太宫土运，故土同湿化，阳明之气在泉，故金同燥化。余皆仿此。

2. 气化有其常数。据"河图"五行生成数："天一生水，地六成之；地二生火，天七成之；天三生木，地八成之；地四生金，天九成之；天五生土，地十成之。"此处言运气生化之数，皆合于五行生成数。故有"热化二，雨化五，燥化四""寒化六""寒化一""火化七"等。

3. 运太过"正化"，运不及"邪化"。所谓"正化"，即正常气候所发生的变化。所化之"数"，是根据五生成之数确定的，如火热化为二、七；水之正化数为一、六；土的正化数为五、十；木的正化数为三、八；金的正化数为四、九。无论太过、不及均如此。司天、在泉、中运皆同然。

所谓"邪化"，均非本气所化。是指运不及所发生的胜复之气，才会有"邪化日"。如乙丑、乙未岁，由于中运少商，金运不及，火气过胜，但又因水气来复母仇，于是就有热化寒化的胜复之气发生，于是就有"邪气化日"。"邪化"发生有其固定的方位，据不足之岁运而定，如金运不及，灾变发生在西方（七宫）；木运不及，灾变发生在东方（三宫）；土运不及，灾变发生在中央（五宫）；水运不及，灾变发生于北方（一宫）；火运不及，灾变发生在南方（九宫）。

4. 六气邪化的用药规律。饮食药味的选择，要依据六气邪化之常数而定。少阴君火司岁，用寒药；太阴湿土司岁，用苦热；阳明燥金司岁，其性清凉，用温药；厥阴风木司岁，用辛凉之剂；少阳相火司岁，所用药物同少阴。总之，根据岁气的邪化规律用药，仍当遵照"热无犯热，寒无犯寒"的一般原则，食亦同法。

5. 五运邪化的用药规律。五运之气的邪化规律不同，对药食的选择亦有区别，与六气邪化的用药规律也不同。这是五运主岁有太过不及之别的缘故。岁运不及之年，皆用相应之味以"和"之，如金运不及以"酸和"之，土运不及用"甘和"之，水运不及用"苦和"之，木运不及用"辛和"之，火运不及用"咸温"和之。岁运太过其用药规律与六气相仿，如金运太过药用"辛温"，土运太过药用"苦温"等，食亦同法。

可见，六十年的甲子周期中，运气的胜复正化，有规律可循，掌握规律是认识和研究运气学说的关键，否则就只能感到茫然无措，故曰"凡此定期之纪，胜复正化，皆有常数，不可不察。故知其要者，一言而终，不知其要，流散无穷，此之谓也"。

帝曰：善。五运之气，亦复岁①乎？

岐伯曰：郁极乃发，待时而作也。

帝曰：请问其所谓也？

岐伯曰：五常之气，太过不及，其发异也。

帝曰：愿卒闻之。

岐伯曰：太过者暴，不及者徐，暴者为病甚，徐者为病持②。

帝曰：太过不及，其数何如？

岐伯曰：太过者其数成，不及者其数生③，土常以生④也。

帝曰：其发也何如？

岐伯曰：土郁之发，岩谷震惊，雷殷气交⑤，埃昏黄黑，化为白气，飘骤高深，击石飞空，洪水乃从⑥，川流漫衍，田牧土驹⑦。化气乃敷，善为时雨，始生始长，始化始成。故民病心腹胀，肠鸣而为数后，甚则心痛胁䐜，呕吐霍乱，饮发注下，胕肿身重。云奔雨府，霞拥朝阳，山泽埃昏，其乃发也，以其四气。云横天山，浮游⑧生灭，怫之先兆。

---

① 复岁：明·张介宾："复，报复也。此问五运之气，亦如六气之胜复而岁见否。"

② 持：明·张介宾："持者，进退缠绵，相持日久也。"

③ 太过者其数成，不及者其数生：数成、数生，分别指五行的生数和成数。太过取其成数，岁不及是为生数。

④ 土常以生：土不用成数，唯用生数。

⑤ 雷殷气交：明·张介宾："殷，盛也。气交者，升降之中，亦三气、四气之间。盖火湿合气，发而为雷，故盛于火湿之令。"

⑥ 击石飞空，洪水乃从：形容大雨骤降，山洪暴发，水流湍急，岩崩石走。

⑦ 田牧土驹：形容洪水退去之后，田野之间，土石巍然，有如群驹牧于田野。

⑧ 浮游：通蜉蝣，昆虫名，寿命短，其生死与阴雨有关。

金郁之发，天洁地明，风清气切，大凉乃举，草树浮烟①，燥气以行，霜雾数起，杀气来至，草木苍干，金乃有声。故民病咳逆，心胁满引少腹，善暴痛，不可反侧，嗌干面尘色恶。山泽焦枯，土凝霜卤，怫乃发也，其气五。夜零白露②，林莽声悽，怫之兆也。

水郁之发，阳气乃辟③，阴气暴举，大寒乃至，川泽严凝，寒雾结为霜雪，甚则黄黑昏翳，流行气交，乃为霜杀，水乃见祥。故民病寒客心痛，腰脽痛，大关节不利，屈伸不便，善厥逆，痞坚腹满。阳光不治，空积沉阴，白埃昏暝，而乃发也，其气二火前后④。太虚深玄⑤，气犹麻散⑥，微见而隐，色黑微黄，怫之先兆也。

木郁之发，太虚埃昏，云物以扰，大风乃至，屋发折木，木有变。故民病胃脘当心而痛，上支两胁，鬲咽不通，食饮不下，甚则耳鸣眩转，目不识人，善暴僵仆。太虚苍埃，天山一色，或气浊色，黄黑郁若⑦，横云不起，雨而乃发也，其气无常。长川草偃⑧，柔叶呈阴⑨，松吟高山，虎啸岩岫⑩，怫之先兆也。

火郁之发，太虚肿⑪翳，大明不彰，炎火行，大暑至，山泽燔燎，材木流津，广厦腾烟，土浮霜卤，止水⑫乃减，蔓草焦黄，风行惑言⑬，湿化乃后。故民病少气，疮疡痈肿，胁腹胸背，面首四支，䐜愤胕胀，疡痱，呕逆，瘈疭骨痛，节乃有动，注下温疟，腹中暴痛，血溢流注，

---

① 草树浮烟：草丛树木之上飘浮着白色的烟雾。

② 夜零白露：夜间有露水降落。零，作"降"解。见《大戴·夏小正》传。

③ 辟：通"避"。

④ 二火前后：明·马莳："二月中气春分日交君火之二气，四月中气小满日交相火之三气，君火之后，相火之前，大约六十日之内，乃水郁之所发也。"

⑤ 深玄：言高远而黯黑的样子。

⑥ 麻散：明·张介宾："如麻散乱可见。"

⑦ 若：郭校本作"语末助辞"。

⑧ 长川草偃：野草被风吹而偃伏，犹如长长的流水。

⑨ 柔叶呈阴：形容植物叶子被大风吹得叶背反转。

⑩ 松吟山高，虎啸岩岫：形容高山岩岫之间的风声，有如松吟虎啸。

⑪ 肿：明·张介宾："肿字误，当作曛。盖火郁而发，热化大行，故太虚曛翳昏昧，大明反不彰也。"可从。

⑫ 止水：谓不流动的水，如井水、池水等。

⑬ 风行惑言：热盛风行，气候多变，混乱不清，难以说明。

精液乃少，目赤心热，甚则瞀闷懊侬，善暴死。刻终大温①，汗濡玄府，其乃发也，其气四。动复则静，阳极反阴，湿令乃化乃成。华发水凝，山川冰雪，焰阳午泽②，怫之先兆也。有怫之应而后报也，皆观其极而乃发也，木发无时，水随火也。谨候其时，病可与期，失时反岁，五气不行，生化收藏，政无恒也。

帝曰：水发而雹雪，土发而飘骤，木发而毁折，金发而清明，火发而曛昧，何气使然？

岐伯曰：气有多少③，发有微甚，微者当其气，甚者兼其下④，征⑤其下气而见可知也。

帝曰：善。五气之发，不当位者何也？

岐伯曰：命其差。

帝曰：差有数乎？

岐伯曰：后皆三十度而有奇⑥也。

【点评】论五郁之发及其特征。此节论述六十甲子周期六气胜复关系，以"五运之气，亦复岁乎"为问，展开了运气郁极而发的讨论。

1. "郁极乃发，待时而作"。这是对五运之气，有无"复岁"的肯定回答。因为五运之间也有制胜关系，有胜必有复，所以也有郁发之时。由于五运之气有太过不及的区别，所以其郁发的时间有迟早的区别。岁运太过，其气较盛，郁发急暴，与其成数相应，如太角之运，郁发应数在八，太羽之运，郁发应数为六等。给人体所造成的病患也较严重。而岁运不及，其气轻微，其郁发较为徐缓，由

---

① 刻终大温：明·张介宾："刻终者，百刻之终也。日之刻数，始于寅初，终于丑末，此阴极之时也，故一日之气，惟此最凉。刻终大温而汗濡玄府，他热可知矣。"刻终，丑时与寅时之交，相当于凌晨三时。大温，天气炎热。

② 焰阳午泽：明·张介宾："午泽，南面之泽也。于华发之时而水凝冰雪，见火气之郁也。于南面之泽而焰阳气见，则火郁将发之先兆也。"

③ 气有多少：清·张志聪："五运之气有太过不及也。"

④ 下：六气各自的下承之气。如水位之下，土气承之。

⑤ 征：明·张介宾："征，证也，取证于下承之气，而郁发之微甚可知矣。"

⑥ 后皆三十度而有奇：明·张介宾："后者，自始及终也。度，日也，三十度而有奇，一月之数也。奇，谓四十三刻七分半也。"按：即八十七刻半的二分之一。

此而引起的病证缠绵持久，因而与其生数相应，如少角之运，郁发应数为三，少商之运，郁发所应之数为四等。正因为有上述区别，故曰"五常之气，太过不及，其发异也"。

应当指出，土运郁发虽然也有太过不及之别，发作时也有徐暴之异，致病有"甚""持"之别，无论太过不及，所应之数，皆为生数，"土常以生也"即是指此，故倪仲宣注云："土位中央，其数五，合天之生数，五得五而成干，天地之数在五之中。"

2. 五郁之发的表现。本文在肯定五运之气也有胜复变化后，逐一地论述了土、金、水、木、火五运的郁发表现。分别从自然界的变化及病证特征，郁发所应之数，郁发前的征兆，气象特征等方面，论述五郁之发的表现。

（1）自然界的变化：运气学说是用来解释自然界变化规律的学说，五运郁久，复气发作，自然界就有相应的变化特征。这些变化与所郁之发的运的性质相一致，土从湿化为湿为雨，所以"土郁之发"就有"川流漫衍""善为时雨"等雨湿太盛表现，雨水充沛有利于植物生长。再如木从风化，风性主动，故"木郁之发"，就有尘埃飞扬，"太虚埃昏，云物以扰"，甚则"大风乃至，屋发折木"。火性热，燔灼，所以"火郁之发"则见"太虚曛翳，大明不彰，炎火行，大暑至，山泽燔燎，材木流津，广厦腾烟""止水乃减，蔓草焦黄"等变化。

（2）发病特征：根据五行归类的内容看，五运变化与人身内脏有相互对应关系。五运郁发，就会引起相对应的内脏发病，病证性质与五运的性质一致。如"土郁之发"，就会引起脾胃功能失调，升清降浊障碍，就会有"心腹胀，肠鸣而为数后，甚则心痛胁䐜，呕吐霍乱，饮发注下，胕肿身重"等病证。再如"金郁之发"，就会引起肺失宣降，呼吸障碍，气机壅滞，津液不布等病理，故见"民病咳逆，心胁满引少腹，善暴痛，不可反侧，嗌干面尘色恶"之病状。余皆仿此。

（3）郁发时数："五郁之发"有一定时数，但不拘泥于上文所言的生数和成数。归纳其郁发时数有三种情况：①发于本气主时的节令，如土气被郁时，在太阴湿土所主之气，便应时而发；金气被郁，在阳明燥气主事的五之气应时而发。此有同气相助之义。②在其所不胜之气主时的节令发作，火为水之所胜，二之气、三之气分别为少阴君火、少阳相火主事，故"水郁之发"在"二火前后"，即二之气或三之气。③木郁之发，发无定时，张介宾说："木动风生，四时皆有，故其气无常。"故木郁之发，可见于一年之中的任何一个气数，此处所言郁发之时数是就一般情况而言，有时也有"不当位"而发作，叫"令差"，相差的日数约30天。

（4）郁发的特征：五郁发作有一定气象特征可辨，各运的郁发特征，主要取决于其属太过或不及。凡为运不及而郁发，发作轻微，只表现本运的变化特征。凡为太过之运的郁发，发作较重，其表现不但有本运特征，还兼其下承之气（所不胜之气）的变化。所以观察下承之气变化的有无与轻重，就可知道郁发的微甚。所以原文说："气有多少，发有微甚，微者当其气，甚者兼其下，征其下气而见可知也。"概括地说，五郁之发的特点是"水发而雹雪，土发而飘骤，木发而毁折，金发而清明，火发而曛昧"。

（5）郁发的先兆：五郁之发，是由于相互制胜"郁极乃发"所造成的，因而有其一定的先兆表现。纵观其先兆，与本运郁发之气的性质及所不胜一方性质有关。如土郁之发的先兆有"云横天山，浮游生灭"等土受压抑的先兆。再如水郁之发的先兆有"太虚深玄，气犹麻散，微见而隐，色黑微黄"等郁积将发的先兆。余仿此。

在论述五郁之发的各种表现特征后，原文又对此做了总结，认为：其一，"有怫之应而后报"，指出有胜必有复，有郁必然发，这是物极必反的必然结果，故曰："皆观其极而乃发也。"其二，原文列举"木发无时，水随火发"为例，说明五郁之发，在一般情况下，皆有定数的道理。有时也会有"令差"，但前后相差不过约30日。

帝曰：气至而先后者何？

岐伯曰：运太过则其至先，运不及则其至后，此候之常也。

帝曰：当时而至者何也？

岐伯曰：非太过，非不及，则至当时，非是者眚也。

帝曰：善。气有非时而化^①者何也？

岐伯曰：太过者，当其时，不及者归其己胜也^②。

帝曰：四时之气，至有早晏高下左右，其候何如？

岐伯曰：行有逆顺，至有迟速，故太过者化先天，不及者化后天。

【点评】论五运制化。五运之气有太过不及之别，所以其所主的气候及制化作用的到来就有先后的差异。

1."运太过则其至先"，岁运太过，其所主的气候来的早，对自然界所带来的变化也就早，"故太过者化先天"，但运太过也可在其所主时间行使制化，此即"太过者，当其时"之意。

2."运不及则其至后"，岁运不及，所主的气候到来也迟，给自然界所带来的变化也较时令晚，故曰"不及者化后天"，但也可在本气主时的时候出现制己之气行制化，此即"不及者归其己胜也"。

3."非太过，非不及，则至当时"。若运气既不是太过，也不是不及，则其所主的气候按时到来，否则就要产生灾害。

帝曰：愿闻其行，何谓也？

岐伯曰：春气西行，夏气北行，秋气东行，冬气南行。故春气始于下，秋气始于上，夏气始于中，冬气始于标^③。春气始于左，秋气始于右，冬气始于后，夏气始于前。此四时正化之常。故至高之地，冬气常在，至下之地，春气常在，必谨察之。

【点评】论四时气候变化的判断。

1. 据岁运太过不及，判断气候变化到来的迟早。运太过者，所主气候一般提前到来。运不及，所主气候一般晚到，故"太过者化先天，不及者化后天"，即是据岁运的太过不及判断四时气候变化。无太过不及，所主气候就应时而至。

2. 四时方位不同，气候迁移方向有别。春气生于东方，"春气西行"；夏气生于南方，故"夏气北行"；秋气生于西方，故"秋气

---

① 非时而化：明·张介宾："谓气不应时。"

② 不及者归其己胜也：清·张志聪："己胜者，谓归于胜己之气，即非时之化也。"

③ 标：就是外表、标记、标象。

东行"；冬气生于北方，故"冬气南行"。

3. 四时之气的制化作用各异。春气主生主长，故"春气始于下"，自下而上，有利万物萌生；秋气有肃杀之性，故"秋气始于上"，使万物自上而下凋零；夏气主盛长，故"夏气始于中"，有利于万物自内向外盛长；冬气主收藏，故"冬气始于标（表也）"，以利于万物之阳气自外潜藏于内。

4. 面南而立，以明四时之气所生方位，"春气始于左，秋气始于右，冬气始于后，夏气始于前"，即是言此。

5. 地势高下不同，四时之气变迁有别。地势高拔者，气候多寒冷，故曰"至高之地，冬气常在"。地势低平的地区，气候多炎热，故曰"至下之地，春气常在"，指出春温、夏热、秋凉、冬寒四时气候变化是一般规律，因其地势高低之别而有不同，所以在运用运气学说时，一定要与当地的地理环境相结合。

帝曰：善。

黄帝问曰：五运六气之应见①，六化之正，六变之纪何如？

岐伯对曰：夫六气正纪，有化有变，有胜有复，有用有病，不同其候，帝欲何乎？

帝曰：愿尽闻之。

岐伯曰：请遂言之。夫气之所至也，厥阴所至为和平，少阴所至为暄，太阴所至为埃溽，少阳所至为炎暑，阳明所至为清劲，太阳所至为寒雾。时化之常②也。

厥阴所至为风府③，为璺启④；少阴所至为火府，为舒荣⑤；太阴所至为雨府，为员盈⑥；少阳所至为热府，为行出⑦；阳明所至为司杀府，

---

① 应见：气至所应当表现的自然界物象，人体之脉象等皆谓之"应见"。
② 时化之常：指四时应当见到的正常气候特征。
③ 风府：风气所聚之处。明·张介宾："府者，言气化之所司也。"下"火府""雨府"等义皆仿此。
④ 璺（wèn 问）启：指器物因风吹而起裂纹，此处有植物破土萌生之义。
⑤ 舒荣：舒展荣美，言夏季欣欣向荣之象。
⑥ 员盈：长夏之时，万物华实丰盛之景象。
⑦ 行出：阳气旺盛，尽达于外。

为庚苍①；太阳所至为寒府，为归藏。司化之常②也。

厥阴所至为生，为风摇③；少阴所至为荣，为形见④；太阴所至为化，为云雨；少阳所至为长，为蕃鲜；阳明所至为收，为雾露；太阳所至为藏，为周密。气化之常⑤也。

厥阴所至为风生，终为肃⑥；少阴所至为热生，中为寒⑦；太阴所至为湿生，终为注雨；少阳所至为火生，终为蒸溽；阳明所至为燥生，终为凉；太阳所至为寒生，中为温。德化之常也。

厥阴所至为毛化，少阴所至为羽化⑧，太阴所至为倮化，少阳所至为羽⑨化，阳明所致为介化，太阳所至为鳞化。德化之常⑩也。

厥阴所至为生化，少阴所至为荣化，太阴所至为濡化，少阳所至为茂化，阳明所至为坚化，太阳所至为藏化。布政之常⑪也。

厥阴所至为飘怒大凉⑫，少阴所至为大暄、寒⑬，太阴所至为雷霆骤注烈风⑭，少阳所至为飘风燔燎霜凝⑮，阳明所至为散落温⑯，太阳所至为寒雪冰雹白埃。气变之常⑰也。

厥阴所至为挠动，为迎随⑱；少阴所至为高明焰，为曛；太阴所至为沉阴，为白埃，为晦暝；少阳所至为光显，为彤云，为曛；阳明所至

① 庚苍：阳明燥金肃杀之气，使草木改变其青翠之色而干枯凋落景象。
② 司化之常：指上述"舒荣""员盈"等六者为六气中的主气变化的常规。
③ 风摇：厥阴风木之气所产生的正常物化特征。
④ 形见：少阴君火之气产生的正常物化特征。
⑤ 气化之常：上述"风摇""形见"等六者，是六气主时所引起的正常生化作用。
⑥ 终为肃：厥阴风木之化，其下必有金气所承，金气清肃，故曰"终为肃"。下仿此。
⑦ 中为寒：少阴君火之化为热气，中见太阳寒水，故《素问·六微旨大论》："少阴之上，热气治之，中见太阳。"中，即中见之气。下仿此。
⑧ 羽化：明·张介宾："羽虫之类，得火化也。"
⑨ 羽：此指蝉、蜜蜂、蝇之透明薄羽，非鸟类羽毛之羽。
⑩ 德化之常：六气的正常特性及生化作用。德者，善也。化，生化作用。
⑪ 布政之常：六气敷布，万物顺从六气而生化的常规。
⑫ 飘怒大凉：明·张介宾："飘怒，木亢之变也。大凉，金之承制也。"
⑬ 大暄、寒：明·张介宾："大暄，火亢之变也。寒，阴精之承制也。"
⑭ 雷霆骤注烈风：太阴湿土之气太过则雷雨倾盆，土亢而风木之气承制，故发烈风。
⑮ 飘风燔燎霜凝：相火太亢而燔燎，热极而生风，火亢而寒水之气承制，故霜凝。
⑯ 散落温：明·马莳："金气为散落，火气为温也。"
⑰ 气变之常：六气变异后相互承制的常规。
⑱ 迎随：风性流动善变。

为烟埃，为霜，为劲切，为凄鸣；太阳所至为刚固，为坚芒，为立。令行之常①也。

厥阴所至为里急②，少阴所至为疡胗身热，太阴所至为积饮否隔③，少阳所至为嚏呕、为疮疡，阳明所至为浮虚④，太阳所至为屈伸不利。病之常也。

厥阴所至为支痛，少阴所至为惊惑、恶寒、战栗谵妄，太阴所至为稸满⑤，少阳所至为惊躁、瞀昧⑥、暴病，阳明所至为鼽，尻、阴、股、膝、髀、腨、胻、足病，太阳所至为腰痛。病之常也。

厥阴所至为緛戾⑦，少阴所至为悲妄衄衊⑧，太阴所至为中满、霍乱吐下，少阳所至为喉痹、耳鸣、呕涌，阳明所至皴揭，太阳所至为寝汗、痉。病之常也。

厥阴所至为胁痛、呕泄，少阴所至为语笑，太阴所至为重胕肿，少阳所至为暴注、瞤瘈、暴死，阳明所至为鼽嚏，太阳所至为流泄⑨禁止⑩。病之常也。

凡此十二变者，报德以德⑪，报化以化，报政以政，报令以令，气高则高，气下则下，气后则后，气前则前，气中则中，气外则外，位之常也。

故风胜则动，热胜则肿，燥胜则干，寒胜则浮，湿胜则濡泄，甚则水闭胕肿，随气所在，以言其变耳。

---

① 令行之常：时令气候随六气而变化的常规。

② 里急：清·高世栻："里急，厥阴肝气内逆也。"

③ 积饮否隔：水饮停积，胸脘胀满，膈塞不通。否，通痞。

④ 浮虚：水肿但在皮腠之间，按之复起。

⑤ 稸满：太阴主中，病在腹中之故。稸，即蓄，积留，即消化不良，腹中胀满。

⑥ 昧：原作"味"，误，据文义改。

⑦ 緛戾：明·张介宾："厥阴木病在筋，故令支体緛缩，乖戾不支。"緛，是拘急短缩。戾，身体屈曲。

⑧ 衊：明·张介宾："污血为衊。"

⑨ 流泄：即二便失禁。

⑩ 禁止：指二便不通。

⑪ 报德以德：德化政令，是六气给予万物化生的一种作用。万物因之发生的各种相应的变化，就是所谓"报德以德"之意。"报化以化""报政以政"皆仿此。

【点评】本段论述了六气十二变及其产生机制。

1. 论六气十二变。

（1）六气所至的时令特征。"时化之常"是言六气所主时令的特征。厥阴所在初之气，阳气初生，气象平和，故曰"和平"；少阴所在二之气，气温回升，天气转暖，故曰"为暄"；太阴所在三之气，雨水集中，空气湿度较大，故曰"为埃溽"，此皆言其时令特征，故曰"时化之常"。余皆仿此。

（2）六气所至的性质和作用。"德化之常"言自身性质。"司化之常"指六气作用表现。如厥阴之德为"风生"，故其所至的节令为刮风较为集中的季节，风性主动，故厥阴所至，就会对自然界产生"挛启"之作用。少阴所至为"热生"，故其所主节令气温较高，故为"火府"，温热气候利于万物生长荣茂，故曰其至"为火府，为舒荣"。余类此。

（3）六气所至的气候变化特征。六气自身特征必然对所临时令的气候带来相应的影响，其中"司化之常"中的"风府""火府""雨府""热府""司杀府""寒府"，皆是本气对气候所产生的影响。"令行之常"则是由此而产生的气象特征，如"为挠动，为迎随""为高明焰，为暄""为沉阴，为白埃，为晦暝""为光显，为彤云，为暄""为烟埃，为霜，为劲切，为凄鸣"等，皆属在相应气候中，所表现出的气象特征。

（4）六气所至的物化特征。在一定的节令和气候环境中会有相应的物化表现，六气的"气化之常""布政之常""德化之常"中的动物育化，皆属于物化表现。如厥阴气化"为生，为风摇"，可有"生化"的布政作用，万物随风飘摇晃动，有毛的动物因此而育化正常。再如，少阴布政为"荣化"，故少阴气至，有"为荣，为形见"的气化常规，有羽之虫化育正常。余皆仿此。

（5）六气胜复承制引起的气候变化特征。六气有太过不及的区分，有相互承制胜复的变化。所以六气的相互作用就会产生复杂的气候变化，"气变之常"就是言此。如太过的厥阴之气所临，则狂风怒吼，木亢金来承制，故气候变得大凉；太过的少阴之气加临，则为大热，火亢水来承制，故气候或又转寒；太过的太阴之气所临，则为雷霆暴雨，土亢木来承制，故伴狂风大作。余皆仿此。

(6)六气所至的发病特征。六气所至引起的气候变化不同，因而也就会产生不同性质的致病因素，加之人体内脏分别与不同节令相适应，所以六气所临的节令不同，就会引起肌体不同部位，发生与六气性质相一致的病证。如厥阴之气为风，其至易发风病，因肝与之相应，故以肝和足厥阴肝经的病变为主，可见"里急""支痛""缩戾""胁痛、呕泄"症状。少阴之气为火，易发热病，因心与小肠与之相应，故病为"瘄胗身热""惊惑，恶寒，战栗谵妄""悲妄衄蔑"，为"语笑"等病状。此与病机十九条中"诸痛痒疮，皆属于心""诸病胕肿，疼酸惊骇，皆属于火""诸禁鼓栗，如丧神守，皆属于火"的精神一致。余皆仿此。

2. 论十二变产生机制。

(1)总的机制：六气所赋予万物的德化政令，都能在万物的生长过程中产生相应的反应。六气的性质不同，所产生的"德化政令"互有区别，加之万物种类繁杂，不同的物种，对六气各有报应，因而就会有上述种种的变化。不论这种变化是多么复杂，然而总不外乎"报德以德，报化以化，报政以政，报令以令"的总的规律。

(2)六气与病位的关系：六气所至的病位与六气所至位置相应，其所至有高下、前后、中外的不同，由此带来的病变部位也就有区别，而且是相互对应的。

(3)六气与病变性质的关系：六气所至可以产生不同性质的气候特征，同样，也会产生不同性质的致病因素，于是就会引起人体发生性质各异的病理变化。原文所说的"风胜则动，热胜则肿，燥胜则干，寒胜则浮，湿胜则濡泄，甚则水闭胕肿"，即是此意。

帝曰：愿闻其用①也。

岐伯曰：夫六气之用，各归不胜而为化②，故太阴雨化，施于太阳；太阳寒化，施于少阴；少阴热化，施于阳明；阴明燥化，施于厥阴；厥阴风化，施于太阴。各命其所在以征之也。

帝曰：自得其位何如？

---

① 用：明·张介宾："此言施化之用也。"
② 归不胜而为化：明·张介宾："各归不胜，谓必从可克者而施其化也。"

岐伯曰：自得其位，常化也。

帝曰：愿闻所在也。

岐伯曰：命其位而方月①可知也。

帝曰：六位之气盈虚何如？

岐伯曰：太少异也，太者之至徐而常，少者暴而亡②。

帝曰：天地之气，盈虚何如？

岐伯曰：天气不足，地气随之，地气不足，天气从之，运居其中而常先也。恶所不胜③，归所同和④，随运归从⑤，而生其病也。

故上胜则天气降而下，下胜则地气迁而上⑥，多少而差其分⑦，微者小差，甚者大差，甚则位易，气交易，则大变生而病作矣。《大要》曰：甚纪五分，微纪七分，其差可见。此之谓也。

【点评】论六气上下盈虚。

1. 总的规律。六气的"盈虚"取决于六气本身的太过与不及。气太过则作用缓和持久，气不及作用暴急而短暂。这是六气"盈虚"总的规律。

2. 司天在泉的盈虚升降。六气主岁的司天和在泉皆有盈虚变化。

（1）司天或在泉不足：司天之气不足，在泉之气虽无过胜，但此时亦相对胜于司天，于是在泉之气就随之上升，故曰："天气不足，地气随之。"反之，在泉之气不足，则司天之气随之而下降。

（2）司天或在泉偏胜：在泉之气虽无不及，司天之气亦会因其

---

① 方月：古人将一年十二月平均分配于四方，故称"方月"。方，指方隅。月，指月份。

② 暴而亡：六部之气中，凡不足者，气至时急暴而作用短暂。

③ 恶所不胜：憎恶自己所不胜之气的司天在泉之气。

④ 归所同和：岁运与司天在泉之气相同。

⑤ 随运归从：明·张介宾："不胜者其制，同和者助其胜，皆能为病，故曰随运归从而生其病也。"

⑥ 上胜则天气降而下，下胜则地气迁而上：明·张介宾："上胜者，司天之气有余也，上有余则气降而下；下胜者，在泉之气有余也，下有余则气迁而上。此即上文天气不足，地气随之，地气不足，天气从之之谓。"

⑦ 多少而差其分：上升与下降的差分，决定于胜气的微甚。多少，指胜气的微甚。微甚，指上升与下降。

自身太过而下降。反之，在泉之气自身太过也会上升，"故上胜则天气降而下，下胜则地气迁而上"。

（3）太过与不及间的升降区别：司天在泉之气盈虚不同，虽都可产生上升和下降迁移变化，但有程度的区别，这主要取决于胜气的微甚。胜气微的差别小，胜气甚则差别大。气候的变化也有强弱的不同。

3. 气之升降引起运的变化。岁运迁移是在司天在泉之升降相交中进行。司天之气偏胜而下降，其岁运必先降，若在泉之气胜而上升，则岁运必先升。但所不胜的司天在泉之气不利于运气迁移，故"恶所不胜"，而与岁运性质一致的岁气，有利于岁运的迁移，故"归所同和"。

4. 运气迁移变化与发病。司天在泉的盈虚升降，引起了处于气交之分的中运之气也随之升移，运气的移易，就会引起气候变化，于是就随之而发生相应的病证，故曰"随运归从，而生其病"。

帝曰：善。论言热无犯热，寒无犯寒。余欲不远寒，不远热奈何？

岐伯曰：悉乎哉问也！发表不远热，攻里不远寒。

帝曰：不发不攻而犯寒犯热何如？

岐伯曰：寒热内贼，其病益甚。

帝曰：愿闻无病者何如？

岐伯曰：无者生之，有者甚之。

帝曰：生者何如？

岐伯曰：不远热则热至，不远寒则寒至，寒至则坚否腹满，痛急下利之病生矣，热至则身热，吐下霍乱，痈疽疮疡，瞀郁注下，瞤瘛肿胀，呕，鼽衄头痛，骨节变，肉痛，血溢血泄，淋闭之病生矣。

帝曰：治之奈何？

岐伯曰：时必顺之[①]，犯者治以胜[②]也。

【点评】论用药与主时之气关系。"热无犯热，寒无犯寒"这是依

---

① 时必顺之：即用药治病必须遵守四时规律。

② 犯者治以胜：明·张介宾："如犯热者胜以咸寒，犯寒者胜以甘热，犯凉者胜以苦温，犯温者胜以辛凉，治以所胜则可解也。"

照主时之气用药的一般原则，在通常情况下，必须遵从，若犯此禁令，无病的人也会因此而生病，病轻者，会因而加重病情，或发生它病，如"不远热则热至""热至则身热，吐下霍乱，痈疽疮疡，瞀郁注下，瞤瘛肿胀，呕，鼽衄头痛，骨节变，肉痛，血溢血泄，淋闭之病生矣"。"犯寒"亦然。

　　特殊情况可不必泥守禁令，应当是具体问题具体对待，如炎夏冒雨受凉，寒邪束表，非辛温之剂不能解除在表之寒邪，于是辛温之品照用无妨。隆冬若因热邪郁里，苦寒清里之品亦可用之，故曰"发表不远热，攻里不远寒"。气候反常，如应热反寒，应寒反热等，也不必禁忌。

　　下文之"有假其气，则无禁也。所谓主气不足，客气胜也"，是指万一在非发表攻里及"有假其气"等特殊情况而违背"热无犯热，寒无犯寒"禁令，就要及时选用相胜的药物治疗，如张介宾所说："若有所误犯，则当治之以胜，如犯热胜以咸寒，犯寒者胜之以甘热，犯凉者胜以苦温，犯温者胜以辛凉，治以所胜则可解也。"

黄帝问曰：妇人重身①，毒之②何如？
岐伯曰：有故无殒③，亦无殒也。
帝曰：愿闻其故何谓也？
岐伯曰：大积大聚，其可犯也，衰其大半而止，过者死。

　　【点评】论用药法度。原文以"妇人重身"为例，提出临床用药，在认清病情后，应当果断用药，即或是攻伐之品，若有确实的用药依据，不必过分顾忌，此所谓"有故无殒，亦无殒也"之意。但是，凡药皆偏，过用非但无益，反会损伤正气，于是以大积大聚为例，说明虽可犯，但中病即止，衰其大半可矣。如《素问·五常政大论》所云："大毒治病，十去其六；常毒治病，十去其七；小毒治病，十去其八；无毒治病，十去其九。"与此精神一致。

---

① 重（chóng 虫）身：怀孕。
② 毒之：明·张介宾："毒之，谓峻利药也。"
③ 无殒（yǔn 允）：孕妇有病而服用峻利之药，当其病则无失，即于胎儿亦无失。

帝曰：善。郁①之甚者治之奈何？

岐伯曰：木郁达之②，火郁发之③，土郁夺之，金郁泄之④，水郁折之⑤，然调其气，过者折之，以其畏⑥也，所谓泻之。

帝曰：假者何如？

岐伯曰：有假其气⑦，则无禁⑧也。所谓主气不足，客气胜也。

【点评】论郁病治疗。五运所郁，会引起体内相对应的内脏气机郁滞而发病，治疗时要针对时令特征及具体病情，采用相应的治疗方法以去郁，泻其有余之郁气。所以高世栻说："虽曰达之发之夺之泄之折之，然必调其正气，若郁之过者，则逆其气而折之。折，折抑也。折之以其所畏也。折之以畏，所谓实则泻之也。"治疗过程中，仍当遵守"热无犯热，寒无犯寒"的原则。若因客主加临，发生气候反常，如夏本炎热而反寒凉、冬本严寒而反见温热之时，可不必拘于此禁，要依据具体情况而定，故曰"有假其气，则无禁也。所谓主气不足，客气胜也"。"五郁"给人体带来伤害的具体治疗方法有：

1."木郁达之"。木气被郁，人体就会发生相应的肝病。肝主疏泄，其性条达，就要用疏散之法使其顺畅通达。五行配属归类中，肝属木，所以后世多以此作为肝病的重要治法，临证所用的柴胡疏肝散、四逆散之类，皆属木郁达之的应用范例。

2."火郁发之"。火气被郁，人体就容易发心病。心属阳又主君火，有病时多见火热之证，治疗时则宜发散泻热。所以张介宾注："发，发越也。凡火郁之病，为阳为热之属也。其脏应心主、小肠、

---

① 郁：指五气之抑郁。此言天地五运六气，人体五脏六腑的气机升降出入发生异常，郁结不行，则造成郁病。

② 木郁达之：肝气郁结之证，治以疏泄畅达。

③ 火郁发之：火气郁闭于内，治宜发散。

④ 金郁泄之：肺气不宣或失降，以宣泄之法通郁。即宣泄肺气。

⑤ 水郁折之：降其冲逆之势，驱逐水邪。

⑥ 以其畏：用相制之药泻之。畏，指相制之药。

⑦ 假其气：明·张介宾："假，假借也，气有假借者，应热反寒，应寒反热也，则亦当假以治之，故可以热犯热，以寒犯寒，而无禁也。"

⑧ 无禁：就是不必禁忌。

三焦，其主在脉络，其伤在阴分，凡火所居，其有结聚敛伏者，不宜蔽遏，故当因其势而解之，散之，外之，扬之，如开其窗，如揭其被，皆谓之发，非独止于汗也。"

3."金郁泄之"。燥金被郁，人体肺金受伤而病，治疗时就要用宣泄肺气的方法治疗，临证常见肺失宣降的气滞喘息，痰饮水肿病证所采用的发汗、宣肺、降气、利水之法治疗，皆属"金郁泄之"之法。

4."土郁夺之"。湿气被郁，可引起脾胃病证。脾主化，恶于壅滞，所以就要用健运之法以"夺之"，临床对于脾运失常，胃失纳降之证的所用催吐法、攻下法、健脾利湿法，均为"土郁夺之"之法。

5."水郁折之"。寒气被郁，可引起水湿内停和肾病。治疗时就要用调节制约之法以"折之"。临床所见的肾失封藏，主水失常的水饮潴留之证，常根据肾病的病机采用敦土利水、壮火消阴、滋水制阳、利水消肿等种种治疗方法，都是"水郁折之"的扩大运用。

应用"五郁所发"治疗思想时应注意：其一，木、火、土、金、水是指五运，可以主岁，称岁运，如金运之年，木运之年等。也可主时，固定主于一年之中的一个时间阶级（每运各主七十三日零五刻），称为主运。如果五运循环运转，以次进行者称为客运，所以五运所主的年或时的气候发生变异都会发生相应病证，因此，木、火、土、金、水五者之"郁"是指某年或某时的异常气候；其二，达、发、夺、泄、折是指相应脏腑在不同气候时发病后的相应治法；其三，由于人与自然界密切相关，人体脏腑与五运有其一定对应关系，所以五运主时气候异常，就会引起相应的脏腑发病，这样理解治法时就要把气候特点和相应脏腑的生理病理特点相结合。

帝曰：至哉圣人之道！天地大化，运行之节，临御之纪，阴阳之政，寒暑之令，非夫子孰能通之！请藏之灵兰之室，署曰《六元正纪》，非斋戒不敢示，慎传也。

刺法论①篇第七十二（遗篇）

黄帝问曰：升降不前②，气交有变，即成暴郁，余已知之。如何预救生灵③，可得却④乎？

岐伯稽首再拜对曰：昭乎哉问！臣闻夫子⑤言，既明天元，须穷法刺⑥，可以折郁扶运，补弱全真，泻盛蠲⑦余，令除斯苦。

【点评】开篇点题，提出升降不前发病的刺治方法。

帝曰：愿卒闻之。

岐伯曰：升之不前，即有甚凶也⑧。木欲升而天柱⑨窒抑之，木欲发郁，亦须待时⑩，当刺足厥阴之井⑪。火欲升而天蓬窒抑之，火欲发郁，

---

① 刺法论：刺法，即针刺治疗方法。篇中主要讨论运气失常、疫疠之气流行的道理，同时提出了诸多预防方法，其中犹以刺法为主。本篇主要论述了六气不向前移动而致郁发之病的针刺方法，六气不能迁正也不能退位所发生病证的刺法，六气司天在泉刚柔失守而发生疫疠之病的治法，预防治疗五疫之病的方法，以及外邪干犯内脏十二官发病的治法。由于全篇所论以针刺方法为主要内容，所以用"刺法"作为其篇名。

② 升降不前：岁气的左右四间气，随着岁支的变动而变动，旧岁在泉的右间气升为新岁的司天之左间，故为升；旧岁司天的右间，降为新岁在泉的左间，故为降。

③ 生灵：人类。

④ 却：退却、免去之意。

⑤ 夫子：指僦贷季。

⑥ 既明天元，须穷法刺：谓已懂得天地六元之气的变化规律，还必须精通穷究针刺治疗方法。天元，指天地六元之气，即风、寒、暑、湿、燥、火六气。详见《素问·六元正纪大论》。法刺：当作"刺法"。

⑦ 蠲（juān 捐）：祛除。

⑧ 升之不前，即有甚凶也：明·张介宾："六元主岁，周流互迁，则有天星中运抑之不前，则升不得升，降不得降，气交有变，故主甚凶。"

⑨ 天柱：天柱、天蓬、天冲、天英、天芮（ruì 瑞），指金星、水星、木星、火星、土星的别称。土星又称天芮或"天内"。此处五星之名，既指木、火、土、金、水五星，及其所居天地间不同方位的别名，有时则分别指代木、火、土、金、水五运之气。

⑩ 木欲发郁，亦须待时：木气的郁发，一定是在木气得位之时发作。

⑪ 井：井、荥、俞、经、合，指经穴中的五输穴。如足厥阴之"井"即大敦穴，"荥"即行间穴，"输"即太冲穴，"经"即中封穴，"合"即曲泉穴。合穴属水，经穴属金，输穴属土，荥穴属火，井穴属木（详见《灵枢·本输》）。

亦须待时，君火相火同刺包络之荥。土欲升而天冲窒抑之，土欲发郁，亦须待时，当刺足太阴之腧。金欲升而天英窒抑之，金欲发郁，亦须待时，当刺手太阴之经。水欲升而天芮窒抑之，水欲发郁，亦须待时，当刺足少阴之合。

【点评】论六气升之不前，抑之郁发，须待时而刺治。

1. 六气升降迁移规律。客气六步的秩序是，先三阴（厥阴风木为一阴在前，少阴君火为二阴居中，太阴湿土为三阴在后），后三阳（少阳相火为一阳在前，阳明燥金为二阳居中，太阳寒水为三阳在后）按一（一阴、一阳）、二（二阴、二阳）、三（三阴、三阳）为序分布：一厥阴、二少阴、三太阴、四少阳、五阳明、六太阳。客气六步包括司天之气，位当三之气，其右间为二之气，左间为四之气；在泉之气位当终之气，其左间为初之气，右间为五之气。客气六步随年支不同而递迁，各步的客气均要沿着逆时针方向推移一步，一年推移一步，六年六步为一周期。

所谓"升"，是指每年的在泉右间（即五之气）随中运的变动而上升为司天的左间（即四之气），因为在泉位于下方，司天位于上方，所以从在泉右间迁移到司天左间就为升，年年如此。所谓"降"，就是指司天之右间（即二之气）随着中运之气的变动而沿递时针方向移动到在泉的左间（即初之气），因为在泉位于下方，司天位于上方，所以从司天右间下移到在泉左间就称之为"降"，也是年年如此。其他各步都会随着年份变化而递次迁移。同样道理，随着年份的变动，在泉的左间之气（即初之气）向前移动成为在泉之气（即终之气），而司天的左间气（即四之气）也同时向前移动到司天的气位（即三之气）。

2. 升之不前，抑之郁发的机理。六气之所以能发生郁阻不升，都是由于司天岁气太过，于是阻遏上一年在泉的右间气（即五之气）不能按时升迁至来年的司天左间（即四之气），于是就使这一不能迁升之气受抑而成郁气，必须等到该气当位的时候，该气郁发暴作，就成为灾害性气候，对人体也会产生伤害。例如从卯酉年过渡到辰戌年，如果这年的司天的金气太过，金克木，金是木的所不胜，所以卯酉年在泉右间（五之气）厥阴风木就不能在辰戌年上升为司天左间(四之气)，风木就被太过的金运抑阻为郁气，当风木之郁气在木气主位时就会郁发暴作。其余各气皆仿此。

3. 六气升之不前的星象反应。天地间的变化是一个整体，岁气发生阻抑，不但可以产生相应的气候特点，而且太空中的星辰也为之相应，例如司天金气太过，风木之气受抑而不能上升，所以天柱金星就应之。同样的道理，司天水气太过，火气受抑不能上升之时，天蓬水星应之，君火热气、相火暑气相同；司天木气太过，湿土之气受抑不能上升之时，天冲木星应之；司天火气太过，燥金之气受抑不能上升之时，天英火星应之；司天土气太过，寒水之气受抑不能上升，天芮土星应之。

4. 六气升之不前的发病及刺治规律。六气受到抑阻而成为郁气，待其当位时就会郁发暴作，就会产生伤人致病的邪气。六气郁发致病有一定的规律，往往是与郁气的五行属性一致的内脏受邪发病，如厥阴风木郁发则肝脏受邪发病；少阴君火、少阳相火郁发，则心、心包受邪发病；太阴湿土郁发则脾脏受邪发病；阳明燥金郁发，则肺脏受邪发病；太阳寒水郁发则肾脏受邪发病。

5. 五脏受邪发病的刺治取穴。肝木受邪发病刺取足厥阴肝经的井穴(木)大敦穴；心火受邪发病刺取手厥阴心包经之荥穴(火)劳宫；脾土受邪发病刺取足太阴脾经输穴(土)太白；肺金受邪发病刺取手太阴肺经的经穴(金)经渠；肾水受邪发病时刺取足少阴肾经的合穴(水)阴谷。所取的经脉是受病之脏的经脉，所取之穴为五输穴中与受邪而病的脏之五行属性一致者。不同的是心病取手厥阴心包经刺治，这就是《灵枢·邪客》中所说："手少阴之脉独无腧，何也？岐伯曰：少阴，心脉也。心者，五脏六腑之大主也，精神之所舍也，其脏坚固，邪弗能容也。容之则心伤，心伤则神去，神去则死矣。故诸邪之在于心者，皆在于心之包络，包络者，心主之脉也，故独无腧焉。黄帝曰：少阴独无腧者，不病乎？岐伯曰：其外经病而藏不病，故独取其经于掌后锐骨之端。甚余脉出入屈折，其行之徐疾，皆如手少阴心主之脉行也。"

帝曰：升之不前，可以预备，愿闻其降，可以先防。

岐伯曰：既明其升，必达其降也。升降之道，皆可先治也。木欲降而地皛①窒抑之，降而不入，抑之郁发，散而可得位②，降而郁发，暴如天间之待时③也，降而不下，郁可速矣④，降可折其所胜也⑤，当刺手太阴之所出⑥，刺手阳明之所入⑦。火欲降而地玄窒抑之，降而不入，抑之郁发，散而可矣，当折其所胜，可散其郁⑧，当刺足少阴之所出，刺足太阳之所入。土欲降而地苍窒抑之，降而不下，抑之郁发，散而可入⑨，当折其胜，可散其郁，当刺足厥阴之所出，刺足少阳之所入。金欲降而地彤窒抑之，降而不下，抑之郁发，散而可入⑩，当折其胜，可散其郁，当刺心包络所出，刺手少阳所入也。水欲降而地阜窒抑之，降而不下，抑之郁发，散而可入⑪，当折其土，可散其郁，当刺足太阴之所出，刺足阳明之所入。

【点评】论六气降而不入，抑之郁发的机理、星象特征、发病以及刺治。

1. 六气降而不入，抑之郁发的机理：六气之所以能发生郁阻不降，都是由于岁运太过，于是阻遏上一年的司天右间（即二之气）不能降入在泉的左间（即初之气），于是就使这一不能下降之气受抑而成为郁气，郁气的发作时间都在该气当位的季节，其发作时就会产生灾害性气候，也会因此而产生致人于病的邪气。例如从子午年到丑未

---

① 地皛(hǎo 好)：地皛、地玄、地苍、地彤、地阜，也是金、水、木、火、土五星的别名。即金星为地皛，水星为地玄，木星为地苍，火星为地彤，土星为地阜。

② 降而不入……散而可得位：欲降而不得入，抑而成郁，待郁气散才能得位。

③ 暴如天间之待时：此言气郁发作，其暴烈的程度如同司天间气应升不升时的郁气待时发作的情况一样。

④ 降而不下，郁可速矣：应降而不能降，则郁滞可急速形成。

⑤ 降可折其所胜也：欲使其降，可折减其所胜之气。与上文升之不前，治其本经者异。余仿此。

⑥ 所出：即井穴，指脉气所发出之处。

⑦ 所入：即合穴。指脉气所入而内行之处。

⑧ 当折其所胜，可散其郁：明·张介宾："火郁不降，则心主受病，当治水之胜也。"

⑨ 土欲降……散而可入：明·张介宾："地苍，木星也。卯酉岁，太阴当降为地之左间，而木胜窒之，欲其郁发，当速刺也。"入，指司天右间降为在泉左间而得其位。

⑩ 金欲降……散而可入：明·张介宾："地彤，火星也。巳亥岁，阳明当降为地之左间，而火胜窒之，则郁发为变也。"

⑪ 水欲降……散而可入：明·张介宾："地阜，土星也。子午岁，太阳当降为地之左间，而土胜窒之为郁，必散之而后降也。"

年，厥阴风木应当从子午年司天的右间(二之气)下降到丑未年在泉的左间(初之气)，如果在泉的金气太过，就会阻抑厥阴风木之气的下移，不能降至在泉的左间(初之气)而成为郁气。其余各气均类此。

2. 六气降而不入的星象反应：天地间的一切事物是相互关联的，岁气发生阻抑，不但会产生相应的气候变化，而且太空中的星辰也为之产生相应的反应，例如在泉的金气太过，风木之气受抑而不能降入，所以地晶金星应之；同样道理，在泉水气太过，君火相火之气受抑不能降入之时，地玄水星应之；在泉木气太过，湿土之气受抑而不能降入之时，地苍木星应之；在泉的君火相火之气太过，燥金之气受抑而不能降入之时，地彤火星应之；在泉土气太过，寒水之气受抑而不能降入之时，地阜土星应之。

3. 六气降之不入的发病及刺治规律：六气受到太过的在泉之气抑阻而成为郁气，须待其当位之时就会郁发暴作，就会产生伤人致病的邪气。六气郁发致病有一定的规律，都是与郁气五行属性一致的内脏受邪而发病，如厥阴风木受郁则肝脏受邪发病，少阴君火、少阳相火郁发则心、心包受邪发病，太阴湿土受郁则脾脏受邪发病，阳明燥金郁发则肺脏受邪发病，太阳寒水郁发则肾脏受邪发病。

帝曰：五运之至，有前后与升降往来，有所承抑之①，可得闻乎刺法？

岐伯曰：当取其化源也。是故太过取之，不及资之②。太过取之，次抑其郁，取其运之化源，令折郁气；不及扶资，以扶运气，以避虚邪也。资取之法，令出《密语》③。

---

① 五运之至……有所承抑之：五运有太过不及的不同，运太过者气候提前到来，运不及者气候推迟到来。五运与六气值年时，运和气互相影响，所以五运的太过不及与六气的升降往来，存在着相承相抑的关系，文中所说的升降不前，就是对此的具体说明。

② 太过取之，不及资之：岁运太过者，所致的病证应采取泻法；岁运不及所致病证的治法应予以资助扶植。

③ 《密语》：即《玄珠密语》，又谓《素问六气玄珠密语》，是王冰在进行《素问》次注时，尤其是注解"七篇大论"的过程中，对六气五运变化规律的详细解说。也可认为是其"七篇大论"的工作笔记整理而成。只要细读"七篇大论"及《玄珠密语》，就会有此结论，二者一脉相承。正应其次注序文"别撰《玄珠》"之所言。

【点评】论六气升降失常致郁而发病的治疗原则就是"取其化源"。源者，引起气郁而致病证之缘由。因岁气的升降迁移失常，导致郁气发生，当郁气发作时，就会产生致病邪气，伤害人体相应的脏腑，使其气机失常而发病，所以治疗时应当认真审察岁气变化规律，以确立相应刺治取穴规律，这就是"取其化源"之意。具体方法仍应遵照"有余者泻之，不足者补之"的刺治原则，正所谓原文所说的"太过者取之，不及者资之"，这也就是明代张介宾所注："治化源之法，亦盛者当泻，虚者当补也。"

黄帝问曰：升降之刺，以知其要①，愿闻司天未得迁正②，使司化之失其常政，即万化之或其皆妄，然与民为病，可得先除，欲济群生，愿闻其说。

岐伯稽首再拜曰：悉乎哉问！言其至理，圣念慈悯，欲济群生，臣乃尽陈斯道，可申洞微③。太阳复布④，即厥阴不迁正，不迁正气塞于上，当泻足厥阴之所流⑤；厥阴复布，少阴不迁正，不迁正即气塞于上，当刺心包络脉之所流；少阴复布，太阴不迁正，不迁正即气留于上，当刺足太阴之所流；太阴复布，少阳不迁正，不迁正则气塞未通，当刺手少阳之所流；少阳复布，则阳明不迁正，不迁正则气未通上，当刺手太阴之所流；阳明复布，太阳不迁正，不迁正则复塞其气，当刺足少阴之所流。

【点评】论岁气不迁正的刺治方法。

1. 岁气不迁正的机理：所谓岁气不能迁正，是指上一年的司天左间（四之气）不能迁入本年度的司天（三之气）之位，因而不能发挥其岁气的作用，就叫"不迁正"。何以能产生"不迁正"的现象呢？这是由于上一年的司天之气（三之气）太过，到新的一年（尤其是上

---

① 以知其要：已经知其大要。以，通"已"。
② 迁正：上年司天左间迁为次年司天行令，或上年在泉左间，迁为次年在泉行令。
③ 可申洞微：可以把深奥微妙的理论阐发明白。申，阐发明白。洞，幽深，指奥理精深。明·张介宾："申，明也；洞，幽也。"
④ 太阳复布：指上一年的太阳寒水司天之气继续布施，行使其权力。复布，在此指上一年的司天之气继续施布，发挥作用。
⑤ 所流：即荥穴。

半年）仍行使其主时的作用，这样就阻止了位于其下方，也即左间（四之气）不能升迁其应当主管的司天之位（三之气）。例如辰戌年，太阳寒水司天，如果这年的寒水之气太过，到了巳亥之年，太阳寒水仍然行令，就是不退位，那么在其左间的厥阴风木之气就无法升迁于司天（三之气）的正位，这就是原文所说的"太阳复布，即厥阴不迁正"之意。"厥阴复布，少阴不迁正"，指巳亥年司天的厥阴风木太盛，到了子午之年，仍然行令，其左间的少阴君火无法升迁于司天之正位；"少阴复布，太阴不迁正"，指子午之年司天的少阴君火太盛，到了丑未之年仍然行令，其左间的太阴湿土无法升迁于司天之正位；"太阴复布，少阳不迁正"，指丑未之年司天的太阴湿土太盛，到了寅申之年仍然行令，其左间的少阳相火无法升迁于司天之正位；"少阳复布，则阳明不迁正"，指寅申之年司天的少阳相火太盛，到了卯酉之年仍然行令，其左间的阳明燥金不能升迁于司天之正位；"阳明复布，太阳不迁正"，指卯酉之年的阳明燥金太盛，到了辰戌之年仍然行令，其左间的太阳寒水不能升迁于司天之正位。

2. 岁气不迁正的刺治方法：凡是不能迁正的岁气便成为郁气，也就是该年的致病邪气，其致病的一般规律是先伤害与之五行属性相同的内脏而发病，因而就刺治该脏经脉的荥穴，以扶正固本，以泻其郁气。如"厥阴不迁正"，取足厥阴经之荥穴行间，用泻法刺治；"少阴不迁正"，取手厥阴经心包络之荥穴劳宫刺治。该年份取心包络经刺治的道理已如上文所引《灵枢·邪客》之论，此处不赘。其余各年皆类此。

帝曰：迁正不前，以通其要。愿闻不退，欲折其余，无令过失[1]，可得明乎？

岐伯曰：气过有余，复作布正，是名不退位[2]也。使地气不得后化，

---

[1] 欲折其余，无令过失：折服有余之气，不使其太过而形成疾病。

[2] 不退位：指上一年的岁气有余太过，到新的一年还不能退居到司天或在泉的间气之位，继续布施政令，新岁的岁气不能迁居于正位，就称为不退位。

新司天未可迁正①，故复布化令如故也。已亥之岁，天数有余②，故厥阴不退位也，风行于上，木化布天，当刺足厥阴之所入③；子午之岁，天数有余，故少阴不退位也，热行于上，火余化布天，当刺手厥阴之所入；丑未之岁，天数有余，故太阴不退位也，湿行于上，雨化布天，当刺足太阴之所入；寅申之岁，天数有余，故少阳不退位也，热行于上，火化布天，当刺手少阳之所入；卯酉之岁，天数有余，故阳明不退位也，金行于上，燥化布天，当刺手太阴之所入；辰戌之岁，天数有余，故太阳不退位也，寒行于上，凛水化布天，当刺足少阴之所入。故天地气逆，化成民病，以法刺之，预可平疴④。

【点评】论岁气不退位的刺治方法。

1. 岁气不退位的机理：所谓"不退位"，是指上一年的司天之气太过有余，继续行使其岁气的作用，气候、物化等仍然表现为上一年岁气的特点，就叫"不退位"。司天之气不退位，就会使在泉之气也不能退居其右间（五之气），于是新的司天之气（即上一年的司天左间，四之气）应迁正而不能迁正，在这种情况下，左右四间气都会因此而应升不升，应降不降，使整个六步客气的运行失序。如已亥年风木之气司天有余，到了子午年仍不退位，继续发挥作用，风气行于上，布散生化之气，而少阴君火不能迁正。子午年少阴君火司天有余，到了丑未年仍不退位，继续发挥作用，热气行于上，布散长化之气，而太阴湿土不能迁正。其他年份类此。

2. 岁气不退位的刺治方法：由于"不退位"的岁气继续行令，就成为不当其位的异常气候，也是致人于病的邪气，其发病规律是，何气太过而不退位，就会使人体与之五行属性相同的脏气偏盛

---

① 使地气不得后化，新司天未可迁正：由于上一年的岁气有余不退位，所以旧岁的在泉之气也不能退后以行间气之化，因而新一年的司天之气也就不能迁居正位。

② 天数有余：指司天的气数有余太过，不能按时退位。

③ 当刺足厥阴之所入：指司天之气退位后又施布化，此时应当针刺与新一年的司天之气相应的经脉之穴，所以太阳复布，厥阴风木不迁正位，就针刺足厥阴经脉的合穴。凡司天之气不退位就刺与之相应的经脉。退位而复布者，就刺与新一年司天之气相应的经脉；不迁正者，刺与旧岁司天之气相应之经，这有明显的不同。

④ 预可平疴（kē 科）：预先可以治疗将要发生的疾病。平，治疗。疴，疾病。

有余，于是就取该脏之经的"所入"之合穴刺治，以散其盛气。如子午年厥阴风木不退位，肝气有余，刺取足厥阴肝经之合曲泉穴；丑未年少阴君火不退位，心气有余，刺取手厥阴心包经之合曲泽穴。其他年份仿此。

黄帝问曰：刚柔二干①，失守其位，使天运之气皆虚②乎？与民为病，可得平乎？

【点评】论刚柔失守化疫及其防治。经文用大篇幅对于刚柔失守所化疫气的机理和刺治避疫方法做了十分详尽的论述。

岐伯曰：深乎哉问！明其奥旨，天地迭移，三年化疫，是谓根之可见③，必有逃门④。

假令甲子，刚柔失守⑤，刚未正，柔孤而有亏⑥，时序不令，即音律非从⑦，如此三年，变大疫也。详其微甚，察其浅深，欲至而可刺，刺之，当先补肾腧，次三日，可刺足太阴之所注。又有下位己卯不至，而甲子孤立者⑧，次三年作土疠⑨，其法补泻，一如甲子同法也。其刺以

---

① 刚柔二干：指十天干。天干中单数为阳干，其气刚强为刚干，即甲、丙、戊、庚、壬；天干中双数为阴干，其气柔弱为柔干，即乙、丁、己、辛、癸。

② 天运之气皆虚：指司天、在泉与中运之气皆不足。

③ 天地迭移……是谓根之可见：司天在泉之气的不断更替变换，发生刚柔失守的情况，经三年左右，造成时疫流行，这是因司天在泉之气的更换而失守，是导致疾病发生的根源。明·张介宾："根，致病之本也。"

④ 逃门：有避免时疫所伤的门路、办法。

⑤ 假令甲子，刚柔失守：在甲子年，甲与己都属土运，甲为刚干，己为柔干。子与午都属少阴司天，子、午为刚支。凡少阴司天，必阳明在泉，阳明属卯酉而与土运相配，卯酉为柔支，而己卯为甲子年的在泉之化，这样上甲则下己，上子则下卯，上刚而下柔，上下不相协调，不能呼应，故称刚柔失守。以下丙寅与辛巳，庚辰与乙未，壬午与丁酉，戊申与癸亥照此类推。

⑥ 刚未正，柔孤而有亏：刚柔失守，司天之气未能迁正，则在泉之柔气便孤立而空虚。

⑦ 时序不令，即音律非从：四时次序失于常令的寒温，则对应的律吕不能相从。此言刚柔失调，阳律与阴吕不能相从。

⑧ 下位己卯不至，而甲子孤立者：下位指在泉，甲子年己卯在泉，己卯不能迁正，而使司天的甲子阳刚之气孤立无配。

⑨ 土疠：土运之年，因在泉不迁正而酿成的疠病流行。后文水疠、金疠、木疠、火疠义同。

毕，又不须夜行及远行，令七日洁，清净斋戒，所有自来。肾有久病者，可以寅时面向南，净神不乱思，闭气不息七遍，以引颈咽气顺之，如咽甚硬物，如此七遍后，饵舌下津令无数。

【点评】论刚干、柔干。刚干，即指阳干，甲、丙、戊、庚、壬五干为刚干；柔干，即阴干，指乙、丁、己、辛、癸五干为柔干。所以张介宾说："十干五运，分属阴阳，阳干气刚，甲、丙、戊、庚、壬也；阴干气柔，乙、丁、己、辛、癸也。故曰刚柔二干。"原文论述了上位司天、下位在泉之气的变换，发生刚柔失守的机理。例如甲子年，假设甲子司天之年刚柔失守，甲子司天，则甲主土运，甲与己合，甲为阳为刚，己为阴为柔。子午少阴君火司天，卯酉阳明燥金在泉，与土运相配。子午刚支，卯酉为柔支，岁甲土运与子午、卯酉刚柔失守，上刚之司天未能迁正，则下柔之在泉孤立无援而亏虚，上下不相协调，四时寒温次递失序。同时又论述己卯年刚柔失守气运变化规律。所不同的是甲子年中运太过，气化运行提前出现；己卯年土运不及，气化运行推迟到来。

假令丙寅，刚柔失守①，上刚干失守，下柔不可独主之，中水运非太过②，不可执法而定之，布天有余，而失守上正，天地不合，即律吕音异③，如此即天运失序，后三年变疫。详其微甚，差有大小，徐至即后三年，至甚即首三年，当先补心腧，次五日，可刺肾之所入。又有下位地甲子④，辛巳柔不附刚，亦名失守，即地运皆虚，后三年变水疠，即刺法皆如此矣。其刺如毕，慎其大喜欲情于中，如不忌，即其气复散也，令静七日，心欲实，令少思。

【点评】论丙寅司天之年刚柔失守。丙寅司天之年刚柔失守，丙

---

① 假令丙寅，刚柔失守：指丙寅年，若司天之气不得迁正，则上配司天之刚干丙，不能与下配在泉之阴干辛配合，就是刚柔失守。
② 中水运非太过：丙年本为水运太过，但由于司天不得迁正，丙之水运不能得到应有的气化，所以就不属于太过。
③ 律吕音异：阳律阴吕之音不相协调。音律分阴阳，阳者为律，阴者为吕。
④ 下位地甲子：指在泉的年干支。下位地，即在泉。甲子，在此泛指干支。以下诸"甲子"皆属此意。

寅司天，则丙主水运，丙与辛合，丙为阳为刚，辛为阴为柔，水运有余太过。寅申少阳相火司天，巳亥厥阴风木在泉，与太过水运相配。寅申阳支为刚，巳亥阴支为柔，岁丙水运与寅申巳亥刚柔失守，上刚之司天之气未能迁正，下柔之在泉孤立而亏虚，上下不协调，四时的寒温失序。同时又论述了辛巳年刚柔失守气化规律，所不同的是丙寅年水运太过，气化运行提前出现；辛巳年水运不及，气化运行推迟到来。

假令庚辰，刚柔失守①，上位失守，下位无合，乙庚金运，故非相招②，布天未退，中运胜来③，上下相错，谓之失守，姑洗林钟④，商音不应也，如此则天运化易，三年变大疫。详其天数，差有微甚，微即微，三年至，甚即甚，三年至，当先补肝腧，次三日，可刺肺之所行。刺毕，可静神七日，慎勿大怒，怒必真气却散之。又或在下地甲子、乙未失守者，即乙柔干，即上庚独治之，亦名失守者，即天运孤主之，三年变疠，名曰金疠，其至待时也，详其地数之等差，亦推其微甚，可知迟速尔。诸位乙庚失守，刺法同，肝欲平，即勿怒。

【点评】论庚辰年刚柔失守。庚辰司天，庚为金运，庚与乙合，乙为阴为柔，庚为阳为刚，庚主金运太过。辰戌太阳寒水司天，丑未太阴湿土在泉，与金运相配。辰戌阳支为刚，丑未阴支为柔，岁庚金运与辰戌丑未刚柔失守，上刚司天未能迁正，下柔的在泉孤立而亏虚，上下不协调，四时的寒热失序。同时又论述了乙未年的刚柔失守气化规律，所不同的是庚辰年金运太过，气化运行提前到来，乙未年金运不及，气化运行推迟出现。其余的壬午、戊申年情况类此。

---

① 假令庚辰，刚柔失守：指庚辰年，如果司天之气不得迁正，则上配司天之刚干庚，不能与下配的在泉之阴干乙配合，就是刚柔失守。

② 乙庚金运，故非相招：指太阳司天不迁正，司天之刚干庚不守于上。上位刚干失守，则下位之柔干亦不能相合，刚柔失守，上下不能相互呼应招引。

③ 布天未退，中运胜来：上一年己卯为阳明燥金司天，少阴君火在泉，本年庚辰中运属金，如果上一年司天的燥金之气未退位，则在泉的少阴君火就会在本年制胜中运之金。

④ 姑洗林钟：庚辰属金运太过，为太商，应于阳律姑洗，配司天；乙未属金运不及，应于阴吕林钟，即在泉。

下述壬午、戊申年刚柔失守内容仿此。

假令壬午，刚柔失守①，上壬未迁正，下丁独然，即虽阳年，亏及不同②，上下失守，相招其有期，差之微甚，各有其数也③，律吕二角，失而不和，同音有日④，微甚如见，三年大疫。当刺脾之腧，次三日，可刺肝之所出也。刺毕，静神七日，勿大醉歌乐，其气复散，又勿饱食，勿食生物，欲令脾实，气无滞饱，无久坐，食无太酸，无食一切生物，宜甘宜淡。又或地下甲子，丁酉失守其位，未得中司，即气不当位，下不与壬奉合者，亦名失守，非名合德⑤，故柔不附刚，即地运不合，三年变疠，其刺法一如木疫之法。

假令戊申，刚柔失守⑥，戊癸虽火运，阳年不太过也⑦，上失其刚，柔地独主⑧，其气不正，故有邪干，迭移其位，差有浅深，欲至将合，音律先同⑨，如此天运失时，三年之中，火疫至矣，当刺肺之腧。刺毕，静神七日，勿大悲伤也，悲伤即肺动，而真气复散也，人欲实肺者，要在息气⑩也。又或地下甲子，癸亥失守者，即柔失守位也，即上失其刚也，即亦名戊癸不相合德者也，即运与地虚，后三年变疠，即名火疠。

---

① 假令壬午，刚柔失守：指壬午年，如果司天之气不得迁正，则上配司天刚干壬，不能与下配的在泉之阴干丁配合，就是刚柔失守。

② 即虽阳年，亏及不同：壬属木运太过，因壬年的司天不能迁正，属丁之年的在泉单独迁正，木运不能气化，必见亏虚。所以虽是阳年，却不同于阳年为太过的规律。

③ 上下失守……各有其数也：司天不得迁正，上刚与下柔各守其位，虽有相合之期的远近迟速之数，应根据差异的大小不同而定。

④ 律吕二角……同音有日：阳律太角，阴吕少角，如果壬丁失守，司天在泉不能同时迁正，则律吕二角不能相合，待到上下同时迁正之日，律吕二角就协调同音。

⑤ 合德：指司天之干支与在泉的干支，能按时就位，阴阳相会，刚柔相配，上下相合，共同发挥应有的作用。德，得也。此指司天在泉之气所产生的作用得到体现。

⑥ 假令戊申，刚柔失守：指戊申年，如果司天之气不得迁正，则上配司天的刚干戊，不能与下配的在泉之阴干癸配合，就是刚柔失守。

⑦ 戊癸虽火运，阳年不太过也：戊癸化火，戊年为火运太过之年，但由于司天不得迁正，配司天之刚干戊失于上守，火运不能得到应有的气化，那也就不是太过之运了。

⑧ 上失其刚，柔地独主：如果上一年丁未司天之气太过有余，太阴湿土不得退位，则本年戊申不得守于上，则上失其刚，而癸亥阴柔之干独主于下，所以说柔地独主。

⑨ 音律先同：戊申年如果不发生司天不迁正时，刚柔相会，那么上戊申阳律太微与下癸亥阴吕少微首先表现出气和音协而和同。

⑩ 息气：即深吸气后进行闭气。息，止也。

是故立地五年，以明失守，以穷法刺，于是疫之与疠，即是上下刚柔之名也，穷归一体也，即刺疫法，只有五法，即总其诸位失守，故只归五行而统之也。

【点评】论甲子、丙寅、庚辰、壬午、戊申五年刚柔失守化疫及其防治。

1. 五年刚柔失守的疫病流行规律：五年刚柔失守，司天在泉之气的变换失常，经过三年左右的时间，就会发生疫病流行。疫病流行的规律是：甲子、己卯岁的司天在泉刚柔失守，经过三年，中运土气被在泉之气抑制，将要发生土疫；丙寅、辛巳岁的司天在泉刚柔失守，经过三年，中运水气被在泉之气抑制，将要发生水疫；庚辰、乙未岁司天在泉刚柔失守，经过三年，中运金气被在泉之气抑制，将发生金疫；壬午、丁酉岁司天在泉刚柔失守，经过三年，中运木气被在泉之气抑制，将发生木疫；戊申、癸亥岁司天在泉刚柔失守，经过三年，中运火气被在泉之气抑制，将发生火疫。

2. 五年刚柔失守为疫的发病规律：五年刚柔失守为疫，多伤其所胜之脏而发病。如甲子、己卯岁所致的土疫易伤肾脏；丙寅、辛巳岁所致的水疫易伤心脏；庚辰、乙未岁所致金疫易伤肝脏；壬午、丁酉岁所致木疫易伤脾脏；戊申、癸亥岁所致火疫易伤肺脏等。

3. 五年刚柔失守的刺治方法：防治五年刚柔失守致疫，应先审察郁气的微甚，病邪的深浅，在疫病发生之前进行针刺预防。由于疫气易伤其所胜之脏。所以均先取该脏的背俞穴用补法刺治，先固其本，再隔三日或五日对与疫气五行属性一致的脏进行刺治，刺治时选用与该脏经脉五输穴中的五行属性相同的穴，以泻其郁气。如甲子、己卯岁的土疫流行前，先取肾俞穴用补法刺治，隔三天再刺本经足太阴脾经的输穴（土）太白穴，以泻土郁之气。其他诸年类此。

黄帝曰：余闻五疫之至，皆相染易，无问大小，病状相似，不施救疗，如何可得不相移易者？

岐伯曰：不相染者，正气存内，邪不可干，避其毒气，天牝①从来，复得其往，气出于脑，即不邪干。气出于脑，即室先想心如日②。欲将入于疫室，先想青气自肝而出，左行于东，化作林木；次想白气自肺而出，右行于西，化作戈甲③；次想赤气自心而出，南行于上，化作焰明；次想黑气自肾而出，北行于下，化作水；次想黄气自脾而出，存于中央，化作土。五气护身之毕，以想头上如北斗④之煌煌，然后可入于疫室。

【点评】论五疫刺治后的养护方法。

1. 吐纳护养法。原文在对五疫的防治论述之后，为了增强预防效果，还提出了配合导引吐纳的养护方法。例如对预防土疫而用针刺治疗之后，在七天内不能远行和夜行，还要静居密室，宁神静气，神情安静地休养。如果原来有肾气素虚之人，可在早晨寅时，面向南方，集中思想，排除杂念，屏住气连续吸气七口，伸着颈项如同咽很硬的东西一样用力咽下，如此七遍之后，再把舌下的津液吞下，有多少就吞咽多少。余者类此。

2. 精神护养法。疫疠虽是一种传染性较强的致病因素，但只要人体正气充实于内，能防御外邪的侵袭，就不会感染。故曰："不相染者，正气存内，邪不可干。"在接触病人时，可配合精神因素以避免疫毒，其机理是根据五行归类，振作精神，无所恐惧，使五脏之气壮实，正气出于脑，像北斗一样煌煌有光，阳气充足以护卫身体，抗御外邪。

3. "正气存内，邪不可干，避其毒气。"既强调人体正气的重要作用，认为疫病流行之时，多数人是不会感染的，这是源于其机体的正气充足，能够抵御疫疠之气的侵袭，说明人体正气是具有抗御

---

① 天牝：鼻。

② 即室先想心如日：指入病室之前，振作精神，如像阳气很充足一样，没有恐惧的心理。即，到也。即室，同后文"入于疫室"。日，太阳。这里代表阳气如太阳光一样充足。

③ 戈甲：皆以金属制成，应于金。戈，古时兵器。甲，古时作战时所穿的用金属制作的防护衣。

④ 北斗：即北斗星，属于大熊星座的一部分，由天枢、天璇、天玑、天权、玉衡、开阳、摇光七颗亮星组成，常被作为指示方向和认识星座的重要标志。

邪气的功能。同时告诫人们，不要自恃正气充足而无所顾忌，在疫情流行之时，还是要重视采取必要的防护措施以"避其毒气"。

又一法，于春分之日，日未出而吐之①。又一法，于雨水日后，三浴以药泄汗。又一法，小金丹方：辰砂二两，水磨雄黄一两，叶子雌黄②一两，紫金半两，同入合中，外固，了地一尺筑地实③，不用炉，不须药制，用火④二十斤煅之也，七日终，候冷七日取，次日出合子，埋药地中，七日取出，顺日⑤研之三日，炼白沙蜜为丸，如梧桐子大，每日望东吸日华气⑥一口，冰水下一丸，和气咽之，服十粒，无疫干也。

【点评】论药物护养法。药物护养法，即服小金丹法。小金丹是《内经》十三方之一，此节介绍了药物组成、剂量、加工过程、服用方法等。方中四味药物，特别是辰砂、雄黄，是辟瘟防疫常用的药物。后世也有一同名"小金丹"（《外科全生集》），其方剂组成、加工方法、主治病证均不同，不可混淆。

黄帝问曰：人虚即神游失守位，使鬼神外干，是致夭亡，何以全真？愿闻刺法。

岐伯稽首再拜曰：昭乎哉问！谓神移失守，虽在其体，然不致死，或有邪干，故令夭寿。只如厥阴失守，天以虚，人气肝虚，感天重虚⑦。即魂游于上，邪干厥大气⑧，身温犹可刺之，刺其足少阳之所过⑨，次刺肝之腧。人病心虚，又遇君相二火司天失守，感而三虚⑩，遇火不及，

---

① 日未出而吐之：古代避疫的一种方法。在日出之前，将远志去心后所煎的药液，漱口吐出，可以达到预防疫气感染的作用。

② 叶子雌黄：即上好的雌黄。因其纹理层叠如叶，故名。

③ 了地一尺筑地实：入地一尺筑一坚实的地穴。

④ 火：此指木炭一类的燃料。

⑤ 顺日：逐日或每日。

⑥ 日华气：指日出时的精华之气。

⑦ 重虚：指脏气已虚，又感受天之虚邪，谓之重虚。

⑧ 邪干厥大气：因外邪侵入致大气厥逆。

⑨ 刺其足少阳之所过：即刺取足少阳胆经的原穴。缘肝胆相表里，肝病亦可刺其相表里之脉的经穴。以下诸脏有病的刺治，义同于此。

⑩ 三虚：人体内伤而虚，司天在泉失守所造成的天虚，复感虚邪贼风为三虚。

黑尸鬼①犯之，令人暴亡，可刺手少阳之所过，复刺心腧。人脾病，又遇太阴司天失守，感而三虚，又遇土不及，青尸鬼邪犯之于人，令人暴亡，可刺足阳明之所过，复刺脾之腧。人肺病，遇阳明司天失守，感而三虚，又遇金不及，有赤尸鬼干人，令人暴亡，可刺手阳明之所过，复刺肺腧。人肾病，又遇太阳司天失守，感而三虚，又遇水运不及之年，有黄尸鬼干犯人正气，吸②人神魂，致暴亡，可刺足太阳之所过，复刺肾腧。

【点评】论诸虚刺法。此节提出了五脏之虚、重虚和三虚。所谓重虚，就是人体脏气已虚，复感天之虚邪。所谓三虚，是指人体本虚，司天在泉失守造成的天虚，又加之汗出后加重脏气的损害。无论是重虚和三虚，都以内脏之虚为虚之根本，对此救治的针刺方法是：可刺与本脏相表里之经的原穴，再刺各脏的背俞穴。例如厥阴风木司天失守，天运空虚，如果肝脏内虚，神魂失守，二者并至为重虚，此时所不胜之金疫乘虚侵犯（白尸鬼干人），于是发生肝气厥逆、突然昏倒不省人事的病变。当取足少阳胆经的原穴丘墟用泻法针刺，再取肝俞补肝。又如心气素虚之人，又遇少阴君火或少阳相火司天之气不得迁正而失守，如果脏气复伤，感受外邪，为三虚，若再逢火气不及，水疫之邪就会干犯，会使人突然死亡，可先刺手少阳三焦经的原穴阳池，再刺心俞穴以补心。余者皆同于此。

此处"三虚"不同于《灵枢·岁露论》"乘年之衰，逢月之空，失时之和，因为贼风所伤，是谓三虚"，要注意加以区别。

黄帝问曰：十二脏之相使，神失位，使神彩③之不圆，恐邪干犯，治之可刺，愿闻其要。

岐伯稽首再拜曰：悉乎哉！问：至理道真宗，此非圣帝，焉究斯源，是谓气神合道④，契符上天⑤。心者，君主之官，神明出焉，可刺手

---

① 黑尸鬼：即感水疫邪气而死亡的人。因疫邪所致的死亡者，其死尸仍有传染性，他人接触后亦可感而发病，所以称尸鬼，因接触患传染病而亡的死尸之后所感染的病叫尸传。以下青尸鬼、黄尸鬼等义皆同此。

② 吸：此有消耗、损伤之意。

③ 神彩：显现于外表的精神、神气、光采。

④ 气神合道：人身精气神要合乎正常规律。

⑤ 契符上天：符合司天之气。契，合也。

少阴之源①。肺者，相傅之官，治节出焉，可刺手太阴之源。肝者，将军之官，谋虑出焉，可刺足厥阴之源。胆者，中正之官，决断出焉，可刺足少阳之源。膻中者，臣使之官，喜乐出焉，可刺心包络所流②。脾为谏议之官，知周出焉③，可刺脾之源。胃为仓廪之官，五味出焉，可刺胃之源。大肠者，传道之官，变化出焉，可刺大肠之源。小肠者，受盛之官，化物出焉，可刺小肠之源。肾者，作强之官，伎巧出焉，刺其肾之源。三焦者，决渎之官，水道出焉，刺三焦之源。膀胱者，州都之官，精液藏焉④，气化则能出矣，刺膀胱之源。凡此十二官者，不得相失也。是故刺法有全神养真之旨，亦法有修真之道，非治疾也。故要修养和神也。道贵常存，补神固根，精气不散，神守不分，然即神守而虽⑤不去，亦能全真。人神不守，非达至真，至真之要，在乎天玄⑥，神守天息⑦，复入本元，命曰归宗⑧。

【点评】论刺十二脏全神养真法。篇末所论人体十二官的功能及其相使为用的内容，与《素问·灵兰秘典论》基本相同。人是一个有机的整体，十二脏器各有其神，并相互联系，任何一脏神亏，都会影响整体而容易受病邪的侵犯。因此最重要的养身防病之道，是内环境的精、气、神要合乎生命规律，要树立补神固本观念，重视修养真气，调和精神，使精、气、神不失其守。十二脏协调配合，能适应自然，就能健康长寿，不受疫疬的侵袭。对于内脏失常，可用刺法补本经的原穴加以调整。不仅治病，还能全神养真。

1. 疫疬的发生与气候变化有关。五运六气理论是古人研究自然界气候变化及其与人体发病等方面知识的总结，运气的失常，就代表所在年份的气候变异状况。所以认为运气的"升降不前""不迁

---

① 可刺手少阴之源：通过刺治手少阴心经的原穴，达到补益心气的作用。源，在此同原，即原穴。

② 可刺心包络所流：取手厥阴心包经的荥穴。流，在此义同"溜"，即荥穴。

③ 脾为谏议之官，知周出焉：脾主思虑，有协助心主意志的作用，且志意周于万物。

④ 精液藏焉：膀胱有贮藏津液的功能。因津液亦为人身之精微，生命赖以生存的物质，故亦曰"精液"。

⑤ 虽：通唯。

⑥ 天玄：人身之精。

⑦ 神守天息：即胎息。

⑧ 归宗：返其本来的元气。

正""不退位""刚柔失守"就是疫病发生的气候条件。当年运气变化异常，就会有反常的气候，就可能发生相应的疫情。

2. 疫疠的发生，有一渐变过程。原文明确指出，疫疠不是在所有气候失常情况下都能发生，而是有一个渐变过程，是在特定的条件下才能在个体上发生疫疠病患。这为后世进一步研究疫疠致病的原因及机制，做了有意义的提示。

3. 疫病的传染途径和病变特征。认为疫疠传播的根源是"毒气"，是"尸鬼"，是传染性强、伤人毒烈的病邪，并能通过尸体传播。其传布途径是"天牝从来"（自口鼻而入）。明确了疫疠的传布途径，并明确指出，"五疫之至，皆相染易，无问大小，病状相似"，而且认为死亡率高。

4. "肾气久虚"吐纳法。"肾有久病者，可以寅时面向南，净神不乱思，闭气不息七遍，以引颈咽气顺之，如咽甚硬物，如此七遍后，饵舌下津令无数。"这种咽气法属养生方法之一，当属于气功吐纳之术。要求病人在清晨寅时（3～5时）面向南方站立，精神集中，排除一切杂念，闭住气息，吸而不呼，连做7次，当气吸入后要伸长脖子用力咽气，就好像吞咽很硬的食物一样，如此这般，连做7次，然后把舌下的津液全部吞下。其精神是强调精、气、神的保养，精、气、神谓之人身三宝，是生命活动的重要物质，三者互相联系，相互影响，是养生家所当珍贵之事。实践证明，气功吐纳养生法，不仅可以养生长寿，而且可以祛病健身，消除某些慢性疾病，颇有其他方法不能替代的效果。

本病论①篇第七十三（遗篇）

黄帝问曰：天元九窒②，余已知之，愿闻气交，何名失守③？

---

① 本病论：本病，即病本。本篇论述了六气升降不前的气候变化与发病；六气不迁正、不退位的气候变化与发病；五运失守的气候变化与化疫致病规律，以及五脏虚实与气运失常而发病的关系。由于六气五运失常是疾病发生的自然界之本源，故名。

② 九窒：指九星运行阻滞不畅。即《素问·刺法论》所指五星在天之五窒与在地之五窒合为十窒，此言九窒，乃应九宫九星之数。窒，阻抑。

③ 何名失守：此指客气六步的迁正退位失常。名，名称、概念。失守，六步之气升降运动失常。

岐伯曰：谓其上下升降，迁正退位①，各有经论②，上下各有不前③，故名失守也。是故气交失易位④，气交乃变⑤，变易非常，即四时失序，万化不安⑥，变民病也。

帝曰：升降不前，愿闻其故，气交有变，何以明知？

岐伯曰：昭乎问哉！明乎道矣。气交有变，是为天地机⑦，但欲降而不得降者，地窒刑之⑧。又有五运太过，而先天而至者，即交不前，但欲升而不得其升，中运抑之；但欲降而不得其降，中运抑之⑨。于是有升之不前，降之不下者，有降之不下，升而至天者，有升降俱不前，作如此之分别，即气交之变。变之有异，常各各不同，灾有微甚者也⑩。

【点评】论六气升、降、迁、退概念的含义。客气六步的司天、在泉、左右四间气，每年都有升、降、迁、退的变化。如果客气六

---

① 上下升降，迁正退位：是对客气中司天、在泉、左右间气各种正常运动的概括。上下升降，指客气的司天、在泉、左右四间气的正常运动。上，指司天。下，指在泉。升，指旧岁在泉之右间气升为新岁的司天之左间气。降，指旧岁司天之右间气下降为新岁的在泉之左间气。由于司天主前半年，气位在上，在泉之气主后半年，气位在下，所以客气运行中从在泉右间迁移到司天左间的过程称之为"升"；而客气运行从司天右间迁移到在泉左间的过程谓之"降"。迁正退位，则专指司天、在泉而言。旧岁的司天之左间（四之气）在新岁能顺利行至司天（三之气）的正位，旧岁在泉之左间（初之气）在新岁能顺利行至在泉（终之气）就叫"迁正"。退位是指旧岁的司天（三之气）、在泉（终之气）在新岁中能顺利移至司天之右间（二之气）、在泉右间（五之气）。

② 经论：常论，常理。经，常理，规范。

③ 上下各有不前：一年六步气位中，必有一气升天，作为司天之左间气；一气入地，作为在泉的左间气；有一气迁正为司天，一气迁正为在泉。有一气退位为司天之右间，一气退位为在泉之右间。这些情况统称为"上下"。但因升降迁退都有可能不到位而失其守位，此即"上下各有不前"。

④ 气交失易位：天地之气的升降运行失常，客气六步气位发生变异。

⑤ 气交乃变：天地之气的上下运动规律紊乱。

⑥ 万化不安：万物的生长化收藏的运动规律受到干扰。

⑦ 天地机：指气交之变是天地运动变化的关键。机，机要，关键。

⑧ 地窒刑之：即《素问·刺法论》所谓木欲降而地晶窒抑之，火欲降而地玄窒抑之，土欲降而地苍窒抑之，金欲降而地彤窒抑之，水欲降而地阜窒抑之。刑，指胜气不退，对被抑窒的气产生制约作用，有如刑罚。

⑨ 但欲升而不得其升……中运抑之：指阳平之年，中运太过，抑制了客气。如甲岁土运太过，可抑太阳寒水气的升降。

⑩ 灾有微甚者也：天星窒于上则升之不前，地星窒于下则降之不下，中运又有太过阻抑，因气的交变情况不同，所造成的灾害必有轻重之别。

步不能按时互为司天，互为在泉，互为间气，就称作"气交有变"，也就是不能按其六步所主的节气时令表现其气候变化。

"气交有变"的原因：一是由于受五运之气窒抑相胜所致（"地窒刑之"）；二是五运太过的影响形成的。

"气交有变"有四种类型："升之不前""降之不下""不迁正""不退位"等情况。自在泉之右间升为司天之左间称为"升"，如果未表现出司天之左间气，就叫作"升之不前"；自司天之左间升居司天之气（三之气）称"迁正"，如果未表现出司天之气，就叫"不迁正"；自司天之右间气降至在泉之左间称为"降"，如果未表现出在泉之左间气，就叫"降之不下"；自司天之气降至司天之右间称"退位"，如果未表现出司天之气，就叫作"不退位"。所谓"气交有变"即指此四种情况而言。但由于升、降、迁、退的原因不同，所以"变之有异……灾有微甚者也"。

帝曰：愿闻气交遇会胜抑①之由，变成民病，轻重何如？

岐伯曰：胜相会，抑伏使然②。是故辰戌之岁，木气升之，主逢天柱，胜而不前③。又遇庚戌，金运先天，中运胜之，忽然不前。木运升天④，金乃抑之，升而不前，即清生风少，肃杀于春，露霜复降，草木乃萎。民病温疫早发，咽嗌乃干，四肢满⑤，肢节皆痛。久而化郁，即大风摧拉，折陨鸣紊。民病卒中偏痹，手足不仁。

【点评】论升而不前年份之胜气、复气、发病机理。辰戌年厥阴风木之气"升之不前"原因有二：一是上一年司天的金气过胜，金胜木，所以木气升之不前；二是又逢庚戌年金运太过，岁运居于司天、在泉的中位，中运金气太胜，也会使木气升之不前。在此年份厥阴风木升之不前，木气郁发，风气盛，燥金之气为胜气，温疫早

---

① 遇会胜抑：明·张介宾："六气有遇、有会、有胜、有抑，则抑伏者为变。"

② 抑伏使然：胜气相会，必致抑窒而伏，这是造成气交有变的原因。

③ 辰戌之岁……胜而不前：辰戌年为太阳寒水司天，厥阴风木之气应从旧年的在泉右间（五之气），上升为司天的左间（四之气），如果遇到天柱金气偏胜的窒抑，则木气升之不前。

④ 木运升天：运，当作"欲"。因此节论木气升之不前的问题，与木运无关，且无"木运升天"之说，故以后文律之，当为"木欲升天"。

⑤ 四肢满：此症与木气升之不前发病规律不合，据金刻本，当为"两胁满"。

发，咽嗌乃干，四肢满，肢节皆痛，肝气虚，卒中偏痹，手足不仁。

是故巳亥之岁，君火升天，主窒天蓬①，胜之不前。又厥阴木迁正，则少阴未得升天，水运以至其中者②。君火欲升，而中水运抑之③。升之不前，即清寒复作，冷生旦暮。民病伏阳，而内生烦热，心神惊悸，寒热间作。日久成郁，即暴热乃至，赤风肿翳④，化疫，温疠暖作⑤，赤气彰而化火疫，皆烦而躁渴，渴甚，治之以泄之可止。

【点评】论巳亥年少阴君火"升之不前"的原因。巳亥年少阴君火"升之不前"的原因有三：一是上一年司天的水气过胜，水胜火，所以使本年火气升之不前；二是本年的厥阴风木未能迁居司天的正位，也会阻抑少阴君火的上升；三是逢乙巳、乙亥水运之年，居于司天、在泉中位的水运也会阻抑。故此年份，火气郁发，热气盛，水气胜火，故伏阳而内生烦热，心神惊悸，寒热间作，心气虚，温疠暖作，化火疫，皆烦而躁渴。

是故子午之岁，太阴升天，主窒天冲，胜之不前⑥；又或遇壬子，木运先天而至者，中木运抑之也⑦。升天不前，即风埃四起，时举埃昏，

---

① 天蓬：水星之别称。水星在天称天蓬，在地为地玄。

② 又厥阴木迁正……水运以至其中者：凡辛巳、辛亥年，水运不及，厥阴风木司天，少阴君火应从旧岁的在泉右间，升为新岁的司天左间，如果逢水运之气先时而至，也可以使少阴君火升之不前。

③ 中水运抑之：指辛巳、辛亥年，虽为水运不及之年，但不及的水运亦可阻抑四之气（司天左间）少阴君火，使其不能升迁司天之正位。

④ 赤风肿翳：热风聚集掩盖。肿，《释名》："肿，钟也。寒热气所钟聚也。"又，一作瞳。翳，《扬子方言》："翳，掩也。"有遮蔽之义。

⑤ 温疠暖作：指温疠病在气候温暖时发作。

⑥ 子午之岁……胜之不前：子午年为少阴君火司天，太阴湿土之气应从旧岁的在泉右间，升为新岁的司天左间，若遇天冲木气太过，土气受抑而升之不前。天冲，木星别称。木星在天名天冲，在地曰地苍。

⑦ 又或遇壬子……中木运抑之也：壬子年木运太过，少阴君火司天，太阴湿土之气应从旧岁的在泉右间，上升为新岁司天左间，木运太过，先天时而至，木胜抑土，太阴湿土之气升之不前。运，原作"遇"，据马注本改。

雨湿不化。民病风厥涎潮①，偏痹不随，胀满。久而伏郁，即黄埃化疫也，民病夭亡，脸肢府黄疸满闭②，湿令弗布，雨化乃微③。

【点评】论子午年太阴湿土"升之不前"的原因。子午年太阴湿土"升之不前"的原因有二：一是上一年司天的风木之气过胜，木克土，所以使本年的湿土之气升之不前；二是若遇丁壬岁，居于司天在泉中位的木运阻抑，太阴湿土也就不能上升。故此年份，木气胜，故病风厥，偏痹不随，胀满；木胜土衰，故脾气虚；土气复则病黄疸，满闭。

是故丑未之年，少阳升天，主室天蓬，胜之不前④。又或遇太阴未迁正者，即少阳未升天也，水运以至者⑤。升天不前，即寒雾反布，凛冽如冬，水复涸，冰再结，暄暖乍作，冷复布之，寒暄不时⑥。民病伏阳在内，烦热生中，心神惊骇，寒热间争。以成久郁，即暴热乃生，赤风气瞳翳，化成郁疠，乃化作伏热内烦，痹而生厥，甚则血溢。

【点评】论丑未年少阳相火"升之不前"的原因。丑未年少阳相火"升之不前"的原因有二：一是上一年司天的太阴湿土未能迁居正位，就会阻抑紧随其后的少阳相火升迁；二是在乙丑、乙未年，岁运为金运，金运居于司天在泉的中位，也会阻抑少阳相火的升迁。故此年份水气胜，火气郁发，故伏阳在内，烦热生中，心神惊骇，寒热间争；水胜火衰，故心气虚；火气复，郁疠发，伏热内烦，痹而生厥，甚则血溢。

---

① 涎潮：涎液上涌如潮。

② 脸肢府黄疸满闭：明·张介宾："脸为阳明之经，四肢皆主于脾，府言大肠小肠皆属于胃，故为黄疸满闭等。"

③ 湿令弗布，雨化乃微：太阴湿土受抑，湿气不能布化行令，雨水减少。

④ 丑未之年……胜之不前：丑未年太阴湿土司天，少阳相火之气应从旧岁的在泉右间，上升为新岁的司天左间，如果遇到天蓬水气太过，水胜制火，则少阳相火之气升之不前。天蓬，水星别号，在天为天蓬，在地为地玄。

⑤ 又或遇太阴未迁正者……水运以至者：凡辛丑、辛未年，水运不及，太阴湿土司天，少阳相火之气应从旧岁的在泉右间，上升为新岁的司天左间，如果太阴湿土尚未迁正，不足的水运也可制火，则少阳相火必然出现升之不前。

⑥ 寒暄(xuān 宣)不时：忽冷忽热，发作不时。

是故寅申之年，阳明升天，主窒天英，胜之不前①。又或遇戊申戊寅，火运先天而至②。金欲升天，火运抑之，升之不前，即时雨不降，西风数举，咸卤燥生③。民病上热，喘嗽血溢。久而化郁，即白埃翳雾④，清生杀气，民病胁满悲伤，寒鼽嚏嗌干，手拆⑤皮肤燥。

【点评】论寅申年阳明燥金"升之不前"的原因。寅申年阳明燥金"升之不前"的原因有二：一是本年司天的少阳相火过胜，火克金，所以使本年的燥金之气升之不前；二是在戊申戊寅年，火运太过，阻抑阳明燥金的升迁。故此年份火气胜，金气郁发，燥气盛，故病喘嗽，血溢；火胜灼金，肺受伤，胁满悲伤，鼽嚏嗌干，皮肤燥。

是故卯酉之年，太阳升天，主窒天芮，胜之不前⑥。又遇阳明未迁正者，即太阳未升天也，土运以至⑦。水欲升天，土运抑之，升之不前，即湿而热蒸，寒生两间⑧。民病注下，食不及化。久而成郁，冷来客热，冰雹卒至。民病厥逆而哕，热生于内，气痹于外，足胫酸疼，反生心悸懊热⑨，暴烦而复厥。

【点评】论卯酉年太阳寒水"升之不前"的原因。卯酉年太阳寒水"升之不前"的原因有三：一是上一年司天右间的太阴湿土太胜不能

① 寅申之年……胜之不前：寅申年少阳相火司天，阳明燥金之气应从旧岁的在泉右间，上升为新岁的司天左间，如果遇到天英火气太过，火胜制金，则燥金之气升之不前。

② 又或遇戊申戊寅，火运先天而至：戊申、戊寅年为火运太过，寅申少阳相火司天，阳明燥金之气应从旧岁的在泉右间，上升为新岁的司天左间，在此二年，火运太过，先天时而至，火胜制金，阳明燥金之气必然升天受阻。

③ 咸卤燥生：因阳明燥金之气不升而成郁气发作，气候干燥，使卤硝生于地面。

④ 白埃翳雾：言尘雾之气障目。白埃，尘埃。翳，遮掩。

⑤ 手拆：因肃杀之气大行，气候干燥，手的皮肤皲裂脱皮。

⑥ 卯酉之年……胜之不前：卯酉年阳明燥金司天，太阳寒水之气应从旧岁的在泉右间，上升为新岁的司天左间，如果逢天芮土气太过，土胜制水，则太阳寒水之气升之不前。天芮，土星别名。土星在天为天芮，在地为地阜。

⑦ 又遇阳明未迁正者……土运以至：凡己卯、己酉年，土运不及，卯酉阳明燥金司天，太阳寒水之气应从旧岁的在泉右间，上升为司天的左间，如果在太阳寒水之气还未升天之时，不及的土运已至，土能制水，此种情况下，太阳寒水之气也会升之不前。

⑧ 两间：指天地之间。

⑨ 懊热：心中烦热。懊，烦闷。

入地，土克水，阻抑了在泉的右间太阳寒水的升迁；二是本年阳明燥金司天未能迁居正位；三是在己卯己酉年中运土运已至，土能制水。故此年份，土气胜，水气郁发，寒气迁升而胜，故病注下，食不及化；土胜制水，肾阳不足，厥逆而哕，热生于内，气痹于外，足胫疼，反生心悸，懊热，暴烦而复厥。

黄帝曰：升之不前，余已尽知其旨。愿闻降之不下，可得明乎？

岐伯曰：悉乎哉问！是之谓天地微旨，可以尽陈斯道，所谓升已必降①也。至天三年，次岁必降，降而入地，始为左间也②。如此升降往来，命之六纪③者矣。

是故丑未之岁，厥阴降地，主窒地晶，胜而不前④；又或遇少阴未退位，即厥阴未降下，金运以至中⑤。金运承之⑥，降之未下，抑之变郁，木欲降下，金承之，降而不下，苍埃远见，白气承之，风举埃昏，清躁⑦行杀，霜露复下，肃杀布令。久而不降，抑之化郁，即作风躁相伏，暄而反清，草木萌动，杀霜乃下，蛰虫未见，惧清伤藏。

【点评】论六气"降而不下"的机理、气候、物化、发病特点。岁气值年，六气六步，每一年都有下降为在泉左间的，有迁居在泉、司天正位的，有上升为司天左间的。每一年从在泉左间以次移位六

① 升已必降：六气中任何一气必先由在泉上升至司天，然后逐年下降至在泉，所以说："升已必降。"
② 至天三年……始为左间也：明·张介宾："每气在天各三年，凡左间一年，司天一年，右间一年，三年周尽，至次岁乃降而入地，为在泉之左间，亦周三年而复升于天也。"
③ 六纪：每年六步，每一气一年向前移动一步，六年一周期有规律地迁移。在天三年（司天左间一年，司天一年，司天右间一年），在地三年（在泉左间一年，在泉一年，在泉右间一年）。
④ 丑未之岁……胜而不前：丑未之年，太阴湿土司天，厥阴风木应从旧年的司天右间，下降为新岁的在泉左间，如果遇到地晶金气太过，金胜制木，则厥阴风木之气降之不前。
⑤ 又或遇少阴未退位……金运以至中：凡乙丑、乙未年，金运不及，丑未太阴湿土司天，厥阴风木应从旧岁的右间下降至新岁的在泉左间，如果上岁少阴司天之气不退位，厥阴风木就不能在新岁降为在泉左间，金运之气居气交之中，厥阴风木降之不前。
⑥ 承之：在此指阻抑。司天之右间在上，岁运居中，所以司天右间气下降时，如果逢到岁运太过就会阻抑下降之气。下文"承之"均有此义。
⑦ 清躁：诸本均作"清燥"，似是。下"风躁"之"躁"，亦同。

步，共需六年，所以岁气循环以六年为一周期。

丑未年厥阴风木不降的机理：丑未年是太阴湿土司天，太阳寒水在泉，厥阴风木应从上一年(子午)司天右间降为本年在泉的左间，如果发生了"降而不下"，其原因有三：一是上一年在泉的阳明燥金太胜；二是上一年少阴君火司天太过不能退位；三是乙丑乙未年中运金气阻抑。任何一种原因出现，都会导致厥阴风木"降而不下"，故该年份的气运特点为金胜木，其发病多表现"惧清伤脏"，金之清气犯肝而病。

是故寅申之岁，少阴降地，主窒地玄，胜之不入。又或遇丙申丙寅，水运太过，先天而至。君火欲降，水运承之，降而不下，即彤云才见，黑气反生[1]，暄暖如舒，寒常布雪，凛冽复作，天云惨凄。久而不降，伏之化郁，寒胜复热，赤风化疫，民病面赤心烦，头痛目眩也，赤气彰而温病欲作也。

【点评】论寅申年少阴君火不降的机理。寅申年是少阳相火司天，厥阴风木在泉，少阴君火应从上一年(丑未)司天右间降为本年在泉的左间，如果发生于"降而不下"，其原因有二：一是上一年在泉的太阳寒水太胜而未退位；二是丙申、丙寅年中运水气太过而窒抑之。上述两种原因，出现任何一种情况，都会导致少阴君火"降而不下"，故该年份的气运特点为水胜火，其发病多表现为面赤心烦，头痛目眩，温病欲作，热郁于上。

是故卯酉之岁，太阴降地，主窒地苍，胜之不入[2]。又或少阳未退位者，即太阴未得降也，或木运以至[3]。木运承之，降而不下，即黄云见青霞彰，郁蒸作而大风，雾翳埃胜，折损乃作。久而不降也，伏之化郁，天埃黄气，地布湿蒸，民病四肢不举，昏眩肢节痛，腹满

---

① 彤云才见，黑气反生：红色的云才出现，黑色云气反生。

② 卯酉之岁……胜之不入：卯酉年，阳明燥金司天，太阴湿土之气应从旧岁的司天右间，下降为新岁的在泉左间，如果逢地苍木气太过，木胜制土，则太阴湿土之气降之不前。

③ 又或少阳未退位者……或木运以至：凡丁卯、丁酉年，木运不及，卯酉阳明燥金司天，太阴湿土之气应从旧岁的司天右间下降为新岁的在泉左间，如果旧岁的少阳相火司天之气不退位，中运木气先至，木胜制土，则太阴湿土之气降之不前。

填臆^①。

【点评】论卯酉年太阴湿土不降的机理。卯酉年是阳明燥金司天，少阴君火在泉，太阴湿土应从上一年（寅申）司天右间降为本年在泉左间，如果发生了"降而不下"，其原因有三：一是上一年厥阴风木在泉太胜；二是上一年少阳相火司天之气太胜不得退位；三是丁卯丁酉年中运木气应时而至，木克土。以上三种情况都会导致太阴湿土"降而不下"。故该年份的气运特点为木胜土，其发病多表现为四肢不举，昏眩，肢节痛，腹满填臆，湿气犯脾。

是故辰戌之岁，少阳降地，主室地玄，胜之不入^②。又或遇水运太过，先天而至也^③。水运承之，水降不下，即彤云才见，黑气反生，暄暖欲生，冷气卒至，甚即冰雹也。久而不降，伏之化郁，冷气复热，赤风化疫，民病面赤心烦，头痛目眩也，赤气彰^④而热病欲作^⑤也。

【点评】论辰戌年少阳相火不降的机理。辰戌年是太阳寒水司天，太阴湿土在泉，少阳相火应从上一年（卯酉）的司天右间降为本年在泉左间，如果发生了"降而不下"，其原因有二：一是上一年司天左间太阳寒水过胜，会影响同为司天之间气（右）少阳相火的下降；二是丙戌、丙辰年中运水气太过，水克火，都会导致少阳相火"降而不下"。故该年份的气运特点为水胜火，其发病多表现为面赤心烦，头痛目眩，热病欲作，火郁于上。

---

① 臆：指胸部。

② 辰戌之岁……胜之不入：辰戌年，太阳寒水司天，少阳相火应从旧岁的司天右间，下降为新岁的在泉左间，如果逢地玄水气太过，水胜制火，则少阳相火之气降之不前。

③ 又或遇水运太过，先天而至也：凡丙辰、丙戌年，水运太过，辰戌太阳寒水司天，少阳相火之气应从旧岁的司天右间，下降为新岁的在泉左间，在此二年水运太过，先天时而至，水胜制火，则少阳相火之气降之不前。

④ 赤气彰：指少阳相火不降而成为郁气，待其郁发，火热之气显露。彰，显明也。

⑤ 热病欲作：寅申之岁云"温病欲作"，是少阴君火不降之故。此言"热病欲作"，是少阳相火不降之故。

是故巳亥之岁，阳明降地，主窒地肜，胜而不入①。又或遇太阴未退位，即少阳未得降，即火运以至之②。火运承之不下，即天清③而肃，赤气乃彰，暄热反作。民皆昏倦，夜卧不安，咽干引饮，懊热内烦，天清朝暮，暄还复作。久而不降，伏之化郁，天清薄寒，远生白气。民病掉眩，手足直而不仁，两胁作痛，满目晄晄。

【点评】论巳亥年阳明燥金不降的机理。巳亥年是厥阴风木司天，少阳相火在泉，阳明燥金应从上一年(辰戌)司天右间降为本年的在泉左间，如是发生了"降而不下"，其原因有三：一是上一年在泉右间少阴君火之气太胜不上升；二是上一年太阳寒水司天过胜不退位；三是癸巳癸亥年中运火气应时而至，火克金，都会导致阳明燥金"降而不下"。故该年份的气运特点为火胜金，其发病多表现为昏倦，夜卧不安，咽干引饮，懊热内烦，掉眩，手足直而不仁，两胁作痛，满目晄晄，热伤肺气，肝木受邪。

是故子午之年，太阳降地，主窒地阜胜之，降而不入④。又或遇土运太过，先天而至⑤。土运承之，降而不入，即天彰黑气，瞑暗凄惨，才施黄埃而布湿，寒化令气，蒸湿复令。久而不降，伏之化郁，民病大厥，四肢重怠，阴痿少力，天布沉阴，蒸湿间作。

【点评】论子午年太阳寒水不降的机理。子午年是少阴君火司

---

① 巳亥之岁……胜而不入：巳亥之年，厥阴风木司天，阳明燥金之气应从旧岁的司天右间，下降为新岁在泉左间，如果逢到地肜火气太过，火胜制金，阳明燥金之气降之不前。

② 又或遇太阴未退位……火运以至之：凡癸巳、癸亥年，火运不及，巳亥厥阴风木司天，阳明燥金之气应从旧岁的司天右间，下降为新岁的在泉左间，如果逢上一年太阳寒水未退位，中运火气已至，火胜制金，阳明燥金之气降之不前。太阴，当作"太阳"。《类经·卷二十八》作"太阳"。

③ 天清：《素问注证发微》《类经》卷二十八均作"大清"。下文"天清"同此。作"大清"义胜。

④ 子午之年……降而不入：子午年，少阴君火司天，太阳寒水之气应从旧岁的司天右间，下降为新岁的在泉左间，如果逢地阜土运之气太过，土胜制水，所以太阳寒水之气降之不前。

⑤ 又或遇土运太过，先天而至：凡甲子、甲午年，土运太过，子午少阴君火司天，太阳寒水之气应从旧年司天之右间，下降为新岁的在泉之左间，此二年土运太过，先天时而至，土胜制水，所以寒水之气降之不前。

天，阳明燥金在泉，上一年（己亥）位于司天右间的太阳寒水之气应降为本年的在泉左间，如果发生了"降而不下"，其原因有二：一是上一年位于在泉右间的太阴湿土太胜；二是甲子甲午年中运土气太过，土克水，都会导致太阳寒水"降而不下"。故该年份的气运特点为土胜水，其发病多表现为大厥，四肢重怠，阴痿少力，寒郁湿土，脾肾受邪。

帝曰：升降不前，晰知其宗，愿闻迁正，可得明乎？

岐伯曰：正司中位，是谓迁正位，司天不得其迁正者，即前司天以过交司之日①。即遇司天太过有余日也，即仍旧治天数，新司天未得迁正也。

【点评】论六气"不迁正"的机理。所谓"不迁正"是指六气不能迁居于司天正位（三之气）的现象。产生的原因主要是上一年的司天之气太过，值时有余日所以就影响本年应当迁位的司天之气。

厥阴不迁正，即风暄不时，花卉萎瘁，民病淋溲，目系转，转筋喜怒，小便赤。风欲令而寒由不去，温暄不正，春正失时②。

【点评】论厥阴风木"不迁正"的机理及气候、物化、发病特点。巳亥之年，本应厥阴风木司天迁正，但若上一年（辰戌）太阳寒水司天不退位，本年的厥阴风木受阻就不得按时迁正，气候、物化特点为"风暄不时，花卉萎瘁"；由于木失其正，故肝经受病而有"淋溲，目系转，转筋，喜怒，小便赤"之疾。

少阴不迁正，即冷气不退③，春冷后寒，暄暖不时。民病寒热，四肢烦痛，腰脊强直。木气虽有余，位不过于君火也④。

---

① 交司之日：每年的大寒节这一天，是新旧岁中运及岁气交接之日。

② 风欲令而寒由不去……春正失时：由于太阳寒水之气不退位，厥阴风木之气就不能按时迁正，寒气不去，风令不行，温暖之气不能按时而至，春季的政令就失去正常之序。

③ 少阴不迁正，即冷气不退：由于旧岁司天的厥阴风木不退位，新岁的君火不能居于司天正位，所以寒冷之气不消退，春寒持久。

④ 木气虽有余，位不过于君火也：木气虽然太过不退位，但其作用的时间不会超过二之气君火当令之时。

【点评】子午年本应少阴君火迁居司天正位，但若上一年（巳亥）厥阴风木司天太过不退位，本年少阴君火受阻就不能按时迁正；气候、物化特点为"冷气不退，春冷后寒，暄暖不时"；由于阳气不正，时多寒冷之气，故有"四肢烦痛，腰脊强直"病证发生。

太阴不迁正，即云雨失令，万物枯焦，当生不发①。民病手足肢节肿满，大腹水肿，填臆不食，飧泄胁满，四肢不举。雨化欲令，热犹治之，温煦于气，亢而不泽。

【点评】丑未年，本应太阴湿土迁居司天正位，但若上一年（子午）少阴君火司天太过不退位，本年的太阴湿土受阻就不能按时迁正；气候、物化特点为"云雨失令，万物枯焦，当生不发"；由于土气失和，脾经为病，故"手足肢节肿满，大腹水肿，填臆不食，飧泄胁满，四肢不举"。

少阳不迁正，即炎灼弗令，苗莠不荣，酷暑于秋，肃杀晚至，霜露不时。民病瘄疟骨热，心悸惊骇；甚时血溢。

【点评】寅申年，本应少阳相火迁居司天正位，但若上一年（丑未）太阴湿土司天太过不退位，本年的少阳相火受阻就不能按时迁正；气候、物化特点为"炎灼弗令，苗莠不荣，酷暑于秋，肃杀晚至，霜露不时"；由于相火郁热，心肾受病，故有"瘄疟骨热，心悸惊骇，甚时血溢"病证。

阳明不迁正，则暑化于前，肃杀于后②，草木反荣。民病寒热鼽嚏，皮毛折，爪甲枯焦，甚则喘嗽息高，悲伤不乐。热化乃布，燥化未令，即清劲未行，肺金复病。

---

① 太阴不迁正……当生不发：太阴不能迁正的原因是由于少阴君火不退位的缘故，所以湿气不行，云雨失去正令，君火之热气过盛反而使万物焦枯，得不到滋润而不能生发。

② 暑化于前，肃杀于后：卯酉年，如果旧岁的少阳相火不退位，则新岁的阳明燥金不迁正，少阳为相火暑气，不退位则暑气施化于前。阳明燥金主肃杀，迁正推迟，所以肃杀之气布于后。

【点评】卯酉年，本应阳明燥金迁居司天正位，但若上一年（寅申）少阳相火司天太过不退位，本年的阳明燥金就不能按时迁正；气候、物化特点为"暑化于前，肃杀于后，草木反荣"；由于相火灼金，肺经受病，易生"寒热瘄嚏，皮毛折，爪甲枯焦，甚则喘嗽息高，悲伤不乐"诸病。

太阳不迁正，即冬清反寒，易令于春，杀霜在前，寒冰于后①，阳光复治，凛冽不作，雾云待时。民病温疠至，喉闭嗌干，烦燥而渴，喘息而有音也。寒化待燥，犹治天气，过失序，与民作灾②。

【点评】辰戌年，本应太阳寒水迁居司天正位，但若上一年（卯酉）阳明燥金司天太过不退位，本年的太阳寒水就不能按时迁正；气候、物化特点为"冬清反寒，易令于春，杀霜在前，寒冰于后，阳光复治，凛冽不作，雾云待时"；由于水亏金燥，肺肾同病，故生"温疠至，喉闭嗌干，烦燥而渴，喘息而有音"诸疾。

帝曰：迁正早晚，以命③其旨，愿闻退位，可得明哉？

岐伯曰：所谓不退者，即天数未终，即天数有余，名曰复布政，故名曰再治天也，即天令如故，而不退位也。

【点评】论六气"不退位"的机理。"所谓不退者……即天数有余，名曰复布政"。不迁正指司天之左间不能升居司天三之气，而不退位则指前一年的司天之气，不能退于司天之右间，所以叫作"复布政"。

厥阴不退位，即大风早举，时雨不降，湿令不化，民病温疫，疵废④风生，民病皆肢节痛，头目痛，伏热内烦，咽喉干引饮。

---

① 杀霜在前，寒冰于后：辰戌年，如果旧岁阳明燥金不退位，新岁的太阳寒水不迁正。燥金不退位则肃杀霜冻在前；太阳寒水推迟迁正，所以严寒冰雪发生在后。

② 寒化待燥……与民作灾：由于阳明燥金不退位，所以太阳寒水施于寒化之令，必须在阳明燥金施化之后才能主司天之气，由于寒化失于时序，于是就成为致人于病的灾害性气候。

③ 命：告也。

④ 疵（cī 刺）废：皮肤起黑斑，肢体偏废。

【点评】子午岁，前一年厥阴风木不退位继续施化的气候、物化特征为"大风早举，时雨不降，湿令不化"；因风气有余，热伏于内，而生"温疫，疵废风生，皆肢节痛，头目痛，伏热内烦，咽喉干引饮"诸疾。

少阴不退位，即温生春冬，蛰虫早至，草木发生，民病膈热咽干，血溢惊骇，小便赤涩，丹瘤疹疮疡留毒。

【点评】丑未岁，前一年少阴君火热气不退位继续施化的气候、物化特征为"温生春冬，蛰虫早至，草木发生"；因而火热内盛，故有"膈热咽干，血溢惊骇，小便赤涩，丹瘤疹疮疡留毒"主症。

太阴不退位，而取寒暑不时，埃昏布作，湿令不去。民病四肢少力，食饮不下，泄注淋满，足胫寒，阴萎闭塞，失溺，小便数。

【点评】寅申岁，太阴湿土不退位继续施化的气候、物化特征为"寒暑不时，埃昏布作，湿令不去"；因湿滞在脾，土气伤肾，故有"四肢少力，食饮不下，泄注淋满，足胫寒，阴痿闭塞，失溺，小便数"病证发生。

少阳不退位，即热生于春，暑乃后化，冬温不冻，流水不冰，蛰虫出见。民病少气，寒热更作，便血上热，小腹坚满，小便赤沃①，甚则血溢。

【点评】卯酉岁，少阳相火暑气不退位继续施化的气候、物化特征为"热生于春，暑乃后化，冬温不冻，流水不冰，蛰虫出见"；因火热内盛，"炅则气泄"，故"民病少气，寒热更作，便血上热，小腹坚满，小便赤沃，甚则血溢"之疾。

阳明不退位，即春生清冷，草木晚荣，寒热间作，民病呕吐暴注，食饮不下，大便干燥，四肢不举，目瞑掉眩。

---

① 赤沃：指小便短赤，排尿灼疼。

【点评】辰戌岁，阳明燥金之气不退位继续施化的气候、物化特征为"春生清冷，草木晚荣，寒热间作"，因为木受金邪，肝经为病，故"民病呕吐暴注，食饮不下，大便干燥，四肢不举，目瞑掉眩"诸症。

太阳不退位，即春寒复作，冰雹乃降，沉阴昏翳，二之气寒犹不去，民病痹厥，阴痿失溺，腰膝皆痛，温疠晚发①。

【点评】巳亥岁，太阳寒水之气不退位继续施化的气候、物化特征为"春寒复作，冰雹乃降，沉阴昏翳，二之气寒犹不去"；由于阴寒内盛，肾经受病，故可有"痹厥，阴痿失溺，腰膝皆痛，温疠晚发"的病证特点。

帝曰：天岁早晚，余以知之，愿闻地数②，可得闻乎？
岐伯曰：地下迁正升天及退位不前之法，即地土产化，万物失时之化也③。

【点评】此处提出在泉之气及其左间气、右间气三者的升降、迁正、退位的机理、气候、物化、发病特点等相关事宜。

帝曰：余闻天地二甲子④，十干十二支，上下经纬天地⑤，数有迭移⑥，失守其位，可得昭乎？

---

① 太阳不退位……温疠晚发：此41字原脱，据金刻本补。
② 地数：指在泉的有关理论。
③ 地下迁正升天及退位不前之法……万物失时之化也：明·张介宾："天气三，地气亦三。地之三者，左间当迁正，右间当升天，在泉当退位也，若地数不前而失其正，即应于地土之产化。"
④ 天地二甲子：明·张介宾："天地二甲子，言刚正于上，则柔合于下，柔正于上，则刚合于下。如上甲则下己，上己则下甲，故曰二甲子。"甲子，泛指干十、支十二。
⑤ 上下经纬天地：指天干地支所主的五运六气，应于司天在泉，主治天地间的气候变化。上下，指干支甲子。经纬，治理，主治。
⑥ 数有迭移：指十天干和十二地支相合，交错变化。数，指干支。迭移，所主的岁气更移其位。

岐伯曰：失之迭位者，谓虽得岁正，未得正位之司①，即四时不节，即生大疫。注《玄珠密语》②云：阳年三十年，除六年天刑，计有太过二十四年，除此六年，皆作太过之用，令不然之旨。今言迭支迭位，皆可作其不及也。

【点评】此节继论客气六步的升、降、退之后，运用干支甲子所代表五运六气的变化，并从干支顺序的阴阳配属，以推测气候变化及其与疾病的关系，也是对上篇《刺法论》的进一步讨论。

干支甲子标志运气之位。天干、地支二者合为甲子，标志着运与气的推移。天干以纪运，地支以推气。天干十，地支十二，二者交错配合，"数有迭移"，以观测司天、在泉之守位与失位的变化。如甲子年，甲为土运，子为少阴君火司天，但并未表现出少阴司天之气，故曰"虽得岁正，未得正位之司"就叫作"失守其位"。

甲子的阳干为太过，阴干为不及。甲子一周，阳干三十，阴干三十。阳干三十虽然均为太过，但时令变化不一定表现为太过（"令不然之旨"），下面所举的五个年甲子，属于"迭支迭位，皆可作其不及也"。

假令甲子阳年，土运太窒③，如癸亥天数有余者，年虽交得甲子，厥阴犹尚治天，地已迁正，阳明在泉，去岁少阳以作右间，即厥阴之地阳明，故不相和奉④者也。癸己相会⑤，土运太过，虚反受木胜，故非太

---

① 虽得岁正，未得正位之司：指六气按节气虽已得一年中应值之时，但时至而气不至，没有出现当司之气。

② 《玄珠密语》：《内经评文》云："此数语上，明有注字以冠之，即前篇资取之法，今出《密语》，亦注文也。《玄珠密语》乃王冰所撰，二篇固伪托，亦何至以此语入黄帝口中，是可知注者之陋极矣。"此后46字与原文不相谐，疑注文衍入。此文说明三十阳年之中可以去庚子、庚午、庚寅、庚申、戊辰、戊戌六个天刑之年，只剩二十四个阳刚太过之年，此与"虽得岁正，未得正位之司"文并无关系，故当删去。

③ 土运太窒：明·张介宾："窒，抑塞也。此下皆重明前章刚柔失守之义。"

④ 不相和奉：以癸亥年之司天，临甲子年之在泉，上癸下己，不相和合。

⑤ 癸己相会：甲子年，上甲为刚干，下己为柔干，甲己相合，刚柔相配，为正常之会。今上年癸亥天数有余而不退位，则上为癸为柔干，而地气已经迁正，己卯当即其位，就是癸己相会，则土运失其正常之化。以下丙寅、庚辰等年同此之义。

过也①，何以言土运太过？况黄钟不应太窒②，木既胜而金还复，金既复而少阴如③至，即木胜如火而金复微，如此则甲己失守，后三年化成土疫，晚至丁卯，早至丙寅，土疫至也。大小善恶，推其天地，详乎太一④。又只如甲子年，如甲至子而合，应交司而治天，即下己卯未迁正，而戊寅少阳未退位者，亦甲己下有合也，即土运非太过，而木乃乘虚而胜土也，金次又行复胜之，即反邪化也。阴阳天地殊异尔，故其大小善恶，一如天地之法旨也。

【点评】论甲子年干支失位，即生土疫。

其一，受癸亥年的影响：癸亥是甲子的前一年，亥为厥阴风木司天，如果厥阴风木司天没有退位，则甲子年的少阴君火不能迁正。所以"年虽交得甲子"而"厥阴犹尚治天"（司天），于是甲子阳年土运之太过，被司天的厥阴风木之气所抑，形成了厥阴风木司天、阳明燥金在泉的失位变化，致金与木"不相奉和者也"。

其二，受"癸己相会"的影响：甲子年本来是土运太过，由于癸亥年的影响，则土运不是太过，反而成为不及。甲己均为土运，甲为太过，己为不及，如遇到甲子年受到癸亥年的影响，其运的变化则相当于土运不及之"己"年了，所以说"癸己相会"。这里的"癸"代表前一年的癸亥年，"己"代表不及之土运，实际并不是"癸"和"己"遇会在一起，二者都是天干，怎么能相遇呢？"癸己相会"即土运太过的甲子年，反虚而受木胜的原因。说明遇到这样的甲子年

---

① 虚反受木胜，故非太过也：明·张介宾："癸己相会，则甲失其位，虽曰阳土，其气已虚，土虚则受木胜，尚何太过之有？"

② 况黄钟不应太窒：黄钟是五音十二律之一。五音即宫、商、角、徵、羽。十二律即黄钟、大吕、太簇、夹钟、姑洗、仲吕、蕤宾、林钟、夷则、南吕、无射、应钟。十二律又分阴阳各六，黄钟、太簇、姑洗、蕤宾、夷则、无射为阳，称为六律；林钟、南吕、应钟、大吕、夹钟、仲吕为阴，称为六吕。五音和十二律相互对应，都应于五行。此外，《礼记·月令》还将十二律应十二月。此处黄钟应太宫，主土运太过。阳土被窒，木气胜土，木胜之后金气必复，由于少阴同至，使木得火助而胜金，所以金气之复微小，故曰甲己之土皆失守。

③ 如：有顺从的意思。

④ 大小善恶……详乎太一：即详察北极星的运行情况，测知司天在泉的盛衰，土疫致病的轻重及预后吉凶。太一，即北极星，此与下文丙寅年太一游宫义同。太一游宫内容详见《灵枢·九宫八风》篇。

就不是土运太过之年了。因为表现的是厥阴风木司天之气，而其实际的气候变化并非土运太过，所以又说"况黄钟不应太窒""何以言土运太过"。由于"木既胜而金还复，金既复而少阴如至，即木胜如火而金复微"，形成甲年出现己年的运气变化，致"甲己失守，后三年化成土疫"之变。当然并不是绝对的三年，也可以"早至丙寅"。至其"大小善恶"，则还须"推其天地，详乎太一"的实际情况而定。从"假令甲子阳年"的"假令"二字，也可以看出作者并不是认为每个甲子年都是如此的，关键视其是否受到癸亥年的影响而定。

其三，甲己有合的变化：上面谈的是"癸己相会"。"癸己相会"是指癸亥年司天不退位，产生了上述的变化。而甲己有合则指甲子年"应交司而治天"，即甲子年少阴君火应时而司天，但到了下一个己卯年(即甲子纪年的第二年"己"年)，由于己卯的前一年"戊寅少阳未退位者"，则在泉之厥阴风木"乃乘虚而胜土也"，致己卯年的阳明燥金司天之气"又行复胜之"引起气候变化的"邪化"。

假令丙寅阳年太过，如乙丑天数有余者，虽交得丙寅，太阴尚治天也，地已迁正，厥阴司地，去岁太阳以作右间，即天太阴而地厥阴，故地不奉天化也。乙辛相会，水运太虚，反受土胜，故非太过。即太簇之管①，太羽不应②，土胜而雨化，水复即风。此者丙辛失守，其会后三年，化成水疫，晚至己巳，早至戊辰，甚即速，微即徐，水疫至也。大小善恶，推其天地数，乃太乙游宫。又只如丙寅年，丙至寅且合，应交司而治天，即辛巳未得迁正，而庚辰太阳未退位者，亦丙辛不合德也，即水运亦小虚而小胜，或有复，后三年化疠，名曰水疠，其状如水疫，治法如前③。

【点评】论丙寅年干支失位，即生水疫。一是乙丑年的影响：乙丑年是丙寅的前一年，太阴湿土司天之气太过有余，在时间上虽然已交丙寅年，但上年的太阴湿土仍居司天之位，使本年少阳相火不能迁居司天正位。二是本年的厥阴风木已迁在泉正位，这样上年司

---

① 管：指律管。阴六吕和阳六律，合称十二律，分别指长度不一的管乐。
② 太羽不应：明·张介宾："太簇之管，羽音阳律也。丙运失守，故太羽不应。"
③ 治法如前：指前篇《素问·刺法论》中所举诸种刺治方法。下文同。

天之太阴与本年在泉之厥阴风木不能奉和气化。三是上乙下辛相合，使太过的水运变为不及。四是水运不及，土胜湿化，水之子气木为复气。五是丙寅相合，辛巳不迁正，庚辰太阳不退位，也可导至丙辛不和，其后三年化为水疠。

假令庚辰阳年太过，如己卯天数有余者，虽交得庚辰年也，阳明犹尚治天，地已迁正，太阴司地，去岁少阴以作右间，即天阳明而地太阴也，故地下奉天也。乙己相会，金运太虚，反受火胜，故非太过也。即姑洗之管，太商不应①，火胜热化，水复寒刑。此乙庚失守，其后三年化成金疫也，速至壬午，徐至癸未，金疫至也。大小善恶，推本年天数及太一也。又只如庚辰，如庚至辰，且应交司而治天，即下乙未未得迁正者，即地甲午少阴未退位者，且乙庚不合德也，即下乙未干失刚②，亦金运小虚也，有小胜，或无复，后三年化疠，名曰金疠，其状如金疫也，治法如前。

【点评】论庚辰年干支失位，即生金疫。导致庚辰干支失位的原因是：一为上一年（己卯）阳明燥金司天不退位；二为本年太阴湿土已迁在泉正位，因此在泉的太阴不能奉和司天的气化；三为上乙下辛相会，本为金运太过，但因火胜克金，使金运太过反为不及；四为火是胜气，金之子水为复气，胜复之气交作；五为上庚下辰相会，应该交司治天，但在下的乙未不迁正，可导致后三年化为金疠。

假令壬午阳年太过，如辛巳天数有余者，虽交后壬午年也，厥阴犹尚治天，地已迁正，阳明在泉，去岁丙申少阳以作右间，即天厥阴而地阳明，故地不奉天者也。丁辛相合会，木运太虚，反受金胜，故非太过也。即蕤宾之管，太角不应③，金行燥胜，火化热复。其即速，微即徐，

---

① 姑洗之管，太商不应：明·张介宾："庚金失守，则太商不应，姑洗之管，乃其律也。"姑洗为太商阳律。

② 下乙未干失刚："干"前当加一"柔"字，方与文例合。即庚辰年，庚辰刚干在上，乙未柔干在下，为刚柔相济，今下乙未不得迁正，则上刚孤而无配，故曰"柔干失刚"。

③ 蕤宾之管，太角不应：明·张介宾："蕤宾之管，太角之律也，阳木不正，故蕤宾失音。"

疫至大小善恶，推疫至之年天数及太一。又只如壬至午，且应交司而治之，即下丁酉未得迁正者，即地下丙申少阳未得退位者，见丁壬不合德也，即丁柔干失刚，亦木运小虚也，有小胜小复。后三年化疠，名曰木疠，其状如风疫，法治如前。

【点评】论壬午年干支失位，即生木疫。导致壬午干支失位的原因是：一为上一年（辛巳）厥阴风木司天太过不退位；二为本年阳明燥金已迁在泉正位，因此在泉的阳明与厥阴不能奉和气化；三为上辛下丁相会，本应为木运太过，却因金气胜而克木，使木运反为不及；四为燥金为胜气，木之子火为复气，胜复之气交作；五为壬午相会，应该交司治天，但在下的丁酉不迁正，所以其后三年化为木疠，症状与风疫相同。

假令戊申阳年太过，如丁未天数太过者，虽交得戊申年也，太阴犹尚治天，地已迁正，厥阴在泉，去岁壬戌太阳以退位作右间，即天丁未，地癸亥，故地不奉天化也。丁癸相会，火运太虚，反受水胜，故非太过也。即夷则之管，上太徵不应①。此戊癸失守，其会后三年化疫也，速至庚戌。大小善恶，推疫至之年天数及太一。又只如戊申，如戊至申，且应交司而治天，即下癸亥未得迁正者，即地下壬戌太阳未退位者，见戊癸未合德也，即下癸柔干失刚，见火运小虚也，有小胜，或无复也，后三年化疠，名曰火疠也，治法如前。治之法可寒之泄之。

【点评】论戊申年干支失位，即生火疫。导致戊申年干支失位的原因有：一是受上一年（丁未）太阴湿土司天太过，不退司天之位的影响；二是因本年厥阴风木已迁在泉正位，因此在泉的厥阴风木与未退位的太阴湿土不相奉和气化；三是上丁下癸相会，本应火运太过，却因水气胜而克火，使火运反为不及；四是火运小虚，只有胜气而无复气；五是戊申相会，应该交司治天，但在下的癸亥不迁正。所以其后三年化为火疠。

---

① 夷则之管，太徵不应：明·张介宾："夷则之管，火之律也，上管属阳，太徵也，下管属阴，少徵也。戊不得正，故上之太徵不应。"

黄帝曰：人气不足，天气如虚，人神失守，神光①不聚，邪鬼②干人，致有夭亡，可得闻乎？

岐伯曰：人之五脏，一脏不足，又会③天虚，感邪之至也。人忧愁思虑即伤心，又或遇少阴司天，天数不及，太阴作接间至④，即谓天虚也，此即人气天气同虚也。又遇惊而夺精，汗出于心，因而三虚⑤，神明失守，心为君主之官，神明出焉，神失守位，即神游上丹田⑥，在帝太一帝君泥丸宫⑦下，神既失守，神光不聚，却遇火不及之岁，有黑尸鬼⑧见之，令人暴亡。

【点评】论"三虚"致病。在专论运气变化关系着疫疠发生的基础上，提出在"三虚"之下才能致病的观点，强调了内因的重要性。"人气不足，天气如虚，人神失守"是谓"三虚"。以心为例：忧愁思虑伤心为一虚，少阴司天不及为二虚，再"惊而夺精"是为三虚。三虚和"两虚"致病的精神是一致的，因三虚之中有两虚是人体内在的因素，实际就是天气与人气两个方面。其所以提出"三虚"，重点在于说明"神失守位"的重要性。也可以说"神失守位"是由于"两虚"致病后的严重阶段，而两虚则仅指发病而言。本篇原文的结语"得神者昌，失神者亡"正是这个意思。

《内经》四论"三虚"发病观，《素问·刺法论》之所谓三虚，是指人体正气之虚，司天在泉失守造成的天时之虚，加之汗出脏气受损而虚三者；此节所谓"三虚"是指"人气不足，天气如虚，人神失守"三者；而《灵枢·岁露论》认为"乘年之衰，逢月之空，失

---

① 神光：《黄帝内经素问校注》："或为气功者所见之光。"

② 邪鬼：即病邪。后文"五鬼"，即五种病邪。

③ 会：遇、逢的意思。

④ 太阴作接间至：明·张介宾："少阴司天之年，太阴尚在左间，若少阴不足，则太阴作接者，未当至而至矣。"

⑤ 三虚：即人气之虚，天气虚，心气虚。

⑥ 丹田：道家谓人身脐下三寸为丹田。

⑦ 帝太一帝君泥丸宫：明·张介宾："太乙帝君所居，亦曰泥丸宫，总众神者也。"《黄庭内景经》："脑神精根字泥丸。"可见经义在于强调脑在一身之主宰功能。

⑧ 黑尸鬼：明·张介宾："尸鬼者，魄之阴气，阳脱阴孤，其人必死，故尸鬼见也。"可知尸鬼是人体阴阳离决的危状。

时之和，因为贼风所伤，是谓三虚"，《素问·至真要大论》对此做了明确解释。虽同为"三虚"，前二者强调人身正气与气运变化同是导致发病的重要因素，不过前者又有出汗脏腑受损因素，本篇提出"人神"（神也属正气）作用，均与《灵枢》的观点有别，不可混淆。

人饮食劳倦即伤脾，又或遇太阴司天，天数不及，即少阳作接间至，即谓之虚也，此即人气虚而天气虚也。又遇饮食饱甚，汗出于胃，醉饱行房，汗出于脾，因而三虚，脾神失守。脾为谏议之官，智周出焉①，神既失守，神光失位而不聚也，却遇土不及之年，或己年或甲年失守，或太阴天虚，青尸鬼见之，令人卒亡。

【点评】论脾脏发病。饮食不节、劳倦太过伤脾，又遇太阴湿土司天不及、少阳相火间气接之而至，又因饮食过饱、汗出损伤胃之液，或醉饱之后行房、汗出伤脾之液，脾之神志失守、神光不聚，又遇土运不及之年风疫发病，可致突然死亡。

人久坐湿地，强力入水即伤肾，肾为作强之官，伎巧出焉，因而三虚，肾神失守。神志失位，神光不聚，却遇水不及之年，或辛不会符，或丙年失守，或太阳司天虚，有黄尸鬼至，见之，令人暴亡。

【点评】论肾脏发病。久居湿地或强力劳作伤肾，又遇水运不及之年，或逢太阳寒水司天不及，肾的神志失守、神光不聚，在水运不及之年必有土疫发病，可致突然死亡。

人或恚怒，气逆上而不下，即伤肝也，又遇厥阴司天，天数不及，即少阴作接间至，是谓天虚也，此谓天虚人虚也。又遇疾走恐惧，汗出于肝。肝为将军之官，谋虑出焉，神位失守，神光不聚，又遇木不及年，或丁年不符，或壬年失守，或厥阴司天虚也，有白尸鬼见之，令人暴亡也。

---

① 脾为谏议之官，智周出焉：此说与《素问·灵兰秘典论》不同，将脾与胃功能分而论之，又是一家之言。智周，谓智能周全，考虑全面。

【点评】论肝脏发病。忿怒气逆伤肝，又遇厥阴风木司天之气不及、少阴君火间气接之而至，又因急走恐惧、汗出损伤肝之液，肝的神志失守、神光不聚，在厥阴风木司天不及之年发生金疫，可使人突然死亡。原文脱肺脏发病一节。

已上五失守者，天虚而人虚也，神游①失守其位，即有五尸鬼干人，令人暴亡也，谓之曰尸厥。人犯五神易位，即神光不圆②也，非但尸鬼，即一切邪犯者，皆是神失守位故也。此谓得守者生，失守者死③，得神者昌，失神者亡④。

【点评】"五尸鬼"是强烈疫疠的代称。《刺法论》认为，"谓神移失守，虽在其体，然不致死，或有邪干，故令夭寿"，说明疫疠之气是致人暴亡的重要原因，所以说"五尸鬼干人，令人暴亡也"。

本篇所论总结如下：

1. 论"四时失序，万化不安，变民病也"。强调了气候异常与疫疠发生的关系，这是实践经验的总结。气候与发病的关系，以"化"为中心环节。由于气候异常，必将引起"万化不安"，而"化"失其常，才是疫疠发生的直接原因。五运六气不仅作用于人体，而且作用于万物。"四时失序"，必引起六气异常，若超过了一定限度，即将造成灾变。张仲景在《金匮要略》中曾指出："风气虽能生万物，亦能害万物，如水能浮舟，亦能覆舟。"四时失序的实质是天地阴阳失序，而天人相应，天地包容万物，于是四时阴阳的失序，必将破坏万物及人体的阴阳动态平衡，这本身就会发生病变。

---

① 神游：明·张介宾："神游者，神气虽游，未离于身，尚不即死，若脉绝身冷，口中涎塞，舌短卵缩，则无及矣，否则速救可苏也。"

② 神光不圆：指五脏神明运转不达。与上文"神光不聚"义近，亦可从气功师所见的光解之。

③ 得守者生，失守者死：明·张介宾："得守则神全，失守则神散。神全则灵明圆聚，故生。神散则魂魄分离，故死。"

④ 得神者昌，失神者亡：明·张介宾："阳气为神，阳盛则神全，阴气为鬼，阳衰则鬼见。阴阳合气，命之曰人。其生在阳，其死在阴，故曰得神者昌，得其阳也。失神者亡，失其阳也。"

2. 论神明失守与发病。本篇结合运气学说，强调神明的重要作用。文中把五神易位作为内因来认识，在内因的基础上，再逢运气不及，两虚相得，于是发生疾病。这一原理是《内经》发病学说的基本观念，也不忽视疫气的重要条件，"五尸鬼干人，令人暴亡"即是例证。

3. 论"上丹田"与"泥丸宫"。经文提到的"上丹田""泥丸宫"均指脑，"丹田""泥丸"均系道家语。并称其谓"太一帝君"，可见对脑的重视，突出神与脑的关系。"神位失守"是言神不守于心，可知神之位在心。五神总统于心分属于五脏，"神位失守"当然也就必然影响了心。而具体表现在脑的失常，所以说"神失守位，即神游上丹田"。

4. 论得神者昌，失神者亡。"得神者昌，失神者亡"语，还见于《素问·移精变气论》。此处所论之"神"有广义之神和狭义之神的内涵，但以后者为主。"神"是以人体内的精气作为物质基础的，是人体内脏气血盛衰的外在征象，通过人的形态动静、面部表情、眼神变化、语言气息，甚至脉搏、舌象等方面表现出来。医生诊断疾病，可通过上述表现，观察神的存亡，即可判断正气的盛衰、疾病的轻重、预后之吉凶。故《灵枢·天年》有"失神者死，得神则生"之论。

5. 关于《刺法论》《本病论》两遗篇。两篇在王冰之前已亡，故王冰次注时只存篇目并"遗篇"二字标注。现存两篇内容，在宋朝林亿等校正医书之前已经发现，林亿等曾谓之"详此二篇，亡在王注之前。按《病能论》篇末王冰注云：世本既缺第七二篇，谓此二篇也。而今世有《素问》亡篇及《昭明隐旨论》，以谓此三篇，仍托名王冰为注，辞理鄙陋，无足取者"，对此前人多予持否定。但由于二篇所涉内容均与运气理论有关，从某种意义言之，是对"运气七篇"的补充，是讲论运气理论时不可或缺的重要文献，这也是此次收录于本书的理由。

至真要大论①篇第七十四

黄帝问曰：五气②交合，盈虚更作，余知之矣。六气分治，司天地者③，其至何如？

岐伯再拜对曰：明乎哉问也！天地之大纪④，人神之通应⑤也。

【点评】论"天地之大纪，人神之通应"。"神"是用阴阳概念所表达的自然界客观事物固有规律，此即"阴阳者，天地之道也……神明之府也"（《素问·阴阳应象大论》）以及"阴阳莫测谓之神"（《素问·天元纪大论》）的现代表达，"人神之通应"是《内经》"天人相应"在本篇的体现，意谓人与自然的阴阳变化规律相通相应，是人体生命发生、存在的必需条件，"人以天地之气生，四时之法成"（《素问·宝命全形论》），"天食人以五气，地食人以五味"（《素问·六节藏象论》）即是最明确的讲述。仔细推究，人与天地间存在着天人同源（同源于气）、天人同道（规律、节律同步）、天人同构（表现在一元结构－气结构、二元结构－阴阳结构、三元结构－三阴三阳结构、四元结构－四象结构、五元结构－五行结构）、天人同化（人身气化出自天地气运变化之中并受其影响）。所以，人体各组织器官的生命活动，都不能离开自然，因此必须适应自然（运气）的变化。无论是生理状态下的气血循行、津液代谢、脏腑阴阳之气的消长变化，还是病理状态下的脉象、气色、相关症状，无不受到自然界气运活动的影响。因而在临证诊治疾病必须以整体观

---

① 至真要大论：至，极的意思。真，精深、精微。要，为切要、重要、纲要之意。"至真要"言其所论极为精微而重要。本篇详细阐述了五运六气之司天、在泉、胜复、主客为病的临床表现，以及治疗原则、用药规律、制方大法等，将运气理论落实到了临床诊治之中，具有重要的指导意义，诚如张志聪所说："此篇论六气司天，六气在泉，有正化，有胜复，有主客，有邪胜。至真者，谓司天在泉之精气，乃天一之真元。要者，谓司岁备物以平治其民病，无伤无地之至真，乃养生之至要也。"故名。

② 五气：五运之气。

③ 六气分治，司天地者：指风寒湿热燥火六气，分期主治，司天在泉各当其位。

④ 天地之大纪：天地运动变化的基本规律。即司天在泉之气的变化规律。

⑤ 人神之通应：是说人体生命活动与天地变化规律相适应。人神，指人的生命活动。

念为指导，谨候气宜，无失病机，并且要强调进行锻形炼神的养生之道，以增强人体对自然的适应能力。本篇所论述的整体观念全部内容就是"人神之通应"的具体体现。

帝曰：愿闻上合昭昭，下合冥冥①奈何？

岐伯曰：此道之所主，工之所疑②也。

【点评】论"天地之大纪，人神之通应"。各个年份，由于气运相合，岁运总是太过不及交替（"盈虚更作"）出现，加之与岁气的同化关系，就会有各种气候的变异状态，即所谓"有余而往，不足随之。不足而往，有余从之"（《素问·天元纪大论》）之意。点出本篇论述运气相合之主旨。

"天地之大纪，人神之通应"强调了人与天地相应的道理，这是古人在长期生产、生活，以及与疾病做斗争的实践体验中总结和升华而来的，务必在临床实践中要完全理解和娴熟地应用，这就突出了学习运气理论是为了服务于医药学实践。

帝曰：愿闻其道也。岐伯曰：厥阴司天，其化以风；少阴司天，其化以热；太阴司天，其化以湿；少阳司天，其化以火；阳明司天，其化以燥；太阳司天，其化以寒。

【点评】论六气标本关系。风寒暑湿燥火六气为本（事物的本质、本体），三阴三阳为标记气候变化的标象、标记，分别是：厥阴—风气，少阴—火气（热），太阴—湿气，少阳—相火（暑气），阳明—燥气，太阳—寒气。

以所临脏位，命其病者也③。

---

① 上合昭昭，下合冥冥：指人类的生存与天地变化相通应。合，相应。昭，明亮。天高而悬日月星辰，故曰昭昭。冥，幽暗。地深而变化不测，故谓冥冥。

② 道之所主，工之所疑：清·张志聪："道之所生，其生唯一，工不知其要，则流散无穷，故多疑也。"

③ 以所临脏位，命其病者也：谓根据六气下临所应之脏器，确定疾病之所在。临，来临、降临。脏位，乃主运所配属的五脏部位。

［点评］ 论六气变化对人体脏腑的影响。自然界六气变化影响着人体相对应的脏腑活动，六气异常就会引起相关内脏发生与气候变化相应的病证，据此可以进行脏腑病证定位。这是《内经》认知病证的重要思维方法之一，在辨证论治中的定位、定性以及疾病的命名依据，遵循季节气候变化及其特点是重要依据之一，因为人体病证表现与季节气候特征关系密切，尤其是外感疾病更是如此，只要认真把握六气变化特点，就不难对外感病证特点的分析和定性。

帝曰：地化①奈何？

岐伯曰：司天同候，间气皆然。

帝曰：间气何谓？

岐伯曰：司左右者，是谓间气也。

帝曰：何以异之？

岐伯曰：主岁者纪岁，间气者纪步也②。

［点评］ 论"主岁者纪岁，间气者纪步"。这是解释每年主岁之气（即司天、在泉之气）左右四间气主一年的气化。其中，司天之气主上半年气化，在泉之气主下半年气化，岁气就指这二者，影响全年气候，故称为"主岁者纪岁"。四步间气分别只主一步之气化（每步六十日又八十七刻半），故曰"间气者纪步"。

帝曰：善。岁主奈何？

岐伯曰：厥阴司天为风化③，在泉为酸化，司气④为苍化，间气为动化。

少阴司天为热化，在泉为苦化，不司气化，居气为灼化⑤。

---

① 地化：指在泉之气所产生的变化。

② 主岁者纪岁，间气者纪步也：明·张介宾："主岁者岁纪，司天主岁半之前，在泉主岁半之后也。间气者纪步，岁有六步，每步各主六十日八十七刻半也。"司天、在泉都是主岁之气，司天、在泉的左右间气分别各主一步。

③ 风化：指厥阴司天之气，气候从风而生化。

④ 司气：每一运分别主管一年的气候。明·张介宾："司气，言五运之气也。"

⑤ 不司气化，居气为灼化：六气中有君火、相火两者，在五运中则只有一火。六气分主五运，尚多一火，即唐·王冰所谓"君不主运"，故曰"不司气化""居气为灼化"。

太阴司天为湿化，在泉为甘化，司气为黅化，间气为柔化。

少阳司天为火化，在泉为苦化，司气为丹化，间气为明化。

阳明司天为燥化，在泉为辛化，司气为素化，间气为清化。

太阳司天为寒化，在泉为咸化，司气为玄化，间气为藏化。

故治病者，必明六化分治，五味五色所生，五脏所宜，乃可以言盈虚病生之绪也。

【点评】论"六化分治"。"六化分治"是在论述六气主时及其特点基础上，为了服务于生命科学知识，就从"六化分治，五味五色所生，五脏所宜，乃可以言盈虚病生之绪"的角度，论述六气所主气候变化化对药食的五味、五色的影响，便于后文所说的"司岁备物"，调理五脏的偏颇以及治疗五脏的相关病证。所以张介宾总结说："凡治病者，必求其本，六化是也；必察其形，五色是也；必分其主治，五味是也；必辨其宜否，五脏是也。明此数者，而后知孰为气之盛，孰为气之衰，乃可以言盈虚病生之端绪，而治之无失矣"（《类经·运气类》）。

帝曰：厥阴在泉而酸化先，余知之矣。风化之行也何如？

岐伯曰：风行于地，所谓本也①，余气同法。本乎天者，天之气也；本乎地者，地之气也②。天地合气，六节分而万物化生矣③。

【点评】继续论述六气的标本关系，六气为本即"所谓本也，是谓六元"（《素问·六元正纪大论》）。无论是司天之气及其统管的初、二、三之气，还是在泉之气及其统管的四、五、终之气，其标本关系皆如是。全年万物的化生过程无不受到岁气六步影响，故曰"六节分而万物化生矣"。

---

① 风行于地，所谓本也：指厥阴风木司天之气，风气流行于大地，这是该年气化、物候变化及疾病发生的本源。本，本源。

② 本乎天者……地之气也：指六气司天时，气候、物候变化以司天之气为本源。六气在泉时，气候及物候变化就以在泉之气为本源。

③ 天地合气，六节分而万物化生矣：谓司天之气和在泉之气相互作用，影响一年六步气候变化，一年六步之气分别主司各时节的气候，万物也就因此而产生相应变化。六节分，指六步六气的分化。

故曰，谨候气宜，无失病机①。此之谓也。

【点评】强调临床医生在分析病机时务必认真对待自然气候变化及其对疾病，包括发病、病理过程、临床表现、疾病传变、预后转归、治法的选择、药物性味选择及配伍、刺灸手法及腧穴、针刺深浅等都要认真给予联系。这既是"谨候气宜，无失病机"的重点意涵，也是本篇的核心理念。

帝曰：其主病②何如？

岐伯曰：司岁备物，则无遗主矣③。

帝曰：先岁物④何也？

岐伯曰：天地之专精⑤也。

帝曰：司气者何如？

岐伯曰：司气者主岁同，然有余不足也⑥。

帝曰：非司岁物何谓也？

岐伯曰：散也，故质同而异等也。气味有薄厚，性用有躁静，治保⑦有多少，力化⑧有浅深，此之谓也。

帝曰：岁主脏害⑨何谓？

岐伯曰：以所不胜命之⑩，则其要也。

---

① 谨候气宜，无失病机：明·马莳："故本乎天而化者，由于司天之气，本乎地而化者，由于司地之气，此在天地为气宜，而在人身为病机，必谨候之而可以治病矣。"

② 主病：清·张志聪："谓主治病之药物。"

③ 司岁备物，则无遗主矣：是说按照司岁之气，收备药物，就不会有遗漏了。明·张介宾："天地之气，每岁各有所司，因司气以备药物，则主病者无遗矣。"

④ 先岁物：谓医生为了有效地治疗疾病，必须预先准备高效优质的药物以备急需。岁物，即当年应时产生的有效药物。

⑤ 天地之专精：谓按照岁气所采备的药物，其气味纯厚。

⑥ 司气者主岁同……不足也：谓岁运与岁气属性相同时，对药物所产生的作用相同，但岁运太过与不及对药物性用产生的影响不同。主岁，即岁气，指司天、在泉之气。

⑦ 治保：指药物对人体调养的作用。

⑧ 力化：药力在体内所产生的药理作用。

⑨ 岁主脏害：谓气候的异常变化，可引起相应脏腑的病理改变。

⑩ 所不胜命之：金、木、土、水、火，相为胜制，受制则不胜，不胜则病，故以所不胜之脏的病证命名。

帝曰：治之奈何？

岐伯曰：上淫于下①，所胜平之②，外淫于内③，所胜治之。

【点评】1. 论"主病"。"主病，谓治主病之药物"（《素问集注》）。此节讨论了季节气候、药物与疾病治疗的关系，也是对"谨候气宜，无失病机"观点的展开论述。

2. 论"司岁备物"。所谓"司岁备物"，是"言采药之岁"（王冰注），药物的质量与采择的年份、季节关系十分密切，也强调了药物的生长以及其有效成分的蓄积深受地域、年份、季节气候变化的影响，因此要根据不同年份气候变化特点采集应时的药物，治疗相关脏腑不同性质的病证，才能收到应有的临床疗效，即所谓"天地之气，每岁各有所司，因司气以备药物，则主病者无遗矣。如厥阴司岁则备酸物……太阳司岁则备咸物，所谓岁物也，岁物备则五味之用全矣"（《类经·运气类》）。认为气候因素影响药物品质，因而强调"司岁备物"。

3. 论"天地之专精"。这是回答为何要"司岁备物"。因为"岁物"是当年应时而生的药物（或食物），秉受了当年的岁运、岁气所给予的完备之精华，因而其品质最优、药理效应最佳，故要"司岁备物"。

4. 论"质同异等"。司岁所备之物为"天地之精专"，而"非司岁物"，品质较差，药理作用弱，因此，所用药物的品名虽同，由于品质的差异而治疗效能却不同。司岁之物，气味厚，性能佳，治保良，力化专，药效优；"非司岁物"，气味淡，效能差，治保弱，力化散，药效低。"此即质同异等之谓，盖司气者与不司气者，其有不同如此"（《类经·运气类》）。

5. 论"岁主脏害"。是指当年岁气（司天之气、在泉之气）如果偏盛，就会对与之相应的脏腑造成相应的伤害，专论岁气发病规律。如果五脏与六气的五行属性不相合而属于"所不胜"者，则相关

---

① 上淫于下：司天之气淫胜伤人的发病情况。

② 所胜平之：根据司天之气淫胜进行治疗。

③ 外淫于内：在泉之气淫胜的发病情况。

脏腑就会受到伤害而发病，如岁气为风木偏盛则易生脾胃病证，"木为土之所不胜"，木胜乘土是其原理。强调气候变化与脏腑疾病的关系，总结出了"岁主脏害"规律，提出了治以"所胜"的用药原则。

帝曰：善。平气①何如？
岐伯曰：谨察阴阳所在而调之，以平为期，正者正治，反者反治②。

【点评】论五运有太过、不及与平气。太过之运，治当抑其胜气，以扶其不胜；不及之运，治当制所不胜之气，以扶其不及。总宜调和阴阳，使其平也。若岁气不平，治之之法，则"上淫于下，所胜平之，外淫于内，所胜治之"。就是说，司天之气，淫胜其在下之运气，当以所胜平之。如少商金运，而火热上临，宜平以咸寒，佐以苦甘。在泉之气，淫胜其在内之五运，当以所胜治之。如少宫土运，而风木外淫，宜治以辛凉，佐以苦甘。

平气之运，治当谨察阴阳所在而调之，便是"正者正治，反者反治"，达到"以平为期"，使人体阴阳恢复新的平衡协调状态。故凡发生病变，总为阴阳失调。治之补泻，无不在调和阴阳，使"阴平阳秘"，才可"精神乃治"。

帝曰：夫子言察阴阳所在而调之，论言人迎与寸口相应，若引绳小大齐等，命曰平。阴之所在寸口何如？
岐伯曰：视岁南北③，可知之矣。
帝曰：愿卒闻之。
岐伯曰：北政之岁，少阴在泉，则寸口不应；厥阴在泉，则右不应；太阴在泉，则左不应。南政之岁，少阴司天，则寸口不应；厥阴司天，则右不应；太阴司天，则左不应。诸不应者，反其诊④则见矣。

---

① 平气：气候变化既非太过，亦非不及，完全正常。
② 正者正治，反者反治：谓疾病的症状与病机的性质一致时用正治法治疗，疾病证状与病机性质相反时用反治法治疗。
③ 视岁南北：要根据南政、北政的不同，判断岁运、岁气。南北，即下文之南政、北政。
④ 反其诊：就是尺寸倒候。一说：谓复其手而诊。

帝曰：尺候何如？

岐伯曰：北政之岁，三阴在下，则寸不应；三阴在上，则尺不应。南政之岁，三阴在下，则寸不应；三阴在泉，则尺不应。左右同。故曰，知其要者，一言而终；不知其要，流散无穷，此之谓也。

【点评】论南北政之年人迎与寸口脉象的变化，以及据此辨阴阳盛衰病机与证候。

1. 论南北政之年人体人迎、寸口脉象变化关系。由于不同年份有不同岁气及其表现的不同气候，从而影响着人体生理、病理变化，这些变化可以从人迎、寸口脉象表现于外，临床可依据此分析相关病证。此即《内经》运用广泛的"人迎寸口二部合参诊脉方法"，《灵枢·四时气》说："人迎以候阳，寸口以候阴。"人迎脉主阳经病证，寸口脉主阴经病证，正常之人，上部的人迎阳脉，下部的寸口阴脉，阴阳平衡，则二脉齐等。正如《灵枢·禁服》所述："寸口主中，人迎主外。两者相应，俱往俱来，若引绳大小齐等。春夏人迎微大，秋冬寸口微大，如是者，名曰平人。"如果阴阳失调，偏盛偏衰，亦必然反映于人迎、寸口之脉。阳盛则人迎独大，阴盛则寸口独大，再结合二脉四时之常变，就可诊得阴阳盛衰之所在。《灵枢·经脉》中记载："大肠手阳明经盛者，人迎大三倍于寸口。虚者，人迎反小于寸口也"；"脾足太阴经盛者，寸口大三倍于人迎，虚者，寸口反小于人迎也。"这些理论和经验对临床诊断颇有参考价值。

此处落实"谨察阴阳所在而调之"，是指疾病的发生与气候变化无明显关系时，就要依据人迎、寸口脉象变化予以判断。正常状态下"人迎与寸口相应，若引绳小大齐等"，如若人迎脉盛于寸口，就属于腑病，寸口脉盛于人迎脉，则是脏病。既体现脉象诊法的意义，也提示临床诊病不必完全拘泥于凭借气候。

2. 南政与北政。何谓南政、何谓北政，《内经》未有明言，后世众说不一，考诸众言，观点有四：一是任应秋认为"所谓'政'即指司天、在泉居于南纬或居于北纬的主令。子、丑、寅、卯等为天体的十二宫，所谓'移光定位'，即由日光移易所在，南北位次便随之而定。如日光在亥、子、丑、寅、卯、辰任何一宫均为南政；在巳、午、未、申、酉、戌任何一宫则为北政；二是张介宾认为"五运以土为尊，故唯甲己土运为南政，其他皆北政也"；三是张志聪以为"五运之中，戊癸化火，以戊癸年为南政"，其他年份为北政；四是以太过之年为南政，以不及之年为北政。似以第一说为得。

帝曰：善。天地之气，内淫而病何如？

【点评】论司天、在泉之气偏盛可以有不同的气化特点，从而引起人体发生与此性质一致的各种外感病证及其不同方法、不同药物组方的治疗。

岐伯曰：岁厥阴在泉，风淫所胜，则地气不明，平野昧①，草乃早秀。民病洒洒振寒，善伸数欠，心痛支满，两胁里急，饮食不下，膈咽不通，食则呕，腹胀善噫，得后与气，则快然如衰，身体皆重。岁少阴在泉，热淫所胜，则焰浮川泽，阴处反明。民病腹中常鸣，气上冲胸，喘不能久立，寒热皮肤痛，目瞑齿痛颐②肿，恶寒发热如虐，少腹中痛腹大，蛰虫不藏③。

岁太阴在泉，草乃早荣，湿淫所胜，则埃昏岩谷，黄反见黑④，至阴之交⑤。民病饮积，心痛，耳聋浑浑焞焞⑥，嗌肿喉痹，阴病血见，少腹痛肿，不得小便，病冲头痛，目似脱，项似拔，腰似折，髀不可以回⑦，腘如结，腨如别。

岁少阳在泉，火淫所胜，则焰明郊野，寒热更至。民病注泄赤白，少腹痛，溺赤，甚则血便。少阴同候⑧。

---

① 平野昧：四野昏暗不清。

② 颐(zhuō 拙)：颧骨。

③ 蛰虫不藏：冬眠的虫当藏而不藏。《类经》将此句移于"阴处反明"句下，义胜可取。

④ 黄反见黑：谓土色反见于北方水色之处。

⑤ 至阴之交：湿土之气交合的现象，即指土色见于水位，为与至阴之气色交合。

⑥ 浑浑焞焞(tūn 吞)：形容耳中嗡嗡作响、听力不清。浑，浊貌。浑浑，不清貌。焞焞，声音洪大貌。这里形容耳中嗡嗡作响。

⑦ 髀不可以回：髀骨疼痛不能环转。

⑧ 少阴同候：所见的其余病候相同于少阴在泉的年岁。

岁阳明在泉，燥淫所胜，则雾雾清瞑①。民病喜呕，呕有苦，善太息，心胁痛不能反侧，甚则嗌干面尘，身无膏泽，足外反热。

岁太阳在泉，寒淫所胜，则凝肃惨栗②。民病少腹控睾③，引腰脊，上冲心痛，血见，嗌痛颔肿。

【点评】论六气在泉淫胜所致物候变化及病变规律。原文中列举了三阴三阳六气在泉淫胜所致的自然物候变化现象，以及内淫人体所产生的病变情况，其总的规律是：厥阴在泉，风淫所胜；少阴在泉，热淫所胜；太阴在泉，湿淫所胜；少阳在泉，火淫所胜；阳明在泉，燥淫所胜；太阳在泉，寒淫所胜。其自然变化现象，以及病变情况，均以此为准。

六气标本中气关系表

在泉之气淫胜	厥阴	君火	太阴	相火	阳明	寒水
淫胜邪气	风邪	热邪	湿邪	暑邪	燥邪	寒邪
损伤所胜之脏	脾胃	肺	肾	肺	肝胆	心

帝曰：善。治之奈何？

岐伯曰：诸气在泉，风淫于内，治以辛凉，佐以苦，以甘缓之，以辛散之；

热淫于内，治以咸寒，佐以甘苦，以酸收之，以苦发之；

湿淫于内，治以苦热，佐以酸淡，以苦燥之，以淡泄之；

火淫于内，治以咸冷，佐以苦辛，以酸收之，以苦发之；

燥淫于内，治以苦温，佐以甘辛，以苦下之；

寒淫于内，治以甘热，佐以苦辛，以咸泻之，以辛润之，以苦坚之。

【点评】论六气在泉内淫而病的治法。

其一，风邪淫盛，临证多见有震颤、抽搐、麻木、瘙痒、游走

---

① 雾（méng 蒙）雾清瞑：阳明在泉之年，下半年气候偏凉，天气阴暗。《尔雅·释天》："天气下，地不应曰雾，地气发，天不应曰雾。"

② 凝肃惨栗：寒气凝结，万物静肃。惨栗，寒意很盛。

③ 控睾：疼痛牵引睾丸。

性疼痛等症。治疗时宜用辛凉疏风之品，佐以苦甘之药治疗。过于辛，恐反伤其气，故佐以苦甘，苦胜辛，甘益气也（《类经》解释为"佐以苦甘"）。木性急，故以甘缓之，风邪胜，故以辛散之。此即"肝苦急，急食甘以缓之。肝欲散，急食辛以散之，此之谓也"（《素问·脏气法时论》）之意，后世治疗温热病初起常用的著名方剂银翘散据此意立方。

其二，少阴君火在泉之时，邪热淫胜体内，多见发热面赤、目红肿、躁狂、疮疡、口渴饮冷、尿短赤、大便干、出血等病，用咸寒之品治之，味咸的药物可以降火，性寒之品可清热。外感火热病者，宜用咸寒药物清热降火。热邪有升散之性，感之则有汗出，出汗即会伤津，又能耗气，故用酸味之药以收敛之。同时，酸甘之味能化阴津。可见，"热淫于内"的病证治用咸、寒、甘、苦、酸诸药是最佳的配伍，能迅速清除体内之热，即"热为火气，水能制之，故宜治以咸寒，佐以甘苦，甘胜咸，所以防咸之过也。苦能泄，所以去热之实也。热盛于经而不敛者，以酸收之，热郁于内而不解者，以苦发之"（《类经·运气类》）。

其三，太阴湿土在泉之时，湿气淫胜，伤犯人体，临证多表现为浮肿、痰饮、泻泄、痢疾、带下病、黄疸、头身困重等病证。治疗时用味苦性热的药物以燥其湿，如苍术、蛇床子、藿香、砂仁、草蔻等药，用酸淡的药物以收敛、缓肝、泻肝，如临床对里急后重、腹痛下痢病的治疗，除了用黄连、黄芩、苦参等味苦燥湿药以外，多配伍芍药等味酸药治疗即是其例。"淡"，淡渗利湿之品均可利尿，使湿有去路。湿证的治疗，一则"燥"之，一则"渗"泄之，是谓至治。故有"湿为土气，燥能除之，故治以苦热。酸从木化，制土者也，故佐以酸淡。以苦燥之者，苦从火化也；以淡泄之者，淡能利窍也。《素问·脏气法时论》曰：脾苦湿，急食苦以燥之，即此之谓"（《类经·运气类》）。

其四，当少阳相火在泉之时，下半年气温偏高，常易发生火热淫胜于内的病证。火胜之病，多见身热、面赤、目红肿、耳肿痛流脓、口干口苦、咽喉肿痛、心烦躁扰、谵语狂妄、小便短赤、尿血、疮疡痈疽等。可用黄芩、黄连、大黄、金银花、地丁、蒲公英、鱼腥草等寒凉之药以泻其热，直折火势。咸味之品亦可泻热，同时咸味之药，五行属性为水，水可制火。火为阳邪，其性升散，感之则多有汗出而耗气伤阴，故用味酸之物，一则收敛气机、汗孔，防此津泄气耗，二则亦可生津以补充已损之津液。苦味药物能清泻里热，直折火势，故曰"以苦发之"。当"火淫于内"，人体内火热炽盛，为了使热邪得以迅速制止，特别是热郁肌表，出汗较少的情况下，必须在咸寒清热，苦寒泄火的同时，用辛味之药发汗解表，以求表里双解，这就是《素问·生气通天论》所谓的"体若燔炭，汗出而散"之义，也是此处"佐以苦辛"中所用"辛"味的经旨所在。故曰"相火，畏火也，故宜治以咸冷，苦能泄火，辛能散火，故用以为佐；以酸收之，以苦发之，义与上文热淫治同"（《类经·运气类》）。

其五，阳明燥金在泉之时，燥气流行，空气中相对湿度小，"燥胜则干""诸涩枯涸，干劲皴揭，皆属于燥"。燥之为病，有口干咽燥、皮肤干燥皴裂、大便干结、尿少等，加之燥邪极易伤肺，而有干咳少痰无痰，鼻腔干燥等症。燥邪致病中的凉燥伤人，其气偏于寒凉，故用温药治之。若为温燥伤人，则用味苦泄热药治之。甘味中的甘寒甘润之品生津以缓其燥所致的津伤；"辛"品中的辛温以治凉燥，辛凉以治温燥。"以苦下之"者，谓用苦寒泻热之品以除其燥热所致之肠中燥结。

其六，太阳寒水在泉之时，寒乃大行，气温低下，异常严寒，人体极易感寒而发病。寒性凝滞，澄澈清冷，伤人阳气，所以"寒淫于内"，可见肢体冷痛，恶寒，口淡不渴，肌肤手足逆冷，小便清长，大便溏薄或泻泄等。治疗用药时，首先选用味甘性热之药，如肉桂、干姜、附子等。"佐以苦辛"，苦能燥湿，辛能散寒。由于"诸寒收引，皆属于肾"，寒邪伤肾，水湿泛滥，故用"甘热"的同时，用苦味药物燥湿，"咸"味能入肾，与"甘热"之品配合，加强温肾利水之功。"以辛润之"的"润"，非滋润之"润"，实乃通过"辛"散其寒，达到"温"肾之用，与《素问·脏气法时论》的"肾苦燥，急食辛以润之，开腠理，致津液，通气也"义同，通过"辛"散，达到疏通卫气运行之道，有利于肾精的敛藏和布散。"以苦坚之""坚"，指坚固肾脏的闭藏作用，湿邪去则肾功能恢复，自然能完成正常的坚敛闭藏功能。故有"寒为水气，土能制水，热能胜寒，故治以甘热，甘从土化，热从火化也。佐以苦辛等义，如《素问·脏气法时论》曰：肾苦燥，急食辛以润之；肾欲坚，急食苦以坚之，用苦补之，咸写之也"(《类经·运气类》)之注。

帝曰：善。天气之变①何如？

岐伯曰：厥阴司天，风淫所胜，则太虚埃昏，云物以扰，寒生春气，流水不冰②。民病胃脘当心而痛，上支两胁，鬲咽不通，饮食不下，舌本强，食则呕，冷泄腹胀，溏泄瘕水闭，蛰虫不去，病本于脾。冲阳③绝，死不治。

少阴司天，热淫所胜，怫热至，火行其政。民病胸中烦热，嗌干，右胠满，皮肤痛，寒热咳喘，大雨且至④，唾血血泄，鼽衄嚏呕，溺色变，甚则疮疡胕肿，肩背臂臑及缺盆中痛，心痛肺䐜，腹大满，膨膨而喘咳，病本于肺。尺泽绝，死不治⑤。

太阴司天，湿淫所胜，则沉阴且布，雨变枯槁。胕肿骨痛阴痹，阴痹者按之不得，腰脊头项痛，时眩，大便难，阴气不用，饥不欲食，咳唾则有血，心如悬，病本于肾。太溪绝，死不治⑥。

少阳司天，火淫所胜，则温气流行，金政不平。民病头痛，发热恶寒而疟，热上皮肤痛，色变黄赤，传而为水，身面胕肿，腹满仰息，泄注赤白，疮疡咳唾血，烦心胸中热，甚则鼽衄，病本于肺。天府绝，死不治⑦。

---

① 天气之变：司天之气淫胜所致的病变。

② 流水不冰：冬天气候反而温热，流动的水不结冰。《类经》将"蛰虫不去"移于句下，义胜。

③ 冲阳：穴名。

④ 大雨且至：少阴司天之年，土气当令时有大雨降下。此句《类经》移至"火行其政"句下，义胜。

⑤ 尺泽绝，死不治：尺泽，穴名。明·张介宾："尺泽，手太阴肺脉也，在肘内廉大文中动脉应手。金不胜火，则脉气竭而尺泽绝，死不治。"

⑥ 太溪绝，死不治：太溪，穴名。明·张介宾："太溪，足少阴肾脉也。在足内踝后跟上动脉应手。水不胜土，故肾气竭而太溪绝，故死不治。"

⑦ 天府绝，死不治：明·张介宾："天府，手太阴肺脉也，在臂内廉，腋下三寸动脉应手。金不胜火，则肺气竭而天府绝，故死不治。"

阳明司天，燥淫所胜，则木乃晚荣，草乃晚生，筋骨内变，民病左胠胁痛，寒清于中，感而疟，大凉革候，咳，腹中鸣，注泄鹜溏，名木敛，生菀于下，草焦上首①，心胁暴痛，不可反侧，嗌干面尘，腰痛，丈夫癞疝，妇人少腹痛，目眛眦，疡疮痤痈，蛰虫来见②，病本于肝。太冲③绝，死不治。

太阳司天，寒淫所胜，则寒气反至，水且冰，血变于中，发为痈疡，民病厥心痛，呕血、血泄、鼽衄，善悲，时眩仆。运火炎烈，雨暴乃雹④，胸腹满，手热肘挛掖肿⑤，心澹澹大动⑥，胸胁胃脘不安，面赤目黄，善噫嗌干，甚则色炲，渴而欲饮，病本于心。神门⑦绝，死不治。所谓动气，知其脏也⑧。

【点评】论六气司天淫胜所致物候变化及病变。六气司天与六气在泉，具体变化各有差异，然其淫胜所致物候变化及病变规律则基本一致。临床表现从略。归纳如表：

六气标本中气关系表

司天之气淫胜	厥阴	少阴	太阴	相火	阳明	太阳
司天之气淫胜所致六淫邪气	风	热	湿	火	燥	寒
六淫伤及所胜之脏	脾	肺	肾	肺	肝	心

帝曰：善。治之奈何？

---

① 名木敛……草焦上首：谓（大凉革候——大凉之气，变更其湿润生育的气候）树木生发之气被抑制而郁伏于下，草梢出现焦枯。《类经》将"大凉革候……蛰虫来见"等句移至"筋骨内变"句下，义胜，从之。

② 蛰虫来见：这四字与本节文义不属，疑为衍文。但明·张介宾曰："然阳明金气在上，则少阴火气在下，故蛰虫来见也。"可参。

③ 太冲：穴名。

④ 运火炎烈，雨暴乃雹：谓太阳司天之年，适逢火运太过，水火相争，就会有暴雨或冰雹等反常气候。《类经》将此二句移于"水且冰"句下，义胜，从之。

⑤ 掖肿：掖，即"腋"。冲，别本作"肿"，王冰注语并作"肿"。掖冲，即腋肿。

⑥ 心澹澹大动：心悸怔忡，悸动不安貌。

⑦ 神门：穴名。

⑧ 所谓动气，知其脏也：谓临证时要根据五脏经脉的动脉搏动状况，来判断相关脏腑的生理、病理及预后。

岐伯曰：司天之气，风淫所胜，平①以辛凉，佐以苦甘，以甘缓之，以酸泻之；

热淫所胜，平以咸寒，佐以苦甘，以酸收之；

湿淫所胜，平以苦热，佐以酸辛，以苦燥之，以淡泄之；

湿上甚而热②，治以苦温，佐以甘辛，以汗为故而止；

火淫所胜，平以酸冷，佐以苦甘，以酸收之，以苦发之，以酸复之；热淫同。

燥淫所胜，平以苦湿③，佐以酸辛，以苦下之；

寒淫所胜，平以辛热，佐以甘苦，以咸泻之。

【点评】论六气司天淫胜而病的治法，与六气在泉内淫而病的治法基本相似，间或略有不同处。

其一，厥阴风木司天，风气流行，风邪淫胜伤人致病的治疗方法与"厥阴风木在泉"义同。"平以辛凉"，指用味辛性寒凉之药，疏风清热，使风热外袭之疾，一从表解，一从内清。"佐以苦甘"，苦味能增强泻热作用。风木太盛，肝气偏旺而乘脾土，故以甘味和其中，益其脾，"无令得受肝之邪"。"以甘缓之"，甘多缓中补虚，一则缓和风木对脾胃之乘袭，二则缓和风药，防止疏散太过。至于"以酸泻"者，指对风邪偏盛之证，多因风性升散，易损肌表之卫阳，故用酸味药配合。由于辛味药有疏肝作用，如果疏泄太过，易使肝气偏亢，亦为异常，故此时用酸味收敛之品，收敛肝气，防止疏泄太过。对肝脏来说，疏泄为顺，收敛则逆其特性，故曰"以酸泻之"。《素问·脏气法时论》之论与此相同。故临床上对风病、肝病之属于风热者，在治疗上不论是司天之气或在泉之风气偏盛，都应治以辛凉。如果风气过胜，肝气过亢时，则又当配以酸味药物，如白芍、五味子等以收敛其偏亢之肝气，使肝的作用得以恢复。

其二，少阴君火司天，热气流行，"热淫所胜"，伤人致病的治法与"少阴君火在泉"相同。"平以咸寒"者，主要指温热之邪伤人

---

① 平：与上文六气在泉病变治疗用药规律中的"治"义同，即治疗。为了区别六气司天与六气在泉的治疗用药之殊，故《新校正》释之曰："在泉曰治，司天曰平。"则其义也。

② 湿上甚而热：明·张介宾："谓湿郁于上而成热也。"

③ 湿：《新校正》："按上文'燥淫于内，治以苦温'。此云'苦湿'者，'湿'当为'温'。"

肌表而有表热证者，运用辛凉解除表热的桑菊饮、银翘散之类以除之。对里热炽盛者，用黄芩、黄连、大黄等性寒泻火之品以清里热；味咸者属于水，水克火，故用咸味助水除热。"佐以苦甘"，药中之甘寒者，能滋阴生津，缘火热邪气为阳邪，最易伤人阴津，故用甘寒之味生津养阴。对于温热之病，"存得一分津液，便保得一分生机"，所用味甘者，义在于此。药中之甘温者能益人正气，热性升散，既能伤津，又可耗气，所以在热病伴有短气乏力者，可佐用甘温之味。酸能收敛，对热病病人发热汗出伤阴耗气时，自当用酸味药物收敛之，同时，可借"酸甘化阴"之力，救其伤阴之虞。

其三，太阴湿土司天，湿乃大行，湿气淫胜伤人致病的治疗用药，法同"太阴湿土在泉"。"平以苦热"者，用苦味温性之药以燥其湿，如苍术者是，若为湿热者，可用黄连、黄柏、白头翁等以燥湿清热。"佐以酸辛"者，酸味属木，入肝，木胜土，故酸味能胜湿邪，此亦木克土在五味相胜理论中的体现。辛能发散，尤其对于表湿者，防风、羌活等可用之，以发汗排泄。"以苦燥之"，苦味能燥湿，湿热者用苦寒之品；寒湿者，用苦温燥之。"以淡泄之"，淡味药能利尿除湿，如茯苓、猪苓、扁豆、薏苡仁、车前草、冬瓜皮等皆属之。

原文又说："湿上甚而热，治以苦温，佐以甘辛，以汗为故而止"。是指人体上半身感受湿邪的用药法度，可用"苦温"治之，佐以辛甘发散之品以发其汗，到浮肿消退为止，《金匮要略》所说的"诸有水者，腰以下肿，当利小便；腰以上肿，当发汗乃愈"的治疗大法即据此旨。为何六气皆不言此而唯"湿淫于内"作此补充之论呢？因为《内经》认为湿为阴邪，易袭阴位，如"伤于湿者，下先受之"（《素问·太阴阳明论》），"身半以下者，湿中之也"（《灵枢·邪气脏腑病形》），"清湿则伤下""清湿袭虚，则病起于下"（《灵枢·百病始生》），可见，湿邪伤下是一般规律，而"湿上甚"者虽非绝无仅有之例，但不属邪气伤人的常例，故此处独言而特示之。

其四，少阳相火司天，暑乃大行，上半年气温偏高，夏季天气炎热暑酷，火邪淫胜伤人的治疗用药，其法与"少阴君火司天"基本相同，故此处曰"热淫同"。用酸冷之品清热泻火，以清里热。味酸者既可收敛大暑炎热之势，又可酸甘化阴，滋补热盛所伤之阴津，同时又能敛汗敛气。"因于暑，汗"（《素问·生气通天论》），"炅则气泄"（《素问·举痛论》），说明暑热所伤，其人汗多，既可伤津，又能耗气，故当用酸收之。苦能泻火，可治火邪内郁之疾。故有"此与在泉热淫治同。盖水能胜火，故平以咸冷，苦能泻火之实，甘能缓火之急，故佐以苦甘。火盛而散越者，以酸收之，火郁而伏留者，以苦发之。然以发去火，未免伤气，故又当以酸复之。而火热二气同治也"（《类经·运气类》）之注。

其五，阳明燥金司天，燥气大行，燥气淫胜伤人致病的治疗用药，法同"阳明燥金在泉"。燥性干涩，易伤津液，易伤肺致病。所谓"平以苦温"者，是针对凉燥而设，燥为次寒，虽然有温燥致病，但凉燥者为多，故用苦温以散其凉燥。"佐以酸辛"者，辛味能发散，有利于燥邪所致肺之宣发失常的恢复。辛能宣散肺气，用味酸之品，一则敛收之以防辛散太过，二则酸甘化阴，以助燥胜所伤之阴津。"苦"寒能清泻，可除温燥；"苦"温以除凉燥。可结合"阳明燥金在泉"之"燥淫于内"的用药法度。

其六，太阳寒水司天，寒乃大行，上半年气温偏低，"寒淫所胜"，伤人致病的治疗用药，法同"太阳寒水在泉"。"平以辛热"者，寒邪袭表，症见恶寒、发热、无汗、头身疼痛、脉浮紧之表寒证者，方用麻黄汤辛温解表，以发汗解表；若寒邪直犯于胃而致恶寒、脘腹冷痛剧痛、得温减轻、呕吐清水、脉沉紧之胃寒证者，可用良附丸辛热之品，温胃散寒止痛；寒滞肝脉之少腹冷痛，抽引外阴者，用暖肝煎的辛热之品治之。"佐以甘苦"当为"甘热"，以温中散寒。"以咸泻之"者，咸入于肾，以助肾阳驱除寒邪之力，故曰"泻"。理解此处组方法度当与在泉之法相参。

经过比较分析，六气司天、在泉淫胜致病的治法及其临床组方药物的性味基本一致。

帝曰：善。邪气反胜[1]，治之奈何？

---

[1] 邪气反胜：谓司天、在泉之气被其所不胜之气侵害而为病。如厥阴司天，反被其所不胜之金气（清气）所淫胜，发生病变。

岐伯曰：风司于地①，清反胜之②，治以酸温，佐以苦甘，以辛平之；

热司于地，寒反胜之，治以甘热，佐以苦辛，以咸平之；

湿司于地，热反胜之，治以苦冷，佐以咸甘，以苦平之；

火司于地，寒反胜之，治以甘热，佐以苦辛，以咸平之；

燥司于地，热反胜之，治以平寒，佐以苦甘，以酸平之，以和为利；

寒司于地，热反胜之，治以咸冷，佐以甘辛，以苦平之。

帝曰：其司天邪胜③何如？

岐伯曰：风化于天④，清反胜之，治以酸温，佐以甘苦；

热化于天，寒反胜之，治以甘温，佐以苦酸辛；

湿化于天，热反胜之，治以苦寒，佐以苦酸；

火化于天，寒反胜之，治以甘热，佐以苦辛；

燥化于天，热反胜之，治以辛寒，佐以苦甘；

寒化于天，热反胜之，治以咸冷，佐以苦辛。

【点评】1. 论邪气反胜而病的治法。"邪气反胜"是指司天、在泉之气，受所不胜之气的侵犯。如风司于地，即厥阴在泉，或风化于天，即厥阴司天，清反胜之，为金克木。如张介宾所释："反胜者，以天地气有不足，则间气乘虚为邪，而反胜之也。"

2. 论邪气反胜而病，与本气淫胜而病的治法不同。本气淫胜而病，治之重在克制（平治）本气；而邪气反胜为病，既要制其反胜之气，又要防止本气偏亢。如"风司于地，清反胜之，治以酸温（酸以入肝，温以胜清），佐以苦甘，以辛平之（用辛防止风木之本气偏亢）。"六气反胜气候所致病证的组方用药参照六气司天、六气在泉淫胜所致病证的组方治法。

---

① 风司于地：谓厥阴风木在泉，下半年风气偏盛。余类此。

② 清反胜之：谓厥阴在泉之年，有时金之清凉之气反胜，所以会有干燥偏凉的反常气候。

③ 其司天邪胜：谓与司天之气的性质相反的气候成为致病邪气。

④ 风化于天：即风气（厥气）司天。以下"热化于天"等仿此。

帝曰：六气相胜①奈何？

岐伯曰：厥阴之胜，耳鸣头眩，愦愦②欲吐，胃鬲如寒，大风数举，倮虫不滋，胠胁气并，化而为热，小便黄赤，胃脘当心而痛，上支两胁，肠鸣飧泄，少腹痛，注下赤白，甚则呕吐，鬲咽不通。

少阴之胜，心下热善饥，脐下反动，气游三焦，炎暑至，木乃津，草乃萎，呕逆，躁烦，腹满痛，溏泄，传为赤沃③。

太阴之胜，火气内郁，疮疡于中，流散于外，病在胠胁，甚则心痛热格④，头痛，喉痹，项强，独胜则湿气内郁，寒迫下焦，痛留顶⑤，互引眉间，胃满。雨数至，燥化乃见⑥，少腹满，腰脽重强，内不便，善注泄，足下温，头重，足胫胕肿，饮发于中，胕肿于上。

少阳之胜，热客于胃，烦心、心痛，目赤，欲呕，呕酸、善饥，耳痛，溺赤，善惊谵妄，暴热消烁，草萎水涸，介虫乃屈，少腹痛，下沃赤白。

阳明之胜，清发于中，左胠胁痛，溏泄，内为嗌塞，外发癫疝，大凉肃杀，华英改容，毛虫乃殃，胸中不便，嗌塞而咳。

太阳之胜，凝溧且至，非时水冰，羽乃后化。痔疟发，寒厥入胃，则内生心痛，阴中乃疡，隐曲不利⑦，互引阴股，筋肉拘苛，血脉凝泣，络满色变，或为血泄，皮肤否肿，腹满食减，热反上行，头项囟顶脑户中痛，目如脱，寒入下焦，传为濡泻。

【点评】论六气之胜的发病规律及其表现。胜气，就是偏胜的气候，各个年度的司天、在泉之气都是胜气，但在特殊情况下也会不受上述规定的约束而出现与岁气不相应的偏胜之气。胜气的发生可以根据司天、在泉的规律进行预测，但必须依据当年、当时具体的

① 相胜：六气互有强弱，相互乘虚而为病也，如曰相胜。

② 愦愦：烦乱貌。

③ 传为赤沃：腹部胀满，溏泄之病日久，转化为下血赤痢之类病证。传，音义同"转"。

④ 热格：指热邪格阻于上。

⑤ 痛留顶：清·于鬯："按留字于义可疑，或当囟字之形误。痛囟顶，犹下文言头项囟顶脑户中痛也。"

⑥ 雨数至，燥化乃见：频繁地下雨过后，又连续少雨干燥。

⑦ 阴中乃疡，隐曲不利：太阳经络肾属膀胱，故为阴部因患疮疡而小便不利。

气象变化而不可拘执。

就其致病规律而言，一是直接伤害五行属性一致的脏腑，如"厥阴之胜"，风邪为患，伤及肝木而有"耳鸣头眩"等症；二是遵循"制其所胜"之脏腑，脾胃为肝木之所胜，故有"胃膈如寒……胃脘当心而痛"之症。其余者类此。

此处"寒厥"是指厥逆之寒邪，非《素问·厥论》之"寒厥"证。"阴中乃疡"指阴部生疮、溃烂。

帝曰：治之奈何？

岐伯曰：厥阴之胜，治以甘清，佐以苦辛，以酸泻之；

少阴之胜，治以辛寒，佐以苦咸，以甘泻之；

太阴之胜，治以咸热，佐以辛甘，以苦泻之；

少阳之胜，治以辛寒，佐以甘咸，以甘泻之；

阳明之胜，治以酸温，佐以辛甘，以苦泄之；

太阳之胜，治以甘热①，佐以辛酸，以咸泻之。

【点评】论"六气相胜"而病的治疗药物配组方法，与六气司天、在泉淫胜致病的药物组配稍有区别。

帝曰：六气之复何如？

岐伯曰：悉乎哉问也！厥阴之复，少腹坚满，里急暴痛②，偃木飞沙，倮虫不荣。厥心痛，汗发呕吐，饮食不入，入而复出，筋骨掉眩清厥，甚则入脾，食痹而吐。冲阳绝，死不治。

少阴之复，燠热③内作，烦躁，鼽嚏，少腹绞痛。火见燔熻，嗌燥，分注时止④，气动于左，上行于右，咳，皮肤痛，暴喑，心痛，郁冒不知人，乃洒淅恶寒，振栗谵妄，寒已而热，渴而欲饮，少气，骨痿，隔肠不便，外为浮肿，哕噫，赤气后化⑤，流水不冰，热气大行，介虫不

---

① 治以甘热：《新校正》："详此为治，皆先泻其不胜，而后泻其来胜。独太阳之胜，治以甘热为异。疑'甘'字，'苦'之误也。若云治以苦热，则六胜之治皆一贯也。"

② 里急暴痛：小腹拘急疼痛。

③ 燠热：即郁热。

④ 分注时止：二便失调之状。

⑤ 赤气后化：火气之行令推迟。

复，病痱胗①疮疡，痈疽痤痔，甚则入肺，咳而鼻渊。天府绝，死不治。

太阴之复，湿变乃举，体重中满，食饮不化，阴气上厥，胸中不便，饮发于中，咳喘有声。大雨时行，鳞见于陆②。头顶痛重，而掉瘈尤甚，呕而密默③，唾吐清液，甚则入肾，窍泻无度④。太溪绝，死不治。

少阳之复，大热将至，枯燥燔爇，介虫乃耗。惊瘈咳衄，心热烦躁，便数憎风，厥气上行，面如浮埃，目乃瞤瘈，火气内发，上为口糜呕逆，血溢血泄，发而为疟，恶寒鼓栗，寒极反热，嗌络焦槁，渴引水浆，色变黄赤，少气脉萎，化而为水，传为胕肿，甚则入肺，咳而血泄。尺泽绝，死不治。

阳明之复，清气大举，森木苍干，毛虫乃厉。病生胠胁，气归于左，善太息，甚则心痛否满，腹胀而泄，呕苦，咳，哕，烦心，病在鬲中，头痛，甚则入肝，惊骇，筋挛。太冲绝，死不治。

太阳之复，厥气上行，水凝雨冰，羽虫乃死，心胃生寒，胸膈不利，心痛否满，头痛善悲，时眩仆，食减，腰脽反痛，屈伸不便，地裂冰坚，阳光不治，少腹控睾，引腰脊，上冲心，唾出清水，及为哕噫，甚则入心，善忘善悲。神门绝，死不治。

【点评】论复气。复气，即报复之气。复气是自然界自身矫正偏胜之气而形成的另一种不同性质的偏胜之气，所以复气也是一种胜气。无论是胜气还是复气，只要其属性相同，其所表现的气象、气候、物候、物化、致病规律（即所病脏腑、临床表现），乃至调治所用药物性味的组配均基本相似。

复气的发生因素复杂，其致病时既有与之属性相同的脏腑受病，也有因"制其所胜"而致相关脏腑发病，如"太阳之复"寒气偏胜，除有肾系疾病（如"腰脽反痛，屈伸不便……少腹控睾，引腰脊"），还有所胜之脏心系病证（如"心痛否满……上冲心，唾出清水，及为哕噫，甚则入心，善忘善悲"），也有"侮所不胜"之脏腑

---

① 胗：通"疹"。
② 鳞见于陆：雨水暴发，鱼类出现于陆地。鳞，借指鱼类。
③ 密默：清·张志聪："密默者，欲闭户牖独居。"
④ 窍泻无度：明·张介宾："窍泻无度，以肾开窍于二便，而门户不要也。"

脾胃的病证(如"心胃生寒，胸膈不利……食减")等。

此处六论复气"死不治"，皆为复气所致脏腑病证出现"其所不胜"之脏的动脉已绝即为死症，如"厥阴之复"，肝气偏胜，肝木乘脾，足阳明胃经的冲阳脉动绝，预后不良；再如"太阳之复"，寒气盛，肾脏受病，累及其"所胜之脏"心系，故见手少阴心经的神门脉动绝，也是死症。

帝曰：善。治之奈何？

岐伯曰：厥阴之复，治以酸寒，佐以甘辛，以酸泻之，以甘缓之；少阴之复，治以咸寒，佐以苦辛，以甘泻之，以酸收之，辛苦发之，以咸耎之；太阴之复，治以苦热，佐以酸辛，以苦泻之、燥之、泄之；少阳之复，治以咸冷，佐以苦辛，以咸耎之，以酸收之，辛苦发之。发不远热①，无犯温凉；少阴同法。阳明之复，治以辛温，佐以苦甘，以苦泄之，以苦下之，以酸补之；太阳之复，治以咸热，佐以甘辛，以苦坚之。

治诸胜复，寒者热之，热者寒之，温者清之，清者温之，散者收之，抑者散之，燥者润之，急者缓之，坚者耎之，脆者坚之，衰者补之，强者泻之，各安其气，必清必静，则病气衰去，归其所宗②，此治之大体也。

【点评】此处论复气致病的治疗，遵循了"上淫于下，所胜平之，外淫于内，所胜治之"的原则和"寒者热之，热者寒之……衰者补之，强者泻之"12种具体方法，其临床组方用药的性味组配原则与胜气致病治疗基本相似。

帝曰：善。气之上下③何谓也？

岐伯曰：身半以上，其气三④矣，天之分也，天气主之；身半以下，

---

① 发不远热：运用解表方法时，可以不避热气主时的季节。《新校正》："按《天元正纪大论》：'发表不远热'。"
② 归其所宗：人体各种功能恢复到正常的状态。宗，归属之义。
③ 气之上下：风、寒、暑、湿、燥、火六气分别有司天和在泉。
④ 其气三：身半以上之"其气三"，指初之气至三之气，为司天所主。

其气三①矣，地之分也，地气主之。以名命气，以气命处②，而言其病。半，所谓天枢也③。

故上胜而下俱病者，以地名之④；下胜而上俱病者，以天名之⑤。所谓胜至，报气屈伏而未发也⑥，复至则不以天地异名，皆如复气为法也。

【点评】论"人身之上下，以应天地之上下"。自然界气候运行的特点是天气下降，地气上升，阴升阳降，浑为一体，人居天地气交之中，故人身之上下，以应天地之上下。其实人体内部的气化功能的基本形式亦是阴阳升降出入，如心火下降以温肾水，而肾水上济以滋心火等。本篇以天枢分身半以上为阳，身半以下为阴的观点与"腰以上者为阳，腰以下者为阴"（《灵枢·阴阳系日月》）之意相同。张仲景将这一观念用于指导临床实践，提出"诸有水者，腰以下肿，当利小便，腰以上肿，当发汗乃愈"（《金匮要略·水气病脉证并治》），就将腰以上肿判定为阳水，当用辛散发汗之阳药宣散水气；腰以下肿判定为阴水，当用通利小便泄渗之阴药以利水而治疗的临床运用。至于"身半以上，其气三矣，天之分也，天气主之；身半以下，其气三矣，地之分也，地气主之。以名命气，以气命处，而言其病"，此段论述不可机械看待，因身半以上，阳中有阴，不为天气独主；身半以下，阴中有阳，亦不为地气独主，而应结合人体气机升降出入的具体病机相论。

帝曰：胜复之动，时有常乎？气有必乎？
岐伯曰：时有常位，而气无必也⑦。
帝曰：愿闻其道也。

---

① 其气三：指四之气至终之气，为在泉所主。在泉也主三步气位，故亦曰"其气三"。
② 以名命气，以气命处：用三阴三阳对六气进行命名，风为厥阴，热为少阴，湿为太阴，暑为少阳，燥为阳明，寒为太阳。根据六气顺序，确定其六步气位。
③ 半，所谓天枢也：一年之半是阴阳升降的枢纽。人身亦同。
④ 以地名之：以地气在泉之名来命名人身受病之脏。
⑤ 以天名之：以天气司天之名来命名人身受病之脏。
⑥ 报气屈伏而未发：报复之气还没有产生作用。报气，复气。
⑦ 时有常位，而气无必也：风、寒、暑、湿、燥、火六气分主六步，各有所主时间，但作为胜气出现，却没有固定时间。

岐伯曰：初气终三气，天气主之，胜之常也；四气尽终气，地气主之，复之常也。有胜则复，无胜则否①。

帝曰：善。复已而胜何如？

岐伯曰：胜至则复，无常数也，衰乃止耳。复已而胜，不复则害，此伤生也。

帝曰：复而反病何也？

岐伯曰：居非其位，不相得也②。大复其胜，则主胜之，故反病也，所谓火燥热也③。

帝曰：治之何如？

岐伯曰：夫气之胜也，微者随之，甚者制之；气之复也，和者平之，暴者夺之。皆随胜气，安其屈伏，无问其数，以平为期，此其道也。

【点评】其一，不复则害，复而反病。有胜无复，则胜气亢烈无制肆淫为害，谓之不复则害。复而反病，谓复气来报，与主气不和，居非其位，则客主之气不相得而大复其胜，主气胜而乘之，复气不敌，主气反胜而为病。比如：少阳、少阴在泉，少阳火也，少阴热也，以客之火气，而居主之太阳寒水之位，火气大复，则水主胜之，复而反病。又如阳明司天，阳明燥金也，以客之金气，而居主之少阳相火之位，金气大复，则火主胜之，亦复反病。

其二，客主之气，有胜而无复。"有胜则复，无胜则否"，此乃对客气而言。而客主之气之间，有胜则无复也，但有顺逆之分。曰"主胜逆，客胜从"。张介宾认为："客气动而变，主气静而常，气强则胜，时去则已，故但以盛衰相胜而无复也。"

其三，胜复之气无规律。所谓"时有常位，而气无必也。"就是说四时六气有一定的常位，而胜复之气的有无，并不是一定的。张志聪云："木火土金水，四时定有位，而胜复之气，不随所主之本位而发，故气不可必也。"

---

① 有胜则复，无胜则否：谓有胜气就一定有复气，没有胜气出现，也就不会有复气发生。

② 居非其位，不相得也：谓复气的产生没有固定时间，就可能与六气主位不一致。

③ 火燥热也：谓少阴君火热气和少阳相火暑气在泉时，火热为胜气。火胜克金，燥为复气。"有胜则复"，所以火燥热。

其四，胜气和复气致病的治疗。"皆随胜气，安其屈伏，无问其数，以平为期。"比如，微者顺其气以调之，甚者制其所畏，和者平调其微邪，暴者泻以强胜。

帝曰：善。客主之胜复奈何？

岐伯曰：客主之气，胜而无复也。

帝曰：其逆从何如？

岐伯曰：主胜逆，客胜从，天之道也。

帝曰：其生病何如？

岐伯曰：厥阴司天，客胜则耳鸣掉眩，甚则咳；主胜则胸胁痛，舌难以言。

少阴司天，客胜则鼽嚏，颈项强，肩背瞀热，头痛，少气，发热，耳聋，目瞑，甚则胕肿，血溢，疮疡，咳喘；主胜则心热烦躁，甚则胁痛支满。

太阴司天，客胜则首面胕肿，呼吸气喘；主胜则胸腹满，食已而瞀。

少阳司天，客胜则丹胗外发，乃为丹熛疮疡，呕逆，喉痹，头痛，嗌肿，耳聋，血溢，内为瘛疭；主胜则胸满，咳仰息，甚而有血，手热。

阳明司天，清复内余①，则咳衄，嗌塞，心鬲中热，咳不止而白血②出者死。

太阳司天，客胜则胸中不利，出清涕，感寒则咳；主胜则喉嗌中鸣。

厥阴在泉，客胜则大关节不利，内为痉强拘瘛，外为不便；主胜则筋骨繇并③，腰腹时痛。

少阴在泉，客胜则腰痛，尻股膝髀腨胻足病，瞀热以酸，胕肿不能久立，溲便变；主胜则厥气上行，心痛发热，鬲中，众痹皆作，发于胠胁，魄汗不藏，四逆而起。

---

① 清复内余：谓阳明燥金司天，受主气制约郁于内而不能外达。

② 白血：肺在色为白，所以肺部出血称为白血。

③ 繇并：形容筋骨振摇强直，关节挛急不利。繇，通"摇"。并，挛缩。

太阴在泉，客胜则足痿下重，便溲不时，湿客下焦，发而濡泻，及为肿、隐曲之疾；主胜则寒气逆满，食饮不下，甚则为疝。

少阳在泉，客胜则腰腹痛而反恶寒，甚则下白、溺白①；主胜则热反上行而客于心，心痛，发热，格中而呕。少阴同候。

阳明在泉，客胜则清气动下，少腹坚满而数便泻；主胜则腰重，腹痛，少腹生寒，下为鹜溏，则寒厥于肠，上冲胸中，甚则喘不能久立。

太阳在泉，寒复内余②，则腰尻痛，屈伸不利，股胫足膝中痛。

帝曰：善。治之奈何？

岐伯曰：高者抑之，下者举之，有余折之，不足补之，佐以所利，和以所宜，必安其主客，适其寒温，同者逆之，异者从之③。

帝曰：治寒以热，治热以寒，气相得者逆之，不相得者从之，余以知之矣。其于正味④何如？

岐伯曰：木位之主⑤，其泻以酸，其补以辛；火位之主，其泻以甘，其补以咸；土位之主，其泻以苦，其补以甘；金位之主，其泻以辛，其补以酸；水位之主，其泻以咸，其补以苦。

厥阴之客，以辛补之，以酸泻之，以甘缓之；

少阴之客，以咸补之，以甘泻之，以咸收之；

太阴之客，以甘补之，以苦泻之，以甘缓之；

少阳之客，以咸补之，以甘泻之，以咸耎之；

阳明之客，以酸补之，以辛泻之，以苦泄之；

太阳之客，以苦补之，以咸泻之，以苦坚之，以辛润之，开发腠理，致津液、通气也。

---

① 下白、溺白：大便白色或小便色白浑浊。

② 寒复内余：丑未年太阳在泉，以寒水之客而加于金水之主，则为水居水位，无主客之胜的分别，故不说主胜或客胜，而统以寒复内余概之。

③ 同者逆之，异者从之：客气、主气相同而发病时，可用逆治（即正治）法治疗，客、主之气不同时发病，可用从治，或从客气发病规律而治，或从主气发病规律而治。

④ 正味：五行气化所生的五味各有所入，也即"五味入胃，各归所喜攻"，这种五味与五脏之间的不同亲和关系，分别称作五脏（或五气）的正味。

⑤ 木位之主：即由于厥阴主气所胜者。位当初之气，在春分前六十一日。位，指主气六步之位也。木位，即初之气厥阴风木之位。余仿此。

【点评】论主气、客气胜复变化的致病规律及其治疗组方的性味组配方法。

1. 主客意涵。"客"之客气，也称"岁气"，即在天的三阴三阳之气，因其客居不定，与主气之固定不变有别，所以称为"客气"。客气和主气一样，也分为风木、相火（暑气）、君火（热气）、湿土、燥金、寒水六种。客气运行六步的次序是先三阴，后三阳，按一（一阴一阳）、二（二阴二阳）、三（三阴三阳）为序运行。具体次序是：一厥阴风木，二少阴君火，三太阴湿土，四少阳相火，五阳明燥金，六太阳寒水。司天之气与在泉之气的位置及阴阳之气的多少均是相对应的，可以根据司天之气来确定在泉之气。一阴司天，则一阳在泉；二阴司天，则二阳在泉；三阴司天，则三阳在泉。反之亦然。也就是说，子午少阴君火与卯酉阳明燥金，丑未太阴湿土与辰戌太阳寒水，寅申少阳相火与巳亥厥阴风木，均两两相对，互为司天在泉。客气六步，除司天、在泉外，其余的初之气、二之气、四之气和五之气，统称间气。间气位于司天、在泉的左右，而有司天左间右间和在泉左间右间的不同。司天左右间气的确立面北而定左右。司天的左间，位于主气的四之气上，右间位于主气的二之气上。在泉左右间气的确立面南而定左右。在泉的左间位于主气的初之气上，右间位于主气的五之气上。

2. 主客胜复。客气胜复变化。胜，指胜气，偏胜之气。复指报复之气。客气的胜复变化指客气有所胜则有所复。有一分胜气，便有一分复气，复气的多少及轻重由胜气的轻重来决定。即司天的上半年若有超常的胜气发生，则下半年可发生相反的复气以克制之，如上半年热气偏胜，下半年即有寒气克制。有胜有复为常，有胜无复则亢而为害。

3. 主客胜复的致病规律。因气胜而致与之属性相同的脏腑发病外，还可"制其所胜而侮所不胜"，故可有其他脏腑受累而罹病，如巳亥厥阴风木司天淫胜，不但有肝胆系统病证，还有"胸胁痛，舌难言"心系病证，也有木火刑金之"咳嗽"；再如寅申之岁，少阳相火司天，风热内胜，肝心肺脏受病，火胜刑金，病人会有胸满，咳，仰息，出血诸症等。

4. 六气主胜、客胜致病的治法。

（1）对证治法。"高者抑之，下者举之，有余折之，不足补之"。即上冲的抑之使其降，陷下的举之使其升；有余者泻其实，不足者补其虚。

（2）异同治法。"同者逆之，异者从之"。张介宾认为："客主同气者，可逆而治也。异者从之，客主异气者，或从于客，或从于主。""从多从少，观其事也"，总宜"必安其客主"。

（3）正味治法。五行气化所生的五味各有所入，各有专主。如"木位之主，其泻以酸，其补以辛"，辛可以增强肝的疏泄作用，故曰补，即顺其气者为补；酸可以收敛肝的疏泄作用，故曰泻，即逆其气者为泻。余位类推如下：木，泻酸补辛；火，泻甘补咸；土，泻苦补甘；金，泻辛补酸；水，泻咸补苦。在临床上，阳痿、遗精、早泄病人，用壮阳补肾药不奏效者，多由阴虚火旺所致。宜用大补阴丸，或知柏地黄丸之类治之。此即水位之主，其泻以咸，其补以苦治法的具体运用。

帝曰：善。愿闻阴阳之三①也何谓？

岐伯曰：气有多少，异用也。

帝曰：阳明何谓也？

岐伯曰：两阳合明②也。

帝曰：厥阴何也？

岐伯曰：两阴交尽③也。

【点评】之所以分为三阴三阳，是因为"气有多少，异用也"。阴阳之分，各有盛衰，盛者气多，衰者气少。《素问·天元纪大论》云："阴阳之气，各有多少，故曰三阴三阳也。"以此划分，厥阴为一阴，少阴为二阴，太阴为三阴。少阳为一阳，阳明为二阳，太阳为三阳。数各不同，气亦有异。

---

① 阴阳之三：即阴阳各分为三。

② 两阳合明：少阳和太阳之间为阳明所在部位。

③ 两阴交尽：阴气以太阴为最盛，少阴次之，至厥阴阴气最少，故厥阴曰两阴交尽。

帝曰：气有多少，病有盛衰，治有缓急，方有大小，愿闻其约①奈何？

岐伯曰：气有高下，病有远近，证有中外，治有轻重，适其至所②为故也。

《大要》曰：君一臣二，奇之制③也；君二臣四，偶之制也；君二臣三，奇之制也；君二臣六，偶之制也。

故曰：近者奇之，远者偶之；汗者不以奇，下者不以偶；补上治上制以缓，补下治下制以急。急则气味厚，缓则气味薄。适其至所，此之谓也。病所远，而中道气味之者④，食而过之，无越其制度也。

是故平气之道，近而奇偶，制小其服也；远而奇偶，制大其服也。大则数少，小则数多。多则九之，少则二之。奇之不去，则偶之，是谓重方。偶之不去，则反佐以取之⑤。所谓寒热温凉，反从其病也。

【点评】论制方法度。由于气有多少，病有盛衰，故治法有缓急轻重，处方有奇偶大小，总以适其病至之所为要。

1. 奇偶制方。主病之谓君，佐君之谓臣，应臣之谓使，"君一臣二，奇之制也；君二臣四，偶之制也"。即后世所谓"复方"。奇者阳数，偶者阴数，如张介宾所说："正不止于品数之奇偶，而实以发明方制之义耳。"

本篇后文又说："君一臣二，制之小也；君一臣三佐五，制之中也；君一臣三佐九，制之大也"。乃是以"所治为主，适大小为制"。后世认为凡药味多，组方复杂的为"大方"，用于治疗复杂或严重的疾病；药味少，组方简单的为"中方"或"小方"，用于治疗单纯或轻浅的疾病。

2. 缓急(轻重)制方。"补上治上制以缓""缓则气味薄"，上为

---

① 约：要约，引申为规律。

② 适其至所：使治疗能有效地作用于病变的部位。

③ 奇之制：即奇方。下文"偶之制"即偶方。

④ 病所远，而中道气味之者：谓病变部位深远的病，在服药后药力未达病位时，其药效中途就已产生了作用。

⑤ 反佐以取之：谓在用寒药治疗热证时可用少量热药反佐配伍，热药治疗寒证时可用少量寒药仅作配伍。

阳，轻清味薄升上而治上。"补下治下制以急""急则气味厚"，下为阴，重浊味厚沉下而治下。

3. 反佐制方。经用通常制方法度(奇偶、缓急制方)组方治疗而病不愈者，则反佐以取之。谓以寒药中反佐热药以治热证，以热药中反佐凉药以治寒证。此类病证多为阴阳交错，寒热格拒，病情复杂之属。后世的"白通加猪胆汁汤""左金丸"等，就是反佐制方的例子。或以热药凉服，寒药温服，皆是反佐变通之用。正如《素问·五常政大论》所谓："治热以寒，温而行之；治寒以热，凉而行之。"盖欲因其势而利导之。这即是"所谓寒热温凉，反从其病也"之义。

帝曰：善。病生于本①，余知之矣。生于标②者，治之奈何？
岐伯曰：病反其本，得标之病，治反其本，得标之方。

【点评】论标本治方。制方有一定的法度，而治病则需明标本。只有明乎病生于本或生于标，才能"可以言一，而知百病之害"，所以本篇又从辨证求因的角度，并紧扣气候变化，论述了百病之生于本或生于标和中气及其治法。

"病反其本，得标之病，治反其本，得标之方。"就是说，病有标本，生于本者，生于风寒湿热燥火；生于标者，生于三阴三阳之气。如太阳为诸阳之首，而本于寒水。又若病本寒反得太阳之热化，谓病反其本，得标之病，治宜反用凉药以治热，谓治反其本，得标之方。余仿此类推。故治病必求其本，求本即可以治标。

帝曰：善。六气之胜，何以候之？
岐伯曰：乘其至也。清气大来，燥之胜也，风木受邪，肝病生焉；
热气大来，火之胜也，金燥受邪，肺病生焉；
寒气大来，水之胜也，火热受邪，心病生焉；
湿气大来，土之胜也，寒水受邪，肾病生焉；

---

① 本：根本。指风寒热湿燥火六气。六气是物化发生的根本，也是疾病发生的根源，所以谓之"本"。

② 标：标象，效应。此处指三阴三阳。

风气大来，木之胜也，土湿受邪，脾病生焉。所谓感邪而生病也。
乘年之虚①，则邪甚也；失时之和②，亦邪甚也。遇月之空③，亦邪
甚也。重感于邪，则病危矣。有胜之气，其必来复也。

【点评】其一，论六气之胜，所不胜受病。六气淫胜，必须本气
淫胜，候之可知。淫胜之气必伤所胜之气，内应五脏而受病。其所
胜所伤之序，仍合五行生克制化之理。如张志聪说："风寒热湿燥，
在天四时之五气；木火土金水，在地四时之五行。五气之胜五行，
五行而病五脏，是五脏之外合五行。而五行之上呈五气也。"

其二，论"三虚"感邪发病重。乘虚之年，失时之和，遇月之
空，是谓"三虚"，感邪病重。此与《灵枢·岁露》所论之"三虚"发
病"其死暴疾也"的精神一致，与《素问》之《刺法论》《本病论》所论
之"三虚"有别。此处有两点启示：一是"虚邪贼风，避之有时"。
二是"不知三虚，工反为粗"。

帝曰：其脉至何如？

岐伯曰：厥阴之至，其脉弦；少阴之至，其脉钩；太阴之至，其脉
沉；少阳之至，大而浮；阳明之至，短而涩；太阳之至，大而长④。至
而和则平，至而甚则病，至而反者病，至而不至者病，未至而至者病，
阴阳易者危⑤。

【点评】论六脉应六气。六气之胜，内应于脉，如"厥阴之至，
其脉弦"等，六脉之至，总以"至而和则平，至而甚则病，至而反者
病，至而不至者病，未至而至者病，阳阴易者危"为基本规律，可
参《素问·六微旨大论》"而至者和，至而不至，来气不及也；未至
而至，来气有余也"段。关于"阴阳易者危"，正如张志聪所释：
"三阴主时而得阳脉，三阳主时而得阴脉者危。"

---

① 乘年之虚：谓岁气不及，邪气乘侮。
② 失时之和：谓四时主时之气失和。
③ 遇月之空：指月廓空缺之时。
④ 太阳之至，大而长：谓太阳寒水之气偏盛，气候寒冷，脉象沉而有力。
⑤ 阴阳易者危：谓脉象的阴阳变化与季节寒热阴阳不相应，阴阳移易，冬时见阳脉，夏
时见阴脉，多主病情危重、难治。

帝曰：六气标本，所从不同，奈何？

岐伯曰：气有从本者，有从标本者，有不从标本者也。

帝曰：愿卒闻之。

岐伯曰：少阳太阴从本，少阴太阳从本从标，阳明厥阴不从标本从乎中也。故从本者，化①生于本；从标本者，有标本之化；从中者，以中气为化也。

帝曰：脉从而病反者，其诊何如？

岐伯曰：脉至而从，按之不鼓，诸阳皆然。

帝曰：诸阴之反，其脉何如？

岐伯曰：脉至而从，按之鼓甚而盛也。是故百病之起，有生于本者，有生于标者，有生于中气者，有取本而得者，有取标而得者，有取中气而得者，有取标本而得者，有逆取而得者，有从取而得者。逆，正顺也；若顺，逆也②。

故曰：知标与本，用之不殆；明知逆顺，正行无问，此之谓也。不知是者，不足以言诊，足以乱经③。故《大要》曰：粗工嘻嘻④，以为可知，言热未已，寒病复始。同气异形，迷诊乱经，此之谓也。

夫标本之道，要而博，小而大，可以言一而知百病之害。言标与本，易而勿损；察本与标，气可令调。明知胜复，为万民式⑤，天之道毕矣。

【点评】其一，论六气标本，所从不同。六气之中，有从本者，有从标者，有不从标本，从乎中气者。即"少阳太阴从本，少阴太阳从本从标，阳明厥阴不从标本，从乎中也"。可与《素问·六微旨大论》互参。这里的所谓本，系指风寒湿热燥火六气。所谓标，系指三阴三阳。所谓中气，即中见之气，指与之相表里的气。

---

① 化：化生，指物象、气候、疾病发生。此指风、寒、暑、湿、燥、火六气与三阴三阳之标象之间所产生的变化。既可以根据六气而生、变化，也可以顺随三阴三阳变化，还可以顺随中气而变化。

② 逆，正顺也；若顺，逆也：逆治法就是常规治疗，若顺从疾病假象而治就是反治法。

③ 乱经：违反常规治疗。

④ 嘻嘻：形容粗工满足于一知半解之状。明·吴崑："含笑自得貌。"

⑤ 式：模式，准则。

其二，论治病必明标本。"是故百病之起……天之道毕矣。"指出了诊治疾病必明标本的意义。诸病之起，无越标本之化，或生于本，或生于标，或生于中见之气。明辨标本，确知胜复，有的放矢而调气，或用"逆从"而治疾，如此病乃可愈。反之则"不足以言诊"，而"足以乱经"。

其三，论脉症与标本。"脉从而病反者……按之鼓甚而盛也。"脉症相同而病本反异者，宜以脉来应指之力别之，病热脉数（脉症相从），但脉不鼓击于指下，乃寒盛格阳，并非真热。病寒脉迟（脉症相从），而脉来鼓甚应于指下，乃热盛格阴，并非真寒。

帝曰：胜复之变，早晏何如？

岐伯曰：夫所胜者，胜至已病，病已愠愠①，而复已萌也。夫所复者，胜尽而起，得位而甚②，胜有微甚，复有少多，胜和而和，胜虚而虚，天之常也。

帝曰：胜复之作，动不当位，或后时而至，其故何也？

岐伯曰：夫气之生，与其化，衰盛异也。寒暑温凉盛衰之用，其在四维③。故阳之动，始于温，盛于暑；阴之动，始于清，盛于寒。春夏秋冬，各差其分④。故《大要》曰：彼春之暖，为夏之暑；彼秋之忿，为冬之怒。谨按四维，斥候⑤皆归。其终可见，其始可知，此之谓也。

[点评] 论"胜复之作，动不当位"之由。由于寒暑温凉的生化盛衰各异，故胜复之始动，有不应时位者。春夏秋冬，为四时之气，而寒暑温凉之盛衰，在于四维之分。阳之动，必始于温而盛于暑，所谓"彼春之暖，为夏之暑"；阴之动，必始于凉而盛于寒，所谓"彼秋之忿，为冬之怒"。掌握四维（辰、戌、丑、未月）的变化，即可测知胜复之动也。

---

① 愠愠（yùn 运）：疾病蓄积潜伏阶段。愠，通"蕴"，蕴蓄。
② 得位而甚：复气发生在其所主时位，气候变化剧烈，发病就严重。位，时位。
③ 四维：农历三、六、九、十二月。
④ 各差其分：春夏秋冬四维之交，或先或后，胜复变化有早有晚之别。下文"差有数乎？岐伯曰：又凡三十度也"可证。差，差别。分，即下文之"度"。
⑤ 斥候：观察之意。

帝曰：差有数乎？

岐伯曰：又凡三十度①也。

帝曰：其脉应皆何如？

岐伯曰：差同正法，待时而去②也。《脉要》曰：春不沉，夏不弦，冬不涩，秋不数，是谓四塞。沉甚曰病，弦甚曰病，涩甚曰病，数甚曰病，参见曰病，复见曰病，未去而去曰病，去而不去曰病，反者死。故曰：气之相守司也，如权衡之不得相失也。夫阴阳之气，清静则生化治，动则苛疾起③，此之谓也。

【点评】论脉气相应，不应则病。四时之气更变，脉与之内应。气至脉亦至，气去脉亦去，气有差分，脉必相应，不应则病。正常脉象（脉与气相应）即是：春弦（始微沉：冬气交于春）；夏洪（始微弦：春气交于夏）；秋涩（始微数：夏气交于秋）；冬沉（始微涩：秋气交于冬）。如果脉象变化与气候变化不一致，就是病脉，即所谓"脉气不应"。例如：春沉而太过；夏弦而太过；秋数而太过；冬涩而太过；参差而见；去而复见；脉去气先（气未去而脉先去）；脉承气后（气去而脉不去）。假若是阳时见阴脉，或阴时见阳脉，就是脉与四时气候变化完全相反，主病危重，故谓"反者死"。

帝曰：幽明何如？

岐伯曰：两阴交尽，故曰幽；两阳合明，故曰明。幽明之配，寒暑之异也④。

帝曰：分至⑤何如？

岐伯曰：气至之谓至，气分之谓分。至则气同，分则气异，所谓天地之正纪也。

帝曰：夫子言春秋气始于前，冬夏气始于后，余已知之矣。然六气往复，主岁不常也。其补泻奈何？

---

① 三十度：周天一度为一日，三十度即三十日。

② 待时而去：谓随四时气候变化的消失而应时之脉也会消失。

③ 动则苛疾起：谓四时气候变动时，人体就会产生相应的病变。

④ 幽明之配，寒暑之异也：谓因为有四时阴阳的消长进退，才能产生气候的寒热不同。

⑤ 分至：春分与秋分，夏至与冬至。

岐伯曰：上下所主，随其攸利①，正其味，则其要也，左右同法②。《大要》曰：少阳之主，先甘后咸；阳明之主，先辛后酸；太阳之主，先咸后苦；厥阴之主，先酸后辛；少阴之主，先甘后咸；太阴之主，先苦后甘。佐以所利，资以所生，是谓得气。

【点评】论至则气同，分则气异。夏至当三之气之中，暑火相应；冬至当终之气之中，两寒同步。而春分位于初之气与二之气之间，秋分位于四之气与五之气之间（以分热凉、寒温）。所以"至则气同，分则气异。"王冰："冬夏二至是天地气主岁，至其所在也；春秋二分是间气，初、二、四、五四气各分其政于主岁左右也。"

帝曰：善。夫百病之生也，皆生于风寒暑湿燥火，以之化之变③也。经言盛者泻之，虚者补之，余锡以方士④，而方士用之，尚未能十全。余欲令要道⑤必行，桴鼓相应，犹拔刺雪污⑥。工巧神圣⑦，可得闻乎？
岐伯曰：审察病机⑧，无失气宜⑨，此之谓也。

【点评】论掌握病机的重要性。承标本之论后，原文又进一步提出了掌握病机的重要性和病证与病机的归属关系，从而奠定了"审察病机，无失气宜"的辨证大法。
"审察病机，无失气宜"，是本篇辨证之大纲。文中指出，一般医生虽然懂得"百病"多由于六气的变化所致，也知道补虚泻实的治

---

① 上下所主，随其攸利：谓根据司天、在泉之气的发病，采取相应适宜方法治疗。上下，指司天、在泉之气。攸，作"所"解。所利，所宜。
② 左右同法：左右四间气的治法与此相同。左右，指左右四间气。
③ 之化之变：风、寒、暑、湿、燥、火六气的化生和变化。
④ 锡以方士：锡，通"赐"。方士，医生。
⑤ 要道：医学中重要的理论与技术。
⑥ 雪污：比喻治疗疾病，祛除病邪。雪，这里用作动词，意为洗除、治疗。污，原本作"汗"，诸本作污，喻病邪。
⑦ 工巧神圣：指医生诊治疾病的高明技术。《难经·六十一难》："望而知之谓之神，闻而知之谓之圣，问而知之谓之工，切而知之谓之巧。"
⑧ 病机：疾病发生发展变化的机理。
⑨ 气宜：六气主时之所宜。

则，但治病"未能十全"，其原因就是没有掌握病机。医生治病，必须细察疾病变化的关键所在（"审察病机"），同时还要结合气候变化去立法制方（"无失气宜"），才能得到满意的效果。可见掌握病机是非常重要的。

帝曰：愿闻病机何如？

岐伯曰：诸①风掉眩，皆属于肝；诸寒收引，皆属于肾；诸气膹郁，皆属于肺；诸湿肿满，皆属于脾；诸热瞀瘛，皆属于火；诸痛痒疮，皆属于心。诸厥固泄，皆属于下；诸痿喘呕，皆属于上；诸禁鼓栗，如丧神守，皆属于火；诸痉项强，皆属于湿；诸逆冲上，皆属于火；诸胀腹大，皆属于热；诸躁狂越，皆属于火；诸暴强直，皆属于风；诸病有声，鼓之如鼓，皆属于热；诸病胕肿，疼酸惊骇，皆属于火；诸转反戾，水液浑浊，皆属于热；诸病水液，澄澈清冷，皆属于寒；诸呕吐酸，暴注下迫，皆属于热。

【点评】论病机。

其一，病位与病机：

①五脏病机计5条 {
诸风掉眩，皆属于肝
诸痛痒疮，皆属于心
诸湿肿满，皆属于脾
诸气膹郁，皆属于肺
诸寒收引，皆属于肾
}

②上下病机2条 {
诸痿喘呕，皆属于上
诸厥固泄，皆属于下
}

其二，病因与病机：

①风、寒、湿病机计3条 {
诸暴强直，皆属于风
诸病水液，澄澈清冷，皆属于寒
诸痉项强，皆属于湿
}

---

① 诸：表示不定之多数。

$$
②火病机5条
\begin{cases}
诸逆冲上，皆属于火 \\
诸躁狂越，皆属于火 \\
诸病胕肿，疼酸惊骇，皆属于火 \\
诸禁鼓栗，如丧神守，皆属于火 \\
诸热瞀瘛，皆属于火
\end{cases}
$$

$$
③热病机4条
\begin{cases}
诸胀腹大，皆属于热 \\
诸病有声，鼓之如鼓，皆属于热 \\
诸转反戾，水液浑浊，皆属于热 \\
诸呕吐酸，暴注下迫，皆属于热
\end{cases}
$$

其三，学习病机方法：一要广视角、多维度的理解。如肝、脾、肾病机和"六气病机"中都有"风""湿""寒"，但其含义不同。五脏病机中：①有病因（即邪气）的；②有病机的内涵；③有症状的含义。明显不同于"病因定性"中的"风、寒、湿"三字内涵，后者仅指"病因"或"病机"（也可理解为"证"，因为病机是证的核心内涵）。

二要联系相关内容，相互比照理解。如"诸暴强直，皆属于风"与"诸痉项强，皆属于湿"中的"强直"和"痉，项强"症状，以及"诸热瞀瘛（chì 痉挛，抽搐），皆属于火""诸转反戾（肢体扭转、角弓反张），水液浑浊，皆属于热"，都是"内风"，至于病机"湿"，亦可化为"内风""火""热"皆可"化风"。

三要联系《内经》相关原文学习，如"诸痉项强，皆属于湿"，理解本条要联系"阳气者，精则养神，柔则养筋"，湿邪阻遏阳气，不能柔养筋肉，故可有此症。再联系"因于湿……湿热不攘，大筋緛短，小筋弛长，緛短为拘，弛长为痿"（《素问·生气通天论》），则能更好地理解该条的内涵。至于五脏病机、上下病机，就要联系五脏的生理功能、生理特征等，才能深刻理解病机的内涵。

四要灵活对待病机19条，因为19条内容仅为示范举例。如五脏病机中的"诸风掉眩，皆属于肝"，只是以"五脏所恶"中"肝恶风""肝藏血主筋，肝主升"的理论为例阐述病机的，并未涵盖"肝主疏泄"；"诸寒收引，皆属于肾"，则以"肾气通于冬"，冬主寒，以阳虚"内寒"以肾为主为背景的，并未涵盖"肾主水、主纳气"的内容。当然，若联系"诸病水液，澄澈清冷，皆属于寒"条，则涵盖了"肾主水"理论。

五要结合临床实践学习病机19条。《内经》理论源于实践，学习病机19条时也不例外。如"诸厥固泄，皆属于下"条，就要结合《内经》所论的临床病证实例予以理解。厥、固（包括便秘、尿闭、闭经等）、泄（包括泄泻、痢疾、崩漏、尿频、遗尿、遗滑早泄等）都是临床病证，其病位在"下"，即大肠、肾、膀胱、肝等，其"病状"也属"趋下"，如此理解才有意义。

六要将病机与辨证相结合学习。病机是证候的核心、是证候的基础，抓住了病机，对接近证候本质的揭示也就不远了。最能体现中医诊疗特色的就是辨证、识机和立法，而辨证的过程，实际上就是识别病机的过程，制定治法的根据。所以对病机19条的学习就显得尤为重要。

七要正确理解"诸""皆"的字义。病机19条均以"诸……皆……"为句式表述的，因此不能将"诸""皆"解释为"所有"与"全部是"。此处只是针对病机19条中所涉及的内容而不是包罗一切，甚至还不能包括《内经》其他篇章中提到的有关病机、证候、症状的内容，只能视为示范、举例而已。

故《大要》①曰：谨守病机，各司其属，有者求之，无者求之，盛者责之，虚者责之②。必先五胜③，疏其血气，令其调达，而致和平，此之谓也。

【点评】论具体问题具体对待。"有者求之，无者求之……而致和平，此之谓也"。指出在分析病机时，既要掌握一般规律，还要具体情况具体分析，不可泥守一端。

"有者""无者"，可作四种解释：其一，指症状的有无。其二，按运气学说，"有无"系指气候变化，即气候有无寒热温凉燥，责审

---

① 《大要》：古医书名，今已佚。

② 盛者责之，虚者责之："责之"即"求之"。《说文·贝部》："责，求也。"与上文"求"之句，异文同义。

③ 五胜：五脏、五气的偏胜偏衰。

求其与病机是否符合。其三，"有者"为实，"无者"为虚；"有无"系指证候虚实。其四，按近代理解："有"，可释为条文中已有明确论述的；"无"，可释为本条文中未述及的。以上四种解释，以第一种较为符合原意。

本篇原文指出，由于疾病的发生与气候变化的关系是非常复杂的。如若执着一说，势必要在实践中碰壁。因此，对病机的探求必须具体问题具体分析。在分析的过程中，特别要注意脏腑气血的盛衰变化，通过治疗使气血条达，才能恢复机体的健康状态。这是学习和掌握病机的根本目的。

帝曰：善。五味阴阳之用何如？

岐伯曰：辛甘发散为阳，酸苦涌泄①为阴，咸味涌泄为阴，淡味渗泄②为阳。六者或收或散，或缓或急③，或燥或润，或耎或坚④。以所利而行之，调其气使其平也。

【点评】论五味的阴阳属性及其作用。病机已明，治则有的放矢，故本篇又从选药、制方、立法、辨证论治等方面深入的讨论了治疗法则。

所谓"五味阴阳之用"，就是对药物阴阳属性及作用的概括。这里的"发散""涌泄""渗泄"是五味不同作用的概括，是就五味的共性而言。发散，有解表散邪的意思，概括了发散表邪，调和气血，舒缓筋脉的作用（辛散，甘缓），具有向外、向上的特点，故属阳。涌泄，即下泻的意思，概括了酸味收敛固涩和苦味泻下的作用，具有向内、向下的特点，故属阴。渗泄，指通利小便，也有向内、向下之意，为什么属阳呢？这应从两方面理解：一是与涌泄相对而言；二是应指味的厚薄而言。即"味厚者为阴，薄为阴之阳；味厚则泄，薄则通"之意。

---

① 涌泄：催吐法和通泻法。明·张介宾："涌，吐也；泄，泻也。"
② 渗泄：利尿法。明·张介宾："渗泄，利小便及通窍也。"
③ 急：指荡涤攻下。
④ 坚：指坚阴止泻。

帝曰：非调气而得者①，治之奈何？有毒无毒，何先何后？愿闻其道。

岐伯曰：有毒无毒，所治为主，适大小为制也。

帝曰：请言其制。

岐伯曰：君②一臣③二，制之小也；君一臣三佐④五，制之中也；君一臣三佐九，制之大也。

【点评】论制方的法度。原文"调其气，使其平也"，意谓无毒之药可调其气。并从调气着手治病，是否按药物有毒、无毒为标准，回答是以"所治为主，适大小为制也"，不能以有毒、无毒为标准。

寒者热之，热者寒之，微者逆之，甚者从之，坚者削之，客者除之，劳者温之，结者散之，留者攻之，燥者濡之，急者缓之，散者收之，损者温之⑤，逸者行之⑥，惊者平之，上之下之，摩之浴之⑦，薄之⑧劫之⑨，开之发之，适事为故。

帝曰：何谓逆从？

岐伯曰：逆者正治，从者反治，从少从多，观其事也。

帝曰：反治何谓？

岐伯曰：热因热用，寒因寒用⑩，塞因塞用，通因通用⑪，必伏其所

---

① 非调气而得者：指不是应和六气胜复变化而患的病。调，应和也。此与下文"气调而得者"对言。

② 君：指治病的主药。本篇："主病之谓君。"

③ 臣：即辅助主药的药物。

④ 佐：辅助。

⑤ 损者温之：诸本并作"益"，义胜可从。后世多随文演义，认为损伤阳气者，当用甘温益气之药治之。

⑥ 逸者行之：谓过度安逸而致气血壅塞迟滞者，当用行气活血之法治之。

⑦ 摩之浴之：摩，按摩推拿。浴，谓沐浴、熏洗等。

⑧ 薄之：明·吴崑："谓渐磨也。如日月薄蚀，以渐而蚀也。"又一说，指薄贴方法。

⑨ 劫之：谓用祛邪作用峻猛之药治疗。

⑩ 热因热用，寒因寒用：谓以热治热，以寒治寒。

⑪ 塞因塞用，通因通用：指用补益药物治疗虚性闭塞不通病证的方法，用通利攻邪的药物治疗实性闭塞、中满之病证的方法。

主，而先其所因①。其始则同，其终则异。可使破积，可使溃坚，可使气和，可使必已。

【点评】论正治与反治。正治，是逆疾病证象而治，所谓"逆者正治"之意，又称"逆治"。它是根据"微者逆之"的原则制定的。微，指病势较轻，病情单纯，疾病的征象与其性质相符，如寒病表现寒象、热病表现热象、虚病表现虚象、实病表现实象等等。这种情况即用正治法，如"寒者热之，热者寒之""虚者补之，实者泻之"等。一般情况下，疾病的征象与其性质均相符，所以正治法是临床上最常用的基本治疗法则。

正治法临床应用举例表

病证	病例	治法	方例
坚	腹内坚硬有形的一类病证，如癥积、痞癖等	削：克伐推荡，活血化瘀	鳖甲煎丸、消坚丸等
客	六淫侵袭的一类病证，如风寒、风热、风湿等	除：祛邪法，如发汗、祛湿等法 劫：劫夺，如截疟 发：发散，如发汗、透疹解表	麻黄汤、银翘散、九味羌活丸、截疟七宝饮、升麻葛根汤等
劳	虚损类病证	温：温养强壮	八味丸、归脾汤、人参养荣汤等
结	邪气、痰浊结聚类病证，如结胸、流注等	散：消痰散结、行气 开：开泄，如开宣肺气	陷胸汤、指迷茯苓丸、硇砂膏等
留	指停饮、停食、蓄水、经闭等症证	攻：攻逐泻下	十枣汤、大承气汤、桃核承气汤、抵挡汤等
燥	津液缺乏的一类病证，如口干、皮肤皲裂、大便干燥等	濡：滋润养阴	琼玉膏、增液承气汤等
急	拘急强直一类病证，如口噤项强、手足拘挛等	缓：缓急解痉	资寿解语汤、芍药甘草汤、木瓜汤等
散	耗散、滑脱不禁一类病证	收：收敛固涩	牡蛎散、金锁固精丸等

---

① 必伏其所主，而先其所因：意谓要控制疾病的主要方面，就必须先审清疾病的原因，并针对原因进行治疗。

续表

病证	病例	治法	方例
损	虚损一类病证，如气虚、血虚、阴虚、阳虚等	益：补益	六味丸、八味丸、四物汤、四君子汤等
逸	指瘫痪、痿痹一类不能行动的病证	行：行气活血、舒筋活络	大活络丹、小活络丹等
惊	指惊风、抽搐等一类病证	平：镇静、止惊	抱龙丸等
上	指病位在上部的病证，如膈上痰涎证	上："其高者，因而越之"，即涌吐法	瓜蒂散等
下	指病位在下部的病证，如阳明腑实、太阳蓄水等	下："其下者，引而竭之"，指通利二便之法	大承气汤、五苓散等

反治，是顺从疾病假象而治，所谓"从者反治"之意，故又称"从治"，是根据"甚者从之"的原则制定的。甚，指病势较重，病情复杂，疾病的征象与其性质不符，如真寒假热，真热假寒，至虚见盛候，大实有羸状等等。这种情况即使用反治法，如"热因热用，寒因寒用，塞因塞用，通因通用"等。反治法是应用于一些复杂、严重的疾病，疾病表现出假象，由于阴阳格拒而必须顺从假象治疗的变法。

反治法临床应用举例表

反法法	病例	方例
热因热用	"少阴病，下利清谷，里寒外热，手足厥逆，脉微欲绝，身反不恶寒，其人面色赤"（《伤寒论》）	通脉四逆汤
寒因寒用	"伤寒脉滑而厥者，里有热"（《伤寒论》）	白虎汤
塞因塞用	如中焦脾胃阳气不足，出现腹部胀满、疼痛、脉弦等	理中汤
通因通用	热结旁流等病证。如"少阴病、自利清谷，色纯青，心下必痛，口干燥者，急下之"（《伤寒论》）	大承气汤

正治、反治就其根本来说，都是针对疾病本质而决定的治疗法则，不离"审因论治"的根本原则，所以说"必伏其所主，而先其所因"。使用反治法治疗复杂、严重的疾病，随着病情的好转，假象的消失，开始药性与疾病的征象（假象）相同，结果药性与疾病的征象就相逆了，明显的表现为以寒治热，以热治寒，以补治虚，以泻

治实的正治法，所以说"其始则同，其终则异"。另外，还有"摩之浴之"指按摩、洗浴等外治方法。另外"薄之"亦指膏药敷贴的外治法。

帝曰：善。气调而得者何如？

岐伯曰：逆之从之，逆而从之，从而逆之，疏气令调，则其道也。

帝曰：善。病之中外何如？

岐伯曰：从内之外者，调其内；从外之内者，治其外；从内之外而盛于外者，先调其内而后治其外；从外之内而盛于内者，先治其外而后调其内；中外不相及，则治主病。

帝曰：善。火热复，恶寒发热，有如疟状，或一日发，或间数日发，其故何也？

岐伯曰：胜复之气，会遇之时，有多少也。阴气多而阳气少，则其发日远；阳气多而阴气少，则其发日近。此胜复相薄，盛衰之节。疟亦同法①。

帝曰：论言治寒以热，治热以寒，而方士不能废绳墨②而更其道也。有病热者，寒之而热；有病寒者，热之而寒，二者皆在，新病复起，奈何治？

岐伯曰：诸寒之而热者取之阴③，热之而寒者取之阳④，所谓求其属⑤也。

【点评】论治病求本（求其属）。上言正治、反治，此又举病之内外、虚热、虚寒为例，说明正治、反治均须求本。如"内病及外，调其内"（内为本）；"外病及内，治其外"（外为本）；内病及外而盛于外，则先调内（本），后治外（标）；外病及内而盛于内，先治外（本），后调内（标）；"中外不相及，则治主病"（主病为本）；虚寒

---

① 疟亦同法："疟亦同法"以上79字与上下文义不属，疑为错简。

② 绳墨：犹言规矩、准绳。

③ 寒之而热者取之阴：由阴虚而引起的发热证，用苦寒药泻热而热不退，当用补阴法治疗。

④ 热之而寒者取之阳：因阳虚而引起的寒证，用辛热药散寒而寒不去，当用补阳法治疗。

⑤ 求其属：谓推求疾病本质属于阴或属于阳。

误治，如"热之而寒"（服热而反寒），治宜补阳（热之而寒者取之阳）；虚热误治，如"寒之而热"（服寒而反热），治宜滋阴（寒之而热者取之阴）。通过正反之例，印证治"求其属"的重要意义。

帝曰：善。服寒而反热，服热而反寒，其故何也？

岐伯曰：治其王气①是以反也。

帝曰：不治王而然者何也？

岐伯曰：悉乎哉问也！不治五味属②也。夫五味入胃，各归所喜攻③，酸先入肝，苦先入心，甘先入脾，辛先入肺，咸先入肾。久而增气，物化之常也④，气增而久，夭之由也⑤。

【点评】论五味不宜偏嗜。"服寒而反热，服热而反寒"，是由于治其旺气的错误治法所造成的。此虽不言治其旺气，也可出现旧病未除而新病复起的情况，这是由于"不治五味属也"的原因。也就是久服本脏所属之味，反而能引起本脏偏盛，出现相反的结果。故曰"气增而久，夭之由也"。

帝曰：善。方制君臣，何谓也？

岐伯曰：主病之谓君，佐君之谓臣，应臣之谓使，非上下三品之谓也。

帝曰：三品何谓？

岐伯曰：所以明善恶之殊贯⑥也。

帝曰：善。病之中外⑦何如？

岐伯曰：调气之方，必别阴阳，定其中外，各守其乡，内者内治，

---

① 王气：旺盛之气。

② 不治五味属：谓虽然诊断无误，而治疗不效的原因，是治疗时没有研究药物主治功效理论而施治的结果。

③ 喜攻：指药物主要发挥作用的部位。

④ 久而增气，物化之常也：谓五味入脏则增益脏气，但需日久才能显其功，这是物质生化的一般规律。

⑤ 气增而久，夭之由也：谓补益脏气的五味用之过久，就会使脏气偏盛，这是导致病患的缘由。

⑥ 善恶之殊贯：谓上、中、下三品主要是根据药物的有毒无毒、毒性大小来区分的，并以此来说明药物的不同等级。

⑦ 病之中外：指邪自外来、病发于外与邪自内生、病发于内者。

外者外治，微者调之，其次平之，盛者夺之，汗之①下之。寒热温凉，衰之以属，随其攸利，谨道如法，万举万全，气血正平，长有天命。

帝曰：善。

【点评】论协调阴阳，以平为期。"病之中外何如……长有天命。"概括说明五味之用、方制大小、正治反治、治病求本、五味所属均离不开辨别阴阳、协调阴阳这一总则，所以说"调气之方，必别阴阳""气血正平，长有天命"。

著至教论②篇第七十五

黄帝坐明堂③，召雷公④而问之曰：子知医之道乎？

雷公对曰：诵而未能解⑤，解而未能别，别而未能明，明而未能彰⑥，足以治群僚，不足治⑦侯王。愿得受树天之度⑧，四时阴阳合之，别星辰与日月光，以彰经术，后世益明，上通神农，著至教疑于二皇⑨。

帝曰：善。无失之，此皆阴阳表里上下雌雄相输应⑩也，而道上知天文，下知地理，中知人事⑪，可以长久，以教众庶⑫，亦不疑殆⑬，医道论篇，可传后世，可以为宝。

雷公曰：请受道，讽诵用解⑭。

---

① 汗之：原作"汗者"，诸本作"汗之"，故据改。

② 著至教论：著，明显，即陈明昭著之意。至教，圣人的遗训，也就是至真至确的道理。故名篇。

③ 明堂：古代天子宣明政教、政事之处。

④ 雷公：相传是黄帝的大臣，通晓医理。

⑤ 诵而未能解：熟读医书而不能理解医理。

⑥ 明而未能彰：即使明白了其中的道理，在临证也不能一一去做。

⑦ 治：原作"至"，误，故改为"治"。

⑧ 树天之度：建立用以分析四时变化，辨别日月星辰的法度。

⑨ 疑于二皇：这种医学理论可与伏羲、神农之书相比。

⑩ 相输应：相互联系，相互感应的意思。

⑪ 人事：病人的贫富贵贱、饮食起居、形志苦乐、体质寒温厚薄以及致病的社会因素。

⑫ 众庶：《广韵·九御》："庶，众也。"指百姓。

⑬ 疑殆：疑惑。殆，疑。

⑭ 请受道，讽诵用解：清·高世栻："请受天文地理人事之道，口讽诵而心用解。"受道，传授医道，受，通"授"。讽诵，诵读。用解，钻研理解。

【点评】论学习方法及其重要性。其一，学习的五字真言。正如杨上善所言，"习道有五，一诵，二解，三别，四明，五彰"。也就是说，一是要能够熟读背诵；二要分析、判断，义理真伪、效应，对文字的错、衍、脱、补情况予以辨别；三要能区别比较；四是对所学的医学知识概念要清楚明白；五要弘扬拓展，发展创新，能在临床中行之有效地加以运用。这种强调理论与实践相结合，用理论指导实践，通过临床实践来加深理论的理解和记忆的学习方法，至今仍是学习医学的重要方法。

其二，"三掌握"的方法。"而道上知天文，下知地理，中知人事，可以长久，以教众庶，亦不疑殆，医道论篇，可传后世，可以为宝"讲得是"三掌握"的学习方法。"知"，主管、掌管、掌控。"上知天文"，即掌握包括宇宙形成、天体结构、日月星辰的运转规律、历法等相关知识，将其运用于解决有关的生命科学知识，指导临床实践的方法；"下知地理"，地理指人类生存环境的地形地貌、地域气候、动植物的分布等，不同的生存环境，不仅仅影响人的体质类型、生理活动、病理变化，也影响着治疗药物的选择和药效作用，也是影响人身健康状况以及寿命长短的重要因素，这就是强调学习医药学知识时为何要"下知地理"的缘由所在；"中知人事"中的"人事"指人的形体结构特征、生理病理特征、体质类型特征，以及机体对治疗反应性的差异，还包括影响人类生存的社会环境，人文习俗，个人的经济、政治地位变迁等，都是临床医生要必备的知识。《内经》之所以如此要求，是缘于其所建构的生命科学知识体系就是借助了这些领域的知识，否则就无法读懂其中传载的医药学内容，更不可能对其灵活地操作和应用。

帝曰：子不闻《阴阳传》①乎？

曰：不知。

曰：夫三阳天为业②，上下无常③，合而病至，偏害阴阳。

---

① 《阴阳传》：唐·王冰："上古书名也。"

② 三阳天为业：三阳之气具有护卫人身之表，适应天气变化的作用。三阳，指太阳经脉。天，指体表。业，事，引申为作用。

③ 上下无常：手足经脉之气的循行失其常度。上下，指手足。

【点评】论太阳主一身之表。《内经》认为，人在自然界是一个适应周围环境的完整有机体，自然环境的变化，如寒热温凉和朝夕光热的强弱，人体无时不与之相应，而这种天人相应的关系，有赖于人体经脉气血的相互协调作用。"三阳天为业"，是说三阳之气护卫人身之表，具有适应天气变化的作用。"三阳"，即太阳经，其经气主一身之表，为人体之藩篱，与自然界相互适应，具有适应天气变化的作用。当外邪入内，太阳首当其冲，常表现为太阳病证即是明证。

雷公曰：三阳莫当^①，请闻其解。

帝曰：三阳独至^②者，是三阳并至，并至如风雨，上为巅疾，下为漏病^③。外无期，内无正^④，不中经纪^⑤，诊无上下，以书别^⑥。

雷公曰：臣治疏愈，说意而已^⑦。

帝曰：三阳者，至阳也，积并则为惊^⑧，病起疾风，至如礔砺^⑨，九窍皆塞，阳气滂溢，干嗌喉塞^⑩，并于阴^⑪则上下无常，薄为肠澼。此谓三阳直心^⑫，坐不得起，卧者便身全^⑬，三阳之病。且以知天下，何以别阴阳，应四时，合之五行。

【点评】其一，论"三阳"。关于"三阳"，一者认为指太阳，如马莳、张志聪、高世栻等；二者认为是"统手足六阳而言"，如张介宾、吴崑即此观点。当下多从前说。①"三阳者，至阳也"之"至"，

---

① 三阳莫当：太阳受邪势猛，不可阻挡。
② 三阳独至：太阳经偏盛。
③ 漏病：二便失禁。
④ 外无期，内无正：在外没有征象可预期，在内不知病传何处。
⑤ 不中经纪：不符合规律。
⑥ 诊无上下，以书别：无法肯定其病属上属下者，应据《阴阳传》所载加以识别。
⑦ 臣治疏愈，说意而已：雷公谦谓为医疏浅，但苟且简略知大意而已。
⑧ 积并则为惊：明·马莳："经积并，即手太阳之里为心，足太阳之里为肾，心失神，肾失志，则皆为惊骇。"
⑨ 礔砺：同"霹雳"，形容迅速猛烈。
⑩ 干嗌喉塞：明·马莳："其嗌干，其喉塞，正以心肾之脉皆上通于嗌喉也。"
⑪ 阴：谓脏也。
⑫ 三阳直心：太阳之邪直入少阴。
⑬ 全：《甲乙经》作"重"，较合文义。

极也，大也，巨也，"巨阳"就是太阳(《素问·热论》)；②"三阳直心"，言外邪循经入里，鸱盛者可直犯于心，温病学家所言"温邪上受，首先犯肺，逆传心包"(《外感温热篇》)，初起即见神昏、谵语等症状即是其例；③"三阳独至者，是三阳并至，并至如风雨，上为巅疾，下为漏病"。巅疾，是头部之疾，为足太阳经所主；漏病，指二便失禁，为手太阳经脉之症。故此"三阳"当为太阳经。

其二，论太阳经发病情况。由于太阳经主一身之表，故其发病急骤，变化多端。故文中有"病起疾风，至如礔砺"之说。太阳经发病证状与其经脉循行密切相关，外邪的侵入，导致经气不利，常沿着经脉的循行部位出现一些症状。外邪内传，热盛于里，就会阻滞气机，闭塞九窍，出现咽干喉塞等症状。

雷公曰：阳言不别，阴言不理①，请起受解，以为至道。

帝曰：子若受传，不知合至道以惑师教，语子至道之要。病伤五脏，筋骨以消，子言不明不别，是世主学尽矣②。肾且绝③，惋惋日暮④，从容不出⑤，人事不殷⑥。

示从容论⑦篇第七十六

黄帝燕坐⑧，召雷公而问之曰：汝受术诵书者，若能览观杂学⑨，及

---

① 阳言不别，阴言不理：明讲不能辨别，隐讲不能理解。

② 是世主学尽矣：病之深重，尚不明别，然轻微者，亦何开愈令得遍知耶？然由是不知，明世主学教之道从斯尽矣。

③ 肾且绝：肾脉将绝的意思。且，将要。

④ 惋惋日暮：惋惋不安，日暮为甚。惋惋，不安的样子。

⑤ 从容不出：明·吴崑："肾主骨，骨气衰弱，故虽从容闲暇，不欲出户。"

⑥ 人事不殷：精神萎靡，懒于人事。殷，勤勉。

⑦ 示从容论：示，展示。从容，古经篇名。本篇通过讨论，展示出《从容》篇的主要内容。明·马莳："从容，系古经篇名，见第二节。本篇揭示从容之意，故名篇。"清·高世栻："圣人治病，循法守度，援物比类，从容中道，常以此理示诸雷公，故曰示从容。"本篇内容，主要讨论了对疾病诊断的分析方法，举例说明肾、肺、脾病具体脉象、症状和治法事宜，以及"比类"法的运用和重要性，对临床实践有重要的指导意义，故名。

⑧ 燕坐：闲坐休息。燕，安闲，亦作"宴"。

⑨ 杂学：医学以外的学问。

于比类①，通合道理，为余言子所长。

五脏六腑，胆、胃、大小肠、脾、胞、膀胱，脑髓、涕唾，哭泣悲哀，水所从行②，此皆人之所生，治之过失③，子务明之，可以十全，即不能知，为世所怨。

雷公曰：臣请诵《脉经·上下篇》甚众多矣，别异比类，犹未能以十全，又安足以明之。

【点评】论从医条件。医生从业应具备的条件，一要"览观杂学"，博览群书，具有渊博知识，以资医学借鉴，才能不断提高医疗技术水平；二要通晓比类取象的方法，通过"比类"，才能准确地辨证；三要熟练掌握"五脏六腑，胆胃大小肠脾胞膀胱，脑髓涕唾，哭泣悲哀，水所从行"等的生理病理知识，诊断治疗上才不易发生错误。

帝曰：子别试通④五脏之过，六腑之所不和，针石之败，毒药所宜，汤液滋味，具言其状，悉言以对，请问不知。

雷公曰：肝虚、肾虚、脾虚，皆令人体重烦冤⑤，当投毒药刺灸砭石汤液，或已或不已，愿问其解。

帝曰：公何年之长而问之少，余真问以自谬⑥也。吾问子窈冥⑦，子言上下篇以对，何也？夫脾虚浮似肺，肾小浮似脾，肝急沉散似肾，此皆工之所时乱也，然从容得之⑧。若夫三脏土木水参居，此童子之所知，问之何也？

---

① 比类：比照相类。
② 水所从行：人体水液之运行。水，指五液。
③ 治之过失：明·张介宾："凡治过于病，谓之过；治不及病，谓之失；不得其中，皆治之过失也。"
④ 子别试通：日本·丹波元简："别试者，谓《脉经》上下篇之外，别有所通，试论之也。"
⑤ 肝虚、肾虚、脾虚，皆令人体重烦冤：明·张介宾："肝主筋，筋病则不能收持。肾主骨，骨病则艰于举动。脾主四肢，四肢病则倦怠无力，故皆令人体重。然三脏皆阴，阴虚则阳亢，故又令人烦冤满闷也。"
⑥ 自谬：问者自己的错误。
⑦ 窈冥：玄微深奥的道理。
⑧ 然从容得之：明·马莳："子若明从容篇以比类之，则窈冥之妙得矣。"

雷公曰：于此有人，头痛筋挛骨重，怯然①少气，哕噫腹满，时惊不嗜卧，此何脏之发也？脉浮而弦，切之石坚②，不知其解，复问所以三脏者，以知其比类也。

【点评】论肝、肾、脾之虚脉症类似之鉴别。经文以"肝虚、肾虚、脾虚，皆令人体重烦冤"为例，论证不同脏腑失调可能有相似的临床脉症，由于各脏腑的功能不同，发生脉症的机理必然有别，相似病证必然伴随有细微的特征差异，如"脾虚浮似肺，肾小浮似脾，肝急沉散似肾"等，对于此类疑似临证表现，必须详察明辨，才能对疾病的诊断辨识做到定性、定位准确。

帝曰：夫从容之谓也。
夫年长则求之于腑，年少则求之于经，年壮则求之于脏。今子所言皆失，八风菀熟③，五脏消烁，传邪相受。

【点评】论辨别不同年龄的临证意义。简明扼要地说明了不同年龄的生理、病理特点、临床辨证的意义，以及养生时不同年龄阶段的关注要点。张介宾认为，"夫年长者，每多口味，六腑所以受物，故当求之于腑以察其过。年少者每忽风寒劳倦，所受在经，故当求之于经以察其伤。年壮者多纵房欲，五脏所以藏精，故当求之于脏以察其虚实。"深刻地揭示了临床辨证施治和因人施养的总体方向，对于儿童、中年、老年调养和疾病治疗具有重要的指导价值和临床意义。

夫浮而弦者，是肾不足也。沉而石者，是肾气内著也。怯然少气者，是水道不行④，形气消索⑤也。咳嗽烦冤者，是肾气之逆也。一人之

---

① 怯然：呼吸微弱之状。
② 脉浮而弦，切之石坚：明·张介宾："脉浮类肺，脉弦类肝，脉石坚类肾，难以详辨，故复问三脏之比类也。"
③ 八风菀熟：风邪外袭，郁而不散，日久化热。菀，通"蕴"，郁积。熟，热。
④ 水道不行：唐·王冰："肾气不足，故水道不行。"
⑤ 形气消索：形体消损，气息怯弱。

气，病在一脏也。若言三脏俱行，不在法①也。

【点评】以肾病脉证的辨析为例，强调临证对于脉症的分析要紧
扣病机，才能把握疾病变化的关键。

雷公曰：于此有人，四支解堕，喘咳血泄②，而愚诊之，以为伤肺，切
脉浮大而紧，愚不敢治，粗工下砭石，病愈多出血，血止身轻，此何物也？

【点评】论出血性疾病的放血治疗。此节所论病证出血即是大便
下血之类疾病，而"血泄"的产生无不是肠道湿热，或脾胃虚寒使胃
肠之脉络受损所致，此证应用砭石放血方法治疗，既能使邪热随出
血而祛，还有理脾调气之功效。脾气恢复，自能摄血，张介宾认为
"按《血气形志》篇曰：'阳明常多气多血，刺阳明出血气。'故雷公
问粗工下砭石而愈者，正所以泄阳明之邪实耳。"说明了血泄用放血
而愈的机理。

帝曰：子所能治，知亦众多，与此病失矣。譬以鸿飞，亦冲于天。
夫圣人之治病，循法守度，援物比类，化之冥冥③，循上及下，何
必守经。今夫脉浮大虚者，是脾气之外绝，去胃外归阳明也。
夫二火不胜三水④，是以脉乱而无常也。四支解堕，此脾精之不行
也。喘咳者，是水气并阳明也⑤。血泄者，脉急血无所行也⑥。
若夫以为伤肺者，由失以狂也。不引比类，是知不明也。夫伤肺
者，脾气不守，胃气不清⑦，经气不为使，真脏坏决，经脉傍绝⑧，五脏

---

① 不在法：不符合医理和临床实际。

② 血泄：肠风便血之类的病变。

③ 化之冥冥：达到神秘莫测的境界。冥冥，幽深的样子。

④ 二火不胜三水：明·吴崑："二火犹言二阳，谓胃也。三水，犹言三阴，谓脾也。言脾
太阴之气，外归阳明，阳明不胜太阴，是以脉乱而失其常，常脉浮缓，今失而为浮大虚矣。"

⑤ 喘咳者，是水气并阳明也：明·张介宾："脾病不能制水，则水邪泛溢并于胃腑、气道
不利，故为喘为咳，盖五脏六腑，皆能令人咳也。"

⑥ 血泄者，脉急血无所行也：便血乃由脾伤气乱，脉气急疾，血不守中而溢出脉外所致。

⑦ 脾气不守，胃气不清：脾病失运，水湿泛滥于胃而胃气不清。

⑧ 真脏坏决，经脉傍绝：肺脏损坏，治节不通，以致经脉偏绝不行。明·张介宾："真
脏，言肺脏也。"

漏泄，不衄则呕，此二者不相类也。譬如天之无形，地之无理，白与黑相去远矣。是失吾过矣，以子知之，故不告子，明引比类《从容》，是以名曰诊轻①，是谓至道也。

【点评】疑似脉症在临床实践中常会发生，是"工之所时乱"的重要原因，只要临诊时善于运用"从容""比类"的思维方法，细察详审，就能辨清各自的特点，从疑似复杂的脉症中找出病本之所在，真正达到明白"一人之气，病在一脏"的道理。临证医生，只有对病人进行了全面的诊察，掌握了大量第一手资料，并予以由此及彼、由浅入深的分析，分辨疑似症状，方能求其病本，这是临床诊治成败的关键。

篇中"从容"，其意不同：一为从容不迫，谓医生临证时要有沉着细致分析问题的工作态度，如"此皆工之所时乱也，然从容得之"。二是古文献名，"《从容》，上古经篇名也。何以明之？《阴阳类论》：雷公曰：臣悉尽意，受传经脉，颂得从容之道，以合《从容》。明古文有《从容》矣"（王冰注）。其"主要是讲通过脉症的观察，进行分析病变的问题。果尔，则《从容》当属于辨证一类的典籍"（任应秋《〈内经〉十讲》）。

疏五过论②篇第七十七

黄帝曰：呜呼远哉！闵闵乎③若视深渊，若迎浮云，视深渊尚可测，迎浮云莫知其际。圣人之术，为万民式，论裁志意④，必有法则，循经守数⑤，按循医事，为万民副⑥。故事有五过四德⑦，汝知之乎？

---

① 轻：《太素》作"经"。

② 疏五过论：疏，陈述。五过，五种过错。正如明·吴崐所说："篇内论诊治五过，为工者宜疏远之，因以名篇。"

③ 闵闵乎：辽远深幽的样子。

④ 论裁志意：清·张志聪："当先度其志意之得失。"裁，裁度，估量。

⑤ 循经守数：遵循经旨，依守法度。数，度数，法则。

⑥ 副：帮助。唐·杨上善："副，助也。"

⑦ 五过四德：指医疗上易犯的五种过失与作为医生应具备的四种德行。过，过失，错误。德，品德，德行。

【点评】开篇以深渊、浮云为例，论证生命科学知识体系是保障民众身家性命的重要知识，其理论和技术精深奥秘，必须依照自然规律研修其中的至理，裁度病人的志意而服务于百姓，故而是要遵循相应的法则，这就是论述"五过四德"的理由。

雷公避席再拜曰：臣年幼小，蒙愚以惑，不闻五过与四德，比类形名，虚引其经，心无所对①。

帝曰：凡未诊病者，必问尝贵后贱②，虽不中邪，病从内生，名曰脱营③。尝富后贫，名曰失精④。五气留连，病有所并⑤。医工诊之，不在脏腑，不变躯形，诊之而疑，不知病名。身体日减，气虚无精，病深无气，洒洒然时惊⑥，病深者，以其外耗于卫，内夺于荣。良工所失，不知病情，此亦治之一过也。

【点评】"受术不通，人事不明"，必然在临床诊治疾病的过程中就容易发生相应的临床失误。

一之过，不问贵贱贫富，不审病因病情。人的境遇，贫贱富贵与疾病有千丝万缕的关系，因为地位的变化，处境的贫富，往往会导致人们的精神创伤，脏腑功能的失调，从而产生种种疾病。文中举出如"脱营""失精"这类病证，就是由于境遇的变化，情志内伤而得。其中过去地位尊贵，现在地位低下，就会造成心怀屈辱，心志不舒则血无以生，营无以化，脉日以竭，这样的病证，称为"脱营"。而过去富有，现在贫穷，生活窘迫，日夜煎熬，食养不充，五脏精气日加消败，这种病证称为"失精"。病人的情志不舒，脏气郁结，气血不行，极易损伤五脏精气而为病，故有"五气留连，病有所并"。这类疾病在临床上，如果不明确了解病人的境况，就会

---

① 比类形名，虚引其经，心无所对：明·张介宾："比类形名，公自言虽能比类形证名目，然亦虚引其经义，而心则未明其深远，故无以对也。"

② 尝贵后贱：位居显贵而现已失势。贵贱，指职位的高低。

③ 脱营：营血消竭之病。

④ 失精：精气耗损之病。

⑤ 五气留连，病有所并：五脏之中邪气留滞不去，病势便有所兼并而日趋深重。

⑥ 病深无气，洒洒然时惊：明·张介宾："及其病深，则真气消索，故曰无气。无气则阳虚，故洒然畏寒也。阳虚则神不足，故心怯而惊也。"

出现"不在脏腑，不变躯形"给诊断上造成困难。这一种失误主要在于未能仔细询问病人的境遇情况，没有审察病因，没有把握住病情表现，故谓"良工所失，不知病情"。

凡欲诊病者，必问饮食居处，暴乐暴苦，始乐后苦，皆伤精气①，精气竭绝，形体毁沮②。暴怒伤阴，暴喜伤阳③，厥气上行，满脉去形④。愚医治之，不知补泻，不知病情，精华日脱，邪气乃并⑤，此治之二过也。

【点评】二之过，不问饮食喜怒，不明虚实补泻。问诊时必须要详细询问病人的饮食、居住环境，情绪的苦乐喜怒变化等，因为饮食有膏粱藜藿的不同，居住环境有寒温燥湿的差别，饮食不当，居处失宜，就会耗伤人的精气。情绪上，乐则喜，喜则气缓，苦则悲，悲则气消，故苦乐失常皆伤精气，严重者"精气竭绝，形体毁沮"。暴怒容易伤肝，肝藏血，故伤阴。过喜则伤心，心藏神，故伤阳。凡是喜怒过度而伤及人体精气，都能令人气厥逆而上行，导致"满脉去形"的精脱于中的危险证候。此类病状的产生，本之于饮食、环境、情志所伤，病机多为本虚标实，若不详问其因，详察其情，就会虚实不辨，难以准确实施补泻，就会导致阴阳败竭，"精华日脱，邪气乃并"的危重情状。

善为脉者，必以比类奇恒，从容知之⑥，为工而不知道，此诊之不足贵，此治之三过也。

【点评】三之过，不知比类、奇恒、从容，难以掌握脉诊脉法。

---

① 暴乐暴苦，始乐后苦，皆伤精气：明·张介宾："乐则喜，喜则气缓；苦则悲，悲则气消，故苦乐失常，皆伤精气。"

② 形体毁沮：形体损伤而败坏。

③ 暴怒伤阴，暴喜伤阳：清·姚止庵："伤阴者，怒伤肝血也；伤阳者，喜散心气也。"怒则气逆，故伤阴。喜则气缓，故伤阳。

④ 去形：气血不充于形体，呈羸败之象。

⑤ 精华日脱，邪气乃并：明·张介宾："不明虚实，故不知补泻。不察所因，故不知病情。以致阴阳败竭，故精华日脱。阳脱者，邪并于阴；阴脱者，邪并于阳，故曰邪气乃并。"

⑥ 比类奇恒，从容知之：将一般的疾病与异于平常的疾病进行类比，依照一定的标准来了解其病情。奇恒，异于平常。从容，依照标准。

比类、奇恒、从容都是古经篇名，所论内容均为诊法、辨证的相关知识以及医生临证应当秉持的医疗修为，只有善于学习前人的经验，掌握比类相求，知常达变，才能通晓脉诊诸法，才能准确把握病情，对疾病做到精准治疗。

诊有三常①，必问贵贱，封君败伤②，及欲侯王③。故贵脱势，虽不中邪，精神内伤，身必败亡。始富后贫，虽不伤邪，皮焦筋屈，痿躄为挛④。医不能严，不能动神，外为柔弱，乱至失常，病不能移⑤，则医事不行，此治之四过也。

【点评】四之过，不掌握三常，不能严以动神。强调医生要将了解病人的贵贱、贫富、苦乐等情况作为问诊的重要内容，如地位贵贱的改变，仕途失意的挫折，升官发财的欲望等一旦脱势，虽然不是感受外邪，但因抑郁不伸，精神损伤，是致病的重要因素；若先富有而后贫穷，虽无外邪伤害，也会导致诸如皮毛枯焦，筋脉拘急，发为痿或拘挛之疾的条件。

只有掌握此类问诊内容，才能准确把握病情，做到有效治疗；医生还必须有严肃的工作态度和对病人认真负责的精神，不仅仅是治疗其形体病痛，还要重视对病人的心理疏导，调整其精神意识，转移其不良的心绪和情志，才可能收到理想临床效果。

凡诊者，必知终始⑥，有知余绪⑦，切脉问名，当合男女⑧。离绝菀

---

① 三常：贵贱、贫富、苦乐三方面的情况。

② 封君败伤：过去高官显爵，而后降位削职。封君，封国之君，这里指身居高位的人。败伤，谓削官失位，失势败落。

③ 及欲侯王：不审度自己的才德而欲求侯王之位。

④ 皮焦筋屈，痿躄为挛：明·吴崑："失其肥甘，五液干涸，故令焦屈挛。"

⑤ 医不能严，不能动神，外为柔弱，乱至失常，病不能移：医生没有严格要求病人，不能说服病人遵从医嘱，而表现得柔弱无能，举止失措，从而导致治疗失败，病变不除。

⑥ 必知终始：必须知晓疾病的开始及经过情况。

⑦ 有知余绪：明·张介宾："谓察其本，知其末也。"有，通"又"。

⑧ 切脉问名，当合男女：切脉诊病时必须参合男女的差异。

结①，忧恐喜怒，五脏空虚，血气离守，工不能知，何术之语。尝富大伤②，斩筋绝脉，身体复行，令泽不息③。故伤败结，留薄归阳，脓积寒炅④。粗工治之，亟刺阴阳，身体解散，四支转筋，死日有期⑤。医不能明，不问所发，唯言死日，亦为粗工，此治之五过也。

【点评】五之过，不了解病因和经过，妄言预后。医生诊察疾病，必须要知道发病的经过，了解疾病的本来，掌握病情的轻重，在切脉问诊时，要注意男女的区别，尤其是生离死别，情怀郁结，忧愁恐惧喜怒等，都可能使五脏空虚，血气离散，如果不掌握这些基本要求，诊治疾病就无从谈起。此处以"粗工"不明原因，盲目施治，"亟刺阴阳"，使血气消散，则会加重病情，甚至变生他疾之例，告诫医者务必对所诊治的疾病发生缘由、病变过程要有准确把握和深刻认识，方不会贻误病情。

疾病有其演变规律可循，只有在详细分析其发生原因，准确进行诊断，才可能对其预后转归予以预测和判断，如果对病情没有上述的精准认知就妄言预后，就可能贻误治疗，造成不良后果，这是绝对要禁止的。

凡此五者，皆受术不通，人事不明也。故曰：圣人之治病也，必知天地阴阳，四时经纪，五脏六腑，雌雄表里⑥，刺灸砭石，毒药所主，

---

① 离绝菀结：明·张介宾："离者，失其亲爱。绝者，断其所怀，菀，谓思虑抑郁，结，谓深情难解。"

② 尝富大伤：过去富有的人，一旦破产，精神形体都受到了巨大的创伤。

③ 斩筋绝脉，身体复行，令泽不息：筋脉消损衰绝，却仍勉强劳作，以致津液不能滋生。

④ 故伤败结，留薄归阳，脓积寒炅：明·张介宾："故，旧也。言旧之所伤，有所败结，血气留薄不散，则郁而成热，归于阳分，故脓血蓄积，令人寒炅交作也。"阳，谓诸阳脉及六腑也。炅，谓热也。

⑤ 粗工治之，亟刺阴阳，身体解散，四支转筋，死日有期：唐·王冰："不知寒热为脓积所生，以为常熟之疾，概施其法，数刺阴阳经脉，气夺病甚，故身体解散而不用，四肢废运而转筋，如是故知死日有期。"

⑥ 雌雄表里：此指经脉而言。如六阴经为雌，六阳经为雄。阳经行于表，阴经行于里。

从容人事①，以明经道②，贵贱贫富，各异品理③，问年少长，勇怯之理，审于分部，知病本始，八正九候④，诊必副矣⑤。

治病之道，气内为宝⑥，循求其理，求之不得，过在表里⑦。守数据治⑧，无失俞理⑨，能行此术，终身不殆。不知俞理，五脏菀热⑩，痈发六腑。诊病不审，是谓失常，谨守此治，与经相明，《上经》《下经》⑪，《揆度》《阴阳》⑫《奇恒》《五中》，决以明堂⑬，审于终始⑭，可以横行。

【点评】如何杜绝"五过"？就必须要精通医术，明达人事：一要知"天地阴阳，四时经纪"。因为"人以天地之气生，四时之法而成"（《素问·宝命全形论》），医生必须要掌握天体的运动，时间的推移，五方区域地势，四时阴阳消长规律以及由此发生的气象、气候、物化特征等相关知识；二是必知"五脏六腑，雌雄表里，刺灸砭石，毒药所主"。脏腑有阴阳表里，经络有络属循行，刺灸石药各有宜忌，这都是诊治疾病知识的基础务要全面掌握及其应用；三要"从容人事，以明经道"。要明白人情事理，了解社会知识，人事有不齐，品类有同异，贵贱贫富有差别，性情有不同，年龄

---

① 从容人事：依照病人的具体情况。从容，依照的意思。
② 经道：医学的一般规则。
③ 贵贱贫富，各异品理：病人由于贫贱富贵不同而品德各异。
④ 八正九候：清·张志聪："候四时八正之气，明三部九候之理。"八正，指二分（春分、秋分）、二至（夏至、冬至）、四立（立春、立夏、立秋、立冬）八个节气。九候，指切脉上的三部九候。
⑤ 诊必副矣：诊断必定符合病情。副，符合。
⑥ 气内为宝：明·张介宾："气内者，气之在内也，即元气也。凡治病者，当求元气之强弱，元气既明，大意见矣。"
⑦ 求之不得，过在表里：明·张介宾："求元气之病而无所得，然后察其过之在表在里以治之，斯无误也。"
⑧ 守数据治：明·张介宾："表里阴阳，经络脏腑，皆有其数不可失也。"
⑨ 俞理：明·吴崑："穴俞所治之旨也。"
⑩ 菀热：谓郁而发热。菀，通"蕴"，郁积。
⑪ 《上经》《下经》：均古医经名。《素问·病能论》："《上经》者，言气之通天也；《下经》者，言病之变化也。"
⑫ 《揆度》《阴阳》《奇恒》《五中》：指《揆度》《阴阳》《奇恒》《五中》等古医籍，现已亡佚。
⑬ 明堂：面部气色。
⑭ 审于终始：审察疾病初起与终了的全过程。

有长幼，体质有阴阳勇怯之分，能明白此类相关知识，才能做到诊断准确，治疗精准，效若桴鼓；四要"审于分部，知病本始，八正九候，诊必副矣"。"视其外应，以知其内脏，则知所病矣"（《灵枢经·本脏》），对于各分部之形色，"合而察之，切而验之，见而得之"，应用"司外揣内"（《灵枢经·外揣》）的思维方法，就可推断其病因，分析其四时脉象特点，才能对其病性、病位予以准确判断。

只有熟读《上经》《下经》诸篇经旨内容并相互参照，并将其灵活地应用于临床对疾病的诊察，才能把握元气的强弱关键，辨清疾病的表里寒热虚实变化，选择适宜的治疗方法，明确灸刺的经脉腧穴，在临床上再参合面部的望诊，审察疾病的终始，就"心通一贯，应用无穷"。

钱超尘教授认为："'五过'与'四德'是对文。'过'指'过错'。'五过'就是五种过错。'德'是通假字，本字为'得'。'得'，指正确的医疗措施。在'五过与四得'里，'德'字不应该解释为道德的德，而应释为得失之得。王冰注已误讲于前，张介宾注又承误于后。"

产生"五过"的根源是"受术不通，人事不明"。而"四德"内容，张介宾："一言天道，一言藏象，一言人事，一言脉色，即四德也。"天道、藏象、脉色是针对"受术不通"而提出的，人事是针对"人事不明"而提出的。关于后面的"重元气""分表里""守法度""明俞理"与经旨相互发明，参合面鼻的色泽、审察疾病的终始等内容，是对"四德"内容的进一步补充。

本篇强调了问诊的重要性。望、闻、问、切四诊，是中医诊断疾病的重要手段，四诊中的问诊是获取疾病信息的重要途径，经文通过对"五过""四德"的阐释，突出对问诊的重视，并将不详细问诊，只凭"卒持寸口"的做法，作为必须惩处的四失之一。这些论述，对那些粗枝大叶、三言两语或只凭脉诊故弄玄虚的坏作风，进行了有力的鞭挞，具有重要的现实指导意义。

徵四失论①篇第七十八

黄帝在明堂，雷公侍坐。黄帝曰：夫子所通书受事众多矣②，试言得失之意，所以得③之，所以失之。

雷公对曰：循经受业④，皆言十全，其时有过失者，请闻其事解也。

【点评】论发生四失的原因。经文指出医生治病之所以不能十全，是即医者诊病时精神不集中，不能认真地分析和研究，不明白外在的症状和内在病变机理的关系，所以临证时常常产生疑惑和困难，造成不必要的过失，这就是"所以失之"即"所以不十全"的原因。

帝曰：子年少智未及邪⑤？将言以杂合耶？夫经脉十二，络脉三百六十五，此皆人之所明知，工之所循用⑥也。

所以不十全者，精神不专，志意不理⑦，外内相失⑧，故时疑殆⑨。诊不知阴阳逆从之理，此治之一失矣。

【点评】不懂医学中的阴阳理论，是医生诊治疾病的第一过失。张介宾认为，"凡诊病施治，必先审阴阳，乃为医道之纲领，阴阳无谬，治焉有差？医道虽繁，而可以一言蔽之者，曰阴阳而已。故证有阴阳，脉有阴阳，药有阴阳……设能明彻阴阳，则医理虽玄，

---

① 徵(chéng 成)四失论：徵，即惩，惩戒的意思。四失，指医生在临床中易出现的四种过失和毛病。本篇主要讨论了临床中常犯四种过失和原因，目的在于以此作为临床的惩戒，故名。

② 通书受事众多矣：通晓医书和经受的医事很多。

③ 得：医疗上成功。此下"失"字指失败。

④ 循经受业：依据医经上的记载和老师的传授。循，根据。经，医学经典著作。受业，从师学习。

⑤ 邪：语气词，表疑问。此下"耶"字同。

⑥ 工之所循用：医生所遵循而常用的。

⑦ 志意不理：犹言思想上缺乏正确的思维能力。

⑧ 外内相失：不明外在症状与内在病变之间的相互关系。外，指外在症状。内，指内在病变。

⑨ 疑殆：疑惑不决。

思过半矣"(《景岳全书·传忠录》)。因为阴阳理论贯穿于中医学理论各个层面，对于此重要医学理论不能精通，诊治疾病必然产生重大错误。告诫医者必须特别注意医学理论的学习和研究，要理论联系实际，才能不断提高医学水平，这也是本文惩戒之一，故必须引起医者的高度重视。

受师不卒①，妄作杂术②，谬言为道，更名自功③，妄用砭石，后遗身咎④，此治之二失也。

【点评】师术不正，妄作杂术是行医治病的第二过失。经文严厉批评部分医者学业尚未精通就半途而废，胡乱学些歪门杂术，将荒谬之言当成真理，巧立名目而夸耀自己，违反辨证论治的治疗特点，盲目施用砭石治疗，如此非但不能医病，反会给病人带来身心痛苦。要求医生要以此惩戒，端正学风，加强医德修养，重视辨证论治，树立良好的职业风尚。

不适⑤贫富贵贱之居，坐之薄厚⑥，形之寒温，不适饮食之宜，不别人之勇怯，不知比类，足以自乱，不足以自明，此治之三失也。

【点评】不适病情，不明比类是从医者临证中的第三过失。医者在诊治疾病的过程中，不了解病人政治地位的高低，生活环境的优劣，体质的强弱、寒热，不考虑病人饮食喜恶宜忌，不区别病人性情的勇怯，更不知应用比类异同的方法分析病情，于是对复杂多变的疾病，就不能正确的辨证与施治，也是惩戒的内容之一。

诊病不问其始，忧患饮食之失节，起居之过度，或伤于毒，不先言

---

① 受师不卒：从师学习尚未精通就半途而废。
② 妄作杂术：盲目施行各种不正规的疗法。
③ 更名自功：乱立病名，夸大自己的功劳。
④ 后遗身咎：给自己造成了错误与过失。咎，灾祸，罪责。
⑤ 不适：不理解。
⑥ 坐之薄厚：居处环境的好坏。

此，卒持寸口①，何病能中，妄言作名②，为粗所穷③，此治之四失也。

【点评】不问其始，卒持寸口是医者临证中的第四过失。医者诊病，不详细询问病情的缘由，是否有精神的刺激或饮食的失宜，或是由于某种原因的中毒，不问明这些情况，就贸然切脉，卒持寸口，怎能准确诊病？心中无数，胡乱确定病名，这种粗枝大叶，欺骗病人的恶劣作风，于病无益，遗患无穷，为医生职业道德所不齿。要求医生在临证时务必四诊合参，详察病情，全面分析各种临床资料，综合判断，正确施治，避免不应有的过失。

是以世人之语者，驰千里之外，不明尺寸之论，诊无人事④。

治数之道，从容之葆⑤，坐持寸口，诊不中五脉，百病所起，始以自怨，遗师其咎⑥。

是故治不能循理，弃术于市⑦，妄治时愈，愚心自得。呜呼！窈窈冥冥⑧，孰知其道？道之大者，拟于天地，配于四海，汝不知道之谕⑨，受以明为晦⑩。

【点评】本篇以精练的文字，论述了"所以得之，所以失之"正反两方面的临床实例，论述了医事活动过程中常犯的四种过失，从反面经验教诲医生要注意医学理论的研究，要求医者要有实事求是的科学态度，要注意四诊合参，辨证论治，不要犯上述四种过失，否则就会"后遗身咎""足以自乱"，治不十全。篇末疾呼：医道犹如天地远大，四海深广，精深奥妙，必须反复精研，要理论联系实际，才能不断提高诊治水平。从而强调学习和研究医学理论的重

---

① 卒持寸口：言不明病情，仓促而草率地切脉。
② 妄言作名：信口胡言，杜撰病名。
③ 为粗所穷：粗枝大叶，后患无穷。
④ 不明尺寸之论，诊无人事：粗工诊病，对于贫富贵贱，饮食寒温，往往忽略不问。
⑤ 治数之道，从容之葆：诊病时要保持从容镇静的工作态度。
⑥ 遗师其咎：诊病中碰到困难，归罪老师教得不好。
⑦ 弃术于市：虽开业行医，而毫无技术。
⑧ 窈窈冥冥：形容医学理论微妙精深。
⑨ 谕：旧时上告下的通称，也指皇帝的召令。
⑩ 受以明为晦：即使老师讲得明白，还是无法彻底清楚。

要性。

医学理论源于治疗实践，又指导着医生的医疗行为，并在医疗活动中发展医学理论，因此，既不能轻视临床实践，也不可忽视理论的研究与发展，兼顾中医理论与实践，才是支撑中医自信，两者缺一不可。

阴阳类论①篇第七十九

孟春②始至，黄帝燕坐，临观八极③，正八风之气，而问雷公曰：阴阳之类，经脉之道，五中④所主，何脏最贵？

雷公对曰：春甲乙青，中主肝，治七十二日，是脉之主时，臣以其脏最贵。

【点评】此节是十月历天干纪月方法的运用实例，其中的甲、乙是春季的甲月和乙月，绝非是天干纪日中的甲日和乙日，清代孙鼎宜在对《素问·风论》校注时指出，"按所云十干，皆统一时言，非仅谓值其日也"的解释颇有见地，显然他在斟酌了用日干解释甲、乙、丙、丁……十干于理难通之后，才指出以"时"（季节）诠释的合理性。唐·尹之章注《管子·四时》也有"是故春…甲乙之日"为"甲乙统春之三时也"观点的佐证。

帝曰：却念《上下经》《阴阳》《从容》⑤，子所言贵，最其下也。

雷公致斋七日，旦复侍坐。帝曰：三阳为经⑥，二阳为维⑦，一阳为

---

① 阴阳类论：本篇论述三阴三阳的概念、脉象、病证及预后等，而阐发这些问题，都是用阴阳比类的方法讨论的，故名。

② 孟春：农历正月为春季之首月，称孟春。

③ 八极：八方极远之地。

④ 五中：五脏。

⑤ 《上下经》《阴阳》《从容》：古书名，已佚。

⑥ 三阳为经：周身经脉惟足太阳为巨，直行人身背部，故称为经。三阳，指足太阳。

⑦ 二阳为维：足阳明经行于人身胸腹部，维系于前，故为维。二阳，指足阳明。

游部①，此知五脏终始②。三阳为表③，二阴为里④，一阴至绝作朔晦⑤，却具合以正其理。

【点评】论三阴三阳的概念、功能及相互关系。这是对六经概念、作用特征，以及相互关系的具体描述。三阴三阳的命名原则，《内经》中是以阴阳之气的盛衰多少为依据的，与《素问·阴阳别论》《素问·经脉别论》称厥阴为一阴，少阴为二阴，太阴为三阴，少阳为一阳，阳明为二阳，太阳为三阳观点一致，"阴阳之气，各有多少，名曰三阴三阳"（《素问·天元纪大论》），"阴阳之三也，何谓？曰：气有多少，异用也"（《素问·至真要大论》）。阳之最盛为太阳，用数字模型表述则为三，即三阳，二阳合明为阳明，即二阳，阳之初盛为少阳，即一阳；阴之最盛为太阴，即三阴；阴之始盛为少阴，即二阴，二阴交尽即阴尽阳生为厥阴，即一阴，故用"一、二、三"表述其蕴涵阴阳之气多少和层次关系。

就经脉的生理特性、功能言之，太阳为开，少阳为枢，阳明为阖，太阴为开，少阴为枢，厥阴为阖（《素问·阴阳离合论》《灵枢·根结》）。就经脉层次关系言之，开主表，合主里，枢主转运，即太阳为三阳之表，阳明为三阳之里，太阴为三阴之表，厥阴为三阴之里，少阳为太阳与阳明之间的枢纽，少阴为太阴与厥阴之间的枢纽。所以有"三阳为外门，三阴为内门"（《太素·阴阳》），颇为形象地说明了三阴三阳经脉在人体生理活动中，好比两扇大门，起着外围屏障的作用，三阳为第一道屏障，三阴为第二道屏障，三阴三阳之间都保持着正常开合枢的关系，相互依赖，相互为用，才能真正起到卫外屏障的作用。

---

① 一阳为游部：足少阳脉行于人身之侧，向前会于阳明，向后会于太阳，出入于太阳、阳明二脉之间，故称为游部。

② 五脏终始：明·吴崑："由表而入，则始太阳，次少阳，终阳明；由里而出，则始阳明，次少阳，终太阳，言五脏者，阳该阴也。"

③ 三阳为表：三阳，当为"三阴"，即太阴。太阴为阴经之表。

④ 二阴为里：少阴为三阴之里。二阴，指少阴。

⑤ 一阴至绝作朔晦：厥阴为阴尽而阳生。一阴，指厥阴。至绝，阴之尽也。阳生是朔，阴尽是晦。

此节更为形象地称"三阳为父，二阳为卫，一阳为纪，三阴为母，二阴为雌，一阴为独使"及"三阳为经，二阳为维，一阳为游部，三阴为表，二阴为里，一阴至绝作朔晦"。综上所述，三阳为表、为经、为父，说明太阳为巨阳，其阳气最盛，通巅下背，独统阳分，太阳为表之经，复庇群生，独为尊大。二阳为合、为维、为卫，说明阳明为二阳合明，其经脉上布于头，下循胸腹，独居三阴之中，维络于前，分布于三阳之里（阖），捍卫诸部。一阳为枢、为游部、为纪，说明少阳为三阳之枢纽，出则太阳，入则阳明，为阳气初盛之经，其经循行于躯干的特点是太阳在后（背腰部），阳明分于前（胸腹部），而少阳布于中（侧面部），循行于太阳阳明之中，游行于二部之间，如旗帜两旁的飘带，随风游荡于前后。三阴为开、为表、为母，说明太阴之名起于阴之最盛，太阴经为三阴之表，主开。二阴为阖、为里、为雌，说明二阴为少阴，具有阴之初盛之义，在三阴经的层次中为里主合，"雌"与"里"相对，为"内守后援"之义。一阴为枢，为独使、为至绝作朔晦，说明一阴即厥阴有阴尽阳生之义，屈次于太阴与少阴之间，太阴在三阴之表主开，少阴在三阴之里主阖，故厥阴为三阴之枢。

　　雷公曰：受业未能明。

　　帝曰：所谓三阳者，太阳为经，三阳脉至手太阴，弦浮而不沉，决以度，察以心，合之《阴阳》[①]之论。所谓二阳者，阳明也，至手太阴，弦而沉急不鼓，炅至以病皆死。一阳者，少阳也，至手太阴，上连人迎，弦急悬不绝，此少阳之病也，专阴[②]则死。

　　三阴者，六经之所主也，交于太阴，伏鼓不浮，上空志心[③]。二阴至肺，其气归膀胱，外连脾胃。一阴独至，经绝，气浮不鼓，钩而滑。

　　此六脉者，乍阴乍阳[④]，交属相并，缪通五脏，合于阴阳，先至为主，后至为客。

---

　　①　《阴阳》：古经篇名。
　　②　专阴：即独阴，此指无胃气的真脏脉。
　　③　上空志心：心志空虚。
　　④　乍阴乍阳：指六脉有阴有阳之意。

【点评】论三阴、三阳经之病脉特点。太阳（三阳）经脉至寸口的特征是洪大以长，若弦浮不沉，是为病脉，应结合气血盛衰及阴阳消长予以判断；阳明（二阳）经脉至寸口的特征为应浮大而短，若弦而沉急无力，是肝木侮脾土的病脉，若兼发热，其病凶险；少阳（一阳）经脉至寸口，上连人迎，脉见弦急而至不绝即为病脉，若显有阴无阳的真脏脉象特征，预后险恶。

太阴（三阴）经滋养诸经，为六经之主，其在寸口的脉象特征为轻浮和缓，若见伏鼓不浮之象，则是阴盛阳衰，会出现心下空虚之症；少阴（二阴）经气与肺气相通，借肺气之降而下通与肾联系膀胱，少阴经气又与脾胃连属，如脾之大包、胃之虚里皆通于心；厥阴（一阴）之寸口脉象特征为柔滑弦长，若独至而盛，是经气绝而气浮于外之象，如若脉至不鼓，钩而滑且弦，是为无胃气之脉。

雷公曰：臣悉尽意，受传经脉，颂得"从容"之道，以合《从容》，不知阴阳，不知雌雄。

帝曰：三阳为父①，二阳为卫②，一阳为纪③。三阴为母④，二阴为雌⑤，一阴为独使⑥。

二阳一阴，阳明主病，不胜一阴，脉软而动，九窍皆沉。三阳一阴，太阳脉胜，一阴不能止，内乱五脏，外为惊骇。二阴二阳，病在肺，少阴脉沉，胜肺伤脾，外伤四支。二阴二阳皆交至，病在肾，骂詈妄行，巅疾为狂。二阴一阳，病出于肾，阴气客游于心脘下空窍，堤闭塞不通⑦，四支别离。一阴一阳代绝，此阴气至心，上下无常，出入不知⑧，喉咽干燥，病在土脾。二阳三阴，至阴皆在，阴不过阳，阳气不

---

① 三阳为父：太阳经总领诸经，故称之。

② 二阳为卫：阳明主为卫外。

③ 一阳为纪：少阳出于太阳、阳明之间，为阳之交会，故称谓纪。

④ 三阴为母：太阴能滋养诸经，故称为母。

⑤ 二阴为雌：即少阴为里之义。雌，与卫之相对，为内守后援的意思。

⑥ 一阴为独使：厥阴能交通阴阳。

⑦ 堤闭塞不通：膀胱闭塞不通。

⑧ 出入不知：饮食无味，二便固摄无权。出，指二便。入，饮食。

能止阴，阴阳并绝，浮为血瘕①，沉为脓胕②。阴阳皆壮③，下至阴阳，上合昭昭，下合冥冥④，诊决死生之期，遂合岁首。

【点评】论三阴、三阳合病。二阳一阴合病则肝乘胃土，脉见软而动，胃气不合，则九窍皆不通利。三阳一阴则病在膀胱与肝，太阳脉盛，肝气不能禁止之，致使五脏之神内乱，外现惊骇之状。二阴二阳合病则肾胃有病波及于肺，而见肾虚脉沉而无力，因子盗母气，而有脾胃所主四肢之病。二阴一阳，病在肾波及三焦，水气凌心，出现心下空虚。清阳不能充实四肢，故有四肢不为所用之症。一阴一阳合病则病在肝胆，木胜乘土，故见脾之代脉。二阳三阴合病则及于胃、脾、肺，阴阳俱衰，不相交通而离绝，或见脉浮为血瘕，或为脉沉则为脓，如若阴阳亢盛，可见阴部疾患。

雷公曰：请问短期⑤。

黄帝不应。雷公复问。

黄帝曰：在经论⑥中。

雷公曰：请闻短期。

黄帝曰：冬三月之病，病合于阳者，至春正月脉有死徵，皆归出春。冬三月之病，在理已尽⑦，草与柳叶皆杀，春阴阳皆绝，期在孟春。春三月之病，曰阳杀⑧，阴阳皆绝，期在草干⑨。夏三月之病，至阴不过

---

① 血瘕：瘀血形成的肿块。

② 胕：通"腐"。烂也。

③ 阴阳皆壮：阴阳二气皆盛壮而不和，则亢而为害，或为孤阴，或为孤阳，亦是病态。

④ 上合昭昭，下合冥冥：即上观天道，下察地理。昭昭，指天。冥冥，指地。

⑤ 短期：在短期内死亡。

⑥ 经论：统指古医经书籍。

⑦ 在理已尽：明·张介宾："察其脉证之理，已无生意。"

⑧ 阳杀：明·马莳："春三月为病者，正以其人秋冬夺于所用，阴气耗散，不能胜阳，故春虽非盛阳，交春即病，为阳而死，名曰阳杀。"

⑨ 草干：明·马莳："期在旧草尚干之时，即应死矣，无望其草生柳叶之日也。"

十日①，阴阳交②，期在濂水③。秋三月之病，三阳俱起，不治自已④。阴阳交合者，立不能坐，坐不能起。三阳独至，期在石水⑤。二阴独至，期在盛水⑥。

【点评】论四时病死期。人身六经，上应天之三阴三阳之气（即厥阴风木，少阴君火热气，太阴湿土，太阳寒水，少阳相火暑气，阳明燥金），下与地之阴阳相合。故六经病脉随天之六气变化所产生的四季寒暑变迁而有相应的改变，这就是所谓的"四动（四时变化）之变，脉与之上下"（《素问·脉要精微论》）之义。因此，结合节令气候特征来观察脉象变化，可作为推断疾病死期的依据。

1. 冬月病之预后。冬三月气候阴寒气盛，倘若病变属于阳盛，则为逆时之病，来年正月，阳气生发之时，盛阳之邪得助而愈亢，阳愈亢而阴愈竭，故可见死征之脉，春尽交夏之际则阳盛阴衰至极，故为死期。但也有病更甚者，体内的"阴阳皆绝"，所以在孟春正月，草木萌芽之时，就为死期。同为逆于冬时的病证（阳盛之证）有轻重，病程有长短。

2. 春月病之预后。春季的气候特征是阳气开始渐盛之时，阳气也只开始生发的弱嫩之阳，倘若不慎损伤了阳气，这就叫"阳杀"之病。加之春季又为阴气渐衰之时，"阳杀"阴衰，"阴阳皆绝"，其病较重。死期就在秋季草木干枯的时节。春三阴之病也会有死期长短之别。虽同为"阴阳皆绝"，也有轻重之分，轻者可延之深秋草木凋落而死，重者在春季"旧草尚干之时"而亡。

3. 夏月病之预后。夏季阳气正盛，阴气萌动待生之时，自然界一派华荣蕃秀的景象，若逆此万物长养之时的病证，其病程最短，交于属至阴的六月"不过十日"，即为死期。或有病轻者，将在由夏交秋之时为其死期。

---

① 至阴不过十日：脾病而有死征，则其死不过十日。至阴，指脾。
② 阴阳交：指脉象阴阳交错。
③ 濂水：指水清之时，相当于中秋节。
④ 不治自已：不治自愈的意思。
⑤ 石水：水冰如石之时，即冬季。
⑥ 盛水：雨水节。

4. 秋月病之预后。秋季是阳渐衰阴渐盛之时，如若患病，可能表现太阳、阳明、少阳三经症状，提示阳气尚盛，随时间的迁延，不治自愈者是为顺证，即"三阳俱起，不治自已"之义；若为阴阳两伤，血气自损，可有筋骨活动不利，立而不能坐，坐则不能立之举止艰难表现；若仅有太阳之病脉，是为独阳无阴，阳盛阴衰之病，病之死期在冰坚如石之严冬；若见少阴病脉，则是独阴无阳，阴盛阳衰，其死于正月雨水较盛之时。

此处预测死期的理论依据是季节阴阳变化，结合气血盛衰，和具体脏腑功能状态而进行推测的，从而体现了人体与自然相应的学术思想，对于预测疾病的病愈、好转、死期，虽是古人的经验总结，临证时应当灵活对待，不必拘泥和苛求。

方盛衰论①篇第八十

雷公请问：气之多少②，何者为逆？何者为从③？

黄帝答曰：阳从左，阴从右④，老从上，少从下⑤，是以春夏归阳为生⑥，归秋冬为死，反之，则归秋冬为生⑦，是以气多少，逆皆为厥⑧。

问曰：有余者厥耶？

---

① 方盛衰论：方，是诊断的意思。盛衰，是指阴阳气血的多少。阴阳气血多少是诊断盛衰的主要依据，而气血的盛衰则必须通过一定的方法才能诊断出来。本篇主要讨论辨别人身阴阳之气的多少和逆从，以及五诊十度到诊断必须全面掌握情况，加以综合分析，切不可片面武断，故名。

② 气之多少：体内阴阳之气多少盛衰的情况。

③ 何者为逆？何者为从：阴阳之气具有怎样的情况属于逆症？具有怎样的情况属于顺症？

④ 阳从左，阴从右：阳气的运行是从左至右，阴气的运行是从右至左。

⑤ 老从上，少从下：老年人之气的运行是从上到下，少年人之气的运行是从下到上。

⑥ 春夏归阳为生：清·于鬯："'春夏归阳'，疑当作'阳归春夏'。故下句云'归秋冬为死'，正与'归春夏为生'语偶。盖以'是以阳'三字领句。下文云：'反之，则归秋冬为生'。反之者，反阳为阴也。此句一倒误而下文亦不可通。"

⑦ 反之，则归秋冬为生：《素问札记》："按：不言'归春夏为死'者，盖省文。"

⑧ 是以气多少，逆皆为厥：无论气之多少盛衰，只要不顺，便都可成为厥症。

答曰：一上不下，寒厥到膝①，少者秋冬死，老者秋冬生②。气上不下，头痛巅疾③，求阳不得，求阴不审④，五部隔无征⑤，若居旷野，若伏空室，绵绵乎属不满日⑥。

【点评】其一，论阴阳之气盛衰逆从。经文从自然界阴阳盛衰逆从到人体阴阳盛衰逆从进行了全面论述，以整体观念为指导，以阴阳之气上逆生厥发梦为例，说明人体阴阳盛衰逆从与疾病的类型性质和预后有着密切的关系。

一是人体四时阴阳盛衰逆从。人与自然相应、与天地相参，所以人和自然界阴阳之气的盛衰顺逆息息相关。原文"阳从左，阴从右"。实际上指自然阳气运动变化的规律，如《素问·阴阳应象大论》："左右者，阴阳之道路也"。说明自然界的阳气主升，从乎左，阴气主降，从乎右，其运行的规律是左升而右降。而人类生活在自然界之中，人对自然界的变化有积极的适应能力，从而保持着人体与自然界阴阳盛衰逆从的协调统一，维持着人体正常的生命活动，反之则病。原文中以"是以春夏归阳为生，归秋冬为死，反之，则归秋冬为生"，说明人体在春夏阳气盛时，脉证皆当归阳为顺，见阴为逆；秋冬阴盛之时，脉证当归阴为顺，见阳为逆，并用顺逆来推测预后，指出顺者为生，逆者为死。

二是老少阴阳盛衰逆从。体现了老少不同气的盛衰逆从的重要观点。张介宾认为，"老人之气，先衰于下，故从上者为顺；少壮之气，先盛于下，故从下者为顺"（《类经·疾病类》）。本文从人与自然以及老少阴阳盛衰逆从两个方面阐述了人体阴阳盛衰逆从的道

① 一上不下，寒厥到膝：阳气一味上逆而不下，阴阳之气不能相济，厥冷就会从足底蔓延到膝部。

② 少者秋冬死，老者秋冬生：若出现阳气上逆不下的情况便预示着少年会在秋冬两季死亡，老年人会在秋冬两季得生。

③ 气上不下，头痛巅疾：阳气上逆而不下，就会引起头痛或其他巅顶疾患。

④ 求阳不得，求阴不审：对这种厥症，既在阳证中不能求得验证，又在阴证中不能探明根源。

⑤ 五部隔无征：五脏所在的部位相隔绝，没有显著的形症可作验证。

⑥ 绵绵乎属不满日：病人气息微弱，可以预见其死期不满一天。绵绵乎，形容气息微弱的样子。属，同"瞩"。

理，完满地回答了文首"气之多少，何者为逆？何者为从"的发问。

其二，论人之阴阳盛衰逆从与疾病。人体阴阳盛衰逆从失调，疾病丛生。本篇仅以阴阳之气上逆生厥发梦为例说明之。"是以气多少，逆皆为厥"为总病机，论及厥的病因病机和分类，说明无论阴阳之气盛气衰，只要气逆厥乱，阴阳之气不相顺接，皆可发为厥，因"逆皆为厥"，故厥逆二者常常联名并称。但由于形成厥的原因有有余与不足之别，故厥分为"有余者厥"和"少气之厥"两大类。此节论述了"一上不下，寒厥到膝"之厥，和"气上不下，头痛巅疾"，主要说明气有余而逆之厥的病因病机和症状特点。

是以少气之厥①，令人妄梦，其极至迷②。三阳绝，三阴微③，是为少气。

是以肺气虚则使人梦见白物，见人斩血藉藉④，得其时⑤则梦见兵战。

肾气虚则使人梦见舟船溺人，得其时则梦伏水中，若有畏恐。

肝气虚则梦见菌香⑥生草，得其时则梦伏树下不敢起。

心气虚则梦救火阳物⑦，得其时则梦燔灼⑧。

脾气虚则梦饮食不足，得其时则梦筑垣盖屋。

【点评】论五脏气虚逆而致梦。《内经》有三处论述发梦的医学意义，其中《素问·脉要精微论》是通过 11 种梦境表现特征的研究，论证发梦场景与脏腑、气血阴阳盛衰变化以及机体相应脏腑组织生理病理特征关系的论述，突出问梦诊病的理由；《灵枢·淫邪发梦》则认为病邪侵袭，营卫不和、脏腑阴阳失调是所致 12 种梦境的基本原理，这些梦境与脏腑的阴阳属性、五行所属及其联系有密切的

---

① 少气之厥：指五脏之气虚少的厥证。

② 其极至迷：五脏之气虚弱得越严重，梦境越离奇迷乱。

③ 三阳绝，三阴微：三阳经的脉气悬绝，三阴经的脉气细微。

④ 见人斩血藉藉：梦见杀人，血流满地。藉藉，纵横交流的样子。

⑤ 得其时：遇到该脏所主的季节和时日，如肝得春季或逢子丑之日的木旺之时。

⑥ 菌香：芳香的草木。

⑦ 梦救火阳物：梦见救火之事及雷电交作的现象。

⑧ 得其时则梦燔灼：在火旺的季节或时日，便会梦见身体被火烧灼。

关系；本篇认为"少气之厥，令人妄梦"是总病机，于是以五脏之虚所致的11种梦境，皆围绕着"五脏气虚"阴阳失和为病机核心予以论述，以同类相应，取象比类为方法，以五脏功能特点为依据，分析五脏气虚发梦的病证及其表现。三篇论梦各有侧重，学习时相互参照。

此皆五脏气虚①，阳气有余，阴气不足，合之五诊②，调之阴阳，以在《经脉》。

【点评】论五脏病的调治原则。"合之五诊，调之阴阳，以在经脉"，是调治五脏病证的总原则。临床上须根据五脏虚实不同所表现于外的不同症状和体征，经正确分析辨证后，虚者补之，实者泻之，调整阴阳，补偏救弊，通其经脉，疏其气血，令其条达，以平为期。这不仅是治厥和治梦的原则，对于临床各科病的治疗也具有更广泛的指导意义，所以应视为普遍指导临床的总则。

诊有十度③，度人、脉度、脏度、肉度、筋度、俞度。

【点评】论全面观察，诊断疾病。疾病是复杂多变的，可由多种原因所形成，因此诊治疾病必须要掌握五诊十度，全面掌握情况，综合分析，切不可片面武断，同时要求医生要知常知变、上知天文、下知地理、中傍人事、心中有数，诊病时要有条不紊，反复推求，才能"可诊十全，不失人情"，切忌盲目诊断，妄下结论的弊端。

论诊病须知十度。此言十度却仅有五度，纵观全文精神，十度要求医生全面了解病人的各个方面的情况，以常达变，既知生理解剖，又知病理变化，正确运用诊法，方能诊断无误。张志聪予以全面中肯地评论，认为"度，度量也。十度者，度人脉、度脏、度肉、

① 此皆五脏气虚：清·姚止庵："此言五脏虚梦，盖因上言'少气'则妄梦，因而言五脏气虚易多梦，非谓气厥者其梦如是也。"
② 五诊：五脏之症。
③ 十度(duó 夺)：测度脉、脏、肉、筋、腧的阴阳虚实。

度筋、度俞、度阴阳气、度上下、度民、度君、度卿也。度人脉者，度人合天地而成三部九候也。度脏者，度五脏之奇恒逆从也。度肉者，度人之形与气，相任则寿，不相任则夭，皮与肉相果则寿，不相果则夭，如病而形肉脱者死。度筋者，手足三阴三阳之筋，各有所起，经于形身，病则宜用燔针劫刺也。度俞者，五脏五俞，五五二十五俞；六腑六俞，六六三十六俞。经脉十二，络脉十五，凡二十七气以上下也……二十七气所行，皆在五俞。度阴阳气者，度脏腑表里阴阳之气。尽者，谓尽此法，而人病自具也。脉动无常，散在阴而又颇在阳，此病在情志。是以阴阳莫测，脉脱不具，必问而后得之。度上下者，度气之通于天，病之变化也。度民者，度其尝富后贫，暴乐暴苦也。度君者，度王公大人，骄恣纵欲，禁之则逆其志，顺之则加其病，当告之以其败，语之以其善，导之以其所便，开之以其所苦，人之情，莫不恶死而乐生，恶有不听乎者！度卿者，度其尝贵后贱，封君败伤，故贵脱势，及于王侯，是以受师不卒，使术不明，不察逆从，是谓妄行。"

阴阳气尽①，人病自具。脉动无常，散阴颇阳②，脉脱不具，诊无常行③，诊必上下，度民君卿④，受师不卒，使术不明，不察逆从，是为妄行，持雌失雄，弃阴附阳⑤，不知并合⑥，诊故不明，传之后世，反论自章⑦。

【点评】论诊道乃具，万世不殆。一要求医生务必准确运用诊法，全面地诊察病情，精心诊治，才能永不出差错。"脉动无常，

---

① 阴阳气尽：完全掌握了脉脏肉筋腧的阴阳虚实。

② 脉动无常，散阴颇阳：在脉动出现异常情况时，若是耗散阴气则会使阳气偏亢。颇，偏颇，不平和。

③ 脉脱不具，诊无常行：脉象虚而不显时，诊断就无常法可从。

④ 诊必上下，度民君卿：诊断疾病时要了解病人地位的君臣尊卑。上下，指人的社会地位的尊高和低微。

⑤ 持雌失雄，弃阴附阳：偏于补阴则伐阳，偏于济阳则耗阴。雌，喻指阴阳之阴；雄，喻指阴阳的阳。

⑥ 并合：指阴阳平衡的道理。

⑦ 反论自章：指谎言谬论自然暴露无遗。章，同"彰"，彰明。

散阴颇阳，脉脱不具，诊无常行"，"按脉动静，循尺滑涩，寒温之意，视其大小，合之病能"。强调察脉的重要性及其具体方法。二要察病人的社会地位、饮食起居等一般情况。病之所生不但与自然界的环境有关，而且与社会环境也有密切联系。一些内伤杂病往往是社会因素造成的，因此《内经》非常重视这一方面的情况，如"度民君卿"，"知丑知善，知病知不病，知高知下，知坐知起，知行知止"。只有这样才能全面掌握病人病之起因，才能使诊断无所偏漏，"诊道乃具，万世不殆"。

至阴虚，天气绝；至阳盛，地气不足①。阴阳并交，至人之所行②。阴阳并交者，阳气先至，阴气后至。

是以圣人持诊之道，先后阴阳而持之，《奇恒》之势乃六十首③，诊合微之事④，追阴阳之变⑤，章五中之情⑥，其中之论，取虚实之要，定五度之事⑦，知此乃足以诊。

【点评】论诊察疾病要参合天地阴阳四时变化。《内经》认为人与天地相应，在病之时，自然也不例外，故观察疾病还须将其与自然界阴阳气候的变化联系起来，"至阴虚，天气绝；至阳盛，地气不足，阴阳交并，至人之所行。阴阳交并者，阳气先至，阴气后至，是以圣人持诊之道，先后阴阳而持之"。

是以切阴不得阳，诊消亡，得阳不得阴，守学不湛⑧，知左不知右，知右不知左，知上不知下，知先不知后，故治不久。

知丑知善，知病知不病，知高知下，知坐知起，知行知止，用之有

---

① 至阴虚，天气绝；至阳盛，地气不足：若地气虚则天气绝而不下，若天气盛则地气竭而不上。

② 阴阳并交，至人之所行：只有修养极高的医生能做到使人的阴阳之气平衡互济。

③ 《奇恒》之势乃六十首：指古代医经《奇恒》中所载的六十首诊法。《奇恒》，上古医书名，论述奇病等内容。

④ 诊合微之事：诊察各种细微的证象彼此结合的情况。

⑤ 追阴阳之变：探求阴阳盛衰变化的规律。追，寻求，推求。

⑥ 章五中之情：揭示五脏中的病情。章，同"彰"，使……彰明，揭示。

⑦ 定五度之事：确定测度脉、脏、肉、筋、腧的阴阳虚实的标准。

⑧ 守学不湛：运用的医术不够精湛。守，奉行。

纪，诊道乃具，万世不殆。

起所有余，知所不足，度事上下，脉事因格①。

【点评】论辨明虚实，判断生死。在诊察疾病的过程中，仔细审察疾病的逆从、虚实是最为重要的关键，以此可以判断疾病之预后，用药之轻重，因此，"不察逆从，是为妄行"，"逆从以得，复知病名，诊可十全"。

是以形弱气虚死；形气有余，脉气不足死；脉气有余，形气不足生。是以诊有大方②，坐起有常，出入有行，以转神明③，必清必净，上观下观，司八正邪④，别五中部，按脉动静⑤，循尺滑涩，寒温之意，视其大小⑥，合之病能⑦，逆从以得，复知病名，诊可十全，不失人情，故诊之或视息视意⑧，故不失条理，道甚明察，故能长久。不知此道，失经绝理，亡言妄期⑨，此谓失道。

【点评】掌握诊断学知识，本篇原文指出，要全面准确地诊察病情，必须牢固掌握诊断学知识。古代的《奇恒》一书，专论诊断之要，只有学习和掌握了这本书中的内容，才能全面准确地诊断疾病，"知此乃足以诊"，"不知此道，失经绝理，亡言妄期，此谓失道"。

诊法，即诊察疾病的手段和方法。望、闻、问、切四诊在《内经》中又分别称为"视之可见""听声音而知所苦""言而可知""扪而可得"，从而奠定了四诊的基础。其中专论或主论诊法的有《素问》

---

① 脉事因格：要在全面揣度病情的基础上穷究脉诊的道理。

② 大方：大道，大法。

③ 出入有行，以转神明：明·吴崑："医以活人为事，其于出入之时，念念皆真，无一不敬，则诚能格心，故可以转运周旋，而无往弗神矣。"

④ 司八正邪：观察四时八节的正气与邪气。八正，指春分、秋分、夏至、冬至、立春、立夏、立秋、立冬八个节气的正常气候。

⑤ 动静：泛指脉象的浮沉迟数虚实等变化情况。

⑥ 大小：大小便。

⑦ 病能：病态。能，通"态"。

⑧ 视息视意：观察病人呼吸和神情变化的情况。

⑨ 亡言妄期：妄说病情，妄期死生。

之《阴阳别论》《移精变气论》《玉版论要》《脉要精微论》《平人气象论》《玉机真脏论》《三部九候论》《徵四失论》《阴阳类论》《方盛衰论》等，《灵枢》的《邪气脏腑病形》《五色》《论疾诊尺》等二十余论，所涉诊法注意事项，须引起医生高度重视。

一要态度端正，思想集中。原文"诊有大方……必清必净"，要求医生必须作风正派，态度端正，举止有常，品德高尚。在诊病的时候必须头脑清醒，思想集中，要有大医风范，良医之术，不盲目行事，妄作结论，真正做到"诊可十全，不失人情"。

二是四诊合参、知常达变。原文"诊必上下，度民君卿""上观下观，司八正邪，别五中部……故不失条理，道甚明察，故能长久"段，要求医生诊病时必须四诊合参，全面了解有关内容。四诊的内容是非常广泛的，大凡病人的精神、形态、舌齿、肤色、毛发、唾液、二便等都为望诊所必察；呼吸气息、气味等都为闻诊所必审；居处、职业、生活状况、人事环境以及发病经过，都为问诊所必询；脉象、肤表、胸腹、手足等都为切诊所必循。并且还要结合四时八正，方宜水土等各方面的情况，综合分析，从而"诊合微之事，追阴阳之变，章五中之情""取虚实之要，定五度之事"。只有这样才能全面掌握疾病的本质，做出正确的诊断。也只有这样，才"能参合而行之者，可以为上工"。

三则诊治疾病时，还必须做到知此知彼，知常达变。如"脉动无常，散阴颇阳，脉脱不具，诊无常行"。要求应用诊法时，不仅要知其常，而且要达其变。疾病变化无穷，临证表现多端，诊病时也不能刻舟求剑。如果"持雌失雄，弃阴附阳""切阴不得阳，得阳不得阴"。不知道全面分析疾病就不能明确诊断，指导治疗。只有做到"知丑知善，知病知不病"。做到脉证合参，才能全面准确地反映疾病的本质。达到"诊可十全""万世不殆"。否则，"不察逆从，是为妄行"。

四是强调医生临证要从容不迫地详细诊察，禁戒粗枝大叶，三言两语或独持"寸口"的作法。鞭挞了故弄玄虚的医疗作风。还要求医生"从容人事"，即是诊病时，要特别注意社会人事的变化，包括政治地位、经济状况、精神状态、情感变化对疾病的影响。在治疗因情志内伤所造成的病证时，要特别注意做好病人的思想教育工作，使其转变精神意识，移精变气，积极主动配合医生治疗。

解精微论①篇第八十一

黄帝在明堂，雷公请曰：臣授业传之，行教以经论②，从容形法，阴阳刺灸③，汤药所滋④。行治有贤不肖⑤，未必能十全⑥。

若先言悲哀喜怒，燥湿寒暑，阴阳妇女，请问其所以然者，卑贱富贵，人之形体所从，群下通使⑦，临事以适道术⑧，谨闻命矣⑨。

请问有毚愚仆漏⑩之问，不在经者，欲闻其状。

帝曰：大矣。

【点评】论述医经的学习与知识传授，其主要内容有诊病刺治各种方法有汤药的临床作用，提示《内经》传载的生命科学知识源自于前人的经验总结，凝聚着先贤的医药学智慧。

论述临证诊治疾病其疗效未能"十全"的缘由是多方面的，如病人悲哀喜怒相关情绪的干扰，燥湿寒暑等复杂气候因素的影响，"阴阳妇女"等不同体质因素对施治方法反应状态的差异，以及卑贱富贵等不同病理形态的区别等，都是影响疗效未能"十全"的原因，这都是医学知识传授的重要内容，也是临证业者必须要掌握的。

公请问：哭泣而不出者，若出而少涕，其故何也？

---

① 解精微论：解，释也。精微，精粹微妙之意。本篇主要阐述了哭泣涕泪的产生与精神情感、水火阴阳的关系。哭泣而流涕泪，其现象虽然普遍，其原理却精细微妙，故名。

② 行教以经论：按照古代的医经理论进行教育工作。

③ 从容形法，阴阳刺灸：指古代医经中所记载的诊病及刺治方法。

④ 汤药所滋：指汤药的作用。滋，汁液，此指汤药的作用、功效。

⑤ 不肖：不贤，不才。

⑥ 十全：十个病人前来就诊能将其全部治愈。

⑦ 群下通使：学生们全都能够按照其传授进行学习。通，全面，全部。使，支使，派遣，这里指按其教育进行学习。

⑧ 临事以适道术：临证时能恰当运用所学的医学理论和技术。适，恰好，恰当。

⑨ 谨闻命矣：其弟子全都能接受其医道。命，指医道。

⑩ 毚(chán 蝉)愚仆漏：自谦之词，指荒谬、愚蠢、蒙昧、浅陋。

帝曰：在经有也。

复问：不知水所从生，涕所从出也。

帝曰：若问此者，无益于治也，工之所知，道之所生也。

夫心者，五脏之专精^①也。目者其窍也^②，华色者其荣也^③。是以人有德^④也，则气和于目，有亡^⑤，忧知于色^⑥。是以悲哀则泣下，泣下水所由生。水宗^⑦者积水也，积水者至阴^⑧也，至阴者肾之精也。宗精^⑨之水所以不出者，是精持之^⑩也，辅之裹之，故水不行也。夫水之精为志，火之精为神^⑪，水火相感^⑫，神志俱悲，是以目之水生也。故谚言曰：心悲名曰志悲。志与心精，共凑于目也。是以俱悲则神气传于心精，上^⑬不传于志而志独悲，故泣出也。泣涕^⑭者脑也，脑者阴也，髓者骨之充^⑮也，故脑渗为涕^⑯。志者骨之主也，是以水流^⑰而涕从之者，其行类也。夫涕之与泣者，譬如人之兄弟，急则俱死^⑱，生则俱生，其志以早悲，是以涕泣俱出而横行^⑲也。夫人涕泣俱出而相从者，所属之类也。

雷公曰：大矣。请问人哭泣而泪不出者，若出而少，涕不从之何也？

帝曰：夫泣不出者，哭不悲也。不泣者，神不慈也。神不慈则志不

---

① 心者，五脏之专精：心是五脏中专主精气的器官。

② 目者其窍也：两目是五脏精气外现的孔窍。

③ 华色者其荣也：面色是五脏之气盛衰的外在表现。华色，指容色、神色。

④ 德：《太素》作"得"，与下文"亡"对用，当从。

⑤ 亡：失。

⑥ 忧知于色：忧愁的情绪显现于面色。知，显现。

⑦ 水宗：体内水液的渊源，亦指肾。肾为水脏，主持全身水液的代谢。

⑧ 至阴：指肾精。

⑨ 宗精：肾所主的阴津。

⑩ 精持之：肾气能够控制其宗精之水。

⑪ 水之精为志，火之精为神：肾水的精气是志，心火的精气是神。

⑫ 水火相感：心肾之气相互感应。

⑬ 上：通"尚"。尚且，还。

⑭ 泣涕：哭泣时流出的鼻涕。

⑮ 髓者骨之充：髓是骨中充养的物质。

⑯ 脑渗为涕：脑髓渗出形成了鼻涕。

⑰ 水流：指泪水流出。

⑱ 急则俱死：在危急之际能够共同献身。急，紧急，危急。

⑲ 横行：指涕泪横流。

悲，阴阳相持①，泣安能独来。夫志悲者惋②，惋则冲阴③，冲阴则志去目，志去则神不守精，精神去目，涕泣出也。

【点评】泪涕是人体之津液，为肾精所化，与脏腑相关功能和精神活动有关。生理状态下，阴阳相持而平衡，津液在精、神的制约之下，无情绪的剧烈波动，故"精持之也，辅之裹之"，涕泪不会无故溢出。

如若情绪波动而有哭泣时，是悲哀忧愁影响心神肾志，"神不守精，精神去目"，心肾互感，精神动摇，阴阳失调，津液失藏而泪涕并出。此即"悲哀愁忧则心动，心动则五脏六腑皆摇，摇则宗脉感，宗脉感则液道开，液道开故泣涕出焉"（《灵枢·口问》）之故。涕与泣，"其行类也""譬如人之兄弟""从之者，其行类也"，故五脏摇，宗脉感，泪道开而涕泣出焉。泪由目生，涕由鼻下，所以哭泣时，既流鼻涕又流泪。

哭泣与心神相关。哭泣多为悲哀所致，亦有因高兴激动而热泪盈眶，但外界的多种精神情志刺激作用到人体的心方能产生哭泣，此即"夫心者，五脏之专精也，目者其窍也，华色者，其荣也"之意。

涕泪有别，同源异类。泪来源于肾精，本篇称为"水宗"，即精水聚汇之处，泪为精水所化，所谓"泣下水所由生也。"由于目系直接属脑，而脑为髓海，肾主骨而生髓，故肾又通过脑髓目系与目发生重要联系。无论肾所藏之精，或化生脑髓，总为肾之所主，故肾藏精的功能正常，泪水化于精，出于肾，故有"宗精之水所以不出者，是精持之也，辅之裹之，故水不行也"之论，则从哭而无泪角度阐述此理。哭而无泪，主要是肾控制了精水，使之不能上奉化为泪的缘故。而涕出脑，化于肾，涕质稠与髓同类，涕偏于浊液，重在于脑，故称"脑渗为涕"。肾精化髓充脑，故谓"泣涕者，脑也""志者骨之主也，是以水流而涕从之者，其行类也。"同时还形象的

---

① 神不慈则志不悲，阴阳相持：由于不慈不悲而心肾两脏控制了神志，泣涕就不会流出来。持，守，控制。

② 志悲者惋：志悲之时情绪就会凄惨。惋，凄惨，伤心。

③ 冲阴：明·吴崑："逆冲于脑也。"

将泪涕"譬如人之兄弟，急则俱死，生则俱生"，使得涕泪同源的关系更加明确，由于涕稠泪稀，涕出于鼻，泪出于目，故又同中有异。

论目与心的关系。心，"目者其窍也……则气和于目"。说明目与心有着密切的联系。《内经》多篇从不同角度论证了目与心的关系，一则因心为五脏六腑之大主，五腑六腑之精皆上注于目，故心为五脏之专精，其主目的作用自不待言。且心主脉，目为宗脉之所聚，同时又有经脉上的联系，故目为其窍。再则心藏神，目的视物辨色功能是心神的一部分，而神的功能正常与否亦可由目察知。故曰"目者心使也""是以人有德也，则气和于目"。故临床上常将目作为观察神之得失存亡的一个方面。如目活动灵活，精彩内含，炯炯有神，谓之得神，否则目活动迟缓、目无光彩，目暗睛迷则谓失神。故有"眼睛为心灵之窗"的说法。

《内经》除了心"在窍为舌""开窍于耳"(《素问·金匮真言论》)观点，还有"目者，(心)其窍也"之说。《素问·解精微论》说："夫心者，五脏之专精也。目者，其窍也。"王冰对此注解颇为允当，指出："专，任也。言五脏精气，任心之所使，以为神明之府，是故能焉，神内守，明外鉴，故目其窍也。"《灵枢·大惑论》也有"目者，心之使也"之论。为何将"舌""目""耳"皆视为心之"窍"呢？只要仔细、认真地考察有关心的论述后不难发现，心之窍分别为"舌"、为"耳"、为"目"，完全是以心藏神这一重要功能为其背景和出发点的。

且子独不诵不念夫经言乎？厥则目无所见。夫人厥则阳气并于上，阴气并于下。阳并于上，则火独光①也；阴并于下，则足寒，足寒则胀也。夫一水不胜五火②，故目眦盲③。是以冲风④，泣下而不止。夫风之中目也，阳气内守于精，是火气燔目，故见风则泣下也。有以比之，夫火疾风生乃能雨，此之类也。

---

① 火独光：阳气独盛，如火上炎。
② 一水不胜五火：阴亏于下而阳亢于上。
③ 目眦盲：眼睛失明。
④ 冲风：迎风。冲，向着，面对着。

【点评】本篇除阐明哭泣流泪的原理外，还略论了与眼睛密切相关的"目盲"和"泣下"病证，以此为例说明精水与目的关系。

一是厥则目无所见症。厥的病机为"阳气并于上，阴气并于下"所致。阴阳升降失常，运行逆乱所致。原文以"一水不胜五火"为喻，论证了精脱于上不能充目，目失精水之濡养，再兼阳并于上，则阳邪上逆，耗精灼阴而有"目眦盲"及"目无所见"之症。

二是冲风泣下不止。"是以冲风，泣下而不止"是为迎风流泪症，原文以"火疾风生乃能雨"自然现象为喻表达了此症机理，是风属阳邪，性主开泄，风火燔目，迫精外泄，精失内守，故见泪水横流。

主要参考书目

1. 唐·杨上善．黄帝内经太素［M］．北京：人民卫生出版社，1965.

2. 程士德．素问注释汇粹［M］．北京：人民卫生出版社，1982.

3. 河北医学院．灵枢经校释［M］．北京：人民卫生出版社，1982.

4. 张登本，武长春，邢玉瑞，等．内经词典［M］．北京：人民卫生出版社，1990.

5. 傅贞亮，高光震，张登本，等．黄帝内经素问析义［M］．银川：宁夏人民出版社，1997.

6. 傅贞亮，张登本，高光震，等．黄帝内经灵枢经析义［M］．银川：宁夏人民出版社，1993.

7. 张登本．白话通解黄帝内经［M］．西安：世界图书出版公司，2000.

8. 张登本．王冰医学全书［M］．北京：中国中医药出版社，2006.

9. 张登本．内经的思考［M］．北京：中国中医药出版社，2006.

附录一 关于《黄帝内经》的再思考

鉴于"点评"的研究经文模式，读者很难从宏观、整体架构上把握《黄帝内经》的主旨大义和内容概况，为了帮助读者便捷的对《黄帝内经》有一个大体的认知，在此建议读者从五个方面对其予以思考，或曰"思考《黄帝内经》"。

一、《黄帝内经》是一部怎样的书？

《黄帝内经》(简称《内经》)虽然是一部以生命科学为主体的健康医学奠基之作，但其在传承中华民族传统文化方面却有着任何一部古代著作都无法替代的、十分重要的作用，要想深刻回答《内经》是一本怎样的书，就得从其医学地位和文化地位两个维度予以思考。

(一)《内经》的医学地位

就《内经》的医学地位而言，是我国现存最早，也是迄今为止一直都是地位最高的中医理论经典巨著，是我们的祖先对全人类健康事业所做出的巨大贡献。其传承的医学主旨，是以人类的健康为前提，无论是未病之先，已病之中，还是疾病之后，研究的核心内容是机体的和谐与康宁，因而将其称为人类的"健康医学"。自其问世之日起，就被尊为"至道之宗，奉生之始"(《素问》王冰序)。

该书包括《素问》九卷 81 篇和《灵枢》九卷 81 篇两部分，合计十八卷 162 篇。其内容是托黄帝及六位属臣之名，以问对的方式讨论了生命科学的相关内容，用现代语言表达，就是以问题为导向，展开生命科学知识体系的相关讨论。之所以被历代医家奉为经典，是因为其运用了古代多学科知识分析和论证了生命规律，从而建立起了人类健康为中心的中医学理论体系，使中医学成为一门包含以健康为中心的特殊科学内涵和思维方法的分支学科而独立于世界医学之林。其是中国现存最早的一部医学经典巨著，汇编成册并以《黄帝内经》的名谓出现，是在西汉中晚期，作为中医学理论与防病、治病技术的源头，主要记录了春秋战国时代对生命科学研究的成果。据班固编纂的《汉书·艺文志》所载，当时有

《黄帝外经》《扁鹊内经》《扁鹊外经》《白氏内经》《白氏外经》《白氏旁篇》等七部医学典籍，史称"医经七家"。由于其他六部均已失传，唯有此一书传世，足见其珍贵。中医药学虽然有"四大经典"之说，但是除本书之外的《伤寒杂病论》《金匮要略》《神农本草经》三者不但成书较晚，而且在所建构生命科学知识的影响力方面，都无法与其相提并论。自其问世至今的两千多年以来，历代医学家都是以其为理论源头，运用其中创造的哲医结合的知识体系，在运用中国传统的系统思维构建的医学原理及发明创造的各种诊疗技术基础上，通过不断地实践、探索、创新，促使中医学不断地向前发展。

因此，在雄伟壮阔的中国医学史上，无处不体现着《黄帝内经》的烙印；异彩纷呈的众多医学流派，无一不是以《黄帝内经》为其理论的渊薮；古今无数具有卓越贡献的大医学家，或者在理论上独树一帜，或者在防治疾病方面取效如神，究其成功之路，莫不以《黄帝内经》的学术思想为其本源。

(二)《内经》的文化地位

就《内经》的传统文化地位而言，虽然是一部以生命科学为主体，汇集了汉代以前中国古代文化、科学知识研究成就的具有集成性质的巨著，但其中运用了汉代以前的天文学、地理学、生物学、气象学、心理学、体质学、历法等多方面的理论成就与方法来揭示生命奥秘，探索生命规律，基本反映了此前的科学成就，并且赋予了西汉以前哲学以医学内涵。所传载的知识将汉代以前人文科学与生命科学知识进行了有机的结合，形成了具有东方文化特色的医学知识体系。尤其是赋予了此前形成的精气、阴阳、五行、神论、天人合一等哲学思想以鲜活的生命科学知识内涵，并使之趋于系统。因而，但凡谈论汉代以前的古代哲学时，不读是书是有缺陷的。

《内经》的生命科学知识体系蕴涵了丰富的先秦诸子思想。先秦诸子百家之学奠定了中华民族传统文化的基础，也是《黄帝内经》理论发生的重要文化背景。例如道家思想中的道气论、辩证思维；儒家的治国方略、"以和为贵""过犹不及"等级观念等；法家以"法"治事及灵活处事原则；墨家"三表法"观点；名家论证"合异同""离坚白"所用的取象类比思维；阴阳家的阴阳观、五行观；杂家兼收并蓄、反对迷信，以及用药如用兵思想对其生命科学知识体系的形成均有深刻的影响。其虽然成编于《淮南子》《史记》之后的西汉中晚期，但其理论与先秦诸子之学几乎是相伴发生的，其学术思想乃至遣字用词都深受诸子之学的影响，所以有"《黄帝内经》一书，闻气坚削，如先秦诸子，而言理该（赅）博，绝似管、荀，造词质奥，又类鬼谷"（祝文彦《庞府堂华》）的评价。

《内经》保存了汉以前语言文字的表述特点。语言文字是知识的载体并加以传承，自然科学知识与人文社科知识的语言文字表达虽然不能截然区分，但却有着显著的差异。自然科学，尤其是医学学科知识的语言文字表达必须以写实为主要的修辞方法，同时又不能脱离中国传统文化中人文社科知识的大背景，所以其中的语言文字（包括语法知识），既有古代汉语言文化的共性特征，又有其医学内容的个性特质，《黄帝内经》在这方面是最为显著、最为独特、最具个性的。我曾经说过，研究古代语言文字的人如果不研究是书，那将是有缺失的。

因此说，《内经》虽然是一部以生命科学为主体的健康医学奠基之作，但其在传承中华民族传统文化方面却有着其他任何一部古代著作都无法替代的、十分重要的作用。中华民族的本原文化由七千年前的仰韶文化时期延续至今，《内经》具有极其丰富的历史遗存，如"河图""洛书""十月太阳历法""北斗历法"即是。所以，但凡谈论中华民族本原文化的时候，本书应当是不可或缺的参阅文献。研究国学就必须对中华民族本原文化有所认知，中医药学乃至《内经》则是很好的切入点。

二、《内经》是怎样成书的？

《内经》作为地位尊高的鸿篇巨制是怎样成书的？这也是谈论本书时必须思考的。在思考其成书的背景时，则要从成编的时代背景、成书的文化背景、成书的社会背景、成书的医学背景等予以多维度的审视。

（一）《内经》的成编年代

就其成书年代而言，虽然有成书于黄帝时代（约5000年前）说、成书于春秋战国说、成书于秦汉之际说、成书于西汉说等，但晚近的研究结果并趋于一致，认为其成编于西汉的中晚期，确切的说，是在《史记》成书（公元前91年年底至90年初）之后至《七略》成书（公元前6年）之前的时段。

（二）《内经》成书的文化背景

如若就其内容的形成而言，大部分内容是春秋战国时代医学经验的记实和总结，也有一部分内容是成书以后补充了东汉后期的医学研究成就，例如"五运六气理论"内容（不包括《素问》的两个"遗篇"）；也有认为成书于西汉的中晚期，晚近学者在前人研究的基础上，进一步从其学术思想、社会背景、语言修辞特点、所载内容的科学技术水平、相关的考古发现（如长沙马王堆考古、敦煌考古等）及人文现象等多学科、多角度研究考证，从而得出了《内经》是中国古代医学理论文献的汇集，其主体部分汇编成书应于西汉的中晚期，大约在公元前91年—公元前6年的近百年之间。因为司马迁记载汉初名医淳于意（仓公）的"诊籍"26例（共计29例，扁鹊3例，淳于意25例，还有议论1例），以及公乘阳庆传给仓公的一批"禁方书"名与《内经》所引古医籍名有相同者，但独无《内经》之名，可见其成书不可能早于《史记》。其成书的时间下限即刘歆奉诏校书时所撰的《七略》。《七略》是我国第一部图书分类目录学专著，医药类属于其中的"方技略"，这部分内容由当时朝廷侍御医李柱国负责编著，时间是在西汉成帝河平三年（即公元前26年），说明此时《内经》十八卷本已经成编问世，并著录于刘歆的《七略》之中。由此可知，其成书年代应当在《史记》成书（作者出狱之后，于公元前91年完成了《史记》的编纂）至李柱国校医书完稿（公元前6年《七略》问世）的近百多之间［张登本.《黄帝内经》与《史记》［J］. 山西中医学院学报2012，28（8）：4－9］。

1. 先秦诸子思想对《内经》的影响。就其理论构建的文化背景而言，其中蕴涵了丰富的先秦诸子思想。先秦诸子虽然号称"百家"，实际仅有十个学术流派。西汉司马谈在《吕氏春秋》对先秦诸子总结的基础上，概括为阴阳、儒、墨、名、法、道六家（《论六家要旨》），刘歆在此基础上增加了农、纵横、杂、小说为十家（《七略》）。后来人们以兵家易小说家亦为十家。在这十家学术流派之中，对中国传统文化影响最大者莫过于儒、墨、道、法四大学派。《内经》在其理论构建过程中，除了受到精气、阴阳、五行哲学思想十分深刻的影响之外，"诸子百家"中其他流派的学术思想也很自然地浸润并渗透于其中，用以解释相关的生命现象，解决相关的医学问题。此处仅就"诸子百家之学"的主要学术思想对

《内经》理论的影响予以提要性陈述，既体现《内经》理论形成的文化背景，也在于说明其缔造的中医药学萃取了中华民族优秀文化中精华的观点。

（1）道家思想的影响："道家"学术思想对《内经》理论形成的影响是多方面的，其中的"道论""气论"及辩证思维等方面尤为突出，如"道生一，一生二，二生三，三生万物。万物负阴而抱阳，冲气以为和"（《老子·四十二章》）的论述，这是道家对宇宙万物的起源以及宇宙万物结构模型的认识。认为"道"是演化生成"气"（即"一"）的母体，气是万物一体、万物同源、万物相通相应、万物相互联系的传媒和中介，因此有"通天下一气"（《庄子·知北游》）的结论，这也是道家"道气论"的源头。

《内经》继承了道家这一学术立场，其中论"道"269次，广泛地运用"道"的概念来表达宇宙万物、生命活动的演化规律和相关的理论原则。具体言之，《内经》所用之"道"有宇宙、天地、自然规律之"道"的应用，如"五运阴阳者，天地之道"（《素问·天元纪大论》）；有脏腑、经络、气血、营卫等生理规律之"道"，如"经脉之道""营气之道"等；有疾病发生、发展、演变过程之"道"，如"有道以来，有道以去。审知其道，是谓身宝"（《灵枢·五乱》）；有诊脉、望色、察病、辨标本顺逆的理论原则之"道"，如"持脉有道，虚静为保"（《素问·脉要精微论》），"标本之道，要而博，小而大，可以言一而知百病之害……天之道毕矣"（《素问·至真要大论》）等；有针刺、用药治病原则和方法的理论之"道"，如"针道"等；还有将养生称为"道生"的养生保健的理论原则和具体方法之"道"，如"将从上古合同于道，亦可使益寿而有极时""其知道者……能形与神俱，而尽终其天年"（《素问·上古天真论》）。可见，《内经》在以"道论"的概念和观点全面地构建其理论体系的同时，对"道"是不可直视的客观规律已经有了深刻的认识和广泛的应用，指出"窈窈冥冥，孰知其道？道之大者，拟于天地，配于四海。汝不知道之谕，受以明为晦"（《素问·征四失论》）。认为"道"虽然是不可直视的，但却是无处、无时不在的，大至天地、四海，小到万事万物，无不受"道"的支配，无不遵循其"道"。掌握了宇宙万物生成变化之"道"，就可以发蒙解惑；如果不能认识、掌握和利用自然万物变化之"道"，只能是"以明为晦"，迷惑不解。

《内经》认为宇宙万物变化规律之"道"是客观存在的，不以人们意志为转移的。人们既不能创造，也不能改造，或者违逆客观规律之"道"，只能认识、掌握、利用、遵循、顺应客观规律之"道"，因此有"道无鬼神，独往独来"（《素问·宝命全形论》）的研究结论。在这一观念的指导下，道家提出了"道法自然"（《老子·二十五章》）、"无为而治"的价值取向，《黄帝内经》不但禀承了这一思想，并将其加以拓展、弘扬和引申，广泛地运用于治则治法和养生理论的建立。如直接将《老子》"天之道，其犹张弓，高者抑之，下者举之，有余者损之，不足者补之"（《老子·第七十七章》）思想用于创立自己的治病大法，这些治法不但有"高者抑之，下者举之，有余折之，不足补之"弘扬、发展以后的具体治病方法，还有"寒者热之，热者寒之，微者逆之，甚者从之，坚者削之，客者除之…开之发之，适事为故"（《素问·至真要大论》）。据《老子》倡导的"甘其食，美其服，安其居，乐其俗"（《老子·第八十章》）思想构建自己的养生方法，不但直接将"恬惔虚无，真气从之，精神内守，病安从来。是以志闲而少欲，心安而不惧，形劳而不倦，气从以顺，各从其欲，皆得所愿。故美其食，任其服，乐其俗，高下不相慕"作为具体的养生方法，还将"圣人为无为之事，乐恬惔之能，从欲快志于虚无之守"（《素问·阴阳应象大论》）作为养生的最高境界。

《内经》更是直接将道家气、精、精气引入医学领域，成为医学理论构建十分重要的概念。其中有 2956 次论"气"，217 次论"精"，38 次论述"精气"。由于道家所论的精气多属哲学范畴，具有高度的抽象性。其中的气、精、精气虽然还带有哲学的烙印，但却富涵深刻的自然科学特征，出于生命科学的需要，又创造了 120 余个以"气"构词的气概念，并且形成了具有生命科学特定意义的精气理论。

道家辩证思维对《内经》建构理论的影响也是多方面的，其中"有无相生，难易相成，长短相形，高下相倾，音声相和，前后相随"（《老子·第二章》），就表达了事物相反相成、对立统一的辩证思想。是书深受这一思想的影响，不仅将其运用于阴阳对立互根、五行的相生相克关系的阐述，而且将阴阳、五行之中的对立统一关系全面地运用于解释人体的形体结构、生理功能、病理变化、疾病诊断、治则治法、遣药组方、养生防病各个层面，并从医学角度提出了升降出入、标本根结、上下表里、邪正盛衰、虚实逆从、寒热进退、正治反治、补虚泻实、治未病与治已病等对立概念，使道家创立的辩证思维在生命科学的层面得以体现和深化。

（2）儒家思想的影响：儒家学术思想对《内经》建构医学理论的影响是深刻的，如将治国与治医进行类比，用国家中央集权最高统治阶层的建制，类比人体各脏腑功能系统之间相互协调的整体配合关系，充分体现了儒家的治国方略。这一观点充分体现在《素问·灵兰秘典论》对十二官在整体生命活动中分担不同角色的类比。认为"凡此十二官者，不得相失也。故主明则下安，以此养生则寿，殁世不殆，以为天下则大昌。主不明则十二官危，使道闭塞而不通，形乃大伤。以此养生则殃，以为天下者，其宗大危"。还十分明确地将儒家治国之道与针刺治病之道类比，认为"司外揣内"认识方法可以广泛地应用于各个领域，"非独针道焉，夫治国亦然。黄帝曰：余愿闻针道，非国事也。岐伯曰：夫治国者，夫惟道焉。非道，何可小大深浅，杂合而为一乎"（《灵枢·外揣》），儒家治国理念以及用治国类比治医的观点表露无遗。

儒家的"天命观"承认自然规律，承认自然规律对社会、对人类生命活动的主宰作用，在此思想指导下研究人体禀赋、体质类型（《灵枢》的《阴阳二十五人》《五音五味》《通天》等篇）。在探讨生命活动固有规律时提出了"天年"期颐、寿夭面相等理论（《灵枢·天年》）。《内经》在承认生命规律的"天命观"指导下，构建养生的相关理论，认为养生必须遵循并顺应自然规律，只有如此才可能达到"谨道如法，长有天命"（《素问·生气通天论》）的最佳养生效果。

《内经》受儒家"三才观"的影响，构建了天-地-人三才医学模型。"三才观"是《周易》提出的世界观和方法论，儒家予以继承和发扬，强调发挥天时、地利、人和的综合作用，也是儒家对宇宙结构模型的基本看法。这一观点促进了其对医学模型的构建，几乎将其中所论的生命科学知识都置于这一整体模型的构架之中，在大多篇论之中均可觅其踪迹，其学术观点贯穿于所论的生理、病理、病证、诊法、治疗、养生等各个层面。这一医学模型的内容比较集中地反映在《素问》的《金匮真言论》《阴阳应象大论》《六节藏象论》《玉机真脏论》《脏气法时论》以及"运气七篇"之中。这里值得一提的是还将"天-人-地三才"宇宙结构模型运用在诊法理论的构建之中，认为"天地之至数，始于一，终于九焉。

一者天，二者地，三者人……故人有三部，部有三候，以决死生，以处百病，以调虚实，而除邪疾""有下部，有中部，有上部，部各有三候。三候者，有天、有地、有人也，必指而导之，乃以为真"（《素问·三部九候论》），于是在"三才"理论的指导下，创立了三部九候诊脉技术，后来《难经》将其浓缩在寸口诊脉方法之中并广泛应用，东汉张仲景改良为人迎（上部即"天"）、寸口（中部，即"人"）、趺阳（下部，即"地"）三部诊脉法，甚至三焦气化理论的建立仍未脱此"三才"的观念。即或是经络系统的组成也是如此，认为该系统是由主干（经脉）、分支（络脉）以及附属部分三者组成，每部分又分之为三。主干（经脉）有十二正经、奇经八脉及十二经别，分支（络脉）有别络、浮络和孙络，附属部分有十二经筋、十二皮部和四气街三者；手足阴阳十二正经又各有手三阴经、手三阳经、足三阴经和足三阳经，足见经络理论构建时所受儒家"天地人三才"理念影响之深、之广、之远。

《内经》直接将儒家"过犹不及""不得中行而与之，必也狂狷"，应当"允执其中"（《论语》）的"中庸"观点用以构建自己的医学理论。"中庸"观点的核心是突出了保持相对平衡是事物存在、发展的根本条件。儒家中庸思想在其中通过阴阳、气血、营卫、脏腑、经络的相关理论，全面体现在相关的医学理论之中。如认为"阴平阳秘"是生命活动处于最佳的和谐有序状态，这种平和状态一旦失常，就会出现"阳盛则阴病""阴盛则阳病"，或者有"阳不胜其阴""阴不胜其阳"，甚至"阴阳离绝"的病理变化。临床医生治疗疾病的终极目的就是使患病机体复归到平和状态，并作为指导治疗的最高行为准则，故有"因而和之，是谓圣度"（《素问·生气通天论》）；"谨察阴阳所在而调之，以平为期"（《素问·至真要大论》）的治病观点。

（3）法家思想的影响："法家"之"法"，是指法律政令。认为无论是治国、治人、治事都应当有一定的法度。《内经》全面地接受并运用了法家"以法治事"的原则，并运用这一理念形成和构建自己的医学理论。法，就是规范人们行为的律令、原则和准绳。治医也是如此，认为医生必须以"法"诊病，并确定了相应的诊病方法，如三部九候遍身诊脉法、人迎寸口二部合参诊脉法、独取寸口诊脉法、尺肤诊法、面部色诊法、虚里诊法、腹诊法等。临证在具体应用这些诊法时，还应当遵循"诊法常以平旦"；"持脉有道，虚静为保"；"察色按脉，先别阴阳"；"见微得过，以诊则不失"（即"见微知著"的诊治原则）；"视其外应，以知其内脏"的"司外揣内"；"常以不病调（diào 音吊，察也）病人……平息以调之为法"；人迎寸口"两者相应，俱往俱来，若引绳大小齐等"；以及人"一吸脉再动，一呼脉亦再动，呼吸定息脉五动，闰以太息"等诊病法度。治疗疾病更应当严守法度，因此有"用针之服，必有法则"（《素问·八正神明论》）。在此精神的指导下，制订了相应的治病原则和方法，认为医生治病必须遵循"虚则补之，实则泻之，寒者热之，热者寒之，逆者正治，从者反治"等法则，组方也应当遵循君、臣、佐、使法度，才能达到"谨道如法，万举万全，气血正平，长有天命"（《素问·至真要大论》）的最终治疗效果。

法家"世异则事异，事异则备变"的动态灵活处事原则，在《内经》建构的理论中也得以充分的展示。例如在论述人体生长发育变化规律时，认为由于受肾气以及五脏气血盛衰变化的影响，人体在不同年龄阶段，表现为生（出生）—长（发育）—壮（壮盛）—老（衰老）—已（死亡）的不同阶段，男女两性虽然都遵循这一生命演化总规律，但又有差异，因此在各个时期存在着不同的生理特征，要根据不同特征采用不同的养生方法，达到"形与神俱，而尽终其天年"（《素问·上古天真论》）的养生效果。病证也是不断演变的动态过程，就外感热病（伤寒病）而言，随着发病时日的延长，其病变部位、病理反应、临床表现必然是有区别的，于是《内经》在"世变则事异"的思想影响下，以六经理论为辨证体系基础，初创外感热病六经辨证的思路（《素问·热论》）。内脏病证也是如此，随着时间的迁移，疾病在五脏之间传变的顺序、病变所在的内脏、病理反应、症状特征均有明显的差异（《素问·玉机真脏论》）等。这一认识既是《内经》同病异治、异病同治、因人制宜、因地制宜、因时制宜等治病理论发生的基础，也是法家"事异则备变"思想的体现。这是中医"辨证论治"理论发生的文化背景。

（4）墨家思想的影响：墨家学派是当时社会下层人民的思想代表，其创始人是以手工业者出身的墨子（翟）。墨子早年受过儒家思想的影响，以后则"背周道而用夏政"，创立了自己的思想体系。墨子的主导思想是"历物十事"：即"尚贤""尚同""兼爱""非攻""节用""节葬""非乐""非命""天志"和"明鬼"。在认识论方面，墨子提出了"三表法"：认为主次当推究来历，详察实情，以及考验实用三者。这是中国历史上在认识论方面首次提出了对人的认识进行检验，以及实用是检验认识（即理论）标准的观点。此后包括医学在内的自然科学，在其形成与发展过程中潜移默化地受到墨家思想的影响。

《内经》在确定其医学理论观点时遵循了墨子倡导的"三表法"，所创立的诊法、病证、治疗，甚至五运六气理论的建立，是"三表法"中的"详察实情"认识原则的体现，因为这些理论都是以古人长期在生产生活中对天地万物、生命现象、气象物候，以及临床实践等实情详察的基础之上提出的。就临床医学而言，如果病人"数食甘美而多肥也，肥者令人内热，甘者令人中满，故其气上溢，转为消渴，"症见"口甘"（《素问·奇病论》），久则"足生大丁"（《素问·生气通天论》）。总结出了消渴病（糖尿病）发生的原因，与病人长期高热量饮食有关，其主症以消瘦（即"消"）、口渴多饮（即"渴"）、口甜而黏，后期多合并感染等并发症。并制订了"治之以兰，除陈气也"（《素问·奇病论》)）的治疗方法。这是《黄帝内经》作者在长期临床"实情"观察基础上总结提出的理论观点，也是这些理论之所以时至今日仍然行之有效的原因所在。

"墨子之学，以兼爱，尚同为本"，指出了"兼爱"和"尚同"是墨学的核心观念，其他内容都是这两者的补充和扩张。孟子对墨子"兼爱"的哲学思想进行了相当精辟的概括，认为"墨子兼爱，摩顶放踵（意为吃苦受累），利天下，为之"。因此，墨子的兼爱是以他人为中心，强迫自己去为别人服务，这也就是墨子自己所说的"欲天下治，而恶其乱，当兼相爱，交互利，此圣王之法，天下之至道也，不可不务也"。可见，"兼爱"考虑更多的是他人的利益或幸福。《内经》是一部以医学为主体的百科全书式的典籍，而医学的目标和任务正是以解除大多数人的身心疾苦为宗旨的高尚事业，任何一个从事医学事业的人都是墨子"兼爱"思想的践行者，因而其中的全部内容无处不体现"兼爱"思想。例如《灵枢》开卷篇首即曰："余子万民，养百姓，而收其租税，余哀其不给，而属有疾病。余欲勿使被毒药，无用砭石，欲以微针通其经脉，调其血气，营其逆顺出入之会，令可传于后世，必明为之法，令终而不灭，久而不绝，易用难忘，为之经纪……先立针经"（《灵枢·九针十二原》），此段既是《灵枢》的开卷道白，也是本书作者开宗明义，畅明撰著此书的主旨。十分明白地告诉世人，解除广大民众的疾苦是创建医学学科的根本宗旨，墨子"兼爱"思想也是治医的基本道德观念，不懂得"兼爱"是不能治医的。

讲究"实用"是墨家学术思想的主要价值取向，《内经》正是一部以医学内容为主体、实用性极强的典籍。医学的价值取向就是讲究实用，就在于解除病人的病痛，尽可能的使人健康不病而"长有天命"。其中处处体现其"实用"，一旦发现某一理论偏离"实用"（即治疗无效）就会立即加以校正，如"论言治寒以热，治热以寒，而方士不能废绳墨而更其道也。有病热者，寒之而热；有病寒者，热之而寒，二者皆在，新病复起，奈何治？……诸寒之而热者取之阴，热之而寒者取之阳，所谓求其属也"（《素问·至真要大论》）。此处充分地表现了《黄帝内经》在创建治法理论方面将墨家讲究"实用"的价值取向并使之体现得淋漓尽致。

（5）名家思想的影响：名家又称为"辩者"或"刑（形）名家"，或"名辩家"。名家学术思想的创立者有老子、墨子等人，后来经惠施和公孙龙等人的发展，成为学术一家。名辩家的辩证逻辑与希腊的形式逻辑以及古印度的因明学说三者被称为世界古逻辑学三大流派。名辩家注重"名"与"实"关系的论证，主要观点有惠施的"合同异"和公孙龙的"离坚白"。其论证推理方法主要是取象类比。

惠施认为"大同而与小同异，此之谓小同异；万物毕同毕异，此之谓大同异"（《中国哲学史》）。墨子提出了"同异交（交，交互，相兼）得"和"二必异"的著名命题（《经上·八十九》）。所谓"同异交得"是指"同"和"异"是相互兼得的，任何事物之间总是同中有异，异中有同的。这一认识在现代哲学中被称之为"同一性"和"差异性"。所谓"二必异"是指世间的所有事物莫不相异，天地间没有两个完全相同的事物。这一观点在现代哲学里被称为"相异律"。无论是"同异交得"或者"二必异"，都是讲事物的"同""异"关系，《内经》以此论证人与宇宙万物发生、发展、变化的总规律，并认为天地万物的总规律是相同的。但人不同于宇宙万物，人是"天地之镇"，万物"莫贵于人"并以此为异。在此论点指导下构建的相关医学知识，如生理、病理、养生、治则治法等理论，无不体现着人与宇宙万物都遵循"阴阳者，天地之道"这一"万物纲纪"（此为大同），但人体的生理病理变化又有不同的阴阳变化及其具体的表现。如"阳盛则热""阴虚则热""阳虚则寒""阴盛则寒"，以及"阳盛则阴病，阴盛则阳病"等。至于其所确定的"异病同治"和"同病异治"（《素问·病能论》）的治疗原则也是这种"合异同"思想的体现。

公孙龙的"离坚白"观点与"合异同"相反，认为"假物取譬，以守白辨"（《公孙龙子·迹府》）。所谓"假物取譬"就是运用取象类比思维，说明或论证相关道理的思维方法。《内经》将其作为认识人体各系统相互联系、人体五脏系统与自然界万事万物联系、构建天－地－人医学模型的主要思维方法，因此"不引比类，是知不明"；"及于比类，通合道理……可以十全"（《素问·示从容论》）等论述，例如以月地引力对海水潮汐的影响为例来类比论证月地引力影响人体气血的运行和分布状态，认为"人与天地相参也，与日月相应也，故月满则海水西盛，人血气积……至其月郭空，则海水东盛，人气血虚"（《灵枢·岁露论》）。像这样运用类比思维论证相关的医学理论，在其中可以说俯拾即是，不胜枚举。这都充分体现了名辩家"离坚白"类比思维是其阐述医学理论的主要思维方法。

（6）阴阳家思想的影响：以邹衍为代表的阴阳家实际是阴阳与五行合论流派，倡导阴阳对立统一规律，并用以解释宇宙万物的发生及演化过程；用五行特性及归类方法，解释宇宙万物之间的广泛联系；将阴阳和五行两套理论相结合，解释宇宙万物的起源、演化，甚至历史变迁、社会更替。由于这一学术流派以阴阳对立、统一、消长、变化为其学说根本，因此汉以后学者称之为"阴阳家"。邹衍的阴阳五行合论观点被《内经》全面接受。认为"五运（即五行之气的运行变化）阴阳者，天地之道也，万物之纲纪，变化之父母，生杀之本始，神明之府也，可不通乎"（《素问·天元纪大论》）。全面接受并运用阴阳五行理论，解释相关医学知识，并由此构建了以《素问》的《阴阳应象大论》《金匮真言论》《六节藏象论》等为代表篇论的核心医学命题——即"四时五脏阴阳功能系统结构模型"，至于其阴阳理论、五行理论对本书的影响，全面体现于其中的阴阳理论和五行理论。

（7）杂家思想的影响：杂家是战国后期出现的试图折中、杂糅诸子思想的学术流派，具有"兼儒墨，合名法"特点，其代表作是战国末期的

《吕氏春秋》和稍早于西汉初期的《淮南子》。今人在详论杂家代表作《吕氏春秋》时说："此书于孔子、曾子、庄子、墨子之言，伊尹、刘子之书无不采辑，不主一家，故内容庞杂。但已亡佚之先秦古籍如阴阳家、农家……之说，可由此考见一斑"（《诸子通考》）。

《吕氏春秋》是杂家学术流派的开山之作，在"兼收并蓄，博采众长"的治学理念指导下，以儒家思想为主体，将经过改造和发展的道家理论作为基础，全面吸纳法、墨、名、兵、农，以及阴阳五行诸家观点中有用的部分，构建其独有的治国理念和政治立场。该书虽然不是医药学著作，但却传载了此前丰富的生命科学知识，吕氏以政治家的立场和视角，审视和运用人们易于理解的医药学知识阐扬其政治主张和治国方略，用治医之理以明治国之道。此处仅从医药学的立场，还原其中有关生命科学的知识，一方面有助于评估此前医药学所取得的成就，另一方面也能审视《内经》构建生命科学知识体系之前的社会背景、文化背景，尤其是前期的医药学成就背景。其反对用宗教迷信方法治病的立场也得到《黄帝内经》的深刻认同，如《素问》在"上（崇尚）卜筮祷词，故疾病愈（更加）来"（《吕氏春秋·尽数》）的思想影响下，高扬反对迷信鬼神的旗帜，态度鲜明地表示，"拘于鬼神者，不可与言至德"（《素问·五脏别论》）；"道无鬼神，独往独来"（《素问·宝命全形论》）。

《吕氏春秋》以独特的视角，运用"博采众长，兼收并蓄"杂家的治学理念，全面地吸纳了此前诸子思想以及学术成就，在中华民族传统文化历史进程中具有承前启后作用。其广泛、全面地吸纳前人研究成果作为论据，论证其治国、治事、理政、安身立命等政治主张，此前人类生命科学知识很自然的也成为其所引用的重要资料，这无疑成为了保存汉代以前该类知识的重要资料源。其中杂家"兼收并蓄"治学理念就成为《黄帝内经》整理前人研究成果时的主导思想，因而使四五十种医学文献融汇于一炉；论证的"圜道"理论就被在中华民族传统文化背景下构建的生命科学知识体系充分的加以运用；从生命科学的角度阐发了"重生"和"重民"理念，又有其独特的见解和展示方法。这些内容都对后来的生命科学知识体系的构建有着深刻的影响[张登本.《吕氏春秋》有关生命科学知识述评[J].山西中医学院学报，2014，15(5)：1－12]。

《素问》还直接引用《淮南子》相关篇章的观点解释人与自然关系及

其对发病的影响。《淮南子》认为有"清阳者，薄靡而为天；重浊者，凝滞而为地"；"天倾西北，故日月星辰移焉；地不满东南，故水潦坐埃归焉"（《天文训》），而《素问》对其稍加改造，认为"清阳为天，浊阴为地"；"天不足西北，故西北方阴也……地不满东南，故东南方阳也"（《阴阳应象大论》）。至于"天圆地方，人头圆足方以应之……此人与天地相应者也"可以说几乎全文援引于《淮南子》，于此可见杂家学术思想对其理论构建的影响。此外像天周二十八宿、十二地支、二十四节气等相关知识，均被《黄帝内经》在生命科学知识体系建构时所接受、利用。

（8）兵家思想的影响：兵家是以孙武、吴起、孙膑等一批军事家为代表的学术流派。这一学术流派又有兵权谋、兵形势、兵阴阳、兵技巧的不同学术思想。这些兵家不同的学术思想对《内经》理论形成也有不同程度的影响，如其中以自然界无穷变化说明用兵之法无常道的军事思想时说："色不过五，五色之变不可胜观也；味不过五，五味之变，不可胜尝也"（《孙子兵法·势》）。《素问》将此观点直接引入解释相关医学道理，指出了："草生五色，五色之变，不可胜视；草生五味，五味之美，不可胜极"（《六节藏象论》）。

在疾病治疗上，《黄帝内经》在治病用针、用药如用兵理念的指导下确立自己的治疗思想。在"善用兵者，避其锐气，击其惰归，此治气者也……无邀正正之旗，勿击堂堂之阵，此治变者也"（《孙子兵法·军争》）。其在此用兵之道的影响下，要求医生施针治病不但要掌握左病刺左、右病刺右、阳病治阳、阴病治阴之常规方法，还应当做到"善用针者，从阴引阳，从阳引阴，以左治右，以右治左"（《素问·阴阳应象大论》）的变通方法。甚至还直接征引其说，制订相关病证的具体治法，"《兵法》曰：无迎逢逢之气，无击堂堂之阵。《刺法》曰：无刺熇熇之热，无刺漉漉之汗，无刺浑浑之脉，无刺病与脉相逆者"（《灵枢·逆顺》）。《素问·疟论》确立疟疾刺治方法时也有类似记载。"经言无刺熇熇之热，无刺浑浑之脉，无刺漉漉之汗，故为其病逆，未可治也。"这种刺疟之法，是"其盛，可待衰而已"（《素问·阴阳应象大论》）治疗思想的具体应用，也是兵家"避其锐气，勿击堂堂之阵"用兵战术思想对其确立治病原则的影响。《灵枢·玉版》在论疮疡刺治、脓肿切开引流、针具选择时也引用兵家的观点，认为针刺所用的针具虽小，但对人身伤害的副作用犹如"五兵""五兵者，死之备也，非生之具……夫针之与五兵，其孰小乎?"又说，"两军相当，旗帜相望，白刃陈于中野者，此非一日之谋也。能使其民，令行禁止，士卒无白刃之难者，非一日之教也、须臾得之也。夫致使身被痈疽之病、脓血之聚者，不亦离道(养生、生理之道)远乎"(《灵枢·玉版》)。此处以两国开战的酝酿积累过程，类比人体痈疽化脓性疾病的发生均非一日之灾、须臾所得，将医生治病的针具与作战所使用的武器进行类比，其论证过程和论证所得的结论恰如其分，切中该病形成的缘由及针刺治病的意义。

先秦诸子之学还有纵横家和农家。纵横家是指当时专门从事政治、外交活动的谋士、政客们结合其政治、外交经历创立的学术流派。其中主要有以苏秦为代表的"南与北合"的"合纵"论，以张仪为代表的"西与东合"的"连横"论两大学术流派。农家是代表当时农民思想的学术流派。《孟子》记载有相关内容，主张人人必须从事农业劳动，自食其力。《黄帝内经》所载的五谷、五果、五畜、五菜，以及五脏病证分别对五种谷、果、畜、菜之所宜的内容(《灵枢·五味》)，以及"粜贵""粜贱"(《灵枢·岁露论》)，认为太阴司天之政的年份，"其谷黅玄"者收成好；少阴司天之政年份，"其谷丹白"者能获丰收等(《素问·六元正纪大论》)，均受农家思想的影响[张登本，孙理军．概论《黄帝内经》理论与诸子百家[J]．陕西中医学院学报，2005，25(12)：1-8]。

2. 西汉社会背景对《内经》的影响。西汉早期在政策上采取了道家"黄老之术""无为而治"的理念，经过文、景、武帝的励精图治、奋力经营。奉行了于民休养生息的"重民"治国方略，发展生产，使农业、手工业、商业、人文艺术以及自然科学都得到了长足的发展。因而这一时期国家强大、统一，政治上基本是稳定的。盛世修书是一条亘古不变的规律。在这种政治背景之下孕育并产生了像《淮南子》《春秋繁露》《史记》等文化巨著，同样也为这部以生命科学为主体的百科全书的发生，提供了充沛的养分和丰厚的沃土。西汉稳定的政治经济环境必然促进繁荣的文化发展。繁荣的文化是其成书必不可少的沃土和养分，为其创造了十分有利的文化背景。在这以"黄老之学"为社会价值观的时代大背景下，就不难理解本书为何以"黄帝"命名该书的理由了。

3. 西汉文化的影响。《内经》主要内容的建构汲取了秦汉时期的医学成就，其理论体系也无疑会受到秦汉诸家思想的影响，至于这一时期的"重生""重民""重阳""重土""天论""天人合一"政治理念，以及《淮南子》《春秋繁露》《史记》等重要著述的文化成就，都会在其中生命科学知识体系中留下深刻的印记，该时段的天文历法研究成果，更是其理论构建时必须吸纳的基本材料。

（1）西汉对先秦诸子的研究，有助于《内经》理论的构建和成书：《淮南子》全面继承了杂家的学术思想，融诸子百家学术思想于一炉，全面地将生命科学的相关知识渗透于对诸子思想的阐释，为《内经》理论的构建产生了十分重要的借鉴和示范作用。司马谈的《论六家要旨》梳理了先秦诸子思想，按其学术体系概括为阴阳、儒、墨、名、法、道六家。首次分析出自春秋战国以来重要的学术流派。其六家之说，不仅为后来司马迁给先秦诸子作传具有重要的启示和借鉴，也为西汉末期刘向、刘歆给先秦诸子十家的分类奠定了基础。先秦阴阳、儒、墨、名、法、道各流派的学术思想对其生命科学理论的构建都有十分深刻的影响，这在其字里行间中俯拾皆是。《黄帝内经》在其理论构建过程中，除了受到精气、阴阳、五行、神论等哲学思想十分深刻的影响之外，"诸子百家"的学术思想很自然地浸润并渗透于其中，糅杂于其间，用以解释相关的生命现象，解决相关的医学问题，构建医学体系。

（2）重视黄老之学对《内经》的影响："黄老之学"兴起于战国中后期，盛于西汉前期，是官方的思潮，为著名的"文景之治"奠定了意识形态基础。《黄帝内经》成书于西汉时期，与昌盛的"黄老之学"有十分密切的关系。"黄老之学"对其理论构建和成书的影响，不仅是托名"黄帝"的意识形态背景和文化背景，而且倡导的"道论""气论"等理念直接影响着生命科学理论的发生。其构建的生命科学的每一个层面都浸润在"道""气"文化氛围之中。这也是为何这一医学鸿篇巨著能够在这一时期成编面世的社会背景。

（3）"民本"思想对《内经》的影响："民惟邦本，本固邦宁"（《尚书·五子之歌》），"为政之本，务在于安民"（《淮南子·诠言训》）这是自汉朝开国至武帝年间确立"民本"国策的思想基础。与"民本"国策联系紧密的医学学科自然也会受到朝野的重视而得到相应的发展，这也就是能凸显文景时期文化和思想特征的重要文献《淮南子》，以及汉武帝时期的《春秋繁露》中包含大量的医药学知识和丰富的养生知识，并且能够表达这一时期的医药学成就的理由。《内经》之所以能在这一时期成书，不能不与这一时期休息民力的"民本"政策有着十分紧密的关系，而且"民本"思想在其原文中也有体现。

（4）"重生"理念对《内经》的影响：《吕氏春秋》开卷首论"重生"，《春秋繁露》于《循天之道》中专论养生等，无一不是"重生"这一古今中外全人类共同理念的体现，《黄帝内经》正是在这一人类共同理念的文化背景下构建其理论及其成书的，所传载全部医学和语义学有关的知识，无一不是"重生"理念的体现。其全部内容的主旨就是在"重生"的理念之下形成的，"天覆地载，万物悉备，莫贵于人"（《素问·宝命全形论》）则是对这一主旨的明确表达。"宝命全形"不仅道出其成书的目的和构建其理论的意义，同时也反映其成书的"重生"文化背景。"重生"应当是全人类的共同理念，也是中国历代统治阶层的治国方略，自从有文字记载到其成书，这一思想一直世代流传。

（5）"天论"理念对《内经》的影响："所谓天者，纯粹朴素，质直皓白，未始有与杂糅者也"（《淮南子·原道训》）就给予"天"以明晰的、唯物的，"自然之外别无天"（北宋邵雍注疏语）的内涵界定。若用今天的语言表达，"天"就是指一切事物客观的自然存在，当然也包括自然界、包括与地相对的"天空"等。《内经》理论中大凡涉及"天"的相关论述，无一例外的秉承了这一旨意，其中涉及"天"的篇名，如《素问》的《上古天真论》《生气通天论》《天元纪大论》，《灵枢》的《天年》和《通天》等篇。另外，在《内经》588次涉"天"之论中，除了延伸到生命科学领域而被赋予特定的医学内涵之外，别无其他意涵。

（6）"重土"思想对《黄帝内经》的影响：西汉时期"重土"思想与西汉崇尚"黄老之学"有着十分密切的关系。五帝中的"黄帝"以土为德，故当时文化界的著书立说多托名于黄帝。董仲舒更是这一思想的极力倡导者，在他的著述中力主以土为重的理念就不足为奇了。如"土者火之子也，五行莫贵于土……土者，五行最贵者也"（《春秋繁露·五行对》）。《黄帝内经》充分接受了这一思想并且用于解决医学中的实际问题。如《素问·平人气象论》的脉以胃气为本理念的建立，《素问·玉机真脏论》"胃为五脏之本"观念的发生，《素问·太阴阳明论》脾胃与五脏六腑，与全身密切相关的理论等，无不与"重土"思想有关。

（7）"重阳"思想对《内经》的影响："重阳"思想源于人类对太阳的崇拜。这一思想充斥于《春秋繁露》。《内经》秉承了"阳为主阴为从"的"重阳"理念，运用于医学体系之中，故有"阳气者，精则养神，柔则养筋""阳气者，若天与日，失其所则折寿而不彰"（《素问·生气通天论》）之说，明确地指出了阳气是生命活动的动力，在生命过程中具有十分重要的作用，形成了"阳气盛衰寿夭观念"。并由此产生了阳气昼夜、四季盛衰规律，总结出了阳气所具有的温煦机体组织，抗御外邪侵袭，主持气化开合，维系阴阳平衡等多方面的重要功能。"重阳"思想也成为后世医家重视阳气理论的源头，是明代"温补派"，以及现代"火神派""扶阳抑阴"治法创立的依据。

（8）"天人相应"观对《内经》的影响：西汉时期的思想界十分重视"天人相应"的整体观念，无论是刘安还是董仲舒都是如此，明确提出了"人与天地相参""人事与天地相参"的天人相应论点。认为人与天地万物皆禀一气而生，在天人同气思想的指导下，创建了天人同构理论，实际上就是天人感应的思想。强调了天人相应的整体联系的观念，指出人类生活在宇宙之间，和自然界万事万物是息息相通的，其所构建的生命科学内容及其基本特点与此精神基本一致。

4. 西汉主要文献对《内经》的影响

（1）《淮南子》与《内经》：《淮南子》的内容全面影响了《内经》理论的建构和成书。如"兼收并蓄"治经理念成为其理论建构的重要思路；秉承先秦道家宇宙观的本体论；认为宇宙万物同源于气，气是宇宙万物生成本原；"道"是宇宙万物运动变化的共同规律，在此大前提之下，也以"道"以"气"论述人类生命活动；在气、阴阳、五行哲学思想之下解释相关现象，其中包括人类生命活动，这些内容都与其中的生命科学理论具有高度的一致性；其中有关养生、病证（7 类 59 种病证）、治疗，以及药物 50 余种（专讲功效的 20 多种）的内容，不但反映了西汉早期医药学成就，也说明这一时期的医学成就对包括《黄帝内经》在内的医学理论构建具有十分重要的奠基作用［张登本，《淮南子》与《黄帝内经》的理论建构［J］，陕西中医学院学报，2012，3：1－9］。

（2）《春秋繁露》与《内经》：《春秋繁露》82 篇，运用当时人们对人类自身形体大致构造、某些生理功能、脏腑形体关系、形神关系的医学认识，言思想、言文化、言治国、言治事、言治人。其宣扬了："天人合一""天人感应"观点，运用精气、阴阳、五行等世界观和方法论阐释治国方略、社会、伦理道德，及生命科学等相关道理；专章讲述养生内容，较全面地勾勒出这一时期人们对养生的认识。作为影响汉武帝期朝野思想的《春秋繁露》，也就很自然地体现了这一时期的医学成就，也可以从中窥视到此后成书《黄帝内经》生命科学理论构建的相关背景（张登本，《春秋繁露》与《黄帝内经》理论的构建［J］，山西中医学院学报，2012，5：1-9）。

（3）《史记》与《内经》：《内经》成书虽然晚于《史记》，但是《史记·扁鹊仓公列传》仅仅29个医学案例约1.1万字的内容，就与其中征引医学文献名谓、行文格式、问对体例、医学术语、精气-阴阳-五行的哲学思想、疾病传变规律、"治未病"理念、"病人为治病之本"的观念、用"整体观念"阐述医学知识、10岁的年龄段划分、重视"胃气"在疾病预后变化中的意义、"杂合以治"的治病理念等12个方面的具有高度的一致性。根据其中所传载的医学信息，提示司马迁及其此后时代的医学成就已经为《内经》理论的构建和成书准备了充足的文化基础、哲学基础、思维基础、方法学基础，尤其是构建医学理论时所必需的临床实践基础。只要认真地研读其中的内容后就有一种可以从中找到《内经》的影子之感，紧随其后的几十年成书也成为顺理成章的事情了［张登本.《史记》与《黄帝内经》［J］.医学争鸣，2013，（2）：7-9］。

5. 西汉天文、历法成就对《内经》的影响。西汉天文、历法成就的影响可以从以下几个例证予以审视。就天体的结构而言，《内经》原文蕴涵有西汉以前的三种宇宙结构模型，即盖天说（《灵枢·邪客》）、浑天说（《素问·五运行大论》），宣夜说（《素问·六节藏象论》《素问·天元纪大论》）等。

有关二十八宿的内容，如《灵枢》的《五十营》等篇，尤其是《灵枢·卫气行》之"天周二十八宿，而一面七星，四七二十八星。房昴为纬，虚张为经。是故房至毕为阳，昴至心为阴。阳主昼，阴主夜"解释人体营气卫气昼夜循行规律。还有《素问·天元纪大论》，与西汉时期所言皆同。关于"日行一度，月行十三度有奇"的记载，是对计量日月运行的表述,关于太阳运行 1 度,月球运行 13.18 度的认识,《淮南子·天文训》与《素问·六节藏象论》的表述完全一致。

　　正月建寅的历法规定最早见于夏代,西汉时期沿用了这一历法模式。古人发现,北极星的相对位置基本不动,斗纲始终指向北极星并以此为圆点做圆周运动,一昼夜循行一周,一个太阳回归年循行一周。为了计量一昼夜的不同时辰、计量一年的不同时节阶段,于是就在天球宇宙建构观念和北斗七星的天文背景之下,就将十二地支(又称十二辰)、十天干沿天赤道从东向西将周天进行等分,并与二十八宿星座有一定的对应关系。通过对斗纲指向时空区位的天象观察,就可对相关节令月份予以计量,这在《淮南子·天文训》中有了完整记载,这是正月建寅发生的天文背景,与汉武帝于太初元年颁行的《太初历》是一致的,也是《黄帝内经》就应用的历法制式,

　　6. 西汉及其此前的医药学成就对《内经》的影响。《内经》所引的古文献大约有 50 余种,其中既有书名而内容又基本保留者,有《逆顺五体》《禁服》《脉度》《本脏》《外揣》《五色》《玉机》《九针之论》《热论》《诊经》《终始》《经脉》《天元纪》《气交变》《天元正纪》《针经》等 16 种;仅保存零星佚文者,有《刺法》《本病》《明堂》《上经》《下经》《大要》《脉法》《脉要》《揆度》《奇恒》《奇恒之势》《比类》《金匮》《从容》《五中》《六十首》《脉变》《经脉上下篇》《上下篇》《针论》《阴阳》《阴阳传》《阴阳之论》《阴阳十二官相使》《太始天元册》《天元册》等 26 种。正缘于此,《内经》的成书是对我国上古医学的第一次总结,是仅存的西汉以前医学的集大成。

　　《内经》虽然成编于《淮南子》《史记》之后的西汉中晚期,但其理论与先秦诸子之学几乎是相伴发生的,其学术思想乃至遣字用词都深受诸子之学的影响。此处仅举例简介诸子十家学术思想对其理论建构的影响,略示《内经》是中国古代传统文化结晶之轮廓。

　　任何重大事件的发生都不是偶然的,都有其相关的特定背景,更何况关乎中国人健康事业的《内经》成书这一重大事件的出现,《内经》是我国先民在长期与疾病做斗争的过程中积累的大量实践经验的结晶,也只有在这个中国第一个政治稳定,国民经济富庶,思想文化繁荣的西汉王朝的大背景之下发生[张登本.《黄帝内经》成书的西汉文化背景[J].

大韩韩医原典学会杂志，2013，26(4)：181－189]。

三、《黄帝内经》讲了些什么？

《内经》的内容是极其丰富的，就其基本轮廓言之，可从哲学基础和生命科学内涵两个方面概之。

（一）《内经》中的哲学基础

哲学是人们对各种自然知识和社会知识进行归纳概括发展而成的，关于物质世界最一般运动规律的理性认识，是理论化、系统化的世界观和方法论，是关于自然、社会和人类思维及其发展最一般规律的知识体系。《黄帝内经》运用中国古代哲学思想中的有关概念、原理、思维方法，解释生命现象并受其相当深刻的影响。在构建医学理论时，不但将精气、阴阳、五行、神论、天人合一等古代哲学思想作为解释生命现象的认识方法和思维方法，并且直接将这些哲学中的基本概念、基本原理移植于所构建的医学理论之中，渗透于医学的所有领域和各个层面，与相关的医学知识融为一体。因此其中的精气、阴阳、五行、神论等观念已经离开了纯哲学的轨迹，蕴涵着相当丰富的医学知识，并且被赋予了丰厚的自然科学特征，成为了生命科学知识不可分割的重要组成部分，所以此处所论述的内容是站在医学的角度来解读其中的哲学观念的。

1. 精气学说在《内经》理论构建中的作用和意义　《内经》在"天地合气，命之曰人""人以天地之气生"（《素问·宝命全形论》）等精气生命观的思想指引下，全面地应用精气理论解释人类存在和与天地万物关系、人体结构、生命活动、病理变化，广泛地运用精气理论指导疾病的防治，使这一哲学理论成为中医理论体系的基础和核心。

精气学说又称为"气一元论"，是研究精气的内涵、运动规律，以及用以解释宇宙万物形成变化规律的哲学理论。这种哲学思想产生于先秦，成熟并广泛地运用于秦汉时期，此时也正是医学理论的形成阶段，因而成书于这一时期的《黄帝内经》理论全面地接受了这一哲学思想，其中所载的全部医药学知识，处处散发着浓郁的精气理论气息。其中将气概念引入到医学领域之后，构建了一个以医学理论为主体的庞大的气论知识体系，广泛地应用于医学科学的各个层面，其内涵得到了很大的拓展，其内容得到了极大的丰富。

《内经》中气概念的内涵有四：其一，指人们生活常识中对极细小的、不断运动的物质微粒之"气"的称谓。"气"的这一内涵是哲学概念的"气"发生的原型。如天寒时人体水液所转化的"溺（音义同'尿'）与气"（《灵枢·五癃津液别》）；"五气（臊气、焦气、香气、腥气、腐气）入鼻"（《素问》的《六节藏象论》《金匮真言论》），以及"天气（天空中的水蒸气）下为雨，地气上为云"等原文所说的"气"（《素问·阴阳应象大论》）。其二，其中仍保留了哲学理论中的"气"概念。哲学理论中的"气"概念，即"宇宙万物形成的物质本原"，如"气合而有形，因变以正名"（《素问·六节藏象论》）的"气"即是如此，相当于现代哲学中"物质"概念。其三，是指构成人的形体，维持人体正常生命活动的、充满活力的精细物质。如宗气、营气、卫气、真气等。其四，是指人们可感知的状态。如就药物或食物而言，"阳为气，阴为味"；"气归精""精食气"的"气"，即是指人们能感知的药物或食物在人体内产生的效应，即后世所称的寒、热、温、凉的"性质"；还有如诊法中的"神气""气色"之"气"。

精概念的发生及精概念。从哲学背景审视精气概念的发生，先有宇宙万物的形成本原是"气"的观点，《管子·水地》在液态"水"能生万物的启示下，将医学中男女两性媾合时性器官中流溢像"水"一样的能构成胚胎人形之物称之为"精"，于是以"精"解气，把精与气联系在一起。后来《春秋繁露》又有了"元者，万物之本"的观点。

可见《内经》以前，气、精、元都是用以解释宇宙万物形成本质的具有相同内涵的哲学概念。就医学理论而言，首先将气与精分论的哲学概念统一为"精气"，稍晚一些的《难经》将气与元分论的哲学概念统一为元气（或"原气"）。在其构建生命科学理论体系时，出于解释医学自身相关知识的需要，形成了具有不同医学内涵的气、精、精气概念，使这些概念在不脱离哲学背景下被限定在医学的范畴之内。

气的哲学观念认为，气具有弥散、透达、能动的特征，天地间形形色色、五彩缤纷的事物虽然都是相对独立的实体，但彼此之间凭借着具有弥散、透达、能动特征的气为中介，为信息传递的物质载体，由气介导着各种信息，从而使所有的事物之间存在着相互感应和融和的关系。人类也凭借着气的传媒中介作用而与天地万物、四时气候息息相通，所以说"天地之间，六合之内，其气九州、九窍、五脏、十二节，皆通乎天气"(《素问·六节藏象论》)。

《内经》在气是构成宇宙万物本原这一哲学观念的指导下，形成了庞大的具有医学意义的"气"概念及其相关理论。具体言之，体现在：认为人类是宇宙之"气"演化到一定阶段生成的；在气论指导下形成人与自然相通相应的整体生命观念；认为"气"是人体生命活动的基本物质，并用以说明生理；用气论构建病因概念及其理论；用气论构建病理概念及其理论；用气论构建诊法理论；用气论构建辨证理论；用气论构建治法理论；用气论构建药物理论，用气论构建用药、针刺、艾灸、按摩等知识体系；用气论构建五运六气理论等。

总之，《内经》全面地应用精气理论解释人类存在并与天地万物关系、人体结构、生命活动、病理变化，广泛地运用精气理论指导疾病的防治，使这一哲学理论成为中医理论体系的基础和核心[张登本．精气学说在《黄帝内经》理论建构中的作用及其意义[J]．中医药学刊，2006，5(10)：91–104]

2. 阴阳学说在《内经》理论构建中的作用和意义　《内经》为什么要运用阴阳学说构建自己的理论？一是因为阴阳乃宇宙万物变化的总规律。"阴阳者，天地之道也，万物之纲纪，变化之父母，生杀之本始，神明之府也，治病必求于本"(《素问·阴阳应象大论》)。这是《内经》在对阴阳这一哲学概念及相关理论深刻认识的基础上，将其引入医学领域，用以揭示与人体生命相关事物或生命活动本身的奥秘、构建医学理论的认识方法和思维方法。

二为阴阳理论是人们认识宇宙万物最基本的世界观和方法论。阴阳理论是研究阴阳的概念内涵及其变化规律，用以解释宇宙万物的发生、发展、变化的古代哲学理论，是古人认识宇宙万物及其变化规律的世界观和方法论。用阴阳学说认识物质世界的关键在于分析既相互对立，又相互统一，相反相成的阴阳两种物质或势力之间的关系。阴阳学说渗透到医学领域，成为中医学的独特思维方法，深刻地影响着中医理论的形成、发展和具体运用。

《内经》认为"明于阴阳，如惑之解，如醉之醒"(《灵枢·病传》)。这是当时开启人们步入探索生命奥秘殿堂大门的钥匙，因此全面广泛地运用这一世界观和方法论来构建其医学理论体系，将此前逐渐形成的阴阳哲学观念与医学内容融合为一体，成为源于而又深刻于哲学的标志，是中医理论体系发生的基石和源头。

三是因为阴阳理论可以全面地解释人类的生命活动过程。《内经》是在"生之本，本于阴阳"（《素问·生气通天论》）的阴阳生命观念的指引下，全面地应用阴阳理论来解释生命现象，认为"阴平阳秘，精神乃治"是生命活动最佳有序的和谐状态；一旦"阴平阳秘"的和谐有序状态失常，就成为疾病发生的最基本的病机；"谨察阴阳所在而调之，以平为期"（《素问·至真要大论》）是医生诊察疾病，分析病理，指导临床施针、用药治病的最高行为准则。因此说，"医道虽繁，可以一言以蔽之曰：阴阳而已"（《景岳全书·传忠录》）。

阴阳概念源于古人在长期生产、生活中"近取诸身，远取诸物"（《易传·系辞下》）的取象思维。阴阳概念的初义一方面是人们通过对太阳活动及其产生的向光、背光，温热、寒凉，晴天、阴天等自然现象长期的观察和体验，在"远取诸物"取象思维下产生和抽象的。

成书于西周的《易经》中没有词语阴阳。西周末期开始将阴阳抽象为两种物质及其势力，解释诸如地震之类的自然现象。春秋战国时期是阴阳理论形成的重要时期，认为阴阳是形成宇宙万物的"大气"分化后产生的阴气和阳气，并以此解释宇宙万物的形成和演化，故有"道生一，一生二，二生三，万物负阴而抱阳，冲气以为和"的（《老子·道德经》）认识。

《诗经》是现存文献中最早使用阴阳词语的，其中的阴和阳所指不外乎有：向光面和背光面、温热和寒凉、明亮和晦暗等。春秋战国至西汉时期，阴阳概念被广泛地用以解释天地万物及其运动变化规律，如"阴阳者，天地之大理也。四时者，阴阳之大经也"（《管子·四时》），"春夏秋冬，阴阳之更移也；时之长短，阴阳之利用也；日夜之易，阴阳之变化也"（《管子·乘马》）。在对阴阳有如此深刻认识的基础上，便有了"一阴一阳之谓道"（《易传·系辞上》）的抽象。

就在阴阳理论形成并被广泛运用的先秦至汉代，正是《内经》医学理论的建构时期，这一世界观和方法论就被逐渐地引入于医学领域，广泛地用以解释生命现象和相关的医学知识，并逐渐地与医药知识融为一体，成为中医理论的重要组成部分。因此《内经》中的阴阳理论，虽然还带有哲学的烙印，但是已经脱离了纯哲学的色彩，具有了丰富的医药学知识的自然科学特征，赋予了先秦哲学阴阳理论以新的生命力，其以生命科学知识为基本素材，使阴阳理论得以完整系统地表述和传承。

《内经》揭示了阴阳是"天地之道也，万物之纲纪，变化之父母，生杀之本始，神明之府也"（《素问·阴阳应象大论》）。这是对自然界相互关联的某些事物、现象及其属性对立双方的高度概括，是对物质世界最一般运动变化规律的抽象，其中几乎对人们所能目及和认识到的事物都予以阴阳属性的规定，于是抽象出了生命科学中的阴阳概念。所谓生命科学中的阴阳，是指人体内相互关联的某些特定的物质及其功能对立双方属性的概括，即所谓物质本体意义上的阴和阳，这在医学学科中则有别于属性意义上的阴和阳。

《内经》应用形成于春秋战国至秦汉的阴阳学说构建其医学理论时，将此作为独特的思维方法，用以解释当时已经积累相当丰富的临床实践知识；用以解释对生命活动的感性认识，尤其是凭借解剖直视而无法解释的生命活动；用以指导人们对疾病的诊察判断和理性分析，以及治疗用药和养生防病，使哲学范畴的阴阳学说与医学知识融为一体，从而成为中医学不可割裂的重要理论，也是了解和认识中医理论的门径，是研究和掌握中医学理论知识的重要内容[张登本，孙理军，李翠娟. 论阴阳理论在《黄帝内经》建构中的作用及其意义[J]. 河南中医，2006，7（10）：141－160]。

3. 五行学说在《内经》理论构建中的作用和意义　　五行概念源于十月太阳历法的一年分为五季，作为哲学观念则是春秋战国中期之后的事情。在五行理论形成及盛行之际，也正是《内经》医学理论构建并形成时期。五行概念的形成源于古人在长期生产、生活过程中，对人类生命活动影响最大而又最为直接的五季观念。就五季、五方的时、空区位而言，人类第一次将自己生存的时、空区位放在一个有规则、有意义、可认知的时、空系统之中，由此形成了古人将可以认识的事物进行五季、五方分类配位的观念。战国以后才开始探索五行之间的关系，其间经历了"五行常胜"和"五行毋常胜"的争论，直至西汉《淮南子》《春秋繁露》才明确了五行相生相克的排序。《内经》以五种自然物质之间的相克为例进一步确立了五行的相克关系，认为"木得金而伐，火得水而灭，土得木而达，金得火而缺，水得土而绝。万物尽然，不可胜竭"(《素问·宝命全形论》)，并将这一五行制约关系广泛地应用于医学领域的各个层面。

随着人们对五行认识的深化，其物质元素的意义被方法论的作用取而代之，演变为认识物质世界的理论和思维方法。自五行特性被抽象以后，五行就被用作分析、归纳、标记各种事物和现象的属性特征，以此作为研究各类事物内部联系的依据。此时的五行不再是某些自然事物的本体原型，而是具有一定属性或功能的特定符号标志。

五行的特性是以"水曰润下，火曰炎上，木曰曲直，金曰从革，土爰稼穑"(《尚书·洪范》)的经典概括为依据进行阐发和概括的。《黄帝内经》就是运用五行的特性，解释并阐发五脏的某些生理功能及生理特性，而这些用五行特性进行解释的生理功能，以及用五行特性标记的五脏生理特征是无法通过解剖直视，或者对生命现象的观察就能认识的。运用已知的五行特性，通过类比思维，探求五脏的生理功能及其特征，进而解决五脏病理方面的相关问题。五行的特性是来自人们对木、火、土、金、水五种物质特性或作用的实践观察和切身体验，经过类比思维，抽象出了五行的特性，《内经》广泛地应用于解释人体的生命现象，赋予了丰富的医学内涵，使哲学范畴的五行理论与具有丰富实践经验的医疗知识紧密地结合在一起，从而使其中的五行理论脱离了单纯的哲学属性、脱离了机械唯物论的羁绊，从而蕴涵了丰富医学的内容，并且表现出了应有的自然科学特征。

《内经》为什么要运用五行学说？因为，在五行理论形成及盛行之际，也正是其医学理论建构并形成时期；作为一部医学学科的著作，必须广泛地运用五行理论及其思维方法，解释人与自然、人与社会、人体自身的整体联系、人体各个系统结构及各系统之间的相互联系；只有借用五行理论，才能广泛地解决临床诊断、病理分析、治疗用药、刺灸取穴，甚至心理调整与心理治疗等各个层面的复杂问题，更好更有效地解决医学领域的一些实际问题。这应当是《内经》应用五行理论建构生命科学知识体系的缘由。

《内经》以五行的特性为依据，运用取象类比和推演络绎的思维方法，构建了以人为中心，广泛联系天地万物之五行系统的医学模型架构。五行理论不仅通过五行的特性及归类方法探求各类事物的属性及特征，同时也应用五行之间的相生相克关系来探索和揭示各自系统内部、各事物之间的复杂关系。五行之间存在着有序的相互资生和相互制约关系，相生和相克两种关系共同维系着五行系统内部或系统之间的动态平衡及稳定和谐状态，是事物生化不息的内在基础和前提。五行之间的生克关系一旦失常，就会表现为相乘相侮或母子相及的失序状态。《内经》在建构自己的生命科学理论时，全面地应用了五行之间生克关系理论，用来阐述人与自然、人体内部各脏腑的生理和病理，并用以指导临床医生对疾病的分析、诊断和治疗用药。应当指出，五脏的关系是相当复杂而多样的，很难用五行生克制化理论全面地认识其间复杂奥秘的内在机理。

《内经》将五行生克制化规律引入医学领域时，就已经发现这一哲学理论存在的缺陷和力所不及，在涉及具体医学实际问题时，就已经突破了五行之间的单向相生、单向相克关系，发现并阐述了任何两个脏之间既有相互资助、促进的"相生"关系，同时也存在着互相制约、对抗的"相克"关系，而且这种相生、相克关系是互相的、是多向性的，更多情况下是一脏对多脏，多脏与多脏之间多层次、多方向的相生和相克。例如肾"受五脏六腑之精而藏之"，就指出了肾藏精的功能受多脏的资助而不单纯是"肺金生肾水"那种简单的单向关系。再如"饮入于胃，游溢精气，上输于脾，脾气散精，上归于肺，通调水道，下输膀胱。水精四布，五经并行"，就指出了在水液代谢过程中，脾、肺、肾、膀胱乃至五脏六腑都参与其中，并非脾土制约肾水，防止水液泛溢那么简单。

可见，《内经》在应用五行生克制化理论说明五脏间的生理联系时，不过是将五行理论作为认识事物关系、解释医学理论的一种方法或思维模式而已，并没有受五行哲学范畴生克制化的局限和约束，而是采用能用则用，为"我"所用的灵活态度。

总之，在五行学说形成之际，也正是其生命科学知识体系的构建时期。随着人们对长期积累的丰富临床知识和人们对生命活动深刻体验的日益增加，此时正是急切需要寻找阐释其发生机理，揭示生命奥秘的关键时期，所以发展日渐成熟的五行和精气、阴阳等哲学理论，能够被深刻地应用于医学理论的构建就是情理之中的事情，广泛地用以解释人与自然关系、人体自身的整体性和系统性、人体各系统之间的相互联系，全面地运用以指导临床的诊断，指导病理和药理的分析，以及治疗用药、针刺腧穴配伍等各个层面，使这一哲学理论和系统思维方法与医学知识紧密地结合在一起。内中不但应用了五行理论，同时也丰富和发展了五行理论，既应用五行的概念、特性、归类方法、生克制化关系，又不为其所局限、所束缚，因而能有效地解释医学领域中的一些复杂问题，并与医学内容融为一体。因此其中的五行学说和精气、阴阳学说一样，既是认识和研究医学领域相关问题的思维方法，也是学习和应用医学知识的重要内容［张登本，孙理军，李翠娟. 论五行理论在《黄帝内经》建构中的作用及其意义［J］. 河南中医学院学报2007，30（1）：10 - 16）］。

4.《内经》中神概念的发生及其意义　"神"范畴是中华民族传统文化中十分重要的命题，深深地根植于中华民族传统文化沃土之中的《黄帝内经》，虽然是以研究和传载人类生命规律及其现象为主旨的医学典籍，但其理论的发生，不但全面地吸纳了这一命题，而且从生命学科的角度，使这一命题的内容得到科学、系统的传扬。事实也正是如此，其所缔造的生命科学知识体系的各个层面，都能觅其踪迹。因此，解读其理论不同层面的论神内涵，无疑对人们更准确地把握并运用其中以"神"为核心的相关理论是有所裨益的。

"神"与道、气、阴阳、五行一样，是中华民族传统文化中十分重要的概念和命题，是中国古代哲学的重要范畴，是先哲们在长期的生活、生产、社会实践过程中，通过对所感知的大量事物进行深刻理解的基础上，运用他们当时所掌握的知识，经过认真的分析、归纳、衍绎，将世间一切客观事物发生、存在、发展、变化的固有规律抽象为"神"。这是中华民族传统文化中（除社会科学中的宗教文化之外。下同），"神"概念的基本格调，也是其论"神"的主旨大义。

就其造就的生命科学知识体系而言，"神"指人类社会的发展规律，指自然界一切事物的变化规律，指人类的生命运动规律，指人类生命活动与外界（社会的和自然界的）万事万物相通相应的规律等。就人类生命运动规律而言，"神"也指"心"对生命活动的支配、心理活动，以及五脏、六腑、奇恒之腑、形体官窍、经络，乃至精、气、血、津液等物质参与生命活动过程中的相关规律等，均以"神"概之。这就是其造就的医学理论体系中所言"神"概念内涵的本质，也是其科学的内核。

《内经》及其缔造的中医学在神是以阴阳概念表达的固有生命规律前提下，将神概念广泛地运用于养生及疾病的诊治之中，充分体现其作者将哲学中的神范畴引入医学领域的动因和指归。"凡刺之法，先必本于神"（《灵枢·本神》），将"治神"作为指导养生和临床诊治疾病之首务（《素问·宝命全形论》），充分反映了其中的论"神"观念和价值取向。

在中华民族传统文化沃土中成长、壮大的《黄帝内经》及其造就的中医学理论，全面地吸纳了先秦文化中"神"论养分，并以其传载的医学知识为基质，使发育于先秦的"神"文化以自然科学中的医学知识为基质得到了较系统的展示。其中秉承了先秦时期"神"是以阴阳概念表达的客观事物固有规律这一基本观念，因此其中所论之"神"与其传载内容中的"道"是等价的，是同一层面的"范畴"或概念。缘于"道"是客观的、固有的、不以人类意志而改变的，天地间一切事物都有各自发生、存在、运动变化之"道"，但又遵循天地万物整体运动之"道"。正因为无论哪一层面的"道"都是人类不能用感官直觉（即"不测"或"莫测"）的，而人类又必须认识、掌握、顺应而决不能（也不可能）改变或者违逆，因此用"神"予以表达。就哲学层面而言，气分阴阳，别为五行。气为宇宙万物发生、存在、演化的本原。

阴阳和五行是人类对宇宙万物进行探求的思维方法，同时也是人类用阴阳和五行的思维方法揭示宇宙万物的存在规律。其用"道"、用"气"、用"阴阳"和"五行"表达客观事物固有规律之"神"、之"道"的。所以有"夫五运阴阳者，天地之道也，万物之纲纪，变化之父母，生杀之本始，神明之府也，可不通乎"（《素问·天元纪大论》）之论。可见，"道"和"神"的内涵常常是通过阴阳或五行表达的。

《内经》中的190次论神内容，可以分为人文社科之神和自然科学之神两大支系：人文社科支系之神，主要有民族信仰或宗教崇拜之神，有人类自身可感知的某种状态之神，以及人类对掌握了解决某种知识、技能的规律，具有高超的技艺，达到了非凡的效果，或者具有上述本领之人的褒奖或评价之"神"，如神工等三个层面的内容。

而其所论自然科学支系之神论又分为自然界事物变化规律之神和人

类生命科学之神两个方面。人类生命科学论神是其论神的重点。因此在神是以阴阳概念表达的生命固有规律(广义神)之理念的前提下，又从生命活动的总规律、生命活动的整体调节规律(又分为心藏神、主神明对整体生命的调节规律、魂魄调节规律、志意调节规律，五脏藏神调节规律)、脏腑经络活动规律、精气血津液活动规律、心理活动规律(狭义神)等多个层面，从医学科学的角度全方位地展示了《内经》中的论神观和论神内容[张登本．论《黄帝内经》"神"的内涵及其意义[J]．中华中医药学刊，2008，26(8)：1636 – 1638；26(9)：1866 – 1870]。

《内经》受到中国古代哲学思想深刻的影响，运用其中的有关概念、原理、思维方法，解释生命现象。在构建医学理论时，不但将精气、阴阳、五行、神等古代哲学思想作为解释生命现象的认识方法和思维方法，并且直接将这些哲学中的基本概念、基本原理移植于所构建的医学理论之中，渗透于医学的所有领域和各个层面，与相关的医学知识融为一体。这些内容已经离了开纯哲学的轨迹，蕴涵着相当丰富的医学知识，并被赋予了丰厚的自然科学特征，使其成为《内经》中生命科学知识体系不可分割的重要组成部分。

(二)《内经》中的医药学知识

《内经》毕竟是一部生命科学的典籍，传载医药学知识必然是其主旨。所以要思考其中讲了些什么的时候，这些内容则是必不可少的。具体言之：

1.《内经》中的生命整体观　《内经》在探索人体生命活动规律的过程中，不是把人体分割成各个孤立的部分进行分析和研究，而是从人体内部之间的相互联系和人体与自然及社会环境的相互联系中宏观地把握生命规律，认为人体是一个由多层次结构构成的有机整体。构成人体的各个部分之间，各个脏腑形体官窍之间，在结构上是不可分割的，在功能上是相互协调、相互为用的，在病理上又是相互影响的。人生活在自然和社会环境之中，人体的生理功能和病理变化，必然受到自然环境、社会条件的影响。人类在适应和改造自然及社会环境的斗争中维持着机体的生命活动，从而形成了独具特色的整体观念，即关于人体自身的完整性、人与自然、人与社会环境统一性的认识。

整体观念是中国古代哲学思想和思维方法在其理论形成中的具体体

现，是同源异构及普遍联系思维方法的具体表达。整体观念要求人们在观察、分析、认识和处理有关生命、健康和疾病等问题的时候，必须注重人体自身的完整性以及人与自然、人与社会环境之间的统一性和联系性。整体观念贯穿于《内经》的生理、病理、诊法、辨证、养生、防治等理论的各个方面，是中医学基础理论的基本特点和临床实践的指导思想。

《内经》中的生命整体观，体现于整体生理观、整体病理观、整体察病观、整体治疗观、整体养生观，以及医学模式整体观等方面的认识，而这一整体观念的发生，离不开中华民族传统文化中的"天人合一"理念。

什么是"天人合一"？即认为人类生活在自然界中，自然界存在着人类赖以生存的必要条件。大自然存在的阳光、空气、水、温度、磁场、引力、生物圈等，构成了人类赖以生存、繁衍的最佳环境。同时，自然环境的变化又可直接或间接地影响人体的生命活动。人类是宇宙万类物种之一，与天地万物有着共同的生成本原和存在的条件。这种人与自然环境息息相关的认识，即是"天人合一"的整体观。

其基本内涵包括：天人同源、天人同构、天人同道、天人同化、天人同象等方面。所谓"天人同源"，是指人类与天地万物一样，都是"气"演化生成的，如"天之在我者德也，地之在我者气也，德流气薄而生者也。故生之来谓之精，两精相搏谓之神"（《灵枢·本神》）之论，以及"天地合气，命之曰人"（《素问·宝命全形论》）就清楚地表达了"天人同源"的观念。

"天人同构"观念表现有"一元结构"，即"气"结构，认为天地万物都是"气"的运动变化所形成的，因而也是构成人体（包括脏腑经络、精气血津液及其功能活动），维持人体生命活动的最基本的物质；有"二元结构"，即阴阳结构，如"阴阳者，天地之道也，万物之纲纪，变化之父母，生杀之本始，神明之府也，治病必求于本"（《素问·阴阳应象大论》）即是最好的表达；有"三元结构"，即阴阳一分为三（即太阳、阳明、少阳，太阴、少阴、厥阴）结构，无论是人体经脉，还是人体气化活动的"开阖枢"，无不如此；有"四元结构"，即四象模式结构（将阴阳一分为二：太阳、少阳、太阴、少阴），这在体质分型中发挥重要作用；

有"五元结构",即五行模式;还有"六元结构"(与三阴三阳重叠)。

所谓"天人同道",是指人与万物都是在同一自然规律的支配下发生、存在和演化的,阴阳者"为万物之父母"(《素问·阴阳应象大论》)即是言此。当然,天地之道又有精气之道、阴阳之道、五行之道等。

所谓"天人同化",是指人类与天地万物同步气化。人体气化是以天地万物气化为本源,天地气化支配着万物气化、支配着人体气化。气化是指气的运动及其所发生的一切变化(包括物质转化、物质与能量的转化等),人体就是在脏腑经络、精气血津液的气化活动之中完成生命过程的,而这一气化过程与天地万物的气化活动是同步进行的。

人与天地万物之间既然同源、同道、同构、同化,必然其表现于外之象也是相同的。因为外在的现象与内在的本质是必然联系的,现象虽然不等于本质,但现象必然体现着本质。这既是"阴阳应象大论"命题的真实含义,也是其以整体观念为出发点确立"生命整体观"的全部理由。

2.《内经》的人体功能结构观　《内经》通过脏腑、精气血津液、经络的相关理论及其结构,是以人体功能状态为前提,是通常所说的重功能而轻形态,形态结构附属于功能结构。

人体的功能结构包括:以五脏为中心的脏腑结构,这是按五行结构模式建构的联系着相关的六腑、五体、五官(九窍)、五体(筋、脉、肉、皮、骨)、五华(爪、面、唇、毛、髪)、五液(泪、汗、涎、涕、唾)、五志(怒、喜、思、悲、恐)、五音(角、徵、宫、商、羽)、五声(呼、笑、歌、哭、呻)等,这一结构模型,除有哲学、文化的因素外,人体功能活动的联系则是支撑结构的基本立场。因而可以看出,离开人体功能活动的相关联系,这个结构就不复存在。

精气血津液、经络结构也是在相同理念之下建构的,并且依附于以五脏为中心的脏腑结构。前者既是脏腑活动的产物,同时又是脏腑活动必不可少的物质基础,其一切生理的、病理的活动均是在脏腑之中并必须在脏腑参与之下进行。后者则是人体脏腑联系、物质的传送、各种信息传输的通道。所以二者都是人体功能结构不可或缺的重要部分。

可见,《内经》虽然运用解剖技术认识了人体的内脏器官,并由此产生了五脏、六腑、奇恒之腑、经络、形体官窍等基本概念,但仅凭解剖知识只能发现并确定其中部分较为简单的表浅层次的生理活动,对于人体十分复杂的更为深刻而精细的生命活动认识，就显得软弱无力和力不从心，于是不得不采用"视其外应，以知其内脏"（《灵枢·本脏》）；"五脏之象，可以类推"（《素问·五脏生成》）的"司外揣内"（《灵枢·外揣》）认识方法，探求十分复杂的生命奥秘及其规律，使其原有独立的解剖学概念演变为以功能为主的结构概念，人体的结构名称大多不再是单纯的解剖形态概念。大多数情况下，这些解剖学概念则是侧重于功能的内涵，其原有的解剖知识仅仅从属于功能结构，是人们认识人体相关功能的标志性符号。

3. 体质理论　所谓体质，是指人类个体在生命过程中，由遗传性和获得性因素所决定的表现在形态结构、生理功能和心理活动方面综合的相对稳定的固有特性。体质理论是藏象学的内容之一，是以中医理论为指导，研究正常人体体质的形成、特征、类型、差异规律，及其对疾病发生、发展、演变过程的影响，并以此指导对疾病进行诊断和防治的理论知识。发端于《内经》，正名于张介宾，成熟于现代。《内经》曾提出过阴阳含量划分法、五行归属划分法、形态与功能特征分类法、心理特征分类法（包括刚柔分类法、勇怯分类法、形志苦乐分类法）等。由于体质的特殊性决定着发病后临床证候类型的倾向性，证候的特征中包含着体质的特征，故临床辨证特别重视体质因素，将判别体质状况视为辨证的前提和重要依据。

4. 病因与发病理论　就病因理论而言，《内经》首次提出"风寒暑湿燥火"六淫概念，对致病因素有阴阳分类（《素问·调经论》）和"三部之气，所伤异类"的三类分法（《灵枢·百病始生》），并对各种病因的致病特点均有研究，因而自此奠定了中医学的病因理论基础。

就发病原理而言，有"生病起于过用"（《素问·经脉别论》）发病理念。认为疾病的产生是由人体内外界各种因素发生异常变化，超越了人体适应的限度，损伤脏腑气血所导致的。又有"风雨寒热，不得虚，邪不能独伤人。卒然逢疾风暴雨而不病者，盖无虚，故邪不能独伤人。此必因虚邪之风，与其身形，两虚相得，乃客其形。两实相逢，众人肉坚。其中于虚邪也，因于天时，与其身形，参以虚实，大病乃成"（《灵枢·百病始生》）的邪正盛衰发病观，认为正气不足是发病与否的前提，是疾病发生的矛盾主要方面，故而有"正气存内，邪不可干"（《素问·

本病论》），"邪之所凑，其气必虚"（《素问·评热病论》），以及邪之"中人也方乘虚时"（《灵枢·邪气脏腑病形》）的研究结论。还有"乘年之衰，逢月之空，失时之和，因为贼风所伤"的"三虚"发病观（《灵枢·岁露论》）。这三者就是后世研究中医发病理论的源头和起点。

5. 病机理论　病机是指疾病发生、发展、变化的机理，包括病性、病位、病势、脏腑气血虚实变化及其预后等。病机是中医学特有的概念，不仅反映疾病的病因、病性、病位、病势，而且还包括对疾病发病环境和发病途径的判断。病机是证候的核心、基础，抓住了病机，对接近证候本质的揭示也就不远了。最能体现中医诊疗特色的就是辨证、识机和立法，而辨证的过程，实际上就是识别病机的过程，制定治法的根据。

就病机的具体内容而言，其中有"病机十九条"，概括了六气病机和五脏病机；有虚实病机，其判断依据有二：一是以邪正关系为前提判断虚实病机，如"邪气盛则实，精气夺则虚"（《素问·通评虚实论》）；二是以病变局部的气血分布状态为前提判断虚实病机，如"有者为实，无者为虚，故气并则无血……血并则无气血与气相失，故为虚焉……血与气并，则为实焉"（《素问·调经论》）就是其例；还有经络病机（《灵枢·经脉》）、脏腑病机（《灵枢·邪气脏腑病形》《玉机真脏论》）、精气血津液病机（《灵枢·决气》）等。

6. 病证理论　《内经》传载的病证约三百八十余名，这些病证涉及内、妇、儿、外、五官诸科，乃至肛门、外阴、皮肤疾病和肿瘤等。其中所论的重要病种如外感热病（伤寒病）、内伤热病、疼痛疾病、咳病、疟疾、风证、痿病、痹病、厥病、腹部疾病、癫病、狂证、水肿病、胀病、肿瘤、疮疡（内痈、皮肤疮疡）等，这些临证纪实的资料不但是对此前丰富实践经验的总结，也是成为后世中医病证学的研究和发展的文献源头和基础。

7. 诊断学知识　诊断学包括诊法和辨证两个识病过程，前者为察病，即对医生对疾病的感性认识过程，后者是对疾病的理性分析，追求疾病的原因、性质、病变部位，以及疾病过程中的邪正关系，这一理性认识过程就称之为辨证。原文将其概括为"善诊者，察色按脉，先别阴阳；审清浊，而知部分；视喘息，听音声，而知所苦；观权衡规矩，而知病所主。按尺寸，观浮沉滑涩，而知病所生；以治无过，以诊则不失矣"（《素问·阴阳应象大论》）。

在诊断疾病时，要"察色按脉，先别阴阳"这是八纲辨证首要的两纲，也是临床诊断疾病必须遵循的原则，是非常重要的诊断名言。就是说医者在观察病人的气色，按察病人脉象时，首先要看其是阳证还是阴证。如果满面红，苔色黄，脉洪大有力者，即属阳证；反之面色萎白，舌质淡，苔白，脉沉迟细弱，就属阴证。这对于确定治疗方法具有方向性指导意义，故必须首先辨别。其次，审查鼻涕、带下、小便的清白或混浊，观察病人的声音，呼吸喘息状态，结合四时脉象等情况，进行综合分析，就可判断疾病的部位、虚实、病因，这样做出诊断就会"诊则不失"。

"善诊者，察色按脉，先别阴阳"，这是诊断总的指导方针，后人把阴阳、表里、寒热、虚实称为"八纲"，而阴阳为总纲，这样可以执简驭繁，抓住疾病的本质。从整体来看，阴阳可以概括整个病证阴阳，如阴证（里证、虚证、寒证）、阳证（表证、热证、实证）。细节来看，从色泽、脉象、声息等方面分辨阴阳。所以在中医诊断方面，无论望、闻、问、切，均以分辨阴阳为首务，这样才能不犯方向性、原则性错误。明代名医张介宾对此高度概括为"凡诊病施治，必须先审阴阳，乃为医道之纲领，阴阳无谬，治焉有差？医道虽繁，而可以一言蔽之者，曰阴阳而已。故证有阴阳，脉有阴阳，药有阴阳……设能明彻阴阳，则医理虽玄，思过半矣"（《景岳全书·传忠录》）。

就具体诊病方法而言，《黄帝内经》传载的有望诊法（通过神、色、形、态方面观察病人的整体、局部以及排出物的色、质、量），闻诊法（嗅闻病体或排出物散发的气味，听闻病体发出的各种声响作为诊病方法），问诊法（询问各种与病情有关的内容，张介宾将其归纳为"十问歌"），切诊法（包括按诊法和切脉诊法。就切脉诊法而言，《内经》就有独取寸口诊脉法、三部九候诊脉法、人迎寸口合参诊脉法），尺肤诊法（《素问·脉要精微论》），腹诊法（《灵枢》的《胀论》《水胀》）等。

8. 药物学知识 《黄帝内经》的用药规律，是指其中对药（食）气味理论的认识，以及根据不同地域、不同气候、不同脏腑病证，以及不同体质的药（食）选择和宜忌规律。书中虽然载方13首，涉及的药物也仅20余种，然而其中有关药物气味的理论以及药（食）五味的临床运用的内容却十分丰富。其中有药食气味的阴阳属性、五行属性以及功效的研究；四时五脏阴阳，病随五味所宜的研究（包括"合人形"用药规律、"法四时"用药规律、"法五行"用药规律）；毒药攻邪，五谷为养的研究；根据病人体质状况的用药规律研究；根据病情变化选择用药的研究等，这些内容不但是中医药学的宝贵财富，而且是后世药物学发展和临床用药的典祖［张登本. 论《黄帝内经》用药规律［J］. 现代中医药，1993，（2）：1－3］。

9. 组方法度 《内经》虽然只有13方，但从制方法度为后世确立了规矩，不但对君臣佐使进行了定义（"主病之谓君，佐君之谓臣，应臣之谓使"），而且规定了奇偶制方法度（"君一臣二，奇之制也；君二臣四，偶之制也"）。

另外，还规定了缓急（轻重）制方法度，认为"补上治上，制以缓""缓则气味薄"。上为阳，轻清味薄升上而治上。"补下治下，制以急""急则气味厚"，下为阴，重浊味厚沉下而治下。

规定了反佐制方法度，如经用通常制方法度（奇偶、缓急制方）组方治疗而病不愈者，则反佐以取之。谓以寒药中反佐热药以治热证，以热药中反佐凉药以治寒证。此类病证多为阴阳交错，寒热格拒，病情复杂之属。后世的"白通加猪胆汁汤""左金丸"等，就是反佐制方的例子。或以热药凉服，寒药温服，皆是反佐变通之用。正如《素问·五常政大论》所谓："治热以寒，温而行之；治寒以热，凉而行之。"盖欲因其势而利导之。这即是"所谓寒热温凉，反从其病也"之义。

10. 针刺艾灸 "用针之服，必有法则"（《灵枢·官能》）。而补虚、泻实则是《黄帝内经》确立的最基本刺灸原则。所以才有"凡用针者，虚则实之，满则泄之，宛陈则除之，邪胜则虚之"（《灵枢·九针十二原》），以及"盛则泻之，虚则补之，热则疾之，寒则留之，陷下则灸之"（《灵枢·经脉》）治法要求。施行补泻的依据在于熟悉经络腧穴的相关理论，"凡刺之道，必通十二经络之所终始，络脉之所别处，五输之所留，六腑之所与合……阔数之度，浅深之状，高下所至"（《灵枢·本输》），指出针刺补泻法的运用即以经络理论为指导。具体刺法有"三刺法""五刺法""九刺法""十二刺法"（《灵枢·官针》）等，主要是根据病变部位的深浅、大小，九种针具的不同规格、形状等情况，提出了刺浅、刺深和发针多少以及运用不同的针刺角度，以适应十二经各种病证的"十二刺"。总之，其中的刺灸方法是治病的主要手段，内容十分丰富。

11. 养生理论　《内经》十分重视养生，不仅有《素问·上古天真论》《四气调神大论》以及《灵枢》的《天年》《寿夭刚柔》等专篇论述，其他篇章也有散在的讨论，提出了顺应自然、调摄精神、起居有节、食饮有度、劳逸结合等养生原则与方法，奠定了中医养生保健学的理论基础。所以说《内经》既是治病的法典，也是养生益寿的宝书。

(1)养生的意义：其一，增强体质(全形)。体质虽然有先天因素，但只要重视后天调养，皆可积极主动地改善体质，使体质日益增强，促进人体的身心健康。如饮食充足而精良，饥饱适度不偏嗜；生活起居有规律，劳逸结合不妄作；经常锻炼行气血，动静有度不懈怠等。其二，预防疾病。疾病可以削弱人体的脏腑功能，耗散体内的精气，缩短人的寿命，对健康的危害是显而易见的。由于人类生存在一定的自然环境和社会环境之中，不可避免地要受到各种致病因素的侵袭，因此如何有效地预防疾病的发生，维护健康，也是养生的意义所在。其三，延年益寿。人的一生要经历生、长、壮、老等不同的生命过程，衰老是生命活动不可抗拒的自然规律，但衰老之迟早、寿命之长短，并非人人相同，究其原因，多与养生有关。只要顺应自然界的气候变化，保持乐观开朗的心情，注意饮食和生活起居，适当进行劳动和体育锻炼，在日常生活中能够持之以恒地注重自我养生保健，就可延缓衰老，保持健康，尽享其天年。

(2)养生的基本原则：中医养生学有着丰富的实践基础，方法颇多，但《内经》将养生的基本原则总结为四个方面：

其一，顺应自然。"人与天地相参也，与日月相应也"(《灵枢·岁露论》)。因此人类必须掌握和了解自然环境的特点，顺乎自然界的运动变化来进行护养调摄，与天地阴阳保持协调平衡，使人体内外环境处于和谐的状态，这样才能有益于身心健康。

其二，形神兼养。形乃神之宅，神乃形之主。形体物质是生命的基础，只有形体完备，才能产生正常的精神活动；精神活动是生命的主宰，只有精神调畅，才能促进脏腑的生理功能。从而得出了"形与神俱，尽终其天年"(《素问·上古天真论》)的结论。所以中医养生学非常重视形体和精神的整体调摄，提倡形神兼养，守神全形。

养形，主要是指摄养人体的内脏、肢体、五官九窍及精气血津液等。大凡调饮食、节劳逸、慎起居、避寒暑、勤锻炼等养生的方法，多属养形的重要内容。

调神，主要指调摄人的精神、意识、思维活动等。由于心为五脏六腑之大主，精神之所舍，故调神又必须要以养心为首务。

其三，动静结合。道家养生观点认为，静以养神；吕不韦以"流水不腐，户枢不蠹"（《吕氏春秋·尽数》）为喻，强调运动养生理念，而《黄帝内经》结合生活实践，提出了动静结合的养生原则。动与静，是自然界物质运动的两种形式。形属阴主静，是人体的物质基础，营养的来源；气属阳主动，是人体的生理功能，动力的源泉。只有动静结合，刚柔相济，才能保持人体阴阳、气血、脏腑等生理活动的协调平衡，人体才能充满旺盛的生命力。因此，《黄帝内经》提倡"动静结合"，以"形劳而不倦"（《素问·上古天真论》）为原则。

其四，调养脾肾。其中"食饮有节"就是调养脾胃，"起居有常"中的节制房室，就是养肾。人体的生命根基是肾，生命活动的重要保障是脾。养生保健，调摄脏腑，应以脾肾为先，既要顾护肾脏，又要调理脾胃，使精髓足以强中，水谷充以御外，各脏腑功能强健，精气血津液充足，从而达到健康长寿之目的。

大凡谈论养生，只要严格按照《内经》提出的四条原则去做，就能达到"宝命全形"的养生效果。

12. 五运六气理论　运气学说是基于天人相应认识和阴阳五行理论，探讨自然变化的周期性规律及其对人体健康和疾病影响的一门学问。是中医学在古代探讨气象运动与人体健康关系的知识体系。是以整体观念为指导思想，以阴阳五行为理论框架，以天干地支为演绎符号，探讨了气象、气候、天文、地理变化与疾病发生及防治的关系。这一理论是其重要的内容，仅就篇幅而言，就占《素问》的三分之一，足见其在其中的地位。五运六气理论，是通过天干地支、气、阴阳、五行知识，演绎 60 年、10 年、12 年、6 年、1 年，以及一年之中的 73.05 天、60.875 天等 7 个时间周期，并将相互重叠，用以预测某年某时段气候、物候和人类身心状态的理论。

运气理论认为，宇宙万物都客观地呈现周期性的循环，强调天人一体，万物一气，人类疾病的发生是自然变化的产物。认为自然界"之化之变"的基本模式是阴阳五行，自然变化的周期性节律是有迹可循，是可以求知的。中国古代将自然界周期性的循环称为"圜道"。在《吕氏春秋·圜道》论述这一命题，认为天球二十八宿的运转、日月运行、一年四季的寒暑变迁、月亮的朔望、日夜晨昏、云雨的形成、气候物候的变化、草木的生长收藏等等，正是基于气象物候是循环运动的认识，才是构建运气学说的基本学术立场。吕不韦的"圜道"观也是《黄帝内经》构建生命科学理论的基本观念，如经脉理论、营卫气血理论等。

运气理论强调天人一体，万物一气，认为疾病的发生都是自然变化的产物。"气"是中华民族传统文化最重要的哲学范畴和文化基因，是中国人的世界观和方法论。自其将"气"理论引入到医学领域以后，就成为构建自己理论的重要思维方法。无论是"五运"或"六气"，都是自然界客观存在的"气"运动变化的结果。运气学说是以"阴阳五行为基本模式"解释自然界"运"和"气"的"之化之变"。"化"是运气的一般状态，即是按干支甲子推算的结果。"变"是运气运行的特殊状态，是适时的实际气候，与干支甲子推算有差异的结果。《素问·天元纪大论》之"夫五运阴阳者，天地之道也，万物之纲纪，变化之父母，生杀之本始，神明之府也"即是明证。

运气学说不是古人臆测的，是古代劳动人民在长期的实践中，通过对天体的运行、时间的推移，以及与此相应的气候变化做了长期的、反复的、仔细的观察和研究，认识到自然界的气候随着时间的推移而表现出有规律的循环变更，以及包括人体在内的各种生物也会随之表现出相应的物化特征。

运气学说发生秦汉时期，以《内经》的"七篇大论"为其形成的标志。《素问》运气七篇，结合古代的天文、历法、气象、物候等自然科学知识，阐述了人体的生理病理变化及其与自然的联系。具体运用时，以干支为演绎工具，总结和推求各年气候的变化及其对生物，尤其是人体的影响，并以此为据确立相应的治疗法则和临床用药规律。

运气理论的发生是古人长期实践观察基础上形成的，理论完整系统的表述是东汉建武以后的事；十二地支、一年十二个月、一日十二时辰等，之所以将"12"作为基数，都是在木星回归周期等分为十二星次的天文背景下发生的(经脉确定为十二之数);运气理论中所涉及的五星、二十八宿、二十四节气内容都与木星(岁星)回归周期十二星次背景有关;十干纪日法,或者干支纪日法是以地球在绕太阳公转时的自转一周的时间单位,天文学称为"周日视运动"。无论是天干纪法或者地支纪法,或者干支纪法,都有天文背景。

运气理论的发生是民众气象观测经验积累的结果。明代顾炎武《日知录》:"三代以上人人皆知天文。'七月流火',农夫之辞也。'三星在户',妇人之语也。'月离于毕',戎卒之作也。'龙尾伏辰',儿童之谣也。后世文人学士有问之而茫然者矣。""七月流火",七月火星(心宿)向西流逝,气候转凉。"三星在户",参星是东方七星之一,五月末六月初,'月离于毕',将有大雨天气。"龙尾伏辰"(《左传》),西方毕宿出现时天将大亮。说明春秋以前的天象知识在群众中是极为普遍的。

1949年以来,运气学说受到关注,其内容被引入中医高等教育的教材之中,尤其是自二十世纪七十年代末至九十年代初前后的二十多年间,专事研究"七篇大论"者有之,从现存气象资料印证运气变化规律者有之。相当一部分学者从临床流行病学角度研究气运变化与某些病种发病、气运变化与某些病种的病情变化、气运变化与某些病种的死亡、气运变化与某些病种的临床用药等方面的关系进行理性的、回顾性的调查研究,使运气学说这一古老的医学内容服务于临床。

以上两类十六方面的内容,就是对"黄帝《内经》讲了些什么"的概要回答。

四、学习《黄帝内经》现实意义是什么(即为何还要学习《黄帝内经》)?

关于学习《内经》的现实意义,就是在当下自然科学领域,科学技术飞速发展,知识更新、淘汰加速进行,为什么至今在中医临床、教学乃至科学研究中,还要强调学习成书于两千多年前的《内经》呢?这是经常被中医界,尤其是其他学科人士常会提到的问题。此处仅仅提出个人的几点思考,以期与同道交流。习近平曾经在澳大利亚墨尔本理工大学孔子学院2011年庆典会上说过,"中医是开启中华民族传统文化大门的金钥匙。"我认为,《黄帝内经》是中华民族传统文化皇冠上的明珠,其缔造的中医药学萃取了中华民族传统文化中的精华。因此,不仅中医人很重视对《黄帝内经》的学习，而且所有关注中华民族传统文化的人们都对其十分重视，这就是我重视这一专题的理由。

其一，可以提高中医理论水平。因为现有的中医理论未能涵盖其全部生命科学知识内容，缘于当代中医学科体系中的《中医基础理论》，是20世纪中叶学者们在《内经》知识体系的基础上，结合后世医家的发展，梳理、规范而形成的，这对中医理论的规范、传承、普及发挥了重要作用。由于历史的原因，在理论的规范化、标准化过程中，原有的一些观点、知识被遮蔽、被淘汰，或者被异化，所以有学者认为，现有的中医基础理论体系是以西医学为参照系加以整理的结果，并不等同于传统中医学，故有中医理论归真之呼声，如气街理论即是其例［张登本．论气街［J］．现代中医药，2013，（3）：1－4］

其二，可以甄别错误的学术观点。例如曾经被炒得很热的"气虚发热"观点即使其例。"气虚"是不可能"发热"的，无论是《内经》的旨意、历代医家的研究，还是从气的生理作用和病理变化，均证明"气虚"与"发热"之间不可能是简单的直线关系，其间一定存在着因虚致虚、因虚致郁、因虚感邪的复杂病理环节，如果简单地认为"气虚"可以导致"发热"，那么这一命题将是有严重缺陷的。

其三，溯本求源，提升学术品位。如《素问·调经论》之"阴盛生内寒奈何……厥气上逆，寒气积于胸中而不泻，不泻则温气去，寒独留，则血凝泣，凝则脉不通，其脉盛大以涩，故中寒"。此节原文有如下观点：①此是胸痹心痛证的病机。因寒气积于胸中，致使血脉凝涩不畅，久则损伤胸中阳气而致。②"阴盛"，指内伤邪气引起厥逆之气致使郁遏阳气的温煦作用而然。③"阴盛生内寒"不同于"阴盛则寒"。后者泛指一切脏腑之寒证，治以温中散寒；前者是胸阳不振之胸痹证病机，故为仲景应用瓜蒌薤白白酒汤、瓜蒌薤白半夏汤、瓜蒌薤白桂枝汤的理论依据。④开启"扶阳抑阴"方法的治病思路。

其四，可以启迪中医临床智慧。中医学作为一门经验特色鲜明的医学科学，其理论体系的建构，主要来自临床实践经验以及日常生活经验的归纳总结，从经验归纳总结所形成的理论，反映了中医经验医学的特色。许多有关病证的内容完全是临床经验的实录，是病案讨论。《内经》作为中医理论之渊薮，同时也是检验临床实践经验的结晶。所提供的防治疾病的手段和方法仍然具有实用价值，并有可以不断拓展其在临床中的应用范围。

其五，可以训练中医思维方法。中医思维方法作为中医理论体系与临床活动的内在核心，对中医理论体系的建构、演变以及中医临床诊疗活动都具有深刻的影响，也是中医学区别于西医学的内在原因。中医理论建构与临床思维涉及众多的思维方式、方法，包括经验思维、取象思维、逻辑思维、辩证思维、系统思维、直觉与灵感等等，而这些思维方式、方法并未在中医学科体系中取得独立的地位，但可以通过读《内经》来加以感悟。

思维是人类有别于其他动物最本质、也是人类有别于其他物种最显著的特征，是决定人类生存状态和发展走向的关键因素之一。中医思维是指在中医药学知识背景下对人类生命活动及其相关联问题的思考，也存在着思维方式及在此引领下所产生的思维方法之分。中医的思维方式，是在中华民族传统文化长期发展过程中形成的，是具有长久稳定而又普通起作用的思维定式或曰思维惯性，是一种被定型化的思维样式、结构和过程，是学习、研究、掌握和运用中医理论的基本样式、基本立场和基本态度。这也是学习、掌握、运用，甚至评价中医药知识时应当具备的最基本的立场和态度，舍此则不能言中医。认真把握中医思维特征，理解、认识、学习中医思维不同于西方思维之处。

其六，可以推动中医学术发展。纵观中医学的发展之路，无不处处显露着《内经》的运行轨迹。《伤寒杂病论》既是方书之祖，又是六经辨证体系的奠基之作，但仲景说是受其启迪；《针灸甲乙经》是经络腧穴学的奠基之作，但却在复习《内经》大部分内容基础上的贡献；"金元四大家"如李杲的重脾胃和"甘温除热"理论、刘完素的主火论、朱丹溪的相火论、张从正的攻邪论，都在《内经》基础上的发展；明清时期的温补学派、温病学派、三焦理论、血瘀理论，以及现代的面针、耳针、头皮针等，都是在其建构的理论基础上之学术创新。

其七，可以提升自身的人文素养。医乃仁术，医学从本质上讲是人学，随着西医学技术的迅速发展，人们对健康概念有了全新的诠释和理解，在享受医学技术服务的同时，开始重新审视医学的价值和终极目的，对医学人文关怀的期盼和要求愈来愈强烈。因此，西医学正在呼唤科学技术与人文关怀的融会整合，人文关怀将成为 21 世纪医学发展的主旋律，也是当前提倡以人为本，构建和谐社会大环境对医学提出的要求。西医学呼唤科学技术与人文关怀的融会整合，将成为二十一世纪医学发展的主旋律，也是当前提倡以人为本，构建和谐社会大环境对医学提出的要求。

为何学习《内经》就能提升人文素养呢？因为其中的生命科学知识体系是中华民族传统文化的结晶，其缔造的中医药学萃取了中华民族传统文化中的精华。植根于中国传统文化沃土中的《内经》学术体系，本身就是医疗实践经验与哲学思想的有机结合，是在先秦诸子思想影响下构建理论体系的，并秉承了儒家仁、义、忠、孝、礼等道德规范与社会伦理思想，蕴含有丰富的人文精神。

《内经》要求医生将人文精神贯穿于医疗实践的活动之中：

要求从业者务必要以人为本，珍视生命。要求医生在为病人诊治疾病时，务必全神贯注，万分谨慎。施针时要"如临深渊，手如握虎，神无营于众物"（《素问·宝命全形论》）。

要求从业者务必要关爱病人，如待亲朋。认为医学的目的不仅是治病疗伤，更重要的是对人的关爱。医学事业是一种慈善事业，医生要善待病人，视病人为亲人，要如"亲戚兄弟远近"（《素问·汤液醪醴论》）。临证时，不但要治疗其肉体疾苦，还应当辅以心理干预和精神抚慰。因为"人之情，莫不恶死而乐生，告之以其败，语之以其善，导之以其所便，开之以其所苦，虽有无道之人，恶有不听者乎？"（《灵枢·师传》）

要求从业者务必要严守职业操守，遵循道德规范。医生是一个特殊的职业，要具备医生这个特殊职业的所应有的品德和操守。这就是《内经》所要求的那样，"诊有大方，坐起有常，出入有行，以转神明，必清必净"（《素问·方盛衰论》），言谈举止得体，思维敏捷，头脑清醒，如此，才能做到恪尽职守，尽到医生这个具有神圣职责的行业责任。同时对于"粗工嘻嘻，以为可知，言热未已，寒病复始"（《素问·至真要大论》）等对待职业满不在乎，草率敷衍，草菅人命的不良职业作风，予以严厉地批评。

要求从业者务必要尽职尽责，高度负责。医生在诊治疾病时，要有尽职尽责的高度负责精神。做到详审病情，认真分析，决不放过任何一个细小的临床表现，正所谓"故诊之或视息视意，故不失条理，道甚明察，故能长久。不知此道，失经绝理，亡言妄期，此谓失道"（《素问·方盛衰论》）。只有如此，才能做到要全面诊察，审慎分析病情，准确把握治病时机，收获良好的疗病效果。因此说，认真学习《内经》有助于自身人文素养的提升。

其八，可以成就名医。不想当名医的医生，一定不可能成为一个合格的医生。因为"名医"不仅仅是荣誉，更重要的则是一种责任，是病人可以托付身家性命的担当，这才是争当名医的核心价值取向。大凡成为中医大家者，无一不娴熟《内经》等经典的主旨大义，并通过临床实践，灵活地运用而有所建树和发明，或续先贤之绪余，创立新说；或发皇古义，融会新知，推动临床学术的发展。张仲景、皇甫谧、巢元方、孙思邈、张介宾等，莫不如此。当代的中医学者，无不从中汲取智慧，开启思路，形成其自己的学术思想而成为"明医"大家的。

其九，从对中医药学的科学评价，看学习《内经》的现实意义。习近平总书记曾经于 2010 年 6 月 20 日在出席澳大利亚皇家墨尔本理工大学中医孔子学院授牌仪式讲话时指出："中医药学凝聚着深邃的哲学智慧和中华民族几千年的健康养生理论及其实践经验，是中国古代科学的瑰宝，也是打开中华文明宝库的钥匙。"这一讲话精神对中医药学做出了中肯的评价和科学定位。因为，中医药学是以生命科学的知识为基础传载着中华民族传统文化的全部基因和精髓，而《黄帝内经》既是中医药学发生发展的源头、基础和集中体现，自然也是掌握和运用这把"打开中华文明宝库的钥匙"的起点和关键。

关于《内经》及其缔造的中医药学，是"中华民族几千年的健康养生理论及其实践经验"。医学是一门实践性极强的知识体系，其总结了中华民族自其诞生之日就开始积累的防病治病经验，运用黄帝时代及其以降人们创造的所有智慧，构建了符合中华民族健康理念的中医药学知识体系，其中引用此前的医药文献有约 50 种之多，记载内、妇、儿、外诸科疾病，以及官窍病、肿瘤等 380 余种病证的临床资料和治疗经验，从而确立了中医药学发展的走向和基本思路。因此说，"中医药学凝聚着深邃的哲学智慧和中华民族几千年的健康养生理论及其实践经验"的评价是十分恰当的、中肯的。

关于《内经》及其缔造的"中医药学凝聚着深邃的哲学智慧"。哲学是关于物质世界看法的学问。诸如精气、阴阳、五行、神论等都是发生于中国的哲学智慧，是中华民族的先哲们用以把握物质世界的世界观和方法论。《内经》运用这些智慧来揭示生命的奥秘，阐发生命科学中的相关问题。其中应用精气、阴阳、五行、神论等哲学理念构建其生命科学理论时的情形，至于精、阴阳、五行哲学观念的应用则更为广泛而深入，并将这些哲学观念与生命科学知识紧密地融合在一起，且赋予其鲜活而生动的医学学科内涵。这恐怕是为什么说"中医药学凝聚着深邃的哲学智慧"的实质及其理由。因此，大凡研究东方哲学者们，如果不深究《内经》中的哲学思想及其应用，那将是有缺陷的，不完备的。

关于《内经》及其缔造的中医药学，"是中国古代科学的瑰宝"。人们往往从天文、历法、数学、物理学、地理学、农学、医药学、建筑学等方面评价中国古代科学成就，而汉代以前的这些科学成就，都与生命科学息息相关，因而或多或少的都在其构建的生命科学知识体系之中有所应用和体现。

故有"道，上知天文，下知地理，中知人事，可以长久"（《素问·著至教论》）。为何要如此呢？因为，不知天文、不知地理就无法读懂其中的相关内容，无法回答相关问题的所以然。如《灵枢·官针》《素问·六节藏象论》将"不知年之所加，气之盛衰，虚实之所起，不可以为工也"作为从医行业门槛的准入条件。原文的基本精神就是将天文历法知识列入从事医学事业的基本要求。所谓"年之所加"，就是指天文历法的推演。也指五运六气理论中的气运太过不及，以及客主加临等情况。所谓"气之盛衰"，是指各年份及其不同季节气候变化的太过与不及。所谓"虚实之所起"，是指不同时季节气候变化给人体造成的虚实病理改变。

《内经》是这样要求的，也是率先践行的。如在"运气七篇"中反复强调要"先立其年，以明其气"，并且依据气运变化的具体情况实施治病用药的处方原则（《素问·至真要大论》）。就针刺方法而言，根据全年季节气候变化施针有《素问·四时刺逆从论》，依据月相的盈亏而施针补泻者如《素问·八正神明论》《缪刺论》等。诸如此类的原文知识，不懂得天文历法是难以准确地理解和合理地认知。这就是《灵枢·官针》和《素问·六节藏象论》所要求的"三不知""不可以为工"的理由。可见，要想合理解读五运六气理论及其相关术语，必须以此为据。否则就可能是"盲人摸象"，或者是"树林里捡叶子"。中国古代所有历法成就几乎都在构建生命科学知识体系时有所应用，至于数学、物理学、地理学、农学、建筑学等方面的科学技术成就也在其中有所体现，所以说《内经》缔造的中医药学"是中国古代科学的瑰宝"。

关于《内经》及其缔造的中医药学，"是打开中华文明宝库的钥匙"。为何说《黄帝内经》及其缔造的中医药学"是打开中华文明宝库的钥匙"？此处仅从其中存留的"河图""洛书"史前文明的印记，运用十月太阳历法知识解决生命科学中的相关问题，运用先秦诸子思想构建生命科学知识体系等方面，以举例的方式，简要地表达了笔者对中医药学"是中国古代科学的瑰宝，也是打开中华文明宝库的钥匙"的体会。

"河图""洛书"是中华民族传统文化能够追溯的源头，是史前先民用符号记录他们对天文历法知识的理解，对自然法则的把握，能客观地反映他们对阴阳、五行、干支的理解。以子午（南北）卯酉（东西）为纵横坐标，用阴阳的符号之"数"表达了太阳周年视运动以及由此发生的自然界阴阳之气消长变化和木、火、土、金、水五季气候周而复始的运行状态。在先民观测活动的前提下，人们后来发明了十月太阳历、十二月太阳历、阴阳合历、北斗历和五运六气历，同时也产生了十天干、十二地支、十二音律、二十八宿等知识。这些文化背景在《内经》中都有明显的印记，这也成为研读原文时必须要秉持的思路和方法。

"河图""洛书"用白点"○"（实心圈）表示太阳能够直接照耀的，为"阳"；用黑点"●"（空心圈）表示太阳不能直接照耀的，为"阴"。这是史前文化的符号"阴阳"，用符号的数目表示其后创立的"1、2……9"基数和"1、2……9、10"十进位制，并且用这些符号的布阵解释其对"天文""历法"现象的理解。这些伟大的发明，是中华民族传统文化"明天地之根、究万物之始的文化源头"。这也就是为何有"河出图，洛出书，圣人则之"（《易传·系辞上》）的明训，以及为何孔子要发出"河不出图，（洛不出书）吾已矣夫"（《论语·子罕》）慨叹的缘由。《黄帝内经》但凡涉及"数"的术语，除了蕴涵人们熟知的数目、数量、序数等内涵之外，常常有"河图""洛书"数理所表达的时间、空间、序列、节律、周期，以及存在其中的万事万物变化规律及其状态之内涵。这就是其中将"始于一，终于九"作为医生施针治病(《灵枢·九针十二原》)和诊察疾病(《素问·三部九候论》)必须掌握之"纲纪"的理由。此处的"一"和"九"都具有"'洛书'一、二……八、九表达天文历法之数理所演绎的四时、五行、阴阳等自然法则"的内涵。此处仅仅举例示之。

总之，《内经》中的生命科学知识内容，蕴含着生物－心理－社会－生态－时间医学模式，对医生的道德行为规范，对病人的人文关怀等医学人文思想，对于当代医学人文精神的回归与重建，以及培养中医人才的医学人文素养，无疑具有十分有益的借鉴意义。其是中医理论及其临床实践的源头活水，是历代无数名医大家成功的基石并伴随其始终。所以说，只要从事中医学事业，就必须研读《内经》并与之相伴终生。这就是我对这一思考的认识。

五、怎样学习《黄帝内经》？

如何学习《内经》？这是中医人"做临床，读经典"时必须要面对的问题。

(一)《内经》强调的学习方法

就《黄帝内经》的学习立场而言，内中提出了"三掌握""三结合"以及"五字真言"的学习方法。

1."三掌握"学习方法　所谓"三掌握"学习方法认为，"而道上知天文，下知地理，中知人事，可以长久，以教众庶，亦不疑殆，医道论篇，可传后世，可以为宝"(《素问·著至教论》)。"知"有主持，掌管之义(《字汇·矢部》)。

"上知天文"，因为包括宇宙形成、天体结构、日月星辰的运转规律、历法等，这都影响人类生存环境乃至人类的生命活动，所以学习和运用这些理论指导临床，就体现这一学习方法。

"下知地理"中的"地理"，指人类生存环境的地形地貌、地域气候、动植物的分布等等。人类不同的生存环境，不仅仅是影响人的体质类型，影响着治疗药物的选择，还是影响人的身体健康状况以及寿命长短的重要因素。如《黄帝内经》所论的"地域寿夭观"，以及"异法方宜"治病法则等即是其应用之例。

"中知人事"，既包括人类自身的形体结构特征、生理病理特征、体质特征，以及机体对治疗反应性的差异等；还有影响人类生存的社会环境，每个人的经济和政治地位变迁、心理活动、性格特征等，都是学习《黄帝内经》中生命科学知识是必须要掌握的。

2. "三结合"学习方法　《内经》认为，"善言天者，必有验于人；善言古者，必有合于今；善言人者，必有厌（合也）于己。如此，则道（医学道理）不惑而要数（数，音义同"术"）极，所谓明也"（《素问·举痛论》）。此处的"三结合"就是要将天时气候等自然规律与研究人类生命规律结合——即"天人相应"观念的应用；要将古人的经验与适时的医学应用结合——即"古为今用"认知方法的应用；要将别人的研究成果与自己认知相结合——即"人为己用"的学习思路。

3. 学习经典的"诵、解、别、明、彰"五字真言　此处的"五字真言"是《内经》专门讨论学习经典文献时引出的学习方法，"黄帝坐明堂，召雷公而问之曰：子知医之道乎？雷公对曰：诵而未能解，解而未能别，别而未能明，明而未能彰，足以治群僚，不足治侯王"（《素问·著至教论》）。

所谓"诵"，即对经典文献要反复阅读和记诵，多读、多诵，才能领悟其中的内涵；所谓"解"，即理解经文义理，剖析其中的意涵；所谓"别"，是指在学习经文时要对其进行分析、判断，乃至甄别义理之真伪，以及可能产生的效应，还包括对文字的错、衍、脱、误情况予以辨别；所谓"明"，就是要彻底明了其中的意涵和指导价值；所谓"彰"，即弘扬拓展与创新。由此可以看出，《黄帝内经》的作者是将其成书视为医学科学研究新的起点，并寄予学习者以发展、弘扬、创新的祈盼；也彰显了本书作者"兼收并蓄，有容乃大"的杂家博大胸怀。

（二）《内经》的五步学习方略

所谓"五步学习方略"，即"读通原文，解析经义，结合实践，纵横联系，发挥应用，拓展思路"。

1. 读通原文　所谓读通原文，就是要用传统的经学模式，对原文进行校勘注释。疏理文字，使原文的字面意思达到文畅理顺。不读通原文，就根本谈不到运用原文。因此是研究《内经》的基础。由于其中的文字古奥艰涩，加之时代久远，流传转抄，致使原文出现错、衍、脱、误，增添了初学者的难度，常会使研习者望而却步。所以，在学习书中原文的时候，要借助必要的工具书（包括普通工具书，如《汉语大字典》

《汉语大辞典》等；专业工具书如《内经词典》《中医大辞典》等），读通原文，理解字面的表层意思。

如原文中的"权衡"解读即是其例。"权衡"之词，凡5见，加上"权衡规矩"（1见）及"中权""中衡"共7处。权和衡是中国古代测定物体重量的量具。检索《内经》中所用的"权衡"，以及"中权""中衡"的语境，其内涵有以下五点：

其一，指秤。《素问·至真要大论》："气相守司也，如权衡之不得相失也"。王冰注："权衡，秤也。"

其二，以衡器的权与衡的协调，比喻事物在运动中维持平衡的状态。

其三，从"标准"引申指季节的标准脉象。《素问·阴阳应象大论》中的"善诊者，察色按脉，先别阴阳……观权衡规矩，而知病所主"。

其四，"权衡"，即衡量、比较、斟酌之意。《素问·汤液醪醴论》在论述水肿病的治疗法则时指出，要"平治于权衡。"

其五，"权衡"特指肺脏（也有指肺脏生理病理变化反应的敏感点——气口）。"权衡"特指肺，这是《内经》中特有的词用方法。为了更清楚地理解其意，先看其相应的语言环境。《素问·经脉别论》之"气归于权衡，权衡以平，气口成寸，以决死生"句。"权衡"就是在衡具——秤的基础上，引申并特指肺脏。因为肺的宣发、肃降作用，调气机功能，主治节，主水液代谢等作用，就犹如秤的权与衡一样，"高者抑之，下者举之"，对人体气、血、津液有着重要的调节作用。如此之解，方可使文通理顺。因为此处原文强调肺在血液循环及肺对水谷精气的输布过程中的作用，突出了气口（肺的动脉）在诊断学中的重要意义；突出肺之"气口"决死生的机理，仍以肺为关键；气口脉是肺的动脉，是肺及其手太阴经脉功能反应的敏感点。全身经脉气血的盛衰及功能状态，都可以从肺脉的寸口之脉象予以表达；以肺释"权衡"，与肺的功能相合，因为肺主气，司呼吸；能朝百脉，通调水道；能调节全身诸多的功能，故概括为"肺者……治节出焉"。

可见，"读通原文"是学习《黄帝内经》的基础，是准确理解原文、运用原文的前提。

2. 解析经义　所谓"解析经义"，是指在梳理畅顺了原文以后，就要向深层剖析经文中的医学义理，使其畅晓、明晰，如《黄帝内经素问析义》《黄帝内经灵枢经析义》《黄帝内经通解》等著作即已做了示范。

例如"阳气者若天与日，失其所则折寿而不彰，故天运当以日光明。是故阳因而上，卫外者也"（《素问·生气通天论》）。原文用类比思维的方法，以自然界的万事万物与太阳的关系为喻，强调了阳气在人体生理活动中的重要性。通过对原文的解析，其中主要讲述了：

其一，阳气的生理作用：包括①阳气是生命的动力，②阳气具有卫外御邪的作用，③隐指阳气具有温煦功能。

其二，阳气的生理特性：包括①运动的特性，②运动趋向是向外向上，③隐指阳气具有"节律性"（本节下文表述的日节律、年节律）。

显然，只有通过上述的解析，才可以体现出原文集中体现了《黄帝内经》中重视阳气的学术立场。

3. 纵横联系　在"解析经义"的时候，要进行"纵横联系"，广泛联想。包括横向联系和纵向联系。所谓横向的联系，局限一点讲，就是要把所解析的原文，置于相关原文中去理解，才能深入透彻地领会其基本精神。如《素问·生气通天论》论述阳气的卫外御邪作用时，通过阳气失于卫外功能，就会在一年之中的任何季节，均可感受不正之气而发病。春季"因于气（风）"而病风；夏季"因于暑"而病暑热；秋季"因于湿"而病疟；冬季"因于寒"而病伤寒。内伤之邪也可因阳气失常而发病。如"烦劳""大怒""高粱之变"等原因，使阳气失常而致人于病。可见，通过横向联系，可以加深对原文的理解并使之系统化。

所谓纵向联系，就是进行古今联系，将历代研究《内经》的著名医家、医著之论点加以联系。为何如此呢？一则，《内经》是医学之宗，医理之源。通过纵向联系，使一些重要医学理论源渊流畅；二则，通过对历代研究成果的联系，可以加深对相关学术观点沿革过程的认识；三则，历代不乏研究《内经》的高明者，通过对他们研究成果的联系，还可以沐浴到名家的求知态度的严谨学风。例如三焦理论，《黄帝内经》认为三焦为六腑之一，"三焦者，决渎之官，水道出焉"（《素问·灵兰秘典论》）。而《难经》则认为三焦"有名而无形"（《难经·二十五难》）。如若结合相关医家观点，"有名而无形"之三焦又有以下三说：

其一，气化三焦。《灵枢·营卫生会》将其概括为"上焦如雾，中焦如沤，下焦如渎"。所谓"气化三焦"，是指三焦概括了人体物质代谢的三个阶段。第一阶段，即中焦脾胃将摄入的饮食物经过消化，吸收其中人体所需的精微物质，剔除人体不需要的糟粕并向下传入于肠道。这一过程犹如发酵一样，故曰"中焦如沤"。第二阶段，即脾胃吸收的水谷精微升布于心肺，在心肺的气化作用下化为气（在肺）血（在心脉），输布于全身，发挥其营养、滋润、温煦之作用，这一过程状若"雾露"，故称为"上焦如雾"，也即"上焦开发，宣五谷味，熏肤，充身泽毛，若雾露之溉，是谓气"之义（《灵枢·决气》）。第三阶段，即人体将代谢后的废水、废气、废渣清除出体外的过程，犹如河渠沟道一样要畅通无阻，故谓之"下焦如渎"，此处主要指位于下焦的膀胱、大肠功能。

其二，部位三焦。孙思邈《备急千金要方》就有了三焦是内脏分布区域划分的认识，即认为三焦是区分人体内脏的三区域概念。上焦指隔膜以上的胸腔及其所包容的心、肺、心包（乃至头面五官）及其功能活动；中焦指隔膜至脐部位，包含脾胃小肠及其功能活动；下焦指脐以下部位及其包容的肝胆、肾膀胱、大肠、女子胞乃至二阴及其功能活动（甚至下肢）。

其三，辨证三焦。吴鞠通《温病条辨》用上中下三焦作为温病（尤其是湿温病）演变早、中、后期三个不同阶段的概括，并由此制定了"治上焦如羽，非轻不举；治中焦如衡，非平不安；治下焦如权，非重不沉"的温病三焦辨治三原则。

显然，只有运用"纵横联系"的学习方法，才能对诸种有关"三焦"争鸣予以清晰的辨识，也才能对有关经文有一个深刻的理解并加以应用。

4. 结合实践　《内经》是对秦汉时期及以前医学实践经验的总结。其中相当比例的原文，是对当时医疗实践的纪实。即或是理论性原文，也是古人对临床实践的抽象。因此，在理解原文时，务必要联系临床实践。更何况人们今天研究、学习的最终目的，仍然是服务于临床、运用于实践。

如病机十九条中"诸风掉眩，皆属于肝""诸暴强直，皆属于风"的解读就是其例。前者是对相关病证定位，后者是对相关病证定性。那么定性为风的依据是什么？定位于肝的依据是什么？引起"风动"病机的原因还有哪些？六淫外风可否引动"内风"？机理如何？这些问题的思考都要用临床实践知识予以解读。

认为"诸暴强直，皆属于风"为定性的依据是"风胜则动"（《素问·阴阳应象大论》）。这是运用取象类比思维，将凡肢体有异常之"动"的临床表现，其病机皆可概之曰风。而临床表现之"动"又有显性之动，如抽搐、拘挛、搐搦、肉瞤、僵硬等，以及隐性之动，如瘙痒、麻木、症状游走、目眩等。所以，无论是何种之"动"的临床表现，都可以将其病性概之为"风"。

认为"诸风掉眩，皆属于肝"为定位的依据是肝的五行属性为木，风亦属木；肝"在体合筋"（《素问·阴阳应象大论》），"宗筋者主束骨而利关节也"（《素问·痿论》）"诸筋者皆属于节"（《素问·五脏生成》），主管肢体、筋肉的运动。所以，但凡见有"风动"的临床表现，基本定位当在肝。

如果结合临床实践思考引起"风动"病机的原因，大致有：①肝阳化风，如《素问·生气通天论》之"薄厥"即是。②有湿邪化风，如"诸痉项强，皆属于湿"。③有湿热化风，如"湿热不攘，大筋缳短……缳短为拘"（《素问·生气通天论》）。④有瘀血生风，如《素问·调经论》之"大厥"。⑤有火热生风，如"诸热瞀瘈，皆属于火""诸转反戾，水液浑浊，皆属于热"。⑥阳虚生风，如《素问·生气通天论》之"阳气者，精则养神，柔则养筋"，小儿慢脾风。另外还有血虚生风，血燥生风，感受六淫风邪、寒邪（寒性收引）等。

5. 弘扬拓展　《内经》的原文，毕竟是两千多年前的成果。之所以历经两千年而不衰，就是经过历代医家在研读经文的基础上，不断地进行弘扬拓展，才使得中医学发展成为参天大树，枝繁叶茂。如《内经》确立的肾主骨理论，也可以运用现代分子生物学知识予以解读。早在20世纪80年代中期，运用"氢化考的松"的毒性反应，复制出了"肾虚豚鼠模型"，发现模型组豚鼠和正常对照组豚鼠的组间骨比重、骨密度、骨钙含量均有显著性差异。为什么呢？因为人或动物的骨钙代谢与维生素 D 有十分密切的关系。被人体吸收的维生素 D 先在体内转化为维生素 D_3，但维生素 D_3 仍然没有参与骨钙代谢的活性，只有经过肾小管上皮细胞和肝小管上皮细胞分别在维生素 D_3 的第1、第25 碳位上各嵌入一个"羟基"，生成 $1,25-(OH)_2D_3$（骨化醇）才具有参与骨钙代谢的活性，也才能使骨骼坚硬而完成其"骨为干"（《灵枢·经脉》）的支架功能。这一分子生物学的研究及其结论，既合理地解释了"氢化考的松"慢性毒性反应所致"肾虚豚鼠模型"病理性的骨改变，同时也有力地支持了《内经》形成的中医骨学理论和"肾主骨"的结论，也就是一种"弘扬拓展"〔张登本．学习《内经》的方法与境界〔J〕．陕西中医函授，2001，10（3）：78-80〕。

（三）溯本求源读《内经》

"河图""洛书"是史前人们用符号的方式表达对天文、历法，乃至天地万物变化规律的把握，也是中华民族传统文化发生的根。这是为何有"河出图，洛出书，圣人则之"（《易传·系辞上》）名训的理由。正因为"河图""洛书"十月太阳历法是古人表达与天文历法相关知识的重要工具和方法，也是古人用以解释自然法则的模型，因而《内经》在其建构生命科学知识也就必然对其加以应用，诸如阴阳、五行、藏象等核心理论中就有应用的印记。此处仅从几个容易理解的实例表达溯本求源读《内经》的意义。

1."洛书"在《灵枢·九宫八风》中的应用（北斗历法）　本篇开端就是以"洛书"为文化背景建构的"九宫图"，全篇原文以此展开论述，这是《内经》完整地应用这一文化之源的实例。

东南 巽　弱风 阴洛宫　☴ 立夏 四	南离　大弱风 上天宫　☲ 夏至 九	西南 坤　玄委宫 谋风　☷ 立秋 二
震　婴儿风 仓门宫　☳ 东 春分 三	中央 五 招摇宫	兑 刚风　仓果宫 ☱　西 秋分 七
八艮 天留宫　凶风 ☶ 立春 东北	一坎 叶蛰宫　大刚风 ☵ 冬至 北	六乾 折风　新洛宫 ☰ 立冬 西北

本篇还以"洛书"知识展示了北斗历法的特点，即将一个太阳回归年分为8个时段：

"太一常以冬至之日，居叶蛰之宫四十六日（冬至 一 叶蛰 北方坎），明日居天留四十六日（立春 八 天留 东北方 艮），明日居仓门四十六日（春分 三 仓门 东方 震），明日居阴洛四十五日（立夏 四 阴洛 东南方 巽），明日居天宫四十六日（夏至 九 上天 南方 离），明日居玄委四十六日（立秋 二 玄委 西南方 坤），明日居仓果四十六日（秋分 七 仓果 西方 兑），明日居新洛四十五日（立冬 六 新洛 西北方 乾），明日复居叶蛰之宫，曰冬至矣（招摇 五 中央）。"

本篇以斗柄旋转指向为依据，确定了一岁四时八节的时空方位、时间运行的序列和周而复始的运行规律，并以此论证和判断不同时空区位可能发生的贼风虚邪，邪气致病力的强弱和可能所伤害的内脏等。这是"洛书"在《内经》中应用的典型范例。

2.《内经》中十月太阳历法知识的原文举例　《素问·六节藏象论》之"甲六复而终岁，三百六十日法也"，讲的就是十月太阳历法。一年分为五季是十月太阳历的最大特点。该历法有天、月、行、年时间要素，即一年360天分为十个月（天干纪月），每月36天（每旬12日，地支纪日），每两个月72天为一行（即一季），五行（季）为一年，从冬至之日过年之后算起。

再如《素问·阴阳离合论》之"日为阳，月为阴，大小月三百六十日成一岁，人亦应之"；《素问·刺要论》"刺皮无伤肉，肉伤则内动脾，脾动则七十二日四季之月，病腹胀烦，不嗜食"皆如是。还有《素问·太阴阳明论》之"脾者土也，治中央，常以四时长四脏，各十八日寄治，不得独主于时也"等原文，则是蕴含了十二月太阳历和十月太阳历两种历法制式的应用，其中的四时，是应用了十二月太阳历制式，而四时各寄十八日为七十二日，五脏各旺七十二日，则又是十月太阳历特点的体现。

3."河图""洛书"在藏象理论中的体现举例

（1）五方、五季、五行、五数、五脏配属

东方，春，木，肝，"其数八"；南方，夏，火，心，"其数七"；西方，秋，金，肺，"其数九"；北方，冬，水，肾，"其数六"；中央，长夏，土，脾，"其数五"（《素问·金匮真言论》），以及"运气九篇"也多次涉及。这些原文中的"数"，都是"河图"结构之数所奠定的五行生成之数。

（2）"肝生于左，肺藏于右，心部于表，肾治于里，脾为之使，胃为之市"（《素问·刺禁论》）

这段原文，历代注家虽然不乏见地地注释，但总是"按住葫芦浮起瓢"。应用"河图""洛书"的智慧，将五脏按东（肝）、南（心）、西（肺）、北（肾）、中（脾胃）顺序排列，此节似乎就能给有较合理的解释

其一，肝生于左。①面南而立，必然是：左东，春（少阳），三（洛书），"天三生木，地八成之"（河图），在脏为肝。这是"肝"与方位"左"联系的文化背景。②肝所应的东、春，均为阳气生发之所，故杨上善注"肝为少阳，阳长之始，故曰生"。③"河图""洛书"的布阵，确立了左旋而升的顺时运行法则，人身整体气机从左而升为肝所主，此为"肝左"的文化背景。④据"在下者必升"原理，肝之升必从下，故将"肝"的功能效应定位于下焦。综合言之，这是肝生于左、位于下焦发生的文化背景。

其二，肺藏于右。①面南而立，必然是：右西，七（洛书），"地四生金，天九成之"（河图），应时为秋，在脏为肺。这是"肺"与"右"联系的文化背景。②肺应西、秋（少阴），均主阳气收敛沉降，故杨上善有"肺为少阴，阴藏之初，故曰藏"之注。③"河图""洛书"布阵，确立了左旋右降的顺时运行法则，人整体气机从右而降，由肺所主。④据"在上者必降"原理，肺之降必从上，故将"肺"的功能效应定位于上焦。

其三，心部（统帅、统领）于表。①面南而立，必然是：上南，九（洛书），"地二生火，天七成之"（河图），应时为夏，在脏为心。这是"心"与"南""夏"联系的文化背景。②心所应的南方、夏季（太阳），均主阳气最盛。③"表，上也"（《素问考注》）。在方位辨识中，南为"上"，心的解剖部位、功能效应均居于上而统帅、统领全身，故曰"心部于表"。④"表"，有"标记"之义。心所主的"南"方，是国人辨识方位的"标记"。

其四，肾治于里。①面南而立，必然是：上南下北，冬季（太阴），一，（"天一生水，地六成之"）在脏为肾。这是"肾"与方位"北、冬"联

系的文化背景。②肾所应的北方、冬季(太阴)，均主阳气潜藏而阴气最盛。③"里，下也"(《素问考注》)。在方位辨识中，北为"下"，肾的解剖部位、功能效应均居于下焦，故曰"肾治于里"。

其五，脾为之使，胃为之市。①肝、肺、心、肾均有方位表述，脾胃则无。②这正是"河图""洛书"土居中央的体现。③是"脾胃者，仓廪之官，五味出焉"(《素问·灵兰秘典论》)"脾者主为卫，使之迎粮"(《灵枢·师传》)；"胃者，五脏六腑之海也，水谷皆入于胃，五脏六腑皆禀气于胃"(《灵枢·五味》)原文的具体应用。脾为之使的"使"，使用。指脾被利用为各脏腑提供所的需水谷精气。胃为之市的"市"，货物交易。喻胃纳、降、出、入、聚、散水谷，如同集市。张志聪："盖以四脏之气，分左右表里上下，脾胃居中，故为之市。"

4."河图""洛书"在《内经》肝藏象中的应用举例　如"肝主春，足厥阴、少阳主治，其日甲乙"(《素问·脏气法时论》)。此处的甲乙，是十月历的甲、乙月，春季，属木，在脏为肝。原文中的甲乙、丙丁等十天干，就是十月历天干纪月方法的运用实例。其中的甲乙、丙丁…壬癸分别标记着春、夏、长夏、秋、冬五季，绝非是纪日。故清代孙鼎宜之"按所云十干，皆统一时言，非仅谓值其日也"的解释颇有见地，显然他在斟酌了用日干解释此处的甲乙丙丁……十干于理难通之后，才指出以"时"(季节)诠释的合理性。唐·尹之章注《管子·四时》"是故春…甲乙之日"为"甲乙统春之三时也"可佐证。

如果按甲乙为纪日为解，必然带来以下疑问：①每月3旬，计6个"甲乙日"，春季3个月有18个旺日为肝所主。那么还有72日与肝是何关系？②其他如夏、秋、冬三季的"甲乙日"又与"肝"是何关系？肝脏是"主"，还是"不主"？如果确立"甲乙日"为肝所主，各个季节都有18个"甲乙日"，那么"肝主春"的意义如何体现？其他四脏也有此类问题。如若"甲乙"按十月太阳历之天干纪月原理，文通理顺。《素问·阴阳类论》讲得更为明白："五中所主，何脏最贵？……春甲乙青，中主肝，治七十二日，是脉之主时，臣以其脏最贵"，这就是十月太阳历法应用的体现。此处说明了：①天干纪月的事实；②肝旺春七十二日，即十月历第一季(木行，春季)；③春是全年之始，影响全年气候，加之肝气主升对全身各脏腑的气化、气机活动都有至关重要的作用，故曰肝"其脏最贵"。

5. "河图""洛书"在术数中的应用举例 依据《汉书·艺文志·术数》将天文、历法、五行、蓍龟、杂占、形法六类文献通统归于"术数"名下的理由可知，所谓术数，即是方法、策略、手段，是指运用"河图""洛书"之数理所表达的天文历法、四时气候、阴阳五行等自然法则以及其相关知识的方法，是中华传统文化的重要组成部分。

可见，《素问·上古天真论》之"法于阴阳，和于术数"，就是指掌握养生原理和方法，并善于养生的人，一定是严格遵循了"河图""洛书"之数理所表达的天文历法、四时气候、阴阳五行等自然法则等相关的知识进行养生，才能获得理想的养生效果。

再如"七损八益"，"调此二者奈何……能知七损八益，则二者可调，不知用此，则早衰之节也"（《素问·阴阳应象大论》）。自从唐初杨上善依据该段"阳胜""阴胜"病机的临床表现解释"七损八益"之后，历代医家对此有近十种不同的看法。在1973年长沙马王堆出土的《天下至道谈》文献中分别有"七损"和"八益"的性保健知识公之于众至今，人们便以此作为标准解释，甚至研究生使用《内经》教材莫不遵循于此。

如果将"七损八益"置于"洛书"文化背景下理解，就是讲的是一年阴阳消长规律。《灵枢·九宫八风》篇首以"洛书"构建的"九宫图"中，就时间概念而言，五个"奇数"分布在"二分二至"（春分、秋分、冬至、夏至、正中—长夏），四个"偶数"分布在"四立"（立春、立夏、立秋、立冬）。顺时针旋转，"奇数"为阳，自冬而春而夏而长夏而秋，其运行过程是 $1→3→9→(5)→7→1$，就用数值的大小，客观地表达了一年阳气由渐盛（$1→3→9$）到渐衰（$9→(5)→7→1$）的消长过程。四个"偶数"为阴，其布阵表达了一年阴气自立春→立夏→立秋→立冬是由盛而衰（$8→4→2$），再由衰而渐盛（$2→6→8$）的消长过程。上半年阳长阴消，故为"阳"；下半年阳消阴长，故为"阴"。这是阴阳概念及其理论发生的天文历法背景。

结合"洛书"在《灵枢·九宫八风》中的应用，就能清晰地表达"七损八益"是指自然界一年四时阴阳消长规律的科学内涵。"七"表达西方仓果宫兑卦位，时当秋分。"七损"正好表达此时阳气渐衰，阴气渐盛的规律。"八"表达的是东北方的天留宫艮卦位，时当立春。"八益"表达立春时节阳气渐盛，阴气渐衰的规律。"七""八"是指不同时空区位的阴阳消长状态。

将"七损八益"诠释为性生活保健虽然有据，但是该篇并无性保健、性文化方面的文字，即或整个《黄帝内经》中非但没有这类文字，反而将"性"活动累次作为致病因素对待，何以在此将其作为调理人体阴阳，作为养生保健的措施呢？

结合《灵枢·九宫八风》篇首"九宫图"中的"洛书"之数理，对"七损八益"进行阴阳消长规律内涵的诠释，既与通篇进行"阴阳应象"之大论的内容相合，也与《素问·四气调神大论》之"夫四时阴阳者，万物之根本也，所以圣人春夏养阳，秋冬养阴，以从其根，故与万物沉浮于生长之门"精神一致；还可从"冬至四十五日，阳气微上，阴气微下；夏至四十五日，阴气微上，阳气微下"的论述(《素问·脉要精微论》)找到佐证。

再如"始于一，终于九"。《内经》原文4次提到"始于一，终于九"，《灵枢·九针十二原》："先立针经……臣请推而次之，令有纲纪，始于一，终于九焉。"为何"始于一，终于九"是针道之"纲纪"？依据《灵枢·九宫八风》篇的内容可知，"始于一，终于九"语就是指"洛书"之数(1、2、3……8、9)及其所表达的天文历法理念，如此才能理解将其作为医道之纲纪的更深层次的意涵。

可见，"河图""洛书"，是古人用以认知天地万物及其变化规律的模型和方法，是中华民族传统文化之根、之源，故有"河出图，洛出书，圣人则之"之论。《内经》构建生命科学知识体系的形成背景是深刻而复杂的，其中受"河图""洛书"十月太阳历法的影响，也是不可忽视的重要因素之一。此处陈述其在原文中的应用，不外是申明中华民族传统文化是相互融通的，是解读原文时有不可忽视的作用，仅此而已。这就是提出"溯本求源读《内经》"的理由。

陕西中医药大学　张登本　孙理军
2019 年 2 月于古城咸阳

附录二　后记

　　《黄帝内经》（简称《内经》），是我国现存最早的一部医学经典著作，也是迄今为止地位最高的中医理论经典巨著。《内经》的作者在总结我国秦汉以前医疗经验的同时，汲取和融汇了当时先进的哲学、自然科学成就及其特有的思维方法，使《内经》成为一部以医学为主体，融入哲学、天文、历法、气象、地理、心理等多学科知识的著作。《内经》的成编，确立了中医学理论体系的基本范式，建立了中医学的基本思维方法，汇集着中医临床实践经验的结晶，规范着中医学术发展的方向，也是中医学术发展的源头活水，为中医学数千年来的发展奠定了坚实的基础，被历代医家奉为圭臬。

　　《黄帝内经素问》（简称《素问》）是《黄帝内经》的重要组成部分，为了全面继承和发扬《黄帝内经》的学术思想，进一步满足中医药人才成长读经典，做临床，跟明师，取众长，特别是多读、精读中医经典著作的需求，我们应中国医药科技出版社之约，对《黄帝内经素问》进行了全面点评。《素问》共 81 篇原文，主要论述了人与自然、阴阳五行、藏象、经络、病因病机、诊法、治疗、预防、养生，以及运气理论等内容。编撰时每篇先出"原文"，并以问答或内容层次分段，对其中的生僻字、术语、典故等内容以脚注形式进行"校注与注释"，段后增加"点评"。点评内容包括：该篇经文的解析、评价、学术观点、学术创见，以及理论意义和临床指导价值等。涉及《素问》所建构的中医理论建构方法，天人合一、天人同构、阴阳五行思维模型，"神"理论的发生及其意义，人体功能结构观的藏象学表达，以及病因病机、诊法理论、病证理论、治则治法、养生理论、五运六气理论等。所谓"点评"，就是通过对经文的述论、解析、评价，引导读者能运用正确的思维方法，才能把握《素问》原文的生命科学主旨大意，使其更有效地服务于中医药学研究和指导临床实践，据此点评时主要点评发人深省的经文，生命科学中有关基础理论的经文，于临床辨治疾病有指导意义的经文，以及历代医家议而未决之经文，复杂经文附以图表，各篇的经旨大义分别予以述论评价。

在本书的形成过程中，汲取了该书成书以来医家研究《素问》的方法及其成就，浸渍着上一世纪至今医学家研究《素问》的智慧和结晶，蕴涵着我们几十年来对这部内容丰富、气势恢宏的巨制名典学习、研究和传授的心得体会和新的见解和看法，以及 30 年前我们编著出版（白话）《〈黄帝内经〉通解》和我校主编的全国函授《内经讲义》教材及自编出版《内经选读》教材中的治经理念和相关内容，因而本次"点评"包含有众多学者的心血和劳动成果，在此予以说明和诚挚的谢意。

张登本　孙理军
2019 年 2 月于咸阳